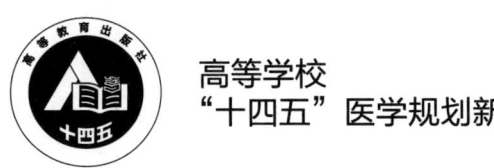

高等学校
"十四五"医学规划新形态教材

浙江省普通本科高校
"十四五"重点教材

供药学类、中药学类、医学技术类、化学类、
化工与制药类及相关专业使用

药 剂 学

主　编　赵应征

副主编　王　鸿　胡　英　刘利萍　韩　旻

编　者（按姓氏汉语拼音排序）

高会乐　四川大学　　　　　　　　　　郭波红　广东药科大学
韩　旻　浙江大学　　　　　　　　　　胡　英　浙江药科职业大学
寇龙发　温州医科大学附属第二医院　　刘利萍　浙江万里学院
马　国　复旦大学　　　　　　　　　　孟胜男　中国医科大学
孙春萌　中国药科大学　　　　　　　　涂盈锋　南方医科大学
王　鸿　杭州医学院　　　　　　　　　吴　疆　温州医科大学
项　琪　暨南大学　　　　　　　　　　杨　伟　温州医科大学
赵应征　温州医科大学

中国教育出版传媒集团
高等教育出版社·北京

内容简介

本教材编写旨在阐释现代药剂学的理论和技术。全书共 18 章,分别为第一章绪论、第二章药剂学基础知识、第三章液体制剂、第四章灭菌与灭菌制剂、第五章固体制剂、第六章半固体制剂、第七章经皮给药制剂、第八章鼻腔给药制剂、第九章肺部吸入制剂、第十章直肠给药制剂、第十一章阴道给药制剂、第十二章缓释控释制剂、第十三章靶向制剂、第十四章现代中药制剂、第十五章生物技术药物制剂、第十六章药物制剂的稳定性、第十七章制剂包装、第十八章药物制剂设计。

本教材图文并茂、内容精炼。教材以融合创新的思路,将信息技术与教材建设、课程建设融合。以数字链接的形式,展现"思维导图""本章小结""测试题""拓展阅读"等内容资源,以期体现"新形态"的特色。

本教材内容的编排上突出教材的科学性、先进性和趣味性,满足药剂学本科专业学习和相关职业岗位(群)对知识和能力的需求。

本教材主要供药学类、中药学类、医学技术类、化学类、化工与制药类及相关专业学生使用,也适合于本科层次的职业教育药学类相关专业的药剂学教育教学。

图书在版编目(CIP)数据

药剂学 / 赵应征主编 . -- 北京:高等教育出版社,
2025. 8. -- ISBN 978-7-04-064922-2

Ⅰ. R94

中国国家版本馆 CIP 数据核字第 2025KX1751 号

Yaojixue

策划编辑 张映桥	责任编辑 张映桥	封面设计 王 鹏	责任印制 存 怡		

出版发行	高等教育出版社	网 址	http://www.hep.edu.cn
社 址	北京市西城区德外大街4号		http://www.hep.com.cn
邮政编码	100120	网上订购	http://www.hepmall.com.cn
印 刷	保定市中画美凯印刷有限公司		http://www.hepmall.com
开 本	850mm×1168mm 1/16		http://www.hepmall.cn
印 张	27		
字 数	780 千字	版 次	2025 年 8 月第 1 版
购书热线	010-58581118	印 次	2025 年 8 月第 1 次印刷
咨询电话	400-810-0598	定 价	69.80元

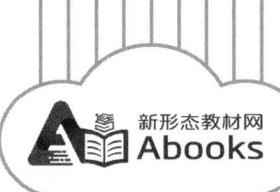

数字课程（基础版）

药剂学

主编　赵应征

abooks.hep.com.cn/64922

使用方法：

1. 电脑或移动设备访问课程网站。

2. 注册并登录后，进入"个人中心"。

3. 刮开图书封底防伪码涂层，通过扫描二维码或

　　手动输入 20 位密码，完成防伪码绑定。

4. 绑定成功后，即可开始本数字课程的学习。

如有使用问题，请点击页面下方的"疑问"按钮。

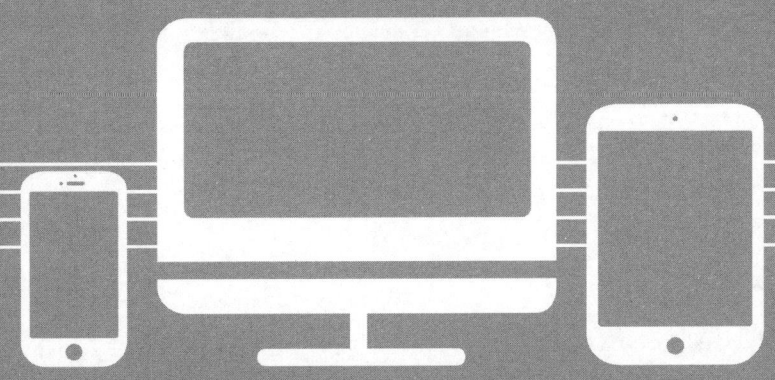

医药创新已经成为中国进入创新型国家的重要标志，成为中国经济高质量发展的重要领域。目前，我国药物研究和产业发展正进入创新跨越新阶段，但创新药物研发还存在诸多瓶颈和短板。党和政府多次强调，要加强医药人才培养，集中力量加快解决药品、医疗器械、医用设备、疫苗等领域"卡脖子"问题。

为认真贯彻落实党的二十大报告对教材建设与管理作出的新部署、新要求，全面推进习近平新时代中国特色社会主义思想和党的二十大精神进教材，打造一批将信息技术与教育教学深度融合的药学类专业本科新形态教材，助力"懂医精药、善研善成"的药学人才培养，我们联合国内长期从事药剂学科研及教学工作的专家、学者，编写了这本《药剂学》新形态教材。

本教材紧扣药剂学基本原理，结合药物制剂的前沿进展，对现代药物制剂进行阐释。全书内容编排上不仅重视药剂学的基础理论，阐释剂型和制剂处方设计与组成、制备工艺、质量控制等知识要点，同时也重视药剂学的实践性和应用性，结合大量的实例和图表，展现药物制剂的新进展，突出药剂学教材的科学性、先进性和趣味性。

本教材图文并茂、内容精炼。教材以融合创新的思路，将信息技术与教材建设、课程建设融合。以数字链接的形式，展现"思维导图""本章小结""测试题""拓展阅读"等内容资源，以期体现"新形态"的特色。本教材共 18 章，分别为绪论、药剂学基础知识、液体制剂、灭菌与灭菌制剂、固体制剂、半固体制剂、经皮给药制剂、鼻腔给药制剂、肺部吸入制剂、直肠给药制剂、阴道给药制剂、缓释控释制剂、靶向制剂、现代中药制剂、生物技术药物制剂、药物制剂的稳定性、制剂包装、药物制剂设计。

本教材主要供药学类、中药学类、医学技术类、化学类、化工与制药类及相关专业学生使用，也适合于本科层次的职业教育药学类相关专业教育教学。教材的编写得到了各参编单位及出版社的大力支持，在此表示衷心的感谢！由于编者水平有限，在教材编写过程中难免存在诸多不足，衷心希望广大读者批评指正。

赵应征

2024 年 12 月

目 录

第 一 章
绪 论

思维导图

本章导航

第一节　药剂学的概念和任务　　第四节　药物递送系统
第二节　药物剂型和制剂　　　　第五节　药剂学的发展简史
第三节　药用辅料　　　　　　　第六节　药品相关法规

第一节　药剂学的概念和任务

一、药剂学的概念

（一）药剂学

药剂学（pharmaceutic）是一门研究药物剂型和药物制剂的设计理论、处方工艺、生产技术、质量控制和合理应用等的综合性应用技术科学，是将原料药制备成药物制剂的一门科学，是关于如何将活性药物成分递送到靶部位以产生所需的药理作用的学科。

（二）药物

药物（drug）是指能够用于治疗、预防或诊断人类和动物疾病以及对机体的生理功能产生影响的物质。药物最基本的特征是具有防治疾病的活性，故在药物研发的上游阶段又称之为活性药物成分（active pharmaceutical ingredient，API）。根据来源可将药物分为三大类：中药与天然药物、化学药物和生物技术药物。

1. 中药与天然药物　中药（traditional Chinese medicine）是指在中医理论指导下使用的来源于我国民间经典收载的中药材、中成药和草药等。天然药物（natural medicine）是指在现代医药理论指导下使用的，包括植物、动物和矿物等天然药用物质及其制剂。

2. 化学药物　化学药物（chemical drug）即通常所说的西药，是通过化学合成途径而得到的化合物。

3. 生物技术药物　生物技术药物（biologic）是指通过基因重组、发酵、核酸合成等生物技术手段获得的药物，如细胞因子药物、核酸疫苗、反义核酸、单克隆抗体等。

（三）药品

药品（medicinal product）是指用于预防、治疗、诊断人的疾病，有目的地调节人的生理机能并规定有适应证或者功能主治、用法和用量的物质，包括中药、化学药和生物制品等。

（四）药物剂型

无论哪一种药物，都不能直接应用于患者，在临床应用前，都必须制成适合于医疗预防应用，并具有与一定给药途径相对应的形式，称为药物剂型（dosage forms），简称剂型。剂型是患者应用并获得有效剂量的药物实体，是药物临床使用的最终形式，也是所有基本制剂形式的集合名词，如片剂、注射剂、胶囊剂、粉针剂、软膏剂、栓剂等。

（五）药物制剂

药物制剂（preparation）简称制剂，是指剂型确定以后的具体药物品种，例如，注射用青霉素钠、地高辛片、阿莫西林胶囊、重组人胰岛素注射液等。在制剂中，除了具有活性成分的药物，还包括其他成分，这些成分统称为辅料（excipient），如片剂中用到的填充剂、崩解剂、黏合剂、润滑剂等，如液体制剂中用到的溶剂、增溶剂、助悬剂、乳化剂、pH 调节剂、等渗调节剂、矫味剂、防腐剂等。

（六）药剂学具有的性质

在明确了药物、药物剂型、药物制剂、辅料等概念后，可以看出药剂学主要具有以下两方面的性质：

1. 工艺学性质　制剂工艺（pharmaceutical manufacturing）就是将药物加工制成适合于临床需要且可以应用于患者的制剂过程。药剂学是以药物剂型和药物制剂为研究对象，以患者获得最佳疗效为目的，研究一切与药物原料加工成制剂成品有关的科学。

2. 临床医疗实践性质　药物制剂应用于临床，在临床的应用过程中又推动着药剂学的发展。任何一种制剂从研制开始就必须与临床密切结合，以满足临床预防、治疗和诊断疾病的需要，而制剂的研制后期又必须经过临床验证对疾病有无疗效、有无毒副作用，这都是临床试验阶段要解决的问题。药剂学既具有原料药物加工科学的属性，又必须保证生产出来的药物制剂具有良好的理化性质和药理活性，以确保临床医疗质量。因此，其基础学科不仅局限于化学学科，还与物理化学、高分子材料学、机械原理、高等数学，以及生理学、解剖学、药理学、生物化学、临床药物治疗学等生命学科密切相关。

二、药剂学的任务

药剂学的宗旨是制备安全（safety）、有效（efficacy）、稳定（stability）、使用方便（convenience）的药物制剂，为此药剂学的主要研究内容有以下七个方面。

（一）药剂学基本理论的研究

药剂学的基本理论包括微粒分散系理论、流变学理论、粉体学理论、释药动力学理论、化学动力学理论、表面现象和生物药剂学知识等。上述药剂学研究的基本理论，为制剂的处方设计、制备方法、质量控制、合理应用提供理论支撑，进一步促进药剂学的发展。

（二）基本药物剂型的研究

剂型是患者应用并获得有效剂量的药物实体。将原料药制成剂型之后才能应用于患者，因此药剂学的核心是剂型。药剂工作者首先要掌握各种剂型的外观特征、制备方法、质量控制、应用特点等诸多方面的知识，多数疾病的治疗均离不开基本剂型。

（三）新技术与新剂型的研发

新剂型的开发离不开新技术的应用。药效学研究表明，除了药物本身的药理作用，制剂手段也可以达到高效低毒的临床效果。近几年蓬勃发展的包衣技术、微囊化技术、固体分散技术、包合技术、脂质体技术、纳米技术等，为新剂型开发和制剂质量的提高奠定了坚实的技术基础，例如，缓释制剂、控释制剂和靶向制剂能降低全身的毒副作用，提高疗效等。近年来上市的长时间缓释微球注射剂1 次注射后，1~3 个月内缓慢释放药物，不仅避免了每天注射的不便，而且血药浓度平稳，满足了长效、低毒等要求。

（四）新型药用辅料的研发

辅料是剂型的基础，新剂型和新技术的研究离不开新辅料的研究与开发。乙基纤维素、丙烯酸树脂系列高分子材料的出现，促进了缓释控释制剂的发展；体内可降解的聚乳酸（PLA）、乳酸－乙醇酸共聚物（PLGA）的开发，形成了 1～3 个月长时间缓释注射微球新剂型。可见，辅料的发展对药剂学整体水平的提高具有重要意义。

（五）中药新剂型的研发

中药制剂从传统剂型（丸、丹、膏、散等）迈向现代剂型，已上市了注射剂、颗粒剂、片剂、胶囊剂、滴丸剂、栓剂、软膏剂、气雾剂等中药新剂型。对提高药效和患者的依从性具有重要的意义。但是中药制剂也存在不少问题，如成分复杂、有效成分不明、稳定性差、体内代谢不明等，仍然是我国药剂工作者面临的长期而艰巨的问题。

（六）生物技术药物制剂的研发

21 世纪，生物技术的发展为新药的研发开创了一条崭新的道路。生物技术药物包括基因、核糖核酸、酶、蛋白质、多肽等，普遍具有活性强、剂量小、独特的治疗作用等优点，如预防乙肝的基因重组疫苗、治疗严重贫血症的人促红细胞生成素注射液、可口服的胰高血糖素样肽（司美格鲁肽片）等都是现代生物技术药物的新产品。但生物技术药物存在的相对分子质量大、稳定性差、体内吸收差、生物半衰期短等问题严重影响其临床应用。寻找和发现适合于生物技术药物的长效、安全、稳定、使用方便的新剂型是药剂工作者今后面临的艰巨任务。

（七）制剂机械和设备的研发

制药设备是制剂生产的重要工具，研发新型制药机械和设备对发展新剂型和新制剂具有重要意义。为了确保药品质量和用药安全性，制剂生产应向封闭、高效、多功能、连续化、自动化和机械化方向发展。自世界卫生组织提倡"药品生产质量管理规范"以来，对制剂机械和设备的发展面临前所未有的机遇。在固体制剂生产中，流化床制粒机的发明使固体物料混合、制粒、干燥，甚至包衣都能在一台机器内完成，也称为一步制粒机，与传统的摇摆式制粒机相比，大幅缩短了工艺过程，可减少物料与人的接触。高效全自动压片机的问世使片剂的质量和产量都得到极大提高，流化制粒机、挤出滚圆制粒机、离心制粒机等制剂机械开发和应用使药物制粒更加便捷和规范。

三、药剂学的重要性

药品是特殊商品，药剂学研究是药品研发的最后一环，药物制剂是医药工业的最终产品，是药物研发的最终体现。一般而言，药物对疗效起主要作用，而剂型对疗效起主导作用，如某些药物的不同剂型可能分别是无效、低效、高效或引起毒副作用。药物制剂的生产是集药物、辅料、工艺、设备、技术为一体的系统工程。在药品的生产过程中，原料药一旦加工成制剂后，附加值就会增大，所以各国非常重视药物制剂工业的发展。药物剂型与临床用药的顺应性密切相关。随着人们生活水平的改善和提高，人们对生存质量和药品质量提出更高的要求，药剂学的重要性将会更加显著。

剂型对疗效产生的影响主要体现在以下七个方面。

1. 可以提高药物稳定性 固体剂型通常比液体剂型的稳定性好，如冻干粉针剂的稳定性优于常规注射剂。

2. 可以改变药物作用速度 注射剂、气雾剂起效快，常用于急救；普通口服片剂需要经历崩解、溶解和吸收过程，作用缓慢，起效时间滞后。

3. 可以降低或消除原料药的毒副作用 氨茶碱治疗哮喘病有很好的疗效，但具有易引起心率加快的毒副作用，若制成栓剂则可消除毒副作用；非甾体抗炎药口服产生严重的胃肠道刺激，若制成经皮给药制剂后可以消除副作用；缓释控释制剂能保持平稳的血药浓度，避免血药浓度的峰谷现象，从而保持长期稳定疗效并降低药物的毒副作用。

4. 可以改变药物的作用性质　多数药物的药理活性与剂型无关，但有些药物与剂型有关。如硫酸镁的注射液经静脉滴注后可抑制大脑中枢神经，有镇静、镇痉作用，而口服给药后起泻下作用；如1%的依沙吖啶注射液用于中期引产，而其0.1%～0.2%的溶液外用具有杀菌作用。

5. 可以产生靶向作用　微粒分散系的静脉注射剂，如微乳、脂质体、微球、微囊等进入血液循环系统后，被网状内皮系统的巨噬细胞所吞噬，从而使药物浓集于肝、脾等器官，起到肝、脾的被动靶向作用。

6. 可以提高生物利用度和疗效　异丙肾上腺素的首过效应强，口服生物利用度低，制成注射剂、气雾剂或舌下片后可以提高生物利用度。

7. 可以改善患者的用药依从性　儿童和老年人及吞咽困难的患者难以吞服普通的口服片剂，改成咀嚼片或口腔速溶膜剂可以提高患者的依从性（compliance）。

四、药剂学的分支学科

随着药剂学和相关学科的不断发展，逐渐形成了多门药剂学的分支学科。药剂学分支学科的关系见图1-1。

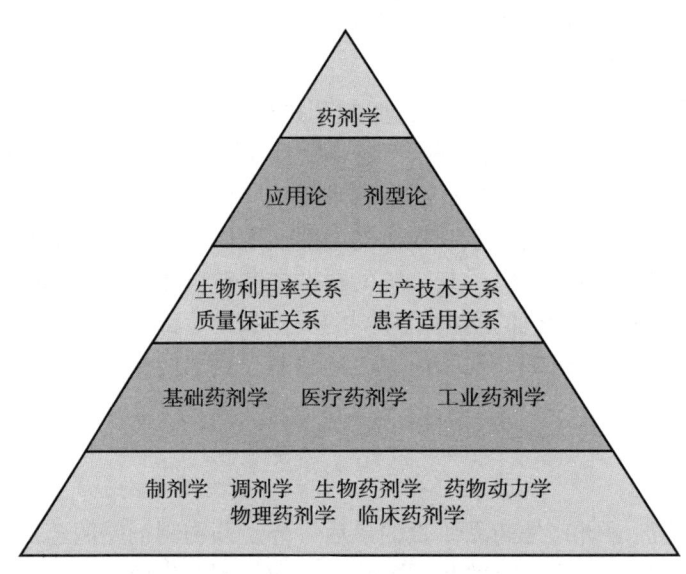

图 1-1　药剂学分支学科

1. 物理药剂学　物理药剂学（physical pharmacy）是剂型和制剂设计的理论基础，其主要内容是应用物理化学的原理，研究和解释药物制造和储存过程中存在的现象和规律，用以指导剂型和制剂设计，推动具有普遍意义的新剂型和新技术及其应用。包括化学动力学、界面化学、胶体化学、流变学、结晶化学等。

2. 工业药剂学　工业药剂学（industrial pharmacy）是研究制剂工业化生产的基本理论、工艺技术、生产设备和质量管理的学问。工业药剂学是药剂学的核心，吸收了材料科学、机械科学、粉体工程学、化学工程学等学科的理论和实践，在新剂型的研究、制剂的开发、处方优化、生产工艺和生产技术的研究和改进，以及提高产品质量方面发挥着关键作用。

3. 生物药剂学　生物药剂学（biopharmaceutics）是研究药物及其制剂在体内的吸收、分布、代谢与排泄过程，阐明剂型因素、机体的生物因素与药物效应三者之间的相互关系的科学。该学科整合药剂学、药理学、生理学，以及解剖学、分子生物学等学科的知识和理论，对药物新剂型和新制剂的设计、用药的安全性和有效性具有普遍的指导意义。

4. 药物动力学 药物动力学（pharmacokinetics）是研究药物及其代谢物在人体或动物体内的含量随时间变化的过程，并用数学模型拟合，为指导安全合理用药、剂型和剂量设计等提供依据。

5. 临床药剂学 临床药剂学（clinical pharmaceutics）是以患者为对象，研究安全、有效、合理用药的学问，是与临床治疗学紧密联系的学科。

6. 其他 药剂学和其他许多科学一样，经历过描述性时期和经验时期。几十年来，坚实的科学基础已经形成，使得药剂学从"技术"向理论研究的"科学"转变。与生物学、化学和物理学的结合仍然是药剂学继续发展的关键。随着药物化学、生物化学、分子与细胞生物学、高分子材料学等学科的发展，在药剂学中产生了一些新兴的研究领域。

（1）药用高分子材料学（pharmaceutical material polymer science）：是研究药用高分子材料的结构、物理化学性质、性能及用途的理论和应用的专业基础学科。

（2）分子药剂学（molecular pharmaceutics）：是从分子水平和细胞水平研究剂型因素对药物疗效的影响的学科。美国化学会主办的学术刊物 *Molecular Pharmaceutics* 于 2004 年创刊，预计分子药剂学在未来将成为药剂学学科的一个重要分支学科。

第二节 药物剂型和制剂

一、药物剂型的分类方法

（一）按给药途径分类

首先按给药部位进行大分类，然后根据形状进行中分类，最后根据特性细分类。

1. 口服给药剂型 指口服后通过胃肠黏膜吸收而发挥全身作用的制剂。包括：①片剂：普通片、分散片、咀嚼片、口腔崩解片、可溶片；②胶囊剂：硬胶囊剂和软胶囊剂；③颗粒剂：溶液型颗粒剂、混悬型颗粒剂、泡腾颗粒剂；④散剂：口服散剂、外用散剂、煮散；⑤口服液体剂：溶液剂、混悬剂、乳剂。

2. 口腔内给药剂型 是主要在口腔内发挥作用的制剂，要和口服片区别开。包括：①口腔用片，如有含片、舌下片、口腔粘贴片；②口腔喷雾剂；③含漱剂。

3. 注射给药剂型 是以注射方式给药的剂型。包括：①注射剂：静脉注射、肌内注射、皮下注射、皮内注射、鞘内注射、椎管内注射；②输液：营养输液、电解质输液、胶体输液；③植入注射剂：用微球或原位凝胶制备的注射剂；④缓释注射剂：微球注射剂。

4. 呼吸道给药剂型 是通过气管或肺部给药的制剂，主要以吸入或喷雾方式给药，如吸入气雾剂、吸入粉雾剂、吸入喷雾剂。

5. 鼻黏膜给药剂型 包括滴鼻剂、鼻用喷雾剂、鼻用乳膏剂、鼻用软膏剂、鼻用散剂。

6. 皮肤给药剂型 皮肤给药剂型是将药物给予皮肤的制剂，可以起到局部或全身作用。包括：①外用液体制剂：溶液剂、洗剂、搽剂、酊剂；②外用固体制剂：外用散剂；③外用半固体制剂：软膏剂、凝胶剂、乳膏剂；④贴剂：压敏胶分散型贴剂、贮库型贴剂；⑤贴膏剂：凝胶贴膏、橡胶贴膏；⑥外用气体制剂：气雾剂、喷雾剂。

7. 眼部给药剂型 用于眼部疾病的剂型，有滴眼剂、眼膏剂、眼膜剂、眼用乳膏剂、原位凝胶。

8. 直肠给药剂型 直肠栓、灌肠剂。

9. 阴道给药剂型 阴道栓、阴道片、阴道泡腾片、凝胶剂、乳膏剂。

10. 耳部给药剂型 滴耳剂、耳用凝胶剂、耳用丸剂。

11. 透析用剂型　腹膜透析用制剂和血液透析用制剂。

上述剂型类别中，除了口服给药剂型，其他剂型都属于非胃肠道给药剂型，可在给药部位起局部作用或被吸收后发挥全身作用。按给药途径进行分类的部分药物剂型见图 1-2。

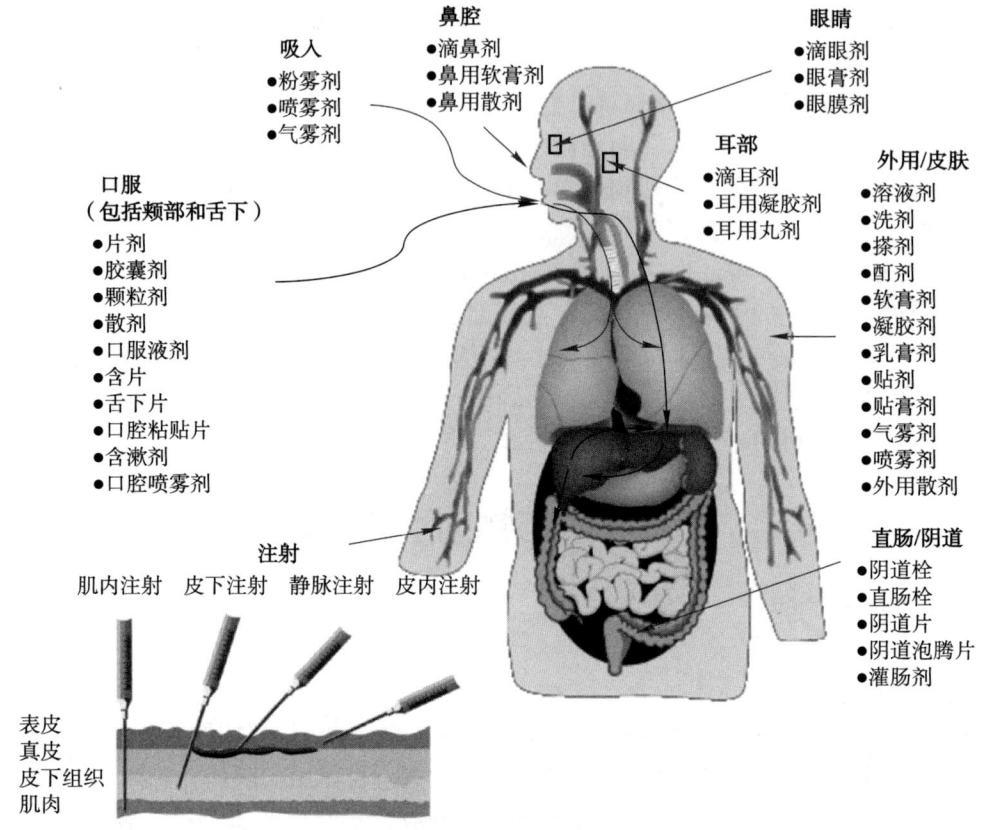

图 1-2　常见的药物剂型（按给药途径）

（二）按分散系统分类

1. **溶液型**　药物以分子或离子状态（质点的直径 ≤ 1 nm）分散于分散介质中所形成的均匀分散体系，亦称低分子溶液，如芳香水剂、溶液剂、糖浆剂、甘油剂、醑剂等。

2. **胶体型**　分散质点直径在 1 ~ 100 nm 的分散体系有两种，一种是高分子溶液的均匀分散体系，另一种是不溶性纳米粒的非均匀分散体系，如胶浆剂、火棉胶剂、涂膜剂等。

3. **乳剂型**　油性药物或药物的油溶液以液滴状态分散在分散介质中所形成的非均匀分散体系，分散相直径在 0.1 ~ 50 μm，如口服乳剂、静脉注射乳剂等。

4. **混悬型**　固体药物以微粒状态分散在分散介质中所形成的非均匀分散体，分散相直径在 0.1 ~ 100 μm，如合剂、洗剂、混悬剂等。

5. **气体分散型**　液体或固体药物以微粒状态分散在气体分散介质中所形成的分散体系，如气雾剂、粉雾剂。

6. **固体分散型**　固体混合物的分散体系，如片剂、散剂、颗粒剂、胶囊剂、丸剂等。

7. **微粒分散型**　药物以不同大小的微粒成液体或固体状态分散，如微球剂、微囊剂、纳米剂、纳米囊等。

（三）按形态分类

1. **液体剂型**　如芳香水剂、溶液剂、注射剂、合剂、洗剂等。

2. **气体剂型**　如气雾剂、喷雾剂等。

3. **固体剂型**　如散剂、丸剂、片剂、栓剂、膜剂等。

4. **半固体剂型**　如软膏剂、糊剂等。

形态相同的剂型，其制备工艺也比较相近，例如，制备液体剂型时多采用溶解、分散等方法；制备固体剂型多采用粉碎、混合等方法；制备半固体剂型多采用熔融、研磨等方法。

（四）其他分类

根据特殊的原料来源和制备过程进行分类的方法，虽然不包含全部剂型，但习惯上还是常用。

1. **浸出制剂**　用浸出方法制备的各种剂型，一般是指中药剂型，如浸膏剂、流浸膏剂、酊剂等。

2. **无菌制剂**　用灭菌方法或无菌技术制成的剂型，如注射剂、滴眼剂等。

剂型的不同分类方法各有特点，也有不完善或不全面的地方。

二、剂型和制剂的命名

（一）剂型的命名

1. **按给药方式命名**　如输液剂、注射剂、贴剂、植入剂、栓剂、搽剂等。

2. **按制备方法命名**　如浸出制剂、无菌制剂、冻干制剂、模印片剂、压制片剂、包衣片剂、滴丸剂等。

3. **按形状命名**　如片剂、胶囊剂、丸剂、颗粒剂、散剂、软膏剂、硬膏剂、喷雾剂、气雾剂、粉雾剂、乳剂、混悬剂、溶液剂等。

4. **按给药途径命名**　如滴眼剂、滴鼻剂、滴耳剂、漱口剂、灌肠剂等。

5. **按形状与给药途径命名**　如注射用粉末、注射用脂质体、眼用软膏剂、鼻腔喷雾剂、阴道用栓剂、注射用微球、注射用纳米粒等。

6. **按形状与功能命名**　如缓释胶囊、泡腾颗粒剂、长效微球注射剂、结肠定位胶囊、分散片、速溶膜剂、肠溶片剂等。

（二）制剂的命名

1. **常规命名**　规则是原料药名在前、剂型名在后，单方制剂常用。如右布洛芬胶囊、奥美拉唑肠溶胶囊、苯磺酸氨氯地平片、洛伐他汀片、盐酸肾上腺素注射液、沙丁胺醇气雾剂、左氧氟沙星滴眼剂、壬苯醇醚栓、双氯芬酸钠栓、芬太尼贴剂、马来酸氯苯那敏滴丸、他扎罗汀凝胶、头孢氨苄干混悬剂、盐酸金霉素眼膏、盐酸氨溴索口服溶液、盐酸萘甲唑啉滴鼻液、倍他米松乳膏等。

如果有关于用途或特点的词汇时，一般表示用途和特点的词在前、药名在中，后加制剂名。如重组人胰岛素注射液、胶体酒石酸铋胶囊、浓氯化钠注射液等。

2. **复方制剂命名**　根据处方组成的不同情况可以采用以下方法命名。

（1）两组分制剂：原则上两个药物名称并列，如阿昔洛韦葡萄糖注射液、对乙酰氨基酚可待因片、克霉唑倍他米松乳膏、妥布霉素地塞米松滴眼液等；若两个组分的词干相同，如齐多夫定和拉米夫定片剂可称为齐多拉米双夫定片等；前加复方两个字，后加主药和剂型名，如复方卡托普利片（成分包括卡托普利、氢氯噻嗪），复方酮康唑乳膏（成分包括酮康唑、丙酸氯倍他索、新霉素）。

（2）三组分制剂：若使用词干构成的通用名称太长，原则上将每个组分选取一或两个字构成通用名称（不可使用词干），若阿司匹林、咖啡因、对乙酰氨基酚片剂可称为阿咖酚片。若组分相同而处方量不同，使用罗马数字Ⅰ、Ⅱ、Ⅲ等加以区别。

（3）四组分制剂：原则上每个组分选取一个字构成通用名称（不使用词干）。如对乙酰氨基酚、非那西丁、咖啡因、氯苯那敏颗粒剂可称为氨非咖敏颗粒。

（4）四组以上组分制剂：前加复方两个字，从2~3个药名中各取1~2个字并列组成，后加剂型名。如复方氨酚烷胺片（成分包括对乙酰氨基酚、金刚烷胺、人工牛黄、咖啡因、氯苯那敏）、复方门冬维甘滴眼液（成分包括萘甲唑林、门冬氨酸、维生素 B_6、甘草酸二钾、新斯的明）。

第三节　药 用 辅 料

一、药用辅料的定义

药用辅料（pharmaceutical excipient）指生产药品和调配处方时使用的赋形剂和附加剂；除活性药物外，在安全性方面已进行了合理的评估，且包含在药物制剂中的物质。药用辅料除赋形、充当载体、提高稳定性，还具有增溶、助溶、缓释控释等重要功能，是可能会影响药品的质量、安全性和有效性的重要成分。

药物制剂处方设计过程实质是依据药物特性与剂型要求，筛选与应用药用辅料的过程。药用辅料是药物制剂的基础材料和重要组成部分，是保证药物制剂生产和发展的物质基础，在制剂剂型和生产中起着关键的作用。它不仅赋予药物一定剂型，而且与提高药物的疗效、降低不良反应有很大的关系，其质量可靠性和多样性是保证剂型和制剂先进性的物质基础。

药用辅料的来源很丰富，包含天然的、合成的和半合成的材料。无论来源如何，药用辅料应对人体无毒害作用、化学性质稳定、与主药及辅料之间无配伍禁忌、不影响制剂的检验，且尽可能用较小的用量发挥较大的作用。

二、药用辅料的分类

辅料在制剂中的分类方式有多种，可从来源、作用和用途、给药途径等进行分类。

按来源可分为天然产物、半合成产物和全合成产物。

按辅料在制剂中的作用和用途分类有 65 种，分别是 pH 调节剂、螯合剂、包合剂、包衣剂、保护剂、保湿剂、崩解剂、表面活性剂、病毒灭活剂、补剂、沉淀剂、成膜材料、调香剂、冻干用赋形剂、二氧化碳吸附剂、发泡剂、芳香剂、防腐剂、赋形剂、干燥剂、固化剂、缓冲剂、缓释控释材料、胶黏剂、矫味剂、抗氧剂、抗氧增效剂、抗黏着剂、空气置换剂、冷凝剂、膏剂基材、凝胶材料、抛光剂、抛射剂、溶剂、柔软剂、乳化剂、软膏基质、软胶囊材料、润滑剂、润湿剂、渗透促进剂、渗透压调节剂、栓剂基质、甜味剂、填充剂、丸芯、稳定剂、吸附剂、吸收剂、稀释剂、消泡剂、絮凝剂、乙醇改性剂、硬膏基质、油墨、增稠剂、增溶剂、增塑剂、黏合剂、中药炮制辅料、助滤剂、助溶剂、助悬剂、着色剂。

按给药途径可分为口服、注射、黏膜、经皮或局部给药、经鼻或口腔吸入给药和眼部给药辅料等。

有些药用辅料可用于多种给药途径，但用量和质量要求亦不相同，如用于注射剂时应符合注射用质量要求，如用于口服时应符合口服制剂的质量要求。药用辅料的包装上应注明为"药用辅料"及其适用范围（给药途径）等。

三、药用辅料的作用

药剂学中使用辅料的目的是多方面的。图 1-3 展示了常见药用辅料在药物制剂中的作用。

1. 使剂型具有形态特征　如溶液剂中加入溶剂；片剂中加入稀释剂、黏合剂；软膏剂、栓剂中加入适宜基质等，使剂型具有形态特征。

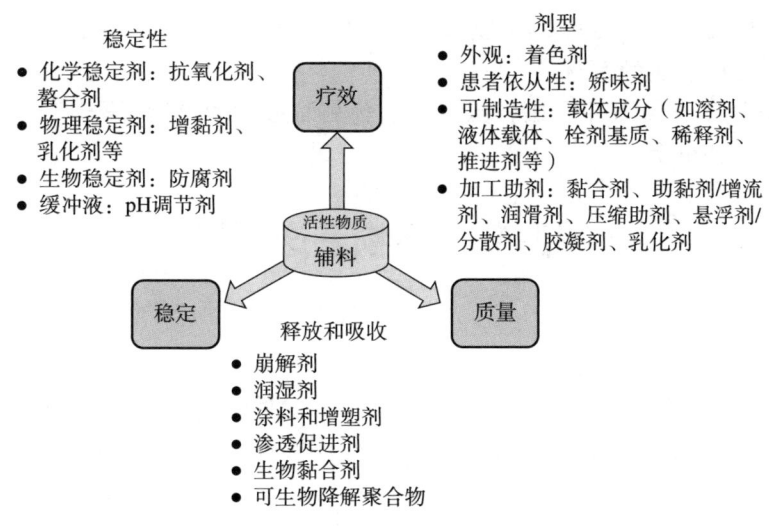

图 1-3　常见药用辅料在药物制剂中的作用

2. 使制备过程顺利进行　如在液体制剂中根据需要加入适宜的增溶剂、助溶剂、助悬剂、乳化剂等；在片剂的生产中加入助流剂、润滑剂，以改善物料的粉体性质，使压片过程顺利进行。

3. 提高药物的稳定性　如制剂中的化学稳定剂、物理稳定剂（助悬剂、乳化剂等）、生物稳定剂（防腐剂）等。

4. 调节有效成分的作用部位、作用时间或满足生理要求　调节有效成分的作用部位、作用时间，如使制剂具有速释性、缓释性、肠溶性、靶向性、热敏性、生物黏附性、体内可降解性的各种辅料；满足生理需求的有 pH 调节剂、等渗剂、矫味剂、止痛剂、色素等。

四、药用辅料的发展

药用辅料对于药物制剂非常重要，但是在相当长的时期内没有受到国内制药行业的重视。药用辅料的标准数量少、标准项目不齐全，影响了药用辅料的使用和发展。国内药用辅料起步较晚，整体水平较低，虽然近几年在整个药品制剂产值中所占的份额有所增长，仍然较低，只有 3%～5%，而国外药用辅料占整个药品制剂产值的 10%～20%。

新型药用辅料对于制剂质量的提高、制剂性能的改造、新剂型的开发、生物利用度的提高起着非常关键的作用。

随着科学技术的发展和社会的进步，新型、优质、多功能的药用辅料不断涌现，药物的新剂型与制剂新技术也得到进一步的发展。①在液体制剂中，泊洛沙姆、磷脂为静脉乳的制备提供了更好的选择。②在固体药物制剂中，羧甲淀粉钠（CMS-Na）、交联聚维酮（交联 PVP）、交联羧甲纤维素钠（交联 CMC-Na）、低取代羟丙基纤维素（L-HPC）等超级崩解剂的研制，微晶纤维素、预胶化淀粉等优良可压性辅料的出现，不仅提高了片剂质量，而且使粉末直接压片工艺得到了快速发展。③在经皮给药制剂中，月桂氮䓬酮（azone）的问世使药物透皮吸收制剂的研究更加活跃。④在注射剂中，聚乳酸（PLA）、聚乳酸－乙醇酸共聚物（PLGA）等体内可降解辅料的出现，开发了 1 次注射给药缓释1～3 个月的新型长效注射剂，为以速效为特色的注射剂家族中，增添了以长时间缓释为特征的注射剂新品种。⑤在脑内给药中，外泌体的问世与研究，为药物通过血－脑屏障传递到中枢神经系统提供了可能，有望有效治疗不同类型的癌症、心血管疾病、帕金森病和阿尔茨海默病，以及其他神经退行性疾病。

国内目前使用的药用辅料有 500 多种，《中国药典》（2025 年版）四部将药用辅料另设为正文品种。在美国约 1 500 种辅料中，约有 50% 收载于《美国药典》。欧洲的药用辅料约有 3 000 种，在各种药典中的收载数量也已经达到 50%。

为简化药品审批程序，2016 年开始，国家食品药品监督管理总局将药用辅料由单独审批改为在审批药品注册申请时一并审批。

第四节　药物递送系统

一、药物递送系统的概念

药物递送系统（drug delivery system，DDS）是指将必要量的药物，在必要的时间内递送到必要部位的技术。药物的递送系统的应用目的是将原料药的作用发挥到极致，副作用降低到最小。药物递送系统的目的和作用见图 1-4。

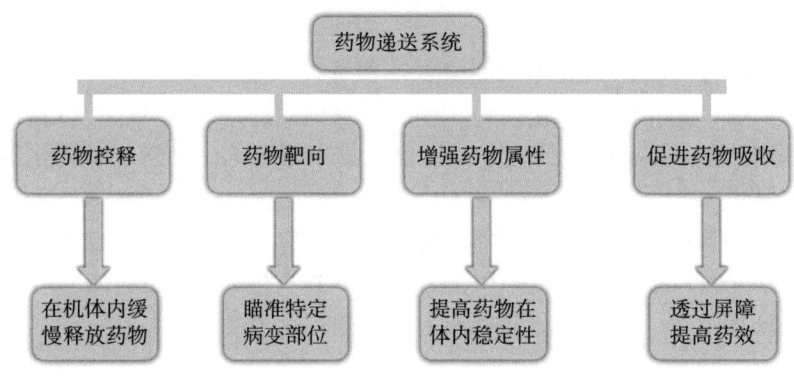

图 1-4　药物递送系统的作用

药物通常是通过与作用部位的特定受体发生相互作用产生生物学效应，从而达到治疗疾病的目的。只有当药物以一定的速度和浓度被递送到靶部位，才能使疗效最大而副作用最小。然而，在药物递送和靶向分布过程中常存在许多生物屏障，导致原本有治疗潜力的药物无效或失效，而利用一些技术手段，可以打开生物屏障从而完成药物的递送，例如，利用超声可以可逆性地打开血 – 脑屏障，以满足脑内的药物递送。药物剂型可以提高药物服用的便捷性，并可以改善药物的递送。但大多数传统剂型，包括注射剂、口服制剂及局部外用制剂均无法满足以下所有要求：将药物有效地输送到靶部位，避免药物的非特异性分布（会产生副作用）、提前代谢和排泄，服用的药物符合剂量要求。因此，改变给药途径或应用新型递送系统是提高药效的有效手段。此外，运用合理的药物递送系统可以提高药物制剂的经济效益，对企业延长药物制剂的利润周期起到积极的作用。

二、药物递送系统的分类

现代药物递送系统可分为四代，第一代为片剂、注射剂、胶囊剂和气雾剂等；第二代为缓释制剂、肠溶制剂等；第三代为控释制剂、靶向制剂；第四代为由体内反馈情报靶向于细胞水平的给药系统。现代药物递送系统着力于为患者提供一种更简单、更快捷、侵入性更小的药物治疗方式。口服缓释及控释系统、靶向递送系统和经皮递送系统是现代药物递送系统发展的主要方向。

（一）缓释控释系统

1. 口服缓释控释系统　可分为择速、择位、择时控释三大类。随着高分子材料和纳米技术的发展，新型递送系统不断问世，脂质体、微乳（自微乳）、纳米粒、胶束等相继被开发为口服给药形式，不仅可达到缓慢释放药物的目的，而且能保护药物不被胃肠道酶降解，促进药物的胃肠道吸收，提高药物的生物利用度。

2. 注射缓释控释系统　可分为液态注射系统和微粒注射系统（如微囊、脂体、微球、毫微粒、胶束等），后者相对于前者疗效持续时间更长，可显著减少用药次数，提高患者的顺应性。鉴于常规注射存在给药时剧烈疼痛，且可能会诱发感染或造成交叉感染等缺陷，无针注射给药系统已引起广泛关注。

3. 在体成型递送系统（in-situ forming drug delivery system，ISFDDS）　将药物和聚合物溶于适宜溶剂中，局部注射体内或植入临床所需的给药部位，利用聚合物在生理条件下凝固、凝胶化、沉淀或交联形成固体或半固体药物贮库，而达到缓慢释放药物的效果。ISFDDS 具有可用于特殊部位病变的局部用药、延长给药周期、降低给药剂量和不良反应、工艺简单稳定等特点，且避免了植入剂的外科手术，极大地提高患者的顺应性。

（二）经皮药物递送系统

随着现代医药科技的发展，透皮给药系统成为新一代药物制剂的研究热点。但由于大多数药物难以透过皮肤达到有效治疗作用，近年来科研人员相继开发出多种新技术，如药剂学技术（促进剂、脂质体、微乳、传递体等）、化学技术（促进剂、前药、离子对）、物理手段（离子导入、电致孔、超声、激光、加热、微针等），以及生理学技术（经络穴位给药），来促进药物的透皮吸收。目前，研究较多的是微针经皮递送系统，利用微针穿透皮肤角质层，为药物进入机体提供通路。

（三）靶向药物递送系统

利用外部设备刺激特定部位进行靶向药物递送，如电刺激靶向、磁靶向等；或者利用疾病微环境促使药物靶向聚集和释放，如利用肿瘤微环境低 pH 制备 pH 敏感的制剂。依据外部条件或微环境制备脂质体、载药脂肪乳、聚合物胶束、靶向前体药物等，赋予药物靶向聚集释药的能力。

（四）智能型药物递送系统

系依据机体病理变化信息，实现药物在体内的择时、定位释放，发挥治疗药物的最大作用，最大限度地降低药物对正常组织的伤害。目前研究较多是脉冲式释药技术，利用外界变化因素，如磁场、光、温度、电场、超声、微波、X 射线及特定的化学物质的变化来调节药物的释放；也可利用体内的环境因素（如 pH、酶、细菌等）来控制药物的释放，如葡萄糖敏感的葡聚糖 - 豆球蛋白 A 聚合物可控制胰岛素的释放。

（五）生物大分子药物递送系统

随着治疗药物从小分子发展到生物大分子（包括核酸、肽、蛋白质，抗体和活细胞），药物递送技术也被用于应对出现的新的挑战。生物大分子稳定性差，以往多以注射给药方式为主，患者顺应性差。为应对这些问题，开发了新型递送系统，如 2022 年推出的可吸入给药的新冠疫苗极大地提高了患者的顺应性。随着脂质体、微球、纳米粒等制剂新技术的迅速发展与完善，国内外的学者开展广泛应用于多肽、蛋白质类药物给药系统的研究，以达到给药途径多样化靶向。但仍是世界性难题，很多工作还处于实验室研究、动物实验或少量制备的水平、不同文献来源的结果也有差异，一些问题仍有待于探究。

目前，基因治疗在治疗多种人类重大疾病（如遗传病、肿瘤等）方面显示出良好的应用前景。基因的介导方式可分为细胞介导、病毒介导、非病毒介导三大类。非病毒性载体一般不会造成基因的永久性表达，具有无抗原性、体内应用安全、组成明确、易大量制备且化学结构多样等优点，使设计和研制理想的靶向性载体系统成为可能，因而成为当前研究的热点。

三、药物递送系统的展望

随着科学技术的进步，特别是分子药理学、分子细胞生物学、分子药物动力学、药物高分子材料学等科学的发展，以及纳米技术超声介导技术、光电介导技术等新技术的不断涌现，药物剂型和制剂研究进入了药物递送系统新时代。

在所有的药物递送系统中，口服给药系统及注射给药系统一直受到人们的关注。缓释控释技术、定位释药技术、脂质体技术、纳米技术、三维打印技术等则是近年来人们关注的方向。其他递送系统如吸入给药系统、靶向给药系统、经皮递送系统、黏膜递送系统等也是迅速发展的高新技术。生物自体载体，如细胞外囊泡，尤其是外泌体作为与脂质体相似的新的药物递送系统的应用成为最近国内外的研究热点。

药物活性的充分发挥不仅决定于有效成分的含量与纯度，递送系统的选择也已成为发挥理想疗效的一个重要方面，一个老药新型递送系统的开发不亚于一个新化学实体（new chemical entity，NCE）的创制。例如，开发可吸入的固体非晶分散体和用于改善药物溶出的共晶体，曾用于口服制剂，但在肺部给药方面的应用相对较新。

随着人们平均寿命的增加，一些慢性疾病的治疗需要长效制剂，缓释控释递送系统在这方面的利用与开发在将来会更加重要。生物制剂的数量在过去十几年中显著增加，预计未来小分子药物和生物制剂所占药物制剂的比例将逐步接近。靶向递送系统也是未来的发展方向，不仅能增强药物疗效还能降低其毒副作用。在药物递送过程中，生物屏障极大地阻碍了药物的递送。随着各学科的发展、设备的更新，出现了以非侵入性方式打开生物屏障来递送药物的研究，例如，可以利用超声以非侵入性的方式可逆性打开血－脑屏障、皮肤屏障进行药物递送，该策略对机体伤害小，患者顺应性高。

第五节　药剂学的发展简史

一、古代药剂学的发展

当人类出现时，药物便以植物或矿物的形式出现了，人类的疾病和强烈的求生愿望促使了药物的不断发现。虽然一开始药物一般都是未经加工的，但是毫无疑问，在有历史记录以前，人类就开始使用药物了。原始人为了减轻疼痛用冷水清洗伤口或在伤口上敷新鲜的叶子或泥巴。早期人类不断地积累经验，发现有些疗法比其他疗法有效，因此也就产生了药物治疗技术。

早期，人们认为疾病是由恶魔或邪恶的精神力量侵入人体造成的，因此早期的治疗主要集中在如何祛除体内的神魔。人类通过使用咒语或有害物质、服用草药等方式来驱除魔鬼。荷马史诗中的词语 pharmakon（希腊语）含有善良与邪恶的灵药意思，如今使用的"pharmacy"一词就起源于此。

在我国历史上，最初人们将新鲜的动植物捣碎后做药物应用。为了更好地发挥药效和便于服用，逐渐出现了药材加工成一定剂型的演变过程。

汤剂是我国最早的中药剂型，在商代已有使用。夏商周时期的医书《五十二病方》《甲乙经》《山海经》已记载将药材加工成汤剂、酒剂、洗浴剂、饼剂、曲剂、丸剂和膏剂等剂型使用。东汉张仲景编著的《伤寒论》《金匮要略》中就收载了栓剂、糖浆剂、洗剂和软膏剂等 10 余种剂型。晋代葛洪编著的《肘后备急方》中收载了各种膏剂、丸剂、锭剂和条剂等。唐代颁布的《新修本草》是我国第一部药典，也是世界上最早的国家药典。宋代的成方制剂已有规模生产，并出现了官办药厂及我国最早的国家制剂规范。明代李时珍编著的《本草纲目》收载药物 1 892 种和剂型 61 种。

国外的考古人员经不懈的努力,认识到早期药物治疗时的药物分类并非那样模糊不清。考古专家发现许多记载着药品和药学知识的历史文物,这些文物最早可追溯到公元前 300 年。

《亚伯斯古医籍》(*Ebers Papvrus*)是最著名的现存古籍,是长 60 英尺(1 英尺 = 0.304 8 m)、宽 1 英尺的卷轴,可追溯至公元前 16 世纪,现收藏于莱比锡(Leipzig)大学,且以著名的德国考古学家亚伯斯(Georg Ebers)命名。亚伯斯在一座木乃伊的坟墓中发现了它,通过解读该古籍,人们发现公元前 1550 年,埃及人已经开始应用了现今仍然使用的一些药物及其剂型。《亚伯斯古医籍》记载了逾 800 个处方和 700 余种药物。从药物来源看,记载的植物药偏多,如阿拉伯胶、蓖麻籽、茴香等;也收录了少量矿物药和动物药,如氧化铁、碳酸钠、氯化钠、硫黄及动物粪便等。从古籍中可以得知,那时人们已使用啤酒、葡萄酒、牛奶和蜂蜜作溶媒。很多处方中含有 20 种,甚至更多种药物,就是当今复方制剂的雏形。埃及人在制作栓剂、漱口剂、丸剂、片剂时,通常利用研钵和杵、筛和天平等以均匀混合。

盖仑(Claudius Galen)是一名医师和药剂师,生于古希腊,后取得罗马国籍。他致力于构建生理学、病理学和治疗学的知识体系,盖仑的制剂学说沿用了近 1500 年。他的医学著作中记载了许多种天然药物的处方及制作工艺,他将植物药与其他辅料混合、融化后制成多种剂型,后人称之为"盖仑制剂"。严格意义上说,盖仑制剂是用乙醇或其他溶剂浸渍和渗漉天然药物,提取有效成分,弃去不溶性惰性组分而制备的药物制剂,包括汤剂、浸膏、流浸膏、甘油浸膏、油浸膏、浸剂、油性树脂剂、树脂剂、酊剂和醋剂等。从盖仑时期开始,药物制备者(药师)的目标就转变为创造稳定、无惰性物质、疗效显著的剂型,专注于优化药物的处置和给药方式。

18 世纪末期至 19 世纪初期,一些药师制造出纯度高、均匀度好、治疗效果佳的药物制剂。1805 年,德国药师泽特(Friedrich Sertürer)从鸦片中提取出了吗啡,从此在法国药师间引发了从有效药物中提取活性成分的风潮。卡文图(Joseph Caventou)与佩尔蒂埃(Joseph Pelletier)一起从金鸡纳树皮中提取出了奎宁和弱金鸡纳碱,从马钱子中提取出士的宁和马钱子碱;佩尔蒂埃与罗比凯(Pierre Robiquet)提取出咖啡因;罗比凯独自从鸦片中提取出可待因。随后,一系列活性成分被提取出来,天然产物中活性成分的提取极大促进了药物制剂的发展。

二、现代药剂学的发展

现代药剂学正是在传统制剂的基础上发展起来的,已有 150 多年的历史。1833 年,法国药师莫特(Francois Mothes)发明了软胶囊。1847 年,英国学者默多克(James Murdoch)发明了嵌套式硬胶囊并获得专利。1872 年,美国制药商惠氏(John Wyeth)的雇员鲍尔(Henry Bower)研制了第一台旋转式压片机。1875 年,英国学者丁达尔(John Tindall)发明了间断性灭菌程序。1886 年,法国药师尼莫斯(Stanislas Limousin)发明安瓿(ampule)。1910 年,德国学者(Paul Ehrlich)使用洒尔佛散皮下注射剂治疗梅毒,极大地推动了非胃肠道给药制剂的发展,实现了技术上的飞跃。1911 年,英国科学家引用"热原"这一术语来描述注射剂中引起发热反应的物质。胶囊剂、片剂、注射剂等近代剂型的相继出现,标志着药剂学发展进入了一个新的阶段。

物理学、化学、生物学等自然科学的巨大进步又为药剂学这一门新兴学科奠定了良好的理论基础。1847 年,德国药师莫尔(Karl Friedrich Mohr)编著的第一本药剂学教科书《药剂工艺学》的问世,宣告药剂学已作为一门独立的学科。

20 世纪 50 年代以后,由于科学的发展,特别是合成化学、微生物学、实验药理学、生物化学、物理化学和化学动力学的发展和深入,药剂学进入了用化学和物理化学基础来设计、生产和评价剂型,并用客观体外科学指标评定质量的时代,称为物理药剂学时代。20 世纪 60 ~ 70 年代,药品质量的评定从体外论证扩展到体内,把药剂学推进到生物药剂学的新时代。20 世纪 80 年代,由于合成和半合成化学药物的大量出现和应用，结果发现不少药物有毒副作用，以及致敏性、致突变性和致癌性等，药剂学又向临床质量评定方向前进，从而进入临床药学时代。临床药学的主要任务就是阐明药物在疾病治疗中的作用与相互作用及指导合理用药。

20 世纪 90 年代以后药物制剂的设计和生产，体外的溶出与释放与体内药物（吸收、分布、排泄）过程中的变化和影响都要用数据和图像来阐述，还要结合患者、病因以及器官、组织、细胞的生理特点与药物分子的关系来反映剂型的结构与有效性，逐渐解决剂型与病变细胞亲和性的问题，药剂学进入系统工程制品发展的药物递送系统新时代。

第六节　药品相关法规

一、药典

（一）概述

药典（Pharmacopoeia）是一个国家记载药品标准、规格的法典，一般由国家药典委员会组织编纂、出版，并由政府颁布、执行，具有法律约束力。Pharmacopeia 一词来源于古希腊语 pharmakon（药物）和 poiein（制造），将两词结合在一起表明按照处方制备药品时所遵循的标准。1580 年，pharmacopeia 首次出现在意大利贝加莫的地方药物标准中。

制定药品标准对加强药品质量的监督管理、保证质量、保障用药安全有效、维护人民健康起着十分重要的作用。药品标准是药品现代化生产和质量管理的重要组成部分，是药品生产、供应、使用和监督管理部门共同遵循的法定依据。药品质量的内涵包括三个方面：真伪、纯度和品质优良度，三者的集中表现是药品的有效性和安全性。因此，药品标准一般包括法定名称、来源、性状、鉴别、纯度检查、含量（效价或活性）测定、类别、剂量、规格、贮藏、制剂等。

不同时代的药典代表着当时医药科技的发展与进步，一个国家的药典反映这个国家的药品生产、医疗和科学技术的水平。各国的药典跟踪药品的品种和质量标准的提高，应定期修订和补充，以满足医药事业的发展，保证人民用药安全、有效，为药品研究和生产起到指导和保障作用。

（二）《中华人民共和国药典》

中华人民共和国成立后，国家开始筹划编制新中国药典。1950 年，第一届中国药典编纂委员会正式成立。1951 年，第一届药典委员会第一次会议决定将新中国药典名称定为《中华人民共和国药典》（以下简称《中国药典》）（Chinese Pharmacopoeia，ChP）。第一部《中国药典》（1953 年版）由卫生部编印发行，收载各类药品 531 种，其中化学药 215 种、植物药与油脂类 65 种、动物药 13 种、抗生素 2 种、生物制品 25 种、各类制剂 211 种，为当时的医疗事业发展起到重要的作用。《中国药典》的特色之一是药品中包括中国传统药。为了更好地继承和发扬中国传统药，从 1963 年版开始，《中国药典》分为两部，一部收载中药，二部收载化学药、生物制品药。随着生物制品药的发展。从 2005 年版开始，《中国药典》分为三部，一部收载中药，二部收载化学药，三部收载生物制品药，首次将《中国生物制品规程》纳入三部，并以生物制品标准单独成卷列入药典。2025 年版《中国药典》由一部、二部、三部、四部组成，其中一部收载中药，二部收载化学药品，三部收载生物制品，四部收载通则和药用辅料。2025 年版《中国药典》收载品种总计 6 385 种。其中，一部中药收载品种共计 3 069 种，二部化学药收载品种共计 2 776 种，三部生物制品收载品种共计 153 种，四部收载药用辅料共计 387 种。

（三）国外药典

据不完全统计，世界上已有近 40 个国家编制了国家药典，另外还有三部区域性药典和世界卫生组织（The World Health Organization，WHO）组织编制的《国际药典》等。这些药典对世界医药科技交流和国际医药贸易起到极大的促进作用。国际上最有影响力的药典是《美国药典》《英国药典》《日本药局方》《欧洲药典》《国际药典》。

1. **《美国药典》** 《美国药典》(*United States Pharmacopoeia*，USP)、《美国药典/国家处方集》(*U.S. Pharmacopeia/National Formulary*，USP/NF)是由美国药典委员会(The United States Pharmacopeial Convention)编辑出版的。USP 于 1820 年出第 1 版，1950 年以后每 5 年出一次修订版，到 2009 年已出至第 32 版，后每年更新一次。NF 于 1883 年出第 1 版，1980 年从第 15 版起并入 USP，但仍分两部分，前面为 USP，后面为 NF。USP 是美国政府对药品质量标准和检定方法作出的技术规定，也是药品生产、使用、管理、检验的法律依据。NF 收载了 USP 尚未收入的新药和新制剂。《美国药典》最新版为 USP45-NF40，2021 年 12 月出版，2022 年 5 月 1 日生效。《美国药典》此前除了印刷版外还提供 U 盘版和互联网在线版，但自 2020 年起只提供互联网在线版，此后不再提供印刷版。《美国药典》是目前世界上规模最大的一部药典。

2. **《英国药典》** 《英国药典》(*British Pharmacopeia*，BP)是英国药品委员会正式出版的英国官方医学标准集，包括出口到英国的产品，更包含《欧洲药典》的所有标准，为读者提供了药用和成药配方标准以及公式配药标准，是英国制药标准的重要出处，也是药品质量控制、药品生产许可证管理的重要依据。《英国药典》每年更新，在商业和学术界同样具有极高的国际声誉，100 多个国家都有采用。原料药和辅料制造商(散装化学品制造商)若要在英国和欧盟推广销售其产品，必须遵守《英国药典》的要求。《英国药典》现行版为 2023 年版(BP 2023)，共 6 卷，包含《欧洲药典》10.0 至 10.8 的所有内容，于 2022 年 8 月出版，从 2023 年 1 月开始生效。

3. **《日本药局方》** 《日本药局方》(*Japanese Pharmacopoeia*，JP)由日本药典委员会编写，由日本政府的厚生劳动省发布。于 1886 年首次出版。现行版为第 18 版，于 2021 年 6 月 7 日发布。1945 年后几乎每隔 5 年出版改正的新药典，第 15 版与《美国药典》《英国药典》进行协调，文本中注明与英国/美国药典统一的部分和未统一的部分等，推动了药典国际协调的进程。《日本药局方》是除《中国药典》之外收载各类生药品种较多的药典之一。

4. **《欧洲药典》** 《欧洲药典》(*European Pharmacopoeia*，Ph Eur)由欧洲药品质量委员会(EDQM)编辑出版，有英文和法文两种文本。1963 年欧洲共同体各国共同商定编订《欧洲药典》，第 1 版于 1969 年发行，分 3 卷陆续出版发行。最新版为第 11 版，该版 2022 年 7 月出版，于 2023 年 1 月生效。

5. **《国际药典》** 《国际药典》(*International Pharmacopoeia*，Ph Int)是由 WHO 主持并综合世界各国的药品质量标准和质量控制方法编订的。第 1 版于 1951 年和 1955 年分两卷用英、法、西班牙文出版；第 2 版于 1967 年用英、法、俄、西班牙文出版；第 3 版于 1979 年出版；第 4 版于 2006 年出版；2015 年至 2020 年每年更新修订一次，目前最新的版本为第 10 版。该药典不具有法律约束，各国编定药品规范时可作为技术参考文献。

二、国家药品标准

国家药品标准是指国家药品监督管理局颁布的《中国药典》、药品注册标准和其他药品标准，内容包括质量指标、检验方法及生产工艺等技术要求。

国家注册标准是指国家药品监督管理局给申请人特定药品的标准，生产该药品的药品生产企业必须执行该注册标准，也是属于国家药品标准的范畴。

目前，药品的所有执行标准均为国家注册标准，包括：①《中国药典》；②《中华人民共和国卫生部药品标准·中药成方制剂》1~21 册；③卫生部化学生化抗生素药品第 1 分册；④卫生部药品标准(二部)1~6 册；⑤卫生部药品标准藏药第 1 册、蒙药分册、维吾尔药分册；⑥新药转正标准

1～104 册（正不断更新）；⑦国家药品标准化学药品地标升国标 1～16 册；⑧国家中成药标准汇编；⑨国家注册标准（针对某一企业的标准，但也属于国家药品标准）；⑩进口药品标准。

我国有约 9 000 个药品质量标准，各省、自治区和直辖市的卫生部门曾批准和颁发过地方药品标准，2006 年被取消。国家药品监督管理部门对地方药品中临床常用、疗效确切的品种进行质量标准的修订和整理，而后并入国家药品标准中，称为新药转正标准。

三、药品质量管理规范

（一）药品生产质量管理规范

《药品生产质量管理规范》（Good Manufacturing Practice of Medical Products，GMP）是药品生产和质量管理的基本准则，适用于药品制剂生产的全过程和原料药生产中影响成品质量的关键工序。大力推行药品 GMP，是为了最大限度地避免药品生产过程中的污染和交叉污染，降低各种差错的发生，是提高药品质量的重要措施。实施 GMP 是强化国家对药品生产的监督管理，实现对药品生产全过程的监督，保证药品质量的一套科学、系统和行之有效的管理制度。

推行 GMP 的目的是：①人为造成的错误减少到最低；②防止对医药品的污染和低质量医药品的产生；③保证产品高质量的系统设计。GMP 的检查对象是：①人；②生产环境；③制剂生产的全过程。"人"是实行 GMP 管理的软件，也是关键的管理对象，而"物"是 GMP 管理的硬件，是必要条件，缺一不可。

在人类社会经历了多次重大的药物灾难，特别是 20 世纪最大的药物灾难"反应停"事件后，药品的生产质量引起了公众的关注。1962 年美国 FDA 组织坦普尔大学的 6 名教授编写并制定了 GMP，从 1963 年美国诞生世界第一部药品 GMP、1969 年 WHO 建议各成员国实行药品 GMP 制度至今，全球已有 100 多个国家和地区实行了 GMP 管理制度。

我国自 1988 年第一次颁布药品 GMP 至今已有 30 多年，经历 1992 年和 1998 年两次修订，截至 2004 年 6 月 30 日，实现了所有原料药和制剂均在符合药品 GMP 的条件下生产的目标。2011 年 2 月 12 日颁布了新版 GMP（2010 年修订），并于 2011 年 3 月 1 日起施行。新版 GMP 是在 1998 年版基础上更加完善的版本，在修订过程中参考借鉴了欧盟、FDA 和 WHO 的 GMP 内容，基本框架与内容采用欧盟 GMP 文本，附录中的原料药标准等采用 ICH GMP（ICHQ7A）版本。

新版 GMP 具有六大亮点：

（1）总体内容更为原则化，科学规范且易于操作。主要体现 GMP 的内涵和理念：减少人为差错，防止混淆和交叉污染，做到可追踪性，以保证产品质量和人民用药安全为原则。

（2）充分考虑了原料药生产的特殊性。体现原料药生产的特殊性，原料药生产一般分为合成（包括化学方法、生物发酵方法）、提取（包括植物、动物等提取）和精制三大步骤，合成原料药（active pharmaceutical ingredients，API）一般称为生产初期，不同的步骤 GMP 的要求不一样，一般生产步骤越往后，GMP 要求越高。

（3）增加了偏差管理、超过标准范围系统（out of specifications，OOS）、纠正预防系统（corrective action protective action，CAPA）、变更控制等内容。从法规上认可企业的偏差、超标和变更行为的合法化。有偏差应记录并说明，重大偏差需要调查并启动 CAPA 程序，这才是真正体现了以科学态度对待 GMP。任何企业的人员、工艺和设备的变更是永恒的，变更的评估、记录和控制显得尤为重要，这样才符合 GMP 的要求，做到可追踪性。

（4）对主要文件提出更高的要求。对主要文件（如质量标准、工艺规程、批记录等）分门别类具体提出要求，特别对批生产、包装记录的复制、发放提出更具体的要求，极大地增加了企业违规、不规范记录，甚至造假舞弊的操作难度。

（5）净化级别标准与国际接轨。新版 GMP 标准与国际接轨，采用了 WHO 的 A 级、B 级、C 级和 D 级标准，对悬浮粒子进行动态监测，对浮游菌、沉降菌和表面微生物的监测都有明确规定和说明，这样有利于和其他发达国家 GMP 的互认，提高了企业的对外竞争力。

（6）明确规定粉针剂的有效期不得超过生产所用无菌原料药的有效期。与老版 GMP 相比，新版 GMP 附录无菌产品第六十四条明确规定了粉针剂的有效期不得超过生产所用无菌原料药的有效期，从而解决日常工作中的原料药和制剂有效期不一致导致的矛盾，体现中国特色。

（二）药品非临床研究质量管理规范

新药临床前安全性评价对新药能否进入临床研究、预测临床研究的风险程度和最终评价其开发价值起着举足轻重的作用，而一个高质量的安全性评价工作必须遵循《药品非临床研究质量管理规范》（Good Laboratory Practice，GLP）。GLP 是药物非临床安全性评价试验（从方案设计、实施、质量保证、记录、报告到归档）的指南和准则，适用于非临床安全性评价研究，是国家为了保证新药临床前研究安全性试验资料的优质、真实、完整和可靠，针对药物非临床安全性评价研究机构制定的基本要求。

在药物毒理学发展历史上，"反应停"的悲剧无疑是促动人类对药物安全性评价深刻反思的重要事件。促使药物管理机构和毒理学家对现有的药物安全研究重新思考。20 世纪 70 年代，广泛存在于各个企业、研究机构、学校中的更严重的问题是安全性实验设计实验进程中存在的缺陷，从而导致报告的可信性严重降低。针对这类情况，FDA 于 1976 年颁布了 GLP 法规。在美国的带动下，英国、日本、法国、瑞典等国家也先后发布了本国的 GLP，GLP 逐渐成为国际通行的确保药品非临床安全性研究质量的规范。

我国从 1991 年起开始起草 GLP，1993 年国家科学技术委员会颁布了 GLP，于 1994 年 1 月生效。1998 年国务院机构改革后，国家食品药品监督管理局（State Food and Drug Administration，SFDA）根据国际上 GLP 的发展和我国的实际情况，颁布了《药品非临床研究质量管理规范》，并于 1999 年 11 月 1 日起施行。2007 年 1 月 1 日起，SFDA 规定未在国内上市销售的化学原料药及其制剂、生物制品，未在国内上市销售的从植物、动物、矿物等物质中提取的有效成分、有效部位及其制剂和从中药、天然药物中提取的有效成分及其制剂，以及中药注射剂等的新药非临床安全性评价研究必须在经过 GLP 认证、符合 GLP 要求的实验室中进行。现行的 GLP 于 2017 年 6 月 20 日经国家食品药品监督管理总局局务会议审议通过，并于 2017 年 9 月 1 日起实施。

GLP 的核心精神是通过严格控制非临床安全性评价的各个环节以保证试验质量，即研究资料的真实性、可靠性和完整性。GLP 建设的基本内容可分为软件和硬件两大部分，GLP 的软件解决安全性研究的运行管理问题，而运行软件所需要的硬件环境就是 GLP 的硬件设施。GLP 硬件包括动物饲养设施、各类实验设施（供试品处置设施、各类实验和诊断功能实验室）、各类保管设施（供试品保管、档案保管）和环境调控设施，以及满足研究需要的相应仪器设备等。软件部分包括组织机构和人员、各项工作的标准操作规程、研究工作实施过程及相关环节的管理、质量保证体系等。

（三）药品临床研究质量管理规范

临床试验是新药开发不可缺少的环节。一个新药能否成功上市，很大程度上取决于临床试验的质量及其结果是否符合安全、有效的标准。

《药物临床试验质量管理规范》（Good Clinical Practice，GCP）是为保证临床试验数据的质量、保护受试者的安全和权益而制定的进行临床试验的准则，是保证药物临床试验安全性的法律依据。制定 GCP 的目的是保证临床试验过程的规范可靠、结果科学可信，同时保障受试者的权益和生命安全。GCP 的宗旨就是保证药物临床试验过程的规范化，使其结果具有科学性、可靠性、准确性、完整性。

GCP 的内容主要涵盖了临床试验方案的设计、实施、组织、监查、记录、分析、统计、总结、报告、审核等全过程。GCP 也包括新药临床试验的条件，受试者的权益保障，试验方案的制订，研究者、申办者和监查员的主要职责，质量保证体系等内容。

GCP 最早于 1980 年在美国提出，在 20 世纪 80 年代中后期，日本和许多欧洲国家先后效仿美国制定并实施了 GCP。由于各国的 GCP 在原则上虽相同，但具体细节上有所不同，因此，1991 年起 WHO 考虑到 GCP 应成为各成员国共同接受的原则，起草了 WHO 的 GCP。此外，欧盟、美国和日本在 1990 年发起，由三方面成员国的药品管理当局和制药企业管理机构组成一个联合机构——人用药品注册技术要求国际协调理事会（The International Conference on Harmonization of Technical Requirements for Registration of pharmaceuticals for Human Use，ICH），讨论制定一系列人用药品注册技术要求，其中就包括 ICH GCP。目的是为寻求解决三方存在的一些不统一的规定和认识，进一步对世界范围内的药物研制开发过程进行革新，提高研究质量。

1993 年我国卫生部也开始制定 GCP，并已于 1998 年 3 月颁布《药品临床试验管理规范（试行）》；2003 年 8 月颁布第一版《药物临床试验质量管理规范》。现行的 GCP 是 2020 年国家药品监督管理局会同国家卫生健康委员会共同组织修订的第二版《药物临床试验质量管理规范》。

四、处方药和非处方药

（一）处方的种类

处方是医疗和生产部门用于药剂调制的一项重要书面文件。

（1）法定处方：指国家药品标准收载的处方，具有法律约束力。

（2）医师处方：指医师对患者治病用药的书面文件，具有法律、技术和经济意义。由处方而造成的医疗事故，医师或药剂人员均负有法律责任。医师处方由处方前记、处方正文和处方后记组成。处方的正文内容主要有药物的名称、规格、数量、用法与用量等。处方应妥善保存一定时间，以备考查。

（3）协议处方：指医师与药房根据临床需要，互相协商所制定的处方。协议处方药剂的制备必须经上级主管部门批准，并只限本单位使用。

（二）处方药与非处方药

我国自 2000 年 1 月 1 日起实行处方药与非处方药分类管理。药品分类管理制度的实施将对我国药品监督管理、医药卫生保健事业和医药产业产生重要的影响。

（1）处方药（prescription drug）：是指必须凭执业医师或执业助理医师处方才可调配、购买和使用的药品。这类药品一般专用性强或不良反应大，如麻醉药品、精神药品及激素等。处方药不得在大众媒体上发布广告，但可以在得到批准的医药专业媒体上发布广告。

（2）非处方药（nonprescription drug）：是指不需要凭执业医师或执业助理医师处方即可自行判断、购买和使用的药品，国际上又称之为可在柜台上买到的药品（over the counter，OTC）。这类药品具有安全、有效、稳定、价廉、使用方便的特点，如维生素、抗酸药及解热镇痛药等。非处方药主要用于治疗各种消费者容易自我诊断、自我治疗的常见轻微疾病。国家药品监督管理局负责非处方药的遴选、批准及公布。非处方药的包装上必须印有国家指定的非处方药专有标识，其标签上还必须印有"请仔细阅读说明书并按说明使用或在药师指导下购买和使用"的忠告语，标签内容不得超出其非处方药说明书的内容范围。在非处方药中，还有更细的分类，"红底白字"的是甲类，"绿底白字"的是乙类。甲乙两类 OTC 虽然都可以在药店购买，但乙类非处方药安全性更高。乙类非处方药除了可以在药店出售，还可以在超市、宾馆、百货商店等处销售。

处方药和非处方药不是药品本质的属性，而是管理上的界定。无论是处方药还是非处药都是经过国家药品监督管理局批准的，其安全性和有效性是有保障的。

思考题

1. 简要说明药物、药品、剂型、制剂的概念。
2. 剂型对疗效产生的影响有哪些方面？
3. 药剂学研究的主要内容是什么？
4. 药剂学有哪些分支学科？
5. 简述药用辅料在制剂中的作用。
6. 药物递送系统可分为哪几类？

（赵应征）

数字资源详见　新形态教材网

　思维导图　　拓展阅读　　本章小结　　测试题　　教学课件

第二章
药剂学基础知识

思维导图

第一节　药物溶解与溶出及释放

一、溶解度

（一）药物的溶解度

1. 溶解度的表示方法　溶解度（solubility）是固液物质在一定温度或气体在一定温度和压力下，在一定量溶剂中溶解达饱和时的最大药量，是反映药物溶解性的最重要指标。国际纯粹与应用化学联盟（IUPAC）则将溶解度定义为饱和溶液的分析组成，表示为指定溶剂中指定溶质的比例。饱和溶液是溶质与溶剂处于平衡的溶液。

溶解度通常表示为单位体积溶液中溶质的质量，其单位与公式为 g/mL 和 m/V，通常是指 100 mL 溶液中溶质的最大克数。因为溶液的体积与温度有关，因此质量浓度也随温度变化。溶解度另一表示方法是摩尔浓度（molarity）或摩尔数（molality）。前者是 1 L 溶液中溶质的摩尔数（溶质克数 / 相对分子质量），可以用 mol/L 表示。后者是溶质在 1 kg 溶剂中的摩尔数，摩尔数的单位是 mol/kg，这是一个公认的 SI 单位。摩尔浓度和摩尔数之间的相互转换需要了解溶液的密度。在这两个单位中，摩尔数更适合精确表示浓度，因为它不像摩尔浓度一样依赖于溶液温度。此外，溶液中某一溶剂的摩尔数因加入第二溶质而保持不变，但该组分的摩尔浓度降低，因为溶液在加入第二溶质后，总体积增加。《中国药典》关于溶解度有以下几种表示方法，分别为极易溶解、易溶、溶解、略溶、微溶、极微溶、几乎不溶和不溶。

一般需要将药物的内在溶解度与在特定的介质和特定 pH 下测量的溶解度区分开来，前者称为特性溶解度（intrinsic solubility），后者称为平衡溶解度（equilibrium solubility）。特性溶解度是指纯度 100% 的药物在溶剂中不发生除溶解外的任何物理化学变化如解离、缔合、相互作用时所形成的饱和溶液的浓度。如果药物有一个可电离的基团，那么非电离形式的平衡溶解度被称为特性溶解度（S_0）。实际工作中，因为可电离的药物会受到溶液 pH 的影响发生不可避免的解离，这种情况下测定的可解离药物的溶解度称为平衡溶解度或表观溶解度（apparent solubility）。

药物在给定介质中的最大平衡溶解度具有实际的药物价值，通常决定了药物的溶解速率。溶解度越高，无化学反应时的溶解速度越快。

2. 影响药物溶解度的因素　药物溶解可以简单视为三步：①溶质分子从固相释放到液相。这涉及相变，溶剂 / 溶质的引力必须克服固体分子之间的黏聚引力，使固体分子在晶体溶解的溶剂中成为溶质分子。②溶剂分子间形成一个空腔。③溶质分子插入这个腔。因此，药物的溶解度除与药物的本身性质有关外，溶剂的种类、溶液的 pH 及外界条件（温度、添加剂等）对药物的溶解度也产生重要影响。

（1）药物分子结构、晶型、粒子大小的影响：水溶性差是由两个主要因素引起的，分别为高亲脂性和强分子间相互作用。从分子间作用力考虑，若药物分子与溶剂分子间作用力大于药物分子间作用力，则药物溶解度大；反之，溶解度小。大尺寸的分子（如碳链更长）周围的溶剂分子的数量更少，从而溶解度更小。不同晶型中，对称晶型的溶解度不如不对称晶型，不对称晶型的溶解度进一步不如无定形分子，这是因为分离晶体溶质颗粒所需的能力不同。

对于可溶性药物，粒径对药物溶解度的影响不大。对于难溶性药物，当粒径在 2 μm 以上时对药物溶解度几乎无影响，但当粒径小于 100 nm 时，溶解度随粒径减小而增大。这一规律可以用 Ostwald Freundlich 方程表示，如式（2-1）：

$$\lg \frac{S_2}{S_1} = \frac{2\sigma M}{\rho RT}\left(\frac{1}{r_2} - \frac{1}{r_1}\right) \tag{2-1}$$

式中，S_1、S_2 分别为半径为 r_1、r_2 的药物粒子的溶解度，σ 为表面张力，ρ 为固体药物的密度，M 为药物的相对分子质量，R 为摩尔气体常数，T 为热力学温度。根据式（2-1）可知，当药物处于亚微尺度时，粒径越小，溶解度越大。

（2）水合作用与溶剂化作用：溶剂化是描述溶剂与溶质分子结合过程的通称。如果溶剂是水，那么这个过程就是水合作用（hydration）。离子大小及离子表面积对溶剂化有重要的影响，溶剂化数随离子半径的增加而减小，因为离子力场随着半径的增加而减小。药物在结晶时，溶剂分子进入晶格，占据晶体中的空隙，形成药物的溶剂化物。

溶剂化对溶解度的影响在于影响晶体与溶剂间的相互作用，如山梨醇在水中的溶解度约为甘露醇的 3.5 倍，这是因为当吡喃糖上存在赤道 - 羟基时，产生最有利的水合作用。一般来说，水合物的溶解度最小，其次是无水物，而其他溶剂化物的溶解度要大于无水物。

（3）温度和能量输入的影响：温度对溶解度的影响取决于溶解过程的热力学效应。药物溶解度与温度的关系如式（2-2）所示。

$$\ln \frac{S_1}{S_2} = \frac{\Delta H_s}{R}\left(\frac{1}{T_1} - \frac{1}{T_2}\right) \tag{2-2}$$

式中，S_1、S_2 分别为在温度 T_1 和 T_2 下的溶解度，R 为摩尔气体常数，T 为热力学温度，ΔH_s 为摩尔溶解焓（J/mol）。若已知 ΔH_s 与某一温度下的 S_1，则可求得 T_2 的 S_2。

可知，当 $\Delta H_s > 0$（也即溶解吸热）时，溶解度随温度升高而升高；反之，溶解度随温度升高而降低。当溶解时热量既不被吸收也不被释放时，溶解度不受温度变化的影响，氯化钠就是典型例子。

（4）pH 与同离子效应：pH 是影响大多数含有可离子基团的药物溶解度的主要因素之一。绝大多数的药物是有机电解质。对于弱酸性药物，若已知 pK_a 和特性溶解度（S_0），由式（2-3）即可计算任何 pH 下的表观溶解度。此式表明溶液的 pH 低于计算值 pH 时弱酸析出，即可计算出弱酸沉淀析出的最低 pH，以 pH_m 表示。

$$pH_m = pK_a + \lg \frac{S - S_0}{S_0} \qquad (2-3)$$

对于弱碱性药物，若已知 pK_a 和特性溶解度（S_0），由式（2-4）即可计算任何 pH 下的表观溶解度。此式表明溶液的 pH 高于计算值 pH 时弱碱析出，即可计算出弱碱沉淀析出的最高 pH，以 pH_m 表示。

$$pH_m = pK_a + \lg \frac{S_0}{S - S_0} \qquad (2-4)$$

在口服给药过程中 pH 具有很大的影响，因为药物 pH 变化大（pH 1~8）。需要注意的是，一些药物和氨基酸、多肽和蛋白质都是两性的，同时表现出碱性和酸性的特性。在 pH 高于等电点时，适用于上述弱酸性药物 pH_m 方程；在 pH 低于等电点时，适用于上述弱碱性药物 pH_m 方程。

同离子效应（common-ion effect）：对于微溶的弱电离药物，溶液中药物相关离子的浓度是影响溶解度的关键因素。向难溶性盐类饱和溶液中加入相同离子时其溶解度降低，此现象称为同离子效应。例如，许多盐酸盐类药物在 0.9%氯化钠生理盐水中的溶解度比在水中小。

（5）其他

1）添加剂：这取决于对水的结构的影响或与溶剂水分子竞争的能力。一般可简单分为产生"盐溶"的增溶作用和"盐析"的降低溶解度作用。另一效应是强电解质的加入会竞争水溶剂和打破非电解质和水之间的分子间作用来降低非电解质的溶解度，如蛋白沉淀过程。

2）混合溶剂：将水溶性非电解质（如乙醇）加入微溶性电解质的水溶液中，后者的溶解度就会降低，这是因为醇降低了溶剂的介电常数，而电解质的离子解离变得更加困难。

3）药物自组装：许多药物由疏水和亲水结构基团组成，由于形成胶束或其他形式的自聚集，这种药物可能提供意想不到的溶解和溶解度特性。对于某些药物，在 37℃左右时，由于胶束的形成，饱和溶解度显著增加。

（二）药物的溶解速度

需要注意的是，溶解速度和溶解度是不相同的，也不一定是相关的。在实践中，高药物溶解度通常与高溶解率有关，但也有例外，例如，常用的涂膜材料羟丙甲纤维素（HPMC）具有非常强的水溶性，但需要很多时间来水合和溶解。

1. 药物溶出速度的表示方法　溶出速度（dissolution rate）是指在一定条件下，在单位时间内药物溶解进入溶液主体的量。固体药物的溶出可简化为三步：首先，溶质分子从固体表面溶解形成饱和层；然后，通过扩散作用而经过扩散层；最后，在对流作用下进入溶液分子主体内。在溶解过程中，界面步骤几乎总是瞬时的，因此溶解的速率通常由溶解溶质通过扩散层这一较慢步骤的速率决定，可用诺伊斯-惠特尼（Noyes-Whitney）方程表示，如式（2-5）：

$$\frac{dC}{dt} = \frac{DS}{hV}(C_s - C) \qquad (2-5)$$

式中，D 为溶质在溶出介质中的扩散系数，V 为溶出介质体积，h 为扩散层厚度。如果满足漏槽条件（sink condition），即实际浓度远小于饱和溶解度，而且固体的表面积（S）在溶出过程中保持不变，则式（2-5）可简化为式（2-6）

$$\frac{dC}{dt} = K \qquad (2-6)$$

式中，K 为特性溶出速度常数 [mg/(min·cm^2)]，是指单位时间、单位面积药物溶解进入溶液主体的量。一般情况下，当固体药物的 $K < 1$ mg（min·cm^2）时，会成为药物在体内吸收的限速步骤。

2. 影响药物溶解速度的因素及提高溶解速度的方法

（1）固体药物的表面积（包括粒径、分散性、孔隙率）：从 Noyes-Whitney 方程可知，在溶解介质中的分散性固体颗粒的表面积越大，溶出速率越快。同样质量的固体药物，粒径越小，表面积越大；同样体积的固体药物，孔隙率越高，表面积越大；如果固体颗粒在溶解介质中易于形成凝聚块，那么可以通过添加润湿剂来改善固体向初级粉末颗粒的分散，增加溶出界面和分散性，有利于提高溶出速度。

（2）温度：温度升高，溶解吸热的药物溶解度 C_s 增大，并且溶质分子扩散增强，溶剂黏度降低，溶出速度加快。

（3）溶出介质性质和体积：常用的溶出介质包括蒸馏水和含或不含少量表面活性剂的不同 pH 的缓冲液。不推荐使用有机溶剂进行溶出度研究，如必须使用，尽可能使用低浓度的低级醇，以防实验结果与体内实际情况相关度太低。当药物在大量溶出介质中时，药物实时浓度更低，溶解速率更快。溶解的体积在体外很容易控制，但在体内必须考虑到，因为胃内容物的体积可以变化很大。

（4）扩散系数：溶质在溶解介质中的扩散系数受溶解介质的黏度、扩散分子的分子特性和大小的影响。

（5）搅拌速度和扩散层厚度：溶解速率随扩散层厚度的增加而成比例减小。扩散层的厚度与溶液动力学（如搅拌程度）有关。当测定溶出速度时，搅拌速度越高，药物溶出速度越快，但可能失去处方筛选的作用，所以在实际工作中搅拌速度必须进行充分优化选择，以保证足够的分辨率。

（三）溶解度的测定方法

2025 年版《中国药典》四部凡例中规定了溶解度的测定方法：除另有规定外，称取研成细粉的供试品或量取液体供试品，于（25±2）℃一定容量的溶剂中，每隔 5 min 强力振摇 30 s；观察 30 min 内的溶解情况，如无目视可见的溶质颗粒或液滴时，即视为完全溶解。

1. 特性溶解度的测定　根据相溶原理图可以测定特性溶解度。配制数份不同程度的过饱和溶液，持续振荡达到溶解平衡，通过沉淀、离心或过滤，从溶液中分离出固体，取出上清液并做适当稀释，测定药物在饱和溶液中的浓度。作药物浓度 – 药物质量 / 溶液体积图，直线外推至纵截距处即得药物的特性溶解度。对于可电离的化合物，不可能直接测量其固有溶解度，必须通过拟合溶解度数据作为 pH 的函数来确定。

2. 平衡溶解度的测定　目前，摇瓶法被认为是最可靠和最广泛使用的溶解度测量方法。测试物质通常是通过在塞状烧瓶或小瓶中的溶解度介质中加入过量的固体来制备的。在选定的温度（25℃、37℃或其他）进行指定时间（6 h、24 h、48 h 或更长时间）的剧烈搅拌，直到达到溶解度平衡。之后，通过沉淀、离心或过滤，从溶液中分离出固体，取出上清液并做适当稀释。采用合适的方法测定溶液实际溶解度。作实际溶解度 – 浓度图，曲线的转折点反映了药物的平衡溶解度。

在溶解度测定中应注意以下五点：①溶剂和溶质必须尽可能纯净。②在去除任何溶液进行分析之前，必须有一些未溶解的固体以确保溶液饱和。③从未溶解的溶质中分离饱和溶液样品的方法必须可靠。④分析方法必须足够准确和可靠。选择一个合适的方法，如重量分析，以及紫外分光光度法和色谱法，特别是高效液相色谱（HPLC）法，要考虑溶质和溶剂的性质及溶液的浓度。⑤溶解与测定的温度必须一致。

二、增加药物溶解度的方法

许多策略被用来提高难溶性药物的溶解度，常见的有：①使用缓冲液控制 pH；②使用共溶剂；③使用表面活性剂；④衍生化，成盐或前药；⑤固体分散体；⑥包合物等。

（一）增溶、助溶及潜溶

1. 增溶作用及增溶剂　在药物制剂研发过程中，经常利用加入表面活性剂的方法来增加难溶性药物在水中的溶解度。这种起增溶作用（solubilization）的表面活性剂称为增溶剂（solubilizer）。

（1）增溶作用机制：表面活性剂通过形成胶束来增大难溶性药物的溶解度。表面活性剂在水溶液中达到临界胶束浓度（critical micelle concentration，CMC）后，微溶性药物在表面活性剂溶液中的溶解度表现为显著增加，此时溶液中也同步形成透明胶束。胶束内部是由疏水基团排列而成的一个有一定尺寸的疏水空间，而外部是由亲水基团形成的亲水区。

分子在胶束中溶解的位置与分子的极性和非极性性质之间的平衡有关。离子表面活性剂水体系中的非极性分子位于胶束的烃类核心，而极性增溶物则倾向于吸附在胶束表面。含极性基团的水不溶性化合物的极性基团定位于胶束核 – 表面界面，疏水基团则埋在胶束烃核内。此外，在非离子聚氧乙基表面活性剂和嵌段共聚物中溶解，可以发生在围绕核心的聚氧乙烯壳电晕或栅栏层中。

（2）影响增溶作用的因素：许多因素能影响表面活性剂对药物的增溶作用。

1）增溶剂的性质：①表面活性剂的 CMC，具有相同疏水基的表面活性剂对烃类和极性化合物的增溶能力从大到小依次为非离子型表面活性剂 > 阳离子型表面活性剂 > 阴离子型表面活性剂。②表面活性剂对药物的增溶能力随表面活性剂的化学性质和药物在胶束中的位置而变化很大。如果疏水药物在胶束核中溶解，表面活性剂的亲脂性烷基链长度的增加会增加胶束半径，降低了拉普拉斯压力，从而有利于药物分子进入胶束，并且产生更大的疏水核心。随着烷基链长度从 C_{12}（聚山梨酯 20）增加到 C_{18}（聚山梨酯 80），一系列聚山梨酯的溶解能力增加。③随着浓度的增加，胶束变得更大，也变得更加不对称。当胶束是圆柱形而不是球形时，增溶性增强。

2）增溶质的性质：①极性的影响。对强极性和非极性药物，非离子型表面活性剂的 HLB 值越大，增溶效果越好；聚山梨酯类非离子型表面活性剂对非极性的维生素 A 的增溶作用随 HLB 值的增大而增强，但对弱极性的维生素 A 棕榈酸酯则相反。②结构的影响。增溶质同系物随着烃链的增加尺寸变大，增溶能力降低；不饱和化合物更易溶解；环状化合物支链增加可使增溶量增加，碳氢链支链对溶解度的影响较小。③解离度的影响。不解离的极性药物和非极性药物容易被大多数增溶剂增溶。解离型药物容易被非离子型表面活性剂增溶。但当解离型药物加入相反电荷的离子型表面活性剂溶液中时，配比的变化可能导致增溶、形成可溶性复合物和不溶性复合物等多种情况。pH 可通过影响解离度明显影响药物的增溶量。药物的分子形式越多，增溶能力越强。④多组分增溶质的增溶。不同组分竞争同一增溶位置会导致目标增溶质的增溶量减小；某些组分与表面活性剂分子之间的强烈相互作用会导致主药的增溶量减少；某些组分也可通过扩大胶束体积而增加目标增溶质的增溶等。

3）温度的影响：对于离子型表面活性剂，随着温度升高分子热运动增加，胶束疏水内核增大，增溶量增大。对于非离子型表面活性剂，随着温度升高 CMC 减小，胶束聚集数增加，增溶量增加。若温度继续增高至高于表面活性剂的昙点，使得聚氧乙烯基脱水，减小了极性有机物的增溶空间，致使增溶量减少。

4）增溶体系的制备方法：增溶体系的制备方法对增溶能力有显著影响。将增溶质和增溶剂先行混合要比增溶剂先与水混合的增溶效果好。最简单和最常用的药物掺入方法是摇瓶法，即将过量的固体药物与胶束溶液平衡，然后通过过滤或离心去除不溶解的药物。另一种则是熔体加载法，将药物和共聚物在高温混合，并将合成的亲密混合物添加到水或缓冲液中形成胶束溶液，形成溶解的胶束溶液而被溶解。其他方法，包括透析、溶剂蒸发和共溶剂蒸发方法，以及使用非水溶剂来溶解药物和共聚物。

2. 助溶作用及助溶剂　可以通过加入第三种物质与微溶性药物形成溶解度更高的分子间络合物、复盐、缔合物等以增加难溶性药物的溶解度。以助溶（hydrotropy）表示由于存在大量添加剂而导致的某些物质在水中的溶解度的增加。添加剂称为助溶剂（hydrotropic agent）。助溶剂增溶法是不适宜使用有机溶剂（如成本高、挥发性、污染和肾毒性或致畸性等毒性物质）的最佳选择。助溶的重要优点在于不对药物进行化学改性，形成的复合物可逆，游离药物在接触生物液体期间或之前很容易释放。

助溶剂对水溶性的提高是基于助溶剂的分子自缔合和助溶剂分子与溶质的缔合。用苯甲酸钠、水杨酸钠、尿素、烟酰胺、柠檬酸钠和醋酸钠配制的浓缩亲水性水溶液，可以提高许多水溶性较差的药物的水溶性。碘在水中的溶解度为 $1:2\,950$，加入一定量的碘化钾后可明显增高溶解度，可配成含碘 5% 的水溶液。碘溶解度增高的机制是由于碘与助溶剂碘化钾形成了分子间络合物 KI_3。

3. 潜溶剂 水并不能溶解许多药物化合物从而难以制备药物溶液。因此，其他具有更强溶解能力的混合液体，可以添加到水中以增强药物的溶解度。在特定比例的混合溶剂中，药物产生最大的溶解度，称潜溶（cosolvency）现象，所用溶剂称为潜溶剂（cosolvent）。可与水形成潜溶剂的有甘油、丙二醇、乙醇、山梨醇和聚乙二醇等。潜溶剂降低了界面张力或改变了介质的介电常数，增加了弱电解质和非极性分子在水中的溶解度。例如，以丙二醇为潜溶剂的安定注射剂的配方。但要注意的是，潜溶剂的浓度主要受其毒性、药物在水溶液中的溶解度的限制。

（二）盐型和晶型的选择

1. 盐型 制成可溶性盐类是解决难溶性药物溶解度差的最常用也是最经济的方法。对于具有酸碱基团的大部分药物分子，成盐可通过增加离子水合能促进溶解。盐型药物对药物的理化性质有显著影响，影响其质量、安全性和性能。重要的是，不同的盐形式很少会改变药物的药理特性。盐的形成可以提高药物的溶解度、溶解速率、渗透性和功效。盐还有助于提高其水解稳定性和热稳定性。此外，盐在剂型的靶向给药中（如控释剂型）也发挥重要的作用。

有机或无机的酸碱均可用于成盐，难溶性弱酸药物成盐常用氢氧化钠、碳酸氢钠、氨水等。难溶性弱碱药物成盐常用盐酸、枸橼酸、酒石酸、醋酸等。对于固体剂型、口服溶液、注射剂和速释剂型，可以选择高溶性盐酸盐和甲磺酸盐。但是，对于悬浮液和缓释剂型，相对不溶的反离子（如碳酸盐和磺酸酯盐）可能是首选。

用于制备药用盐的抗衡离子（成盐剂）必须属于通常认为安全（GRAS）的类别。在选择成盐剂时要从盐型的溶解度、pH、刺激性和稳定性等多个方面考虑。例如，青霉素钾盐比钠盐具有较低的刺激性，阿司匹林钙盐比钠盐的溶解度大且稳定。头孢呋辛有两种盐形式，即头孢呋辛钠和头孢呋辛赖氨酸，表现出相似的药代动力学特征，且均能迅速解离为活性游离碱。头孢呋辛钠盐于 1983 年获得 FDA 批准。因其肾和胃肠道副作用的发生率低而广泛用于临床。成盐可能会导致水合物和多晶型的形成，由强酸和碱制备的盐通常也具有高度的吸湿性，不利于储存和降低产品的保质期。

2. 晶型 多晶型现象在药物中广泛存在。由于结晶条件（如速度、温度、溶剂、干燥方式等）不同，药物晶格中分子或离子产生不同排列方式，或者分子在晶格位置上的取向或构象可能不同，从而产生了多晶型（polymorphism）。晶型不同，晶体中晶格能也不同，则药物的熔点、溶解速度、溶解度等也不同。最稳定的晶型通常具有最低的溶解度和最慢的溶解速率。

无定型（amorphous form）为无结晶结构的药物，无晶格约束，具有更大的水合能，所以溶解速度和溶解度较结晶型药物大。亚稳态是介于晶态和非晶态之间的一种状态。因此，药物粉末的溶解度由高到低依次为：无定形 > 亚稳态 > 晶体。自由能最低的晶型最稳定，熔点最高。无定形和亚稳态形式将倾向于转变为最稳定的形式，但这种转化的速度通常足够慢，从药物的观点认为亚稳态形式是足够稳定的。在药品储存期间，应明显监测转化程度，以确保疗效没有明显改变。

当一些化合物结晶时，可能会在晶体中捕获溶剂。含有结晶溶剂的晶体称为晶体溶剂化（solvate）或假多晶型（pseudo polymorphism），当水是结晶溶剂时称为晶体水合物。水合物中，晶体相中发生的物质与水之间的相互作用，减少了固体水合物溶解于水时释放的能量。因此，水合晶体通常比其非水合晶体具有更低的水溶性。这种溶解度的降低会导致药物从溶液中沉淀。相比之下，其他溶剂酸盐的水溶性通常大于非溶剂化形式。在多数情况下，溶解度和溶解速度按无定型 > 无水物 > 水合物的次序排列。

多晶型通常具有不同的性能，如板状晶体比针状晶体更容易通过细针注射，晶体习惯也会影响片剂压缩的容易性和药物在固态下的流动特性。但多晶型之间的转换可能会导致剂型问题：相变会导致悬浮液中晶体尺寸的变化和最终的结块；相变后的晶体生长会使乳膏变得砂质；药物载体多晶型的变化，如用于制造栓剂的可可豆油，可能导致产品具有不同的和不可接受的熔化特性。

（三）固体分散体

1. 概述　固体分散体（solid dispersion）是指分散相和分散介质均处于固态的高度均匀的分散体系。药物可以以非常细的晶体或分子的形式分布在固体载体中。

根据 Noyes-Whitney 方程，溶出速率随分散度的增加而提高。固体分散体可以将药物粒径减小到传统粉碎方法无法轻易达到的程度，极大地改善药物的溶出和吸收，提高其生物利用度。固体分散体还可以通过增加药物的润湿性，减少药物的聚集和团聚，以及水溶性载体的促溶作用的来增加药物溶解度。固体分散体可以显著提高难溶性药物的溶出速度和生物利用度，而且可降低毒副作用。

固体分散体可分为四代：第一代固体分散体是共晶混合物，药物以晶体形式存在，并不能促进药物的释放。第二代固体分散体也即目前应用最多的产品中，非定形药物分散于载体中，提供了更好的溶出度。第三代固体分散体，在第二代基础上，载体变为具有表面活性或自乳化性能的载体，通过放置药物结晶，可以更有效地提高微溶性药物的稳定性和生物利用度。第四代固体分散体被称为控释固体分散体（CRSD），通过采用控释材料［如乙基纤维素、聚氧乙烯（PEO）、羟丙纤维素（HPC）、聚甲丙烯酸铵酯Ⅱ（Eudragit RS/Eudragit RL）、羟丙甲纤维素（HPMC）、羟丙甲纤维素琥珀酸酯（HPMCAS）等］来实现控制释放的目的。

2. 固体分散载体材料　固体分散体结构简单，因此载体是制剂性能的决定性因素。载体应具有以下特点：①水溶性或水溶胀性；②能增加药物的溶解度；③无毒；④药理惰性，与药物化学相容；⑤热稳定性和低熔点；⑥经济性。

用于促进药物溶出的固体分散体载体材料通常是水溶性载体材料如高分子聚合物、纤维素衍生物、表面活性剂和有机酸等。此外，为了适应其他目的如控释剂型，难溶性和肠溶性材料也可用作固体分散体载体。

（1）聚乙二醇（polyethylene glycol，PEG）：PEG 是由乙二醇与环氧乙烷反应得到的。除了高水溶性，PEG 在多种有机溶剂中具有良好的溶解性，这是其他材料所没有的。在相对分子质量（M_r）约 600 时聚乙二醇是流体；在 800 ~ 1 500，为类凡士林状；在 2 000 ~ 6 000 时，成蜡状；20 000 及以上时，在室温下形成坚硬、脆的晶体。M_r 在 1 500 ~ 20 000 的 PEG 通常用于创建固体分散体。M_r 为 4 600（4 400 ~ 4 800）的 PEG 的熔点为 57 ~ 61℃，M_r 为 6 000（5 000 ~ 7 000）为 60 ~ 63℃。PEG 的熔点低，毒性小，化学性质稳定，能与多种药物配伍。

（2）聚维酮（PVP）：PVP 为是无毒的无定形聚合物，易溶于水和多种有机溶剂。在高温下分解，但由于其在许多有机溶剂中具有良好的溶解度，因此在使用溶剂法制备固体分散体时 PVP 表现良好。PVP 的 M_r 在 2 500 ~ 30 000 000，不同相对分子质量的 PVP 都可用作固体分散体的载体。由于相对分子质量的增加，链长增加，从而导致流动性变差，黏度极大增加，且贮存过程中更容易吸湿而导致药物析出结晶。

（3）表面活性剂：含有聚氧乙烯基的表面活性剂可用作固体分散体载体，在水或有机溶剂中溶解性好，可实现较高载药量，是理想的速释载体材料。常用的有泊洛沙姆 188（Poloxamer 188）、聚羧乙烯（PC）、聚氧乙烯（PEO）等。

（4）纤维素衍生物：天然多糖纤维素的使用伴随着许多限制，包括不受控制的水化速率、黏度变化和微生物污染，但可以被进一步衍生化，以产生更优的各种载体如羟丙纤维素（HPC）和羟丙甲纤维素（HPMC）等。由它们制得的固体分散体难以研磨，制备过程中常需加入适量微晶纤维素来改善。HPMC 的 Mr 为 10 000～15 000，完全溶于水。它们是混合纤维素醚，其中 4%～32% 的羟基与羟丙基衍生，16%～30% 被甲基化。当用 HPMC 制备固体分散体时，提高了阿苯达唑的释放率和生物利用度。

（5）糖类与醇类：糖和相关化合物具有高度的水溶性，几乎没有毒性问题，可与药物形成氢键以稳定固体分散体。但大多数糖的熔点高，不适合热熔法制备固体分散体。糖在大多数有机溶剂中的溶解度较差，蒸发制备固体分散体也较为困难。在实际应用中，常用的糖类包括壳聚糖、右旋糖酐、蔗糖等，常用的醇类有木糖醇和甘露醇等。

（6）有机酸类：有机酸（如琥珀酸和柠檬酸）相对分子质量较小，易溶于水但不溶于有机溶剂，也被用作固体分散体的载体，不适合于对酸敏感的药物。

3. 固体分散体的制备　制备固体分散体通常有两种主要方式：一种是在液相下进行，如熔融和溶剂方法，另一种是在固相下进行，如铣削研磨等机械方法。制备固体分散体的方法极大地影响体系的物理稳定性，因此应充分考虑药物性质和载体材料的结构、性质及溶解性能等设计制备方法。

（1）熔融法（fusion method）：将药物与载体材料混匀，加热熔化后这些组分的高分子迁移率使它们能够相互结合，剧烈搅拌后通过冰浴、浸泡在液氮中、不锈钢薄层扩散等方式骤冷。制备工艺关键在于：搅拌速度要快且均匀，冷却要迅速，使药物在较高的饱和状态下，多个胶态晶核迅速形成，避免产生粗晶。缺点：一些药物和载体在加热过程中可能会发生降解，并且由于某些载体在熔融状态下的高黏度，药物与载体之间可能发生不完全混溶。

为了克服上述缺点，对熔融法进行改进，如热熔挤出法。热熔挤出法（hot-meltextrusion）中，药物与载体在熔融挤出机中熔融并以高转速进行挤压，最后，将所得到的材料在室温下冷却并研磨。进一步可用于制备不同的剂型，如粉末、颗粒、片剂、薄膜和贴片。在制备中，通常需加入增塑剂，使用二氧化碳作为增塑剂，可以极大地降低加热温度，这使得这种方法对热敏化合物更有用。阿斯利康销售的 Zoladex（商品名诺雷得）是一种用于治疗前列腺癌的醋酸戈舍瑞林植入物，即采用热熔挤出法制备。

（2）溶剂蒸发法（solvent evaporation method）：亦称共沉淀法（coprecipitation method），是将药物和载体溶于溶剂（通常是挥发性有机溶剂）中，然后去除溶剂，从而产生药物在载体中混合而成的共沉淀物（固体分散体）。常用的有机溶剂有氯仿、乙醇、丙酮等。

固体分散体的质量与溶剂的类型和溶剂蒸发的方法密切相关。溶剂去除过程，如真空干燥、热板加热、低温溶剂缓慢蒸发、喷雾干燥、冷冻干燥等通常用于本法。喷雾干燥和冷冻干燥可能是最常用的方法。

溶剂法对热敏化合物非常有用，因为溶剂蒸发通常发生在低温下。有机溶剂除存在成本高的问题外，更大的隐患是未除尽的有机溶剂会导致药物在固体分散体内的存在形式改变（如结晶），毒性不可忽视。

（3）溶剂-熔融法（solvent-fusion method）：溶剂用于溶解药物分子，并与熔融的载体材料混合，形成药物在载体基质中的均匀分子分散体。混合后，溶剂蒸发并形成固化块药物。溶液一般不应超过 10% 质量比，否则难以形成固体用于后续粉碎。该技术优于熔融法和溶剂法的优点是处理温度和混合时间分别低于熔融法和溶剂法，更适用于热不稳定药物分子，如鱼肝油和各种维生素。热稳定好的载体材料均可采用本法。

（4）研磨法（milling method）：研磨不同于熔化和溶剂方法，药物和载体的固体分散体是在固体状态下制备的。在铣削过程中，有强大的机械力发生，这有助于促进药物和载体的氢键结合。在球磨中，球与罐壁之间的局部碰撞区域可能会产生热量，有助于将药物溶解成具有良好混溶性的载体。

研磨法常用的载体材料有乳糖、PEG 类、微晶纤维素、PVP 类等。与熔化法和溶剂法相比，研磨法可能难以扩大规模，药物和载体的相互作用力更弱以致固体分散体稳定性更差，长时间的研磨也可能导致材料的潜在降解。

4. 固体分散体的物相鉴定　固体分散体可用以下多种方法进行物相鉴定。

（1）溶解度及溶出速率：形成固体分散体后，药物的溶解和溶出会极大地改变。通过溶解度和溶出速率的测定可证实固体分散体的形成，也可用于评价固体分散体性能。

（2）热分析法：形成固体分散体后，药物和载体的热性质如熔点、特征热吸收峰、玻璃化转化温度、热流变性能等均会变化。差示扫描量热（DSC）法可以通过定量与材料的熔化（熔变）相关的热来确定结晶度，通过进行 DSC 实验，比较纯药物、纯载体、药物载体物理共混物及形成的固体分散体的 DSC 曲线，可通过固体分散体中的药物特征吸热峰改变或消失来表征固体分散体的形成。在差示热分析（DTA）中，测量样品和热惰性参考物质之间的温度差与温度的函数，也能解释固体分散体的形成。

（3）X 衍射法（XRD）：粉末 X 射线衍射可用于定性检测晶体形式的存在，并在存储稳定性研究中确定影响再结晶的因素，更尖锐的衍射峰表明有更多的晶体材料。形成固体分散体后药物晶体特征衍射峰均消失，说明药物是以无定形存在于固体分散体。但 XRD 无法区分非晶态沉淀和分子分散。

（4）红外光谱法：红外光谱中峰值位置和强度的变化可以作为氢键存在的指标。红外光谱可提供多种信息：药物和聚合物之间的相互作用、分子运动、多晶型物表征、非晶相和结晶相的鉴定、相分离。形成固体分散体后，药物的特征吸收峰迁徙且减弱，这是由于药物与载体以氢键结合的缘故。

（5）磁共振波谱法：可以提供多种信息，如无定形鉴定、弛豫时间、分子迁移率、结晶度、混溶性、药物与聚合物之间的相互作用。在固态磁共振中，比较非晶态药物和固体分散体中药物的化学位移有助于判断氢键的形成。

（6）扫描电镜和原子力显微镜：扫描电镜（SEM）有助于确定固体颗粒的形貌、颗粒大小，有时还能确定药物的多晶型，也可以看到药物颗粒在载体基质中的精细分散。原子力显微镜（AFM）是一种用于观察表面形状的三维细节到纳米级的工具。固体分散体样品力学性能可以通过 AFM 测量，并用作样品区分和分析的工具。

（四）包合物

1. 概述　包合物（inclusion compound，inclusion complex）是指一种分子被全部或部分包含于另一种分子的空腔中形成的复合物。包合物中，主分子（host molecule）是包合材料，具空腔结构，客分子（guest molecule）即药物容纳在空腔内。当助溶剂和增溶剂等表面活性剂需要大量应用，才能增加药物溶解度至目标溶解度时，包合物是理想的替代途径。

包合物中也被称为无键配合物，在分子尺度上主客体一般没有相互作用，而是通过宏观的疏水作用相互作用。客体分子可以是固体、液体或气体，可以通过加热、溶解或研磨复合物从复合物中释放出来。当溶剂（水）被去除并发生分解时，主分子对客分子的亲和力通常会降低，特别是对于那些疏水性较低的化合物，导致客体释放。这种现象是可逆的，当水加入这些分散体中时，配合物会自发形成。非常亲脂性的药物即使以干燥物的形式也不能从包合物主分子分解。

形成包合物后，药物溶解度增大，生理环境下的稳定性提高，并且还可实现液体药物固体化，减少挥发性成分挥发，遮蔽不良味道或气味，减缓释药速度，减少刺激性和毒副作用等。

2. 常用的包合材料

（1）环糊精（cyclodextrin，CD）：是用环糊精葡萄糖基转移酶（CGTase）酶降解直链淀粉（淀粉的线性形式）而获得的 α-D 葡萄糖的环状低聚糖，以 1,4- 糖苷键连接成环。最常见的环糊精是 α-CD、β-CD 和 γ-CD，分别含有 6、7 和 8 个 D- 葡萄糖苷单位。更大的环糊精可以包含多达 14 ~ 21 个单位的葡萄糖苷，但应用很少。X 射线和中子束晶体学揭示了 α-CD、β-CD 和 γ-CD 的结构为空心截断锥或环面，其中葡萄糖单元的羟基朝向截断锥体的外表面，使 CD 可溶于水，而葡萄糖单体的甲基质子位于腔内，相对疏水，能将亲脂性分子封装在其内腔。β-CD 和 γ-CD 由于其直径较大而更有用。

作为形成包合物的驱动力以及影响包合物稳定性的主要因素是疏水力、环糊精分子空腔的大小和客体药物分子性质。宿主分子的物理化学性质将会影响其环糊精包合物的形成。除了简单的 1∶1 络合，还可以观察到 1∶2、2∶1、2∶2，甚至更复杂的关联，这取决于所使用的 CD 的类型以及客体分子的大小和分子形状。

CD 被美国食品药品监督管理局（FDA）划分为"公认为安全的"（GRAS）的药用辅料。CD 可溶于水和极性非质子溶剂，如 DMSO、DMF（二甲基甲酰胺）和吡啶。在 20 世纪 50 年代初，α-CD 就已研究成熟，但缺点在于需用大量溶剂提纯，成本高且有一定毒性。葡萄糖吡糖重复单元的次级羟基形成分子内氢键网络。该网络在 β-CD 中完美形成，因此，在三种常见的 CD 类型中，β-CD 在水中的溶解度最低。β-CD 的另一优势在于容易结晶和分离提纯、成本低和无毒。在 α~γ-CD 中，未经修改的 CD 内径范围为 4.7~8.3 Å。因此，在这个范围内，可以形成大量的包合物。β-CD 的分子空穴大小适中，较实用，用途最为广泛。

（2）CD 的衍生物：由于晶格中存在较强的分子内氢键，天然 CD 的水溶性较低。此外，α- 和 β-CD 显示出一定的毒性，因为它们被重新吸收并集中在肾小管中。对 CD 结构修饰可进一步改善 CD 的理化性质，用于提高水溶性和避免肾毒性。已有许多商业化 CD 包合物药物，如吡罗昔康 /β-CD 片、奥美拉唑 /β-CD 胶囊、氯霉素 /β-CD 滴眼液、双氯芬酸 /HP-β-CD 滴眼液。

常用的可注射衍生化 CD 有：①羟丙基 -β-CYD（HP-β-CD）：在碱性条件下与环氧丙烷反应时，β-CYD 的葡萄糖残基中 C-2、3、6 三个羟基的氢原子可以被羟丙基取代，得到的非晶体衍生物 HP-β-CD（2 位取代的 HP-β-CD 通常更安全）具有改良的水溶性和更低的毒性。HP-β-CD 包合物是研究最多、提高增溶能力和药物稳定性最好的 CD 衍生物。②磺丁基醚 -β- 环糊精（SBE-β-CD）：商业使用的衍生物每单位 β-CD 平均含有 6.6 个磺基丁基醚单位，并以钠盐使用。由于其特定的物理化学参数和 SBE-β-CD 增加的水溶性，它们在肾水平上的重吸收减少，因此毒性更低，可作为肌内注射的药用辅料。

并非所有的 CD 都没有毒性，例如，2- 甲基 -β-CD 对胆固醇有很强的亲和力，但具有溶血作用，尽管它在技术上是最好的溶解剂之一。

3. 包合物的制备

（1）共沉淀法：此法又称重结晶法，在 CD 的饱和水溶液中加入所需量的药物。保持搅拌条件以形成包合物。形成的沉淀物通过真空过滤分离，并在室温下干燥，以避免包合物失去结构水，最后粉碎过筛即可。共沉淀以其简单和效率突出被认为是最常用的方法之一。但由于收率低、使用有机溶剂的风险以及在更大规模中制备所需的时间较长，该方法在工业规模中应用很少。

（2）研磨法：利用机械装置对药物和 CD 进行研磨，可以制备固体二元包含化合物。药物和 CD 物理混合物被引入振荡磨机并研磨适当的时间，这种研磨过程导致晶体断裂、径减小，客体和环糊精相互作用的接触面增加。从经济和环境的角度来看，这种技术优于其他方法，因为不需要任何有毒的有机溶剂。

（3）冷冻干燥法：通过对含有药物和 CD 的溶液进行一次冷冻和后续的减压干燥，消除了溶液中的溶剂体系。通过这种方法，可以成功地将耐热物质制成包合物的形式。该技术的局限性是工艺时间长，产生流动较差的粉状产品。但该法制得的包合物成品疏松，复溶性好。

（4）喷雾干燥法：本法是药物中常用的用液相生产干粉的技术。该方法是从溶液中制备包合物的最常用的方法之一。通过该方法得到的产物以可控的方式产生颗粒，从而提高药物以复合形式的溶出速率。喷雾干燥制得的包合物复溶性好，适合大批量生产。

4. 包合物的物相鉴定　包合物可用以下几种方法进行物相鉴定。

（1）X 射线衍射法（XRD）：粉末 X 射线衍射可用于定性检测晶体物质的特征衍射峰。当包合物是一种无定形粉末时（如使用喷雾干燥方法），无药物衍射峰，而物理混合物中药物和 CD 衍射峰重叠，可区分。

（2）红外光谱法：红外光谱可提供分子振动能级的跃迁，与羟基上的氢键引起的带拉伸振动变化最明显，可被红外检测到。包合物中药物的特征吸收消失或位移，这是药物分子进入 CYD 空穴内引起的。

（3）磁共振波谱法：磁共振波谱被认为是最完整和有用的光谱技术之一，可提供有关复杂结构的信息（如 CD 腔内药物分子的方向）。一般来说，磁共振波谱被用来表征观察到的两种物种（宿主和客体）质子化学位移变化的差异。氢原子化学位移的这种变化是由于包合现象或包合物中主体和客体之间的相互作用。本法缺点在于在氘化溶剂中得到的生成常数值与在水中得到的生成常数值略有不同。

（4）荧光法：荧光光谱是一种简单、快速、灵敏的测定方法，特别用于研究荧光药物包合物溶液中的形成。当荧光客体分子与 β-CD 或其羟丙基化或甲基化衍生物络合后的荧光增强，如萘普生和苯佐卡因。

（5）圆二色谱法：圆二色性是指有旋光性的药物分子对左旋和右旋圆偏振光的吸收系数不相等的现象。萘普生的圆二色谱的最大值均显示出甲基、羟丙基、羟丙基和羟乙基 –β-CD 的强度变化。在甲基 –β-CD 存在时观察到最强烈的效应，这归因于这种 CD 与药物更强的相互作用，即宿主和客体分子之间更有利的匹配。

（6）热分析法：评估 CD 包合物形成的最常用的热分析法是差示扫描量热法和热重法，因为它们相对简单且不耗时。热分析法可通过加热过程中能量变化来对药物结晶程度进行定性或定量分析。在差示扫描量热法（DSC）中，当包合物形成时，由于封装造成的晶体结构的损失，熔化峰预计会消失、发生移位或变宽。熔化峰的存在表明样品中仍有一个自由的宿主分子，当部分络合发生时，预计熔化峰的复合物从物理混合物中减少。在热重分析（TGA）中，如果发生包合，因为药物受 CD 的保护，药物的降解发生在更高的温度下。

（7）其他方法

1）紫外分光光度法：形成包合物后，药物的紫外吸收曲线吸收峰消失。

2）高效液相色谱法：由于主客体发生相互作用，药物的保留时间会改变，变长或短，取决于包合发生在固定还是移动阶段。

3）溶解度：在 CD 的溶解度研究中，客体根据 CD 的浓度增加，如果客体的溶解度随着 CD 的浓度而增加，则一般表示包合物形成。

（五）纳米化

1. 概述　对于难溶性药物，当粒径大于 2 μm 时，根据 Noyes-Whitney 方程，粒径几乎不影响溶解度，而对药物溶出速度影响较大；当药物粒径小于 100 nm 时，粒径减小会导致溶解度急剧增大。纳米化的益处可分为三个主要领域：与增强溶出度相关的制剂性能改进，更安全和更符合患者要求的剂型，以及提高剂量以提高疗效的潜力。需要注意的是，纳米级药物颗粒由于其高比表面积和随后的高界面能，通常不稳定，容易发生颗粒聚集。为了减少这一问题，需要加入表面活性剂等稳定剂。

2. 纳米化的方法　纳米级药物主要有两种基本制备方法：自上而下的技术（将大尺寸药物粉末减小到纳米尺寸，如通过机械磨损或磨损）和自下而上的技术（如控制沉淀 / 结晶）。组合技术将预处理与随后的尺寸减小步骤相结合，也常被使用。

（1）粉碎法：普通的粉碎方法（如剪切式粉碎、滚压机粉碎、冲击式粉碎、胶体磨粉碎等）只能将粒子最小粉碎至微米级。只有结合了冲击磨、磨损磨原理的球磨机粉碎、气流粉碎机和销磨，可达到纳米化水平。商业常用的机械方法是介质研磨法和高压均质法。在介质研磨法中，将难溶性药物分散于含有稳定剂的水中，而后转移进入研磨机的研磨腔中，研磨腔内一般含有一定数量和大小的研磨锆珠。研磨机中棒销和定子与研磨介质连续发生剧烈的撞击；研磨介质与药物充分接触，使药物的粒径降至亚微米乃至纳米尺度。在高压均质中，药物和稳定剂的悬浮液在高压下通过狭窄的均质间隙。药物悬液以高流速撞在碰撞环上，通过产生强大的破坏力，例如空穴、冲击和剪切，从而将粗颗粒分解为纳米颗粒。介质研磨在药物纳米晶体的生产方面有广泛的使用，这种方法的商业产品包括Rapamune®、Emend®、Tricore®、Megas ES® 和 Invega® 等，缺点为高能量输入，耗时，有金属污染的可能性，粒径均匀性低。

（2）纳米沉淀法：本法通过成核作用和药物晶体的生长，形成结晶或半结晶药物的纳米颗粒。在典型的程序中，首先将药物分子溶解在适当的有机溶剂中，例如，丙酮、四氢呋喃或 N- 甲基 -2- 吡咯烷酮，浓度过饱和，以允许药物种子成核。然后，通过将有机混合物添加到存在稳定剂（如羟丙基甲基纤维素、聚维酮、聚山梨酯 80、泊洛沙姆 188 或卵磷脂）的抗溶剂中来形成药物纳米晶体。溶剂和稳定剂的选择以及混合过程是控制药物纳米晶体尺寸和稳定性的关键因素。稳定剂的主要作用是抑制过度的晶体生长或颗粒聚集。混合步骤对于产生快速均匀的过饱和溶液至关重要，这有助于形成均匀且小的药物纳米颗粒。其他关键因素包括药物浓度、反溶剂与溶剂的体积比、黏度和温度。纳米沉淀技术的新进展集中于提高药物纳米颗粒的生产效率。

三、溶液的特性

（一）药物溶液的渗透压

1. 渗透压的概念　当溶液被只渗透溶剂分子（称为半透膜）的膜与溶剂分离时，就会有溶剂穿过膜进入溶液。这就是渗透现象。如果溶液完全被半透膜所限制并浸没在溶剂中，那么压差就会在整个膜上产生，这被称为渗透压（osmotic pressure）。溶剂通过膜是由于膜两侧的化学势不等。由于溶剂分子在溶液中的化学势小于在纯溶剂中的化学势，溶剂会自发地进入溶液，直到这个化学势被消除。溶剂扩散倾向是从低溶质浓度的溶液（或纯溶剂）通过半渗透膜自发扩散到更浓缩的溶液。渗透压对液体制剂具有重要的意义。

渗透压的单位是渗透压摩尔浓度（osmolality），它是在溶液中解离形成 1 mol 渗透活性颗粒的物质的数量，依赖于溶液中溶质粒子的数量，是溶液的依数性之一。渗透压摩尔浓度可以每千克溶剂中溶质的毫摩尔数来表示，可按式（2-7）表示渗透压摩尔浓度（mOsmol/kg）：

$$渗透压摩尔浓度\left(\frac{mOsmol}{kg}\right) = \frac{每千克溶剂中溶解溶质的质量（g）}{相对分子质量} \times n \times 1\,000 \qquad (2\text{-}7)$$

式中，n 为溶质分子溶解时生成的离子数或化学物种数。渗透压摩尔浓度值取决于溶解在溶液中的粒子的数量，而与电荷无关。对于在溶解时保持其分子结构的物质（如葡萄糖），$n = 1$。对于那些在溶解时解离的物质，n 是自由粒子的数量。

2. 渗透压的测定　根据 2025 年版《中国药典》，通常采用测量溶液的冰点下降来间接测定其渗透压摩尔浓度。在理想的稀溶液中，冰点下降符合以下关系：

$$\Delta T_f = K_f \cdot m \qquad (2\text{-}8)$$

式中，ΔT_f 为冰点下降，K_f 为冰点下降常数（当水为溶剂时为 1.86），m 为质量摩尔浓度。

而渗透压符合以下关系：

$$P_0 = K_0 \cdot m \qquad (2\text{-}9)$$

式中，P_0 为渗透压，K_0 渗透压常数，m 为溶液的质量摩尔浓度。由于式（2-8）和式（2-9）中的 m 等同，故采用冰点降低法可以测定溶液的渗透压摩尔浓度。

采用冰点下降的原理设计的渗透压摩尔浓度测定仪通常由制冷系统、用来测定电流或电位差的热敏探头和振荡器（或金属探针）组成。测定时将探头浸入供试溶液中心，并降至仪器的冷却槽中。启动制冷系统，当供试溶液的温度降至凝固点以下时，仪器采用振荡器（或金属探针）诱导溶液结冰，自动记录冰点下降的温度。仪器显示的测定值是冰点下降的温度，也即渗透压摩尔浓度。

3. 等渗与等张　如果两种溶液被一个完美的半透膜分开，而溶剂在膜上没有净运动，那么这些溶液被称为等渗透（isoosmotic）的，具有相等的渗透压。生物膜并不总是可以作为完美的半透性膜，除了水外，一些溶质分子也能够通过。如果两个等渗溶液在被生物膜分开时保持渗透平衡，可以被描述为相对于那个特定的膜是等张（isotonic）的。大多情况下红细胞膜可视为理想的半透膜，即可让溶剂分子通过，而不让溶质分子通过，因此其等渗和等张浓度相等。如果药物也能透过红细胞膜，那么这种情况一般需加入氯化钠、葡萄糖等调节剂调节至等张。

对于注射剂和滴眼剂，要求制成等渗溶液。正常人血的渗透压摩尔浓度为 285～310 mOsmol/kg，0.9% 氯化钠溶液（生理盐水）或 5% 葡萄糖溶液与其等渗。为安全起见，注射剂应进行溶血试验并加入适当的等渗调节剂使其调节成等张溶液。任何渗透压超过 550 mOsmol/kg 的液体都不应迅速灌注，因为这会增加静脉损伤的发生率。快速输注轻度高渗溶液（在 300～500 mOsmol/kg）在临床上一般可行，在此范围内溶液的渗透压越高，输注速度应该越慢，以避免损伤。

（二）药物溶液的 pH 及解离常数

1. 药物溶液的 pH

（1）生物体液的 pH：人体中不同组织液具有较宽的 pH 分布。胃液的 pH 为 0.9～1.5；胆汁的 pH 为 5.4～6.9；血液和泪液的 pH 约为 7.4；胰液的 pH 为 7.5～8.0。生理状态，如食物会影响生理环境的 pH。禁食状态下，胃液 pH 将上升至 2～5。应避免将过低或过高 pH 的大量液体输入体内以改变血液 pH。

（2）药物溶液的 pH：注射液的 pH 应在 4.0～9.0，过酸或过碱则会引起注射部位疼痛和组织坏死；眼睛耐受的 pH 为 5.0～9.0，一般多选用 6.0～8.0，当 pH < 5.0 或 pH > 9.0 时会有明显的不适感。溶液 pH 对药物稳定性也会产生影响，应调至药物相对稳定的 pH。

（3）药物溶液 pH 的测定：多用 pH 计法测定 pH，具体测定方法见 2025 年版《中国药典》中 pH 测定方法。

2. 药物的解离常数（pK_a）及其测定

（1）pK_a：绝大多数药物是弱电解质药物（弱酸或弱碱），pK_a 是表示弱电解质药物酸碱性强弱的重要指标，pK_a 越大则碱性越强。弱酸或弱碱药物在溶液中的电离程度高度依赖于 pH，进一步对其吸收、分布和消除有重要的影响。

（2）解离常数的测定：测定药物的解离常数有很多，如电位法、电导法、溶解度法、紫外分光光度法等。

（三）溶液的表面张力

液体表面的分子受到不平衡的力，并且比下方体相分子处于更高的能量状态。由于这种向内拉，液体的表面倾向于收缩，达到最小可能的面积，并处于张力状态。用来平衡这种向内拉力的力被称为表面张力（surface tension）。表面张力会影响药物在生理环境下的表面吸附及黏膜吸附。毛细管上升法被认为是测量表面张力的最准确的方法，因为在测量时液体的表面不受干扰。其他测定方法包括下降质量法、下降计数方法、威尔希尔米平板法和环分离方法等。

（四）溶液的黏度

黏度（viscosity）：流体对流动的阻抗能力，液体的黏度一般随温度的升高而下降。黏度与药物溶液和非固体药物的性能密切相关：若滴眼液黏度过低，则保湿效果太短；若止咳糖浆黏度太低则在咽喉处停留时间太短；若注射液的黏度太高，则导致注射液在注射器中残留从而影响给药剂量等。据黏度测量的原理，有三种黏度计：①毛细管黏度计：基于液体通过细毛细管或孔的流速；②与密度相关的黏度计：基于下落物体在重力影响下通过液体的速度；③旋转黏度计：基于旋转元件接触或浸入液体中的阻力。

四、溶出与释放

（一）概述

药物溶出（dissolution）和释放（release）是药物制剂研发过程中重要的质量属性，是评价药物制剂质量的关键指标，是制剂质量控制的重要手段。药物只有在其溶解状态下才能渗透至黏膜中，药物溶解速度不是饱和溶解度，通常是微溶性药物吸收过程中的主要决定因素。如果药物在胃肠道水液中的溶解度受限制，则该药物的溶出将是影响其吸收速率的限制步骤，必将影响该药物的生物利用度。

溶出度试验可确保制剂符合产品规格，在产品开发过程中，评估制剂和工艺变量对药物生物利用度的潜在影响，提供该制剂在体内性能的指示。

（二）药物的溶出速度

1. 药物溶出速度的表示方法 药物的溶出速度是指药物在单位时间溶解进入溶剂主体的量。溶出可简单分为三个连续的阶段，溶质分子首先从固体表面溶解脱落形成饱和层，而后溶质分子通过饱和层和溶剂主体之间形成的扩散层，最后进入溶剂主体内。固体制剂的溶出速度主要受速率较慢的扩散限制，可用 Nernst–Brunner 方程表示，见式（2–10）。

$$\frac{dC}{dt} = \frac{DS}{hV}\left(C_s - C\right) \qquad (2\text{--}10)$$

式中，D 为溶质在溶出介质中的扩散系数，S 为溶质的表面积，V 为溶出介质的体积，h 为扩散层的厚度，C_s 为溶质的溶解度，C 为 t 时间时溶液中溶质的浓度。

2. 影响药物溶出速度的因素 根据 Nernst–Brunner 方程，下列因素影响溶出速度。

（1）固体的粒径和表面积：溶解颗粒的表面积（S）会随着时间的推移而不断减少（只要没有沉淀）；扩散层的厚度（h）也相应地取决于颗粒尺寸的半径。此外，没有固体药物粉末是单分散的，即原料将包含具有不同表面积的不同粒径的分散体。

同等质量的固体药物粒径越小，则表面积越大；同等大小的固体药物孔隙率越高，则表面积越大；对于疏水的粉末或颗粒药物，可加入表面活性剂和润湿剂以改善分散度，减少和避免药物粒子结块，增加溶出界面表面积。

需注意的是，疏水药物的粒径减小后有可能由于团聚而降低了其有效表面积。事实上，疏水药物的微粉颗粒在其表面吸附了更多的空气，导致药物漂浮在溶出介质上，从而减缓溶出速率。

（2）温度：饱和溶解度是 Nernst–Brunner 方程中的一个主要因素，决定了跨越水动力边界层的浓度梯度，是溶解的驱动力。对于溶解吸热药物，若温度升高，则包合溶解度增大。根据斯托克斯–爱因斯坦方程，温度上升还会导致扩散系数提高，溶出介质黏度下降，从而促进溶出。

根据 2025 年版《中国药典》，在释放实验中，缓释、控释、迟释制剂模拟体温应控制在（37±0.5）℃，但贴剂应在（32±0.5）℃模拟表皮温度。

（3）溶出介质的性质：常用的溶解介质如下：0.1 mol/L 盐酸（pH 1.2）、醋酸缓冲液（pH 4.5）、磷酸缓冲液（pH 6.8）、磷酸缓冲液（pH 7.5，用于改良释放剂型）。一般不建议用水，因为它的离子强度和 pH 易变化且难以控制。

通过在溶解介质中加入表面活性剂，常用十二烷基硫酸钠、聚山梨酯 80、十六烷基三甲基铵等，更好地模拟药物在胃肠道液体中的溶解度，可在溶出介质中加入胆盐和卵磷脂等来模拟胃液或肠液，从而进一步获得药物在胃肠道环境下的性能数据。对于口服药物，在进食和禁食状态下，胃和肠的 pH 有更加复杂的变化，溶出介质的设计也更具有挑战性。

（4）溶出介质的体积：溶解介质的体积和组成的选择在很大程度上取决于药物的溶解度。对溶出介质的要求是：不能影响药物的稳定性；需要简单的成分才能使方法自动化；必须容易制备；必须是便宜的；最好是非有机的。当溶出时，药物浓度逐渐上升，溶出速率就相应地变慢。对于口服药物和静脉注射药物，溶出介质用量应为药物饱和溶解度的 3 倍以上，这被称为漏槽条件（sink condition），保证与体内真实情况没有太大出入。

（5）扩散系数：根据斯托克斯－爱因斯坦方程，扩散系数与黏度成负相关，因此黏性溶解介质通常会降低药物的溶解速率。水溶性纤维（如果胶、瓜尔胶和一些半纤维素等）增加了水溶液的黏度，降低了溶解速率。虽然药物的扩散率可以通过食物摄入量而增加，但是影响的程度取决于食物的类型、食物成分和共同给药的液体的量。

（6）扩散层的厚度和水动力学：溶解的驱动力是跨越边界层的浓度梯度。因此，驱动力取决于边界层的厚度。扩散层的厚度越大，则溶出越慢。一般搅拌速度越快，则扩散层越薄。对于口服药物，胃肠道动力学（胃肠道蠕动）对药物溶出也具有重要影响。当设置体外溶出条件时，应选择合适的搅拌速度，使体外溶出结果与体内相关性更高。

（三）药物的释放

1. 药物溶出与释放对不同剂型的适用性　根据 2025 年版《中国药典》，溶出度是指活性药物从片剂、胶囊剂或颗粒剂等普通制剂在规定条件下溶出的速率和程度。在缓释制剂、控释制剂、肠溶制剂及透皮贴剂等制剂中也称释放度，是固体制剂的关键质量参数之一。

对于改良的释放剂型，取样时间点是基于所需的释放谱，并应充分表征剂型的释放谱。

2025 年版《中国药典》规定，缓释制剂从释药曲线图中至少选出三个取样时间点：第一点，为开始 0.5~2 h 的取样时间点，用于考察药物有无突释；第二点，为中间的取样时间点，用于确定释药特性；第三点，为最后的取样时间点，用于考察释药是否基本完全。此三个点可用于表征体外缓释制剂药物释放度。控释制剂除以上三个点外，还应增加两个取样时间点，此五点可用于表征体外控释制剂药物释放度。释放百分率的范围应小于缓释制剂。如果需要，可以再增加取样时间点。迟释制剂根据临床要求，设计释放度取样时间点。要求对每一个活性成分均按以上要求进行释放度测定。

2. 影响药物释放的因素　缓释控释制剂的释药原理可简单分为骨架型和贮库型。其中，骨架型缓释制剂中药物以分子、晶体或微粒形式高度分散在载体材料中，贮库型缓释制剂中药物被包封在高分子聚合物膜内。缓释控释制剂的释药原理主要有扩散、溶出、溶蚀、渗透压和离子交换等，释放条件对缓释控释制剂的药物释放影响显著。以下的制剂因素可能对药物释放产生影响：①以降低溶出速度为原理的缓释控释制剂通常采用成盐和更大的药物粒径的策略。②以降低扩散速度为原理的缓释控释制剂的主要收载体的相对分子质量、黏度和致孔剂的影响。

溶出法预测的药物释放取决于系统流体动力学，而系统流体动力学又取决于仪器的细节。对于立即和延迟释放的固体口服剂型，包括片剂和胶囊，推荐使用 USP 器械 1（篮）或 2（桨）。设备 2 通常是立即释放的首选，因为其易用性、流体力学、再现性和通用性。对于控释剂型，还应考虑 USP 装置 3 和装置 4，因为允许在溶出试验期间培养基 pH 的变化。当需要 pH 梯度时，相对于 USP 设备 4，USP 设备 3 具备易于设置、操作和采样等优点。USP 装置 4 特别适用于可溶性很差的药物物质，因为允许在试验过程中不断引入新鲜的溶出介质。

3. 药物释放模型　为了直观表述制剂的释放行为和释放规律，释药数据可用以下常用的数学模型拟合，即零级方程、一级方程、Higuchi 方程和 Peppas 方程，通过方程拟合来判断其释药机制和规律。

（1）药物的释放与药物在剂型中的用量无关，并且随时间保持不变。这种类型的释放被称为零级动力学，见式（2-11）。虽然在所有治疗病例的血液中都很少能维持一个恒定的药物水平，但零级释放已被理想化为控释传递系统的最终目标。通常在制药科学中，零级释放是通过非分解剂型实现的，如局部或透皮给药系统、植入式仓库系统或口服控制的给药系统。

$$\frac{Q_t}{Q_\infty} = k \qquad (2\text{-}11)$$

（2）大多数释放系统遵循一级动力学，见式（2-12）。其中药物释放取决于任何给定时间剂型的剩余量。因此，药物释放最初更快，随着药物的耗尽，随着时间的推移而减慢

$$\frac{Q_t}{Q_\infty} = 1 - e^{-kt} \qquad (2\text{-}12)$$

（3）Higuchi 方程定义了药物从骨架型缓释控释制剂中释放行为，见式（2-13）。药物从基质中释放出来是通过药物的简单溶解和通过充满液体的孔隙扩散。基质的药物释放率，可以通过改变基质的孔隙度或弯曲度来改变。高弯曲度意味着有效平均扩散路径较大，因此药物释放速度较慢。孔隙率项考虑了药物溶解的可用空间，孔隙率的增加导致药物的释放速度加快。水溶性赋形剂可以作为造孔剂加入，这些药剂可以改变基质的弯曲度。加入一些水不溶性赋形剂可能会降低基质的润湿性，导致溶出介质的渗透减少，随后药物释放变慢。

$$\frac{Q_t}{Q_\infty} = k_H t^{\frac{1}{2}} \qquad (2\text{-}13)$$

（4）以溶蚀和扩散原理相结合的缓释控释制剂中药物的释放既具有骨架结构的扩散，也具有骨架的溶蚀释放，可用 Korsmeyer-Peppas 方程方便地揭示其复杂的释药机制。Korsmeyer-Peppas 方程见式（2-14）：

$$\frac{Q_t}{Q_\infty} = kt^n \qquad (2\text{-}14)$$

上式中，Q_t、Q_∞ 分别为 t 和 ∞ 时间的累积释放量；k 为骨架结构的几何特性常数；n 为释放指数，表示药物释放机制。

第二节　表面活性剂

一、概述

（一）表面现象

界面现象是指在物体相间界面发生的物理化学现象，固–气或者液–气之间的界面现象称为表面现象。液体的表面张力是液体分子彼此之间的吸引力产生的结果，源于分子之间存在的短程吸引力。位于大量液体中的分子在所有方向上都受到相等的吸引力。然而，由于气相中的分子数量比本体中的分子数量少得多，因此作用在表面分子上的吸引力不平衡。由于表面上存在径向内拉力，这通常会减少表面积。正是出于这个原因，液滴和气泡呈球形。表面的收缩是自发的，即伴随着自由能的降低。因此，收缩表面代表最小自由能状态，任何扩大表面的尝试都必须增加自由能。

表面张力（和表面自由能）是等温和可逆地增加单位面积的表面面积所需的功。两种不相混溶的液体在界面处存在类似的吸引力不平衡。界面张力的值通常介于所涉及的两种液体的表面张力之间，除非它们之间存在相互作用，例如，在辛醇–水界面的情况下，界面张力远低于辛醇的表面张力，因为这两种液体之间存在氢键。

1. 液体的铺展与润湿　液体的扩散在许多实际情况中具有明显的重要性，例如油漆、染色、涂层、润滑等。在一种液体中滴入另一种液体，分子之间的相互作用使混合的两种液体中一种覆盖在另

一种表面并形成液膜，这种现象称为铺展（spreading）。在另一种情形中，由于界面张力的作用，混合的两种液体形成液珠，加入一些表面活性剂能帮助其铺展或混合。在药剂学领域，液体铺展最常见的例子是乳膏剂的涂布及其在皮肤上的铺展性质对渗透和吸收的影响。

液体在固体表面自发铺展的界面现象称为润湿（wetting）。将液滴搁置在平坦的水平固体表面上，液－固界面和液－气界面的交点形成的角度称为接触角。接触角小于 90° 表示有利于表面润湿，流体将散布在表面上的大面积区域；而接触角大于 90° 通常意味着表面润湿不利，因此流体将最大限度地减少与表面的接触并形成紧凑的液滴。

接触角与各界面张力之间的关系满足杨氏方程：

$$\gamma_{lg} \cos \theta_Y = \gamma_{sg} - \gamma_{sl} \tag{2-15}$$

式中，γ_{lg}，γ_{sg}，γ_{sl} 为液－气、固－气和固－液界面张力，θ_Y 是接触角。润湿在药剂学领域如混悬剂的混合、片剂的崩解等都有重要的意义。

2. 吸附　由于分子间的相互作用和界面之间存在的表面张力，两相相互接触后通过在表面蓄积的方式达到平衡的作用称为吸附（adsorption）。吸附可以由通用范德瓦耳斯相互作用（物理吸附）引起，也可以具有化学过程的特征（化学吸附）。

假设吸附剂表面上存在一定数量的且能量等效的吸附位点，在每个吸附位点上都可以吸附一个完美气体分子。与吸附位点的结合可以是化学的，也可以是物理的，但它必须足够强以防止吸附分子沿表面的位移。因此，在吸附剂的能量均匀表面上形成单层表面相，由此可以推导出单分子层的 Langmuir 吸附等温式，即在一定温度下，固体表面的覆盖率（θ）与压力（p）之间的关系可用以下公式表示：

$$\theta = \frac{K_p}{1 + K_p} \tag{2-16}$$

式中，θ 为表面覆盖率（吸附量）；K 为吸附常数，大小表示固体表面吸附气体能力的强弱程度；p 为压力。

Langmuir 方程描述了具有一种吸附活性中心的固体表面上相对良好的物理（或化学）吸附。它首次引入了单分子吸附在高能均相表面上的明确概念。1932 年，兰茂尔（Irving Langmuir）因在表面化学领域的发现和研究而获得诺贝尔化学奖

吸附作用在药剂学领域中会对处方设计、吸收和药效等会产生显著影响，包括改变固体粉末的分散性、制剂表面的润湿性，以及用于制剂的掩味、增溶与促吸收等方面。

（二）表面活性剂

某些化合物，由于其化学结构，倾向于在两相之间的边界处积累，从水性环境中去除疏水基团，从而降低表面或界面张力，进而改变包括混合、铺展、润湿与吸附等表面现象，因此将它们描述为表面活性剂（surface-active agent, surfactant）。在固体、液体和气体之间的各种界面处的吸附导致界面性质的变化，这在制药学中是相当重要的。它们在固体表面的吸附使这些表面更容易润湿，并且在表面活性剂的胶束中加入不溶性化合物可以导致产生透明溶液。表面活性化合物的特征在于在其化学结构中具有两个不同的区域，亲水（亲水）区域和疏水（憎水）区域。一个分子中存在两个这样的区域被称为两亲性，因此该分子通常被称为两亲性分子。

（三）表面活性剂的结构特点

表面活性剂的疏水部分通常是饱和或不饱和的烃链，或者少数是杂环或芳环基团，疏水结构的变化会引起表面张力降低能力的改变。如疏水基的烃基中引入碳链分支，会导致临界胶束浓度显著增大，进而提高降低表面张力的能力。亲水基团一般为电负性较强的原子团或原子，可以是阳离子、阴离子、两性离子或非离子基团。亲水基团在表面活性剂分子的相对位置对其性能也有影响，亲水基团在分子中间较在末端的润湿性作用强，在末端的较在中间的去污作用强。

二、表面活性剂的分类

表面活性剂可以有多种分类方法。根据来源，可分为天然表面活性剂和合成表面活性剂；根据亲水（或油）基团的性质，可以是阴离子型表面活性剂、阳离子型表面活性剂、两性离子型表面活性剂或非离子型表面活性剂；根据溶解性，可分为水溶性表面活性剂和油溶性表面活性剂；根据相对分子质量大小，可分为高分子表面活性剂和低分子表面活性剂。

（一）离子型表面活性剂

1. 阴离子型表面活性剂 阴离子型表面活性剂在水中解离后，生成由疏水基烃链和亲水基阴离子组成的表面活性部分及带有相反电荷的反离子。最常见的阴离子表面活性剂是羧酸盐、硫酸盐、磺酸盐和磷酸盐等含有极性基团以及抗衡离子，如钠和钾（水溶性）或钙和镁（油溶性）。源自动物脂肪或植物油的羧酸的钠盐和钾盐通常被称为肥皂，构成最大的单一类型的表面活性剂。直链烷基苯磺酸盐通常用于家用洗涤剂和各种工业应用。药物应用中常用的表面活性剂是十二烷基硫酸钠，它是烷基硫酸钠的混合物，其中主要是十二烷基硫酸钠（SDS），在药学上用作术前皮肤清洁剂，对革兰氏阳性菌具有抑菌作用，也用于药物洗发水。

（1）磺酸盐类：此类表面活性剂包括直链烷基苯磺酸钠（LAS），α- 烯基磺酸钠（AOS）以及胆盐。是脂肪酸或脂肪醇或不饱和脂肪油经磺酸化后，用碱中和所得的化合物，通式为 $R-SO_3^-M^+$。突出的优点是稳定性好，水溶性好，配伍性好，在广泛的 pH 下都能保持稳定及遇热不分解。此类表面活性剂常用于洗涤剂，去污能力较强，胆盐也用于促进难溶性或水溶性药物的口服吸收。

（2）硫酸盐类：此类活性剂常见的有脂肪醇聚氧乙烯醚硫酸钠和十二烷基硫酸钠。主要是由硫酸化油和高级脂肪醇形成的硫酸单酯或硫酸双酯，通式为 $ROSO_3-M^+$。商业用的硫酸盐实际上是一种混合物，主要含有 C_{12} 同系物，但也含有一些 C_{14} 和 C_{16} 同系物。月桂基硫酸钠是一种 O/W 型乳化剂，可与鲸蜡硬脂醇一起使用形成稳定的 O/W 型混合物，用于外用制剂的乳化和固体制剂润湿等方面。

脂肪醇聚氧乙烯醚硫酸钠别名 AES、醇醚硫酸钠，易溶于水，在液体洗涤剂中的应用更广泛，具有刺激性小、水溶性好、配伍性好等优点，可以用于防止皮肤干裂。十二烷基硫酸钠别名月桂醇硫酸钠，酸性条件下稳定性次于一般磺酸盐，易降解，对环境危害极小。可用作增溶剂、润湿剂、起泡剂或去污剂，临界胶束浓度（40℃）为 8.6×10^{-3} mol/L，亲水亲油平衡（HLB）值为 40，但对肾、肝、肺的毒性较大，不能用于静脉注射。

（3）高级脂肪酸盐类：此类表面活性剂主要由长链脂肪酸的碱金属盐组成，可根据价态不同分为一价皂，多价皂和有机胺皂，通式为 $(RCOO^-)_nM^{n+}$。

1）碱金属皂（一价皂）：为可溶性皂，是脂肪酸的碱金属盐类，通式为 $RCOO^-M^+$，脂肪酸的烃链 R 一般在 C_{12}-C_{18}，一般为钠盐或钾盐等。如常用的脂肪酸有月桂酸（C_{12}）、棕榈酸（C_{16}）和硬脂酸（C_{18}）等，这类表面活性剂在 pH 9 以上稳定，pH 9 以下易析出脂肪酸而失去表面活性；多价金属离子如 Ca^{2+}、Mg^{2+} 等也可以与其结合成不溶性金属皂而破坏制剂的稳定性。这类表面活性剂具有良好的乳化油脂的能力，是 O/W 型体系的乳化剂，HLB 值一般在 15~18；刺激性大，常用于外用乳膏当中。

2）多价金属皂：为不溶性皂，是多价金属的高级脂肪酸皂，常见的多价离子有 Ca^{2+}、Mg^{2+}、Al^{3+} 等。该皂类不溶于水，也不溶于乙醇和乙醚，在水中不解离、不水解，抗酸性比碱金属肥皂略强。亲水基团强于亲油基团，是 W/O 型乳剂的辅助乳化剂。如硬脂酸钙既可以作为片剂的润滑剂，也可以用于软膏的基质中。

3）有机胺皂：是脂肪酸和有机胺反应形成的皂类。有机胺主要是三乙醇胺等，一般为 O/W 型体系的乳化剂，如硬脂酸三乙醇胺作为 O/W 型乳膏剂的乳化剂。

在许多配方中，使用新生皂法制备，其中皂是通过用适当的碱部分中和脂肪酸（可能是油相的组分）而在原位形成的。例如，在白色搽剂中，油酸铵是由氨水与油酸反应原位形成的。通过三乙醇胺（TEA）部分中和脂肪酸（通常是硬脂酸）原位形成的 TEA 皂在化妆品和药物 O/W 雪花膏的配方中有着悠久的使用历史。脂肪酸的二价盐，含有两个烃链的脂肪酸钙盐由于在水中的溶解度有限而形成 W/O 型乳液。这些通常通过氢氧化钙与脂肪酸的相互作用原位形成。

2. 阳离子型表面活性剂　在最常见的阳离子表面活性剂中，电荷由氮原子携带，如胺和季铵表面活性剂。季铵表面活性剂在整个 pH 范围内保留这种电荷，而基于胺的化合物仅在质子化状态下起表面活性剂的作用，因此不能在高 pH 下使用。在医药上应用较多的是季铵型阳离子型表面活性剂，通式为 $(R_1R_2N^+R_3R_4)X^-$，因为它们对多种革兰氏阳性和一些革兰氏阴性生物体均具有杀菌活性，可用于皮肤，尤其是清洁伤口。

例如，苯扎氯铵是烷基苄基二甲基氯化铵的混合物，通式为 $[C_6H_5CH_2N(CH_3)_2R]Cl$，其中 R 代表 C_8H_{17} 至 $C_{18}H_{37}$ 的烷基混合物。在稀溶液中（1:2 000 ~ 1:1 000），可用于皮肤和黏膜的术前消毒，适用于烧伤和伤口，以及清洁聚乙烯、尼龙管和导管，也用作滴眼液的防腐剂。

（二）两性离子表面活性剂

具有阴离子和阳离子亲水基团，在电离时可以赋予正电荷和负电荷。正电荷几乎总是由铵基携带，而负电荷通常是羧酸根。如果铵基是季铵基团，分子将在很宽的 pH 范围内以两性离子形式存在。否则，该分子将表现为真正的两性表面活性剂，即分子将从净阳离子变为两性离子，最后随着 pH 的增加变为净阴离子，这取决于每个电荷基团的 pK_a 值。在等电点，两个带电基团将被完全电离，分子将具有与非离子表面活性剂相似的性质。随着 pH 远离等电点，分子将逐渐呈现阳离子或阴离子表面活性剂的特性。

1. 磷脂类　磷脂可分为甘油磷脂与鞘氨醇磷脂两类。前者由甘油、脂肪酸、磷酸和一分子氨基醇构成，后者以鞘氨醇代替了甘油。精制大豆磷脂的主要成分有磷脂酰胆碱、乙醇胺磷脂、丝氨酸磷脂与肌醇磷脂等，在乙醇中溶解，不溶于丙酮，易溶于多数非极性溶剂。大豆磷脂的等电点约为 3.5，在空气中不稳定，易氧化变色，须充氮气低温保存。卵磷脂为透明或半透明的黄色或黄褐色油脂状物质，对热敏感，在 60℃ 以上数天内即变为不透明的褐色，在酸性、碱性条件下及酯酶作用下易水解。磷脂类乳化剂具有很强的乳化能力，可作为脂肪乳的乳化剂，也是脂质体的主要膜材。

卵磷脂是从蛋黄或大豆中提取的天然来源的两性离子表面活性剂，主要成分是磷脂酰胆碱和磷脂酰乙醇胺（90%）（在生理 pH 下不带电荷），以及少量的磷脂酰丝氨酸、磷脂酰甘油和磷脂酸（带负电荷的磷脂酸）。其结构中亲水基团由一个磷酸基团和一个季铵盐碱基组成，疏水基团含两个较长的烃链，广泛用作口服脂质乳剂及非胃肠道给药中的 O/W 型乳化剂，乳化性能与中性和阴离子脂质的相对比例有关，随磷脂来源和纯化程度的不同而不同。蛋黄卵磷脂是目前常用的可注射乳化剂。

2. 球蛋白类　如白蛋白、乳球蛋白等球蛋白，由于特殊的空间结构，同时具有疏水与亲水区域，而具有良好的表面活性，乳化能力较强。该类蛋白一般易溶于水，等电点为 5 左右。

（三）非离子型表面活性剂

非离子型表面活性剂在水中不会解离，在分子结构上，构成亲水基的主要是含氧基团（一般是羟基和醚基），其亲油基团是长链脂肪酸或长链脂肪醇以及烷芳基等，最常见的非离子表面活性剂是那些具有聚氧乙烯）链作为极性头基的表面活性剂。从毒理学的角度来看，非离子表面活性剂通常被认为是最适合药物制剂的，稳定性高，不易受电解质与溶液 pH 等的影响，毒性低，溶血作用小，在药物制剂中的应用非常广泛，通常作为增溶、分散、乳化剂等，可用于外用和口服制剂，少数可用于注射给药。

1. 聚乙二醇型　聚乙二醇型是以环氧乙烷（EO）与疏水基原料进行加成的产物，也称聚氧乙烯型。根据疏水基不同，PEG 型非离子型表面活性剂可划分为三类。

（1）聚氧乙烯脂肪醇醚与聚氧乙烯烷基酚醚：这些是烃链长度为 $C_{12} \sim C_{18}$ 的脂肪醇与聚乙二醇的一系列非离子表面活性剂缩合产物。它们被用作 O/W 型乳化剂和 W/O 型乳化剂，因为它们的油和水溶解度可以通过改变烃链的长度和聚氧乙烯（PEO）链的长度来控制。通式分别为 $RO(CH_2OCH_2)_nH$ 与 $R—C_6H_5O(CH_2OCH_2)_nH$，由高级醇或烷基酚与 EO 加成而得，具有醚的结构。此类中使用最广泛的乳化剂是聚乙二醇硬脂酸酯 1000（Cetomacrogol 1000），它与鲸蜡硬脂醇结合使用以稳定 O/W 型乳液和面霜，包括 Cetomacrogol Cream BP。苄泽（Brij）类、乳化剂 OP、平平加 O–20 等也有广泛的应用。该类表面活性剂的主要用途是增溶剂和 O/W 型乳化剂。

（2）聚氧乙烯脂肪酸酯：通式为 $RCOOCH_2(CH_2OCH_2)_nCH_2OH$，是由聚氧乙烯与长链脂肪酸缩合而成的酯，通过羧基将疏水基和亲水基连接，也称为聚乙二醇酯型表面活性剂。主要包括聚氧乙烯脂肪酸酯类、聚乙二醇 –15– 羟基硬脂酸酯（Soluol HS 15）和聚乙二醇 1000 维生素 E 琥珀酸酯等。这类表面活性剂的水溶性强，乳化能力强。如 Solutol HS 15 是一种聚乙二醇十二羟基硬脂酸酯，12- 羟基少部分被聚乙二醇醚化，HLB 值在 $14 \sim 16$，可用于疏水性药物的增溶，可使维生素 K 注射液的浓度达到 5% 以上。

（3）聚氧乙烯聚氧丙烯共聚物：也称为泊洛沙姆（Pluronics）。命名这些化合物的惯例是使用一个数字，当乘以 100 时，其前两位数字对应于聚氧化丙烯嵌段的近似平均相对分子质量，第三位数字乘以 10 时对应于聚氧乙烯嵌段的相对分子质量百分比。例如，泊洛沙姆 188 的聚氧丙烯嵌段的相对分子质量约为 1 800，分子中约 80% 相对分子质量为聚氧丙烯。也可以用一个字母（F、P 或 L，分别表示固体、糊状或液体），后跟两个或三个字母来表示物理状态 – 数字。该数字的最后一位数字与等效泊洛沙姆的数字相同，约为聚氧乙烯相对分子质量百分比的 1/10；第一个（或三位数中的两位数）乘以 300 可以粗略估计疏水物的相对分子质量。例如，Pluronic F68 是固体，疏水物的相对分子质量约为 1 800，聚氧乙烯含量约为相对分子质量的 80%。泊洛沙姆用作静脉内脂肪乳剂的乳化剂，用作增溶剂以保持酏剂和糖浆的透明度，以及用作抗菌剂的润湿剂。它们也可用于软膏或栓剂基质及片剂黏合剂或包衣剂。

2. 多元醇型　该类表面活性剂具有多羟基（多元醇）极性基团，包括脱水山梨糖醇酯、烷基糖苷、蔗糖酯和聚甘油酯。

（1）脱水山梨糖醇酯：是一系列表面活性剂，广泛称为 Spans®，通过脱水山梨糖醇的一个或多个羟基与脂肪酸发生酯化反应生成（因此称为脱水山梨糖醇脂肪酸酯）。各种脂肪酸结合在一起，产生一系列商业产品。例如，脱水山梨糖醇单月桂酸酯（Span 20）、脱水山梨糖醇单棕榈酸酯（Span 40）、脱水山梨糖醇单硬脂酸酯（Span 60）和脱水山梨糖醇单油酸酯（Span 80）。失水山梨糖醇酯系列是疏水性的，它们本身会产生 W/O 型乳液。脱水山梨醇脂肪酸酯（以商品名 Spans 销售）是山梨糖醇及其单酸酐和二酸酐与油酸的偏酯的混合物。它们一般不溶于水，用作油包水乳化剂和润湿剂，还常用作外用乳膏、乳液和软膏中的乳化剂。

（2）聚山梨酯：是脱水山梨糖醇酯（全称聚氧乙烯脱水山梨糖醇脂肪酸酯）的亲水性更强的聚氧乙烯衍生物。以下型号用于制药：聚乙烯 20 脱水山梨糖醇单月桂酸酯（聚山梨酯 20）、聚乙烯 20 脱水山梨糖醇单棕榈酸酯（聚山梨酯 40）、聚乙烯 20 脱水山梨糖醇单硬脂酸酯（聚山梨酯 60）和聚乙烯 20 脱水山梨糖醇单油酸酯（聚山梨酯 80）。这些以 Tween® 的名称销售，名字中的 20 是指分子中 PEO 基团的数量。通过控制分子中的脂肪酸和聚乙二醇链的长度，可以获得大量具有不同油和水溶解度的聚山梨酯表面活性剂。由于增加了亲水性的聚氧乙烯基，聚山梨酯一般易溶于水，可用作油溶性维生素等难溶性药物的增溶剂、O/W 型分散体系的乳化剂，以及悬浮液制备中的润湿剂。

3. 高分子表面活性剂　相对分子质量 >1 000，结构中同时存在亲水与疏水结构的材料称为高分子表面活性剂，也称为双亲性共聚物。与低分子表面活性剂相比，高分子表面活性剂胶束的缔合数量、形态、结构等均表现出明显的差别；在功能方面，降低表面张力或界面张力的能力较弱，渗透性也差，但乳化作用、分散性和稳定性较强。

（1）亲水性胶体：多糖，包括树胶，如阿拉伯胶和黄芪胶，以及海藻酸盐和纤维素衍生物，是亲水性胶体，主要用作口服制剂中的乳化剂。易于降解，特别是通过解聚。多糖为微生物提供了良好的生长培养基，因此保存含有它们的乳液是必不可少的。虽然不会降低界面张力，但一些多糖，包括阿拉伯胶和甲基纤维素的纯化和半合成衍生物，通过形成高度抗膜破裂的厚多层膜来稳定 O/W 乳液。例如，使用浓度为 2% 的甲基纤维素 20 来稳定液体石蜡口服乳剂 BP。其他多糖形成较差的界面膜，单独使用时是相对低效的乳化剂。主要用作黏度调节剂，可增加了外部相的稠度，从而抑制乳化和聚结。

（2）甾体乳化剂：来源于动物的甾体乳化剂，包括羊毛脂（羊毛脂）、羊毛醇（羊毛脂醇）、蜂蜡和胆固醇，通常是胆固醇、长链醇和相关甾醇的复杂混合物。纯化的衍生物仍然广泛用于传统的皮肤乳剂，例如，面霜作为 W/O 型乳化剂，以及润肤特性，容易氧化和水解，可能需要在乳液中加入抗氧化剂。羊毛脂在油性炉甘石洗剂中与油酸钙结合使用，在原黄素乳膏中与蜂蜡结合使用，在锌和鱼油酚乳膏中与鲸蜡硬脂醇结合使用。大量纯化和化学改性的衍生物可商业采购获得，它们产生更稳定的 W/O 型乳液并保留所需的润肤剂特性。它们有时被修改以生产 O/W 型乳液。例如，一系列促进 O/W 型乳液形成的非离子水溶性羊毛脂衍生物已通过羊毛脂与环氧乙烷反应进行商业生产。

三、表面活性剂的基本性质

（一）吸附性

表面活性剂可以聚集于水溶液表面，形成单分子层，并发生定向排列，亲水基朝向内部，疏水基朝向外部。此时，表面水分子被表面活性剂中的碳氢链或其他非极性基团代替，由于水分子和非极性疏水基团间的作用力小于水分子间的作用力，因此表面收缩力降低，从而降低表面张力。表面活性剂降低表面张力的能力即表面活性（surface activity），除了与浓度有关，分子结构、碳链的长短、不饱和程度及亲水亲油平衡程度均可影响表面活性的大小。

（二）胶束

表面活性剂是在其化学结构中具有两个不同区域的分子，一个区域是亲水的，另一个区域是疏水的。此类分子通常会聚集在两相之间的边界处，例如水 – 空气或水 – 油界面，低浓度时，其在界面发生定向排列，亲水端朝内、疏水端朝外，形成单分子层。随着表面活性剂浓度的增加，表面张力继续降低。然而，当表面层被表面活性剂分子饱和且表面张力不可能进一步降低时，就达到临界胶束浓度。当表面活性剂分子在大量溶液中形成小的球形聚集体或胶束时，出现了一种将两亲物的疏水部分与水性环境隔离开的替代方法。表面活性剂的疏水基团形成这些聚集体的核心，并通过它们的亲水基团保护不与水接触，亲水基团在它们周围形成一个壳。在胶束存在的情况下，表层表面活性剂分子的浓度大致保持恒定。胶束在溶液中首次形成的浓度称为临界胶束浓度（CMC）。

贝恩（McBain）于 1913 年首次提出分子应以临界浓度聚集在一起以在溶液中形成聚集体的想法非常新颖，但目前胶束化的概念早已获得普遍接受。胶束与溶液中的自由分子（单体）处于动态平衡，也就是说，胶束不断地分解和重组。正是这一事实将胶束溶液与其他类型的胶体溶液区分开来，并且通过将形成胶束的化合物称为缔合胶体来强调这种差异。

1. CMC 测定　当表面活性剂在溶液中的浓度达到 CMC 时，除溶液的表面张力外，溶液的多种物理性质，如摩尔电导、黏度、渗透压、密度、光散射等，会急剧地发生变化。利用这一现象测定溶液的物理性质，并将该物理性质发生急剧变化时的表面活性剂浓度作为该表面活性剂的 CMC。主要测定方法包括电导法、表面张力法、光散射法、染料法、增溶法以及荧光探针法等。

这种胶束形成的开始可以通过多种实验技术来检测。当将表面张力、电导率、渗透压、溶解度和光散射强度等物理特性绘制为浓度的函数时，CMC 处会发生斜率变化。CMC 随着疏水链长度的增加而降低。对于通常由烃链和氧乙烯链组成的非离子表面活性剂，亲水性氧乙烯链长度的增加会导致 CMC 增加。向离子表面活性剂中添加电解质会降低 CMC 并增加胶束尺寸。这种效应可以简单地解释为胶束中带电头基之间排斥力大小的降低，从而使胶束得以生长，同时也减少了形成胶束所需的功。胶束形成的主要原因是达到最小自由能状态。系统的自由能变化 ΔG 取决于熵（S）和焓（H）的变化，它们与表达式 $\Delta G = \Delta H - T\Delta S$ 相关。对于常温下的胶束系统，熵项是迄今为止确定自由能变化最重要的项（$T\Delta S$ 占 ΔG 值的 90% ~ 95%）。最普遍接受的熵变解释与水的结构有关。由于相邻分子之间的氢键，水具有相对高度的结构。如果将离子或强极性溶质添加到水中，它会破坏这种结构，但溶质分子可以与水分子形成氢键，这足以弥补纯水中存在的键的破坏或扭曲。因此，离子和极性材料通常容易溶于水。非极性基团不会发生这种补偿，因此它们在水中的溶解会受到抵抗，水分子在非极性区域周围形成额外的结构化簇。疏水基团周围水分子结构的这种增加导致大的负熵变化。为了抵消这一点，并达到最小自由能状态，疏水基团倾向于从水相中撤出，或者通过将它们自身定位在与烃链的界面远离水相，或者通过自缔合成胶束。由于水分子对彼此的强烈吸引力而不是对疏水溶质的强烈吸引力，疏水材料从水中去除的这种趋势被称为疏水键合。然而，由于疏水基团之间没有实际的结合，这种现象描述为疏水效应。当非极性基团相互靠近直至接触时，与非极性基团接触的水分子总数会减少。因此，以这种方式形成疏水键相当于从水性环境中部分去除碳氢化合物，并因此失去始终围绕疏水分子的冰状结构。

熵的增加和自由能的减少伴随着结构化的损失，使得疏水键的形成成为一个能量上有利的过程。对自由能降低的另一种解释强调了当这些链从水环境转移到胶束内部时，碳氢链的内部自由度增加，在水环境中它们的运动受到氢键水分子的限制。有人提出，烃链流动性的增加，以及相互吸引，构成了胶束化过程中的主要疏水因素。

2. 影响胶束形成的因素

（1）临界堆积参数：胶束与溶液中的单体分子处于动态平衡状态，不断分解和重组，正是这个因素将胶束与其他胶体颗粒区分开来，也是它们被称为缔合胶体的原因。当溶液浓度增加到高于 CMC 时，与胶束平衡的表面活性剂单体的浓度在 CMC 值上保持近似恒定，即添加的表面活性剂全部形成胶束。典型的胶束是由 50 ~ 100 个表面活性剂分子组成的球形或近球形结构。它的形状由表面活性剂分子的几何形状决定，可以用称为临界堆积参数（CPP）的无量纲参数表示，由比值 V/LA 定义，其中 V 是一条链的体积，A 是交叉 – 头基的截面积，L 是表面活性剂烷基链的延伸长度。当 CPP 小于或等于 1/3 时，会形成球形胶束，这是具有单个疏水链和简单离子或非离子头基的表面活性剂的情况。大多数具有制药意义的表面活性剂都属于这种类型。由于 V 的增加，具有第二个烷基链的表面活性剂具有更大的 CPP 值（接近 1），并形成非球形结构，例如可以产生囊泡的双层。尽管在药物制剂中我们主要关注水溶液中的表面活性剂，但应该注意胶束也可能在非水介质中形成。在这些所谓的反胶束中，亲水基团形成胶束核，并通过疏水链与非水环境隔离开。

（2）疏水基团的结构：疏水基团在决定两亲物的缔合类型方面起重要的作用。最常见类型的胶束两亲物具有由烃链构成的疏水基团。这条链的长度增加导致 CMC 减少，对于具有相同极性头基的化合物，胶束尺寸随着烃链长度的增加而相应增加。

具有刚性芳香族或杂芳香族环结构的化合物（如许多染料、嘌呤和嘧啶）通过非胶束过程结合，涉及分子面对面堆叠在另一个之上，而不是通过胶束化。此类结构没有 CMC，缔合通常在非常低的浓度下开始，并且聚集体的增长可能通过逐步添加单体而发生。因此，聚集体的尺寸不断增加，而不是像胶束化那样达到平衡尺寸。

（3）亲水基团的性质：具有离子亲水基团的两亲物与不带电亲水基团的两亲物在性质上的显著差异。一般来说，非离子表面活性剂的 CMC 值和聚集数比具有相似烃链的离子对应物低得多，这主要是因为此类化合物的胶束化过程不涉及任何电功。聚氧乙烯化非离子表面活性剂的性能明显依赖于聚氧乙烯链的长度。链长的增加赋予分子更大的亲水性，CMC 增加。

（4）温度的影响：温度对离子表面活性剂的胶束特性的影响相对较小。由于胶束的形成，离子型表面活性剂在水溶液中溶解度突然增加时的温度，被称作该表面活性剂的 Krafft 点，其对应的表面活性剂浓度为该温度的 CMC。Kraffi 点的高低可用于判断表面活性剂的亲水亲油性，Kraffi 点越高，亲油性越好，亲水性越差；Kraffi 点越低，亲油性越差，亲水性越强。Krafft 点可以看作是离子型表面活性剂的特征值，经常被认为是离子型表面活性剂使用温度的下限。

聚氧乙烯型非离子型表面活性剂溶液进行加热升温时可导致表面活性剂析出（溶解度下降），出现浑浊，甚至产生分层，这种现象称为"起浊"或"起昙"，此时的温度称为昙点（cloud point）或浊点。该过程是可逆的，即冷却溶液可恢复透明度。浊点处的浑浊是由于溶液分离成两相。在达到浊点的温度下，许多非离子表面活性剂的胶束尺寸增加，CMC 相应减少。浊点对系统中的添加剂非常敏感，可以增加或降低混浊温度。

（三）亲水亲油平衡值

对于非离子表面活性剂的药物应用，特别是在乳液配方中，根据分子的疏水部分和亲水部分之间的平衡来表达它们的两亲性质是有用的。亲水亲油平衡（hydrophilic lipophilic balance，HLB）值是衡量物质亲水性或亲油性的经验尺度，其数值范围为 0 ~ 40，由美国化学家格里菲（William Griffin）在 1940 年代末设计提出。HLB > 8，表面活性剂是亲水性的，可作为水包油乳液的增溶剂、洗涤剂和乳化剂。具有低 HLB 值的油溶性表面活性剂用作油包水乳液的乳化剂。通常，聚山梨酯表面活性剂的 HLB 值在 9.6 ~ 16.7；脱水山梨糖醇酯表面活性剂的 HLB 值在 1.8 ~ 8.6。

一般规定不含疏水基的聚乙二醇 HLB 值为 20，无亲水基的石蜡 HLB 值为 0。

HLB 值的计算公式为：

$$HLB = \frac{亲水基质量}{亲水基质量 + 亲油基质量} \times 20 \tag{2-17}$$

对于聚乙二醇与多元醇非离子型表面活性剂，HLB 值的计算公式为：

$$HLB = \frac{聚乙二醇的质量分数 + 多元醇质量分数}{5} \times 20 \tag{2-18}$$

对于离子型表面活性剂，如果把 HLB 值视作分子中各结构基团的总和，则每个基团对 HLB 值的贡献可通过数值表示，即 HLB 基团数。HLB 值的计算公式为：

$$HLB = 7 + \sum（亲水基团的 HLB 数）- \sum（疏水基团的 HLB 数） \tag{2-19}$$

非离子型表面活性剂的 HLB 值具有加和性，计算公式为：

$$HLB = \frac{HLB_a \times W_a + HLB_b \times W_b}{W_a + W_b} \tag{2-20}$$

式中，a 和 b 分别为混合前的两种组分；W 为质量。

HLB 值的概念在表面活性剂的应用中非常重要，可以根据 HLB 值的大小判断表面活性剂的应用范围。HLB 值在 1.5 ~ 3 的表面活性剂可用作消泡剂；3.5 ~ 6 的表面活性剂可用作 W/O 型分散体系；8 ~ 18 的表面活性剂可应用于 O/W 型分散体系；13 ~ 18 的表面活性剂作为增溶剂使用；7 ~ 9 的表面活性剂适合用作润湿剂等。

（四）生物学性质

虽然各种表面活性剂在药物制剂中有广泛应用，但其毒性必须被密切关注。大多数合成表面活性剂是有毒的（许多是溶血性的）并且对皮肤和胃肠道黏膜有刺激性。一般来说，阳离子表面活性剂的毒性和刺激性最强，非离子表面活性剂的毒性和刺激性最小。因此，对于药物乳剂，离子合成表面活性剂仅用于外用局部制剂，其中它们以相对低的浓度存在。离子和非离子表面活性剂与脂肪醇结合生成阴离子、阳离子或非离子乳化蜡，用于稳定和结构化水性乳液和乳霜。尽管卵磷脂（阴离子和中性磷脂的混合物）是商业脂质乳剂中的主要乳化剂，但有限数量的非离子表面活性剂（如聚山梨酯）也用于口服和肠胃外乳剂的内服。以聚氧乙烯基为亲水基的非离子型表面活性剂中，聚山梨酯类的溶血作用相对较小，毒性大小从高到低依次排序为聚氧乙烯烷基醚＞聚氧乙烯芳基醚＞聚氧乙烯脂肪酸酯＞聚山梨酯类。聚山梨酯类中 Tween 20 ＞ Tween 40 ＞ Tween 60 ＞ Tween 80。通常认为 Tween 80、聚氧乙烯蓖麻油用于肌内注射等非血管直接给药较为安全，但用于静脉注射给药必须慎重，主要是因为其安全应用范围非常窄，浓度的轻微增加就有可能产生严重毒性。非离子嵌段共聚物泊洛沙姆 188（Pluronic® F68）已被用于静脉输注的全氟化物乳剂中。

四、表面活性剂的应用

如前所述，表面活性剂是在其化学结构中具有两个不同区域的分子，一个区域是亲水的，另一个区域是疏水的。因此，此类分子通常会聚集在两相之间的边界处，例如，水－空气或水－油界面。它们降低液体的表面张力，并在达到临界胶束浓度（CMC）后自组装形成胶束。表面活性剂通常在剂型中用作难溶药物的增溶剂，纳米乳剂、软膏剂、栓剂等剂型的乳化剂、悬浮稳定剂或片剂、颗粒剂、混悬剂等剂型的润湿剂等。

（一）增溶剂

很多药物存在溶解度低的问题，为了达到治疗所需的药物浓度，利用表面活性剂形成胶束的原理，使难溶性活性成分的溶解度增加面溶于分散介质的过程称为增溶（solubilization），所使用的表面活性剂称为增溶剂（solubilizer），被增溶的物质称为增溶质（solubilizate）。

表面活性剂增加了多种药物的水溶性，尤其是对于口服给药和肠胃外给药。例如，类固醇与聚山梨醇酯的增溶，使得它们可以配制成水性眼科制剂，水不溶性维生素 A、维生素 D、维生素 E 和维生素 K 的增溶，使得水性注射剂的制备成为可能。难溶性药物从片剂和胶囊中的释放，可以通过在其制剂中包含表面活性剂来增加。表面活性剂降低固液界面张力的能力，将使胃肠液更有效地润湿固体，从而使其与固体剂型更紧密地接触。

然而，表面活性剂一般不能被假定为"惰性"的赋形剂，因为它们已被证明能够增加、减少或不影响药物跨生物膜的转移，其单体可能会破坏生物膜的完整性和功能。这种作用通常会增强药物渗透并因此增强穿过胃肠道屏障的吸收，也可能导致毒副作用。药物被掺入表面活性剂胶束可能会抑制吸收，如果这种胶束不被吸收（这通常是这种情况），那么药物的溶解可能会导致胃肠液中可吸收的"游离"药物浓度降低。相反，在吸收受溶出速率限制的难溶性药物的情况下，通过在表面活性剂胶束中增溶来增加药物的饱和溶解度可能导致更快的溶出速率，从而导致更快的吸收。

（二）乳化剂

乳液是一相以液滴的形式分散于另一相中的热力学不稳定体系，可分为 O/W 型和 W/O 型两种。乳液的稳定需要依靠乳化剂的添加，其中表面活性剂是常用的乳化剂，其 HLB 值决定乳液的类型。一般来说，可用于稳定对于 O/W 型分散体系通常使用 HLB 值在 8 以上的表面活性剂，而 W/O 型分散体系使用的乳化剂一般 HLB 值在 3 ~ 8。

在乳剂、软膏剂、栓剂等剂型中都有一种或多种表面活性剂作为乳化剂使用的例子。一般来说，外用乳剂可以使用离子型表面活性剂，但由于其毒性较大，一般不用于口服或注射乳剂；两性离子表面活性剂如磷脂、西黄蓍胶等可用于口服乳剂；非离子型表面活性剂安全性较好，可用于口服乳剂，也有部分（如泊洛沙姆等）可用于注射给药乳剂。

（三）润湿剂

促进液体在固体表面铺展或渗透的作用称为润湿（wetting），能起润湿作用的表面活性剂称为润湿剂（wetters）。润湿剂的 HLB 值通常为 7~9，并应具有一定的溶解度。一般来说，非离子型表面活性剂有较好的润湿效果，且碳氢链较长对固体药物的吸附作用更强，而阳离子型表面活性剂的润湿效果较差。

润湿剂在片剂、颗粒剂、混悬剂等剂型的制备过程中有广泛的应用，润湿剂也会影响制剂的体内行为如溶出与吸收等。表面活性剂降低固液界面张力的能力将使胃肠液更有效地润湿固体，从而使其与固体剂型更紧密地接触。因此，这种润湿作用可以帮助胃肠液渗透到硬明胶囊溶解时通常残留的胶囊内容物块中，和 / 或减少难溶性药物颗粒在胃肠液中聚集的趋势。例如，将聚山梨酯 80 添加到药物如非那西丁的混悬液中，由于其表面活性作用可防止药物的聚集，从而增加药物颗粒的有效表面积和在胃肠液中的溶解速率，最终提高其胃肠道吸收率。

此外，表面活性剂影响药物吸收的可能机制多种多样，很可能只有一种机制会孤立地发挥作用。在大多数情况下，对药物吸收的整体影响可能涉及表面活性剂的多种不同作用（其中一些会对药物吸收产生相反的作用），观察到的对药物吸收的影响将取决于不同作用中的哪一个是表面活性剂的主要作用。表面活性剂影响药物吸收的能力还取决于表面活性剂的物理化学特性和浓度、药物的性质和所涉及的生物膜的类型。

（四）起泡剂与消泡剂

泡沫是一种有大量气泡分散在液体连续相中的分散体系。泡沫类似于乳状液和悬浮液，所不同的是分散相为气体，而不是另一种不相混合的液体或微细的固体颗粒。

表面活性剂水溶液是典型的易产生泡沫的体系，若液体中存在表面活性剂，由于气泡表面能吸附表面活性剂分子，当这些定向排列于气泡表面的分子达到一定浓度时，气泡壁就形成一层坚固的薄膜。表面活性剂分子吸附在气 – 液界面上形成液膜，使表面张力下降，从而增加气 – 液接触面，这样气泡就不易合并。通常，阴离子型表面活性剂的起泡能力强于非离子型表面活性剂，助表面活性剂如醇与醇酰胺等具有较好的稳泡能力，因此这两种表面活性剂配合使用能产生稳定性较好的泡沫。

在泡沫中添加某些物质后，使泡沫破灭，这类物质称为消泡剂。加入一些表面活性剂吸附于气 – 液界面并取代原有的起泡剂可以用于消泡。

（五）去污剂

除去在药物制剂上的使用，表面活性剂具有的吸附、乳化、增溶等性质还可以通过吸附于固体基底与污垢表面，应用于去除污垢上。表面活性剂的洗涤去污作用在日常生活中广泛应用，一般非离子型表面活性剂的去污能力强于阴离子型表面活性剂。

（六）消毒剂与杀菌剂

阳离子型表面活性剂如苯扎溴铵等毒性较大，一般不用于药物制剂，但其对生物膜具有强烈的溶解作用的性质，常可作为杀菌剂和消毒剂使用。主要应用于术前皮肤消毒、医疗器械消毒与环境消毒、伤口或黏膜消毒等。

第三节　微粒分散体系

一、概述

（一）基本概念

分散体系（disperse system）是一种或几种物质高度分散在某种介质中所形成的体系。被分散的物质称为分散相（disperse phase），而连续的介质称为分散介质（disperse medium）。

分散体系可以通过各种方式进行分类。按分散相和分散介质的物理状态分类，分散体系可分为混悬剂（suspension）、乳剂（emulsion）和气雾剂（aerosol）。

按分散相粒子的大小分类，分散体系可分为如下三类：分子分散体系（molecular dispersion system），粒径 < 1 nm；胶体分散体系（colloidal disperse system），粒径在 1 ~ 100 nm；粗分散体系（coarse dispersion system），粒径 > 100 nm（表 2-1）。由于无论是从分子分散体系到胶体分散体系，还是从胶体分散体系到粗分散体系，粒径范围的过渡都是渐进的，因此所定义的粒径范围和界限并没有那么分明。通常将粒径在 1 ~ 100 μm 的分散相统称为微粒（microparticulate），由微粒构成的分散体系则统称为微粒分散体系（microparticulate disperse system）。

表 2-1　按照分散相粒子的大小对分散体系分类

类型	粒径范围	特点	举例
分子分散体系	< 1 nm	电子显微镜不可见；能透过滤纸和半透膜；扩散快	溶解在水中的氧分子、钾离子和氯离子
胶体分散体系	1 ~ 100 nm	电子显微镜可见；能透过滤纸，不能透过半透膜；扩散缓慢	胶质银溶液；水相中的表面活性剂胶束；真胶乳和伪胶乳
粗分散体系	> 100 nm	普通显微镜可见；不能透过滤纸和半透膜；不扩散	药物乳剂和混悬剂

按聚集行为分类，分散体系可分为分子分散体系和胶束体系。分子分散体系是由均匀分布在介质中的单个大分子组成的，例如蛋白质和聚合物溶液。在胶束体系中，分散相的单元由几个分子组成，这些分子自己排列形成聚集体，例如水溶液中的表面活性剂胶束。

根据分散相和分散介质之间亲和力不同，过去曾将胶体分散体系分为亲液胶体（lyophilic colloid）和疏液胶体（lyophobic colloid）。高分子溶液属于亲液胶体。溶胶（sol）是多相分散体系，在介质中不溶，有明显的相界面，属于疏液胶体。高分子溶液有些性质和溶胶类似，但它是均匀分散的真溶液，是热力学稳定、可逆的体系，因此和溶胶有本质的区别。亲液胶体已不再使用。

（二）基本特点

微粒分散体系研究的重点是不均匀的多相分散体系，它们有如下共同的基本特性：

1. 分散性　微粒分散体系的性质和分散度直接相关。例如，胶粒的布朗运动、扩散慢、沉降、不能通过半透膜等性质，皆由微粒分散体系特殊的分散度决定。粒子大小为 1 ~ 100 nm 的分散体系才会有丁达尔现象（Tyndall phenomenon）和动力学稳定性，分散度较大的粗分散体系则不具备这些特点。

2. 多相性　微粒分散体系是不均匀的，其多相性表现在分散相粒子和介质之间有明显的相界面，而溶液体系是均匀分散的单相体系，两者的性质完全不同，多相性是它们之间的根本性区别。

3. 聚结不稳定性　随分散相微粒直径的减小，微粒比表面积显著增大，使微粒具有相对较高的表面自由能。体系有缩小表面积、降低表面能的自发趋势，是热力学不稳定体系。体系中分散相粒子自发聚结的趋势称为聚结不稳定性。

微粒分散体系的分散性、多相性和聚结不稳定性之间是相互关联的，它们是微粒分散体系的基本特点。

4. 微粒大小与测定方法　微粒大小是微粒分散体系的重要参数，对其体内外的性能有十分重要的影响。微粒大小对微粒分散体系的稳定性等体外性质有重要的影响。不同大小的微粒分散体经口服后，其体内吸收行为也有很大的差别。不同大小的微粒分散体系静脉注射给药时，在体内具有不同的分布特征：①小于 50 nm 的微粒能够穿透肝内皮，通过毛细血管末梢或通过淋巴传递进入骨髓组织。②静脉注射、腹腔注射 0.1 ~ 3.0 μm 的微粒分散体系能很快被网状内皮系统（RES）的巨噬细胞所吞噬，最终多数药物微粒浓集于巨噬细胞丰富的肝和脾等部位。③人肺毛细管直径约为 2 μm，大于肺毛细血管直径的粒子被滞留下来，小于该直径的微粒则通过肺而到达肝、脾，被巨噬细胞清除。④若注射大于 50 μm 的微粒至肠系膜动脉、门静脉、肝动脉或肾动脉，可使微粒分别截留在肠、肝、肾等相应部位。

微粒大小完全均一的体系称为单分散体系；微粒大小不均一的体系称为多分散体系，绝大多数情况下微粒分散体系为多分散体系。微粒的大小常用平均粒径来表示，但大多数情况下粒径分布图能够提供更多的微粒大小信息。微粒大小的测定方法常见的有光学显微镜法、电子显微镜法、激光散射法、库尔特计数法、Stokes 沉降法、吸附法等。这里主要介绍电子显微镜法和激光散射法。应注意的是，平均粒径的基准不同、物理意义不同、测定仪器不同，大小也不同。

（1）电子显微镜法：光学显微镜能显著提高人对于微观粒子的观察能力，但由于光的衍射，其分辨率受限于光的波长。电子显微镜采用高速电子束（波长可缩短到 0.005 nm）作为照明源，分辨能力可达 0.2 nm 左右，比光学显微镜分辨能力提高约 1 000 倍。电子显微镜常用的有透射电子显微镜（transmission electron microscope，TEM）、扫描电子显微镜（scanning electron microscope，SEM）、原子力显微镜（atomic force microscope，AFM）和扫描隧道显微镜（scanning tunneling microscope，STM）。

1）透射电子显微镜（TEM）：测定原理为当电子束射到样品上，部分电子能穿透试样层形成透射电子，部分电子在试样作用下发生散射，散射后形成反射电子和透过散射电子，透射电子经放大后形成反映样品信息的透射电子像。其特点在于分辨率高，可以达 0.1 ~ 0.2 nm；放大倍率高；变换范围大，可从几百倍到上百万倍；图像为二维结构。可用于观测物体的超微结构，微粒的形状、大小、粒度分布，以及晶体结构的鉴定与分析等。对微粒分散体系的样品可将其分散在支持膜上，干燥后进行观测。传统的图像分析方法一般先拍摄电镜照片，然后逐一测量粒子的尺寸再做统计。现在已有图像分析仪可以自动对底片进行分析，直接得到微粒粒径分布和平均值的数据。实际操作中需要注意的是，在制样和观察过程中可能的微粒变形问题，微粒聚集问题及测量结果较少导致可能的统计性问题等。

2）扫描电子显微镜（SEM）：测定原理为电子束以光栅状扫描样品，样品表面原子的外层电子在入射电子束作用下被轰击出来并离开样品表面形成二次电子，由于二次电子一般都是在表面下 5 ~ 10 nm 发射出来的，因此对样品的表面形貌十分敏感，能够有效显示样品的表面形貌。同时，部分入射电子受样品原子影响，改变运动方向，或经过多次碰撞由样品表面散射出来，成为背散射电子，二次电子和背散射电子共同产生扫描电镜的成像。其特点在于具有焦深大、图像立体感强、样品制备方便、可直接观察大块试样等，已成为生物学、医学、冶金、农业等学科重要的分析手段，在观察微观形态方面效果良好。

3）原子力显微镜（AFM）：系利用原子、分子间的相互作用力来观察物体表面微观形貌，提供真正的三维表面图。

4）扫描隧道显微镜（STM）：可在低温下（–269℃）利用探针尖端精准操纵原子，既是重要的测量工具又是加工工具。

由于微粒一般分散在分散介质中，用 TEM 测定微粒的粒径比较常用。滴一滴稀释了的微粒分散体系于有支持膜的铜网上，经冷冻干燥后投影，即可得到 TEM 图谱。在制样和观察过程中注意不要使微粒变形，测量尺寸前需要用标准铜网来校准电镜的放大倍数。

（2）激光散射法：又称光子相关光谱（photon correlation spectroscopy，PCS）。光是一种电磁波，照射溶胶时，分子中的电子分布发生位移而产生偶极子，这种偶极子像小天线一样向各个方向发射与入射光频率相同的光，这就是散射光。分子溶液十分均匀，散射光因相互干涉而完全抵消，看不到散射光。溶胶是多相不均匀体系，在胶粒和介质分子上产生的散射光不能完全抵消，因而能观察到散射现象。激光粒度仪根据颗粒物能使激光产生散射这一物理现象测定粒径分布，当光束遇到颗粒阻挡时，一部分光会发生散射现象，散射光的传播方向与原光束的传播方向形成一个夹角（θ），θ 的大小与颗粒的大小有关，颗粒越大，产生的散射光的 θ 就越小；颗粒越小，θ 就越大。即小角度的散射光是由大颗粒引起的；大角度的散射光是由小颗粒引起的。研究表明，散射光的强度代表该粒径颗粒的数量。通过测量不同角度上的散射光的强度，就可以测定样品的粒度分布。

激光散射法的特点：操作简便，测试速度快，测试粒径范围大，重复性和准确性好，可进行在线测量和干法测量，自动化程度高，但其结果受分布模型影响较大，且仪器价格较高。

（三）应用与意义

微粒分散体系应用于药剂学学科，逐渐发展为微粒给药系统。微粒给药系统（microparticulate drug delivery system，MDDS），又称微粒制剂，是指药物与适宜载体（一般为生物可降解材料），经过一定的分散包埋技术制得具有一定粒径（微米级或纳米级）的微粒组成的固态、液态、半固态或气态药物制剂。微粒给药系统中常见的微粒有微球、微囊、脂质体、囊泡、纳米乳、亚微乳、聚合物胶束、纳米粒等微粒药物载体及药物纳米晶等。其中，属于微米分散体系的微粒给药系统主要包括微球、微囊等，分散相粒径为 1 ~ 500 μm；属于纳米分散体系的微粒给药系统主要包括脂质体、囊泡、纳米乳、亚微乳、聚合物胶束、纳米粒和药物纳米晶等，分散相粒径一般小于 1 000 nm。

随着现代制剂技术的发展，微粒给药系统已逐渐用于临床，给药途径包括外用、口服与注射等。外用和口服微粒制剂一般有利于药物渗透皮肤、黏膜等生物膜，注射用微粒制剂一般具有缓释控释或靶向作用。微粒给药系统在药剂学中具有以下重要的意义：①由于粒径小、分散度大，有助于提高药物的溶解速度及溶解度，有利于提高难溶性药物的生物利用度。②有利于提高药物在分散介质中的分散性与稳定性。③不同大小的微粒在体内分布具有一定的选择性，如一定大小的微粒在体内容易被网状内皮系统吞噬，可达到肝脾等器官的被动靶向。④微球和微囊等微粒具有明显的缓释作用，可以延长药物在体内的作用时间，降低毒副作用等。⑤药物被包封在载体中，还具有掩盖药物的不良气味与口味、使液态药物固体化、减少复方药物的配伍变化等作用。

微粒给药系统因具有上述独特的性质，在缓释控释和靶向制剂的研究中发挥重要的作用。微粒药物载体能改善药物的理化性质和生物学性质，可作为小分子药物及蛋白质和多肽、疫苗、基因等大分子药物的递送载体，在药物制剂领域具有广阔的应用前景。

二、微粒分散体系的物理化学性质

本节讨论的微粒分散体系的主要物理化学性质包括动力学性质、光学性质和电学性质等。

（一）动力学性质

1. 布朗运动　1827 年英国植物学家布朗（Robert Brown）在显微镜下对水中悬浮的花粉进行了观察，发现花粉微粒在不停地无规则移动和转动，并将这种现象命名为布朗运动（Brownian motion）。

研究表明，布朗运动是液体分子热运动撞击微粒的结果。如果微粒较大，如在 10 μm 以上时，在某一瞬间液体分子从各个方向对微粒的撞击可以彼此抵消；但如果微粒很小，如在 100 nm 以下，某一瞬间液体分子从各个方向对微粒的撞击就不能彼此抵消，某一瞬间在某一方向上获得较大的冲量时，微粒就会向此方向做直线运动，在另一瞬间又向另一方向运动，即表现为布朗运动。

布朗运动是微粒扩散的微观基础，而扩散现象又是布朗运动的宏观表现。正是由于布朗运动使很小的微粒具有动力学的稳定性。爱因斯坦（Einstein）根据分子运动论导出布朗运动的公式：

$$\Delta = \sqrt{\frac{RTt}{L3\pi\eta r}} \qquad (2\text{--}21)$$

式中，Δ 为在 t 时间内粒子在 x 轴方向的平均位移，η 为介质的黏度，r 为粒子半径，L 为阿伏伽德罗常数。r 越小，η 越小，T 越高，则 Δ 越大，布朗运动越明显。布朗运动的本质是质点的热运动。

微粒分散体系的动力学稳定性主要表现在两个方面。一个是分子热运动产生的布朗运动，一个是重力产生的沉降，二者分别提高和降低微粒分散体系的物理稳定性，当微粒较小时，布朗运动起主要作用；当微粒较大时，重力起主要作用。

2. **扩散与渗透压**　作为布朗运动的结果，胶体质点可自发地从高浓度区域向低浓度区域扩散（图 2-1），扩散速率遵从 Fick 第一定律（Fick's first law）：

$$\frac{\mathrm{d}m}{\mathrm{d}t} = -DA\frac{\mathrm{d}C}{\mathrm{d}x} \tag{2-22}$$

设胶体分散系的浓度梯度为 $\frac{\mathrm{d}C}{\mathrm{d}x}$，沿浓度梯度方向各平行界面的浓度不同，但在任一截面上的浓度是均匀的。设通过截面（S）扩散的胶粒质量为 m，扩散速率为 $\frac{\mathrm{d}m}{\mathrm{d}t}$，扩散速率与浓度梯度及截面（$S$）的面积（$A$）成正比。$D$ 为扩散系数，是在单位浓度梯度下单位时间内通过单位截面积的胶粒质量，单位是 m^2/s。由于扩散方向与浓度梯度的方向相反，在公式中加上负号以使扩散速率为正值。

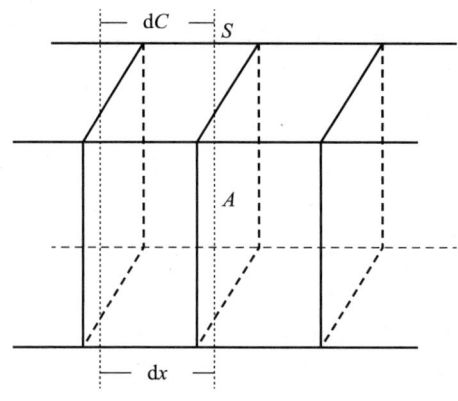

图 2-1　扩散示意图

爱因斯坦导出了布朗运动的位移与扩散系数之间的关系：

$$\Delta = \sqrt{2Dt} \tag{2-23}$$

根据式（2-23），可以通过测定布朗运动的位移求出扩散系数。将式（2-21）代入式（2-23）中得：

$$D = \frac{RT}{L} \times \frac{1}{6\pi\eta r} \tag{2-24}$$

从式（2-24）可见，粒子的扩散能力和粒子的大小成反比，粒径越大，扩散能力越弱。通过扩散系数的大小，求出质点的粒径。若已知粒子的密度，可求出粒子的摩尔质量。

将只允许溶剂分子通过而不允许溶质分子通过的半透膜的两侧分别放入溶液和纯溶剂，这时纯溶剂侧的溶剂分子通过半透膜扩散到另一溶液侧，这种现象称为渗透（osmosis）。爱因斯坦指出扩散作用和渗透压之间有着密切的联系。如果没有半透膜，溶质分子将从高浓度向低浓度方向扩散，这种扩散力和溶剂分子通过半透膜从低浓度向高浓度方向的渗透力大小相等、方向相反。胶体粒子比溶剂分子大得多，不能通过半透膜，因此在溶胶和纯溶剂之间会产生渗透压（osmotic pressure），渗透压的大小可用稀溶液的渗透压公式计算：

$$\pi = cRT \tag{2-25}$$

式中，π 为渗透压，c 为溶胶的浓度，R 为气体常数，T 为热力学温度。

由于稳定性的缘故，一般溶胶的浓度较低，其渗透压也很低，因而难以测定。高分子溶液可以配制成高浓度的溶液，因此它的渗透压较大，可以测出来。渗透压法是测定高分子摩尔质量的一个常用方法。

3. 沉降与沉降平衡　沉降（sedimentation）：是指由于分散相密度大于分散介质密度，分散相粒子在重力场作用下发生的定向运动。对于粗分散体系来说，由于粒子较大，重力作用在其运动方向上起主导作用，粒子经一段时间定向运动后，会沉降到容器的底部。如果粒子足够小，布朗运动会使微粒具有扩散趋势，而重力会使微粒沿重力场向下运动，在沉降与扩散两种作用的共同作用下，微粒分散体系最终会达到平衡状态，此时体系中的微粒在重力场方向上以一定的浓度梯度分布，这种平衡即沉降平衡（sedimentation equilibrium）。达到平衡后，体系的最下部浓度最大，随高度的上升浓度逐渐减小。

粒径较大的微粒受重力作用，静置时会自然沉降，其沉降速度服从 Stokes 定律（Stokes' law）：

$$V = \frac{2r^2(\rho_1 - \rho_2)g}{9\eta} \tag{2-26}$$

式中，V 为微粒沉降速度，单位为 cm/s；r 为微粒半径，单位为 cm；ρ_1、ρ_2 分别为微粒和分散介质的密度，单位为 g/cm^3；η 为分散介质的黏度；g 为重力加速度常数，单位为 cm/s^2。

由 Stokes 公式可知沉降速度 V 与微粒半径 r^2 成正比，所以减小粒径是防止微粒沉降的最有效方法；同时 V 与黏度（η）成反比，即增加介质的黏度（η），可降低微粒的沉降速度。此外，降低微粒与分散介质的密度差（$\rho_1 - \rho_2$）、提高微粒粒径的均匀性、防止晶型的转变、控制温度的变化等都可在一定程度上阻止微粒的沉降。一般实际的沉降速度小于计算值，原因是多分散体系并不完全符合 Stokes 定律的要求，如单分散、浓度无限稀释、微粒间无相互作用等。

沉降速度可用来评价粗分散体系的动力学稳定性。V 越小，体系越稳定；反之，不稳定。

（二）光学性质

光是一种电磁波，当一束光照射到一个微粒分散体系时，可以出现光的吸收、反射和散射等现象。光的吸收主要由微粒的化学组成与结构所决定；光的反射与散射主要取决于微粒的大小。微粒的粒径小于光的波长，会出现光散射现象，而粒径较大的粗分散体系只有光的反射。微粒大小不同，表现出不同的光学现象，从而可以根据光学现象进行微粒大小的测定。

乳光是微粒散射光的宏观表现。如果有一束光线在暗室内通过微粒分散体系，在其侧面可以观察到明显的乳光，这就是丁达尔现象。丁达尔现象的本质是粒子对光散射（scattering）。光是一种电磁波，当光照射到不均匀的介质时，电磁波使粒子中分子的外层电子做与入射光相同频率的强迫振动，这使粒子相当于一个新的光源，向各个方向发射与入射光相同的光，这就是光散射。当粒子的直径大于入射光的波长时，主要发生光的反射；当粒子的直径小于入射光的波长时，就会出现光散射现象。根据乳光判断纳米粒分散体系是一个简便的方法。在同样条件下，粗分散体系以反射光为主，不能观察到丁达尔效应；而低分子的真溶液则是以透射光为主，同样也观察不到乳光。

（三）电学性质

微粒分散体系中的微粒表面因电离、吸附、溶解、摩擦等而带电荷，电荷的存在不仅会影响微粒制剂的物理稳定性，也常常影响体内分布和药物动力学的过程。

1. 电泳　如果将两个电极插入微粒分散体系的溶液中，通以电流，则分散于溶液中的微粒可向阴极或阳极移动，这种在电场作用下微粒进行的定向移动称为电泳（electrophoresis）。微粒在电场作用下移动的速度与其粒径大小成反比，其他条件（如表面电荷密度、电场强度等）相同时，微粒越小，移动越快。

2. 微粒的双电层结构　在微粒分散体系中，微粒表面的电荷通过静电引力可使周围介质中与其电荷相反的离子（称为反离子）聚集于微粒周围，微粒表面的离子与靠近表面的反离子电荷构成微粒的双电层结构。研究表明，胶体微粒表面的电荷相互作用和双电层结构决定了胶体分散体系中微粒的稳定性，如微粒的聚合、絮凝、凝结及界面现象等诸多性质。

对于双电层的具体结构，不同学者提出了不同的看法。1879 年亥姆霍兹（Helmholz）提出平板型双电层模型，1910 年古伊（Gouy）和 1913 年查普曼（Chapman）修正了平板型双电层模型，提出了扩散双电层模型，后来 Stern 又提出了 Stern 模型。

三、微粒分散体系的物理稳定性基础知识

（一）空间稳定理论

实验已证明，在胶体微粒分散体系中加入适量的高分子化合物或非离子型表面活性剂，可显著提高微粒分散体系的稳定性。研究发现，加入的高分子化合物或非离子表面活性剂实际上降低了微粒的 ζ 电势，但微粒分散体系的稳定性却反而提高了。这些事实表明，除了双电层的静电作用，还有其他的稳定因素起作用，即微粒表面上吸附的大分子形成高分子膜保护层，从空间上阻碍微粒相互接近，进而阻碍它们的聚结，从而增加微粒分散体系的稳定性，称这一类稳定作用为空间稳定作用。

空间稳定作用很早以前就得到应用，在我国古代向墨汁中掺进树胶，可使碳粉不致聚结。现代工业上制造油漆、照相乳剂等均加入高分子作为稳定剂。这种稳定作用的理论是 20 世纪 60 年代之后才逐渐发展起来的，虽然现在还未发展成统一的定量理论，但发展很快，近年来已成为微粒稳定性研究的重要课题之一。

（二）空缺稳定理论

空缺稳定理论起源于 20 世纪 50 年代。有研究者发现，高分子没有被吸附于微粒表面时，粒子表面上的高分子的浓度低于体系溶液中高分子的浓度，形成负吸附，使粒子表面上形成一种空缺表面层。在这种体系中，自由高分子的浓度不同、大小不同，可能使胶体聚沉，也可能使胶体稳定，这种使胶体分散体系稳定的理论称为空缺稳定理论（theory of depletion stabilization），亦称自由高分子稳定理论。

随着高分子溶液浓度的降低，自由能曲线下移，当势垒降低到刚使胶体发生聚沉时，相应的浓度称为临界聚沉浓度（critical coagulation concentration，c_1）；随着高分子溶液浓度的增加，自由能曲线上移，当势垒增加到刚使胶体稳定时相应的浓度称为临界稳定浓度（critical stable concentration，c_2）。

由于稳定是在高浓度区出现，而聚沉则是在低浓度区发生，所以 c_2 总是大于 c_1。c_2 值越小表示该高分子的稳定能力越强，而 c_1 值越小则表示其聚沉能力越强，所以讨论影响因素实质上是讨论影响 c_1 和 c_2 的因素。

1. 高分子相对分子质量的影响　以相对分子质量为 4 000 ~ 300 000 的聚氧乙烯作空缺稳定剂，讨论其相对分子质量对聚苯乙烯乳胶稳定性的影响：①当随相对分子质量增大时，c_1 和 c_2 同时减少，这就是说相对分子质量大的高分子既是良好的聚沉剂，又是良好的稳定剂。②在任一相同相对分子质量的情况下，c_2 总是大于 c_1，这说明同一高分子在高浓度下发生稳定作用，而在低浓度下发生聚沉作用；而对较大相对分子质量（如 $Mr > 10\ 000$）的高分子来说，c_1 和 c_2 值均与相对分子质量的平方根成反比。

2. 微粒大小的影响　以相对分子质量为 10 000 的聚氧乙烯作自由高分子为例，随着粒径的增大，c_1 和 c_2 值同时减少，即粒径较大的微粒在高浓度的高分子溶液中呈现较大的稳定性，而在低浓度的高分子溶液中却呈现出较大的聚沉性。

3. 溶剂的影响　溶剂的好坏直接影响高分子的溶解及其分子在溶液中的形状。良好的溶剂与高分子的相互作用力较大，可以使高分子在溶液中充分伸展开，它们的混合使体系的自由能减少更多。对于不良溶剂，高分子在溶液中呈卷曲状，c_1 和 c_2 值都较大。

（三）微粒聚结动力学

当分散体系中的微粒大小超过一定的数值时，微粒分散体系将失去热力学稳定性，此时可用聚沉

速度来反映微粒分散体系的稳定性，可以说，聚沉速度是微粒稳定性的定量反映。由 DLVO 理论可知，微粒之所以稳定是由于总势能曲线上势垒的存在。若势垒为零，则微粒相互接近时必然导致聚结；若势垒大于零，则只有能克服势垒的微粒碰撞才会导致最终的聚沉。前者称为快聚结，后者为慢聚结。

第四节　流变学基础

一、概述

流变学（rheology）是研究物质的变形和流动的一门学科，是力学的一门分支学科。在药品生产过程中，液体和半固体的流动速度、流动阻力、稳定性、涂展性、罐装难易度等性质均与流变学相关，在药品处方设计、制备工艺、质量评定等方面也必须考虑到流变学的相关内容。

（一）变形与流动

变形是指对某一物体施加压力时，其内部各部分的形状和体积发生变化的过程。对固体施加外力，则固体内部存在一种与外力相对抗的内力而使固体保持原状，此时在单位面积上存在的内力称为应力（stress）。物体在外力的作用下发生变形，当解除外力后恢复原来的形状的性质称为弹性（elasticity）。将可逆性变形称为弹性变形，而非可逆性变形则称为塑性变形。流体在外力的作用下质点间相对运动而产生的阻力称为黏性（viscosity）。流动是液体的主要性质之一，流动的难易程度与物体本身的黏性有关，因此流动也可视为非可逆性变形的过程。对软膏剂或硬膏剂等半固体制剂施加较小的外力时观察不到变形，而施加较大的外力时可以发生变形，且解除外力后不能复原，这种性质称为塑性（plasticity），引起变形或流动的最小应力称为屈服值（yield value）。

（二）弹性与黏性

经典力学认为，变形与流动是两个范畴的概念，变形是固体材料的属性，而流动是液体材料的属性。固体具有弹性，在受到外力作用时发生弹性变形，在外力撤销后形变恢复，表现出弹性行为，且产生形变时储存能量，形变恢复时还原能量。液体在受到外力时流动，产生永久形变，形变不可恢复，消耗能量，表现为黏性行为，其黏性影响流动的难易程度。通常，液体流动时遵循牛顿黏性定律，而固体变形时遵从胡克定律，其应力、应变之间的响应为瞬时响应。

然而，流变学研究中的很多对象，如药剂学中的软膏剂、凝胶剂等半固体制剂，具有黏性与弹性的双重性质，即黏弹性（viscoelasticity）。具有黏弹性的物体称为黏弹体（viscoelastic body），该类物体既具有液体的流动性质，也具有固体弹性变形的性质。黏弹体的力学性质与完全弹体不同，其力学行为不能仅用应力与应变的关系表示，还与力的作用时间有关。

（三）剪切应力与剪切速率

假设一个能够发生形变的立方体，固定其底面（A），当对顶面（B）沿着切线方向施加力（F）时，物体以一定速度（v）发生形变，这种形变称为剪切应变（shear strain，r，图 2-2）。此时，单位面积上的作用力（F/B）称为剪切应力（shear stress，S）。在理想固体中，剪切应力与剪切应变之间符合胡克定律（Hooke's law）：

$$\frac{S}{r} = G \tag{2-27}$$

式中，G 为剪切模量（shear module，N/m^2），其物理意义在于物体单位剪切应变所需的剪切应力。如完全弹性体，即在受力时只发生弹性形变，外力撤销时可 100% 恢复原状的理想物质，其力学性质即可用剪切模量表示。

如果以同样的剪切力（F）施加到液体时，液体就会以一定速度流动，而且带动下层液体流动，

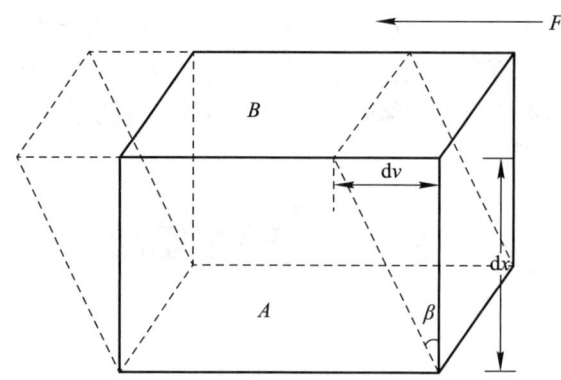

图 2-2　牛顿黏性模型（剪切应变 $r = \tan\beta$ ）

此时在 AB 层间产生速度梯度 $\dfrac{\mathrm{d}v}{\mathrm{d}x}$，亦称剪切速率（rate of shear, D）。对于理想液体，剪切应力（S）与剪切速率（D）成正比，可用牛顿黏性定律（Newton's law of viscosity）表示：

$$S = \eta \cdot \frac{\mathrm{d}v}{\mathrm{d}x} = \eta \cdot D \qquad (2\text{-}28)$$

或：

$$D = \frac{1}{\eta} \cdot S \qquad (2\text{-}29)$$

式中，η 为黏度，物理意义为速率梯度为 $1\ \mathrm{s}^{-1}$、面积为 $1\ \mathrm{cm}^2$ 时 AB 两液层间的内摩擦力，单位为 Pa·s。遵循牛顿黏性定律的流体为牛顿流体或黏性流体，黏性是物质的固有性质。

二、流体的基本性质

根据流变特性通常将流体分为两类：一类是牛顿流体（Newtonian fluid），遵循牛顿黏性定律；另一类为非牛顿流体（non‑Newtonian fluid），不遵循牛顿黏性定律。

（一）牛顿流体

液体受剪切应力作用产生流动，流动的抵抗力是黏性的。液体的黏度不同，流动速度也不同。如图 2-3 所示，将面积为 A（cm^2）的两块平板离开 x（cm），平行相对，使牛顿流体在中间流过。按箭头方向给予上面的平板施加力 F（N），上板以 v（cm/s）的速度运动，紧贴上板的液体以与上板相同的速度移动，紧贴下板的一层液体不移动，两板中间所夹各层液体的流动速度如箭头所示，其流动速度沿 x 轴向上逐渐增大，并与下板的距离成正比。沿 x 轴方向的速度梯度 $\mathrm{d}v/\mathrm{d}x$ 为切变速率或剪切速率（rate of shear），用 D（s^{-1}）表示。

牛顿在 17 世纪论述了流体的黏性，提出了"流体内部的剪切应力与垂直于流体运动方向的速度梯度成正比"的关系，即：

$$S \propto \frac{\mathrm{d}v}{\mathrm{d}x} \qquad (2\text{-}30)$$

$$S = \eta \cdot D \qquad (2\text{-}31)$$

此即为牛顿公式。式中，S 为剪切应力；比例系数 η 称为黏度系数，简称黏度。凡符合牛顿公式的流体称为牛顿流体。将牛顿流体的剪切速率随剪切应力的变化绘制曲线，则得到流变曲线（rheogram），见图 2-4A，剪切速率（D）与剪切应力（S）成直线关系，且通过原点。水、空气、油、液体石蜡等及低分子化合物的纯液体稀溶液或高分子稀溶液都属于牛顿流体。

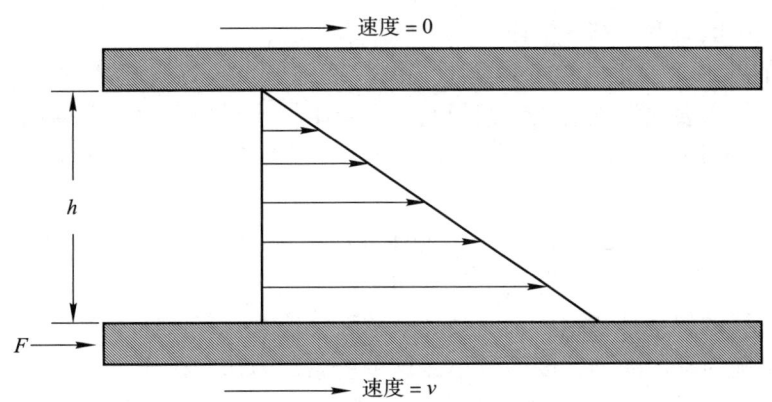

图 2-3　牛顿流体模型

牛顿流体的黏度（η）是一个常数，单位是 Pa·s，1 Pa·s = 10 P（泊），η 的倒数称为流度（fluidity）。在一定温度下，牛顿流体的黏度是温度的函数，随温度升高而减小，许多液体温度每升高 1℃，黏度降低约 2%。黏度与温度的关系可用 Andrade 公式表示：

$$\eta = A^{\frac{E}{RT}} \tag{2-32}$$

式中，A 为常数，E 为流动活化能，R 为摩尔气体常数，T 为热力学温度。流动活化能是指液体开始流动所需施加的能量。

（二）非牛顿流体

凡不符合牛顿黏度公式的流体统称为非牛顿流体。非牛顿流体的剪切应力和切变速率之比不是常数，而是切变速率的函数。这个比值用 η^a 表示，称为表观黏度（apparent viscosity）。药剂学中的许多液体与半固体制剂，如高分子溶液、胶体溶液、乳剂、混悬剂、软膏剂等均属于非牛顿流体。非牛顿流体的流动可分为塑性流动、假塑性流动、胀性流动和触变流动。它们的流变曲线不是直线，有些不通过原点（图 2-4B—E）。

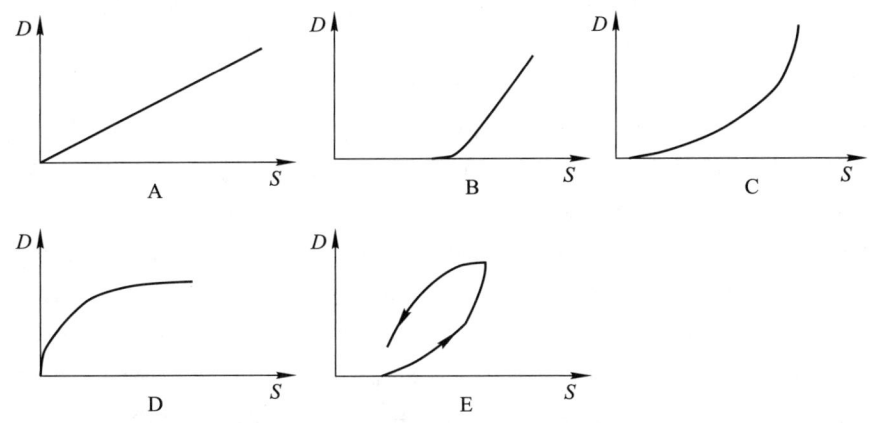

图 2-4　不同物质的代表性的流动
A. 牛顿流体；B. 塑性流体；C. 假塑性流体；D. 胀性流体；E. 触变性流体

1. 塑性流体　当外加剪切应力较小，物体不流动，只发生弹性变形；当剪切应力超过某一限度时，物体发生永久变形，表现出可塑性，呈现塑性流动（plastic flow）。例如，从软膏管中挤软膏，用力很轻时，膏体不流出，只从管口凸出，松手时又缩回，若用力大些，膏体就会从管口流出。塑性流动的流变曲线如图 2-4B 所示，它不通过原点，与切应力（S）轴相交于 S_0，S_0 是使塑性流体（plastic fluid）开始流动所需的临界切应力，称为屈服切应力或屈服值（yield value）。当切应力小于屈服值 S_0

时为弹性体，超过屈服值后变为黏性流体。

产生塑性流动的原因为静止时粒子聚集形成网状结构，当应力超过 S_0 时，导致体系的网状结构被破坏，开始流动。加入表面活性剂或反絮凝剂，会减小粒子间的引力（范德瓦耳斯力）和斥力（短距离斥力），进而减少或消除屈服值。在制剂中呈现为塑性流动的剂型有高浓度乳剂、混悬剂、单糖浆等。

2. 假塑性流体（pseudoplastic fluid）　流变曲线如图 2-4C 所示，特点是曲线经过原点，即表示只要加上小的切应力就发生流动，这种流动没有屈服值。随着切应力的增大，切变速率以越来越大的速度增加，即流变曲线的斜率越来越大，曲线越来越陡。这意味着该体系随切变速率的增大其黏度越来越小，即表观黏度随搅动的激烈程度而变小，这种现象称为切变稀化。

假塑性流体（pseudoplastic fluid）大多数是含有长链大分子聚合物或形状不规则的颗粒的分散系，如甲基纤维素、羧甲基纤维素、淀粉及大多数高分子溶液等。不对称的高分子粒子在静止时有各种取向，当切变速率增加时，粒子的长轴逐渐向流动方向取向。切变速率越大，这种定向效应越明显，从而使流动阻力下降，表观黏度 η^a 下降。当切变速率增加到一定值，粒子的长轴全部沿流动方向取向时，切变速率与切应力成正比关系，黏度不再改变。

3. 胀性流体　胀性流体（dilatant fluid）的流变曲线如图 2-4D 所示，它是通过原点的曲线，但与假塑性流动相反，曲线是凸形的。当剪切应力较小时，胀性流体即发生流动，剪切速率随剪切应力的增大而增加明显。随着应力的继续增大，剪切速率以越来越小的速率增加，即随剪切速率的增大，体系的黏度越来越大，这种现象称为剪切变稠。

剪切变稠的产生原因可以用胀容现象来解释。当具有剪切变稠的流体静止时，胶体粒子一般处于排列紧密的状态，但不聚结，作为分散介质的水充满致密排列的粒子间隙。当施加应力较小时，由于粒子间的液层有润滑作用，流体流动阻力小，表观黏度低。当剪切力增加时，原先处于致密排列的粒子就会被搅乱，液层原有的润滑作用相应减小，流动阻力会骤然增大，表观黏度随之上升，甚至会使流体失去流动性。因为粒子在强烈的剪切作用下成为疏松排列结构，引起外观体积增大，所以称为胀容现象。

胀性流体中，分散相浓度一般较高，且只在一个相对狭小的范围内才呈胀性流动。当分散相的浓度较低时，流体呈现为牛顿流体行为。在制剂中表现为胀性流动的一般为含有大量固体微粒的高浓度混悬剂，如浓度为 50% 的淀粉浆、阿拉伯胶、糊剂等。

4. 触变性流体　对于塑性流体、假塑性流体与胀性流体，其剪切应力与剪切速率的关系不随时间而变化。当剪切应力增大或减小逆向改变时，剪切速率及黏度也随之逆向改变，无时间滞后。对应于某一剪切应力时，有一固定的剪切速率。

对于某些非牛顿流体，剪切应力作用时间的长短对体系的流变性有影响，即黏度与剪切应力的作用时间长短有关。当体系在搅动时成为流体，而停止搅动后，体系并不是立即恢复到搅动前的状态，而是一个逐渐变稠，甚至胶凝的过程，而且这一过程可以反复可逆地进行，这种性质称为触变性（thixotropy）。触变性流体（thixotropic fluid）的流变曲线为一环状曲线，如图 2-4E 所示，当剪切应力增加时，呈上行线；当剪切应力降低时，呈上行线和下行线不重合，形成滞后环（hysteresis loop）。滞后环面积的大小反映触变性的大小。例如，亲水凝胶在常态下呈半固体，无流动性，某些水凝胶在受到振动、压迫等机械力的作用后，内部结构被破坏，表现为体系的黏度下降，变为可流动的溶胶。停止机械力作用后，溶胶逐渐变稠，最后恢复为凝胶。除凝胶，高浓度的混悬剂、乳剂与亲水性高分子，在一定的条件下都有可能存在触变性。普遍认为，触变性是流体结构可逆转变的一种现象，具有可逆性。

流体表现触变性的机制可以理解为随着剪切应力的增加，粒子之间形成的结构受到破坏，黏度降低。当剪切应力撤除后，被拆散的粒子靠布朗运动移动，需要一段时间才能恢复原来的结构，即黏度在等温条件下缓慢地恢复到原来状态的现象。

三、流变性的测定

流变性质的测定原理就是求出物体流动的速度和引起流动所需的力之间的关系。最常测定的流变学性质是黏度和稠度，测定方法快速易行，是简单的质量控制方法。

（一）黏度的测定

1. 黏度的表示方法　有绝对黏度（absolute viscosity）、动力黏度（kinetic viscosity）、相对黏度（relative viscosity）、增比黏度（specific viscosity）、比浓黏度（reduced viscosity）、特性黏度（intrinsic viscosity）等。

2. 影响黏度的因素

（1）温度：液体的黏度（η）与热力学温度（T）的关系可用 Andrade 式表示，随着温度升高，黏度降低。

$$\eta = A \cdot e^{\frac{\Delta E}{RT}} \tag{2-33}$$

式中，A、ΔE 为常数，R 为气体常数。

（2）压力：液体的黏度随着压力的增大而呈指数形式增加，然而这种变化极小，在大气压下很难检测到。

（3）分散相：黏度受分散相的浓度、形状、粒子大小等的影响。

（4）分散介质：黏度受分散介质的化学组成、极性、pH 及电解质浓度等的影响。

3. 黏度测量仪器

（1）毛细管式黏度计（capillary viscometer）：是基于相对测定法的原理设计的，即依据液体在毛细管中的流出速度测量液体的黏度。此法因不能调节线速度，不便测定非牛顿流体的黏度，但对高聚物的稀薄溶液或低黏度液体测定较为方便。

（2）旋转式黏度计（rotary viscometer）：是根据在转动过程中作用于液体介质中的剪切应力大小来测定黏度。常用的旋转式黏度计有同心双筒式、锥板式、平行板式等多种类型。同心双筒黏度计适用于中、低黏度均匀液体黏度的测定，不适用于糊剂和含有大颗粒的混悬剂。平行板黏度计适宜于高温测量和多相体系的测量。

（3）落球式黏度计（falling ball viscometer）：是根据 Stokes 定律设计的，即在黏度为 η 的液体中自由落下的小球（直径为 d），记录落下速率，依据公式计算而得。该方法不适用于触变流体。

（二）稠度的测定

软膏等半固体制剂的流变性质可用插度计（penetrometer）、平行板黏度计（spread meter）进行测定。插度计主要用于测定软膏的稠度（consistency），即在一定温度下，将插度计中重 150 g 的金属锥体的锥尖放在供试品表面，以插入的深度评定供试品的稠度，以 0.1 mm 为 1 个单位，称为插入度。一般稠度大的样品插入度小，稠度小的样品插入度大。合格软膏剂的插入度通常规定在 200 ~ 300 个单位内。平行板黏度计主要用于测定软膏剂的涂展性。将样品夹在平行板之间，施加一定压力，样品横向扩散，根据扩散速度可以评价其涂展性。

四、流变学在药剂学中的应用

流变学理论在混悬剂、乳剂、软膏剂、凝胶剂、眼膏剂、硬膏剂、凝胶膏剂等药物制剂，以及新型药物递送系统中得到广泛的应用。同时，对于药物制剂生产的每一道工序也有重要影响。例如，填充、混合、包装等。在实际应用中，如软膏剂从管状包装中的可挤出性、在应用部位的涂展性。注射剂的通针性、应用部位的滞留性等均可用流变学的原理解释。通过流变学性质的研究可以控制制剂质量，还可以为制剂的处方设计、制备工艺及设备选择、贮存稳定性、包装材料等提供有关依据。

（一）药物制剂的流变性质

1. 稳定性　增加系统连续相的黏度，可提高乳剂、混悬剂的物理稳定性。

2. 通针性　通针性除与药物粉末粒径有关外，还与塑变性、黏度有关，注射时（即施加应力时）表现出较低的黏度，应力撤除后又恢复原有的状态。

3. 滞留性　对于眼部和腔道给药系统，药物应在用药部位滞留以防止药物的流失。通过形成凝胶或增加制剂黏度的方法可以提高药物的吸收。

（二）流变学在不同药物制剂中的应用

流变学理论对指导乳剂、混悬剂、半固体制剂和固体制剂等剂型的处方设计、制备工艺、质量控制及临床应用等具有重要的意义。

1. 在液体制剂中的应用　乳剂在制剂成型和使用过程均受到各种剪切力的作用，油相和水相的相体积比、黏度、温度、剪切速率和剪切作用时间是影响乳剂成型的关键参数。当相体积比小于 0.05 时，为牛顿流体；随着相体积比增大，流动性下降，呈现假塑性到塑性流体的转变；当相体积比接近 0.74 时，会导致相转变，黏度骤然增大。在乳剂的过滤、灭菌和贮存过程中，乳剂的处方组成、黏度和粒径，灭菌和贮存的温度等是影响乳剂稳定的关键因素。注射用乳剂应易通过针头，容易从容器中倒出及铺展时能自由流动，这是形成理想乳剂的最佳条件。

口服混悬剂要求沉降体积比不得低于 0.9，故处方设计时既需要适宜的黏度和稠度以降低混悬粒子的沉降速率，也需要在使用时轻微振摇，出现剪切稀化便于流出，呈现假塑性触变流体特性。这就需要混悬剂贮藏过程剪切速率很小，显示出较高的黏性。而在应用时，随着剪切速率增大，显示较低的黏性。

2. 在半固体制剂中的应用　软膏剂、凝胶剂等半固体制剂的流变学性质对其使用有重要的影响。此类产品在开盖时不应自动流出，而当挤出时，遇到适宜的阻力后缓慢地从软管流出，停止挤压后就不流出。皮肤科外用的半固体制剂应通过添加具有触变性的添加剂，调节药物的黏度，使其在给力时可使药品容易涂展，停止给力时黏附于皮肤。

3. 在固体制剂中的应用　在固体制剂中，固体粉末的流动性、可压性、弹性和塑性等均对固体制剂的分剂量准确性和成型性影响很大。

（三）药物制剂的流变性质对生产工艺的影响

如产品为非牛顿流体，产品的特性与剪切应力有关。工艺过程中使用的各种设备（如混合罐、泵和均质机等）施加机械功（即剪切作用）的强度和经历时间的任何改变都会引起最终产品黏度的明显改变。产品黏度的变化和屈伏值对工艺有重要的影响。例如，产品具有切变稀性且具有较高的屈伏值时，由于剪切变稀，小叶桨可能只引起接近桨叶小部分的液体流动，大部分高屈伏值物料仍留在原处。这时需更换为大螺旋桨叶、涡轮式桨叶以覆盖较大的面积。

一般情况下，属于牛顿流体的液体制剂，如低分子溶液剂等，较容易完成生产工艺由小试放大到大规模生产。而非牛顿流体制剂生产工艺放大后，其黏度和稳定性与小试样品可能显著不同，所以必须了解其流变特性。这类制剂应加入中试研究，一般中试的量不应小于实际生产量的 1/10。

第五节　粉体学基础

一、概述

由于具有特殊的黏附性，粉体（powder）的流动相较于液体流动困难得多，且其流动通常是可变而不可预测的。粉体是多个相同或不同化学成分的固态粒子的集合体，而粉体学则是研究粉体的基本性质及其应用的科学，主要研究包括粒径、粒径分布、形态、休止角、空隙率和其他相关性质在内的粉体重要性质的表征。

作为粉体中的运动单元，粒子（particles）是组成粉体的基础。通常将粒径≤100 μm 的粒子称为"粉"，将粒径 > 100 μm 的粒子称为"粒"。微米级粉体的粒径 > 1 μm，而将粒径 < 1 μm 的粉体称为纳米级粉体。

粉体本身即可作为剂量计算单位，但其通常还需加工成片剂或胶囊剂后再进行给药。在实际的药物剂型生产中，粉体的流动性、均一性和压缩性质都是至关重要的，其中，需重点关注粉体流动性的原因在于：①粉体需从进料斗中平稳流动至压片或胶囊填充设备，以保证制剂的剂量均一性。②不均匀的粉体流动可能导致粉体间隙中存在大量多余的空气，影响压片效果。③粉体流动不均匀可能增加颗粒与设备壁面的摩擦，同时可能在粉体转移过程中引入粉尘污染隐患。

二、粉体的基本性质

受粒子的形状、大小和表面状态等因素影响，粉体的性质可能随着粒子的微小变化而发生剧烈变化，因此研究粉体的性质对固体物料的处理至关重要。粉体有两个重要的基本性质：①粉体的粒径及其分布和总表面积；②单一粒子的形态及表面积。通常粒径 > 250 μm 的粉体粒子能够实现相对自由的流动，而粒径 < 100 μm 的粒子通常具有较不理想的流动性。此外，当粒径 < 10 μm 时，除小颗粒黏附于较大颗粒外，在重力作用下粒子常难以流动。

（一）粒度及粒度分布

粒径大小（particle size）是粉体的最基本的性质。球体、立方体等规则粒子可以用直径、边长等特征长度表示其大小。对于不规则粒子而言，其粒径因测定方法不同而各有不同。由于粒子粒径各不相同，粒径分布（particle size distribution）能够反映粉体中不同粒径大小的粒子的分布情况，可用频率分布或累积分布表示。

频率分布（frequency distribution）是各个粒径所对应的粒子在全体粒子群中所占的百分数；累积分布（cumulative distribution）则是小于（或大于）某粒径的粒子在全体粒子群中所占的百分数。频率分布与累积分布可用表格、直方图或曲线表示。

粒度分布基准包括个数基准、质量基准、面积基准、体积基准和长度基准等，粒度分布曲线随测定基准不同而不同，因此表示粒度分布时必须注明测定基准。在药学的粉体处理过程中实际应用较多的是质量和个数基准的粒度分布，不同基准的粒度分布理论上可以互相换算。

（二）粉体的物理性质

1. 粉体的流动性与充填性

（1）粉体流动性的评价方法：常用的评价粉体流动性（powder flowability）的方法有休止角、流出速度、压缩度和 Hausner 比、剪切室法（shear cell）。这些参数可用于描述粉体的流出速度或流出粉末的均一性，但并非粉体的内在性质。

1）休止角：粒子在粉体堆积层的自由斜面上所受到的重力和粒子间摩擦力达到平衡时将处于静

止状态，此时将粉体堆积层的自由斜面与水平面能够形成的最大角度称为休止角（angle of repose），用 θ 表示。此外，动态休止角是流动的粉体与水平面间所形成的夹角，目前常采用固定漏斗法和固定圆锥底法测定静态休止角，而动态休止角则可通过将粉体装入量筒中并以一定的速度旋转后测定。

以固定圆锥底法为例：将粉体注入某一有限直径的圆盘中心上，直至粉体堆积层斜边的物料沿圆盘边缘自动流出时停止注入，通过测量圆锥体的高度，利用以下公式计算休止角：

$$\tan \theta = \frac{h}{r} \tag{2-34}$$

式中，h 为圆锥高度，r 为圆锥半径。休止角是检验粉体流动性好坏的最简便的方法。休止角越小，摩擦力越小，流动性越好。一般地，认为 $\theta \leqslant 30°$ 的粉体具有良好的流动性，$\theta > 40°$ 的粉体流动性较差（表2-2）。

2）流出速度（flow rate）：可用单位时间内从容器的小孔中流出粉体的量表示，如测定100 g粉末流出小孔所需要的时间或测定10 s内可流出小孔的样品量。如果粉体的流动性很差而不能流出时可加入100 μm的玻璃球助流，测定粉体开始流动所需玻璃球的最少量（$W\%$），以表示流动性，加量越多流动性越差。

表2-2 粉体休止角与流动性的对应关系

休止角 / (°)	流动性
25 ~ 30	优秀
31 ~ 35	良好
36 ~ 40	中等（不需改善）
41 ~ 45	尚可（需调整粒径、形貌或添加助流剂）
46 ~ 55	差（需要搅拌或振摇）
56 ~ 65	很差
>65	极差

3）压缩度和 Hausner 比：近年来，基于体积密度的流动性测试逐步普及。其中，最为常用的两个表征指标是 Hausner 比（Hausner ratio，HR）和压缩度［compressibility index，又称卡尔指数（Carr's index）］。

Hausner 比和压缩度可由下述方法测定：将一定量的粉体轻轻装入量筒后测量最初堆积体积 V_{bulk}；采用轻敲法使粉体处于最紧状态，测量最终的体积 V_{tapped}。随后，可用下式计算 Hausner 比。建议采用250 mL量筒及100 g粉末样品测定，测定3次，取平均值。

$$\text{Hausner 比}（\%）= \frac{V_{bulk}}{V_{tapped}} \times 100\% = \frac{\rho_{tapped}}{\rho_{bulk}} \times 100\% \tag{2-35}$$

卡尔提出了另一种由堆积密度间接测定粉体流动性的方法，即测定粉体压缩度，又名卡尔指数。压缩度是评价粉体流动性的重要指标，其大小反映粉体的团聚性和松软状态，可由下式进行求算：

$$\text{压缩度}（\%）= \frac{V_{bulk} - V_{tapped}}{V_{bulk}} \times 100\% = \frac{\rho_{tapped} - \rho_{bulk}}{\rho_{tapped}} \times 100\% \tag{2-36}$$

在实际应用中，压缩在20%以下时流动性较好，压缩度增大时流动性下降，当压缩度在38%以上时粉体则很难从容器中自动流出。相应地，Hausner 比也能反映粉体流动性，即 Hausner 比在1.25以下时流动性较好，当 Hausner 66 大于1.60时无法操作。压缩度与粉体流动性之间的对应关系，及其相应的等效 Hausner 比见表2-3。

表2-3 粉体压缩度、流动性及等效 Hausner 比的对应关系

压缩度	流动性	等效 Hausner 比
1% ~ 10%	优秀	1.00 ~ 1.11
11% ~ 15%	良好	1.12 ~ 1.18

续表

压缩度	流动性	等效 Hausner 比
16% ~ 20%	中等	1.19 ~ 1.25
21% ~ 25%	尚可	1.26 ~ 1.34
26% ~ 31%	差	1.35 ~ 1.45
32% ~ 37%	很差	1.46 ~ 1.59
> 37%	极差	> 1.59

（2）粉体流动性的影响因素和改善方法

1）颗粒粒径：相较于表面光滑的颗粒，表面粗糙的颗粒的黏附性更强，并更容易发生嵌合。可以通过制粒等手段实现去除部分细颗粒或增加部分粗颗粒，从而改善粉体的流动性。

2）颗粒形貌和表面粗糙度：一般来说，球形颗粒较不规则颗粒具有更为理想的流动性。例如，可采用喷雾干燥得到近球形的乳糖颗粒。在一定条件下，也可通过喷雾干燥或结晶将针状颗粒调整为近球形。此外，可以通过控制改变生产方法，如结晶条件等，改变颗粒的表面粗糙度，从而提高流动性。

3）表面作用力：静电作用可增加颗粒间的吸引力，使颗粒的充填更加紧密，进一步增加了颗粒的黏着性。通过改变工艺条件而降低粉末间的摩擦性接触，可减少颗粒间的静电作用，改善流动性。由于粉体表面吸附水分会增加其堆密度，降低空隙率，从而增加粒子间黏着力，颗粒湿度同样影响粉末的流动性。因此，对于湿含量高的粉末，适当干燥有利于减弱粒子间作用力。对于易吸湿的粉末，应在低湿度条件下处理。

4）助流剂的影响：助流剂可降低粉末间的黏附性，改善流动性。向粉体中加入 0.5% ~ 2% 微粉硅胶、滑石粉等助流剂，可在粒子表面填平粗糙表面以减少阻力，但过多的助流剂反而将会增加阻力。此外，当因湿度增加使得粉体流动性受损时，可加入少量氧化镁细粉加以改善。

（3）充填性（packability）：在片剂、胶囊剂的装填过程中具有重要的意义，常用堆密度和空隙率表征充填性，并衍生出包括堆容比、空隙比、充填率和配位数在内的一系列参数。由于前文已对堆密度和空隙率进行解释说明，此处不再赘述。堆容比（specific volume）是单位质量粉体（1 g）所占体积；空隙比（void ratio）是空隙体积与粉体真体积之比；充填率（packing fraction）是粉体的堆密度与真密度之比；配位数（coordination number）则是单个粒子周围相邻的其他粒子个数。

2. 粉体的吸湿性与润湿性

吸湿性（moisture absorption）是指固体表面吸附水分的现象。将药物粉末置于湿度较大的空气中时容易发生不同程度的吸湿现象以至于使粉末的流动性下降、固结、润湿和液化等，甚至促进化学反应从而降低药物稳定性。

药物的吸湿性与空气状态有关。将物料长时间放置于一定的空气状态后物料中所含的水分为平衡水分。平衡水分与物料的性质及空气状态有关，不同药物的平衡水分随空气状态的变化而变化。

（1）水溶性药物的吸湿性：水溶性的药物粉末在相对湿度较低的环境下，几乎不吸湿，但当空气中的相对湿度提高到某一定值时，吸湿量急剧增加，此时的相对湿度为物料的临界相对湿度（critical relative humidity，CRH）。CRH 是水溶性药物的固有特征，是衡量药物吸湿性大小的重要指标。一般地，CRH 越大，则越不易吸湿。

水溶性药物混合物的 CRH 值可根据 Elder 方程即式（2-37）计算，即水溶性药物混合物的 CRH 约等于各成分 CRH 的乘积，而与各成分的量无关。使用 Elder 方程的条件是各成分之间不发生相互作用，因此不适用于含共同离子或在水溶液中形成复合物的体系。

$$CRH_{AB} = CRH_A \cdot CRH_B \tag{2-37}$$

式中，CRH_{AB} 为 A 与 B 物质混合后的临界相对湿度，CRH_A 为 A 物质的临界相对湿度，CRH_B 为 B 物质的临界相对湿度。上述公式说明混合物的 CRH_{AB} 比低于其中任何一种物质的 CRH 值，更易于吸湿。为了防止物料在操作和保存过程中吸潮，须控制空气的相对湿度在物料的临界相对湿度之下。

CRH 值的测定通常采用粉末吸湿法或饱和溶液法。以粉末吸湿法为例，可将药物的干燥粉末置于一系列不同湿度的恒温环境中，待其达到吸附平衡后称重计算得吸湿量，以平衡吸湿量（%）对相对湿度（%）作图，将斜率急剧升高处的相对湿度值作为 CRH 值。

（2）水不溶性药物的吸湿性：水不溶性药物的吸湿性在相对湿度变化时缓慢发生变化，没有临界点。由于平衡水分吸附在固体表面，相当于水分的等温吸附曲线。水不溶性药物混合物的吸湿性具有加和性。

$$CRH_{AB} = CRH_A + CRH_B \tag{2-38}$$

式中，CRH_{AB} 为 A 与 B 物质混合后的临界相对湿度，CRH_A 为 A 物质的临界相对湿度，CRH_B 为 B 物质的临界相对湿度。

（3）粉体的润湿性：润湿是固体界面由固－气界面变为固－液界面时所表现的性质，将液滴滴到固体表面时，液滴的切线与固体平面间的夹角称为接触角。根据液滴与固体之间的润湿性不同，接触角最小为 0°、最大为 180°，接触角越小则润湿性越好。根据接触角的大小，润湿性分为完全润湿（$\theta = 0°$）、润湿（$0° < \theta \leqslant 90°$）、不润湿（$90° < \theta < 180°$）和完全不润湿（$\theta = 180°$）。

水在玻璃板上的接触角约等于 0°，水银在玻璃板上的接触角约 140°，这是因为水分子间的引力小于水和玻璃间的引力，而水银原子间的引力大于水银与玻璃间的引力所致。液滴在固体表面上受力达到平衡时接触角 θ 与各张力之间的关系符合杨氏方程，表示如下：

$$\gamma_{sg} = \gamma_{sl} + \gamma_{lg}\cos\theta \tag{2-39}$$

式中，γ_{sg}、γ_{lg}、γ_{sl} 分别为固－气、液－气、固－液间的界面张力。

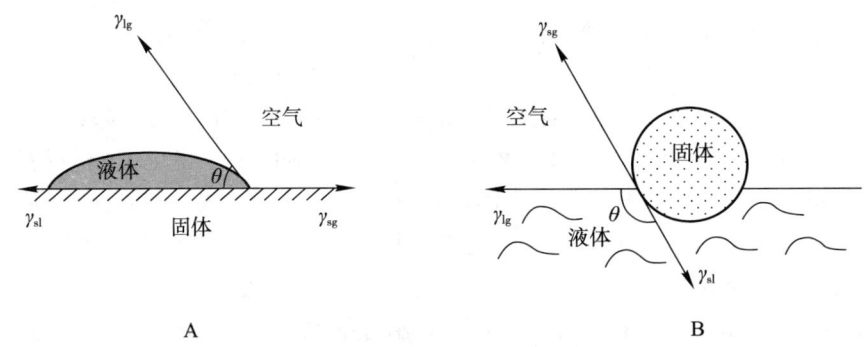

图 2-5　扩散润湿（A）和浸入润湿（B）

如图 2-5A 所示，液体在固体表面扩散的润湿类型为扩散润湿，扩散趋势可用扩散系数（S）进行量化表示。其中，

$$S = \gamma_{lg}(\cos\theta - 1) \tag{2-40}$$

若 $\theta > 0°$，则（$\cos\theta - 1$）项为负值，S 值也为负。因此，完全润湿的条件为 $\theta = 0°$。固体浸入液体的状态如图 2-5B 所示，该润湿类型为浸入润湿。接触角主要可以通过将测试药物压制成大直径的片状物并水平放置后，在其中心滴加测试药物的饱和溶液，由量角器测定溶液凸面与固体水平面的夹角即得。许多药物具有轻度疏水性（如吲哚美辛和硬脂酸），甚至强疏水性（如硬脂酸镁、苯丁酮和棕榈酸氯霉素）见表 2-4。

3. 粉体的黏附性与凝聚性　由于存在分子间作用力，粉体颗粒产生了颗粒间相互聚集或颗粒黏

表 2-4　药物粉末的接触角

药物名称	接触角 / (°)	药物名称	接触角 / (°)
阿司匹林	74	乳糖	30
硬脂酸铝	120	硬脂酸镁	121
氨茶碱	47	呋喃妥因	69
无水氨苄青霉素	35	苯基丁氮酮（保泰松）	109
三水合氨苄青霉素	21	泼尼松龙	43
咖啡因	43	泼尼松	63
碳酸钙	58	水杨酸	103
硬脂酸钙	115	硬脂酸	98
氯霉素	59	琥珀酰磺胺噻唑	64
棕榈酸氯霉素（α 型）	122	磺胺嘧啶	71
棕榈酸氯霉素（β 型）	108	磺胺甲嘧啶	48
地西泮	83	磺胺噻唑	53
地高辛	49	茶碱	48
吲哚美辛	90	甲苯磺丁脲	72
异烟肼	49		

附在固体表面上的倾向，从而产生了粉体的黏附（adhesion）和凝聚（cohesion）。黏附产生于不同分子之间，是指不同粉粒的结合或粉粒与固体表面的结合，如粉体黏附于漏斗壁面。凝聚产生于相同粉粒之间，如大块固体中相同颗粒的团聚。

粉体颗粒的黏附力和凝聚力主要由短程非特异性范德瓦耳斯力组成，该作用力随着粒径的减小而增加，且随相对湿度的变化而变化。另外，仍有一些吸引力有助于产生黏附力和凝聚力，包括湿润状态下颗粒表面吸附液体层间的表面张力和干燥状态下由接触或摩擦电荷产生的静电力。凝聚强度描述了粉体产生流动的内部阻力，因此用于测量粉体的流动能力，可采用剪切单元（shear cell）技术进行测定。

由于黏附和凝聚都出现在粉体表面，粒径大小会影响粉体流动性。一般情况下，粒径越小的粉体越易发生黏附和凝聚，通常粒径 > 250 μm 的粒子流动性较好，当粒径 < 100 μm 时颗粒间的凝聚增强，可能出现流动性问题。当粉体的粒径 < 10 μm 时，凝聚性很强，在重力作用下很难流动。采用造粒方法加大粒径或加入助流剂等手段是防止黏附和凝聚现象的有效措施。

4. 粉体的压缩性质

（1）概述：片剂的制备过程是利用粉体的压缩成型性将药物粉末或颗粒压缩成具有一定形状和大小的坚固聚集体的过程。如果处方设计或操作过程不当就会产生裂片、黏冲等不良现象以至于影响正常操作，因此粉体的压缩特性对于处方筛选与工艺选择具有重要的意义。粉体的压缩特性主要包括可压缩性、可成形性和可压片性。

1）可压缩性（compressibility）：是粉体在压力下减小体积的能力，代表压力对于空隙率的影响。

2）可成形性（compactibility）：是粉体在压力下结合成坚固压缩体的能力，代表压力对于抗张强度（或硬度）的影响。

3）可压片性（tabletability）：是粉体在压力下压缩成具有一定形状和强度片剂的能力，代表空隙率对于抗张强度（或硬度）的影响。

（2）粉体颗粒的压缩变形方式：粉体压缩特性的研究主要通过施加压力带来的一系列变化得到信息。粉体颗粒在被压缩过程中主要有三种变形方式，弹性变形、塑性变形和脆性变形。粉体在压片过程中主要以哪种方式变形，主要根据物料的性质和工艺参数来决定。

1）弹性变形（elastic deformation）：在施加压力时发生变形，但解除压力时恢复原样，弹性变形在压片过程中不产生结合力。

2）塑性变形（plastic deformation）：在施加压力时一旦发生变形，尽管解除压力后也不能恢复原形，塑性变形在压片过程中产生结合力。

3）脆性变形（brittle deformation）：颗粒在压力下破碎而产生的变形，解除压力后不能恢复原形，亦称破碎变形。颗粒破碎时产生的新生界面增加表面能，从而增强结合力。

（3）粉体的压缩方程：反映粉体压缩特性的方程有 20 余种，其中，在药用粉体的压缩成型性研究中应用较多的为 Heckel 方程、Cooper–Eaton 方程和川北方程，其中 Heckel 方程最为常用。将 Heckel 方程中的体积换算为空隙率，其表达式为：

$$\ln \frac{1}{\varepsilon} = KP + \ln \frac{1}{\varepsilon_0} \qquad (2\text{-}41)$$

式中，P 为压力；ε 为压缩时粉体层的空隙率；ε_0 为最初空隙率；直线斜率（K）表示塑性变形引起的空隙率的变化，K 值越大，塑性变形越好。K 的倒数称为屈服压力（yield pressure，P_y），常用于粉末压缩特性，P_y 越小，则压缩成型性越好。

🔍 思考题

1. 简述影响药物溶出速度的因素和增加溶出速度的方法。
2. 简述常用的表面活性剂分类及其主要特点。
3. 简述表面活性剂在药物制剂中的应用。
4. 简要叙述微粒分散体系的概念、分类和基本特点。
5. 简述沉降与沉降平衡的概念，阐述粒子浓度、粒子大小与密度之间的关系。
6. 简述牛顿流体、塑性流体、假塑性流体和胀性流体的特点。
7. 何谓触变性？简述影响触变性的因素。
8. 简述粉体粒径的不同测定方法及适用范围。
9. 简述粉体密度的分类及其测定方法。

（韩　旻）

🌐 数字资源详见　新形态教材网

📖 思维导图　　📺 拓展阅读　　🖥 本章小结　　📄 测试题　　📽 教学课件

第三章
液体制剂

第一节　概　　述

一、液体制剂的概念

液体制剂是指药物分散在适宜的分散介质中制成的液体形态，供内服或外用的制剂。通常是将药物以不同的分散方法、不同的分散程度分散在适宜的分散介质中制成的液体分散体系。

液体制剂也是其他剂型（如注射剂、软胶囊、软膏剂、栓剂、气雾剂等）的基础剂型，在这些剂型中，普遍使用液体制剂的基本原理，因此液体制剂在药剂学上的应用具有重要的地位。

二、液体制剂的特点

1. **优点**　包括：①药物以分子（离子）或微粒状态分散在液体介质中，分散度大，吸收快，能较迅速地发挥药效。②给药途径多，可内服，也可外用，可用于皮肤、黏膜、人体腔道等。③易于分剂量，使用方便，特别适用于婴幼儿和老年人。④能减少某些药物的刺激性，如溴化物、碘化物等固体药物，可通过调整液体制剂浓度来减少刺激性，避免口服后因局部浓度过高而引起胃肠道刺激作用。⑤能增加某些药物（如甲醛和硝酸甘油）的稳定性和安全性。

2. **缺点**　包括：①药物分散度大且受分散介质的影响，易引起药物的化学降解，使药效降低，甚至失效。②体积较大，携带、运输、贮存等不方便。③水性液体制剂易霉变，需加入防腐剂。④非均相液体制剂中药物的分散度大，具有较大的比表面积，易产生物理稳定性问题。

三、液体制剂的分类

（一）按分散系统分类

液体制剂的理化性质、稳定性、药效甚至毒性等均与药物粒子分散度的大小有密切关系。根据药物粒子的分散程度，将液体制剂分为均相液体制剂、非均相液体制剂两类。

1. 均相液体制剂　药物以分子（离子）状态分散在液体分散介质中所形成的澄明溶液，为热力学稳定体系，包括低分子溶液剂、高分子溶液剂。

2. 非均相液体制剂　药物以微粒或液滴的形式分散在液体分散介质中形成的多相分散体系，为热力学不稳定体系，包括溶胶剂、乳剂、混悬剂。

按分散系统分类，被分散物微粒大小决定了分散体系的特征，见表3-1。

表3-1　分散体系中微粒大小与特征

类型	微粒大小/nm	特征
低分子溶液剂	<1	以小分子（离子）分散的澄明溶液，单相，体系稳定
高分子溶液剂	<100	以高分子分散的澄明溶液，单相，体系稳定
溶胶剂	1~100	以胶体微粒形式分散，多相体系，热力学不稳定
乳剂	>100	以液体微粒形式分散，多相体系，热力学和动力学不稳定
混悬剂	>500	以固体微粒形式分散，多相体系，热力学和动力学不稳定

（二）按给药途径分类

1. 口服液体制剂　如口服溶液剂、口服乳剂、口服混悬液、合剂、糖浆剂等。

2. 外用液体制剂　①皮肤用液体制剂：如皮肤用洗剂、搽剂等。②五官科用液体制剂：如洗耳剂、滴耳剂、滴鼻剂、含漱剂、滴剂、涂剂等。③直肠、阴道、尿道用液体制剂：如灌肠剂、灌洗剂等。

四、液体制剂的质量要求

均相液体制剂应是澄明溶液，非均相液体制剂的药物粒子应分散均匀。口服的液体制剂应外观良好，口感适宜；外用的液体制剂应对使用部位（如皮肤、黏膜等）无刺激性；液体制剂在保存和使用过程应不发生霉变；包装容器应适宜，方便患者携带和使用。

五、液体制剂给药途径和临床应用

《中国药典》中收载的液体制剂包括口服溶液剂、口服混悬剂、口服乳剂、糖浆剂、合剂、酊剂、洗剂、酒剂、搽剂等10余种剂型，品种多。在临床上以口服和外用为主，应用广泛。

（一）口服液体制剂

1. 口服溶液剂、口服混悬剂、口服乳剂　将药物以不同形式分散在适宜的分散介质中，可以制备成不同类型的口服液体制剂。药品应符合2025年版《中国药典》的各项规定。

原料药物溶解于适宜溶剂中可制成澄清的口服溶液剂，如小儿柴桂退热口服液、葡萄糖酸钙口服溶液、风热清口服液等。

例3-1: 葡萄糖酸钙口服溶液的制备

[处方] 葡萄糖酸钙100 g, 乳酸5 g, 氢氧化钙0.5 g, 蔗糖200 g, 香精适量, 加纯化水制成1 000 mL。

[制备] 称取葡萄糖酸钙溶于500 mL纯化水中, 加热搅拌溶解后, 依次加入乳酸、氢氧化钙和蔗糖, 搅拌溶解, 加入香精适量, 再加纯化水至全量, 加活性炭1 g, 冷却至 (40±2)℃, 先用滤纸过滤, 再用0.8 μm微孔滤膜过滤, 灌装, 100℃热压灭菌30 min即得。

[规格] 10%。

[注释] 葡萄糖酸钙在水中溶解度较小, 2025年版《中国药典》收载的葡萄糖酸钙口服溶液质量浓度为10% (1 g/10 mL), 约为冷水中溶解度的3.3倍, 因此该制剂存在容易析出晶体的质量风险。近年来, 开展了对处方中辅料改良的研究, 以提高葡萄糖酸钙口服溶液的稳定性。

难溶性固体原料药物分散在液体介质中可制成口服混悬剂, 如复方磺胺甲噁唑口服混悬液、硫糖铝口服混悬液等。

例3-2: 硫糖铝口服混悬液的制备

[处方] 硫糖铝100 g, 琼脂5.5 g, 甘油20 g, 尼泊金乙酯乙醇溶液 (50 g/L) 10 mL, 加纯化水至1 000 mL。

[制备] 取琼脂溶于适量的纯化水中, 加热使溶解, 加入甘油, 混匀, 最后滴加尼泊金乙酯乙醇溶液; 另称取硫糖铝粉, 过80目筛, 置于研钵, 分次加入上述琼脂溶液, 随加研磨, 然后转移至搅拌机中高速搅拌至颗粒均匀细腻为止, 加水适量, 即得。

[注释] 本品为白色或类白色乳状混悬液, 是临床常用的抗消化道溃疡药物, 具有较强的抗酸和胃黏膜保护作用。处方中琼脂为助悬剂, 制得的混悬液絮状颗粒细腻, 稳定性好, 久置不分层。

用两种互不相溶的液体将药物制成的供口服等胃肠道给药的水包油型液体制剂为口服乳剂, 如阿苯达唑口服乳剂、鱼肝油乳剂等。

例3-3: 鱼肝油乳剂的制备

[处方] 鱼肝油500 mL, 阿拉伯胶细粉125 g, 西黄蓍胶细粉7 g, 糖精钠0.1 g, 挥发杏仁油1 mL, 尼泊金乙酯0.5 g, 加纯化水至1 000 mL。

[制备] 称取鱼肝油与阿拉伯胶细粉, 于干燥研钵内研匀, 加入纯化水250 mL, 并快速沿同一方向研磨制稠厚初乳; 加入糖精钠水溶液和挥发杏仁油, 然后缓慢加入西黄蓍胶浆, 混匀, 加入适量纯化水至1 000 mL, 搅拌均匀, 即得。

[注释] 鱼肝油乳剂用于预防和治疗成人维生素A和维生素D缺乏症, 处方中阿拉伯胶为乳化剂, 西黄蓍胶是辅助乳化剂, 糖精钠为矫味剂, 尼泊金乙酯为防腐剂; 制备工艺的关键步骤是制备初乳, 应在干燥研钵中, 以油-水-胶的体积比例为4:2:1, 加入纯化水后迅速朝同一方向快速研磨。

如口服溶液剂、口服混悬剂或口服乳剂, 在使用时需用适宜的量具以小体积或以滴计量。

例3-4: 维生素AD滴剂的制备

[处方] 维生素A_1 500单位, 维生素D_3 500单位, 精制植物油、维生素E。

[制备] 取适量维生素A_1和维生素D_3, 加入精制植物油混匀, 加入适量维生素E, 调整浓度混匀即得。

[注释] 本品为黄色至橙红色的澄清油状液体, 用于预防和治疗维生素A及维生素D缺少症, 如佝偻病、夜盲症及小儿手足抽搐症。本品长期或过量使用, 可能产生慢性中毒。

2. 糖浆剂 糖浆剂为原料药物的浓蔗糖水溶液, 蔗糖含量应不低于45% (m/V)。糖浆剂中的药物, 可以是化学药物, 也可以是中药饮片的提取物。糖浆剂由传统汤剂基础上演化发展而来, 是临床常用剂型, 工艺简单, 质量可控, 服用方便, 显效迅速, 广受医师、患者欢迎。如小儿止咳糖浆、肠炎宁糖浆、牛黄蛇胆川贝液等。

例3-5：牛黄蛇胆川贝液的制备

［处方］人工牛黄1.6 g，川贝母48.4 g，蛇胆汁8.1 g，薄荷脑0.04 g。

［制备］以上4味，取人工牛黄研细后，用乙醇浸泡24 h，滤过，滤液备用；川贝母研碎成粗粉，用70%乙醇作溶剂进行渗漉，收集渗漉液，浓缩至适量。取蔗糖、蜂蜜适量，加水制成糖浆，与蛇胆汁、上述人工牛黄与川贝母提取液、薄荷脑0.04 g及尼泊金乙酯0.5 g混匀，加水至1 000 mL，搅匀，滤过，灌封，灭菌，即得。

［注释］该制剂具有清热、化痰、止咳的功效，临床上主要用于治疗热痰、燥痰咳嗽、痰黄或干咳、咳痰不爽等症状。处方中牛黄苦寒，善于清热化痰，为君药；川贝母甘凉润肺，化痰止咳，为臣药；蛇胆汁苦寒，清肺解毒，为佐药；薄荷脑芳香，祛风利咽，为使药。

3. 合剂 合剂为饮片用水或其他溶剂，采用适宜的方法提取制成的口服液体制剂，一般需加入蔗糖进行矫味，蔗糖含量一般不高于20%（m/V）。合剂是在传统中药汤剂基础上提升发展形成的一种新剂型，有较为固定的制备工艺及质量控制标准，可成批生产，省去临用时煎煮的麻烦，具有体积小、浓度高、用量小、便于贮运、质量可控等优点。但是，中药合剂不能随症加减，还不能完全代替汤剂。

例3-6：小儿清热止咳合剂（小儿清热止咳口服液）的制备

［处方］麻黄90 g，炒苦杏仁120 g，石膏270 g，甘草90 g，黄芩180 g，板蓝根180 g，北豆根90 g。

［制备］麻黄、石膏加水煎煮30 min，再加入其余炒苦杏仁等五味，煎煮二次，第一次2 h，第二次1 h，合并煎液，滤过，滤液减压浓缩至适量，静置，滤过，滤液加蜂蜜（200 g）、蔗糖（100 g）及苯甲酸钠（3 g），煮沸使溶解，加水使成1 000 mL，搅匀，冷藏24～48 h，滤过，灌封，灭菌，即得；或滤液加热煮沸后100℃保温30 min，放冷，灌封，即得。

［注释］该制剂具有清热宣肺，平喘，利咽等功效。临床上用于小儿外感风热所致的感冒，症见发热恶寒、咳嗽痰黄、气促喘息、口干音哑、咽喉肿痛等。

（二）外用液体制剂

1. 皮肤用液体制剂 用于皮肤清洁消毒，以及治疗各种皮肤疾病、烧伤、创伤等的外用液体制剂，包括洗剂、冲洗剂、搽剂、涂剂等。

洗剂分为溶液型、乳液型和混悬型，主要用于清洗无损皮肤或腔道，如酮康唑洗剂、炉甘石洗剂、二硫化硒洗剂等；洗剂用于咽喉、口腔清洗时，又称为含漱剂，如复方硼砂含漱液、葡萄糖酸氯己定含漱液等。冲洗剂一般为无菌溶液，主要用于冲洗开放性伤口或腔体，如甘氨酸冲洗液。临床上使用时，起清洁、消毒、止痒、收敛和保护等局部作用。

例3-7：碘甘油的制备

［处方］碘10 g，碘化钾10 g，纯化水10 mL，甘油适量，制成1 000 mL。

［制备］取碘化钾，加水溶解后，加碘，搅拌使溶解，再加甘油使成1 000 mL，搅匀，即得。

［注释］具有润滑、保护、消炎、收敛及刺激黏膜分泌作用。临床上用于治疗慢性与萎缩性咽炎、牙龈炎、牙周炎及冠周炎等，或在牙周洁治后龈袋消炎用。

2. 耳用液体制剂、鼻用液体制剂 耳用液体制剂包括滴耳剂、洗耳剂，鼻用液体制剂包括滴鼻剂、洗鼻剂。

滴耳剂是由原料药物与适宜辅料制成的水溶液，或由甘油或其他适宜溶剂制成的澄明溶液、混悬液或乳状液，供滴入外耳道使用，如：氧氟沙星滴耳液、盐酸林可霉素滴耳液等。临床上使用时，起到消毒、止痒、收敛、消炎、润滑等作用。洗耳剂是由原料药物与适宜辅料制成的澄明水溶液，临床上主要用于清洁外耳道。

滴鼻剂是由原料药物与适宜辅料制成的澄明溶液、混悬液或乳状液，供滴入鼻腔使用，如盐酸萘甲唑林滴鼻液、利巴韦林滴鼻液、盐酸麻黄碱滴鼻液等。临床上使用时，起到局部消毒、消炎、收缩血管和麻醉等作用。洗鼻剂是由原料药物制成的符合生理 pH 范围的等渗水溶液，临床上主要用于清洗鼻腔。

3. **腔道用液体制剂**　灌肠剂是指灌注于直肠的水性、油性溶液、乳状液和混悬液，分为泻下灌肠剂、含药灌肠剂、营养灌肠剂三类。临床上使用时，起治疗、诊断或营养等作用。如生理盐水灌肠主要用于术前及消化内镜检查前清洁胃肠道，有利于手术及检查视野；5% 葡萄糖溶液灌肠可补充特殊患者（不能经口摄取营养）营养成分。

灌洗剂是指灌洗阴道、尿道的液体制剂，如 2% 硼酸溶液。洗胃用的液体制剂亦属灌洗剂。临床上主要用于黏膜部位的清洗或洗除某些病理异物等，具有防腐、收敛、清洁等作用。

第二节　液体制剂的分散介质和附加剂

一、液体制剂的分散介质

对溶液剂来说，药物呈溶解状态，分散介质可称为溶剂。对溶胶剂、混悬剂、乳剂来说，药物并不溶解而是分散，只能称为分散介质。分散介质对液体制剂的性质和质量影响很大。液体制剂的制备方法、稳定性及所产生的药效等，都与分散介质有密切关系。

选择分散介质的条件是：①对药物应具有较好的溶解性和分散性；②化学性质应稳定，不与药物或附加剂发生反应；③不应影响药效的发挥和含量测定；④毒性小、无刺激性、无不适的气味。同时兼备以上条件的溶剂较少，应灵活选用混合溶剂。

药物的溶解或分散状态与分散介质的极性有密切关系。按极性大小（即介电常数大小），分散介质分为极性分散介质、半极性分散介质和非极性分散介质。

（一）极性分散介质

1. **水**　水为最常用溶剂，能与乙醇、甘油、丙二醇等以任意比例混合，能溶解大多数的无机盐类和极性大的有机药物，能溶解饮片中的生物碱盐类、苷类、糖类、树胶、黏液质、鞣质、蛋白质、酸类及色素等。但有些药物在水中不稳定，易发生霉变。配制液体制剂时应使用纯化水。

2. **甘油**　甘油为无色黏稠性澄明液体，有甜味，毒性小，能与水、乙醇等以任意比例混合，对硼酸、苯酚和鞣质的溶解度比水大。甘油可供内服或外用，其中外用制剂应用较多，具有保湿作用。含甘油 30% 以上有防腐作用。

3. **二甲基亚砜**（dimethyl sulfoxide，DMSO）　为无色澄明液体，具大蒜臭味，有较强的吸湿性，能与水、乙醇等以任意比例混合。因其溶解范围广，故称为"万能溶剂"，能促进药物透过皮肤、黏膜吸收，但对皮肤有轻度刺激。

（二）半极性分散介质

1. **乙醇**　无特殊说明时，乙醇指体积分数 95% V/V 乙醇。可与水、甘油、丙二醇等以任意比例混合。能溶解大部分有机药物和饮片中的有效成分，如生物碱及其盐类、挥发油、树脂、鞣质、有机酸和色素等。20% 以上的乙醇即有防腐作用，40% 以上能延缓某些药物（如巴比妥钠）的水解。但乙醇有一定的生理活性，易挥发、易燃烧。

2. **丙二醇**　药用一般为 1,2- 丙二醇，性质与甘油相近，但黏度较甘油小，可作为内服及肌内注射液溶剂。毒性小、无刺激性，能溶解许多有机药物（如维生素 A、性激素）。一定比例的丙二醇与水的混合溶剂能延缓许多药物的水解，增加制剂稳定性。丙二醇对药物在皮肤和黏膜的吸收有一定的促进作用。

3. 聚乙二醇（PEG） 液体制剂中常用 PEG 300~600，为无色澄明液体，理化性质稳定，能与水、乙醇、丙二醇、甘油等溶剂任意混合。PEG 不同浓度的水溶液能溶解许多水溶性无机盐和水不溶性的有机药物，对一些易水解的药物有一定的稳定作用。在洗剂中，能增加皮肤的柔韧性，具有一定保湿作用。

（三）非极性分散介质

1. 脂肪油 常用麻油、大豆油、花生油等植物油，能溶解油溶性药物，如激素、挥发油、游离生物碱和许多芳香族药物。脂肪油容易酸败，也易受碱性药物的影响而发生皂化反应，影响制剂的质量。脂肪油多作外用制剂的溶剂，如洗剂、搽剂、滴鼻剂等。

2. 液体石蜡 液体石蜡是从石油产品中分离得到的液状烃的混合物，分为轻质和重质两种，为无色澄明油状液体，化学性质稳定，但接触空气易被氧化。液体石蜡能与非极性溶剂混合，能溶解生物碱、挥发油和一些非极性药物，可作口服制剂和搽剂的溶剂。本品在肠道中不分解也不吸收，能使粪便变软，起到润肠通便作用。

3. 乙酸乙酯 为无色油状透明液体，微臭，有挥发性和可燃性。在空气中容易氧化、变色，需加入抗氧剂。乙酸乙酯能溶解挥发油、甾体药物及其他油溶性药物，常作为搽剂的溶剂。

二、液体制剂常用的附加剂

（一）防腐剂

液体制剂，特别是以水为溶剂的液体制剂，易被微生物污染而发霉变质，尤其是含有糖类、蛋白质等营养物质的液体制剂，容易引起微生物的滋长和繁殖。液体制剂被微生物污染后，理化性质会发生变化，严重影响制剂质量，且会产生对人体有害的细菌毒素。

在液体制剂的制备过程中完全避免微生物污染很困难，有少量微生物污染时可加入防腐剂，抑制微生物生长繁殖，以达到防腐的目的。

优良防腐剂的条件：①在抑菌浓度范围内对人体无害、无刺激性，用于内服者应无特殊气味；②水中有较大的溶解度，能达到防腐需要的浓度；③不影响制剂的理化性质和药理作用；④防腐性能不受制剂中药物的影响；⑤对大多数微生物有较强的抑制作用；⑥本身的理化性质和抗微生物性质稳定，不易受到热和 pH 的影响；⑦长期贮存，化学性质稳定，不与包装材料起作用。某些大体积静脉给药的血液替代品或营养液不允许含有防腐剂。

防腐剂分为四类：酸碱及其盐类（如苯酚及其盐）、中性化合物类（如三氯叔丁醇、聚维酮碘）、汞化合物类（如硫柳汞、硝酸苯汞）、季铵化合物类（如度米芬）。常用的防腐剂有以下六种。

1. 对羟基苯甲酸酯类 对羟基苯甲酸甲酯、乙酯、丙酯、丁酯，亦称尼泊金类或尼泊金酯类。这类防腐剂很有效，化学性质稳定；其抑菌作用随烷基碳数增加而增加，但溶解度则随之减小，丁酯抗菌力最强，溶解度却最小。在酸性、中性溶液中均有效，在酸性溶液中作用较强，但在弱碱性溶液中作用减弱，这是因为酚羟基解离所致。本类防腐剂混合使用有协同作用。通常是乙酯和丙酯（1:1，V/V）或乙酯和丁酯（4:1，V/V）合用，使用浓度均为 0.01%~0.25%。

2. 苯甲酸及其盐 未解离的苯甲酸分子抑菌作用强，所以在酸性溶液中抑菌效果较好，最适 pH 为 4。溶液 pH 增高，解离度增大，防腐效果降低。苯甲酸防霉作用较尼泊金类弱，而防发酵能力则较尼泊金类强。0.25% 苯甲酸和 0.05%~0.1% 尼泊金类联合应用对防止发霉和发酵最为理想，特别适用于中药液体制剂。

3. 山梨酸及其盐 本品对细菌最低抑菌浓度为 0.02%~0.04%（pH < 6.0），对真菌最低抑菌浓度为 0.8%~1.2%。本品起防腐作用的是未解离的分子，在 pH 为 4 的水溶液中效果较好。山梨酸与其他抗菌剂联合使用产生协同作用。山梨酸钾、山梨酸钙作用与山梨酸相同，但水中溶解度更大。

4. 苯扎溴铵　又称新洁尔灭，为阳离子型表面活性剂。淡黄色黏稠液体，溶于水和乙醇。本品在酸性和碱性溶液中稳定，耐热压。作防腐剂使用浓度为 0.02% ~ 0.2%，多为外用。

5. 醋酸氯乙定　又称醋酸洗必泰，微溶于水，溶于乙醇、甘油、丙二醇等溶剂中，为广谱杀菌剂，使用浓度为 0.02% ~ 0.05%，多为外用。

6. 其他防腐剂　邻苯基苯酚微溶于水，为广谱杀菌剂，低毒无味，使用浓度为 0.005% ~ 0.2%；一些挥发油也有防腐作用，如桉叶油使用浓度为 0.01% ~ 0.05%，桂皮油使用浓度为 0.01%，薄荷油使用浓度为 0.05%。

（二）矫味剂

在制剂中常需添加矫味剂，以改善剂型的味道和气味。常用矫味剂有甜味剂、芳香剂及干扰味蕾的胶浆剂、泡腾剂。

1. 甜味剂　包括天然和合成两大类。

（1）天然甜味剂：包括葡萄糖、果糖、木糖醇、蜂蜜等。其中，蔗糖和单糖浆应用最广泛；具有芳香味的果汁糖浆如橙皮糖浆、桂皮糖浆等不但能矫味，也能矫臭。甘油、山梨醇、甘露醇等也可作甜味剂。天然甜味剂甜菊苷有清凉甜味，甜度约为蔗糖的 300 倍，常用量为 0.025% ~ 0.05%，甜味持久且不被吸收，但甜中带苦，故常与蔗糖和糖精钠合用。

（2）合成甜味剂：合成甜味剂有糖精钠、甜蜜素、阿司帕坦、安赛蜜等。糖精钠的甜度为蔗糖的 200 ~ 700 倍，易溶于水，但水溶液不稳定，长期放置甜度降低，常用量为 0.03%，常与单糖浆、蔗糖和甜菊苷合用，常作咸味的矫味剂。阿司帕坦，也称蛋白糖，为二肽类甜味剂，又称天冬甜精，其甜度比蔗糖高 150 ~ 200 倍，不致龋齿，可有效地降低热量，适用于糖尿病、肥胖症患者。

2. 芳香剂　分天然香料和合成香料两类。天然香料系由植物中提取的芳香性挥发油如柠檬、薄荷挥发油等，以及其制剂如薄荷水、桂皮水等。合成香料即香精，如苹果香精、香蕉香精等。

3. 胶浆剂　具有黏稠缓和的性质，可以干扰味蕾的味觉而达到矫味目的，如阿拉伯胶、羧甲纤维素钠、琼脂、明胶、甲基纤维素等的胶浆。如在胶浆剂中加入适量糖精钠或甜菊苷等甜味剂，可增加其矫味作用。

4. 泡腾剂　有机酸与碳酸氢钠混合在一起，遇水后产生大量二氧化碳，二氧化碳能麻痹味蕾从而起到矫味作用，对盐类的苦味、涩味、咸味有所改善。

（三）着色剂

有些药物制剂本身无色，但常需对其进行调色。着色剂能改善制剂的外观颜色，可用来识别制剂的浓度、增加区分度和减少患者对服药的厌恶感，尤其是选用的颜色与矫味剂能够配合协调，更易为病人所接受。

1. 天然色素　常用的有植物性和矿物性色素。植物性色素：红色的有苏木、甜菜红、胭脂红等；黄色的有姜黄、胡萝卜素等；蓝色的有松叶蓝、乌饭树叶；绿色的有叶绿酸铜钠盐；棕色的有焦糖等。矿物性色素：氧化铁（棕红色）。

2. 合成色素　人工合成色素的特点是色泽鲜艳，价格低廉，大多数毒性比较大，用量不宜过多。我国批准的食用色素有苋菜红、柠檬黄、靛蓝等。外用色素有伊红、品红、亚甲蓝等。

（四）其他附加剂

表面活性剂在药物制剂中的应用（如增溶剂、乳化剂、润湿剂、起泡剂、消泡剂等）已在第二章第二节作出说明。在液体制剂中为了增加药物的化学稳定性，有时还需要加入抗氧剂、pH 调节剂、金属离子螯合剂等。

第三节　药物的溶解

一、药物的溶解度与影响因素

药物的溶解度是制备药物制剂时首先掌握的必要信息，也直接影响药物在体内的吸收与药物生物利用度。

（一）溶解度

1. 定义　溶解度系指在一定温度（气体在一定压力）下，在一定量溶剂中达饱和时溶解的最大药量，是反映药物溶解性的重要指标。溶解度常用一定温度下 100 g 溶剂中（或 100 g 溶液或 100 mL 溶液）溶解溶质的最大克数来表示。例如，咖啡因在 20 ℃水溶液中溶解度为 1.46%，即表示在 100 mL 水中溶解 1.46 g 咖啡因时，溶液达到饱和。溶解度也可用物质的量浓度（mol/L）表示。

2. 药典中关于溶解度的分级　2025 年版《中国药典》关于药物溶解度有七种表述方式：极易溶解、易溶、溶解、略溶、微溶、极微溶解、几乎不溶或不溶。这些概念仅表示药物大致的溶解性能，准确的溶解度一般以一份溶质（1 g 或 1 mL）溶于若干毫升溶剂来表示，《中国药典》分别将它们记载于各药物项下。

极易溶解：是指溶质 1 g（mL）能在溶剂不到 1 mL 中溶解。

易溶：是指溶质 1 g（mL）能在溶剂 1 ~ 不到 10 mL 中溶解。

溶解：是指溶质 1 g（mL）能在溶剂 10 ~ 不到 30 mL 中溶解。

略溶：是指溶质 1 g（mL）能在溶剂 30 ~ 不到 100 mL 中溶解。

微溶：是指溶质 1 g（mL）能在溶剂 100 ~ 不到 1 000 mL 中溶解。

极微溶解：是指溶质 1 g（mL）能在溶剂 1 000 ~ 不到10 000 mL 中溶解。

几乎不溶或不溶：是指溶质 1 g（mL）在溶剂 10 000 mL 中不能完全溶解。

（二）影响药物溶解度的因素

1. 药物的分子结构与溶剂　药物在溶剂中的溶解度是药物分子与溶剂分子间相互作用的结果。若药物分子间的作用力大于药物分子与溶剂分子间作用力则其溶解度小；反之，则溶解度大，即"相似相溶"，氢键对药物溶解度影响较大。在极性溶剂中，如果药物分子与溶剂分子之间可以形成氢键，则溶解度增大。如果药物分子形成分子内氢键，则在极性溶剂中的溶解度减小，而在非极性溶剂中的溶解度增大。

2. 药物的晶型　多晶型现象在有机药物中广泛存在，同一化学结构的药物，由于结晶条件（如溶剂、温度、冷却速度等）不同，导致晶格排列不同，从而形成不同的晶型，包括稳定型、亚稳定型、无定型。晶型不同，药物的溶解速度、溶解度不同。一般稳定型溶解速度慢，溶解度小；亚稳定型具有较高的溶解度和溶解速度。无定型为无结晶结构的药物，无晶格束缚，溶解度和溶解速度较结晶型大。例如，新生霉素在酸性水溶液中形成无定型，其溶解度比结晶型大 10 倍，溶解速度也加快。

3. 粒子大小　对于可溶性药物，粒子大小对溶解度影响不大；而对于难溶性药物，粒子大小大于 2 000 nm 时，对溶解度无影响，但粒子大小在 0.1 ~ 100 nm 时，溶解度随粒径减小而增加。

4. 温度　温度对溶解度影响取决于溶解过程是吸热，还是放热。如属于吸热过程，溶解度随温度升高而升高；如果属于放热过程，溶解度随温度升高而降低。热不稳定的药物，溶解温度不宜太高。

5. 其他　多数药物为有机弱酸、弱碱及其盐类，且在水中溶解度受 pH 影响很大。若药物的解离型或盐型是限制溶解的组分，则溶液中的相关离子的浓度是影响药物溶解度的决定因素。

二、增加药物溶解度的方法

1. 制成可溶性盐 有机弱酸、弱碱药物制成可溶性盐可增加其溶解度。将含碱性基团的药物，如生物碱加酸制成盐在水中溶解度增大；或将酸性药物加碱制成盐，均增加水中溶解度，如乙酸水杨酸制成钙盐在水中溶解度增大。

2. 引入亲水基团 难溶性药物分子中引入亲水基团可增加其在水中的溶解度。如维生素 K，不溶于水，分子中引入 $-SO_3Na$ 则成为维生素 K_3（亚硫酸氢钠甲萘醌），可制成注射剂。

3. 应用潜溶剂或混合溶剂 潜溶剂是指能与水任意比例混合、与水分子能以成氢键结合、能增加难溶性药物溶解度的那些溶剂，如乙醇、甘油、丙二醇、聚乙二醇等可与水组成混合溶剂。例如，洋地黄毒苷不溶于水，但可溶于水和乙醇的混合溶剂中。

药物在混合溶剂中的溶解度，与混合溶剂的种类、混合溶剂中各溶剂的比例等有关。药物在混合溶剂中的溶解度通常是各单一溶剂溶解度的相加平均值，但也有高于相加平均值的。在混合溶剂中各溶剂在某一比例时，药物的溶解度比在各单纯溶剂中溶解度出现极大值，这种现象称为潜溶。这种混合溶剂称为潜溶剂，如苯巴比妥在 90% 乙醇中有最大溶解度。

4. 加入助溶剂 助溶是指难溶性药物与加入的第三种物质在溶剂中形成可溶性络合物、复盐或缔合物等，以增加药物在溶剂（主要是水）中的溶解度，这第三种物质称为助溶剂。如碘在水中溶解度为 1：2 950，如加适量的碘化钾，可明显增加碘在水中溶解度，可配成含碘 5% 的水溶液。因此，碘化钾为助溶剂，增加碘溶解度的机制为 KI 与碘形成分子间的络合物 KI_3。

常用的助溶剂可分为两大类：一类是某些有机酸及其钠盐，如苯甲酸钠、水杨酸钠、对氨基苯甲酸钠等；另一类为酰胺类化合物，如乌拉坦、尿素、烟酰胺、乙酰胺等。常见难溶性药物及其应用的助溶剂见表 3-2。

表 3-2　常见难溶性药物及其应用的助溶剂

药物	助溶剂
碘	碘化钾，聚维酮
咖啡因	苯甲酸钠，水杨酸钠，对氨基苯甲酸钠，枸橼酸钠，烟酰胺
可可豆碱	水杨酸钠，苯甲酸钠，烟酰胺
茶碱	二乙胺，其他脂肪族胺，烟酰胺，苯甲酸钠
盐酸奎宁	乌拉坦，尿素
核黄素	苯甲酸钠，水杨酸钠，烟酰胺，尿素，乙酰胺，乌拉坦
卡巴克洛	水杨酸钠，烟酰胺，乙酰胺
氢化可的松	苯甲酸钠，邻、对、间羟基苯甲酸钠，二乙胺，烟酰胺
链霉素	蛋氨酸，甘草酸
红霉素	乙酰琥珀酸酯，维生素 C
新霉素	精氨酸

5. 加入增溶剂 增溶是指某些难溶性药物在表面活性剂的作用下，使其在溶剂中溶解度增大并形成澄清溶液的过程。常用的增溶剂为聚山梨酯类和聚氧乙烯脂肪酸酯类等。每 1 g 增溶剂能增溶药物的克数称为增溶量。许多药物如挥发油、脂溶性维生素、甾体激素类、生物碱、抗生素类等均可采

用此法增溶。

6. **新制备技术**　难溶性药物也可以制备成固体分散体，将药物高度分散在特定的载体材料中，如 PEG 和 Poloxamer 等，从而得到易溶的制剂中间体。也可以采用环糊精包合技术，将药物分子包裹进入环糊精分子的空穴中，增加药物的溶解度。而有些脂溶性的药物可以制成微乳等新剂型达到增溶的效果。

三、药物的溶出速度及其影响因素

（一）药物溶出速度

药物的溶出速度是指单位时间药物溶解进入溶液主体的量。溶出过程包括两个连续的阶段，首先是溶质分子从固体表面溶解，形成饱和层，然后在扩散作用下经过扩散层，再在对流作用下进入溶液主体内。固体药物的溶出速度主要受扩散层的扩散控制，可用 Noyes-Whitney 方程表示，如式 3-1：

$$\frac{dC}{dt} = KS(C_s - C) \qquad (3-1)$$

式中，$\dfrac{dC}{dt}$ 为溶出速度；S 为固体的表面积；C_s 为溶质在溶出介质中的溶解度；C 为 t 时间溶液中溶质的浓度；K 为溶出速度常数。

（二）影响药物溶出速度的因素和增加溶出速度的方法

影响溶出速度的因素可根据 Noyes-Whitney 方程分析。

1. **固体的表面积**　同一重量的固体药物，其粒径越小，表面积越大，溶出速度越快；对同样大小的固体药物，孔隙率越高，表面积越大，溶出速度越快。

2. **温度**　温度升高，药物溶解度 C_s 增大、扩散增强、黏度降低，溶出速度加快。

3. **溶出介质的体积**　溶出介质的体积小，溶液中药物浓度高，溶出速度慢；反之，则溶出速度快。

4. **溶出速度常数**　药物在溶出介质中的扩散系数越大，溶出速度越快。在温度一定的条件下，扩散系数大小受溶出介质的黏度和药物分子大小的影响。

5. **扩散层的厚度**　扩散层的厚度越大，溶出速度越慢。扩散层的厚度与搅拌程度有关，搅拌速度快，扩散层薄，溶出速度快。

第四节　低分子溶液型液体制剂

一、概述

低分子溶液型液体制剂又称为真溶液型液体制剂，是指药物以小分子或离子形式（直径在 1 nm 以下）分散于溶剂中制成的供内服或外用的均相液体制剂。常用的溶剂为水、乙醇、脂肪油等。

真溶液型液体制剂中药物分散度大，吸收快，作用迅速，疗效高。真溶液物理稳定性较胶体溶液、混悬液、乳浊液好，但药物的化学活性随分散度增大而增高。因此，需注意某些药物的化学稳定性，特别是对于某些化学性质不稳定的药物。属于真溶液的剂型有溶液剂、芳香水剂、醑剂、糖浆剂、甘油剂、酊剂等。

二、常见的低分子溶液型液体制剂

（一）溶液剂

1. 概述　溶液剂是指药物溶解于适宜溶剂中制成的澄清液体制剂。溶液剂的溶质一般为非挥发性的低分子化学药物。溶剂多为水，也可为乙醇或油，供内服或外用，如利巴韦林口服溶液、克霉唑外用溶液。

溶液剂应澄清，不得有沉淀、浑浊、异物等。根据需要溶液剂中可加入助溶剂、抗氧剂、矫味剂、着色剂等附加剂。药物制成溶液剂后，以量取替代称取，取用方便准确，特别是对于小剂量药物或毒性较大的药物更适宜。溶液剂疗效显著，其浓度与剂量均应严格控制，以保证用药安全。

2. 制备方法　溶液剂的制备常用两种方法，即溶解法和稀释法。

（1）溶解法：溶解法应用广泛。制备过程是：药物的称量 → 溶解 → 过滤 → 质量检查 → 包装等步骤。

具体方法：取处方总量 1/2～3/4 量的溶剂，加入称取的药物，搅拌，充分溶解，过滤，并通过过滤器加溶剂至全量。过滤后的药液应进行质量检查。制得的药物溶液应及时分装、密封、贴标签，并进行外包装。

（2）稀释法：先将药物制成高浓度溶液，再加溶剂稀释至所需浓度，即得。用稀释法制备溶液剂时，应注意浓度换算，挥发性药物浓溶液稀释过程中应避免挥发损失，以免影响浓度的准确性。

3. 制备溶液剂时应注意的问题　有些药物虽然易溶，但溶解缓慢，应采用粉碎、搅拌、加热等措施加速溶解；易氧化的药物溶解时，宜将溶剂加热放冷后再溶解药物，同时应加适量抗氧剂，以减少药物氧化损失；易挥发性药物应在最后加入，以免损失；处方中的附加剂或溶解度较小的药物，应先将其溶解后，再加入其他药物；难溶性药物，可加入适宜的助溶剂或增溶剂使其溶解。如使用非水溶剂，容器应干燥。

（二）糖浆剂

1. 概述　糖浆剂系指含有原料药物的浓蔗糖水溶液。糖浆剂中的药物，可以是化学药物，也可以是药材的提取物。纯蔗糖的近饱和水溶液称为单糖浆，质量浓度为 85% 或质量分数为 64.7%。除供制备含药糖浆，单糖浆一般可作矫味糖浆，如橙皮糖浆、姜糖浆等；有时也用作助悬剂，如磷酸可待因糖浆等。

蔗糖能掩盖某些药物的苦味、咸味及其他不适味道，易于服用，尤其受儿童欢迎。糖浆剂中少部分蔗糖转化为葡萄糖和果糖，具有还原性，能防止药物氧化变质，但易受真菌和其他微生物污染，导致浑浊或变质。单糖浆因含糖量高时，渗透压大，微生物的生长繁殖受到抑制，具有防腐作用。低浓度的糖浆剂易繁殖微生物，应添加防腐剂。

糖浆剂在生产与储藏期间应符合下列有关规定：糖浆剂中蔗糖质量浓度应不低于 45%；糖浆剂应澄清，在贮存期间不得有发霉、酸败、产生气体或其他变质现象，允许含少量摇之易散的沉淀。糖浆剂中如需加入防腐剂，山梨酸和苯甲酸的用量不得超过 0.3%；羟苯酯类的用量不得超过 0.05%。必要时可添加适量的乙醇、甘油和其他多元醇作稳定剂。一般应检查相对密度、pH 等。除另有规定外，糖浆剂应密封，避光置干燥处贮存。

2. 制备

（1）溶解法：包括热溶法和冷溶法，热溶法系将蔗糖溶于沸纯化水中，继续加热使其全溶，降温后加入其他药物，搅拌溶解、过滤，再通过滤器加纯化水至全量，分装，即得。热溶法有很多优点，蔗糖在水中的溶解度随温度升高而增加，在加热条件下蔗糖溶解速度快，趁热容易过滤，可以杀死微生物、使蛋白质等杂质被凝固而滤除。但加热过久或超过 100℃时，转化糖的含量增加，糖浆剂颜色容易变深。热溶法适合于对热稳定的药物和有色糖浆的制备。冷溶法是将蔗糖溶于冷纯化水或含药的溶液中制备糖浆剂的方法。本法适用于对热不稳定或挥发性药物，制备的糖浆剂颜色较浅。但制备所需时间较长，并容易受微生物污染。

（2）混合法：是将含药溶液与单糖浆均匀混合制备糖浆剂的方法，适合于制备含药糖浆剂。本法的优点是简便、灵活，可大量配制，也可小量配制。一般含药糖浆的含糖量较低，要注意防腐。

3. 制备糖浆剂时应注意的问题

（1）药物加入的方法：药物为水溶性固体药物，可先用少量纯化水使其溶解再与单糖浆混合；水中溶解度小的药物可酌加少量其他适宜的溶剂使药物溶解，然后加入单糖浆中，搅匀，即得；药物为可溶性液体或药物的液体制剂时，可将其直接加入单糖浆中，必要时过滤；药物为含乙醇的液体制剂，与单糖浆混合时常发生浑浊，为此可加入适量甘油助溶；药物为水性浸出制剂，因含多种杂质，需纯化后再加到单糖浆中。

（2）注意事项：应在避菌环境中制备，各种用具、容器应进行洁净或灭菌处理，并及时灌装；应选择药用蔗糖；生产中宜用蒸汽夹层锅加热，温度和时间应严格控制。糖浆剂应在 30℃ 以下密闭储存。

（三）芳香水剂

1. 概述　芳香水剂系指芳香挥发性药物的饱和或近饱和的水溶液。用乙醇和水混合溶剂制成的含大量挥发油的溶液，称为浓芳香水剂。芳香挥发性药物多数为挥发油。含挥发性成分的饮片用水蒸气蒸馏法制成的芳香水剂称为露剂。

芳香水剂应澄明，必须具有与原有药物相同的气味，不得有异臭、沉淀和杂质。芳香水剂浓度一般都很低，可矫味、矫臭和作为分散剂使用。芳香水剂中药物多数易分解、变质，且易霉变，不宜大量配制和久贮。

2. 制备　以挥发油和化学药物作原料时多用溶解法和稀释法，以药材作原料时多用水蒸气蒸馏法提取挥发油。因挥发油难溶于水，溶解时可采用振摇或者加固体分散剂（如滑石粉）以增大挥发油与水的接触面，加速溶解；也可加入增溶剂。

（四）醑剂

1. 概述　醑剂系指挥发性药物的浓乙醇溶液，可供内服或外用，可用于治疗（如芳香氨醑），也可用作芳香矫味剂（如复方橙皮醑）。凡用于制备芳香水剂的药物一般都可制成醑剂。醑剂中的药物浓度一般为 5%～10%，乙醇体积分数一般为 60%～90%。

2. 制备　醑剂可用溶解法和蒸馏法制备。醑剂中的挥发油容易氧化、挥发等，应贮存于密闭容器中，置冷暗处保存。

（五）酊剂

1. 概述　酊剂系指将原料药物用规定浓度的乙醇提取或溶解而制成的澄清液体制剂，也可用流浸膏稀释制成。供口服或外用。除另有规定外，每 100 mL 相当于原饮片 20 g。含有毒剧药品的中药酊剂，每 100 mL 应相当于原饮片 10 g；其有效成分明确者，应根据其半成品的含量加以调整，使符合各酊剂项下的规定。除另有规定外，酊剂应澄清，久置允许有少量摇之易散的沉淀。酊剂应遮光，密封，置阴凉处贮存。

2. 制备　酊剂可用溶解、稀释、浸渍或渗漉等法制备。溶解法或稀释法取原料药物的粉末或流浸膏，加规定浓度的乙醇适量，溶解或稀释，静置，必要时滤过，即得。

浸渍法取适当粉碎的饮片，置有盖容器中，加入溶剂适量，密盖，搅拌或振摇，浸渍 3～5 日或规定的时间，倾取上清液，加入溶剂适量，依法浸渍至有效成分充分浸出，合并浸出液，加溶剂至规定量后，静置，滤过，即得。渗漉法照流浸膏剂项下的方法，用溶剂适量渗漉，至流出液达到规定量后，静置，滤过，即得。

（六）甘油剂

1. 概述　甘油剂是指药物溶于甘油中制成的专供外用的溶液剂。甘油剂用于口腔、耳鼻喉科疾病。甘油剂在生产贮藏期间应符合以下规定：甘油剂应具有黏稠性、防腐性、吸湿性，对皮肤、黏膜应有滋润作用，能使药物滞留于患处而延长药物局部疗效。甘油剂吸湿性较大，应密闭保存。

2. 制备　甘油剂的制备可用溶解法，如碘甘油的制备；也可用化学反应法，如硼酸甘油的制备，系硼酸与甘油反应生成硼酸甘油制成。

第五节　高分子溶液剂

一、概述

高分子溶液剂是指高分子化合物溶解于溶剂中制成的均相液体制剂。以水为溶剂的高分子溶液剂，称为亲水性高分子溶液剂，或称为胶浆剂。以非水溶剂制备的高分子溶液剂，称为非水性高分子溶液剂。胶浆剂在制剂中多用作黏合剂、助悬剂、乳化剂等。

二、高分子溶液剂的性质

（一）荷电性

溶液中高分子化合物因解离而带电，有的带正电，有的带负电。某些高分子化合物所带电荷受溶液 pH 的影响，如蛋白质分子中含有羧基和氨基为两性。在水溶液中，当溶液的 pH 大于等电点时，带负电荷；pH 小于等电点时，带正电；pH 在等电点时，蛋白质不带电。高分子溶液的黏度、渗透压、溶解度、电导等都变为最小值。高分子溶液的荷电性对剂型设计具有重要的意义。高分子化合物在溶液中带电荷，因此具有电泳现象，故用电泳法测定带电荷的种类。

（二）渗透压与黏度

亲水性高分子溶液有较高的渗透压，渗透压的大小与高分子溶液浓度有关。浓度越高，渗透压越高。高分子溶液是黏稠性流体，黏度与相对分子质量有关。

（三）聚结特性

高分子溶液剂属于热力学稳定系统。高分子化合物含有大量亲水基，能与水形成牢固的水化膜，可阻止高分子化合物分子之间的相互凝聚，使高分子溶液处于稳定状态。

但高分子的水化膜和荷电发生变化时易出现聚结沉淀。如：①向溶液中加入大量的电解质，由于电解质的强烈水化作用，破坏高分子的水化膜，使高分子凝结而沉淀，这一过程称为盐析。②向溶液中加入脱水剂，如乙醇、丙酮等也能破坏水化膜而发生聚结。③高分子溶液在放置过程中会自发地聚集而沉淀，即陈化现象，且受光线、空气、盐类、pH、絮凝剂（如枸橼酸钠）、射线等因素的影响。④带相反电荷的两种高分子溶液混合时，因相反电荷中和而产生凝结沉淀。

（四）胶凝性

一些亲水性高分子溶液，如明胶水溶液、琼脂水溶液，在温热条件下为黏稠性流动液体，当温度降低时，高分子溶液就形成网状结构，分散介质水被全部包含在网状结构中，形成不流动的半固体状物，称为凝胶，如软胶囊的囊壳即为此凝胶。形成凝胶的过程称为胶凝。凝胶失去网状结构中的水分时，体积缩小，形成干燥固体，称为干胶。

三、高分子溶液剂的制备

（一）高分子化合物的溶解

高分子溶解时先经过溶胀过程。溶胀是指水分子渗入高分子结构的空隙中，与高分子中的亲水基团发生水化作用而使体积膨胀，结果使高分子空隙间充满了水分子，这一过程称为有限溶胀。由于高分子空隙间存在水分子，降低了高分子分子间的作用力（范德瓦耳斯力），溶胀过程可继续进行，最后高分子化合物完全分散在水中形成高分子溶液，这一过程称为无限溶胀。无限溶胀常需搅拌或加热等过程才能完成。高分子溶解形成溶液的过程称为胶溶。胶溶过程的快慢取决于高分子的性质及工艺条件。

（二）不同原料的具体操作

制备明胶溶液时，先将明胶碎成小块，置于水中浸泡 3~4 h，使其吸水膨胀，这是有限溶胀过程。然后加热并搅拌使其形成明胶溶液，这是无限溶胀过程。甲基纤维素可在冷水中完成有限溶胀和无限溶胀过程。淀粉遇水立即膨胀，但无限溶胀过程必须加热至 60~70℃才能完成，形成淀粉浆。胃蛋白酶等高分子药物的有限溶胀和无限溶胀过程都很快，只需将撒于水面，待自然溶胀后再搅拌可形成溶液；若撒于水面后立即搅拌则形成团块，会给制备过程带来困难。

第六节　溶　胶　剂

一、概述

溶胶剂系指固体药物以微细粒子形式分散在水中形成的非均匀状态的液体分散体系，又称疏水胶体溶液，如氯化金溶胶、碘化银溶胶。溶胶剂中分散的微细粒子大小在 1~100 nm，胶粒是多分子聚集体，有极大的分散度，属于热力学不稳定系统。将药物分散成溶胶态，可改善药物的吸收，提高药效，例如，本不被肠道吸收的硫磺若制成溶胶则极易吸收；还可降低某些药物的刺激性，如特殊刺激性的银盐制成胶体蛋白银则可降低刺激性。目前，溶胶剂很少使用，但其性质对药剂学却十分重要。

二、溶胶剂的性质

溶胶剂外观与溶液剂相似，透明无沉淀，能透过滤纸，但不能透过半透膜。由于分散相是多分子聚集体，因此具有一些特殊性质。

（一）光学性质

当强光线通过溶胶剂时从侧面可见到浑浊发亮的圆锥形光束，称为丁达尔效应（Tyndall effect）。这是由于胶粒粒度小于自然光波长引起光散射所产生的。溶胶剂的颜色与光线的吸收和散射有密切关系。

（二）电学性质

溶胶剂中固体微粒由于本身的解离或吸附溶液中某种离子而带有电荷，带电微粒表面必然吸引带相反电荷的离子，称为反吸附层离子。吸附的带电离子和反离子构成吸附层。少部分反离子扩散到溶液中，形成扩散层。吸附层和扩散层分别是带相反电荷的带电层称为双电层，也称扩散双电层。双电层之间的电位差称为 ζ 电位。如图 3-1 所示，溶胶剂由于双电层结构而荷电，可以

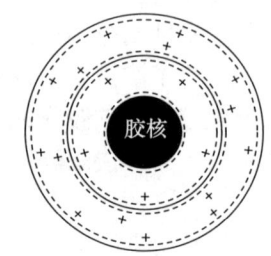

图 3-1　溶胶剂中胶粒双电层示意图

是荷正电，也可以荷负电。在电场的作用下胶粒或分散介质产生移动，在移动过程中产生电位差，这种现象称为界面动电现象。溶胶的电泳现象就是界面动电现象所引起的。

（三）动力学性质

溶胶剂中的胶粒受溶剂水分子不规则地撞击产生而产生的运动，称为布朗运动。布朗运动使胶粒在重力场中不易沉降，具有动力学稳定性；但会促使胶粒相互碰撞，增加聚结的概率。一旦聚结变大，布朗运动减弱，动力学稳定性降低，导致聚沉发生。溶胶粒子的扩散速度、沉降速度及分散介质的黏度等都与溶胶的动力学性质有关。

（四）稳定性

溶胶剂属于热力学不稳定系统，主要表现为有聚结不稳定性和动力不稳定性。但由于胶粒表面电荷产生静电斥力，以及胶粒荷电所形成的水化膜，都增加了溶胶剂的聚结稳定性。ζ电位可以表示溶胶胶粒之间的斥力，ζ电位越大斥力越大，胶粒越不易聚集，溶胶剂越稳定。ζ电位降低至 20 mV 以下时，溶胶产生聚结而不稳定。由于双电层中离子的水化作用，使胶粒外形成水化膜。胶粒的电荷越多，扩散层越厚，水化膜也就越厚，溶胶越稳定。由于重力作用胶粒产生沉降，但由于胶粒的布朗运动又使其沉降速度变得极慢，增加了动力稳定性。

溶胶剂对带相反电荷的溶胶及电解质极其敏感，将带相反电荷的溶胶或电解质加入溶胶剂中，由于电荷被中和使ζ电位绝对值降低，同时又减少了水化层，使溶胶剂产生聚结进而产生沉降。向溶胶剂中加入天然的或合成的亲水性高分子溶液，使溶胶剂具有亲水胶体的性质而增加稳定性，这种胶体称为保护胶体。例如，胶体蛋白银就是被蛋白质保护而制成的氧化银溶胶，用作眼、鼻收敛杀菌药。

三、溶胶剂的制备

（一）分散法

1. **机械分散法**　常采用胶体磨进行制备。分散药物、分散介质及稳定剂从加料口处加入胶体磨中，高速旋转（转速为 10 000 r/min）将药物粉碎成胶体粒子范围，制成溶胶剂。

2. **超声波分散法**　超声（频率 > 20 000 Hz）处理分散粒子分散成溶胶剂的方法。

3. **胶溶法**　亦称解胶法，是将聚集起来的粗粒又重新分散的方法。

（二）凝聚法

1. **物理凝聚法**　通过改变分散介质的性质使溶解的药物凝聚成为溶胶。例如，将硫黄溶于乙醇制成饱和溶液，滤过，滤液缓缓加入水中，边加边搅拌，即成硫黄溶胶。

2. **化学凝聚法**　借助于氧化、还原、水解、复分解等化学反应制备溶胶的方法。例如，硫代硫酸钠溶液与稀盐酸作用，产生新生态的硫磺分散于水中，形成溶胶。

第七节　混　悬　剂

一、概述

（一）定义

混悬剂是指难溶性固体药物以微粒状态分散于分散介质中形成的非均相液体制剂，如硫糖铝口服混悬液。混悬剂中分散相微粒大小一般在 0.5 ~ 10 μm，有时微粒小至 0.1 μm，或者微粒大小超过 50 μm。

混悬剂所用分散介质大多数为水，也可用植物油；可以内服、外用、注射、滴眼等。混悬剂中药物以固体微粒的形式存在，可提高药物的稳定性，产生长效作用，相比于固体制剂更便于服用。

干混悬剂是按混悬剂的要求将难溶性固体药物用适宜方法制成粉末状或颗粒状制剂，临用时加水振摇即迅速分散成混悬剂，如头孢拉定干混悬剂。干混悬剂提高了药物制剂的稳定性，简化了包装，并便于贮存和携带。

（二）适用情况

适用于混悬剂的四种情况：①难溶性药物需制成液体制剂供临床应用时；②药物的剂量超过了溶解度，但需要以溶液剂形式应用时；③两种溶液混合时药物的溶解度降低而析出固体药物时；④为了使药物产生长效作用等。但为了安全起见，毒剧药或剂量小的药物不应制成混悬剂使用。

（三）质量要求

药物的化学性质应稳定，在使用或贮存期间含量应符合要求；混悬微粒细腻均匀，大小应符合该剂型和临床用途的要求；微粒沉降缓慢，沉降后不应有结块现象，轻摇后能迅速均匀分散；黏稠度适宜；外用混悬剂应易于涂布，不易流散，能较快干燥，干燥后能留下不易擦掉的保护层。口服混悬剂的色、香、味应适宜，储存期间不得霉败，标签上应注明"用时振摇"。

二、混悬剂稳定性的影响因素

混悬剂属于热力学不稳定和动力学不稳定的粗分散体系。混悬微粒在重力作用下会沉降，同时因混悬微粒分散度大，具有较高的表面自由能，易聚结。混悬剂的稳定性与以下因素有关：

（一）混悬微粒的沉降

混悬剂中微粒的沉降速度服从 Stoke's 定律：

$$v = \frac{2r^2(\rho_1 - \rho_2)g}{9\eta} \tag{3-2}$$

式中，v 为沉降速度；r 为微粒半径；ρ_1 和 ρ_2 分别为微粒和介质的密度；g 为重力加速度；η 为分散介质的黏度。

由 Stoke's 公式可见，微粒沉降速度与微粒半径的平方、微粒与分散介质的密度差成正比，与分散介质的黏度成反比。混悬剂微粒沉降速度越大，动力稳定性就越小。增加混悬剂的动力稳定性的主要方法是：①减小微粒半径；②增大分散介质的黏度；③降低固体微粒与分散介质间的密度差。其中，减小微粒半径最为有效，在条件一定时，r 减少 1/2，沉降速度可下降 3/4。

（二）混悬微粒的润湿

混悬微粒表面能否被液体分散介质润湿，与混悬剂的稳定性有关。固体微粒润湿性好，易制成均匀分散、稳定的混悬剂；如难以润湿，微粒会漂浮在液面或下沉，不易均匀地分散在液体介质中，稳定性差。

（三）混悬微粒的电荷与水化

混悬剂中微粒可因本身离解或吸附分散介质中的离子而产生荷电，具有双电层结构，即有 ζ 电位。由于微粒表面荷电，水分子可在微粒周围形成水化膜，这种水化作用的强弱随双电层厚度而改变。微粒荷电使微粒间产生排斥作用，加之有水化膜的存在，阻止了微粒间的相互聚结，使混悬剂稳定。

向混悬剂中加入少量的电解质，可改变双电层的构造和厚度，影响混悬剂的聚结稳定性并产生絮凝。疏水性药物混悬剂的微粒水化作用很弱，对电解质更敏感。除荷电，亲水性药物混悬剂微粒具有水化作用，受电解质的影响较小。

（四）絮凝与反絮凝

向混悬剂中加入适当的电解质，使 ζ 电位绝对值降低，可减小微粒间电荷的排斥力。ζ 电位绝对值降低一定程度后，混悬剂中的微粒形成疏松的絮状聚集体，并处于稳定状态。混悬微粒形成疏松聚集体的过程称为絮凝，加入的电解质称为絮凝剂。为了得到稳定的混悬剂，一般应控制 ζ 电位在 20～25 mV，恰好能产生絮凝作用。絮凝剂主要是具有不同价数的电解质，常用的絮凝剂有枸橼酸盐、酒石酸盐、磷酸盐及氯化物（如三氯化铝）等。与非絮凝状态比较，絮凝状态具有以下特点：沉降体积大，沉降物不结块，经振摇后能迅速恢复成均匀的混悬状态。

向絮凝状态的混悬剂中加入电解质，使絮凝状态变为非絮凝状态这一过程称为反絮凝。加入的电解质称为反絮凝剂。反絮凝剂所用的电解质与絮凝剂相同。

（五）微粒的生长与晶型的转变

混悬剂中药物微粒大小不可能完全一致，混悬剂在放置过程中，微粒大小与数量在不断地变化，即小的微粒数目不断减少，大的微粒不断地增大，使微粒的沉降速度加快，从而影响混悬剂的稳定性。

实验研究发现，当药物微粒小于 0.1 μm 时，其溶解度与微粒大小有关。微粒越小，溶解度越大，即小粒径微粒的溶解度大于大粒径微粒的溶解度。混悬剂溶液在总体上是饱和溶液，但小微粒因溶解度大并处于不饱和状态而不断地溶解；对于大微粒因溶解度小处于过饱和状态而不断地析出，导致粒径增长。

结晶性药物可能有几种晶型，即具有同质多晶性。在同一药物的多晶型中，有亚稳定型和稳定型等，如棕榈氯霉素就有四种晶型（A 型、B 型、C 型与无定型），一般亚稳定型会缓慢转变为稳定型。稳定型溶解度小，亚稳定型溶解度较大，药物溶出和吸收较快。在制剂中，常选用亚稳定型，以提高疗效。但在制备和贮存过程中亚稳定型必然逐步转化为稳定型而结块，由此影响混悬微粒的沉降速度。

（六）分散相的浓度和温度

在同一分散介质中分散相的浓度增加，混悬剂的稳定性降低。温度对混悬剂的影响更大，温度变化不仅改变药物的溶解度和溶解速度，还能改变微粒的沉降速度、絮凝速度、沉降容积，从而改变混悬剂的稳定性。冷冻可破坏混悬剂的网状结构，也使稳定性降低。

三、混悬剂的稳定剂

为了提高混悬剂的物理稳定性，在制备时需加入的附加剂称为稳定剂。稳定剂包括助悬剂、润湿剂、絮凝剂和反絮凝剂等。

（一）助悬剂

增加混悬剂稳定性的主要作用是：增加分散介质的黏度以降低微粒的沉降速度；被微粒表面吸附形成保护膜，防止微粒聚集。某些助悬剂可增加微粒亲水性，延缓结晶转型。某些助悬剂可使混悬剂具有触变性，阻止微粒下沉。

1. 低分子助悬剂　如甘油、糖浆等，内服混悬剂可使用糖浆，兼矫味作用；外用混悬剂中常加入甘油。

2. 高分子助悬剂

（1）天然的高分子助悬剂：如阿拉伯胶、西黄蓍胶、海藻酸钠、果胶、琼脂、淀粉浆等。在使用时，应加入防腐剂（如尼泊金类、苯甲酸类）。

（2）合成或半合成高分子助悬剂：常用纤维素类，如甲基纤维素、羧甲纤维素钠、羟丙纤维素；其他如卡波姆、聚维酮、葡聚糖等。此类助悬剂大多数性质稳定，受 pH 影响小，但应注意与药物或其他附加剂是否发生配伍变化。

3. 触变胶　触变胶具有触变性，静置时形成凝胶防止微粒沉降，振摇时变为溶胶有利于倒出。单硬脂酸铝溶解于植物油中可形成典型的触变胶。

4. 硅酸类　如硅藻土，是天然的含水硅酸铝，能吸收大量的水形成高黏度并具触变性的凝胶。

（二）润湿剂

许多疏水性药物，如硫黄、甾醇类等不易被水润湿，且微粒表面吸附有空气，给制备混悬剂带来困难。加入润湿剂，可被吸附于疏水性药物微粒表面，增加亲水性。

1. 表面活性剂　最常用的润湿剂是 HLB 值在 7～9 的表面活性剂，如聚山梨酯类、泊洛沙姆等。外用混悬剂可选用肥皂、月桂醇硫酸钠等表面活性剂。

2. 甘油、乙醇　也有一定的润湿作用，但效果不强。

（三）絮凝剂与反絮凝剂

一般要求微粒细、分散好的混悬剂，需要加入反絮凝剂。大多数需要贮存放置的混悬剂选用絮凝剂，沉降体系疏松，易于分散。同种电解质用于不同药物，可以是絮凝剂，也可以是反絮凝剂。同种电解质用于同一药物，可因用量不同而分别起絮凝作用和反絮凝作用。

四、混悬剂的制备

制备混悬剂时，应使混悬微粒有适当的分散度，粒度均匀，以减小微粒的沉降速度，使混悬剂处于稳定状态。混悬剂的制备分为分散法和凝聚法。

（一）分散法

分散法是将粗颗粒的药物粉碎成符合混悬剂微粒要求的分散程度、再分散于分散介质中制备混悬剂的方法。小量制备可用乳钵粉碎，大量生产可用乳匀机、胶体磨等机械粉碎。亲水性药物，如氧化锌、炉甘石等，一般应先将药物粉碎到一定细度，再加处方中适量的液体，研磨到适宜的分散度，最后加入处方中的剩余液体至全量。疏水性药物不易被水润湿，必须先加一定量的润湿剂与药物，研匀，再加液体研磨混匀。

（二）凝聚法

1. 物理凝聚法　是将分子或离子分散状态分散的药物溶液加入另一分散介质中凝聚成混悬液的方法。一般将药物制成热饱和溶液，在搅拌下加至另一种不同性质的液体中，使药物快速结晶，可制成 10 μm 以下（占 80%～90%）微粒，再将微粒分散于适宜介质中制成混悬剂。醋酸可的松滴眼剂可以用物理凝聚法制备。

2. 化学凝聚法　是用化学反应法使两种药物生成难溶性的药物微粒，再混悬于分散介质中制备混悬剂的方法。为使微粒细小均匀，化学反应在稀溶液中进行并应急速搅拌。胃肠道造影检查用 $BaSO_4$ 就是用此法制成。

五、混悬剂的质量评价

（一）微粒大小

混悬剂中微粒的大小不仅关系混悬剂的质量和稳定性，也会影响混悬剂的药效和生物利用度。所以测定混悬剂中微粒大小及其分布，是评定混悬剂质量的重要指标。可采用显微镜法、库尔特计数法、光散射法等方法测定混悬剂粒子大小。

（二）沉降体积比

沉降体积比是指沉降物的体积与沉降前混悬剂的体积之比。测定方法：将混悬剂放于量筒中，混匀，测定混悬剂的总容积（V_0），静置一定时间后，观察沉降面不再改变时沉降物的容积（V），沉降体积比（F）为：

$$F = \frac{V}{V_0} = \frac{H}{H_0} \tag{3-3}$$

式中，沉降体积比也可用高度表示，H_0 为沉降前混悬液的高度，H 为沉降后沉降面的高度。F 值在 $0 \sim 1$，F 值越大，混悬剂越稳定。

口服混悬剂的沉降体积比应不低于 0.90。检查法：除另有规定外，用具塞量筒量取供试品 50 mL，密塞，用力振摇 1 min，记下混悬物的开始高度（H_0），静置 3 h，记下混悬物的最终高度（H），按式（3-3）计算。干混悬剂按各品种项下规定的比例加水振摇，应均匀分散，并照上法检查 F，应符合规定。

（三）絮凝度

絮凝度（β）是评价混悬剂絮凝程度的重要参数，用下式表示：

$$\beta = \frac{F}{F_\infty} \tag{3-4}$$

式中，F 为絮凝混悬剂的沉降体积比；F_∞ 为去絮凝混悬剂的沉降体积比。β 表示由絮凝所引起的沉降物容积增加的倍数。例如，去絮凝混悬剂的 F 值为 0.15，絮凝混悬剂的 F 值为 0.75，则 $\beta = 5.0$，说明絮凝混悬剂沉降容积比是去絮凝混悬剂沉降容积比的 5 倍。β 值越大，絮凝效果越好。用 β 评价絮凝剂的效果、预测混悬剂的稳定性，具有重要的价值。

（四）再分散性

优良的混悬剂经过贮存后再振摇，沉降物应能很快重新分散，这样才能保证服用时的均匀性和分剂量的准确性。试验方法：将混悬剂置于 100 mL 量筒内，以 20 r/min 的速度转动，经过一定时间的旋转，量筒底部的沉降物可重新均匀分散。重新分散所需旋转次数越少，说明混悬剂再分散性越好。

第八节 乳 剂

一、概述

（一）乳剂的定义与特点

1. **定义** 乳剂是指互不相溶的两种液体混合，其中一种液体以液滴状态分散于另一种液体中形成的非均相液体分散体系。形成液滴的液体称为分散相、内相或非连续相，另一种液体则称为分散介质、外相或连续相。一般分散相液滴直径在 $0.1 \sim 100 \ \mu m$。乳剂中的液滴具有很大的分散度，总表面积大，表面自由能很高，属于热力学不稳定体系和动力学不稳定体系。乳剂可供内服，也可供外用，常用的有供口服的水包油型口服乳剂（如鱼肝油乳）、供注入体内的乳状液型注射液（如静脉脂肪乳）。

2. **乳剂的特点** 乳剂中液滴的分散度大，药物吸收和药效的发挥很快，生物利用度高；油性药物制成乳剂后分剂量准确，使用方便；水包油型乳剂可掩盖药物的不良味道，并可加入矫味剂使之易于服用；外用乳剂能改善对皮肤、黏膜的渗透性，减少刺激性；静脉注射乳剂在体内分布较快，药效高，有靶向性。

（二）乳剂的分类

乳剂由水相（W）、油相（O）和乳化剂组成，三者缺一不可。根据乳化剂的种类、性质及相体积比形成水包油（O/W）型或油包水（W/O）型单乳。也可在单乳的基础上进一步乳化形成复乳，如 W/O/W 型或 O/W/O 型。水包油（O/W）型或油包水（W/O）型乳剂的鉴别方法见表 3-3。

根据乳滴大小，乳剂分为普通乳、亚微乳、纳米乳。

1. **普通乳** 乳滴的粒径大小一般在 $1 \sim 100 \ \mu m$，呈乳白色不透明的液体。

表 3-3 乳剂类别的鉴别

鉴别方法	O/W 型	W/O 型
外观	乳白色	与油色近
稀释法	被水稀释	被油稀释
导电法	导电	不导电
加入水性染料	外相染色	内相染色
加入油性染料	内相染色	外相染色

2. 亚微乳 乳滴粒径大小一般在 0.1～1.0 μm，外观不透明，呈浑浊或乳状。亚微乳常作为胃肠外给药的载体。静脉注射乳剂应为亚微乳，粒径控制在 0.25～0.4 μm。

3. 纳米乳 当乳滴粒子小于 100 nm 时，即小于可见光波长的 1/4（小于 120 nm），光线通过乳剂时不产生折射而是透射，肉眼可见乳剂为透明液体。这种乳剂称为纳米乳（或微乳），纳米乳粒径在 10～100 nm。纳米乳常用作脂溶性药物和对水解敏感药物的给药系统。

二、乳化剂

乳化剂是乳剂的重要组成部分，在乳剂形成、稳定性及药效发挥等方面起重要的作用。

（一）乳化剂的种类

1. 天然乳化剂 是天然高分子材料，亲水性较强，有较大的黏度，能增加乳剂的稳定性，能制成 O/W 型乳剂，易霉败，使用时需加入防腐剂。

（1）阿拉伯胶：是阿拉伯酸的钠、钙、镁盐的混合物。适用于制备植物油、挥发油的乳剂，可供内服用。阿拉伯胶使用质量浓度为 10%～15%，在 pH 4～10 时稳定，乳化能力较弱，常与西黄蓍胶、琼脂等混合使用。

（2）西黄蓍胶：其水溶液具有较高的黏度，在 pH 5 时溶液黏度最大，质量浓度 0.1% 溶液为稀胶浆，质量浓度 0.2%～2% 溶液呈凝胶状，乳化能力较差，一般与阿拉伯胶合并使用。

（3）明胶：是两性化合物，用量为油量的 1%～2%，易受溶液的 pH 及电解质的影响产生凝聚作用。使用时须加防腐剂，常与阿拉伯胶合并使用。

（4）杏树胶：为杏树分泌的胶汁凝结而成的棕色块状物，用量为 2%～4%。乳化能力和黏度均超过阿拉伯胶，可作为阿拉伯胶的代用品。

（5）磷脂：含有 7% 的卵磷脂，为强 O/W 型乳化剂，可供内服或外用。高纯度的磷脂可供注射用。

2. 表面活性剂 这类乳化剂分子中有较强的亲水基和亲油基，乳化能力强，性质比较稳定。混合使用效果更高。常用的有阴离子型乳化剂，如硬脂酸钠、十二烷基硫酸钠等；非离子型乳化剂，如脂肪酸山梨坦、聚山梨酯等。

3. 固体微粒乳化剂 为不溶性、细微的固体粉末，乳剂制备时吸附于油水界面，形成固体微粒膜而起乳化作用。形成乳剂的类型由固体微粒的润湿性决定，如易被水润湿，形成 O/W 型乳剂；如易被油润湿，形成 W/O 型乳剂。O/W 型乳化剂有氢氧化镁、氢氧化铝、二氧化硅、皂土等。W/O 型乳化剂有氢氧化钙、氢氧化锌等。

4. 辅助乳化剂 是指与乳化剂合并使用能增加乳剂稳定性的乳化剂。辅助乳化剂的乳化能力一般很弱或无乳化能力，但能提高乳剂的黏度，并能增强乳化膜的强度，防止乳滴合并。

（1）增加水相黏度的辅助乳化剂：甲基纤维素、羧甲纤维素钠、羟丙纤维素、海藻酸钠、琼脂、西黄蓍胶、阿拉伯胶、黄原胶、果胶、皂土等。

（2）增加油相黏度的辅助乳化剂：鲸蜡醇、蜂蜡、单硬脂酸甘油酯、硬脂酸、硬脂醇等。

（二）乳化剂的选择

应根据乳剂的使用目的、药物的性质、处方的组成、制备的乳剂类型、乳化方法等进行综合考虑，适当选择乳化剂。

1. 根据乳剂的类型选择 O/W 型乳剂应选择 O/W 型乳化剂，W/O 型乳剂应选择 W/O 型乳化剂。具体选择可依据乳化剂的 HLB 值决定。

2. 根据乳剂给药途径选择 口服乳剂应选择无毒的天然乳化剂或某些亲水性高分子乳化剂等。外用乳剂应选择对局部无刺激性、长期使用无毒性的乳化剂。注射用乳剂应选择磷脂、泊洛沙姆等乳化剂。

3. 根据乳化剂性能选择 应选择乳化性能强、性质稳定、受外界因素（如酸、碱、盐、pH 等）的影响小、无毒、无刺激性的乳化剂。

4. 混合乳化剂的选择 乳化剂混合使用可改变 HLB 值，改变乳化剂的亲油性和亲水性，使其有更大的适应性，如磷脂与胆固醇混合质量比为 10∶1 时，可形成 O/W 型乳剂，质量比例为 6∶1 时则形成 W/O 型乳剂。

三、乳剂形成的条件

（一）机械功

乳化过程包括分散和稳定两个过程。分散过程是指内相液体被切分成小液滴而分散于外相中，小液滴的表面积和表面自由能均增大，因此需通过乳化机械做功提供能量（乳化能量）以完成分散过程。

（二）适宜的乳化剂

两种液体形成乳剂的过程，是两相液体间新界面形成的过程，乳滴越小，新增加的界面就越大，乳滴的表面自由能也就越大。这时乳剂具有降低界面自由能的趋势，促使乳滴合并以降低自由能。

为保持乳剂的分散状态和稳定性，必须加入乳化剂。使乳化剂吸附在乳滴周围，有规律地定向排列成膜，不仅降低油、水间的界面张力和表面自由能，而且可阻止乳滴的合并。在乳滴周围形成的乳化剂膜称为乳化膜。乳化剂在乳滴表面上排列越整齐，乳化膜越牢固，乳剂越稳定。

（三）适宜的相比

油相、水相的容积比简称相比。相比是决定乳剂类型的重要因素，制备乳剂时，分散相体积分数一般宜在 10%～50%。通常相容积比在 40%～60%，乳剂的稳定性较好；相容积比小于 25% 时，乳滴容易分层，分散相的体积分数超过 60% 时，乳滴之间的距离很近，乳滴易发生碰撞而合并或引起转相。制备乳剂时应考虑油相、水相的相比，以利于乳剂的形成和稳定。

四、乳剂的稳定性

乳剂属于热力学不稳定的非均相分散体系，由于分散体系及外界条件的影响，制成后在放置过程中常出现分层、絮凝、转相、合并与破裂，以及酸败等不稳定现象。

1. 分层 指乳剂放置后出现分散相粒子上浮或下沉的现象，又称乳析。分层的主要是由于分散相和分散介质之间的密度差造成的。减小分散相和分散介质之间的密度差，增加分散介质的黏度，都可以减小分层的速度。通常分层速度与相容积比成反比，相容积比低于 25% 乳剂很快分层，达 50% 时就能明显减小分层速度。经振摇后分层的乳剂仍能恢复成均匀的乳剂，但分层后的乳剂容易引起絮凝，甚至破裂。

2. **絮凝**　乳剂中分散相的乳滴由于某些因素的作用使其荷电减少，ζ 电位绝对值降低，发生可逆的聚集现象称为絮凝。絮凝状态仍保持乳滴及其乳化膜的完整性。乳剂中的电解质和离子型乳化剂的存在是产生絮凝的主要原因，同时絮凝与乳剂的黏度、相容积比等有密切关系。由于乳剂的絮凝作用，限制了乳滴的移动并产生网状结构，可使乳剂处于高黏度状态，有利于乳剂稳定。絮凝状态进一步变化会引起乳滴的合并。

3. **转相**　由于某些条件的变化而改变乳剂的类型称为转相。由 O/W 型转变为 W/O 型或由 W/O 型转变为 O/W 型。转相主要是由于乳化剂的性质改变而引起的。如油酸钠是 O/W 型乳化剂，遇氯化钙后生成油酸钙，变为 W/O 型乳化剂，乳剂则由 O/W 型变为 W/O 型。

4. **合并与破裂**　乳剂中的乳滴周围的乳化膜破裂导致乳滴变大，称为合并。合并进一步发展使乳剂分为油相、水相称为破裂，是一个不可逆的过程。乳剂中乳滴大小不均一容易引起乳滴的合并。乳剂破裂的原因包括：微生物的污染、温度过高或过低、乳剂中加入可与乳化剂发生作用的物质。

5. **酸败**　乳剂受外界因素及微生物的影响，使油相或乳化剂等发生变化而引起变质、发霉的现象称为酸败。通常制备时须加入抗氧剂和防腐剂，防止乳剂氧化或酸败。

五、乳剂的制备

（一）乳剂的制备方法

1. **干胶法**　又称油中乳化剂法，系先将乳化剂（胶）分散于油相中研匀后加水相制备成初乳，然后稀释至全量。不同油相中，油、水、胶的比例不同。采用植物油、挥发油和液体石蜡为油相，初乳中油、水、胶的比例分别为 4:2:1，2:2:1，3:2:1。本法适用于阿拉伯胶或阿拉伯胶与西黄蓍胶的混合胶。

2. **湿胶法**　又称水中乳化剂法，是先将乳化剂分散于水中研匀，再加入油，用力搅拌使成初乳，加水将初乳稀释至全量，混匀，即得。初乳中油、水、胶的比例同干胶法。

3. **新生皂法**　系将油相、水相混合时，两相界面上生成的新生皂类产生乳化的方法。植物油中含有硬脂酸、油酸等有机酸，加入氢氧化钠、氢氧化钙、三乙醇胺等，在高温下（70℃以上）生成的新生皂为乳化剂，经搅拌即形成乳剂。生成的一价皂则为 O/W 型乳化剂，生成的二价皂则为 W/O 型乳化剂。

4. **机械法**　是将油相、水相、乳化剂混合后用乳化机械制备乳剂的方法。机械法制备乳剂时可不用考虑混合顺序，借助于机械提供的强大能量，很容易制成乳剂。

5. **两相交替加入法**　是向乳化剂中每次少量交替地加入水或油，边加边搅拌，即可形成乳剂。天然胶类、固体微粒乳化剂等可用本法制备乳剂，特别适用于乳化剂用量较多时。

（二）药物的加入方法

根据药物溶解性质不同，加入方法不同。若药物溶解于油相，可先将药物溶于油相再制成乳剂；若药物溶于水相，可先将药物溶于水后再制成乳剂；若药物既不溶于油相也不溶于水相时，可用亲和性大的液相研磨药物，再制成乳剂；也可将药物先用已制成的少量乳剂研磨至细，再与剩余乳剂混合均匀。

（三）影响乳剂制备的因素

乳化剂的性质与用量、分散介质的黏度与乳化温度、乳化时间均影响乳剂的制备。温度升高，可降低连续相黏度，有利于乳剂形成，但增加了乳滴动能，乳滴易聚集合并，乳剂稳定性降低。乳剂形成后，持续搅拌则增加乳滴碰撞机会，促使乳滴聚集合并。因此，通常乳化温度控制在 70℃左右，避免乳化时间过长。

六、乳剂的质量评价

（一）乳剂粒径大小

乳剂粒径大小是衡量乳剂质量的重要指标。不同用途的乳剂对粒径大小要求不同，如静脉注射乳剂的粒径应在 0.5 μm 以下。其他用途的乳剂粒径有不同要求。常用显微镜测定法、库尔特计数器测定法、激光散射光谱法、透射电镜法测定乳剂粒径。

（二）分层现象

乳剂经长时间放置后，粒径变大，进而产生分层现象，这一过程的快慢是衡量乳剂稳定性的重要指标。为了在短时间内观察乳剂的分层，用离心法加速分层，用离心（转速为 4 000 r/min）15 min，如不分层可认为乳剂质量稳定。

思考题

1. 液体制剂的特点有哪些？
2. 口服液体制剂有哪些种类？药典对口服液体制剂的质量要求有哪些？
3. 有哪些方法可以增加药物在液体制剂中的溶解度？
4. 用 Stoke's 公式描述影响沉降的因素，说明加入高分子助悬剂具有哪些作用？
5. 糖浆剂有哪些制备方法，对药物的性质有什么要求？
6. 溶胶剂的性质特点有哪些？

（胡 英）

数字资源详见 新形态教材网

📉思维导图　♟拓展阅读　🖥本章小结　📄测试题　🎞教学课件

第 四 章
灭菌与灭菌制剂

🔆 思维导图

第一节　灭　菌　法

一、概述

灭菌为无菌制剂中最主要的操作步骤之一，下面为灭菌方面的一些重要名词。

（一）灭菌法的相关概念

1. 灭菌（sterilization） 是采用物理或化学等方法，把药物或介质中所有的微生物及其芽孢（包括致病的和非致病的微生物）全部杀死，即获得无菌状态的过程。达到以上灭菌要求所采用的方法称为灭菌法。

2. 无菌（sterility） 是指物体或任一给定的介质中，没有任何活的微生物存在，称之为无菌。理论上，无菌应该是无论用任何方法（或任何途径）都检不出活的微生物体的状态，无菌通常以无菌保证水平来表示。

3. 无菌保证水平（sterility assurance level，SAL） 是指产品经灭菌或除菌后微生物残存的概率。SAL常用于评价灭菌（无菌）工艺的效果和安全性，该值越小，产品中微生物存在的概率越小。

4. 灭菌制剂（sterilized preparation） 是指直接注入机体或与黏膜、创面接触的药剂，如注射剂、眼用制剂、外科用洗剂，必须保证灭菌或无菌等。

5. 无菌制剂（sterile preparation） 是指在无菌环境中采用无菌操作法或无菌技术制备不含任何活的微生物的一类药物制剂，如蛋白质、核酸和多肽类等热不稳定的生物大分子药物经常采用无菌操作法制备。

6. 除菌 是指用特殊的滤材把微生物（死菌、活菌）全部滤除，除原有的微量可溶性细菌代谢产物外，由于没有菌体的存在，故不会有更多的致热原（热原）产生。而灭菌后的药剂中含有死亡细菌，在体内能释放毒素（热原）而引起毒副作用。

7. 消毒（disinfection） 是指用物理或化学等方法杀灭或除去物体上或介质中除了细菌芽孢以外的病原微生物，使 SAL 达到 10^{-6}，不至于引起疾病。

8. 防腐（antisepsis） 是指用物理或化学等方法抑制微生物生长，称为防腐或抑菌。

9. 无菌操作法（aseptic technique） 是指在整个产品生产过程中，利用和控制一定条件尽量避免微生物污染的一种操作方法。该过程中所用的一切用具、辅助材料、药物、溶媒、赋形剂及环境等均必须事先灭菌，操作必须在无菌操作室内进行。

10. 终端灭菌工艺（terminal sterilization process） 在控制微生物污染量的条件下，在药品灌封后，通过灭菌方式除菌。本方法 SAL 高，成本低，适宜于大容量注射剂和小容量注射剂的灭菌。国际协调会议（International Conference on Harmonisation，ICH）规定，采用湿热灭菌法灭菌后药剂中SAL 不得大于 10^{-6}。

11. 无菌生产工艺（aseptic processing） 是指在无菌环境下，使用除菌过滤法或无菌操作法，消除导致污染的各种可能性来保证无菌水平，以防止污染。本方法对环境系统的要求高，且影响无菌操作的因素多，SAL 低于终端灭菌工艺。一般适用于粉针剂，亦可适用于临床需要但不能进行终端灭菌的小容量注射剂。采用无菌生产工艺的产品，一般 SAL 只能达到 10^{-3}，仅限于临床必须注射给药且无法耐受终端灭菌的产品。

12. 致死时间 又称热死时间，是指在某一温度下，杀死某种细菌所需要的最短时间。

13. 致死温度 是指在一定的时间内，杀死某种细菌所需要的最低温度。

致死时间既受可控制环境因素的影响，如温度、pH、杀菌剂的存在等，又受某些不可控制因素的影响，如污染细菌的数量及其热耐受性和热处理前的生长条件不同，致死时间均可产生变化。表4-1 为几种细菌的致死时间和致死温度，可见，菌种不同，对热的耐受性差异相当大。在 50~60℃的液体中，一般的细菌经 5~60 min 即可被杀死。而芽孢耐高温能力强，芽孢壁厚而致密，热力不易透入芽孢内；细胞内水分含量少，加热时蛋白质不易凝固，酶不易失去活性；芽孢内含有吡啶 2,6-二羧酸钙，可与蛋白质结合成耐热的复合体。

表 4-1　几种细菌的致死温度及致死时间

菌种	致死温度 /℃	致死时间 /min	菌种	致死温度 /℃	致死时间 /min
白喉杆菌	50	10	伤寒杆菌	58	30
普通变形杆菌	55	60	大肠埃希氏菌	60	10
肺炎球菌	56	5~7	嗜热乳杆菌	71	30

14. 过度杀灭法（overkill sterilization） 是指过度杀灭微生物的一种方法。适用于稳定性很好，能经受苛刻灭菌条件的产品。对 D 值不小于 1 min 的微生物，在 121℃条件下微生物生存概率降低至10^{-12}。当灭菌操作的 $F_0 \geqslant 12$ 时，微生物存活的概率几乎为零，该情况下可以确保无菌，大容量注射剂一般要求采用过度杀菌法。

15. 残存概率法（bioburden based sterilization） 是指微生物灭活的概率随着时间增加而增加，在灭菌过程中，微生物的数量会随着时间的增加而逐渐减少，最终趋于零。该法适用于生产过程中很少检出芽孢，产品稳定性较差，只能适度灭菌的产品。生产过程中应当将防止产品被耐热菌污染放在首位，而不是依赖终端灭菌。

（二）有关灭菌法的管理规范

无菌制剂和灭菌制剂从质量要求看，属于要求最高者。选择合适的灭菌技术是防止外来污染，特别是微生物和致热原的关键手段，但应权衡灭菌和药物稳定性之间的关系。

各国和地区对无菌制剂要求不同。如美国 FDA 颁布了 *Guideline on Sterile Drug Products Produce by Aseptic Processing*，欧洲药物评审组织（EMEA）也公布了 *Annex 1 on Sterile Medicinal Products*。《中国药典》附录中专门有灭菌法的描述和要求。近年来，我国因注射剂灭菌技术导致的医疗事故不断出现，国家药品监督管理局相继发布相关指南。

1. 注射剂的灭菌工艺要求　根据原国家食品药品监督管理局发布的《关于发布化学药品注射剂和多组分生化药注射剂基本技术要求的通知》，注射剂的灭菌是保证制剂质量和用药安全的重要工艺步骤。为了保证灭菌的有效性和制剂的无菌保证水平，注射剂灭菌工艺的选择及验证应符合以下原则。

（1）大容量注射剂：应采取终端灭菌工艺，首选过度杀灭法（$F_0 \geq 12$），如产品不能耐受过度杀灭的条件；其次，可考虑采用残存概率法（$8 \leq F_0 < 12$）。两者均应保证产品灭菌后的 SAL 不大于 10^{-6}。采用其他 $F_0 < 8$ 的终端灭菌条件的工艺，原则上不予认可。如产品不能耐受终端灭菌工艺条件，应尽量优化处方工艺，以提高制剂的耐热性。如确实无法耐受，则应考虑选择其他剂型。应进行规范的灭菌工艺验证，部分验证工作可结合生产线验证一并进行。主要包括以下试验：

1）灭菌前微生物污染水平测定：包括灭菌前产品中的污染菌及其耐热性的测定。

2）热穿透试验：灭菌器灭菌程序包括准备、升温、保温灭菌、排气冷却等阶段。应通过现场验证来确认灭菌器和灭菌条件的热穿透适用性。对灭菌器的现场验证的主要目的是测量并确认设备内的温度、腔内压力、时间等计量参数在灭菌过程中的变化，以及它们在灭菌器内的实际分布等。

3）微生物挑战试验：所用生物指示剂应具有一定的耐热性及数量，对灭菌工艺具有挑战性，生物指示剂的耐热性应大于产品中常见污染菌的耐热性。采用过度杀灭法（$F_0 \geq 12$）灭菌工艺的，可不进行微生物挑战试验。

（2）粉针剂：在无菌系统环境下，采用过滤除菌或直接分装工艺，应能保证 SAL 不大于 10^{-3}，来保证粉针剂的无菌保证水平。这与是否严格按照《药品生产质量管理规范》（简称 GMP）的要求进行生产与验证有关。

1）冻干粉针剂：冻干粉针剂在无菌生产工艺验证中，设备验证、环境监测是冻干粉针剂生产线 GMP 要求的常规内容；培养基灌装验证是对设备、环境及人员操作的一种系统验证，是判断无菌保证水平的关键手段。

常规的工艺验证试验包括：①培养基模拟灌装验证试验：至少在线灌装 3 批，每批产品均应进行无菌检查。②除菌过滤系统适应性验证试验：包括过滤系统相容性测试、过滤前后滤膜完整性测试，必要时需进行滤膜的微生物截留量测试。

2）无菌分装粉针剂：无菌分装粉针剂的质量保证主要依赖于无菌生产线的基本条件和对生产工艺各环节严格的质量控制。对不同的无菌分装产品，生产工艺的控制和验证要求是一致的。严格执行 GMP 的有关要求，是无菌粉针剂生产的重要质量保证。

粉针剂工艺验证主要为培养基灌装验证试验，灌装的批量与合格标准见表 4-2。

表 4-2　培养基灌装试验的批量与判断合格的标准

批量（瓶）	3 000	4 750	6 300	7 760
允许染菌的数量（瓶）	0	≤ 1	≤ 2	≤ 3

（3）小容量注射剂：应首选终端灭菌工艺，相关技术要求同大容量注射剂。如有充分的依据证明不能采用终端灭菌工艺，且为临床必须注射给药的品种，可考虑采用无菌生产工艺，相关技术要求同冻干粉针剂。对于过滤除菌工艺同时采用了流通蒸汽辅助灭菌的品种，建议修改为终端灭菌工艺，技术要求同大容量注射剂。对确实无法采用终端灭菌工艺的品种，应修改为无菌生产工艺，技

术要求同冻干粉针剂。对于采用无菌生产工艺生产的小容量注射剂，生产线的验证应结合无菌生产工艺进行。

注射剂生产过程中，除应选择恰当的灭菌工艺外，还应对灭菌前产品中污染的微生物严加监控，并采用各种措施降低微生物污染水平，确保终产品达到无菌要求。此外，为判断灭菌工艺对产品质量的影响，应进行灭菌前后的质量对比研究，考察项目需全面，相关方法需验证。

（三）滴眼剂的灭菌工艺要求

1950 年，美国发生患者使用非无菌的滴眼剂导致眼球摘除的恶性事件，此后《美国药典》将滴眼剂列入无菌制剂要求。2010 年版《中国药典》也将滴眼剂列入无菌制剂要求。因此，滴眼剂的灭菌法应进行验证。

以下举例为眼用制剂可以采用的灭菌、抑菌或除菌方法。

（1）热压灭菌：115℃灭菌 30 min 或 121℃灭菌 15 min。

（2）干热灭菌：如眼膏剂，160℃灭菌 2 h。

（3）高温灭菌加抑菌剂：98～100℃灭菌 30 min，加上质量浓度为 0.01% 苯扎氯铵或质量浓度为 0.01% 乙酸氯己定或质量浓度为 0.002% 苯汞盐或质量浓度为 0.01% 硫柳汞。

（4）过滤除菌：通过 0.22 μm 微孔滤膜。

二、灭菌、除菌和无菌操作方法

通常灭菌方法可分为物理灭菌法、化学灭菌法两类。另外还有过滤除菌法和无菌操作法，应根据被灭菌物品的特性采用一种或多种方法组合进行处理（图 4-1）。

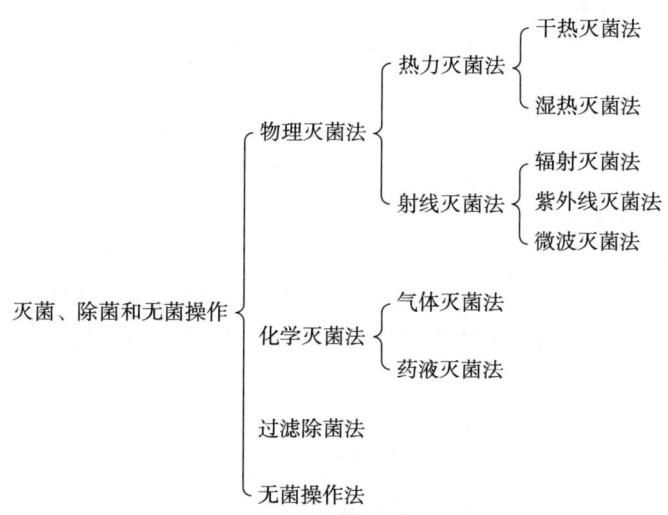

图 4-1　灭菌、除菌和无菌操作分类

（一）物理灭菌法

物理灭菌法（physical sterilization）是利用蛋白质和核酸具有遇热、射线不稳定的特性，采用加热、射线的方法杀灭或除去微生物。

1. 热力灭菌法

（1）湿热灭菌法（moist heat sterilization）：是利用高压蒸汽、过热水喷淋等手段杀灭细菌的方法。该法穿透力强、传导快、灭菌能力强，为热力灭菌中最有效、应用最广泛的方法。

1）热压灭菌法［steam（under pressure）sterilization］：指用高压饱和水蒸气加热杀灭微生物的方

法。该法应根据被灭菌物品的热稳定性、热穿透力、微生物污染程度等不同，选择合适的热压灭菌条件。一般采用126℃灭菌15 min、121℃灭菌20 min或115℃灭菌30 min。该法灭菌温度高，能杀灭所有细菌繁殖体和芽孢，灭菌效果好，适用于耐高温和耐高压蒸汽的药物制剂、玻璃器械、金属容器、瓷器、胶塞、滤膜过滤器等，不适用于不耐高温和高压灭菌的药物、密度较高的固体、半固体产品（如脂肪、植物油等）。该法是湿热灭菌法中最可靠的灭菌方法，目前应用最广泛。常见的热压灭菌设备有手提灭菌器和热压灭菌柜等。

为保证灭菌效率，使用热压灭菌柜时应注意以下事项：①必须使用饱和蒸汽。饱和蒸汽的热含量高，穿透力强，潜能大；如果使用湿饱和蒸汽灭菌，其热含量低，灭菌效果较差；若为过热蒸汽，其温度高于饱和蒸汽，不但易引起药品不稳定，灭菌效果也低于饱和蒸汽。②不饱和蒸汽中含有空气，实际灭菌温度降低，灭菌效果降低。若有空气，产生的不饱和蒸汽灭菌效果降低，所以必须排空灭菌柜内的空气。③灭菌时间：应以全部药液的温度达到所要求的温度时开始计时。④灭菌完毕后的操作。灭菌完毕后先停止加热，放出柜内蒸汽，使压力表指针为"0"后，使柜内压力与大气压相等。然后，稍稍打开灭菌柜，10~15 min后全部打开，以免柜内外的温度差和压力差太大，造成被灭菌物冲出或玻璃瓶炸裂、温度过高而伤害操作人员的事件。

影响湿热灭菌的因素主要有：①微生物的种类与数量。不同种类、不同发育阶段的微生物的耐热、耐压能力有很大的差异，强弱顺序依次为芽孢＞繁殖体＞衰老体。微生物数量越少，所需的灭菌时间越短。②蒸汽性质。如上述，饱和蒸汽的灭菌效率最高。③药品性质和灭菌时间。灭菌温度越高，灭菌时间越长，对药品的破坏越大。因此，在保证有效灭菌的前提下，尽可能地降低灭菌温度和缩短灭菌时间。④其他：介质的pH也影响灭菌效果，通常微生物在中性环境下的耐热性最强，碱性环境次之，酸性环境则不利于微生物的生长和发育。介质中含糖类、蛋白质等营养成分越丰富，微生物的抗热性越强，应适当提高灭菌温度和延长灭菌时间。

2）流通蒸汽灭菌法（circulating steam sterilization）：指采用100℃常压蒸汽流通，加热杀灭微生物的方法。灭菌时间一般为30~60 min。该法不能杀灭所有的芽孢，一般作为不耐热无菌产品的辅助灭菌手段。

3）煮沸灭菌法（boiling sterilization）：指将待灭菌物置沸水中加热灭菌30~60 min的方法。该法灭菌效果较差，不能杀灭所有芽孢。如有必要，加入适量抑菌剂，以提高灭菌效果。

4）低温间歇灭菌法（low-temperature tyndallization）：指将待灭菌物置于60~80℃的水或流通蒸汽中加热1 h，杀灭微生物繁殖体后，在室温下放置24 h，待芽孢发育成繁殖体，充分加热灭菌、放置，反复多次，直至杀灭所有芽孢。该法适用于不耐高温、热敏感物料和制剂的灭菌，但是灭菌效率低，必要时加入抑菌剂，以提高灭菌效率。

（2）干热灭菌法（dry heat sterilization）：指在干燥环境中加热灭菌的方法。

1）火焰灭菌法（flame sterilization）：指用火焰直接灼烧灭菌的方法。适用于耐火材质（如金属、玻璃等）物品与用具的灭菌，不适用于药品的灭菌。

2）干热空气灭菌法（hot air sterilization）：指利用干热空气杀灭微生物或消除热原的方法。在干燥状态下，热的穿透力较差，微生物的耐热性强，必须在高温下长时间作用才能达到灭菌目的。通常采用160~170℃灭菌2 h以上、170~180℃灭菌1 h以上或250℃灭菌45 min以上。其中，250℃灭菌45 min还可除去产品包装容器及有关生产灌装用具中的热原。该法适用于耐高温但不宜用湿热灭菌法灭菌的物品灭菌，如玻璃器具、金属容器、不允许湿气穿透的油脂类（如油性软膏基质、注射用油等）和固体化学药品的灭菌，不适用于橡胶、塑料器具及大部分有机药品的灭菌。

2. 射线灭菌法

（1）辐射灭菌法（radiation sterilization）：是利用γ射线或适宜的电离辐射杀灭微生物的方法。最常用核素^{60}Co释放的γ射线，可杀灭微生物和芽孢。在高效杀灭微生物的同时，具有不升高产品温度、穿透力强、适用范围广等特点，但费用高昂，具有潜在的核素污染风险，也可能促进某些药物的降解等。该法适用于热敏性物料和制剂、药用包装材料、医疗器械及药用高分子材料等的灭菌。

（2）紫外线灭菌法（ultraviolet sterilization）：指用紫外线照射杀灭微生物的方法。灭菌用紫外线的波长一般为 200～300 nm，以 254 nm 波长的紫外线灭菌效力最强。紫外线易穿透洁净的空气和水，被不同的表面反射或吸收，如被普通玻璃吸收，穿透力微弱。该法主要用于无菌室空气及物体表面的灭菌，不用于安瓿中药液及固体物料的深部灭菌。另外，紫外线对人体有害，故一般在人员进入前灭菌 1～2 h，进入时关闭。

（3）微波灭菌法（microwave sterilization）：系采用频率为 300～300 000 MHz 的微波照射产生的热能杀灭微生物的方法。具有低温、常压、快速高效、低能耗、均匀、无污染、易操作、易维护、产品保质期长（可延长 1/3 以上）等特点，适用于液态和固态物料的灭菌，对固体物料有干燥作用。

（二）化学灭菌法

化学灭菌法（chemical sterilization）指用化学药品直接杀灭微生物的方法。该法仅对微生物繁殖体有效，不能杀灭芽孢。

1. 气体灭菌法（gaseous sterilization） 指用化学消毒剂形成的气体杀灭微生物的方法。常用环氧乙烷、臭氧（O_3）、气态过氧化氢等。其中，环氧乙烷最为常用，一般在高压腔室内与 80%～90% 的惰性气体混合。该法适用于环境消毒及不耐加热灭菌的医用器具、设备和设施、粉末注射剂等消毒。

2. 药液灭菌法 药液灭菌法指采用杀菌剂溶液进行灭菌的方法。常用的杀菌剂有 0.1%～0.2% 苯扎溴铵溶液、1% 聚维酮碘溶液、75% 乙醇、0.5% 甲醛、2% 苯酚或煤酚皂溶液等。常作为其他灭菌法的辅助措施，适用于皮肤、无菌器具和设备的消毒。

（三）过滤除菌法

过滤除菌法（filtration sterilization）是利用一定孔径的过滤材料截留微生物的方法。该法可除去除病毒以外的所有微生物，用于对热不稳定的气体、药液的除菌。一般采用孔径为 0.22 μm 的微孔滤膜过滤器、6 号垂熔玻璃滤器等进行过滤。过滤后必须进行无菌检查以保证产品无菌。除菌过滤器的除菌效率可用微生物对数下降值（log reduction value，LRV）表示。

$$LRV = \lg N_0 - \lg N \tag{4-1}$$

式中，N_0 为除菌前产品中的微生物数量，N 为除菌后产品中的微生物数量。0.22 μm 的微孔滤膜过滤器每 1 cm^2 有效过滤面积的 LRV 应不小于 7。

（四）无菌操作法

无菌操作法（aseptic processing）指必须在无菌控制条件下生产无菌制剂的操作方法。该法适用于制备一些不耐热药物的注射剂、眼用制剂、海绵剂和创伤制剂，按此法制备的产品一般不再灭菌。因此，无菌操作必须在无菌操作室或无菌操作柜中进行，所在环境及所用的一切用具、材料都要用适当方法灭菌。

1. 无菌操作室的灭菌 无菌操作室的灭菌常采用几种灭菌法同时进行。对于流动空气，采用过滤除菌法；对于静止环境的空气，则采用气体灭菌法等。

（1）甲醛溶液加热熏蒸法：该法是常用的方法之一，灭菌较彻底。该法采用蒸汽夹层加热锅汽化甲醛，经蒸气出口将甲醛蒸汽送入总进风道，由鼓风机连续吹入无菌室，3 h 后关闭鼓风机。在室内温度 >25℃、相对湿度 >60% 下，密闭熏蒸 12～24 h。然后，将 25% 氨水加热后按一定流量送入无菌室内，约 15 min 后开启排风设备，并通入无菌空气排尽甲醛。

（2）臭氧气体灭菌：近年来，臭氧气体灭菌也经常被采用。将臭氧发生器安装在中央空调净化系统的送、回风总管道中，采用循环形式灭菌。对空气净化过滤系统滋生的真菌和杂菌也有杀灭作用，且灭菌时间短（通常为 1 h）。该法无需增加室内消毒设备，操作简便，效果好。

（3）其他：药液灭菌是较常用的辅助灭菌方法，主要用于无菌室的台面、设备表面等。

2. 无菌操作　层流洁净工作台、无菌操作室和无菌操作柜都是无菌操作的主要场所。无菌操作所用的一切物品、器具及所在环境均需灭菌；操作人员和物料应严格按照无菌操作规程进行净化处理；人流和物流严格分开，物料在无菌状态下送入室内。

三、空气净化技术

空气净化（air purification）指创造洁净的空气环境，以保证产品质量的空气调节措施。根据不同行业的要求和洁净标准，可分为工业净化和生物净化。工业净化指除去空气中悬浮的尘埃粒子，以创造洁净的空气环境，在某些特殊环境中，可能还有除臭、增加空气负离子等要求。生物净化指不仅除去空气中悬浮的尘埃粒子，而且要除去微生物等以创造洁净的空气环境。制药工业需达到生物洁净。

（一）洁净室空气净化的标准

洁净室的设计必须符合相应的洁净度要求，目前世界各国在洁净度标准方面尚未统一。我国GMP（2010 年修订版）附录中将无菌药品生产所需的洁净区分为 A 级、B 级、C 级和 D 级别，并规定了相应的"静态""动态"标准及监测要求。

A 级：适用于高风险操作区，如灌装区、放置胶塞桶和与无菌制剂直接接触的敞口包装容器的区域及无菌装配或连接操作的区域，应使用单向流操作台（罩）维持该区的环境状态。单向流系统在其工作区域必须均匀送风，风速（指导值）为 0.36 ~ 0.54 m/s。在密闭的隔离操作器或手套箱内，可用较低风速。

B 级：指无菌配制和灌装等高风险操作 A 级洁净区所处的背景区域。

C 和 D 级：指无菌药品生产过程中重要程度较低的洁净操作区。

各洁净级别空气悬浮粒子的标准、微生物监测的动态标准分别见表 4-3 和表 4-4。表 4-5 为无菌药品的生产操作环境。

表 4-3　洁净区级别空气悬浮粒子的标准

洁净度级别	悬浮粒子最大允许数 /m³			
	静态		动态	
	≥0.5 μm	≥5.0 μm	≥0.5 μm	≥5.0 μm
A 级	3 520	20	3 520	20
B 级	35 200	290	352 000	2 900
C 级	352 000	2 900	3 520 000	29 000
D 级	3 520 000	29 000	不作规定	不作规定

表 4-4　洁净区微生物监测动态标准

洁净度级别	浮游菌（CFU/m³）	沉降菌（φ90 mm, CFU/4 h）	表面微生物	
			接触（φ55 mm, CFU/碟）	5 指手套（CFU/ 手套）
A 级	<1	<1	<1	<1
B 级	10	5	5	5
C 级	100	50	25	–
D 级	200	100	50	–

表 4-5　无菌药品的生产操作环境

洁净度级别	最终灭菌产品生产操作示例
C 级背景下的局部 A 级	高污染风险的产品灌装（或灌封）
C 级	①产品灌装（或灌封）；②高污染风险产品的配制和过滤；③眼用制剂、无菌软膏剂、无菌混悬剂等的配制和灌装（或灌封）；④直接接触药品的包装材料和器具最终清洗后的处理
D 级	①轧盖；②灌装前物料的准备；③产品配制（指浓配或采用密闭系统的配制）和过滤；④直接接触药品的包装材料和器具的最终清洗
洁净度级别	非最终灭菌产品的无菌生产操作示例
B 级背景下的局部 A 级	①处于未完全密封状态下产品的操作和转运，如产品灌装（或灌封）、分装、压塞、轧盖等；②灌装前无法除菌过滤的药液或产品的配制；③直接接触药品的包装材料、器具灭菌后的装配以及处于未完全密封状态下的转运和存放；④无菌原料药的粉碎、过筛、混合、分装
B 级	①处于未完全密封状态下的产品置于完全密封容器内的转运；②直接接触药品的包装材料、器具灭菌后处于密闭容器内的转运和存放
C 级	①灌装前可除菌过滤的药液或产品的配制；②产品的过滤
D 级	直接接触药品的包装材料、器具的最终清洗、装配或包装、灭菌

注：此处的高污染风险是指产品容易长菌、灌装速度慢、灌装用容器为广口瓶、容器须暴露数秒后方可密封等状况，还指配制后需等待较长时间方可灭菌或不在密闭系统中配制等状况。轧盖前产品视为处于未完全密封状态。根据已压塞产品的密封性、轧盖设备的设计、铝盖的特性等因素，轧盖操作可选择在 C 级或 D 级背景下的 A 级送风环境中进行。A 级送风环境应至少符合 A 级区的静态要求。

洁净室必须保持正压，即按洁净度等级的高低依次相连并有相应的压差，以防止低级洁净室的空气逆流至高级洁净室中。除有特殊要求外，洁净室的温度控制在 18～26℃，相对湿度控制在 45%～65%。

测定空气中的悬浮粒子浓度和粒子大小的常用方法有光散射法、滤膜显微镜法和光电比色法。

（二）空气净化技术

空气净化技术主要是通过空气过滤，利用多孔过滤介质截留或吸附粉尘，控制空气的洁净度。空气净化系统通常包括初效过滤器、加热盘管、风机、冷却盘管、中效过滤器、湿度调节装置、高效过滤器、回风扇与控制回风装置，可实现空气净化，温度、湿度调节，保持洁净室压差，控制换气次数。

空气净化系统最主要的设备是空气过滤器，可分为初效过滤器、中效过滤器、高效过滤器。初效过滤器主要滤除大于 5 μm 的悬浮粉尘，且有延长中、高效过滤器寿命的作用，过滤效率可达 20%～80%。中效过滤器主要滤除大于 1 μm 的尘粒，过滤效率可达 20%～70%，一般置于高效过滤器之前。高效过滤器主要滤除小于 1 μm 的尘粒，对 0.3 μm 以上的微粒的过滤效率在 99.97% 以上，一般装于通风系统的末端，必须在中效过滤器保护下使用。过滤器常制成单元过滤器的形式，根据需要，可将多个单元过滤器连贯组合。单元过滤器一般可分为板式、楔式、袋式和折叠式空气过滤器。

常见的空气净化方法可分为：①一般净化：以温度、湿度为主要指标，对含尘量和尘埃粒子无要求，可采用初效过滤器。②中等净化：对温度、湿度、含尘量和尘埃粒子均有要求，可采用初效、中效二级过滤。③超净净化：对温度、湿度、含尘量、尘埃粒子和微生物有严格要求，含尘量采用计数浓度，采用初效、中效、高效三级过滤（图 4-2）。

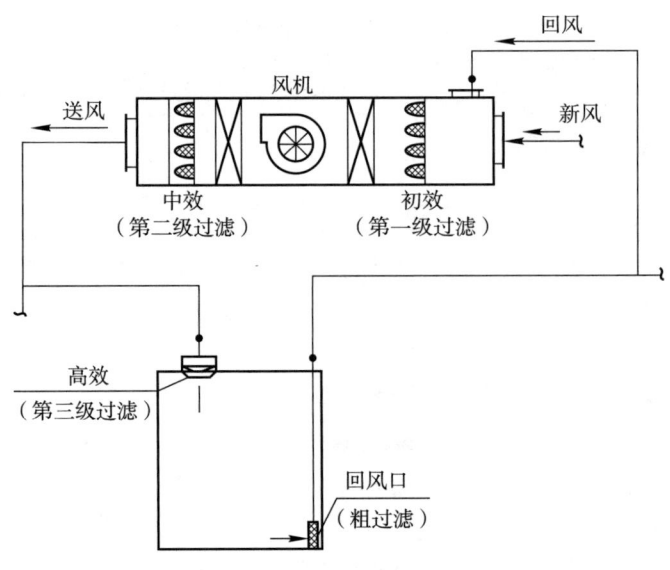

图 4-2　高效空气净化系统

（三）洁净室的设计

1. 洁净室设计的基本原则　为确保洁净室内的洁净度要求，各区域的连接必须在符合生产工艺的前提下，按（洁净度从高至低的原则）明确人流、物流和空气流的流向。基本设计原则是洁净室内的设备布局尽量紧凑，尽量减少面积；同级别的洁净室相邻安排，不同级别的则由低级向高级安排。彼此相连的房间应设有向洁净度高的方向开启的隔离门；洁净区与非洁净区、各级洁净室之间的正压差应不低于 10 Pa；洁净室门应密闭，人流和物流分开，进出口处应装有气锁，一般不设窗户，若需窗户，应以封闭式外走廊隔离窗户；光照强度 > 300 lx 等。

2. 洁净室的气流方式

（1）层流（laminar flow）：也称为单向流，是指空气流线呈同向平行状态，具有一定的断面流速，各流线间的尘埃不易相互扩散，保持在层流运动中，即使遇到人、物等附尘体，进入气流中的尘埃也很少会沉降，而随着平行气流迅速流出，保持室内洁净度。层流分为水平层流和垂直层流（图 4-3 中 a 室和 b 室）。

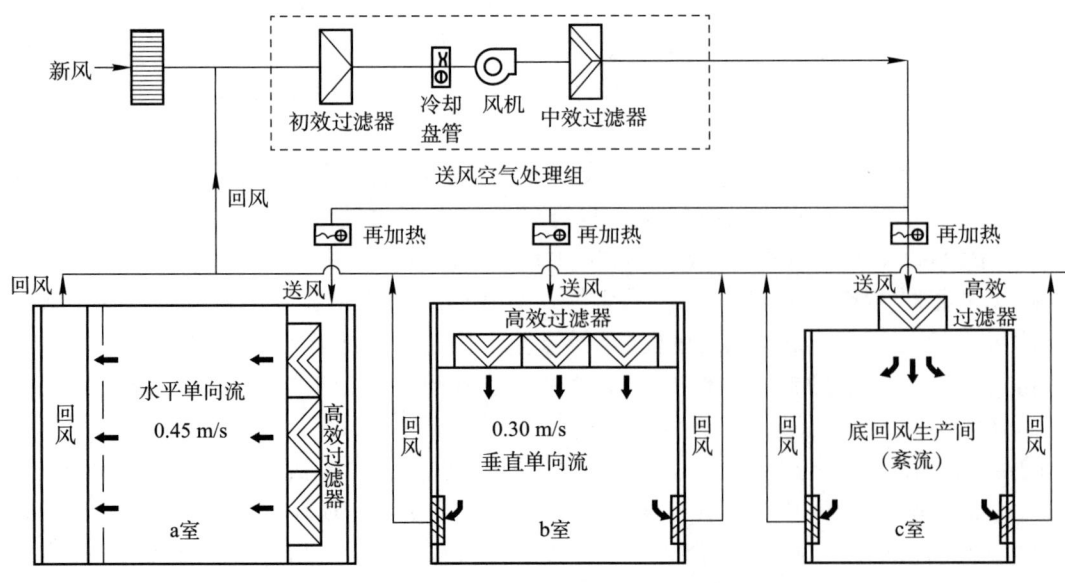

图 4-3　洁净室的各种气流方式

（2）紊流：也称为乱流（turbulent flow），是指空气流线呈不规则状态，各流线间的尘埃易相互扩散。紊流可使空气中夹带的微粒相互碰撞聚集形成大粒子，也可使室内原来静止的微粒重新飞扬起来，室内的局部空气可能出现停滞状态，因此只能除去部分粒子。如图4-3中c室所示。

传统的洁净室中，人是最大的污染源，无法规避操作人员对产品的污染风险，也无法实现严格的人员防护，且操作和维护成本高。因此，无菌隔离技术应势而生。无菌隔离技术是采用物理屏障将受控空间与外部环境相互隔绝的技术，是一种绝对的隔离。采用隔离操作技术能最大限度地降低操作人员的影响，并极大地降低生产中环境对产品污染的风险。

四、灭菌的验证

验证是为了证明操作规程（或方法）、生产工艺或系统能够达到预期结果的一系列活动。在药品的生产过程中，要根据GMP规定进行厂房、设施及设备的安装确认、运行确认、性能确认和产品的验证。

（一）灭菌验证的生物指示剂

生物指示剂是一类特殊的活微生物制品，可用来确认灭菌设备的性能、灭菌程序的验证及生产过程灭菌效果的监控等。不同灭菌工艺使用的生物指示剂各不相同（表4-6）。

表4-6 灭菌或除菌方法和相应的生物指示剂

灭菌方法	生物指示剂	试验用菌种
湿热灭菌法	嗜热脂肪芽孢杆菌孢子	NCTC 10007，NCIMB 8157，ATCC 7953
湿热灭菌法	生孢梭菌孢子	NCTC 8594，NCIMB 8053，ATCC 7955
干热灭菌法	枯草芽孢杆菌孢子	NCIMB 8058，VATCC 9372
过滤除菌法（0.45 μm 微孔滤膜过滤器）	黏质沙雷菌	ATCC 14756
过滤除菌法（0.22 μm 微孔滤膜过滤器）	缺陷假单菌孢子	ATCC 19146
辐射灭菌法	短小芽孢杆菌孢子	NCTC 10327，NCIMB 10692，ATCC 27142
环氧乙烷灭菌法	枯草芽孢杆菌孢子	NCTC 10073，ATCC 9372
气态过氧化氢灭菌法	嗜热脂肪芽孢杆菌孢子	NCTC 10007，NCIMB 8157，ATCC 7953

注：验证除热原过程的有效性一般采用细菌内毒素灭活验证试验，所用的细菌内毒素一般为大肠埃希菌内毒素。

（二）灭菌参数

将大量的生物指示剂暴露于系列灭菌条件下，测定其去除率，可评价灭菌工艺的有效性。对于加热或辐射灭菌，在一定温度下，微生物的死亡速率符合一级动力学过程，即：

$$\lg N_t = \lg N_0 - \frac{kt}{2.303} \tag{4-2}$$

式中，N_0 和 N_t 分别为灭菌开始时的和灭菌 t 时间后残存的微生物数量，k 为灭菌速率常数。式（4-2）表明，在一定的灭菌条件下，灭菌 t 时间后残存的微生物数量与开始的微生物数量有关。式（4-2）可改写为：

$$t = \frac{2.303}{k}\left(\lg N_0 - \lg N_t\right) \tag{4-3}$$

1. D 值　D 值（D value）指在一定温度下，杀灭 90% 的微生物（即下降 1 个对数单位，lg100 降至 lg10）所需要的时间（min），是反映微生物耐热性的参数。表达式为：

$$D = \frac{2.303}{k}\left(\lg 100 - \lg 10\right) = \frac{2.303}{k} \tag{4-4}$$

2. Z 值　Z 值（Z value）也称为灭菌温度系数，是指将某种微生物的 D 值降低 1 个对数单位（lg D）值时所需升高的温度数。表达式为：

$$Z = \frac{T_2 - T_1}{\lg D_{T_1} - \lg D_{T_2}} \tag{4-5}$$

如 Z = 10℃时，表示降低一个 lg D 值需要升高 10℃，才能获得相同的灭菌效果，式（4-5）可写

为 $\frac{D_2}{D_1} = 10^{\frac{T_1 - T_2}{10}}$，设 Z = 10℃，$T_1 = 110$℃，$T_2 = 121$℃，则：

$$\frac{D_2}{D_1} = 10^{\frac{110-121}{10}} = 0.079$$

即 110℃灭菌 1 min 与 121℃灭菌 0.079 min 的效果相当。

3. F 值　F 值（F value）指在给定的 Z 值下，一个灭菌程序赋予被灭菌物品在参比温度（T_0）下的等效灭菌时间（min）。表达式为：

$$F = \Delta t \sum 10^{\frac{T - T_0}{Z}} \tag{4-6}$$

式中，Δt 为测定温度的时间间隔，一般设为 0.5 ~ 1.0 min；T 为 Δt 时间内测得的被灭菌物的温度。F 值常用于评估干热灭菌。干热灭菌时，参比温度为 170℃，以枯草芽孢杆菌为生物指示剂，此时 Z 值为 20℃。

4. F_0 值　F_0 值（F_0 value）称为标准灭菌时间，指 Z 为 10℃时，一个湿热灭菌程序赋予被灭菌品在 121℃下灭菌的等效灭菌时间。F_0 值目前仅限于热压灭菌的验证。F_0 值体现了灭菌温度与时间对灭菌效果的统一，更为精确和实用。因此，F_0 值可作为不同灭菌过程的比较参数。一般规定 F_0 值不低于 8 min，实际操作应控制 F_0 值为 12 min。

F_0 分为物理 F_0 和生物 F_0，物理 F_0 值的表达式为：

$$F_0 = \Delta t \sum 10^{\frac{T - 121}{10}} \tag{4-7}$$

根据式（4-3）和式（4-4），可得生物 F_0 值的表达式为：

$$F_{121} = D_{121} \times \left(\lg N_0 - \lg N_t\right) \tag{4-8}$$

式中，N_0 为灭菌前微生物的数量，N_t 为灭菌后预计达到的微生物残存数，即染菌概率。当 N_t 达到 10^{-6} 时，即为原有菌数的百万分之一，认为灭菌效果可靠。因此，生物 F_0 值可认为是 121℃热压灭菌时杀灭容器中的全部微生物所需要的时间。

影响 F_0 值的因素有：①容器的大小、形状、热穿透系数。②灭菌溶液的黏度、容器的填充量。③容器在灭菌器内的数量和排列，影响最大。

（三）灭菌的验证

灭菌工艺是保证无菌的关键步骤。选择灭菌方法时，应考虑制剂的特点、微生物的情况和主成分的性质等因素。灭菌程序的验证是保证无菌的必要条件。

灭菌程序验证的内容包括：①撰写验证方案及制订评估标准。②确认灭菌设备技术资料齐全、安

装正确，并能处于正常运行（安装确认）。③确认灭菌设备、关键控制和记录系统能在规定的参数范围内正常运行（运行确认）。④采用被灭菌物品或模拟物品按预定灭菌程序进行重复试验，确认各关键工艺参数符合预定标准，确定经灭菌物品的无菌保证水平符合规定（性能确认）。⑤汇总并完善各种文件和记录，撰写验证报告。

日常生产中，应对灭菌程序的运行情况进行监控，确认关键参数（如温度、压力、时间、湿度、灭菌气体浓度及吸收的辐照剂量等）均在验证确定的范围内。灭菌程序应定期进行再验证。

1. 灭菌工艺的验证

（1）湿热灭菌工艺的验证：一般分为物理验证和生物学验证两部分。物理验证包括气密性测试、空载热分布测试、满载热分布测试、热穿透测试、呼吸器的评估等，生物学验证主要是微生物挑战试验。物理验证是间接证实灭菌效果，而微生物挑战试验则直接反映灭菌效果，两者不能相互替代。

（2）干热灭菌工艺的验证：一般包括空载热分布测试、装载热分布测试、热穿透测试、灭菌器内悬浮粒子监测试验、高效过滤器的完整性测试等。此外，还需进行细菌内毒素灭活验证（也称为内毒素挑战性试验），内毒素下降至少 3 个对数单位。

2. 无菌生产工艺的验证　主要包括培养基模拟灌装试验，应尽可能地模拟常规的无菌生产工艺，包括所有对无菌结果有影响的关键操作、生产中可能出现的各种干预和最差条件。对于除菌过滤无菌生产工艺的验证，还应包括对除菌过滤系统的验证。

（四）无菌检查法

用于检查《中国药典》要求无菌的生物制品、医疗器具、原料、辅料及其他品种是否无菌的一种方法，是评价无菌产品质量必须进行的检测项目。制剂经灭菌或无菌操作法处理后，需经无菌检查法检查合格后方能使用。无菌检查法包括薄膜过滤法和直接接种法。

第二节　注射剂概述

一、注射剂的概念与分类

注射剂（injection）指原料药物和或辅料与适宜的溶剂或分散介质制成的专供注入体内的溶液型、乳剂型或混悬型，以及供临用前配成溶液或混悬液的无菌粉末或浓缩液的无菌制剂。

1867 年《英国药典》收载了第一个注射剂——吗啡注射液，注射剂已成为临床应用最广泛的剂型之一。在临床治疗中，注射剂尤其在抢救用药方面占有重要的地位，是一种不可缺少的临床给药剂型。对于一些蛋白、多肽类等现代生物技术药物，注射剂是最主要的剂型。

根据药物的分散状态，可分为溶液型、乳剂型和混悬型注射剂、注射用浓溶液和注射用无菌粉末。

1. 溶液型注射剂　指药物以分子或离子形式分散在水或油性介质中形成的灭菌水溶液、油溶液或胶体溶液，如盐酸普鲁卡因注射液、盐酸克林霉素注射液等。一般来说，易溶于水且在水中稳定的药物，或溶于注射用油性溶媒的药物均可制备成溶液型注射剂。

2. 乳状液型注射液　是指药物溶解或分散在适当的乳剂介质中的灭菌液体制剂。如鸦胆子油乳注射剂、依托咪酯脂肪乳注射剂等，是将水不溶性的药物溶解在油性溶剂中，再分散于水相，制成乳状液型注射剂。

3. 混悬型注射液　是指固体药物混悬在适当的灭菌分散介质中形成的灭菌制剂，仅供肌内注射。水难溶性的药物或注射后要求延长药效的药物可制成水或油混悬液，如醋酸可的松注射剂、鱼精蛋白胰岛素注射剂等。中药注射剂一般不宜制成混悬型注射液。

溶液型、乳状液型或混悬型注射剂的给药方式包括皮下注射、皮内注射、肌内注射、静脉注射等。其中，供静脉滴注用的大体积注射液（一般不小于 100 mL，生物制品不小于 50 mL）也称为静脉输液。

4. 注射用浓溶液　原料药物与适宜的辅料制成的无菌浓溶液，供临用前稀释后静脉滴注用。

5. 注射用无菌粉末　原料药物或与适宜的辅料制成的无菌粉末或无菌块状物，供临用前用无菌溶液配制成注射液，亦称粉针剂。一般采用无菌分装或冷冻干燥法制得，可用适宜的注射用溶剂配制后注射，如用静脉输液配制后静脉滴注。以冷冻干燥法制备的生物制品注射用无菌粉末也称为注射用冻干制剂。遇水不稳定的药物宜制成粉针剂，如青霉素、蛋白多肽类药物。

二、注射剂的特点

（一）注射剂的优点

注射剂是当前应用最为广泛的剂型之一，其具有以下非常显著的优点。

1. 药效迅速、剂量准确、作用可靠　注射剂以液体状态直接注入人体组织、血管或器官内，药物吸收快，作用迅速。特别是静脉注射，药物直接进入血液循环，快速发挥疗效，常用于抢救危重患者。注射给药为非胃肠道给药途径，药物的吸收不受胃肠道诸因素的影响，故剂量准确，作用可靠，易于控制。

2. 适用于不宜口服的药物　对于一些胃肠道不能有效吸收、易被消化液降解破坏或刺激性较强，或口服给药的生物利用度低或变异性大的药物，可制成注射剂注射给药。

3. 适合于不能口服给药的患者　对于术后禁食、昏迷等状态的患者，或有吞咽困难、肠梗阻等消化系统疾病的患者，药物不能口服给药，改用注射剂注射给药。

4. 具有局部定位给药作用　如盐酸普鲁卡因注射液用于局部麻醉；当归注射液穴位内注射发挥特有疗效；脂质体、静脉乳剂等微粒注射给药后，在肝、肺、脾等器官内药物分布较多，有定向作用。

5. 可产生长效作用　一些长效注射剂可在注射部位形成药物贮库，缓慢释放药物达数天、数周或数月之久，如醋酸亮丙瑞林长效注射液为每 6 个月注射 1 次的缓释注射剂。

（二）注射剂的缺点

1. 依从性较差，用药不便　注射剂需专业人员使用相应的注射器和设备给药，存在注射疼痛问题。另外，使用不当易造成交叉污染。

2. 生产成本高、生产过程复杂　注射剂的生产对生产环境及设备要求高，注射剂较其他剂型价格高。

3. 质量要求严格　注射给药在所有给药途径中是风险最高的给药途径，因此对产品的质量要求最为严格。

随着现代科技的发展，以上不足之处也正在得到改善，如无针注射剂和无痛注射技术的应用缓解了注射疼痛。

三、注射剂的给药途径

注射剂的常见给药途径有静脉注射、肌内注射、皮内或皮下注射等（图 4-4）。注射剂的给药途径不同，质量要求也不同。

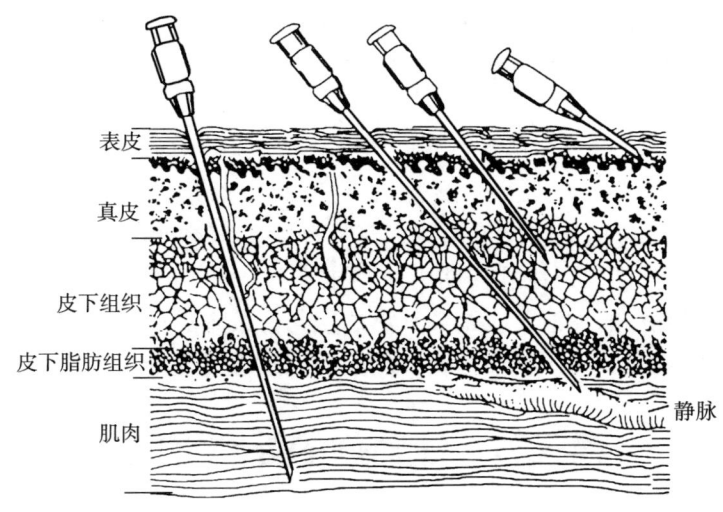

图 4-4　注射剂的给药途径

1. 静脉注射（intravenous injection，IV）　分为静脉注射和静脉滴注。静脉注射量一般为 5～50 mL，常用于需要立即发挥作用的治疗；静脉滴注的注射量可多达几千毫升，用于常规性治疗，又称为"大输液"。与其他给药途径相比，静脉注射将药液直接注入静脉，快速发挥疗效，常用于急救、补充体液和提供营养之用。

静脉注射多为水溶液，油溶液、混悬液或乳浊液型注射液易引起毛细血管栓塞，一般不宜静脉注射。粒径 <1 μm 的乳剂、纳米粒、脂质体等微粒分散体系可用于静脉注射。凡能导致红细胞溶解或使白蛋白沉淀的药液都不适合通过静脉注射给药。

2. 肌内注射（intramuscular injection，IM）　注射于肌肉组织中，注射量一般为 1～5 mL。与静脉注射相比，肌内注射药物吸收、作用相对缓慢，持续时间较长。水溶液、油溶液、混悬液及乳浊液均可供肌内注射，可起到延效作用，其中乳状液还有一定的淋巴靶向性。

3. 皮下注射（subcutaneous injection，SC；hypodermic，Hypo）　是指 1～2 mL 的注射液被注射于真皮与肌肉之间的松软组织内的注射方式。皮下注射主要是水溶液，也有混悬液，但混悬液可能导致硬结或肿胀。由于皮下感觉比肌肉更为敏感，具有刺激性药物的混悬液不宜皮下注射。因皮下组织的血流较慢，药物的吸收速度较缓慢。

4. 皮内注射（intracutaneous injection，ID）　是指少量的注射液（0.2 mL 以下）注射于前臂的表皮和真皮之间的注射方式，常用于过敏性试验或疾病诊断，如青霉素皮试、白喉诊断毒素等。

5. 脊椎腔内注射（intraspinal injection）　是指注射液（不得超过 10 mL）缓慢注入脊椎间蛛网膜下腔内的注射方式，常用于麻醉。由于神经组织比较敏感，且脊椎液循环较慢，故脊椎腔内注射用的注射液必须等渗，且不得加入抑菌剂，pH 应为 5.0～8.0。

6. 动脉内注射（intra-arterial injection）　是指注射液被注入靶区动脉末端的注射方式，常用于肿瘤的治疗，如诊断用动脉造影剂、肝动脉栓塞剂等。

7. 其他　包括关节内注射（intra-articular injection）、心内注射（intracardiac injection）、穴位注射（acupoint injection）、滑膜腔内注射（intrasynovial injection）等。

注射给药的生物利用度与注射的给药途径有很大的关系，静脉（或者动脉）注射药物直接入血，无吸收过程，起效最快，生物利用度为 100%，其他注射途径给药的生物利用度小于或者等于 100%。皮下和肌内注射后，药物沿结缔组织迅速扩散，经毛细血管及淋巴管的内皮细胞间隙迅速通过膜孔转运吸收进入体循环。肌内注射有吸收过程，起效时间为 15～30 min，达峰时间为 1～2 h。皮下注射吸收更慢。诸多因素，如注射剂的流变学特性、药物的粒径大小、药物浓度、溶媒的性质、渗透压和注射体积等会影响药物吸收。如肌内注射给药时，油性注射液在肌肉中吸收缓慢，发挥延效作用；乳状液的吸收快于油溶液，且有一定的淋巴靶向性。

四、注射剂的质量要求

注射剂的质量要求主要包括无菌、无热原、可见异物与不溶性微粒、装量、渗透压（大容量注射剂）和药物含量等应符合要求，在贮存期内应稳定有效。注射液的 pH 应接近体液，一般控制在 4～9。凡大量静脉注射或滴注的输液，应调节其渗透压与血浆渗透压相等或接近。有些品种尚需进行有关物质检查、异常毒性检查、降压物质检查、刺激性和过敏试验等。

第三节　注射剂的处方组成

注射剂的处方由原料药、溶剂与附加剂组成。其中，处方中的所有组分都应选择注射用规格，应符合《中国药典》等国家质量标准要求。

一、注射用原料药

相比于口服用原料药，注射用原料药质量要求更高，应符合注射用要求。如对杂质和重金属的限量更加严格、对微生物及热原需要限量控制等。

二、注射用溶剂

溶剂是注射剂中重要的组成部分，在处方中作为药物的溶剂或分散介质等，一般分为水性溶剂和非水性溶剂。这些溶剂应安全无害，兼容处方中的其他药用成分，不得影响活性成分的疗效和质量。根据药物的溶解性和稳定性、给药途径、临床用途等不同需求选择不同种类的溶剂。

1. 注射用水　注射用水（water for injection）是注射剂中最常用的水性溶剂，一般优先选用水作为溶剂配制注射剂。根据 2025 年版《中国药典》规定，注射用水是通过纯化水经蒸馏法制得的，收集到的注射用水应在 24 h 内使用。注射用水虽不要求灭菌，但必须无热原。《中国药典》规定，注射用水内细菌内毒素含量应小于 0.25 EU/mL；注射用水内细菌、真菌和酵母菌总数不得超过 10 个 /100 mL。

2. 非水溶剂　当药物在水中的溶解度有限或易水解等一些物理或化学因素影响，不能单独使用水性溶剂时，设计这些药物制剂处方时通常需要添加一种或多种非水溶剂。注射用非水溶剂应无毒、无刺激性、无致敏作用，且本身无药理活性，并不能影响药物活性。

（1）注射用油（oil for injection）：对于难溶性药物，以注射用油为溶剂时既能溶解药物，又能达到延长药物疗效的目的，如通过肌内注射以实现药物缓慢吸收，从而产生长效作用。常用的注射用油多为精制后的植物油，如大豆油、麻油、茶油、玉米油、花生油、棉籽油、橄榄油、蓖麻油等。2025年版《中国药典》规定注射用大豆油应无异臭，为淡黄色澄明液体，相对密度为 0.916～0.922，碘值为 126～140，皂化值为 188～195，酸值不得大于 0.1。

（2）乙醇：本品可与水、甘油、挥发油等任意混溶，调节溶剂的极性，增大难溶性药物的溶解度，可用于静脉或肌内注射，如氢化可的松注射液、多西他赛注射液、尼莫地平注射液等。但乙醇浓度超过 10% 时，注射后可能会有溶血作用或疼痛感。

（3）丙二醇（1,2- 丙二醇）：丙二醇与水、乙醇、甘油可混溶，用于溶解多种水不溶性药物，可供肌内及静脉注射。混合溶剂中的浓度在 10%～60%，如苯妥英钠注射液中含 40% 丙二醇。含丙二醇的制剂皮下或肌内注射时有局部刺激性。

（4）聚乙二醇（PEG）：相对分子质量低的液体，如 PEG 300、PEG 400 均可用作注射用溶剂。由于 PEG 300 的降解产物可能会导致肾病变，以 PEG 400 更为常用。聚乙二醇可与水、乙醇相混溶，化学性质稳定，不水解，常用质量浓度为 1%~50%。现有制剂中塞替哌注射液就以 PEG 400 为注射溶剂。

（5）甘油：甘油的黏度和刺激性较大，常与乙醇、丙二醇、水等组成复合溶剂，常用浓度为 1%~50%，在脂肪油中不溶，不能单独用于注射溶剂。如普鲁卡因注射液的溶剂由 95% 乙醇 – 甘油 – 注射用水按体积比 1∶1∶3 组成。但本品大剂量注射时会引起惊厥、溶血。

（6）二甲基乙酰胺（dimethyl acetamide，DMA）：本品与水、乙醇可任意混溶，常用浓度为 0.01%，对药物的溶解范围广。本品的毒性小于二甲基甲酰胺，但连续使用时应注意其慢性毒性。如利血平注射液用 10% DMA、50% PEG 作溶剂，氯霉素常用较高浓度的 DMA（体积分数 50%）作溶剂。

三、注射用附加剂

除主药，注射剂中还可根据制备及医疗的需要添加其他物质，以增加有效性、安全性与稳定性，这类物质统称为注射剂附加剂（additives for injection）。注射剂中的附加剂需符合以下要求：①对主药的疗效无影响；②在有效浓度内对机体安全、无毒、无刺激性；③与主药无配伍禁忌；④不干扰产品的含量测定。各国药典对附加剂的种类和用法通常有明确的规定。

注射剂中附加剂的作用主要包括：①药物的增溶作用；②提高药物的稳定性；③抑菌；④调节渗透压；⑤调节 pH；⑥减轻疼痛或刺激。因此，根据作用不同，附加剂可分为增溶剂、助溶剂、抑菌剂、抗氧剂、缓冲剂、局部麻醉剂、等渗调节剂等，详见表 4-7。

表 4-7　注射剂常用附加剂

种类	名称	质量浓度 /%
抗氧化剂	焦亚硫酸钠	0.1~0.2
	亚硫酸氢钠	0.1~0.2
	亚硫酸钠	0.1~0.2
	硫代硫酸钠	0.1
金属离子螯合剂	乙二胺四乙酸二钠	0.01~0.05
缓冲剂	醋酸，醋酸钠	0.22，0.8
	枸橼酸，枸橼酸钠	0.5，0.4
	乳酸	0.1
	酒石酸，酒石酸钠	0.65，1.2
	磷酸氢二钠，磷酸二氢钠	1.7，0.71
	磷酸氢钠，碳酸钠	0.005，0.06
助悬剂	羧甲纤维素	0.05~0.75
	明胶	2.0
	果胶	0.2
稳定剂	肌酐	0.5~0.8
	甘氨酸	1.5~2.25
	烟酰胺	1.25~2.5
	辛酸钠	0.4

续表

种类	名称	质量浓度 /%
增溶剂、润湿剂或乳化剂	聚氧乙烯蓖麻油	1 ~ 65
	聚山梨酯 20（Tween 20）	0.01
	聚山梨酯 40（Tween 40）	0.05
	聚山梨酯 80（Tween 80）	0.04 ~ 4.0
	聚维酮（PVP）	0.2 ~ 1.0
	聚乙二醇 –40 蓖麻油	7.0 ~ 11.5
	卵磷脂	0.5 ~ 2.3
	脱氧胆酸钠	0.21
	普朗尼克 F68	0.21
抑菌剂	苯酚	0.25 ~ 0.5
	甲酚	0.25 ~ 0.3
	氯甲酚	0.05 ~ 0.2
	苯甲醇	1.3
	三氯叔丁醇	0.25 ~ 0.5
	硫柳汞	0.001 ~ 0.01
局部麻醉剂（止痛剂）	盐酸普鲁卡因	0.5 ~ 2
	利多卡因	0.5 ~ 1
等渗调节剂	氯化钠	0.5 ~ 0.9
	葡萄糖	4 ~ 5
	甘油	2.25
填充剂	乳糖	1 ~ 8
	甘露醇	1 ~ 10
	甘氨酸	1 ~ 10
保护剂	乳糖	2 ~ 5
	蔗糖	2 ~ 5
	麦芽糖	2 ~ 5
	人血清白蛋白	0.2 ~ 2

　　多剂量包装的注射液处方中可加入适宜的抑菌剂，其用量应能抑制注射液中微生物的生长，抑菌效率应符合规定。静脉给药与脑池内、硬膜外、椎管内用的注射液均不得加入抑菌剂。

四、渗透压的调节

　　注射用的液体一般要求等渗，否则容易产生刺激性或溶血等。静脉注射时，若注入溶液的渗透压低于 0.45% 氯化钠溶液时，水分子穿过细胞膜进入红细胞内，使红细胞胀破，容易造成溶血现象；反之，当注入高渗溶液时，红细胞内水分渗出而致细胞萎缩，如果少量注入且注射速度缓慢，机体调节机制可自行恢复渗透压至正常，不致发生不良影响。当大量注入低渗溶液时，出现低钠、低钾血症和溶血现象，出现头胀、胸闷，严重的可发生麻木、寒战、高热、尿中出现血红蛋白等症状。肌内注射可耐受 0.45%～2.7% 的氯化钠溶液，即相当于 0.5～3 个等渗度的溶液。如果注射液渗透压过高或过低时，肌内注射也会产生刺激性且影响吸收。脊髓腔内注射，由于组织的特殊性易受渗透压的影响，必须调至等渗。

等渗溶液（isoosmotic solution）：指与血浆渗透压相等的溶液。因渗透压是溶液的依数性之一，可用人造的理想半透膜以物理化学实验方法求得，故属于物理化学概念。

等张溶液（isotonic solution）：指与红细胞张力相等的溶液。在等张溶液中既不发生红细胞体积改变，也不发生溶血，属于生物学概念。

溶液的等渗、低渗或高渗是以血浆总渗透压为标准。如 0.9% 氯化钠溶液、5% 葡萄糖溶液与血浆总渗透压相等，为等渗溶液；溶液的渗透压低于血浆总渗透压为低渗溶液；溶液的渗透压高于血浆总渗透压为高渗溶液。

1. 渗透压摩尔浓度的计算　临床上用渗量（Osm）或毫渗量（mOsm）作为体液渗透压的单位。1 mmol 分子（非电解质）或 1 mmol 离子（电解质）可以产生 1 mOsm 的渗透压。渗透压摩尔浓度以每千克溶剂中溶质的毫渗透压摩尔（mOsmol）来表示，可按下列公式计算毫渗透压摩尔浓度：

$$毫渗透压摩尔浓度（mOsmol/kg）= \frac{溶质的质量（g/kg）}{摩尔质量} \qquad (4-9)$$

临床应用中也用体积表示溶剂的单位，上式可表示为：

$$毫渗透压摩尔浓度（mOsmol/kg）= \frac{溶质的质量（g/L）}{摩尔质量} \times n \times 1\,000 \qquad (4-10)$$

式中，n 为一个溶质分子溶解时形成的总粒子数。例如，在理想溶液中，不解离的非电解质，如葡萄糖 1 mmol，渗透压为 1 mOsm；能解离的电解质，如 1 mmol NaCl 形成 1 mmol Na^+ 和 1 mmol Cl^-，此时 $n=2$，渗透压为 2 mOsm。同理，1 mmol $CaCl_2$ 的渗透压为 3 mOsm，氯化钠或硫酸镁（$n=2$）为 2 mOsm，氯化钙（$n=3$）为 3 mOsm，枸橼酸钠（$n=4$）为 4 mOsm。

正常人体液中含有各种离子均能产生渗透压。阳离子 Na^+（140 mmol/L）、Ca^{2+}（2.5 mmol/L）、K^+（5 mmol/L）、Mg^{2+}（1.5 mmol/L），共产生 149 mmol/L 的渗透压，再加上阴离子，共计 298 mmol/L（正常范围为 280～310 mmol/L）。故体液产生的平均渗透压为 298 mOsm。

因此，凡输液的渗透压为 298 mOsm 则认为与血浆等渗。所以制备等渗输液，需要符合上述要求。现举例说明一般计算方法。

> **例 4-1：等渗氯化钠注射液的制备用量计算**

制备等渗氯化钠注射液 1 000 mL，需要多少克氯化钠？

答：因为 1 mmol NaCl 可产生 2 mOsm。产生 298 mOsm，需要 x mmol NaCl，

则 1 mmol : 2 mOsm = x : 298 mOsm，x = 149 mmol

氯化钠的质量 = 物质的量（mmol）× 相对分子质量（mg/mmol）=149 mmol×58.5 mg/mmol = 8 716.5 mg = 8.716 5 g

故 0.9% 氯化钠注射液，就是等渗溶液。

> **例 4-2：复方氯化钠等渗注射液的制备用量计算**

临床上要求制备含 Na^+ 142 mmol/L，K^+ 5 mmol/L，Ca^{2+} 2.5 mmol/L，Cl^- 152 mmol/L 的注射液 1 000 mL，问用 NaCl、KCl 和 $CaCl_2·2H_2O$ 来配制，各应称取多少克？按以下基本公式：质量（mg）= 物质的量（mmol）× 相对分子质量（mg/mmol）。

按题意，需 142 mmol 的 NaCl、5 mmol 的 KCl、2.5 mmol 的 $CaCl_2·2H_2O$、根据公式故需：

氯化钠的质量 = 142 mmol×58.5 mg/mmol = 8 307 mg = 8.307 g

氯化钾的质量 = 5 mmol×74.5 mg/mmol = 372.5 mg = 0.3 725 g

氯化钙的质量 = 2.5 mmol×147 mg/mmol = 367.5 mg = 0.3 765 g

总离子浓度：142 mmol/L×2 + 5 mmol/L×2 + 2.5 mmol/L×3 = 301.5 mmol/L，总的渗透压为 301.5 mOsm。

计算结果表明，复方氯化钠等渗注射液的渗透压在体液渗透压的范围内，与实际测得的渗透压基本接近，故为等渗溶液。

2. 冰点降低法　冰点降低与渗透压一样都属于溶液的依数性，均与溶液的浓度有关。一般情况下，血浆或泪液等体液的冰点值为 −0.52℃。据此，只要将任何溶液的冰点降低值调节为 −0.52℃，则该溶液就是等渗溶液。表 4-8 列举了一些药物的质量浓度为 1% 水溶液的冰点降低值，根据以下数据可以计算出该药物配制成等渗溶液的浓度。

表 4-8　一些药物水溶液的冰点降低值与氯化钠等渗当量

药物名称	冰点降低值 /℃	每克药物氯化钠等渗当量 /E	等渗浓度溶液的溶血情况		
			浓度	溶血	pH
硼酸	0.28	0.47	1.9%	100%	4.6
盐酸乙基吗啡	0.19	0.15	6.18%	38%	4.7
硫酸阿托品	0.08	0.1	8.85%	0	5.0
盐酸可卡因	0.09	0.14	6.33%	47%	4.4
氯霉素	0.06				
依地酸钙钠	0.12	0.21	4.50%	0	6.1
盐酸麻黄碱	0.16	0.28	3.2%	96%	5.9
无水葡萄糖	0.10	0.18	5.05%	0	6.0
葡萄糖（含 H_2O）	0.091	0.16	5.51%	0	5.9
氢溴酸后马托品	0.097	0.17	5.67%	92%	5.0
盐酸吗啡	0.086	0.15			
碳酸氢钠	0.381	0.65	1.39%	0	8.3
氯化钠	0.58		0.9%	0	6.7
青霉素钾		0.16	5.48%	0	6.2
硝酸毛果芸香碱	0.133	0.22			
聚山梨酯80	0.01	0.02			
盐酸普鲁卡因	0.12	0.18	5.05%	91%	5.6
盐酸丁卡因	0.109	0.18			

等渗调节剂的用量可用下式计算：

$$W = \frac{0.52 - a}{b} \tag{4-11}$$

式中，W 为配制等渗溶液所需加入的等渗调节剂的百分含量；a 为调节前药物溶液的冰点降低值；b 为用以调整等渗的等渗调节剂质量浓度为 1% 溶液的冰点降低值。

例 4-3：求配制 100 mL 等渗氯化钠溶液所需氯化钠的质量

1% 氯化钠溶液的冰点降低值为 0.58℃，血浆的冰点降低值为 −0.52℃，求配制 100 mL 等渗氯化钠溶液所需氯化钠的量。

已知 $b = 0.58$，纯水 $a = 0$，按式（4-11）计算得：$W = 0.9\ g$

即 0.9% 氯化钠溶液为等渗溶液，即配制 100 mL 氯化钠溶液需用 0.9 g 氯化钠。

例 4-4：求配制 2% 盐酸普鲁卡因等渗溶液 100 mL 需加入氯化钠的质量

配制 2% 盐酸普鲁卡因溶液 100 mL，要调节至等渗需要加入多少克氯化钠？

由表 4-8 可知：2% 盐酸普鲁卡因溶液的冰点降低值 a 为 $0.12℃ \times 2 = 0.24℃$，1% 氯化钠溶液的冰点降低值 b 为 $0.58℃$，代入式（4-11）得：

$$W = \frac{0.52 - 0.24}{0.58} = 0.48\ （g）$$

即配制 2% 盐酸普鲁卡因溶液 100 mL 需加入氯化钠 0.48 g。

对于某些成分不明或查不到冰点降低值的注射液，可以通过实验测定冰点降低值，再依上法计算得到需要配制处方量。在测定时，为使测定药物的冰点降低值的结果更准确，测定浓度应与配制溶液的浓度相近。

3. 氯化钠等渗当量法 氯化钠等渗当量是指与 1 g 药物产生的渗透压与多少克氯化钠产生的渗透压相当，即呈等渗效应。如盐酸普鲁卡因的氯化钠等渗当量（E）为 0.18，即表示 1 g 盐酸普鲁卡因在溶液中可以产生与 0.18 g 氯化钠相同的渗透压。E 见表 4-8，等渗调节剂的用量可用下式计算：

$$W = 0.9 - EX \tag{4-12}$$

式中，W 为配成等渗溶液所需加入氯化钠的量（%，m/v）；E 为 1 g 药物的氯化钠等渗当量；X 为 100 mL 溶液中药物的质量（g）。

例 4-5：2% 盐酸麻黄碱等渗溶液的配制

配制 2% 盐酸麻黄碱溶液 200 mL，欲使其等渗，需加入多少克氯化钠或无水葡萄糖？

由表 4-8 可知：1 g 盐酸麻黄碱的 E 为 0.28，1 g 无水葡萄糖的 E 为 0.18。

设所需加入的氯化钠和葡萄糖的量分别为 X 和 Y，则：

$$Y = \frac{0.68}{0.18} = 3.78\ （g）\quad 或\quad Y = \frac{5\%}{0.9\%} \times 0.68 = 3.78\ （g）$$

4. 等张调节 对于很多药物水溶液来说，红细胞膜可视为理想的半透膜，可允许溶剂分子通过，而不让溶质分子通过。因此，许多药物的等渗浓度和等张浓度相同或相近，既是等渗溶液又是等张溶液，如 0.9% 氯化钠溶液。但有些药物即使是等渗溶液也容易溶血，如盐酸普鲁卡因、甘油、丙二醇等，即使将其等渗溶液注入体内，还会发生不同程度的溶血现象。红细胞并不是理想的半透膜，盐酸普鲁卡因、甘油、丙二醇等能自由地通过细胞膜，促使膜外的水分进入细胞，使得红细胞胀大破裂而溶血。又如 2.6% 甘油与 0.9% 氯化钠具有相同的渗透压，却 100% 溶血。这类药物一般需加入氯化钠、葡萄糖等等渗调节剂。如果制成 10% 甘油、4.6% 木糖醇和 0.9% 氯化钠的复方甘油注射液，红细胞也不胀大变形，也不产生溶血现象。此溶液即为等张溶液。

药物的等张浓度可用溶血法测定，这样求出的渗透系数称为溶血法的值。将人的红细胞置于一系列浓度的（0.36% ~ 0.45%）氯化钠溶液中和不同浓度的待测液中，比较这两种溶液的溶血情况。溶血情况相同，则认为两种溶液的渗透压也相同。

根据渗透压的大小与物质的量浓度成正比的原理，可列出下式：

$$\frac{P_{NaCl}}{i_{NaCl} \times C_{NaCl}} = \frac{P_D}{i_D \times C_D} \tag{4-13}$$

式中，P 为渗透压；C 为物质的浓度；D 为药物；i 为渗透系数。如果等渗，即 $P_{NaCl} = P_D$，则下式成立：

$$\frac{1.86 \times 100\ \text{mL 溶液中氯化钠的质量（g）}}{58.48} = \frac{i_D \times 100\ \text{mL 溶液中药物的质量（g）}}{\text{药物摩尔质量}} \quad (4\text{-}14)$$

式中，1.86 为氯化钠的渗透系数；58.48 为氯化钠的摩尔质量。根据上式可以算出药物的渗透系数（i_D），同理，计算药物的等张浓度。

例 4-6：质量浓度为 1.15% 的无水氯化钙溶液是否为等张溶液？

用上述溶血法测得无水氯化钙的 i_D 值为 2.76，则可求出相当于 0.9% 氯化钠的氯化钙百分浓度（g/mL）：

$$\frac{1.86 \times 0.9}{58.48} = \frac{2.76 \times X}{110.99}$$

可解得 $X = 1.15$（%）

即质量浓度为 1.15% 的无水氯化钙溶液为等张溶液。

因此，由于等渗溶液和等张溶液定义不同，等渗溶液不一定等张，等张溶液亦不一定等渗。在新产品试制中，即使所配溶液为等渗溶液，为了用药安全，亦应进行溶血试验，必要时加入葡萄糖、氯化钠等其他等张调节剂，以防止溶血。测定等张浓度，对于指导合理安全用药具有一定的实际意义。

第四节　注射剂的制备

注射剂的制备工艺过程可分为水处理、容器处理、药液配制、药液滤过、灌装、封口、灭菌检漏、灯检，以及印字包装等过程，其工艺流程及环境区域的洁净度要求见图 4-5。

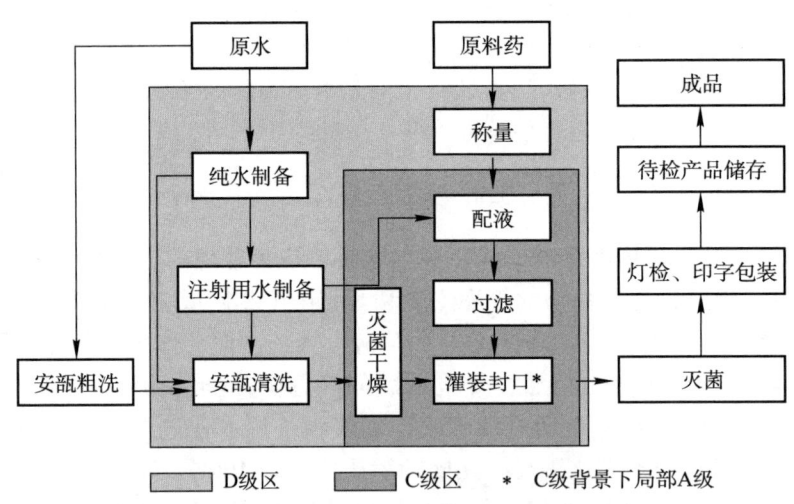

图 4-5　注射剂制备工艺流程及环境区域划分示意图

注射剂的生产车间为无菌制剂的生产场所，因此对车间的设计、布局、人流、物流及生产环境的洁净度控制等，均有十分严格的要求。在注射剂的各生产工艺过程中，对生产环境有不同要求，生产区域可划分为洁净区、控制区、一般生产区等，关于各生产区的设计要求和洁净度控制标准详见本章第一节。

一、注射用水的处理

水是注射剂生产中使用量最多的一种溶剂，主要用于生产过程及注射液的配制。一般可根据各生产工序或使用目的及要求不同，选用适宜类型的制药用水。

（一）制药用水的分类及应用

注射剂生产中，水的处理从原水（自来水）开始，经过一系列的精制和纯化处理后得到纯化水及注射用水。注射用水灭菌后得到灭菌注射用水，具体定义及应用范围见表4-9。

表4-9　制药用水的分类、定义及应用范围

类别	定义	应用范围
饮用水 （drinking water）	为天然水经净化处理后得到的水，其质量必须符合现行中华人民共和国国家标准《生活饮用水卫生标准》（GB 5749—2022）	①可作为药材净制时的漂洗、制药用具的粗洗；②除另有规定外，也可作为药材的提取溶剂
纯化水 （purified water）	为饮用水经蒸馏法、离子交换法、反渗透法或（和）其他适宜的方法制备的水，不含任何附加剂，其质量应符合2025年版《中国药典》纯化水项下的规定	①可作为配制普通药物制剂用的溶剂或试验用水；②中药注射剂、滴眼剂等灭菌制剂的提取溶剂；③口服、外用制剂配制用溶剂或稀释剂；④非灭菌制剂用器具的精洗用水；⑤也可作为非灭菌制剂所用饮片的提取溶剂；⑥不得用于注射剂的配制与稀释
注射用水 （water for injection）	为纯化水经蒸馏所得的水，应符合细菌内毒素试验要求。注射用水必须在防止细菌内毒素产生的设计条件下生产、贮存及分装，其质量应符合2025年版《中国药典》注射用水项下的规定	可作为配制注射剂、滴眼剂等的溶剂或稀释剂及容器的精洗
灭菌注射用水 （sterile water for injection）	为注射用水按照注射剂生产工艺制备所得，不含任何添加剂，其质量应符合2025年版《中国药典》灭菌注射用水项下的规定	可作为注射用灭菌粉末的溶剂或注射剂的稀释剂

（二）制药用水的制备

制药用水的制备应符合GMP的要求。制药用水制备系统的配置方式根据地域和水源的不同而异。目前国内典型的采用二级反渗透法（加蒸馏法）制备纯化水（或注射用水）的流程（图4-6）。

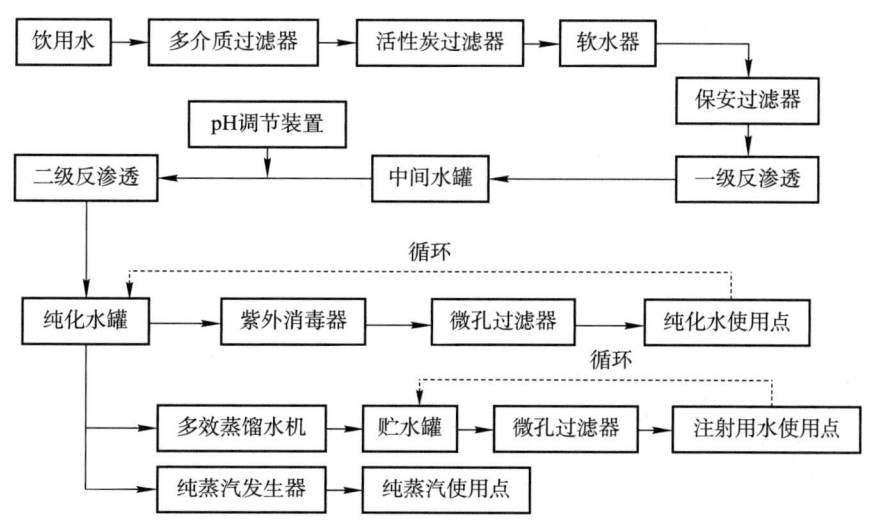

图4-6　二级反渗透法（加蒸馏法）制备纯化水（或注射用水）的流程图

1. 纯化水的制备   目前，国内纯化水制备系统的主要配置方式如图 4-7 所示。

（1）预处理（pre-treatment）：预处理的装置一般由多介质过滤器、活性炭过滤器、软水器和原水泵组成。

1）多介质过滤器：一般称为机械过滤器或砂滤，以石英砂过滤介质，除去原水中的大颗粒、悬浮物、胶体及泥沙等。

2）活性炭过滤器：主要用于去除水中的微生物、有机物、游离氯、色素及部分重金属等。

3）软水器：主要是钠型阳离子树脂，Na^+ 交换原水中的 Ca^{2+}、Mg^{2+}，降低水的硬度。

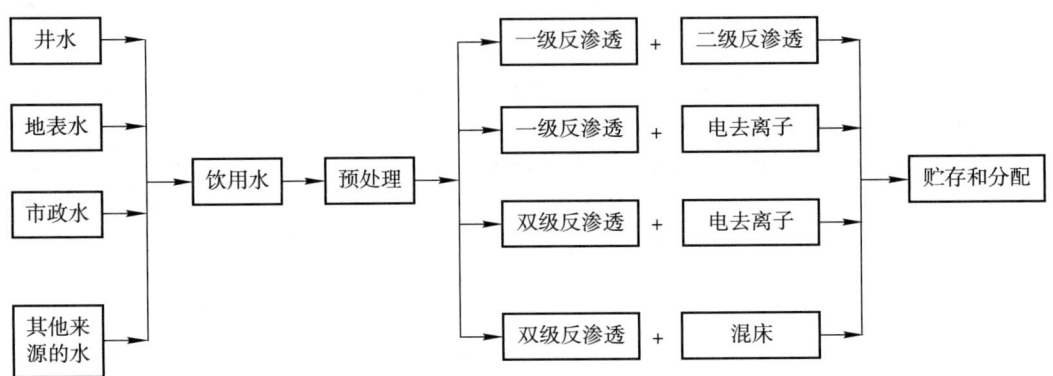

图 4-7   纯化水制备系统配置方式

（2）反渗透系统（reverse osmosis system）：如图 4-8A 所示为渗透现象：利用膜两侧的渗透压差，实现水的转移，水从低渗一侧向高渗一侧转移。结果是盐水一侧的液面上升到一定程度时不再上升，达到平衡，此时盐水与纯水间的水静压差即为渗透压 4-8B。如图 4-8C 所示为反渗透现象：对半透膜一侧的溶液施加一个大于渗透压的压力，使水反向透过半透膜，可以去除水中溶解的盐类，同时去除细菌、内毒素、胶体和有机大分子等，但难以去除水溶性的极小相对分子质量有机物。

反渗透系统一般包括给水泵、阻垢剂或还原剂加药装置、5 μm 精密过滤器（保安过滤器）、一级高压泵、一级反渗透装置、二级高压泵、二级反渗透装置、CO_2 脱气装置或 NaOH 加药装置以及反渗透清洗装置等。阻垢剂或还原剂可防止反渗透浓水中的碳酸钙、碳酸镁、硫酸钙等难溶盐浓缩后析出结垢堵塞反渗透膜。缺点是：如加入 CO_2，增加反渗透单元后面的混合床中阴离子树脂或电去离子装置的负担，所以可以在二级反渗透前安装 NaOH 加药装置。在一级反渗透装置前加保安过滤器，目的是为防止经预处理后水中的微小粒子流入反渗透膜。

（3）离子交换系统（ion exchange system）：离子交换树脂是具有交换离子的活性基团且不溶性的高分子化合物，具有网状结构，其孔隙结构分为凝胶型和大孔型两种。凡具有物理孔结构的称为大孔型树脂；属酸性的在名称前加"阳"；属碱性的在名称前加"阴"。如大孔强酸性苯乙烯系阳离子交换树脂。

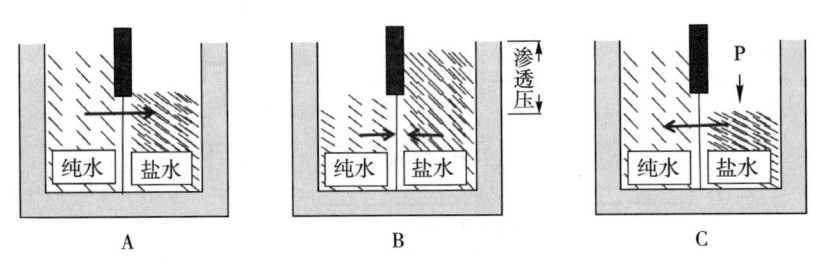

图 4-8   反渗透工作原理图
A. 渗透；B. 渗透平衡；C. 反渗透

常用的阳离子交换树脂有 732 型苯乙烯强酸性阳离子交换树脂，极性基团为磺酸基；阴离子交换树脂有 717 型苯乙烯强碱性阴离子交换树脂，极性基团为季铵基团。通过离子交换树脂除去水中的阴和阳离子所制得的水为去离子水，可除去绝大部分阴离子（如 SO_4^{2-}、Cl^-、HCO_3^-、$HSiO_3^-$ 等）和阳离子（如 K^+、Na^+、Ca^{2+}、Mg^{2+} 等），对热原、细菌也有一定的清除作用。离子交换系统一般由阳离子、阴离子树脂和混合床及相关的容器、阀门、连接管道、仪表及再生装置等组成。

由于离子交换树脂的再生对环境的污染和操作比较烦琐，目前不建议使用离子交换装置。其原理在制药用水的制备和药物制剂中应用非常广泛。

（4）电去离子（electrodeionization，EDI）系统：一种将电渗析和离子交换相结合的除盐工艺，集合了电渗析（electrodialysis）和混合离子交换树脂床的优点，且克服了两者的弊端，既可利用离子交换做深度处理，又可利用电离产生的 H^+ 和 OH^- 对树脂进行再生。如图 4-9 所示，通电时，离子交换、离子迁移和树脂再生三种过程相伴发生：离子交换树脂吸附和交换水中离子、离子定向迁移并透过两侧的离子交换膜，在电场作用下水分子解离成 H^+ 和 OH^- 离子对树脂进行再生。离子交换介质的连续高水平的再生使连续电去离子工艺中可以产生高纯水。

EDI 系统主要包括给水泵、反渗透产水箱、EDI 装置及相关的阀门、连接管道、仪表及控制系统等。

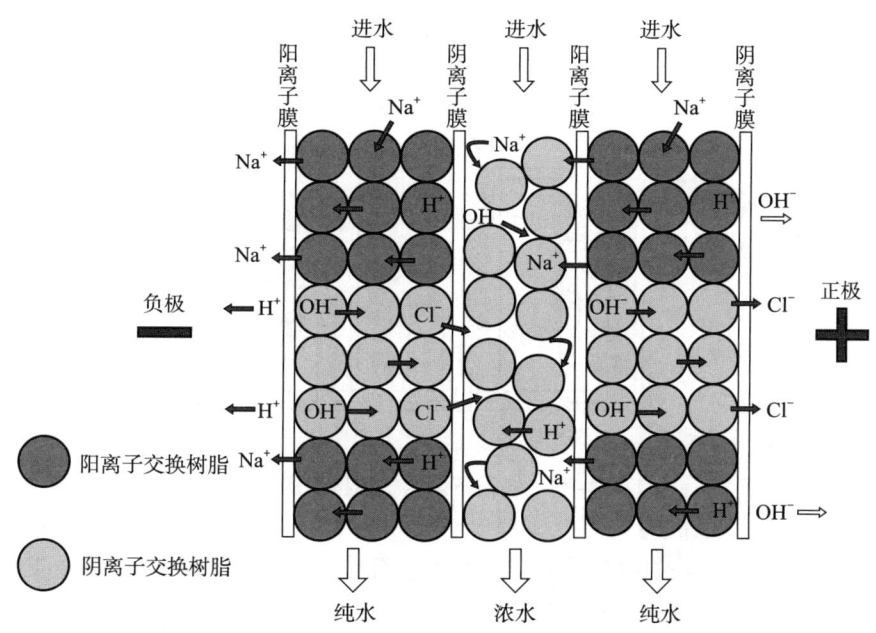

图 4-9 电去离子法工作原理示意图

（5）超滤（ultrafiltration）系统：超滤是在常温下，利用不对称微孔结构和半透膜介质，在一定的压力和流量，依靠膜两侧的压力差为推动力，水发生转移并截留微粒、有机物、微生物、热原和其他污染物（图 4-10）。超滤可去除水中的有机物、细菌、病毒和热原等，但不能防止低相对分子质量的离子污染。超滤膜的材质通常是聚合体或陶瓷物质。超滤系统具有占地面积小、出水水质好、自动化程度高等特点。

2. 注射用水的制备 目前，蒸馏法（distillation）制注释射用水仍是国内的主流工艺。利用多效蒸馏水机（multi-effect water distillator）和气压式蒸馏水机（vapor compression distillator）等设备在纯化水的基础上进行制备的注射用水。

（1）多效蒸馏水机：该机的核心原理是蒸发 - 冷凝 - 收集的连续循环过程。首先，将待处理的

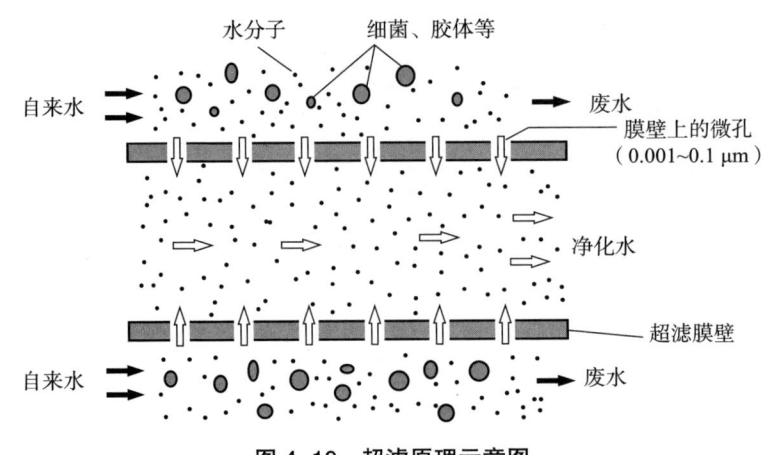

图 4-10　超滤原理示意图

水加热，使其蒸发产生蒸汽。蒸汽经过冷凝器冷却，转化为液体水，并进一步去除其中的杂质和有害物质。冷凝后的水被收集起来，成为纯净的蒸馏水。

多效蒸馏设备通常由两个或更多个蒸发换热器、分离装置、预热器、两个冷凝器、阀门、仪表和控制部分等组成。一般的系统有 3～8 效，每效包括一个蒸发器、一个分离装置和一个预热器，其结构见图 4-11。

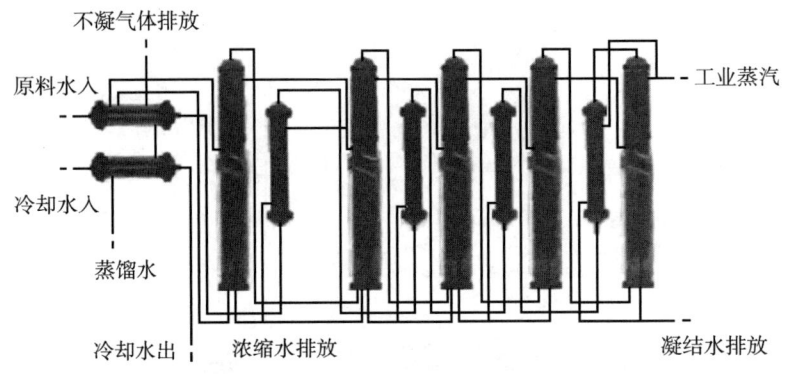

图 4-11　多效蒸馏水机结构示意图

（2）气压式蒸馏水机：该机的主要组成部分有蒸发器、压缩机、热交换器、泵、脱气器、电机、阀门、仪表和控制部分等。如图 4-12 所示，进料水（纯化水）在列管的一侧被蒸发，蒸汽依次通过分离空间、分离装置进入压缩机，此时被压缩蒸汽的压力和温度升高，然后高能量的蒸汽被释放回蒸发器和冷凝器的容器，在这里蒸汽冷凝并释放出潜在热量。此过程不断重复，使热能得到充分利用。

注射用水一般需新鲜制备，在 70℃以上保温循环贮存，贮存时间一般不得超过 12 h，灭菌后贮放不宜超过 24 h。

二、注射用容器与处理

注射剂容器（container for injection）应具有很强的密闭性和很高的化学惰性，使得容器表面与药液在长期接触过程和灭菌过程中不会发生脱落、降解、物质迁移等现象，并且不使药液发生变化。

（一）容器的种类

注射剂的容器根据组成材料不同分为玻璃容器和塑料容器；根据分装剂量的不同，分为单剂量装

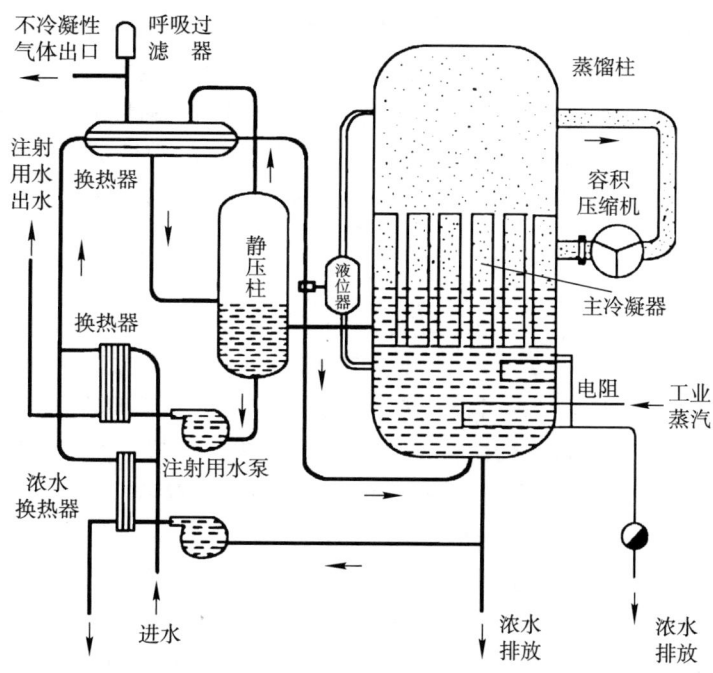

图 4-12　气压蒸馏水机工作原理示意图

容器、多剂量装容器和大剂量装容器。小容量注射剂主要以玻璃为主，也有塑料容器；大容量注射液的容器由玻璃、聚乙烯、聚氯乙烯和聚丙烯等材料制备。其中，塑料容器已广泛用于注射剂的盛装，特别输液的容器有被塑料容器取代的趋势。

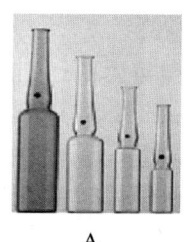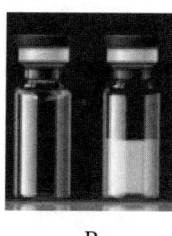

图 4-13　注射剂容器
A. 安瓿；B. 西林瓶

单剂量装容器大多为玻璃制作的安瓿（ampule），如图 4-13 所示，橡胶塞上加铝盖密封，俗称西林瓶，除供灌装注射液，还用于分装注射用粉，常用的有 5、10、20、30、50 mL 等规格。大剂量装容器常见的为输液瓶和输液袋，常见规格一般有 100、250、500、1 000 mL 等。

（二）安瓿

1. 安瓿的分类　安瓿分为有颈安瓿和粉末安瓿。其中，曲颈易折安瓿（图 4-13A）已得到广泛使用，因为其可避免折断安瓿瓶颈时造成玻璃屑、微粒进入安瓿，污染药液。粉末安瓿（图 4-13B），俗称西林瓶，指供分装注射用药物粉末或结晶性药物，其瓶身与颈同粗，便于药物的分装，在颈与身的连接处吹有沟槽，锯开灌入溶剂后即可使用。

目前还有可同时盛装粉末与溶剂的注射容器，分为上、下两个室。下隔室装无菌药物粉末，上隔室装溶剂，中间用特制的隔膜分开，使用时将顶部的塞子压下，打开隔膜，溶剂流入下隔室，将药物溶解。此种注射用容器特别适用于一些在溶液中不稳定的药物。

安瓿的质量要求与检查：安瓿的玻璃质量对注射剂的稳定性有很大的影响。制备安瓿的玻璃应符合以下要求：①应无色透明，不得有气泡、麻点及砂粒，以便于检查澄明度、杂质及变质等情况；但对光敏感的药物可采用能滤除紫外线的琥珀色玻璃安瓿。琥珀色安瓿含氧化铁，痕量的氧化铁有可能进入制剂中，如果制剂中含有能被铁离子催化的成分，则不能使用琥珀色玻璃容器。②应具有低的膨胀系数和优良的耐热性能，以耐受洗涤和避免灭菌过程中所产生的热冲击引起冷爆破裂。③应有足够的物理强度，以耐受热压灭菌所产生的压力差导致破裂，并避免在生产、装运和贮藏过程中容器破损。④应具有高度的化学惰性，不改变药液的 pH，不易被药液所侵蚀。⑤熔点较低，易于熔封。

玻璃安瓿的材质主要有中性玻璃、含钡玻璃与含铅玻璃三种。①中性玻璃是低硼硅酸盐玻璃,化学稳定性较好,可作为近中性或弱酸性注射剂的容器,如各种输液、葡萄糖注射液、注射用水等;②含钡玻璃是在中性玻璃中添加适量氧化钡,耐碱性能好,可耐受碱性较强的注射剂,如磺胺嘧啶钠注射液(pH 10～10.5)的容器;③含铅玻璃是添加少量氧化铅的中性玻璃,有更高的化学惰性,耐酸性、耐碱性都较好,不易受药液侵蚀,可用于如乳酸钠、碘化钠、磺胺嘧啶钠、酒石酸锑钾等注射液。

2. 安瓿的洗涤

(1)加压气水交替喷射洗涤法:在加压情况下,洁净的蒸馏水和经过过滤的压缩空气被交替地喷入安瓿内进行清洗,一般反复4～8次。该法洗涤质量高,适合于大容量安瓿和曲径安瓿的洗涤,如水针剂的生产常用此法洗涤。最后一次洗涤用水,应采用通过微孔滤膜精滤的注射用水。

(2)超声波洗涤法:该方法具有清洗洁净度高及清洗快速等特点。将安瓿浸没在超声波清洗槽中,利用水与玻璃接触面的超声空化作用而洗除表面的污渍,外壁洁净,内部无尘、无菌。目前,已有洗涤机采用加压喷射气水洗涤与超声波洗涤相结合的方法。

(3)甩水洗涤法:将安瓿放在灌水机传送带上,送至灌水机自上方淋下的去离子水或蒸馏水灌满(经过滤的蒸馏水,必要时用稀酸溶液),再送入灭菌柜中加热蒸煮处理。经蒸煮后的安瓿,可趁热用甩水机将安瓿内的水甩干,如此反复3次,达到清洗的目的。一般适用于5 mL以下的安瓿。

(4)免洗涤安瓿:安瓿在严格控制污染的车间内生产后严密包装,使用时仅需洁净空气吹洗即可。这为注射剂的高速自动化生产创造了有利条件。还有一种密封安瓿,临用时在净化空气下用火焰开口后直接灌封。

3. 安瓿的干燥与灭菌　安瓿洗涤后,一般采用电烘箱120～140℃的温度干燥2 h,盛装无菌操作或低温灭菌产品的安瓿在180℃干热灭菌1.5 h。灭菌好的空安瓿存放时间不应超过24 h。大生产时多采用隧道式烘箱,此设备主要由红外线发射装置与安瓿传送装置两部分组成,隧道内的温度为200℃左右,安瓿的干燥时间也缩短为20 min左右,有利于安瓿的烘干、灭菌的连续化。近年来,通过在碳化硅电热板辐射源表面涂上远红外涂料,制成了远红外线隧道式自动干燥灭菌机,提高了干燥、灭菌效率。温度可达250～350℃,具有效率高、质量好、干燥速率快和节约能源的特点。

(三)卡式瓶

卡式瓶俗称笔式注射器,为硼硅玻璃套筒,为两端开口的管状筒形,其瓶口用胶塞和铝盖密封,底部用橡胶活塞密封(图4-14),相当于没有推杆的注射器。可用于盛装注射液,也可装冻干粉末和无菌粉末,用卡式瓶包装的注射剂注射时需与配套的可重复使用的卡式注射架、卡式半自动注射笔、卡式全自动注射笔等械结合使用。卡式瓶的操作简化了注射过程、提高效率和安全性,在实施注射时只需将卡式瓶与针头装入配套的注射器械中即可进行注射。整个注射过程不会产生玻璃屑,药液不需转移,也不会暴露于空气中,药液不与注射器接触。因此,与安瓿包装相比,注射更安全、更便捷。

(四)预填充注射器

预填充注射器(prefilled syringe,PFS)系采用一定的工艺将药液预先灌装于注射器中,同时具有贮存和注射药物的功能,以方便医护人员或患者随时注射药物的一种"药械合一"的给药形式,为20世纪80年代兴起的注射剂包装形式,预填充注射器分为带注射针和不带注射针两类,带注射针的预填充注射器针头为嵌入式,由针管、针头、针头护帽、活塞和推杆组成(图4-15)。

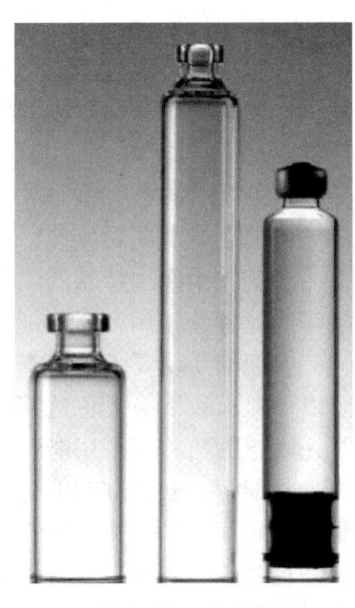

图4-14　卡式瓶

不带针的预填充注射器分为锥头式和螺旋头式。锥头式由针管、针头、针头护帽、活塞、推杆组成；螺旋头式由针管、螺旋头、螺旋头护帽、活塞和推杆组成。预填充式注射器为注射剂生产过程经历：灌装机将药液灌装于针管中（带护帽）；再将活塞压入或旋入以密封药液；加装推杆和包装；对于不带针容器，还需配置相应的冲洗针等。

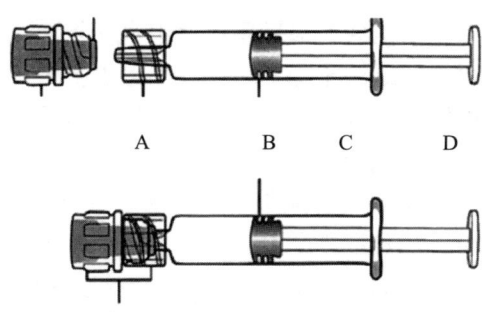

与普通注射剂容器相比，PFS可有效避免注射时药液配制、混合、抽取过程中的污染，操作方便、用药安全、剂量准确、疼痛感小。患者可自行注射，特别适合需要长期治疗的患者，如糖尿病患者使用的预填充胰岛素注射笔

图4-15　预填充式注射剂
A. 针头与针头护帽；B. 活塞；C. 针管；D. 推杆

等。从生产企业角度，预填充注射器利用率高，节约成本，无须过量灌装。特别适合于受pH影响较大的药物，避免传统注射器在抽取配制好的药液时可能产生的pH变化的问题。为生物技术药物注射剂常选用的容器，尤其是蛋白质类药物，如疫苗、治疗性蛋白、重组细胞因子类、促红细胞生成素等。

（五）塑料安瓿

塑料安瓿顾名思义是以塑料为主要材质的安瓿容器。按材质分类，塑料安瓿主要有聚丙烯（PP）和聚乙烯（PE）安瓿。PP的透明度好，强度高，可耐受121℃下的高温灭菌，用于可耐受终端灭菌的注射剂；PE一般不能耐受110℃以上条件的高温灭菌，主要用于无菌工艺生产的注射剂。

塑料安瓿由于与玻璃安瓿材质不同，具有以下玻璃安瓿所不具有的优点，包括：①强度高，不易破碎；②质量轻；③不会产生碎屑；④易操作，安全性高；⑤生产方法简便，对药物稳定性的影响小；⑥形状多样，规格各异，装量范围广，适用产品的类型包括"小容量注射剂""滴眼剂""滴耳剂""口服液"等。但塑料容器也存在可能析出添加剂，如抗氧剂、金属离子等；对易氧化药物，因透气性而不适用。塑料安瓿的制备采用"吹塑制瓶—灌装—密封"（blow-fill-seal，BFS）三合一的技术。BFS技术生产塑料容器注射剂的主要工艺步骤包括真空条件下加热塑料粒料，高温状态下将粒料形成管状瓶坯，将瓶坯充气成型，灌装药液并封口。BFS技术使吹塑制瓶、灌装、密封均在同一工位完成，生产全程自动化，配合无菌生产条件，可避免污染，提高无菌保证水平。塑料安瓿在欧美、日本等国家应用较多，我国正处于应用的起步阶段。

三、注射剂的配制

（一）投料

用于制注释射剂的原辅料需使用注射用规格，必要时需经精制处理。配制前应正确计算原料的用量，在计算、称量时，特别注意含结晶水的药物量的换算。对于一些易降解的药物，在注射剂灭菌后含量有所下降时，应酌情增加投料量。投料量可按下式计算：

$$原料（附加剂）用量 = 实际配液量 × 成品含量（\%）\tag{4-15}$$

$$实际配液量 = 实际灌注量 + 实际灌注时损耗量\tag{4-16}$$

（二）配制用具的选择与处理

配制容器一般选择带有搅拌器的夹层锅配液，既可以通蒸汽加热，也可通冷水冷却。配制用具的材质有玻璃、不锈钢、耐酸耐碱陶瓷及耐热的无毒聚氯乙烯、聚乙烯或聚丙烯塑料等。配液中使用的输送管道、阀门与泵应采用不锈钢或中性玻璃制成。

配液用具在使用前应彻底清洗，一般可用清洁剂刷洗、常水冲洗；玻璃与瓷质用具刷洗后可用清洁液处理。塑料管道可用较稀的清洁液处理，橡皮管可置蒸馏水内蒸煮搓洗；所有材质的配置容器经上述清洁后，最后用注射用水反复清洗，临用前用新鲜注射用水荡洗或灭菌后备用。每次配液后一定要立即刷洗干净，玻璃容器可加少量硫酸清洁液或 75% 乙醇后放置，以免长菌，临用前再依法洗净。供配制油性注射剂的用具必须洗净后烘干使用。

（三）配制方法

注射液的配制有浓配法和稀配法两种。浓配法指将全部药物加入部分处方量的溶剂中配成浓溶液，加热或冷藏后过滤，然后稀释至所需的浓度，适用于质量较差的原料药。此法的优点是可滤除溶解度小的一些杂质。稀配法指将药物加入全部处方量的溶剂中直接配成所需的浓度，然后过滤，此法操作简便，一般用于质量优良的原料药。

配制药液时应注意以下四点：①配制注射液时应在洁净的环境中进行，应尽可能缩短配制时间，所用的原料、器具和附加剂尽可能无菌，以减少污染；②配制不稳定药物的注射液时，应采取适宜的调配顺序，可先加稳定剂或通惰性气体等，应注意控制温度、pH 和避光措施；③对于不易滤清的药液，可加 0.1% ~ 0.3% 的活性炭处理，活性炭使用前须用酸碱处理并活化后才能使用，小量注射液可用纸浆混炭处理；④配制所用的注射用水的贮藏时间一般不能超过 12 h，注射用油应在 150℃ 干热灭菌 1 ~ 2 h，冷却至适宜温度（一般在主药熔点以下 20℃），趁热加药配制，待溶液温度降至 60℃ 以下时趁热过滤。药液配好后，要进行半成品的检查，一般主要包括 pH、含量等项目，检查合格后才能过滤并灌封。

四、注射剂的过滤

过滤（filtration）指在推动力或其他外力作用下，悬浮液（或含固体颗粒的气体）中的流体透过多孔性的过滤介质，固体颗粒被截留，实现流体与颗粒分离的操作过程。过滤是制备灭菌和无菌制剂、液体制剂及空气净化等必不可少的重要单元操作。

（一）过滤的机制

1. **介质过滤（medium filtration）** 指靠介质的拦截作用实现固 – 液（或固 – 气）分离的操作。

（1）表面过滤（surface filtration）：颗粒的粒径大于过滤介质的孔径，被截留在介质表面（图 4-16A），如微孔滤膜、超滤膜和反渗透膜的过滤。

（2）深层过滤（depth filtration）：颗粒的粒径小于过滤介质的孔径，进入介质内部，借助惯性、重力、扩散等作用被截留在孔道内，也可以通过静电作用或范德瓦耳斯力作用被吸附在孔隙内部（图 4-16B），如砂滤棒等。

介质过滤的速率和阻力主要受过滤介质控制。主要目的是收集澄清滤液，如注射液的过滤、除菌过滤等。

2. **滤饼过滤（cake filtration）** 是使用织物、多孔材料或膜等作为过滤介质，起支撑滤饼的作

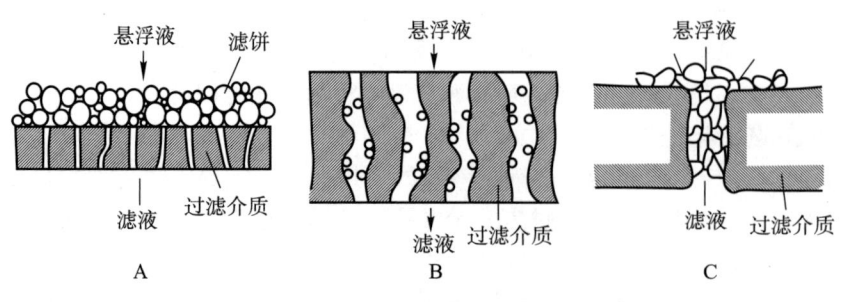

图 4-16 过滤机制示意图
A. 表面过滤；B. 深层过滤；C. 架桥现象

用。过滤初期，部分小粒子进入甚至穿过介质的小孔；但很快粒子的架桥现象（图 4-16C）使介质的孔径缩小，形成有效的阻挡。截留的粒子在介质表面的形成滤饼，此时真正起过滤介质作用的是滤饼。过滤的速率和阻力主要受滤饼影响。

（二）影响过滤的因素

假定过滤时液体流过的致密滤饼渣层的间隙为均匀毛细管，此时液体流动遵循 Poiseuille 公式：

$$v = \frac{P\pi r^4}{8\eta L} \tag{4-17}$$

式中，v 为过滤速度（单位时间单位面积上过滤的滤液量），P 为操作压力，r 为介质层内毛细管半径，L 为毛细管长度，η 为液体黏度。

由上式可知，影响过滤的因素有以下四点。①操作压力：加压或减压以提高压力差，利于过滤；②孔隙大小：设法增大颗粒粒径以减小滤饼阻力，利于过滤；③滤液黏度：升高温度以降低滤液黏度，利于过滤；④毛细管长度：进行预滤，以减少滤饼厚度，利于过滤。

（三）过滤介质与助滤剂

过滤介质（也称为滤材）的性质不同，用途及效率不同。过滤介质应具备以下性质：由惰性材料制成，既不与滤液起反应，也不吸附或很少吸附有效成分；耐酸、耐碱、耐热，适用于过滤各种溶液；过滤阻力小、滤速快、反复应用易清洗；有足够的机械强度；价廉、易得。常用的过滤介质有多孔陶瓷、垂熔玻璃、烧结金属、滤膜等。

助滤剂（filter aid）的加入是为了降低过滤阻力，增加滤速或得到高度澄清的滤液，加入待滤液中的辅助性物料中，包括活性炭、硅藻土、滑石粉等。常用的有活性炭，具有较强地吸附热原的能力和脱色作用，也能吸附生物碱类。

（四）过滤器及过滤装置

1. **砂滤棒** 由硅藻土、陶瓷等烧结而成。硅藻土滤棒适用于黏度高、浓度大的药液；多孔陶瓷过滤棒适用于低黏度的药液。砂滤棒用于大生产中的粗滤，对药液的吸附性强，难以清洗，且容易脱砂，有时会改变溶液的 pH。

2. **钛滤器** 由钛金属粉末烧结而成，用于过滤较细的微粒，是生产中较好的预滤材料，常用于脱炭过滤。钛滤器的强度大、质量轻、抗热性能好、不易破碎，且过滤阻力小、滤速大。

3. **垂熔玻璃滤器** 由硬质玻璃细粉烧结而成，主要用于注射剂的精滤或膜滤前的预滤。常见的有漏斗状、滤球状或棒状。垂熔玻璃滤器的性质稳定，除了强碱与氢氟酸，一般不受药液影响；吸附性低，一般不影响药液的 pH；易洗净，可热压灭菌；不易出现裂漏、碎屑脱落等现象。垂熔玻璃滤器的型号不同，孔径不同，如 3 号多用于常压过滤，4 号用于加压或减压过滤，6 号用于除菌过滤。

4. **微孔滤膜过滤器** 以微孔滤膜为过滤介质，微孔滤膜的材料包括硝酸纤维素、聚酰胺、醋酸纤维素、聚四氟乙烯膜、聚四偏氟乙烯膜、聚丙烯膜等，可根据待滤液的性质选用合适的膜材。目前常用的有圆盘形过滤器、圆筒形过滤器。微孔滤膜过滤器主要用于注射剂的精滤（孔径 0.65～0.8 μm）和除菌过滤（孔径 0.22 μm），特别适用于一些不耐热的药物，如胰岛素、辅酶等的除菌过滤。此外，也用于无菌检查。微孔滤膜具有以下特点：①孔径小且均匀，截留能力强；②阻力小，滤速比一般的滤器快；③没有滤过介质的迁移，不改变药液的 pH；④对药液的吸附性小，不滞留药液；⑤滤膜用后弃去，不会在产品之间产生交叉污染；⑥缺点是膜孔容易堵塞，药液温差变化大时会引起滤膜破裂。

5. **板框压滤机** 是由多个中空滤框和实心滤板交替排列在支架上组成，在加压下间歇操作的过滤设备。此种滤器的过滤面积大，截留的固体量多，可在各种压力下过滤。缺点是装配和清洗麻烦，容易滴漏。该滤器适用于黏性大、滤饼可压缩的各种物料的过滤，多用于注射剂的预滤，常用于中药的提取分离。在注射剂生产中一般采用二级过滤，先将药液用常规的滤器（如砂滤棒、垂熔玻璃滤器、板框压滤机等）进行预滤，然后再使用滤膜过滤。

（五）过滤方式

常用的过滤方式有三种。

1. 高位静压过滤　也称重力过滤（gravity filtration），利用液位差产生的静压，使药液自然流入滤器进行过滤。此法压力稳定，质量好，但滤速较慢，适用于小批量生产。

2. 减压滤过（vacuum filtration）　利用真空泵抽真空形成负压而使药液滤过，但压力不够稳定，操作不当易使滤层松动，影响滤过质量。

3. 加压过滤（pressure filtration）　利用离心泵输送药液通过滤器进行过滤。该法压力稳定，滤速快，产量高，可使全部装置处于正压，密封性好，滤过质量好，常用于大生产。

配制的药液需要过滤以除去不溶性的微粒，保持注射液的澄清。在注射剂的生产中，一般采用二级过滤，即先将药液用常规的滤器如砂滤棒、垂熔玻璃漏斗等进行预滤后，再使用微孔滤膜过滤。

五、注射剂的灌封、灭菌与检漏

1. 注射剂的灌封　注射液过滤后，经检查合格应立即进行灌封，以免污染。灌封包括灌装和封口两个步骤。灌封是注射剂制备的关键步骤，对生产环境要求极高，采用尽可能高的洁净度，应严格控制物料的进出和人员的流动。一般最终灭菌工艺产品的生产操作为 C 级背景下的局部 A 级，非最终灭菌产品的无菌生产操作为 B 级背景下的 A 级。

药液的灌装要求剂量准确，药液不沾瓶口，以防熔封时发生焦头或爆裂，注入容器的药液量要比标示批适宜增加，以补偿在给药时由于瓶壁黏附和注射器及针头的吸留而造成的损失，一般黏稠性液体比易流动的液体增加多些，《中国药典》规定的注射液装量增加量见表 4-10。接触空气易变质的药物应排出容器内的空气，可通惰性气体如二氧化碳或氮气等，立即熔封或严封。通入气体时，应防止药液溅至瓶颈，应除尽容器内的空气，可先将空容器中充入惰性气体后再灌装药液，如果再充一次惰性气体，则效果会更好。多剂量包装注射剂的每一容器的装量一般不得超过 10 次注射量，增加的装量应能保证每次注射用量。

安瓿封口的方法有顶封和拉封两种。因拉封封口严密，封口处的玻璃厚薄均匀，不易出现冷爆现象，故现在多使用拉封。安瓿的封口要求严密不漏气，顶端圆整光滑，无歪头、尖头、瘪头、焦头和泡头等。工业化生产采用全自动灌封机，包括安瓿的排整、灌注、充气和封口等工序。常用的有 1~2 mL、5~10 mL 和 20 mL 三种机型。

表 4-10　注射液的装量增加表

		标示装量 /mL						
		0.5	1	2	5	10	20	50
增加量（mL）	易流动液体	0.10	0.10	0.15	0.30	0.50	0.60	1.0
	黏稠液	0.12	0.15	0.25	0.50	0.70	0.90	1.5

目前，我国使用较多的安瓿自动灌封机，由传送、灌注、封口三部分组成。灌封药液一般由五个步骤组成：①移动齿档送入安瓿；②灌注针头下降；③灌注药液入安瓿；④灌注针头上升后安瓿离开灌注工位，进入封口工位，同时灌注器吸取药液；⑤灌好药液的安瓿在封口工位进行熔封。五个步骤按顺序协调进行，主要通过主轴上的侧凸轮和灌注凸轮来实现。容量调节螺旋上、下移动可调节药液灌装容量。

2. 注射剂的灭菌与检漏

（1）灭菌：注射液在灌封后须尽快地进行灭菌，以保证产品的无菌水平。一般注射剂从配制到灭菌不应超过 12 h，具体时间应根据药液的性质经生产工艺验证后再确定。灭菌的方法和时间根据具体药物的性质来选择，也可采用几种灭菌方法联合使用。目前，对于稳定性良好的药物，大都采用湿热灭菌法，121℃灭菌 15 min 或 116℃灭菌 40 min。灭菌后应确认是否符合灭菌要求。有关灭菌的详细理论和原理请参见本章第一节。

（2）检漏：灭菌后应立即进行容器的漏气检查。检查方法有：①灭菌后减压到常压，打开灭菌锅门，放进冷水淋洗降温。然后，关紧锅门，开启真空抽出漏气安瓿内的气体。抽气完毕开启色水阀，使色液（0.05% 曙红或亚甲蓝）进入锅内直至淹没安瓿时止。开启放气阀使锅内压力恢复至常压，此时有色液被吸入漏气空瓶中。再将色液抽回贮器，开启锅门，用水淋洗安瓿后，清晰可见带色的漏气安瓿，便可剔除。②在灭菌后，趁热立即放有色水进入灭菌锅内，安瓿遇冷内部压力下降，有色水即从漏气的毛细孔进入而被检出。③深色注射液的检漏：将安瓿倒置进行热压灭菌，灭菌时安瓿内的气体遇热膨胀，将药液从漏气的细孔挤出，使安瓿内药液减少或成空安瓿而被剔除。

六、注射剂的印字与包装

1. 印字或贴签　在标签、在注射剂瓶的侧面印上注射剂的药品名称、厂家名称、批号、规格、批准文号、生产日期、有效期等。

2. 包装　包装对于保证注射剂在运输和贮存过程中的质量具有重要的作用。安瓿的包装可采用纸盒内包装和塑料包装，前者生产中可采用开盒、印字、装盒、盖盒、贴签及包扎等联成一体的印包联动机，提高安瓿的印包效率。后者有热塑包装和发泡包装，使包装质量进一步提高。

七、注射剂的质量控制

注射剂应符合 2025 年版《中国药典》注射剂项下的质量要求。此外，还应符合各品种项下的具体要求，如含量、有关物质、杂质、pH 等检查。

1. 无菌　注射液应不含任何活的微生物。注射液灭菌完成后或无菌分装后，每批应抽样进行无菌检查，具体方法参照无菌检查法，应符合规定。无菌检查法包括薄膜过滤法和直接接种法，只要供试品性质允许，应采用薄膜过滤法。

（1）直接接种法：是将供试品溶液直接接种于培养基上，培养数日后观察培养基上是否出现浑浊或沉淀，并与阳性及阴性对照品比较。

（2）薄膜过滤法：是取规定量的供试品溶液经薄膜滤过器滤过后（薄膜的孔径 < 0.45 μm），滞留在薄膜上的微生物接种于培养基上。用于无菌检查时，可滤过较大量的样品。此法灵敏度高，操作比较简单，不易产生假阴性结果，减少检测次数，节省培养基。

2. 热原和细菌内毒素　静脉注射用注射剂应照热原检查法或细菌内毒素检查法检查，应符合规定。

（1）热原（致热原）检查法：系将一定剂量的供试品经静脉注入家兔体内，在规定时间内观察家兔体温升高的情况，以判定供试品中所含热原的限度是否符合规定。

（2）细菌内毒素检查法：是利用鲎的变形细胞溶解物与内毒素发生的胶凝反应进行检测，用于量化由革兰氏阴性菌产生的细菌内毒素，以判断供试品中细菌内毒素的限量是否符合要求。测定方法有凝胶法和光度测定法，任选一种检测。但对测定结果有异议时以凝胶法结果为准。

热原检查的家兔试验法和鲎试验法的检测限分别为 0.001 μg 和 0.000 1 μg 的内毒素。由于家兔对热原的反应与人体相同，目前各国药典法定的热原检查方法仍为家兔法。鲎试验特别适用于某些不能用家兔进行热原检测的品种，如放射性药剂、肿瘤抑制剂等。因为这些制剂具有细胞毒性和一定的生物效应，用家兔检测是不合适。但鲎试验法对革兰氏阴性以外的内毒素不够敏感，因此不能代替家兔热原试验法。

3. 可见异物　指在规定条件下，在注射剂中目视见到的不溶性物质，其粒径或长度通常大于 50 μm。注射剂产品在出厂前应逐一检查，并剔除有可见异物的不合格产品。临用前也应在自然光下目视检查，如有可见异物不得使用。可见异物检查法有灯检法和光散射法，一般常用灯检法。灯检法不适用于深色透明容器包装或液体色泽较深（一般深于各标准比色液 7 号）的品种可选用光散射法。混悬型、乳剂型注射液仅对明显的可见异物进行检查且不能使用光散射法检查。

4. 不溶性微粒　在可见异物检查符合规定后，用以检查静脉注射、静脉滴注、鞘内注射、椎管内注射的溶液型注射液、注射用无菌粉末、注射用浓溶液中不溶性微粒的大小及数量，应符合规定。该法包括光阻法和显微计数法。

5. 装量检查　注射液及注射用浓溶液应进行装量检查，参考 2025 年版《中国药典》相关规定。50 mL 以下的注射剂要求每支的装量均不得少于其标示量；标示装量为 50 mL 以上的注射液及注射用浓溶液照最低装量检查法检查，应符合规定。

6. 装量差异　注射用无菌粉末应进行装量差异检查，应符合规定（表 4-11）。凡规定检查含均量匀度的注射用无菌粉末，一般不再进行装量差异检查。

表 4-11　装量差异限度要求

平均装量 /g	装量差异限度	平均装量 /g	装量差异限度
≤0.05	± 15%	0.15 ~ 0.50	± 7%
0.05 ~ 0.15	± 10%	≥0.50	± 5%

7. 渗透压摩尔浓度　在制注释射剂时，应关注其渗透压尽量与血液等渗。除另有规定外，静脉输液及椎管内注射用注射液应照渗透压摩尔浓度测定法检查，应符合规定。

8. pH　注射液一般允许 pH 范围在 4.0 ~ 9.0，具体品种的 pH 要求有所不同，但同一品种的 pH 差异范围不宜超过 ±1.0。其他如色泽、含量、降压物质、有关物质、安全性等均应符合规定。此外，注射剂在生产与贮藏期间应符合有关规定。

八、举例

例 4-7：维生素 C 注射液的制备

［处方］维生素 C 104 g，依地酸二钠 0.05 g，碳酸氢钠 49 g，亚硫酸氢钠 2 g，注射用水加至 1 000 mL。

［制备］在配制容器中加处方量 80% 的注射用水，通二氧化碳饱和。加维生素 C 溶解后，分次缓缓向其加入碳酸氢钠，搅拌使之完全溶解。而后加入预先配制好的依地酸二钠溶液和亚硫酸氢钠溶液，搅拌均匀。调节药液的 pH 6.0 ~ 6.2，并添加二氧化碳饱和的注射用水至足量。用垂熔玻璃漏斗与膜滤器过滤，溶液中通二氧化碳，并在二氧化碳或氮气流下灌封，用 100℃流通蒸汽灭菌 15 min。

［注释］①维生素 C 分子中有烯二醇式结构，显强酸性，注射时刺激性大，产生疼痛，故加入碳酸氢钠（或碳酸钠）使部分维生素 C 中和成钠盐，以避免疼痛。同时碳酸氢钠还有调节 pH 的作用，可提高本品的稳定性。本品的 pH 在 5.8 ~ 6.0 时最稳定，色泽不易变黄；pH 5.5 以下灭菌后含有显著

下降；pH 6.0~7.0 灭菌后色泽明显变黄。②由于 H^+ 的催化作用，在酸性介质中脱水作用比在碱性介质中快。维生素 C 注射液发生分解变黄的原因，可能是自身氧化水解生成的或由原料中带入的呋喃甲醛在空气中继续氧化聚合呈黄色。③维生素 C 易氧化、水解而失效，原辅料的质量特别是维生素 C 原料和碳酸氢钠的质量是影响制剂质量的关键。影响本品氧化稳定性的因素还有空气中的氧、溶液的 pH 和金属离子，特别是铜离子。因此，生产上采取充填惰性气体、调节药液 pH、添加抗氧剂及金属络合剂等抗氧化措施。实验表明，抗氧化剂只能改善本品的色泽，对稳定制剂的含量没有作用，亚硫酸盐和半胱氨酸对改善本品色泽的作用较显著。④本品的稳定性与灭菌温度有关。实验证明，用 100℃流通蒸汽 30 min 灭菌含量减少 3%，而 100℃流通蒸汽灭菌 15 min 含量减少 2%，故以 100℃流通蒸汽 15 min 灭菌为宜。但目前认为 100℃流通蒸汽 15 min 或 30 min 均难以杀灭芽孢，不能保证灭菌效果，因此操作过程应在无菌条件下进行，或先进行除菌过滤，以防污染。

例 4-8：地西泮注射液的制备

［处方］地西泮 5 g，丙二醇 400 mL，乙醇 100 mL，苯甲醇 15 mL，苯甲酸钠 50 g，加注射用水至 1 000 mL。

［制备］取苯甲酸钠、苯甲醇依次加入丙二醇与乙醇混合液中，加入地西泮，搅拌溶解，再加注射用水至近总量，以盐酸调节 pH 至 6.2~6.9，再加注射用水至全量，过滤至澄清，灌封于 2 mL 安瓿中，100℃流通蒸汽灭菌 30 min，即得。

［注释］①地西泮分子中含有环状酰胺和希夫碱结构，在酸性条件下易发生水解失效，故应控制产品的 pH 为 6.2~6.9。②地西泮为白色晶体粉末，在乙醇中溶解，在水中几乎不溶。本品要制成 5 mg/mL 的浓度，故选择乙醇、丙二醇、水为混合溶媒，以获得澄清溶液；也可用平均相对分子质量较低的 PEG 与水作为混合溶媒，并加入少量乙醇以降低黏度。③本品的非水溶剂含量较高，注射时的局部刺激性大且疼痛，故可加入苯甲醇作为止痛剂。

例 4-9：柴胡注射液的制备

［处方］北柴胡 1 000 g，氯化钠 85 g，聚山梨酯 80 10 mL，加注射用水至 1 000 mL。

［制备］取柴胡饮片或粗粉 1 000 g，加 10 倍量水，加热回流 6 h 后蒸馏，收集初蒸馏液 6 000 mL，将初蒸馏液重蒸馏，收集 1 000 mL，含量测定（调节馏出液于 276 nm 波长处的吸光度为 0.80）。再加氯化钠和聚山梨酯 80，使其全部溶解，过滤，灌封，100℃灭菌 30 min，即得。

［注释］①本品所用的原料为伞形科柴胡属植物柴胡的干燥根，含微量挥发油并含脂肪酸约 2%，挥发油为柴胡醇。采用一般蒸馏法很难将柴胡中的挥发油提尽，故采用先加热回流 6 h 后再二次蒸馏，使组织细胞中的挥发油在沸腾状态下分散于水中，进行初馏时很快蒸出，且含量也高。二次蒸馏后的残液还可套用于下批药材。②处方中的聚山梨酯 80 为挥发油的增溶剂，曾广泛用于中药注射剂中，但发现与近年来多起中药注射剂的不良事件均有较大的关系，应引起足够的重视。氯化钠为等渗调节剂。③也可以将柴胡重蒸馏后的蒸馏液用乙醇抽提，乙醇液经无水硫酸钠脱水后，回收乙醇，得到柴胡油，将柴胡油溶于注射用油中配成 4% 的柴胡注射液。

第五节　混悬型注射剂和乳状液型注射剂

一、混悬型注射剂

1. 定义　混悬液型注射剂是一种固体微粒分散于液体中的分散体系，凡不溶于水也无合适溶剂可溶解的药物，或采取增溶、助溶等方法仍不能制得治疗所需的浓度的药物，或在水中不稳定，或需制成某种缓释控释或靶向制剂注射给药的药物，均可制成混悬型注射剂。混悬型注射液不得用于静脉或椎管内注射。

2. 质量要求　除溶液型注射剂的某些基本要求（如无菌、pH、安全性、稳定性等）相同，混悬型注射剂还有其特殊要求。根据混悬型注射液的质量要求，混悬型注射液中的原料药粒径应控制在 15 μm 以下，含 15～20 μm（兼有个别 20～50 μm）者不应超过 10%；颗粒大小要均匀；要具有良好的通针性和再分散性；若有可见沉淀，振摇时应容易分散均匀。由此可见，混悬型注射剂制备时主要考虑原料微粉化成微粒和微粒分散在介质中的稳定性两个问题。

3. 制备方法

（1）结晶法：将药物溶液在一定条件下（如温度、搅拌速度、溶剂加入速度）通过溶剂转换作用，使之析出微细结晶，然后灭菌、滤过，再将所得的结晶加入分散介质至需要量。如睾酮混悬液，先将睾酮溶解在丙酮中，然后经灭菌滤过，此睾酮溶液以无菌操作加入灭菌溶剂中，使睾酮结晶，混悬液用灭菌溶剂稀释，使结晶沉降，倾出上清液。如此重复若干次，直到丙酮全部除去，加灭菌注射用水至全量，灌封。

（2）分散法：采用球磨机、流能磨、喷雾干燥、冷冻干燥等方法制得符合注射混悬液要求的无菌原料，然后将其分散于含各种附加剂的灭菌溶剂中。如普鲁卡因青霉素混悬液。

（3）化学反应法：用两种溶液型化合物反应并生成不溶性药物，将不溶性药物悬浮于分散介质中。

4. 制备时的注意事项　混悬型注射剂的制备中应选用合适的晶型。晶型不仅与稳定性有关，而且影响生物利用度。在混悬液的生产过程中，常出现晶型的转变，可选用适宜的助悬剂与表面活性剂加以阻止。

在混悬型注射剂中常用的助悬剂有羧甲纤维素钠、甲基纤维素、海藻酸钠等，用量一般为 0.5%～1%。还有的用单硬脂酸铝作助悬剂，如油制普鲁卡因青霉素注射液。另外，处方中常加入 0.1%～0.2% 的聚山梨酯 80 作润湿剂。在大部分已上市的混悬剂的处方中采用的助悬剂均是羧甲纤维素钠，在灭菌加热时容易产生结块现象。目前，助悬剂倾向于应用羟丙基甲基纤维素（HPMC）和聚维酮（PVP），应用 PVP 时要注意控制乙烯吡咯烷酮单体的含量。

二、乳状液型注射剂

除了可选用注射用油制备成油注射液，还可以将油溶性药物制备成 O/W 型或 W/O/W 型的乳状液供注射用。

1. 定义　乳状液型注射液可增加油相的表面积，使其在体内的吸收加快；同时，O/W 型乳状液可与体液互溶，使油性药物静脉注射成为可能；乳状液型注射液还可使药物具有一定的器官靶向性，如淋巴靶向性等。但乳状液型注射液不得用于椎管内注射。

2. 质量要求　乳状液型注射液不得有相分离现象。除符合注射剂的一般规定，静脉用乳状液型注射液中乳滴粒径 90% 应在 1 μm 以下，不得有大于 5 μm 的乳滴；应能耐受热压灭菌，在灭菌和贮存期间应能保持各成分稳定不变；应具备适宜的 pH；无溶血和降压作用等。

3. 制备方法　乳状液型注射剂的制备一般以湿胶法较多，即先将乳化剂制成胶浆，然后加入油，通过各种乳化设备制成乳状液，滤过，分装，灭菌即可。常用的乳化设备有胶体磨、高压乳匀机、高压微射流纳米分散机等。制备一般可先通过高速剪切分散器制备初乳，然后通过高压均质机等设备反复匀化制备粒度小而均匀的乳状液。

4. 稳定性　乳状液型注射剂的稳定性是一个重要的问题，包括物理稳定性和化学稳定性。物理稳定性包括乳状液的絮凝、分层、破裂、转相等。此外，由于乳状液制备中多用磷脂为乳化剂，磷脂对光、热、氧均不稳定，影响乳状液的化学稳定性。提高乳状液稳定性的方法有改变乳化剂的种类及浓度、油相的种类及比例，以及选择不同的助乳化剂及制备方法等。

三、举例

例4-10：醋酸可的松注射液的制备

［处方］醋酸可的松微晶25 g，硫柳汞0.01 g，氯化钠3 g，聚山梨酯801.5 g，羧甲纤维素钠（30~60 cPa·s）5 g，注射用水加至1 000 mL。

［制备］①硫柳汞溶于50%量的注射用水中，加羧甲纤维素钠，搅匀，过夜溶解后，用200目尼龙布滤过，密闭备用。②氯化钠溶于适量的注射用水中，经4号垂熔漏斗滤过。③将①溶液置水浴中加热，加②溶液及聚山梨酯80搅匀，使水浴沸腾，加醋酸可的松搅匀，继续加热30 min，取出冷至室温，加注射用水至全量，用200目尼龙布过筛2次，于搅拌下分装于瓶内，扎口密封，在100℃ 30 min振摇下灭菌。

例4-11：前列地尔注射液的制备

［处方］前列地尔10 mg，油酸4.8 g，大豆油200 g，精制蛋黄卵磷脂36 g，HCl或NaOH调pH 6.0，甘油（注射用）50 g，注射用水加至2 000 mL。

［制备］①称取处方量的甘油加适量注射用水，搅拌使溶解，配成甘油水溶液，按溶液量的3%加入针用活性炭，室温搅拌15 min，过滤至溶液澄明，作为水相，备用。②分别称取处方量的油酸和大豆油，按质量的3%加入针用活性炭，80℃搅拌15 min，过滤至溶液澄明，备用。③将处方量的前列地尔与②溶液混合，搅拌溶解使成为均一溶液，作为油相。④将①、③、处方量的卵磷脂和适量注射用水混合，用均质机快速剪切直至形成均匀的初乳。⑤将所得的初乳补加注射用水至全量，调节pH至6.0左右，混合均匀后，90 MPa压力下高压均质机3次，制得粒径均一、平均粒径在400 nm以下的乳状液，过滤。⑥将制得的乳状液分装，充氮气，灌封，在121℃灭菌15 min，质检，贴签，装箱。

［注释］①本品是以乳剂为药物载体的静脉注射用前列地尔制剂，由于乳剂的包裹，使前列地尔不易失活。另外，本品具有易于分布到受损血管部位的靶向特性，从而发挥本品的扩张血管、抑制血小板凝集的作用。②本品在制备时，首先制得的是W/O型初乳，然后进一步制成O/W型乳剂，通过转型，可以使制得的乳剂粒子更小。

第六节　眼用液体制剂

一、概述

眼用制剂主要用于消炎、杀菌、散瞳、治疗青光眼、降低眼压等局部作用为主，亦可发挥全身治疗作用。目前，溶液型滴眼剂和眼膏剂占眼用制剂90%以上。滴眼剂滴入眼部后，药液滞留于泪膜中的时间很短，大约只有5%的药物能够被吸收进入角膜。如何增加药物的眼部吸收是该递送系统所面临的主要挑战。

1. 定义　眼用液体制剂（ophthalmic liquid preparation）指直接用于眼部发挥治疗作用的无菌液体制剂，主要包括滴眼剂和洗眼剂。眼用液体制剂也可以固态形式包装，另备溶剂，在临用前配成溶液或混悬液。所有眼用制剂在启用后最多可使用4周。多剂量眼用制剂一般应加适当的抑菌剂，尽量选用安全风险小的抑菌剂，产品标签应标明抑菌剂的种类和标示量。

滴眼剂（eye drop）指由原料药物与适宜辅料制成的供滴入眼内的无菌液体制剂，可分为溶液、混悬液或乳状液。滴眼剂中可加入调节渗透压、pH、黏度及增加原料药物的溶解度和制剂稳定性的辅料，所用辅料不应降低药效或产生局部刺激性。适当增加滴眼剂的黏度，可增加药物在眼部的滞留时间，延长药效。常用的增稠剂有甲基纤维素、卡波姆、羟丙基甲基纤维素等。

　　洗眼剂（eye lotion）指由原料药物制成的无菌澄明水溶液，供冲洗眼部异物或分泌液、中和外来化学物质的眼用液体制剂，如生理盐水、2% 硼酸溶液等。洗眼剂属用量较大的眼用制剂，应基本与泪液等渗并具有相近的 pH。多剂量的洗眼剂一般应加适当的抑菌剂，并在使用期间内均能发挥抑菌作用。除另有规定外，每个容器的装量应不超过 200 mL。

　　2. 药物的眼部吸收特点　　眼黏膜递药具有以下优点：①眼部给药简单、经济，有些药物通过眼黏膜吸收的效果与静脉注射相似。②可避开肝首过效应。③与其他组织或器官相比，眼部组织对于免疫反应不敏感，适用于蛋白多肽类等口服不吸收的药物。

　　眼黏膜递药存在以下问题：如药液有刺激性，不仅会损伤眼组织，且分泌的泪液会稀释药液；眼部容量小，药物剂量损失大；常用液体制剂在眼部的滞留时间短，影响药效，眼膏剂延长了滞留时间，但影响视力。

　　理想的眼黏膜递药系统应具备下述性质：角膜和结膜透过性好，在角膜前的停留时间延长，无刺激性，使用舒适，具有适宜的流变学性质。

二、药物经眼吸收途径及特点

（一）眼部的生理结构
　　眼部具有复杂的生理结构，如图 4-17 所示。

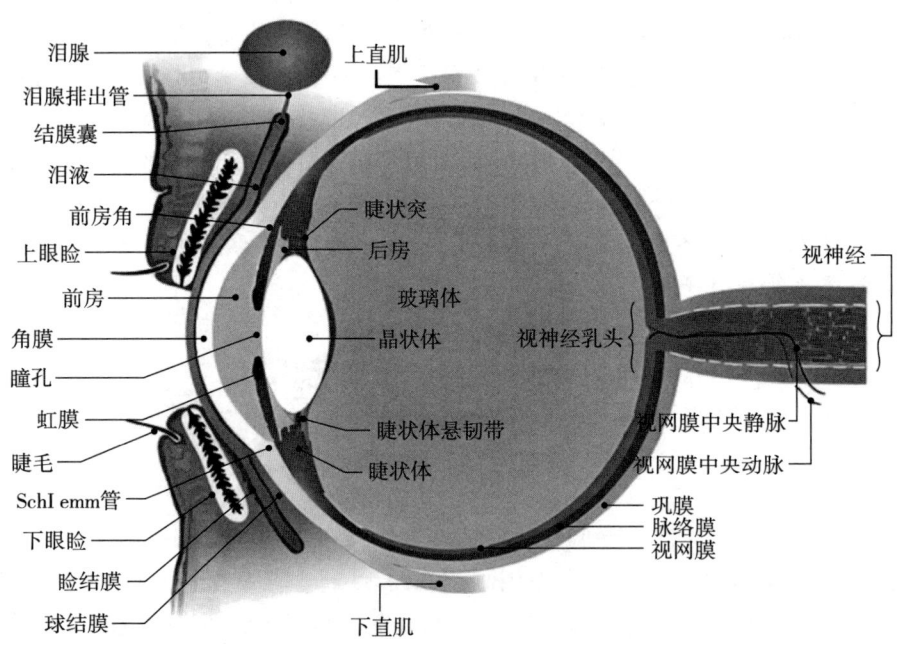

图 4-17　眼部的生理结构示意图

　　1. 角膜　　角膜由上皮、基质及内膜构成。角膜上皮是由亲脂性细胞构成，是水溶性药物吸收的主要障碍。角膜上皮紧密连接，只能选择性地透过小分子物质，并能够完全阻止微米级的物质通过细胞旁途径进入眼部。角膜基质是脂溶性药物吸收的主要障碍，而角膜内皮仅由一层脂质细胞构成，不是药物吸收的主要障碍。

　　2. 结膜　　眼睑和眼球上的结膜（conjunctiva）是一层薄薄的血管化的薄膜，表面积为 18 cm²。结膜上皮的紧密连接是药物透过结膜的主要障碍，但结膜上皮的细胞间隙比角膜上皮的细胞间隙大得多。因此，相比角膜而言，亲水性的药物更容易透过结膜被吸收。

3. 巩膜　巩膜（sclera）覆盖眼球表面的 5/6，并保持眼部结构的完整性。药物可通过血管周围间隙凝胶样黏多糖水性介质及胶原网状系统的间隙透过巩膜。

（二）药物的眼部吸收途径

1. 角膜途径　绝大部分药物主要通过角膜途径吸收进入眼部。脂溶性药物通过跨细胞途径进入角膜，亲水性药物则通过细胞旁途径进入角膜；而肽类及氨基酸类药物以角膜上皮的 Na^+，K^+–ATP 酶为载体通过主动转运的方式进入眼部。

2. 非角膜途径　药物也可通过非角膜途径吸收，主要有结膜吸收和巩膜吸收。结膜和巩膜上皮的细胞间隙比角膜上皮的细胞间隙大得多，有利于亲水性分子通过细胞旁途径吸收进入眼部。非角膜途径吸收对于亲水性分子及大分子等角膜透过性差的药物具有重要的意义。

药物通过滴眼的方式给药很难到达眼后部的作用靶点，通常采用玻璃体内注射及系统给药等方式。目前，靶向眼后部的眼部递送系统研究已取得重要的进展。

（三）影响药物眼部吸收的因素

1. 生理因素及用药频率　滴眼剂一般滴入结膜囊内给药，药液必须首先与泪液混合才能到达眼球表面，然后向眼内转运。通常结膜囊内的泪液容量为 7 ~ 10 μL，正常状态下泪液的分泌量为 1 μL/min。如不眨眼，结膜囊内最多可容纳 20 ~ 30 μL 药液。1 滴药液约 50 μL，考虑到泪液对药液的稀释，约 70% 的药液随泪液从眼部溢出，若眨眼则有 90% 的药液损失。增加滴药次数，有利于提高主药的利用率。

2. 药物的理化性质　药物的理化性质如溶解度、分子大小及形状、荷电量及离子化程度等均可影响药物在角膜中的转运途径及速率，通常非离子型比离子型更容易渗透脂质膜。此外，由于生理条件下角膜上皮荷负电，故亲水的带正电的化合物比带负电的更容易渗透通过角膜。药物的亲脂性也影响药物在角膜处的吸收。药物的表观系数（Pm，正辛醇 /pH 7.4 磷酸缓冲液）在 100 ~ 1 000，即 log Pm 为 2 ~ 3 范围内时药物具有良好的亲脂性，有利于药物在角膜处的吸收。

3. 剂型因素　对于溶液型滴眼剂，溶液的 pH、浓度、黏度、表面张力等均可影响药物透过角膜的量和作用时间。滴眼剂的 pH 可影响有机弱酸或有机弱碱类药物的解离程度，其角膜通透性取决于药物未解离型的比例。在滴眼剂中加入适当的辅料增加药液的黏度，可延长药物在眼部的滞留时间，增加药物对角膜的通透性。

通过使用能延长药物眼部滞留时间的剂型，如眼用即型凝胶、离子交换树脂、眼膜剂、眼用植入剂、眼内插入剂，以及基于纳米粒、脂质体、微乳的贮库剂型等都能增加药物的角膜透过率，提高治疗效果。

三、滴眼剂的制备

滴眼剂一般采用如下工艺流程：原辅料 → 配液 → 滤液 → 灭菌 / 无菌分装 → 质检 → 印字包装 → 成品。主药不耐热的品种，全部采用无菌操作法制备。

对用于眼部手术或眼外伤的制剂，应制成单剂量包装，保证完全无菌，如聚乙二醇滴眼液。洗眼液用输液瓶包装，按输液工艺处理。

（一）滴眼剂的制备

1. 容器及附件的处理　目前用于滴眼液灌装的材料有玻璃瓶和塑料瓶两种。玻璃瓶一般为中性玻璃，配有滴管和铝盖。中性玻璃对药液的影响小，透明度高、耐热、遇光不稳定者可选用棕色瓶，可使滴眼剂的保存时间较长。玻璃瓶的洗涤方法与注射剂容器相同，可用干热灭菌法。

塑料瓶有软塑料瓶与硬塑料瓶两种，后者常配有带滴管的密封瓶盖，使用方便。塑料瓶体软而有弹性，不易破裂，容易加工，包装价廉、轻便，为目前最常用的滴眼瓶，但应注意塑料与药液间的相互作用。塑料瓶具有一定的透气性，不宜盛装对氧敏感的药物溶液；塑料中的增塑剂或其他成分也会溶入药液中，使药液不纯。因此，通过试验后才能确定能否选用。塑料瓶可用气体灭菌。

橡胶塞、橡皮帽的处理方法与输液橡胶塞的处理方法类似。

2. 药液的配滤　滴眼剂要求无菌，小量配制可在无菌操作柜中进行，大量生产要按注射剂的生产工艺要求进行。所用的器具需洗净后干热灭菌，或用杀菌剂（用 75% 乙醇配制的 0.5% 度米芬溶液）浸泡灭菌，用前再用新鲜蒸馏水洗净。操作者双手宜用 75% 乙醇消毒或戴灭菌手套，以避免细菌污染。

滴眼剂的配制与注射剂的工艺过程几乎相同。对热稳定的药物，配滤后装入适宜的容器中，灌装灭菌；对热不稳定的药物可用已灭菌的溶剂和用具在无菌柜中配制，操作中应避免细菌污染。药物、附加剂用适量溶剂溶解，必要时加活性炭（0.05%～0.3%）处理，经滤棒、垂熔滤球或微孔滤膜过滤至澄明，加溶剂至足量，灭菌后做半成品检查。眼用混悬剂的配制先将微粉化药物灭菌，另取表面活性剂、助悬剂加少量灭菌蒸馏水配成黏稠液，再与主药用乳匀机搅匀，添加无菌蒸馏水至全量。

3. 无菌灌封　目前生产上均采用减压灌装。灌装方法随瓶的类型和生产量的大小而改变。

4. 质量检查　详见滴眼剂的质量要求部分。

5. 印字包装　印字同注射剂。滴眼剂的包装形式很多，可根据具体条件选用。

（二）滴眼剂的质量评价及要求

1. pH　正常眼睛可耐受的 pH 为 5.0～9.0；pH 6～8 时无不适感；＜5.0 或 ＞11.4 有明显的刺激性。滴眼剂的 pH 调节应兼顾药物的溶解度、稳定性、刺激性的要求，同时应考虑 pH 对药物吸收及药效的影响。

2. 渗透压摩尔浓度　除另有规定外，滴眼剂的渗透压应与泪液等渗。按照 2025 年版《中国药典》渗透压摩尔浓度测定法检查，应符合规定。眼球能耐受的渗透压范围相当于 0.6%～1.5% 氯化钠溶液，超过 2% 就会有明显不适。低渗溶液应该用合适的调节剂调成等渗。

3. 无菌　除另有规定外，按照无菌检查法检查，应符合规定。

4. 可见异物　除另有规定外，滴眼剂按照 2025 年版《中国药典》可见异物检查法中滴眼剂项下的方法检查，应符合规定。

5. 粒度　混悬型滴眼剂应进行药物颗粒的粒度检查。取供试品强烈振摇，立即量取适量（或相对于主药 10 μg）置于载玻片上，共涂 3 片。按照 2025 年版《中国药典》粒度和粒度分布测定法检测，每个涂片中大于 50 μm 的粒子不得超过 2 个（含饮片原粉的除外），且不得检出大于 90 μm 的粒子。

6. 沉降体积比　混悬型滴眼剂（含饮片细粉的除外）不应结块或聚集，经振摇应易再分散。沉降体积比应不低于 0.9。

7. 装量　每一容器的装量，除另有规定外，应不超过 10 mL。

8. 装量差异　取供试品 20 个，分别称定内容物质量，计算平均装量。每个装量与平均装量相比较（有标示装量的应与标示装量相比较），超过平均质量 ±10% 者不得超过 2 个，并不得有超过平均质量 ±20% 者。凡规定检查含量均匀度的眼用制剂，一般不再进行装量差异检查。

四、举例

例 4-12：氯霉素滴眼剂的制备

［处方］氯霉素 0.25 g，氯化钠 0.9 g，尼泊金甲酯 0.023 g，尼泊金丙酯 0.011 g，蒸馏水加至 100 mL。

［制备］取尼泊金甲酯、尼泊金丙酯，加沸蒸馏水溶解，于 60℃时溶入氯霉素和氯化钠，过滤，

加蒸馏水至足量，灌装，100℃ 30 min 灭菌。

[注释] 本品中氯霉素为主药，氯化钠为渗透压调节剂，尼泊金酯和尼泊金丙酯为抑菌剂。

[适应证] 本品用于治疗沙眼，急、慢性结膜炎，眼睑缘炎，角膜溃烂，睑腺炎，角膜炎等。

第七节　大容量注射液

一、概述

（一）定义

大容量注射液（large volume injection，LVI）又称输液（infusion），是通过静脉滴注输入体内的注射液，一般输注量不少于 100 mL，生物制品一般不少于 50 mL。它是注射剂的一个分支，通常包装于玻璃瓶或塑料瓶或软袋中，不含防腐剂、抑菌剂，使用时通过输液器持续滴注输入静脉，向患者体内快速输注药物或补充营养，维护机体的水、电解质与酸碱平衡。在临床医疗中，特别是危重患者的抢救中具有不可替代的作用。

（二）大容量注射液的特点

大容量注射液与小容量注射液相比，由于用量大且直接进入血液，故质量要求更加严格，生产工艺等亦与小容量注射剂有一定差异。大容量注射液具有以下特点：

1. **质量要求**　大容量注射液质量要求严格，大容量注射液由于用量大，对某些指标如热原、无菌、可见异物、不溶性微粒、pH、渗透压等要求比小容量注射液更严格。pH 力求接近体液，避免过酸或过碱而引起酸碱中毒。渗透压应尽可能与血液等渗。

2. **剂量**　输液剂量在 100 mL 以上，最大者有 1 000 mL，一般为 500 mL。在临床上常用于急救、补充体液和营养输液。

3. **类型及给药途径**　输液不宜采用混悬液及油性溶液，一般都制成澄明的水性注射液，输液多以静脉滴注给药。但粒径 <1 μm 的乳状液、纳米粒、脂质体等微粒分散体系也可用于静脉输注。

4. **血流动力学**　一般注射液不要求也不具有血流动力学性质。而输液特别是某些血容量扩充剂，如右旋糖酐注射液，则要求具有一定的胶体性、密度、黏度和滞留性等血流动力学性质，以起到增加血浆容量的作用。

5. **处方要求**　一般小容量注射剂的溶剂除水外，尚可使用注射用油、乙醇和甘油混合溶剂、丙二醇和聚乙二醇等，而输液多以水作溶剂。一般注射剂中可加入适宜的抑菌剂等附加剂，而输液不得加入任何抑菌剂、增溶剂、止痛剂等附加剂。

6. **制备工艺要求**　一般小容量注射剂从配制到灭菌应控制在 12 h 内完成，而输液从配制到灭菌应控制在 4 h 以内完成。

（三）大容量注射液的分类

大容量注射液可分为以下五类：

1. **体液平衡用输液**　包括电解质输液和酸碱平衡输液。

（1）电解质输液（electrolyte infusion）：用以补充体内的水分、电解质，纠正患者体内的水、电解质代谢紊乱，维持体液渗透压和恢复人体的正常生理功能。如氯化钠注射液、复方氯化钠注射液、含糖复方电解质输液等。

（2）酸碱平衡输液（acid-base balance infusion）：主要用于纠正体液的酸碱平衡，如碳酸氢钠注射液和乳酸钠注射液。碳酸氢钠注射液是纠正代谢性酸中毒最常用的输液，具有作用迅速、疗效确切的特点。

2. **营养输液（nutrition infusions）**　可提供糖、脂肪、氨基酸、微量元素和维生素等营养成分，主要用于不能口服吸收营养的患者。根据营养成分的不同，营养输液分为糖类输液、氨基酸输液、脂肪乳输液、维生素和微量元素输液等。

（1）糖类输液（sugar infusion）：主要是提供机体代谢所需的热量和生物合成所需的碳水化合物，包括葡萄糖、果糖、麦芽糖、山梨醇、木糖醇、混合糖输液等。

（2）脂肪乳输液（lipid emulsion infusion）：系以甘油三酸酯为油相、磷脂作为乳化剂、甘油为等渗调节剂，经高压均质制成的 O/W 型亚微乳剂。本品为能量补充剂，是静脉营养的组成部分之一，可为机体提供能量和必需脂肪酸。新型脂肪乳剂除了具有传统长链、中长链脂肪乳的基本功能，还有支持机体的正常免疫功能、抑制炎症反应、保护心血管、抗氧化应激等作用。

（3）氨基酸输液（amino acid infusion）：主要用于提供机体合成蛋白质所需的氮源，一般由 14～22 种氨基酸组成。按照临床作用分为平衡性复方氨基酸，主要用于补充营养，通常由 14 种以上的氨基酸组成。

3. 胶体输液（colloid infusions）　又称为血容量扩张用输液替代血浆，用于调节体内渗透压。胶体输液有多糖类、明胶类、高分子聚合物等，如右旋糖酐、羟乙基淀粉类、明胶及其衍生物、聚维酮等。

4. 含药输液　为了避免临床使用输液配制产生的污染和配伍变化，将常需静脉滴注给药的药物直接制成输液，即为含药输液（drug-containing infusion），如替硝唑注射液、苦参碱注射液、甘露醇注射液等。

5. 透析类输液（dialysis infusion）　主要用于需要进行血液净化治疗的患者，包括腹膜透析液、血液滤过置换液等。腹膜透析液主要由三部分构成：渗透压调节剂、缓冲液、电解质。常用的有葡萄糖腹膜透析液和新型腹膜透析液。新型腹膜透析液主要包括艾考糊精腹膜透析液、氨基酸类腹膜透析液和碳酸氢盐腹膜透析液等。

（四）质量要求

输液的质量要求与注射剂基本上一致，但由于这类产品注射量较大，故对无菌、热原、可见异物、不溶性微粒的质量要求更加严格。输液还应注意以下质量要求：① pH 应在保证疗效和制品稳定的基础上，力求接近人体血液的 pH；②渗透压应为等渗；③不得添加任何抑菌剂，并在贮存过程中质量稳定；④不含有引起过敏反应的异种蛋白及降压物质。

二、大容量注射液的制备

（一）制备工艺

大容量注射剂（输液）的生产过程一般包括原辅料的准备、浓配、稀配、包材处理、灌封、灭菌、灯检、包装等工序。盛装输液的容器有玻璃瓶、聚乙烯塑料瓶、塑料软袋等，不同包装形式的输液的制备工艺、质量控制点各不相同。玻璃瓶、塑料瓶和塑料袋包装的输液工艺流程及环境区域划分分别见图 4-18、图 4-19 和图 4-20。

（二）生产环境要求

相比于小容量注射剂的生产工艺，大容量注射液对生产环境的洁净度要求更高。不同的制备工艺过程对环境的洁净度有不同的要求。大容量注射液为最终灭菌的无菌制剂产品按照 GMP 要求，输液的生产环境分为一般生产区、D 级洁净区、C 级及 C 级背景下的局部 A 级洁净区。一般生产区包括瓶外洗、灭菌、灯检、包装等；D 级洁净区包括瓶粗洗、轧盖等；C 级洁净区包括瓶精洗、配制、过滤、灌装、压塞，其中瓶精洗后到灌封工序的暴露部分需局部 A 级。空气洁净级别不同的相邻房间之间、洁净室（区）与非洁净区之间的压差应不低于 10 Pa，以防止污染。车间设计时，生产相联系的功能区要相互靠近，合理布置人流和物流，以达到管线短捷、物流顺畅、避免人流和物流交叉的目的。

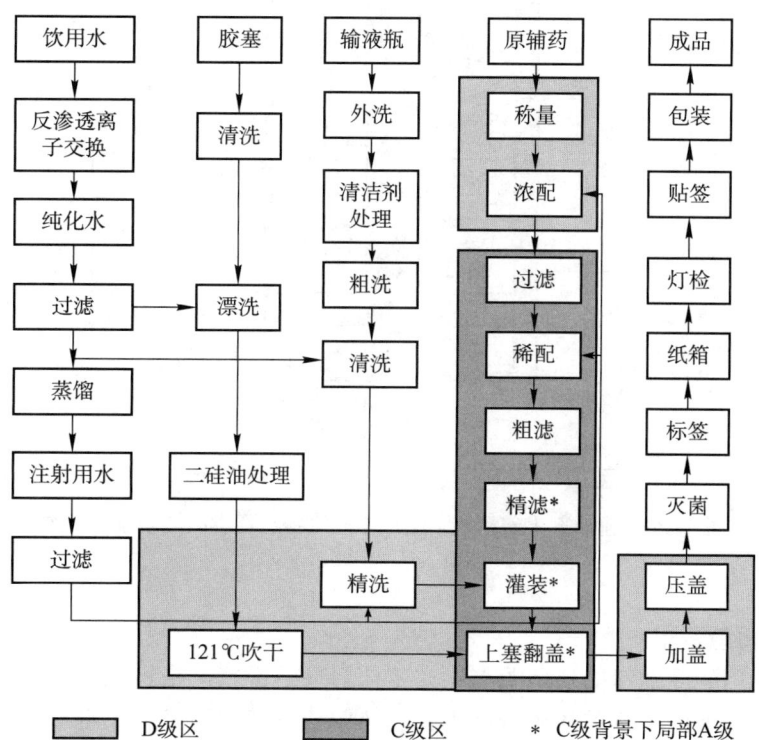

图 4-18　输液剂（玻璃瓶）生产工艺流程及环境区域划分示意图

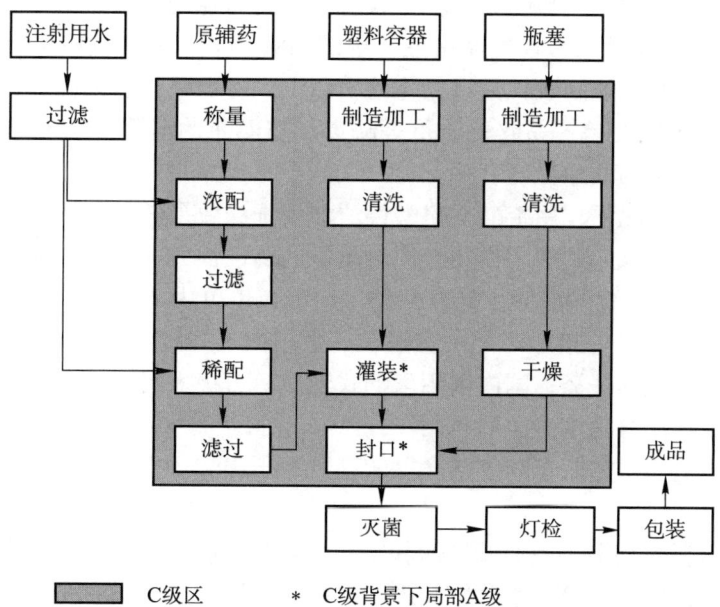

图 4-19　输液剂（塑料瓶）生产工艺流程及环境区域划分示意图

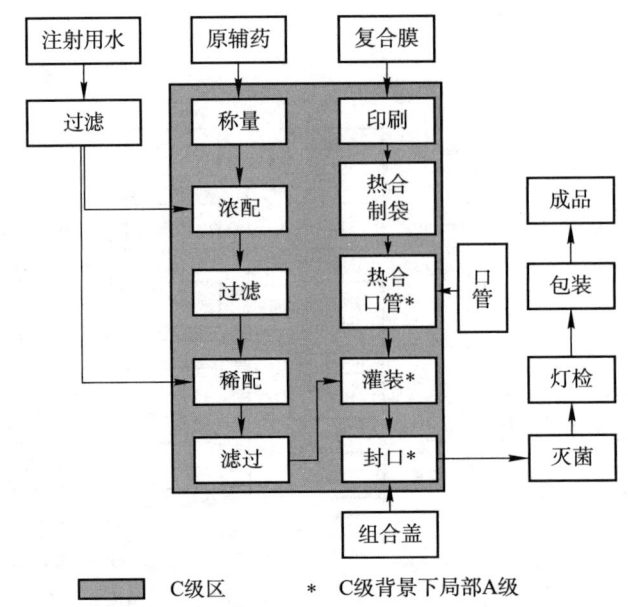

图 4-20　输液剂（塑料袋）生产工艺流程及环境区域划分示意图

（三）原辅料的质量要求

大容量注射液所用的原辅料应从来源与生产工艺等环节进行严格控制，并应符合注射液的质量要求，重点关注原辅料的纯度、有关物质、微生物、热原或细菌内毒素等关键质量，加强对原料的质量控制。活性炭应采用供注射用活性炭，除按 2025 年版《中国药典》规定的项目检查外，应重点对药液质量有影响的铁盐和锌盐等金属离子进行检测。注射用水应新鲜制备。

（四）容器及处理方法

大输液的容器主要有玻璃瓶、塑料瓶、塑料软袋，不同的容器处理方法不同。

1. 玻璃瓶　如图 4-21A 所示，玻璃瓶是最传统的输液容器，其质量应符合国家相关标准。输液用玻璃瓶一般采用硬质中性玻璃制成，具有物化性质稳定、可耐受热压灭菌、瓶体不变形等优点，但也存在口部密封性差、耐碱性差、易碎、质重等缺点。玻璃瓶的清洗方法有酸洗、碱洗、直接水洗法，采用的方法与容器原来的洁净程度有关。

（1）酸洗法：在一般情况下，用硫酸重铬酸钾清洁液洗涤效果较好，不仅可强有力地消灭微生物及热原，还能对瓶壁的游离碱起到中和作用。但对设备的腐蚀性大，操作不便，劳动保护要求高。

（2）碱洗法：用 2% 氢氧化钠溶液（50～60℃）冲洗，也可用 1%～3% 碳酸钠溶液，由于碱对玻璃有腐蚀作用，故碱液与玻璃的接触时间不宜过长（数秒内）。碱洗法的效果弱于酸洗法，故适用于新瓶及洁净度较好的输液瓶的洗涤，国内采用滚动式洗瓶机可极大提高洗涤效率。酸碱处理后的瓶子依次应用常水、纯化水、注射用水洗净后备用。

（3）直接水洗法：适用于制瓶车间的洁净度较高、瓶子出炉后立即密封的情况下，只需用注射用水冲洗即可。

2. 塑料包装　输液塑料包装主要有塑料瓶和塑料软袋两种形式，主要材质为聚乙烯（polyethylene, PE）或聚丙烯（polypropylene, PP）等无毒塑料。塑料容器具有耐水、耐腐蚀、机械强度高、化学稳定性好、可以热压灭菌、重量轻、运输方便、不易破损等优点。塑料容器的制瓶、灌封程序均在洁净区内完成，可避免中间污染，而且是一次性包装用品，还可避免交叉污染。但塑料容器相对玻璃容器存在着湿气和空气的透过性大，影响贮存期输液的质量，而且透明性差，不利于灯检，耐热性也较差，只适用中低温灭菌，强烈振荡可产生轻度乳光等。

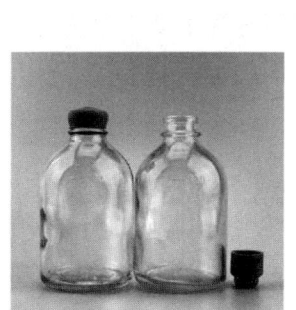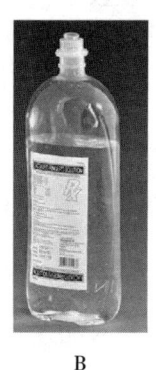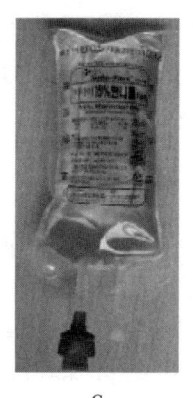

A   B   C

图 4-21 输液容器
A. 玻璃瓶；B. 塑料瓶；C. 塑料软袋

（1）塑料瓶：如图 4-21B，所示塑料瓶输液容器现已广泛使用。PP 瓶分为挤吹瓶和拉吹瓶，而 PE 瓶均为挤吹瓶。目前，新型输液生产设备已将制瓶、灌装、密封三位一体化，在无菌条件下完成大输液的自动化生产，精简了输液的生产环节，有利于对产品质量的控制。塑料瓶输液与玻璃瓶输液一样，为半开放式的输液包装形式，在药液输注过程中，瓶内仍需与外界空气形成回路，药液才能滴出，外界空气中的微粒、细菌可通过空气回路进入药液，存在产生二次污染的概率。

（2）塑料软袋：如图 4-21C，所示塑料软袋具有柔软、透明、质轻、耐压、易加工、运输使用方便的特点。另外，塑料软袋为直接采用无菌材料压制而成的，不需洗涤，制备工序少，还可节省能耗。输液塑料软袋包装形式的另一重要进步是实现了完全封闭的输液系统。输液时，可随着袋内的液体输出，软袋在大气压的作用下变扁、陷瘪，袋内不形成负压，液体可持续滴注入人体，整个过程中袋内液体不与空气接触，形成了完全封闭的输液系统，避免了输液过程中外界空气对药液的二次污染。该包装形式于 20 世纪 90 年代初迅速发展，现已成为理想的第 3 代输液容器。

输液塑料软袋的材质分为聚氯乙烯（polyvinyl chloride，PVC）及非 PVC 两种。由于 PVC 软袋易发生未聚合单体和增塑剂迁移至输液中产生毒性等问题，国内于 2010 年已淘汰使用。非 PVC 输液袋是由聚丙烯（PP）、聚乙烯（PE）等多层共挤膜组成的，多为三层结构，其内层、中层常采用聚丙烯与不同比例的弹性材料混合制成，使得内层无毒、惰性，具有良好的热封性和弹性；外层为机械强度较高的聚酯或聚丙烯材料，具有高阻湿性、阻氧性、透气性极低、稳定性好、药物相容性好、吸附性低和可降解等优点。

非 PVC 复合膜的制造工艺和生产设备复杂，成本高。国外已研究出集制瓶（袋）→ 灌装 → 封口 → 转送等工序在一台机器中自动完成的生产设备，实现全封闭式生产，产品不易污染，有利于产品质量的控制。

3. 橡胶塞 橡胶塞是输液容器的密封器件，对输液澄明度的影响很大，因此对橡胶塞有严格的要求。①富有弹性及柔软性，针头刺入和拔出后应立即闭合，并能耐受多次穿刺而无碎屑脱落；②耐溶性，避免增加药液中的杂质；③无毒，无溶血作用；④高度的化学稳定性，不与药物成分发生相互作用；⑤不会对药液中的药物或附加剂产生吸附或吸附程度达到最低限度；⑥耐受高温灭菌。

橡胶塞有天然橡胶塞和合成橡胶塞。天然橡胶塞的物理机械性好，因易老化、气密性差、化学稳定性差、杂质多、易掉屑等缺点，已被淘汰。目前，我国规定使用合成橡胶塞，如丁基橡胶塞，有药用氯化丁基橡胶塞或药用溴化丁基橡胶塞。丁基橡胶塞的密封性和再密封性好、低透气性、化学成分稳定、无活性物质析出、低萃取性、易针刺、不掉屑；不需像天然橡胶塞翻边加膜，可不用隔离膜。有时为了保证药物的稳定性，可在胶塞的内缘加上稳定惰性涂层。对于某些易与胶塞发生相互作用的药物，如头孢菌素类药物，可采用覆膜丁基胶塞。

在洗涤丁基胶塞时，不需要经酸碱处理，而可直接用蒸馏水动态漂洗。丁基胶塞需要用注射用水漂洗或再用二甲硅油处理胶塞表面，防止硅胶中的内容物脱落，最后用温度不超过 121℃ 的热空气吹干。

（五）输液的配制

根据原料的质量不同，输液的配制可分别采用稀配法或浓配法，操作方法与注射液的配制相同。

1. 稀配法　原料质量较好，药液浓度不高，配液量不太大时可采用稀配法。原辅料加入溶剂一次性配成所需的浓度，再调 pH 即可，必要时加入 0.1%~0.3% 的活性炭，搅拌，放置约 30 min 后过滤，此法一般不加热。

2. 浓配法　药液的配制多用浓配法，具体如下：准确称取原辅料，加部分溶剂溶解，配成浓溶液，采用 0.1%~0.5% 的活性炭吸附热原、杂质及色素，过滤，再用注射用水稀释至需要的浓度。在大量生产时，加热溶解可缩短操作时间，减少污染机会，浓配过滤时可滤除溶解度小的一些杂质，有利于提高产品的质量。

配制输液时常使用活性炭，用量视品种而异。活性炭有吸附热原、杂质和色素的作用，并可作助滤剂。根据经验，活性炭分次吸附较一次吸附好。

（六）输液的过滤

输液的过滤方法、过滤装置与小容量注射剂基本相同，过滤多采用加压过滤法。过滤时可先进行预滤，然后用微孔滤膜精滤。过滤过程中不要随意中断，以免冲动滤层，影响过滤质量。精滤可用 0.22 μm 的微孔滤膜或微孔滤芯，还常用滤膜孔径为 0.65 μm 或 0.8 μm 的微孔滤膜。

药厂大多采用加压三级过滤装置，药液依次通过孔径为 5~10 μm、0.45 μm 和 0.22 μm 的微孔滤膜；还可以微孔滤膜过滤后再进行超滤，不仅可除去尘粒、细菌，而且可除去热原，极大地提高了输液的质量。

（七）输液的灌封

输液的灌封由药液灌注、盖胶塞和轧铝盖三步组成，是输液制备的关键步骤。目前，药厂生产多用旋转式自动灌封机、自动盖塞机、自动落盖扎口机完成整个灌封过程，实现联动化机械化生产。灌封完成后，应检查轧口，对于不紧或松动的输液剔除处理，以免灭菌时冒塞或贮存时变质。

（八）输液的灭菌

灌封后的输液应立即灭菌，以减少微生物污染繁殖的机会。一般输液从配制到灭菌不应超过 4 h。输液通常采用热压灭菌，灭菌原则是优先采用过度杀灭法，灭菌参数一般为 115℃ 灭菌 30 min 或 121℃ 灭菌 8 min。对于塑料输液软袋的灭菌，可采用 109℃ 灭菌 45 min，且应有加压装置以免爆破。由于灭菌温度较低，生产过程更要注意防止污染。

灭菌设备一般选择大输液水浴式灭菌器，其特点是以循环均匀喷淋的方式对灌装的药品加热升温和灭菌，消除了蒸汽灭菌因冷空气存在而造成的温度死角，实现均匀灭菌；同时，冷却时采用普通水间接冷却，不会快冷降温，避免爆瓶、爆袋的现象；避免在灭菌后由于冷却水不洁而造成大输液再污染的现象。

（九）输液的包装

输液经灯检、检验合格后，贴上标签，装箱。标签上应印有药品名称、规格、批号、有效期、使用事项、生产日期等项目，包装箱上亦应印上药品名称、规格、生产厂家等项目。

三、大容量注射液的质量评价

输液由于用量较大，对热原、无菌、可见异物与不溶性微粒的检查更加严格。

（一）可见异物与不溶性微粒检查

可见异物是指在规定的条件下目视可以观测到的不溶性物质，其粒径或长度 > 50 μm。检测方法有灯检法和光散射法，具体方法和判定标准参见 2025 年版《中国药典》，输液的可见异物检查应符合规定。

由于肉眼目视只能检出 50 μm 以上的粒子，药典规定还应对静脉注射液进行肉眼不能目视的小粒径不溶性微粒检查。对于标示装量为 100 mL 或 100 mL 以上的静脉用注射液，要求每 1 mL 中含 10 μm 及 10 μm 以上的微粒不得超过 25 粒，含 25 μm 及 25 μm 以上的微粒不得超过 3 粒。

（二）热原、内毒素与无菌检查

每批输液均需按照 2025 年版《中国药典》有关规定的方法进行热原或内毒素与无菌检查，应符合规定。

（三）含量、pH 及渗透压检查

根据品种，按照 2025 年版《中国药典》中的有关规定检查。

四、常见问题及解决方法

（一）不溶性微粒与可见异物

1. 常见的不溶性微粒与可见异物　输液中存在微粒可引发循环障碍，引起血管栓塞，产生静脉炎；还可由于巨噬细胞的吞噬引起组织肉芽肿，严重危害人体。输液由于注射体积大，对不溶性微粒和可见异物更应严格控制。输液中存在的不溶性微粒与可见异物常为碳黑、碳酸钙、氧化锌、纤维素、纸屑、黏土、玻璃屑、细菌、真菌等。

2. 产生原因　不溶性微粒与可见异物产生的原因有以下三个方面。

（1）由生产环境与工艺操作引起：车间的空气洁净度不符合要求，所用的器具、容器、胶塞洗涤不净，过滤方法、操作选择不当，工序安排不合理等都有可能增加可见异物与不溶性微粒的不合格率。

（2）由输液容器与附件引起：输液中存在的"小白点"主要是钙、镁、铁、硅酸盐等物质，大多来源于胶塞和玻璃输液容器，如质量差的胶塞与输液容器，贮存期中会污染药液，带入不溶性微粒和可见异物。

（3）由原料与附加剂带入：原辅料的质量与输液中的微粒密切相关，如注射用葡萄糖可能含有少量蛋白质、糊精、钙盐等杂质，氯化钠、碳酸氢钠中常含钙盐、镁盐和硫酸盐。这些原辅料中的不溶性杂质不仅可使输液产生乳光、小白点、浑浊，而且影响药物的稳定性。因此，必须严格控制输液用原辅料的质量。目前，国内已制定"输液用"的原辅料质量标准。

（二）染菌问题

输注染菌的输液会引起脓毒症、败血病、内毒素中毒等，甚至死亡，危害严重。输液染菌的原因包括生产过程严重污染，灭菌不彻底，瓶塞扎口不严、松动、漏气等导致输液染菌。输液多为营养物质，易滋生细菌，即使经过灭菌，如污染严重，大量细菌尸体的存在也会引起致热反应。根本的解决方法就是尽量减少输液制备生产过程中的污染，同时要严格灭菌、严密包装。

（三）热原反应

1. 热原的定义及组成　热原（pyrogen）指能够引起恒温动物和人体体温异常升高的致热物质的

总称，是细菌等微生物产生的一种内毒素（endotoxin），以革兰氏阴性杆菌和真菌所产热原的致热能力最强。热原存在于细菌的细胞膜和固体膜之间，是由磷脂、脂多糖和蛋白质组成的复合物，其中脂多糖是内毒素的主要成分，具有特别强的致热活性。大致可以认为内毒素、热原、脂多糖三者致热活性相当。脂多糖的化学组成因菌种不同而异，从大肠埃希氏菌中分离出来的脂多糖含有 68% ~ 69% 的糖（如葡萄糖、半乳糖、庚糖、氨基葡萄糖、鼠李糖等）、12% ~ 13% 的类脂化合物、7% 的有机磷和其他一些成分。热原的相对分子质量一般为 10^6，相对分子质量越大，致热作用也越强。

2. 热原的性质

（1）耐热性：在一般情况下，热原在 60℃加热 1 h 不受影响，100℃加热 1 h 也不会发生降解。高温可以破坏热原，如 120℃加热 4 h 能破坏约 98%，180 ~ 200℃干热灭菌 2 h、250℃干热灭菌 45 min 或 650℃干热灭菌 1 min 可彻底破坏热原。显然，通常注射剂灭菌的条件不能保证热原的完全破坏。

（2）滤过性：热原体积小，为 1 ~ 5 nm，可通过一般的滤器，微孔滤膜也不能截留热原。

（3）吸附性：多孔性活性炭可吸附热原。

（4）水溶性：由于脂多糖结构上连接有多糖，故热原易溶于水。

（5）不挥发性：热原的主要成分为脂多糖，无挥发性，故可用蒸馏法制注释射用水。但在蒸馏时，热原可随水蒸气中的雾滴带入蒸馏水中，因此需在蒸馏水器蒸发室的上部设隔膜装置，以分离蒸气和雾滴。

（6）其他：热原能被强酸、强碱和强氧化剂所破坏，如高锰酸钾或过氧化氢可使其氧化，超声波及某些表面活性剂（如去氧胆酸钠）也能使之失活。

3. 热原污染的途径

（1）注射用水：注射用水污染是注射剂出现热原的主要原因。蒸馏器的结构不合理、操作不当、注射用水贮藏时间过长都会被热原污染，故应使用新鲜的注射用水。《中国药典》规定注射用水应在制备后的 12 h 内使用，最好随制随用。

（2）原辅料：特别是用生物方法制备的药物和辅料易滋长微生物，如右旋糖酐、水解蛋白或抗生素等药物，葡萄糖、乳糖等辅料，以及在贮藏过程中因包装损坏而易被污染。

（3）生产过程：室内的卫生条件差、操作时间长、装置不密闭均会增加细菌污染的机会。

（4）容器、用具、管道和装置：未按 GMP 要求认真清洗处理，易导致热原的污染。因此，在生产中对这些容器要认真处理，合格后方能使用。

（5）输液器具：有时输液本身不含热原，但仍发生热原反应，通常是由于输液器具（如输液瓶输液管、针头与针筒等）污染所致。

4. 除去热原的方法

（1）高温法：由于热原具有热不稳定性，因此可用高温法除去热原。对于注射用的针筒或其他玻璃器皿在洗涤干燥后，于 250℃加热 30 min 以上可以破坏热原。

（2）酸碱法：由于热原能被强酸、强碱和强氧化剂破坏，因此玻璃容器等用具可用重铬酸钾硫酸清洗液或稀氢氧化钠处理，可完全破坏热原。

（3）吸附法：由于活性炭对热原有较强的吸附作用，同时有助滤脱色作用，因此在注射剂制备中采用活性炭吸附法去除热原。活性炭的常用量为 0.1% ~ 0.5%。

（4）蒸馏法：利用热原的不挥发性，在多效蒸馏水器内将纯化水蒸馏，无挥发性的热原仍留在纯化水中成为浓缩水而被除去。

（5）凝胶过滤法：利用相对分子质量的差异除热原，如采用二乙氨基乙基葡聚糖凝胶（分子筛）制备无热原去离子水。另外，凝胶过滤法除去生物制品中的热原，且不影响药物活性。

（6）反渗透法：利用相对分子质量的差异，以反渗透法去除热原，现已得到广泛应用。

（7）超滤法：超滤膜的孔径最小可达 1 nm，可截留细菌和热原，如超滤膜过滤 10%~15% 的葡萄糖注射液可除去热原。

（8）其他：离子交换法、二次以上的湿热灭菌法，或适当提高灭菌温度和时间也均可除去热原。输液的热原反应除应考虑输液生产过程中的污染，还应关注输液使用过程中输液装置的污染。目前，采用一次性全套输液器，并在输液器出厂前进行灭菌，有效地避免了输液的使用过程中污染热原。

五、举例

例 4-13：复方氯化钠注射液的制备

［处方］氯化钠 8.6 g，氯化钾 0.3 g，氯化钙（含 2 份结晶水）0.33 g，注射用水 1 000 mL。

［制备］称取氯化钠、氯化钾溶于处方总量约 10% 的注射用水中，制备浓溶液，加入质量浓度为 0.1% 的活性炭，以浓盐酸调 pH 至 3.5~6.5 煮沸 5~10 min 再加入氯化钙溶解后，停止加热，过滤除炭，加新鲜的注射用水至全量，再加入少量活性炭，粗滤、精滤，经含量及 pH 测定合格后灌封，116℃热压灭菌 40 min。

［注释］①制备过程中，待药液煮沸充分驱逐溶在水中的二氧化碳后再加入氯化钙，以避免水中的碳酸根离子与其生成碳酸钙沉淀，减少生成沉淀的机会。②在制备过程中，采用加大活性炭的用量，并分 2 次加入的方法使杂质吸附更完全，从而提高药液的澄明度。

例 4-14：葡萄糖注射液的制备

［处方］

	5%	10%	25%	50%
注射用葡萄糖	50 g	100 g	250 g	500 g
1% 盐酸	适量	适量	适量	适量
注射用水加至	1 000 mL	1 000 mL	1 000 mL	1 000 mL

［制备］称取处方量的葡萄糖加入煮沸的适量注射用水中，制成 50%~60% 的浓溶液，加盐酸适量，同时加质量浓度为 0.1% 的活性炭，混匀，加热煮沸约 15 min，趁热滤过脱炭，滤液中加注射用水稀释至处方总量，测定 pH 及含量，合格后反复过滤至澄明，灌装封口，115℃热压灭菌 30 min，即得。

［注释］①葡萄糖是由淀粉水解制备的，葡萄糖原料中可能带入淀粉中的杂质，如蛋白质及淀粉水解不完全的糊精。因此，如葡萄糖原料不纯，葡萄糖输液易产生云雾状沉淀。解决办法一般采用浓配法，加热煮沸使糊精继续水解成为葡萄糖，并加速蛋白质凝固，同时加入适量盐酸中和蛋白质胶粒上的电荷使其凝聚，加入活性炭吸附，采用滤膜过滤使之除去。②本品本身适合微生物生长，易染菌，制备时需在避菌洁净的条件下严格操作，严格控制环境，防止交叉污染。③葡萄糖输液不稳定的表现为易发生颜色变黄和 pH 下降。因此，为避免溶液变色，需严格控制灭菌温度与时间，灭菌后应及时冷却，并同时调节药液的 pH。根据生产经验，半成品的溶液 pH 控制在 3.8~4.0 时较稳定。

例 4-15：复方氨基酸注射液的制备

［处方］L-脯氨酸 1.00 g，L-丝氨酸 1.00 g，L-丙氨酸 2.00 g，L-异亮氨酸 3.52 g，L-亮氨酸 4.90 g，L-门冬氨酸 2.50 g，L-酪氨酸 0.25 g，L-谷氨酸 0.75 g，L-盐酸精氨酸 5.00 g，L-苯丙氨酸 5.33 g，L-盐酸赖氨酸 4.30 g，L-缬氨酸 3.60 g，L-苏氨酸 2.50 g，L-盐酸组氨酸 2.50 g，L-色氨酸 0.90 g，L-甲硫氨酸 2.25 g，L-胱氨酸 0.10 g，甘氨酸 7.60 g，山梨醇 50.00 g，亚硫酸氢钠 0.50 g，注射用水加至 1 000 mL。此品种为 18 种氨基酸注射液，按总氨基酸计规格为 12.5 g/500 mL，pH 5.0~7.0。

［制备］取 50% 的新鲜注射用水，通入氮气饱和，加入一定量的氢氧化钠溶解，先加入处方量的胱氨酸，搅拌使其溶解，再依次加入处方量的抗氧剂亚硫酸氢钠、其余各种氨基酸及山梨醇，搅拌使之完全溶解。加 0.05% 的活性炭，保温吸附，在氮气流下滤过，加注射用水至全量，并调节 pH 至

6.0 左右。在氮气保护下经 5 μm、0.45 μm 和 0.2 μm 滤芯过滤后，灌装封口，121℃灭菌 8 min。

　　[注释] ①复方氨基酸输液易出现澄明度问题，影响澄明度的主要原因是原料纯度，一般需要反复精制，并严格控制原料的质量。②复方氨基酸易发生稳定性问题，表现为含量下降、色泽变深。其中，含量下降以色氨酸最多，其次是赖氨酸、组氨酸、蛋氨酸也有少量下降。色泽变深通常是由色氨酸、苯丙氨酸、异亮氨酸氧化所致。影响产品稳定性的因素有氧、光、温度、金属离子、pH 等，故解决的方法为配制时严格控制 pH、加入抗氧剂（如亚硫酸氢钠）、通入氮气、避免金属离子混入、药液避光保存等。③胱氨酸在水中极难溶解，但可溶于稀酸和碱溶液，因此本品的处方工艺中采取加入氢氧化钠来溶解胱氨酸。

例 4-16：静脉注射用脂肪乳的制备

　　静脉脂肪乳注射液是一种浓缩的高能量肠外营养液，是以植物油脂等为主要成分，加乳化剂与注射用水而制成的 O/W 型亚微乳剂。为需要进行静脉营养的患者提供能量和必需脂肪酸，也为经口服途径不能维持和恢复正常必需脂肪酸水平的患者提供必需脂肪酸。

　　[处方] 注射用大豆油 100 g，注射用中链甘油三酸酯 100 g，油酸钠适量，注射用卵磷脂 12 g，注射用甘油 25 g，氢氧化钠适量，注射用水加至 1 000 mL。

　　[制备] ①在一定量的热注射用水中加入处方量的甘油、适量的油酸钠，搅拌溶解，制备成水相。②在氮气保护下，加入处方量的大豆油、中链甘油三酸酯，加热后，加入处方量的卵磷脂，高速剪切使其均匀分散，制备成油相。③在氮气保护下，将油相转移加入至水相中，高速剪切搅拌，加入注射用水至全量，开启高速剪切机搅拌，制成初乳。④在密闭容器和氮气保护下，将制得的初乳移入高压均质机中，进行多次均质至粒度符合要求（一般小于 1 μm），待乳液冷却，经滤芯过滤后，灌装，充氮，加塞，铝盖密封，旋转灭菌器 121℃灭菌 15 min，F_0 值应大于 12 min，冲热水逐渐冷却，在 4～10℃下贮存。

　　[注释] ①本品处方中的中链甘油三酸酯（中链油）和大豆油（长链油）为油相，卵磷脂为乳化剂，甘油为等渗调节，油酸钠为稳定剂，氢氧化钠为 pH 调节剂。②注射用乳剂除应符合注射剂项下的各项规定，还要求 90% 的乳滴粒子粒径应在 1 μm 以下，不得有大于 5 μm 的乳滴。一般生产中乳滴粒子的粒径控制在 0.2～0.5 μm，且粒度分布均匀。③本品是一种 O/W 型亚微乳剂，为热力学不稳定体系，在制备、灭菌和贮存过程中易出现稳定性问题，如乳滴粒子的聚集、絮凝、粒径增大等。制备静脉脂肪乳注射液的关键是选用高纯度的原料油、乳化力强的乳化剂、适宜的乳化工艺与设备及灭菌工艺和设备等。处方中可用甘油作等渗调节剂，也可选用山梨醇，但不能用氯化钠、葡萄糖等常用的等渗调节剂，以免引起乳滴粒子的聚集，影响乳剂的分散度。

例 4-17：右旋糖酐 70 葡萄糖的制备

　　右旋糖酐与血浆有同样的胶体特性，可以提高血浆胶体渗透压，增加血容量，维持血压。用于治疗低血容量性休克，如外伤性出血性休克等。

　　[处方] 右旋糖酐 70（平均相对分子质量为 70 000）300 g，葡萄糖 250 g，注射用水加至 500 mL。

　　[制备] 取注射用水适量，加热煮沸，加入右旋糖酐，使浓度为 12%～15%，搅拌使其溶解，加入 1.5% 的注射用活性炭，保持微沸 1～2 h，加压滤过脱炭，在浓溶液中加注射用水稀释成浓度为 6% 的溶液，加入处方量的葡萄糖，搅拌约 15 min，再加入注射用活性炭，加热至沸，粗滤除炭，加水至全量，经精滤并复滤至澄明，冷却至室温，取样，测定含量和 pH，pH 宜控制在 4.4～4.9。再加 0.5% 的注射用活性炭，搅拌，加热至 70～80℃，反复过滤至药液澄明后灌封，在 115℃灭菌 30 min。

　　[注释] ①右旋糖酐是用蔗糖经发酵后产生的葡萄糖聚合物。②因右旋糖酐经生物合成制备，易夹杂热原，故活性炭的用量较大。同时，因本品黏度高，需在较高温度下滤过。③本品灭菌一次，相对分子质量下降 3 000～5 000，故受热时间不能过长，以免产品变黄。④本品在贮存过程中易析出片状结晶，主要与贮存温度和相对分子质量有关。

第八节 注射用无菌粉末

一、概述

注射用无菌粉末（sterile powder for injection）俗称粉针，是指原料药物或与适宜的辅料制成的供临用前用无菌溶液配制成注射液的无菌粉末或无菌晶状物。可用适宜的注射用溶剂配制后注射，也可以用静脉输液配制后静脉滴注。凡是在水溶液中不稳定的药物，如某些抗生素（青霉素类、头孢菌素类）、一些酶制剂（胰蛋白、辅酶 A）及血浆等生物制剂均需制成注射用无菌粉末。一般采用无菌分装或冷冻干燥法制备。根据制备工艺的不同，注射用无菌粉末分为两大类：注射用无菌分装制品和注射用冷冻干燥制品。

注射用无菌粉末的质量要求与注射液基本一致，因此异物、不溶性微粒、无菌和热原也是质量的重点控制指标。除符合一般注射剂的质量要求外，注射用无菌粉末的装量差异应符合要求，对于冷冻干燥工艺制备的注射用无菌粉末还应控制水分含量（冷冻干燥制品），避免水分过多引起的药物稳定性下降。注射用无菌粉末注射剂的包装应有良好的密封防潮性能，防止水气透入。

二、注射用无菌分装制品

注射用无菌分装制品指将采用灭菌溶剂结晶法、喷雾干燥法制得的无菌原料药，在无菌条件下直接分装于洁净灭菌的小瓶或安瓿中，密封而制备。常用于抗生素药物，如注射用青霉素钠、注射用头孢呋辛钠等。

（一）制备工艺流程

精制药物无菌粉末 → 无菌条件下分装于灭菌容器中 → 上胶塞 → 压铝盖 → 质量检查 → 印字包装 → 成品。

（二）制备工艺

1. 原材料及容器的准备 在无菌条件下采用结晶法或喷雾干燥法制备无菌原料，必要时在无菌条件下进行粉碎、过筛等操作，制得晶型、粒度、密度符合分装要求的注射用无菌粉末。

安瓿、玻璃瓶、胶塞按注射液要求进行洗涤，并需进行灭菌处理。安瓿或玻璃瓶可于 180℃干热灭菌 1.5 h 或于 250℃干热灭菌 45 min，胶塞洗净后要用硅油进行处理，再用 125℃干热灭菌 2.5 h 或于 121℃湿热灭菌 30 min，灭菌好的空瓶应在净化空气下存放，时间一般不应超过 24 h，具体存放时间应经验证后确定。

2. 无菌粉末的分装和封口 分装必须在洁净环境中按无菌操作法进行，一般最终灭菌工艺产品的生产操作为 C 级背景下的局部 A 级，非最终灭菌产品的无菌生产操作为 B 级背景下的 A 级。

分装时多以容积进行定量，可用人工法或机械分装法。手工分装常采用刮板式分装器，机械分装设备有螺旋式自动分装机、直管式自动分装机和真空吸粉自动分装机等，分装机宜有局部层流装置。分装好的小瓶应立即加塞并用铝盖密封。为了避免铝屑污染产品，轧盖常与分装分开，在另一台设备上完成。若是安瓿，分装后应立即用火焰熔封。

3. 灭菌和异物检查 对于耐热品种，可选用适宜的灭菌方法进行补充灭菌，以确保无菌水平。对于不耐热的品种，必须严格执行无菌操作，产品不再灭菌。异物检查一般在传送带上用目检视，剔除异物不符合规定的产品。

4. 印字包装 检验合格的产品进入印字工序，目前生产均已实现机械化、自动化。

（三）无菌分装产品可能存在的问题及处理方法

1. 装量差异　无菌分装制品的装量差异不符合要求的主要原因是待分装无菌物料的流动性较差。物料的吸潮性、含水量和药物的结晶形态、粒度、比容及机械设备性能等均会影响物料的流动性，从而影响装量差异，应根据具体情况分别采取相应的措施。对于物料吸湿、含水量大引起的流动性下降，应采取控制环境湿度使其低于物料的临界相对湿度；对于药物不适宜的物理性质引起的流动性下降，应通过适宜的措施如粉碎、喷雾干燥等操作改变物料的结晶形态、粒度、比容等物理性质，使其易于流动，降低装量差异。

2. 可见异物和不溶性微粒　无菌分装药物粉末经过配液、过滤等一系列的前期处理，污染概率增加，以致无菌粉末溶解后检查可见异物、不溶性微粒，不符合注射剂的要求。因此，应从原料质量开始，严格控制无菌分装制品的全生产过程，防止污染。

3. 染菌　由于无菌分装制品是通过无菌操作制备的，所以生产过程中受到污染的机会增大，而且微生物在固体粉末中繁殖慢，不易被肉眼观察到，危险性更大。因此，需要严格控制无菌环境和无菌操作，在经过定期检测的 A 级净化条件下分装。

4. 吸潮变质　药物粉末吸潮，除会导致无菌分装制品的装量变异增大外，还有可能引起药物的分解变质。吸潮一般认为是由于密封胶塞透气和铝盖松动所致，故需进行橡胶塞密封检测，铝盖压紧后，必要时采用蜡封确保封口严密。另外，还可以采取控制无菌分装室的相对湿度低于药物的临界相对湿度，以避免药物粉末吸湿。

三、注射用冷冻干燥制品

注射用冷冻干燥制品是将药物配制成无菌水溶液或均匀的混悬液，分装于容器中，经冷冻干燥法除去水分，密封后得到的无菌注射粉末。凡对热敏感或在水中不稳定的药物均适用于制成冷冻干燥制品，如蛋白质、（注射用重组人干扰素 α、注射用辅酶 A 等）酶等生物制品。用冷冻干燥法制备的生物制品注射用无菌粉末，也可称为注射用冻干制剂。

（一）冷冻干燥技术的原理与特点

1. 冷冻干燥的原理　冷冻干燥的原理可以用水的三相图说明（图 4-22）。图中 OA 是冰和水的平衡曲线；OB 是水和水蒸气的平衡曲线；OC 是冰和水蒸气的平衡曲线，在此线上冰、气共

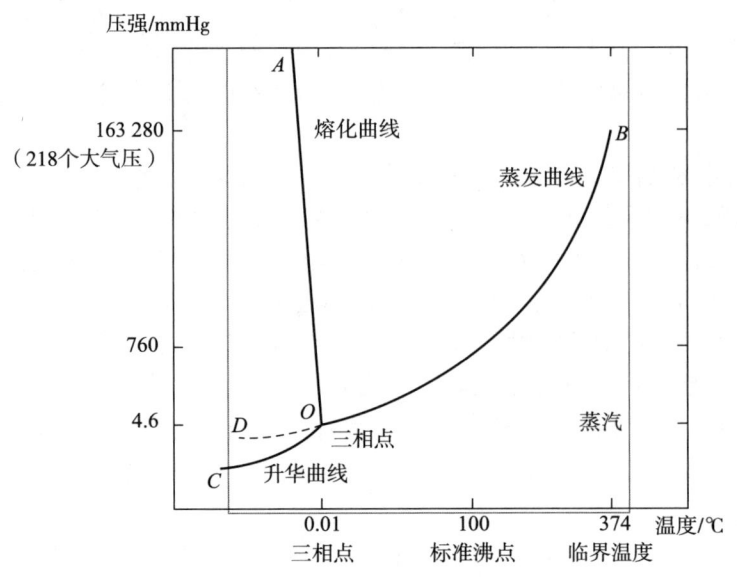

图 4-22　水的三相平衡图

存；O 点是冰、水、气的平衡点，在此温度和压力时（即温度 0.01℃，压力 4.6 mmHg），冰、水、气共存。可见，当压力低于 4.6 mmHg 时，无论温度如何变化，水只能以固态和气态存在，即说明固态（冰）受热时可不经过液态（水）直接转变为气态；而气态遇冷时放热直接转变为固体冰。根据平衡曲线 OC，对于固体冰，升高温度或降低压力都可打破气 – 固平衡，使整个系统朝着冰转变为气的方向进行，最终完成干燥。

2. 冷冻干燥的特点　冷冻干燥因在低温、真空下干燥，具有以下突出的优点：①避免药物因高温干燥而分解，适用于热敏性药物。②冷冻干燥制品质地疏松多孔，加水后迅速溶解，恢复药液的原有特性。③干燥在真空下进行，药物不易氧化，还可减少微粒的污染。④含水量低，能除去 95%～99% 以上的水分。⑤产品剂量准确，外观优良。缺点：冷冻干燥对溶剂的选择范围很窄，生产设备要求较高，干燥时间长，生产能耗大等。冻干粉针的制备过程中通常采用过滤除菌，因此不如注射液高温灭菌效果可靠。

（二）制备流程与工艺

注射用冷冻干燥制品在冻干之前的操作与溶液型注射剂基本相同，需经过配液、过滤、分装，只是分装时注意溶液不能太厚，一般不宜超过 10～15 mm，以利于水分的蒸发。分装好药液的西林瓶（开口）送入冷冻干燥机的干燥箱中，进行预冻、升华、干燥，最后封口即可。本品属于非终端灭菌产品，应注意灌装、冷冻干燥、压盖等暴露工序的洁净环境应为 B 级背景下的局部 A 级。

1. 预冻　为恒压降温过程，随温度的下降药液冻结成固体，通常预冻温度应低于产品的低共熔点 10～20℃，预冻时间一般为 2～3 h，有些品种需要更长时间。如预冻不完全有液相存在，则在减压抽真空过程中可能产生沸腾喷瓶现象，使产品损失、表面凹凸不平，影响产品的外观和溶解速率。

预冻方法有速冻和慢冻两种方法。速冻法即在产品进入冻干箱之前先将冻干箱板层的温度降至 –50～–30℃，再将产品进箱，速冻得到的冰晶细微，制得的产品疏松易溶。慢冻法是将产品直接放入冻干箱后再降低温度，慢冻得到的冰晶粗，但由于大的冰晶升华快，故慢冻可提高冻干效率。实际工作中应根据具体情况合理选用预冻方法。

新产品在确定冻干工艺时，应测定产品的低共熔点，即冰和药物同时析晶（低共熔混合物）时的温度。在冻结与升华的过程中，制品的温度应始终低于低共熔点，否则水的冰晶体升华被液体浓缩蒸发所取代，干燥后的制品将发生萎缩、溶解速率降低等问题。

2. 升华干燥　首先，恒温减压至一定的真空度，然后在抽气条件下恒压升温，使固态水升华逸去。根据药物性质不同，升华干燥可采用一次升华法或反复预冻升华法。

（1）一次升华法：制品预冻后，将冷凝器的温度下降至 –45℃ 以下，启动真空泵，当干燥箱内的真空度达 13.33 Pa（0.1 mmHg）以下时，启动搁置板下的加热系统，缓缓加温，使产品的温度逐渐升高至约 –20℃，药液中的水分不断升华除尽。该法适用于低共熔点为 –20～–10℃ 的制品，而且溶液黏度不大的情况。

（2）反复预冻升华法：该法的减压和加热升华过程与一次升华法相同，只是预冻过程需在共熔点及共熔点以下 20℃ 之间反复升降预冻，而不是一次降温完成，如此反复，使产品结构改变，外壳由致密变为疏松，有利于水分升华，可缩短冻干周期。本方法适用于共熔点较低、结构复杂、黏稠等难于冻干的制品。

3. 再干燥　为尽可能地除去残余的水，升华干燥后，继续升高温度至 0℃ 或室温（根据产品性质确定），并保持一段时间，进行再干燥。再干燥可保证冻干制品的含水量 <1%，并有防止回潮的作用。

4. 密封　冷冻干燥结束后应立即密封。如为安瓿，应熔封；如为小瓶，应加胶塞及压铝盖。现在生产中普遍使用分叉胶塞，药液灌装后，将胶塞轻扣在瓶口，即漏出分叉口并不密封，然后放入冻干室进行冷冻干燥，冻干后可直接在真空状态下进行压塞。

（三）冷冻干燥中存在的问题及处理方法

1. 含水量偏高　药液装入过厚、升华干燥过程中供热不足、冷凝器的温度偏高或真空度不够均可能导致含水量偏高，可采用旋转冷冻机及其他相应的措施解决。

2. 产品外形不饱满或萎缩　一些黏稠的药液由于结构过于致密，在冻干过程中内部的水蒸气逸出不完全，冻干结束后，制品因潮解而萎缩。可在处方中加入适量甘露醇、氯化钠等填充剂，并采取反复预冻升华法，以改善制品的通气性，改善产品的外观。

3. 喷瓶　冻干过程中如预冻不完全或供热太快，受热不匀，使制品部分液化，则易在升华过程中的真空减压条件下产生喷瓶。为防止喷瓶，必须控制预冻温度在低共熔点以下 10 ~ 20℃，同时加热升华时温度不宜超过低共熔点。

四、举例

例 4-18：注射用法莫替丁的制备

［处方］法莫替丁 20 g，甘露醇 10 g，L- 门冬氨酸 8 g，注射用水 1 000 mL，制成 1 000 支。

［制备］取注射用水 500 mL，依次加入法莫替丁及 L- 门冬氨酸，加热 50℃，搅拌约 30 min 至全溶，加甘露醇，搅拌溶解，加入溶液量 0.1% 的活性炭，保温搅拌 15 min，过滤除炭，补加注射用水至全量，以 0.22 μm 微孔滤膜过滤，灌装，每支 1 mL。采用冷冻干燥工艺，真空压塞，轧盖，半成品质量检查合格后，印字包装。

［注释］①法莫替丁显弱碱性，在水中不溶，但可与 L- 门冬氨酸形成易溶于水的盐。因此，处方中采取两者等物质的量的比加入成盐，增大溶解度。升高温度有利于成盐反应的进行。L- 门冬氨酸为二元酸，只有一个酸根参与法莫替丁的成盐。②法莫替丁与 L- 门冬氨酸形成的盐，在冷冻干燥时形成无定形固体粉末，可迅速溶于水。

🔍 思考题

1. 无菌制剂的定义是什么？有哪些制剂属于无菌制剂？
2. 大容量注射剂（输液）的灭菌法的管理法规有哪些？
3. 何为灭菌？简述灭菌的方法及适用情况。
4. 什么是 F_0 值、F 值、D 值、Z 值、无菌保证水平？有何意义？
5. 简述注射剂的定义和特点及质量要求。
6. 简述安瓿注射剂的生产工艺流程。
7. 水、注射用水、灭菌注射用水有何区别？制备纯化水、注射用水的方法有哪些？
8. 过滤的机制有哪些？哪些因素影响过滤？简述过滤器及其特点。
9. 简述影响滴眼剂吸收的因素。
10. 简述热原的定义和性质及去除方法。
11. 简述输液中微粒产生的原因及解决方法。
12. 简述冷冻干燥的原理及冷干法制注释射用无菌粉末的工艺流程。

（杨　伟）

🌐 **数字资源详见　新形态教材网**

✦ 思维导图　　🎭 拓展阅读　　💻 本章小结　　📄 测试题　　🎬 教学课件

第 五 章
固体制剂

思维导图

第一节　概　　述

一、固体制剂的概念

固体制剂（solid preparation）是指以固体状态存在的剂型的总称。固体制剂在药物制剂中所占份额最大，约为 70%，且剂型种类丰富，常由药物和辅料组成，以片剂应用最为广泛。临床上通常以口服制剂为主，口服制剂分为液体和固体两种形式。其中，由于液体口服制剂活性成分稳定性差、有不良气味、物流成本高、适宜辅料难寻，同时液体口服制剂给药途径普遍存在给药剂量不准确等问题，使得液体口服制剂并不具有广泛发展的前景。相反，口服固体制剂（oral solid preparation）成本低，剂量灵活和患者依从性高，弥补了液体制剂存在的不足。因此，口服固体制剂在个体化用药中应有更广阔的前景。据统计，全球口服固体制剂药物市场规模预计以 6.5% 的年复合增长率增长，到 2027 年末市场规模将近 9 300 亿美元，呈现蓬勃增长趋势，多种新型固体制剂技术正在研发中。

二、固体制剂的特点

固体制剂与其他制剂相比具有以下特点：①相对于液体制剂，固体制剂的物理、化学和生物稳定性均较好。②大多数的药物活性成分（API）均是以固体形式存在，固体制剂制备工艺相对简单，成本相对低廉。③固体制剂在包装、运输及使用等方面较为便捷。④制备过程的前处理需经历相同的单元操作。⑤药物在体内需先溶解再经黏膜吸收进入血液循环。

三、固体制剂的分类

临床常用的固体制剂按具体剂型可分为散剂、颗粒剂、片剂、胶囊剂、滴丸剂、膜剂、丸剂等；按药物释放速度的快慢则可分为速释固体制剂（如速崩片、速溶片、固体分散片等）、缓释控释固体制剂（如渗透泵片、缓释片、缓释胶囊等）和普通固体制剂。

四、固体制剂的体内吸收过程

固体制剂由于体积较大，即使以小粒子组成的散剂（粒子直径小于 150 μm）也难以经胃肠道被直接吸收进入体循环。事实上，尽管人体的胃肠道中存在非常大的吸收表面，但存在多层障碍阻碍经胃肠道进入人体。研究表明，只有处于溶解状态的药物（分子或离子）才能经胃肠道吸收从而进入血液循环。因此，从固体剂型的原本状态过渡到分子或离子形式是决定口服药物生物利用度的关键因素。药物的生物利用度与药物的分子大小、脂 / 水溶性（常以油水分配系数的对数值即 log P 来表示）、解离程度等有关。

片剂和胶囊剂口服后首先在胃肠道内遇水崩解为细颗粒状，然后将药物分子溶出，并通过胃肠黏膜吸收（图 5-1）。而颗粒剂和散剂没有崩解过程，迅速分散后药物溶解，因此吸收较快。液体制剂中的混悬剂固体颗粒较小，因此药物的溶解和吸收过程更快，而溶液剂更是没有崩解和溶解过程，药物可直接吸收进入血液循环，从而使起效时间最快。口服制剂吸收速度从大到小依次为：溶液剂 > 混悬剂 > 散剂 > 颗粒剂 > 胶囊剂 > 片剂。

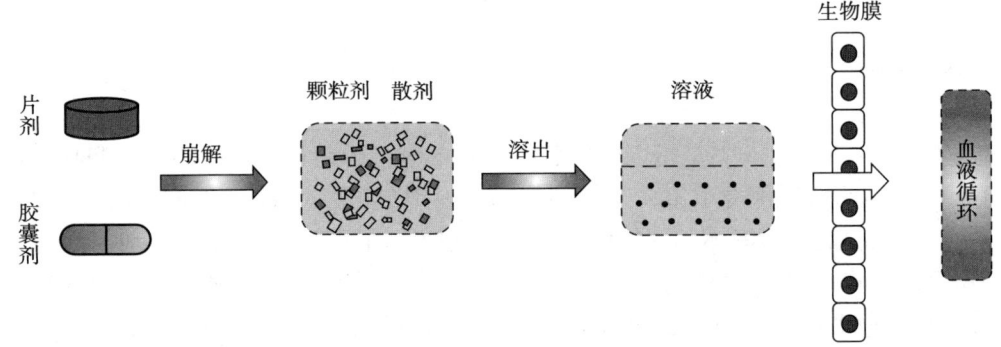

图 5-1　固体制剂在胃肠道内的吸收过程

固体制剂的崩解和药物粒子的溶解（dissolution），又称溶出，是决定固体制剂经口服吸收的关键环节。当然，药物分子的性质也是决定性因素之一。药物的溶出速度一般可用 Noyes-Whitney 方程即式（5-1）来描述。

$$dC/dt = KS(C_s - C) \tag{5-1}$$

式中，K 为溶出速度常数，S 为溶出面积，C_s 为固体表面药物的饱和浓度，C 为溶液主体中药物浓度。溶液经过边界层进入溶液主体，其扩散推动力是（$C_s - C$），由于体内环境中药物的浓度通常较低，即 C 较小，在漏槽条件（指药物所处释放介质的浓度远小于其饱和浓度）下，上述方程可进一步简化为式（5-2）。

$$dC/dt = KSC_s \tag{5-2}$$

从 Noyes-Whitney 方程中得知，药物从固体剂型中的溶出速度与溶出速度常数 K、粒子表面积 S、药物的溶解度 C_s 成正比。因此，可以通过增加溶出速度常数（搅拌）、增大溶出面积（粉碎、崩解）、提高药物的溶解度（提高温度、改变晶型、制备固体分散体）等方法来提升固体制剂的溶出速度。

近年来，为改善难溶性药物的溶出速率，进而提高其生物利用度，科研工作者发展了纳米结晶技术（Nanocrystal®），主要采用机械研磨法（如采用球磨机）将药物粒子的直径减小到 1 μm 以下，以大幅度促进药物溶出。有研究表明，当药物粒子直径处于纳米范畴时，固有溶解度（即 C_s）会极大提高。目前，采用该技术研发并成功上市的制剂包括西罗莫司（sirolimus，Rapamune®）、阿瑞匹坦（aprepitant，Emend®）、非诺贝特（fenofibrate，Tricor®）、盐酸右哌甲酯（Focalin®）等。还可以通过固体分散体（solid dispersion，SD）技术来增加药物的溶解性能，已上市的产品有抗真菌药灰黄霉素（griseofulvin，Gris-PEG®）、伊曲康唑（itraconazole，Sporanox®）和降压药维拉帕米（verapamil，Isoptin SRE®）等。尤其对于非晶态固体分散体技术（amorphous solid dispersions，ASD），其中，活性成分以基本无定形形式分散在赋形剂基质中，药物处于非晶态时，不需要能量来打破药物晶格。因此，相对于晶体形式，许多水溶性差的药物的非晶态形式，可以达到明显更高的表观溶解度和明显更快的溶解速度。

五、固体制剂的质量要求

生物利用度能够反映固体制剂吸收进入体内的速度和程度，因此可作为固体制剂质量的重要衡量标准，但在很大程度上需要依赖体外溶出度来评价。体外溶出度试验是指在规定介质中，在一定试验条件下药物从片剂或胶囊剂等固体剂型中溶出的速度和程度。体外溶出度试验于 1967 年由美国率先推出，迅速得到推广，现已成为固体制剂质量评价的重要衡量指标。目前，提高体外溶出度试验与体内生物利用度的相关性，已成为科学有效地评价固体制剂质量的研究重点。

六、固体制剂的制备工艺

固体制剂是由药理活性成分和不同功能的辅料组成，以制成一定的药物剂型供患者服用。药用辅料广义上是指能将药理活性物质制备成药物制剂的非药理活性组分。近年来，随着人们对药物从剂型中释放、吸收过程的深入了解，现已普遍认识到辅料是有可能改变药物从固体制剂中释放的速度或稳定性，从而影响生物利用度和质量。常见的辅料主要有：①稀释剂（填充剂），用于药物粒子分散。②黏合剂，可使固体粉末黏结成更大的粒子（颗粒），并进一步制成较为坚固的剂型如片剂。③崩解剂，能消除因黏合剂或者高度压缩而产生的结合力，从而使片剂在水中崩解。不同剂型的操作流程也不尽相同，常规流程见图 5-2。

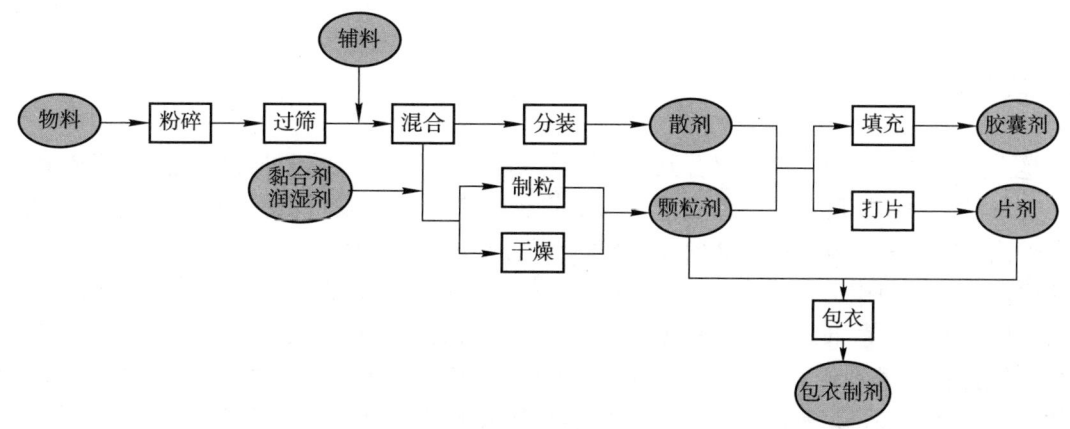

图 5-2　固体制剂的制备流程

七、固体制剂的给药途径和临床应用

固体制剂临床应用广泛，不同剂型具有多种给药途径，如口服途径、舌下含服途径、颊部途径、鼻腔途径、直肠途径、阴道途径、耳部途径、眼部途径、经皮和经黏膜途径等。其中，口服途径应用最为广泛。其中，肠溶衣片（enteric-coated tablet），口服后在胃液中不溶解，而在肠道中溶解进入血液循环，从而起到靶向给药作用，如红霉素肠溶片；可溶片（soluble tablet），临用前溶解于水，用于漱口、消毒、洗涤伤口等，属外用制剂，如阿莫西林可溶片；舌下片（sublingual tablet），将药物置于舌下能迅速溶化，经舌下黏膜吸收而发挥全身作用，可避免肝首过效应，如硝酸甘油舌下片；膜剂（film）可用于皮肤和黏膜创伤、烧伤或炎症表面的覆盖，属于经皮和经黏膜途径，如毛果芸香碱眼用膜剂。

第二节　散　　剂

散剂（powders）指药物与适宜的辅料经粉碎、均匀混合制成的干燥粉末状制剂。作为一种古老的传统剂型，散剂起源于东汉，宋代最为兴盛，以"小便不利、水肿、中风、胸中痰阻、气滞、虚弱"为主要应用病症。相比西药散剂，中药散剂的应用更为广泛。如今现代散剂发展传承了古代散剂的分类与用法。临床治疗采用内服、外用或结合其他疗法的方式。有研究表明，中药煮散内服可治疗小儿急性咳嗽，缩短病程；外用散剂可以有效地促进口腔溃疡创面的愈合，疗效显著。散剂携带方便、节省药材资源和经费开支、应用范围广泛，已成为中医临床用药的最佳剂型。

一、散剂的分类

散剂按临床用法可分为口服散剂和局部用散剂。口服散剂主要溶于或分散于水中服用，而局部用散剂供皮肤、口腔、咽喉或腔道等处使用。口服散剂与局部用散剂的质量标准中对粒度有明确的规定。除另有规定外，口服散剂应为细粉，是指粉末全部通过五号筛（80目）且通过六号筛（100目）的细粉不少于95%；局部用散剂应为最细粉，粉末全部通过六号筛且通过七号筛（120目）的细粉不少于95%。

另外，按药物组成数量分类，散剂又可分为单药散剂与复方散剂。如内服的白芷散，即由一种药物组成是单药散剂；而外用的白芷加芥子粉末，即为复方散剂，由两种及以上药物组成。按药物有无毒性分类，散剂又可分为无毒散剂与含毒散剂。

二、散剂的特点

散剂是由药物粉末与辅料直接混合而成，因此制备工艺简单。由于处方中仅采用了稀释分散作用的辅料，且未经历制粒及压片等制备工艺，因此散剂与其他固体制剂相比具有如下优点：①散剂的分散程度大，比表面积大，粒径小。②散剂中药材活性成分的溶出度较大，生物利用度高。③散剂易吸收，起效快。④散剂制作工艺简单，易于贮存和运输。⑤散剂剂量容易控制，方便老年人、婴儿及吞咽不便的人群服用。⑥散剂外用时，覆盖面积大，对伤口有保护和收敛的作用，能促进伤口愈合。散剂具有如下缺点：如散剂的分散度大，容易吸湿；在应用时散剂与机体的接触面大，容易产生刺激性。因此，具有刺激性、易吸湿或风化的药物不宜制成散剂。当服用剂量较大时，散剂也不如丸剂、片剂方便。

三、散剂的制备工艺

散剂的制备流程见图 5-3。

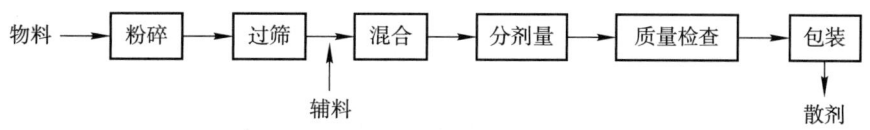

图 5-3　散剂的制备工艺流程

（一）物料的前处理

在一般情况下，粉碎前需将固体物料进行预处理，如果是化学药品，将原料进行充分干燥；如果是中药，则根据药材的性质进行适当处理，如洗净、干燥、切割后等供粉碎使用。

将原料药粉碎后，根据散剂的粒度要求进行筛分，然后与处方量的其他成分（药物或辅料）混匀、分装、质检等。散剂粒度小、分散度大，因此混合均匀是保证散剂质量的关键。

（二）粉碎

通过粉碎，可以极大地降低固体药物的粒度，有利于各组分混合均匀，并且可改善难溶性药物的溶出度。粉碎操作对药物制剂的质量和药效等也会产生影响，如药物的晶型转变或热降解、固体颗粒的黏附与团聚以及润湿性的变化等，故应给予足够重视。粉碎设备有研钵、球磨机、冲击式粉碎机、气流粉碎机和胶体磨等，应当根据物料的性质选择适当的粉碎设备。如球磨机适用于贵重物料；冲击式粉碎机适用于脆性、韧性物料；气流粉碎机也称为流能磨，适用于热敏性、低熔点物料；胶体磨则适用于混悬剂、乳剂等分散系的粉碎。

（三）筛分

筛分对提高物料的流动性和均匀混合具有重要的影响。当物料的粒径差异较大时，会造成流动性下降并难以混合均匀。常用的筛分设备有振荡筛分仪和旋振动筛。旋振动筛的分离效率高，常用于规模化生产中的筛分操作。

（四）混合

混合操作以含量的均匀一致为目的。在固体混合中，粒子是分散单元，不可能得到分子水平的完全混合。因此，应尽量减小各成分的粒度，以满足固体混合物的相对均匀，并根据组分的特性、粉末的用量和实际的设备条件，选择适宜的混合方法。少量药物与辅料的混合可采用搅拌法或研磨法。影响混合效率的因素很多，物料中各组分的粒度大小、外形、密度、含水量、黏附性和团聚性都会影响混合效果。

规模化生产时多采用容器固定型和容器旋转型混合机。物料在容器固定型混合机叶片或螺旋推进器的搅拌作用下进行混合，而容器旋转型混合机则依靠旋转作用带动物料产生多维运动而使物料混合。

当各组分的混合比例较大时，应采用等量递加混合法，即先称取小剂量药粉，然后加入等体积的其他成分混匀，依次倍量增加，直至全部混匀，再过筛混合，即可。小剂量的剧毒药与数倍量的稀释剂混合制成的散剂叫"倍散"。稀释倍数由药物的剂量而定，见表 5-1。为了保证成品的混合均匀度，制备倍散时必须采用等量递加混合法。常用的稀释剂有乳糖、蔗糖、淀粉、糊精、沉降碳酸钙、磷酸钙、白陶土等惰性物质。

当各组分色泽相差悬殊时，为了便于观察其混合程度，可加入少量色素。打底套色法是中药丸剂、散剂等剂型对药粉进行混合的一种经验方法。打底是指将量少的、质重的、色深的药粉先放入乳

表 5-1　倍散的剂量与稀释倍数

倍散名称	剂量 /g	稀释剂：药粉
10 倍散	0.1 ~ 0.01	9 : 1
100 倍散	0.01 ~ 0.001	99 : 1
1 000 倍散	< 0.001	999 : 1

钵中，然后将量多的、质轻的、色浅的药粉逐渐地、分次地加入并轻研，混合均匀，即为套色。

在各组分的粒径或密度差异较大时，通常不易混匀或混匀后再发生离析，这种情况应尽量避免。当药物具有黏附性或带电时，物料容易对混合器壁产生黏附，这不仅影响混合均匀程度，而且会造成损失以致剂量不足。一般将量大或不易吸附的药粉或辅料垫底，量少或易吸附的成分后加入。对混合时摩擦起电的粉末，通常加少量表面活性剂或润滑剂加以克服，如具有抗静电作用的硬脂酸镁、十二烷基硫酸钠等。

含液体或易吸湿成分时，先用处方中的其他固体成分或吸收剂来吸附液体成分。常用的吸收剂有磷酸钙、白陶土、蔗糖和葡萄糖等。近年来，新开发的多孔性微粉硅胶具有非常大的比表面积，吸油量高，可应用于油性药物的固体化制剂或用作防潮剂。

低共熔混合物一般在某一固定比例生成，导致在室温条件下即出现润湿或液化现象。因此，应尽量避免形成低共熔物的混合比例，也可将各成分分装，服用时再临时混合。易发生低共熔现象的药物有水合氯醛、樟脑、麝香草酚等。

（五）分剂量、包装与贮存

分剂量的方法有目测法、重量法和容量法等，规模化生产时多采用容量法进行分剂量。

散剂的粒度小且比表面积大，容易出现潮解、结块、变色、降解或霉变等不稳定现象，除另有规定外，散剂应采用不透性包装材料并密闭贮存，含挥发性或易吸潮药物的散剂应密封贮存。

四、散剂的质量要求

2025 年版《中国药典》通则收载了散剂的质量检查项目，主要有以下八种：

1. 粒度　除另有规定，化学药局部用散剂和用于烧伤或严重创伤的中药局部用散剂及儿科用散剂，按照粒度和粒度分布测定法测定。化学药散剂通过七号筛（120 目，125 μm）的粉末质量，以及中药散剂通过六号筛（100 目，150 μm）的粉末质量，不得少于 95%。

2. 外观均匀度　取供试品适量，置光滑纸上平铺约 5 cm^2，压平，于明亮处观察，应色泽均匀，无花纹与色斑。

3. 干燥失重　除另有规定，取化学药和生物制品散剂供试品，按照干燥失重测定法（通则 0831）测定，在 105℃干燥至恒重，减失质量不得过 2.0%。

4. 水分　中药散剂按照水分测定法进行测定，除另有规定外，水分不得超过 9.0%。

5. 装量差异　单剂量包装的散剂，依法检查，装量差异限度应符合规定，见表 5-2。凡规定检查含量均匀度的散剂，一般不再进行装量差异检查。

6. 装量　除另有规定外，多剂量包装的散剂，按照最低装量检查法检查，应符合规定。

7. 无菌　除另有规定外，用于烧伤（除程度较轻的烧伤Ⅰ度或浅Ⅱ度外）、严重创伤或临床必须无菌的局部用散剂，按照无菌检查法检查，应符合规定。

8. 微生物限度　除另有规定外，按照微生物计数法、控制菌检查法及非无菌药品微生物限度标准检查，应符合规定。凡规定进行杂菌检查的生物制品散剂，可不进行微生物限度检查。

表 5-2　散剂的装量差异限度要求

平均装量或标示装量 /g	装量差异限度	
	中药、化学药	生物制品
≤ 0.1	± 15%	± 15%
0.1 ~ 0.5	± 10%	± 10%
0.5 ~ 1.5	± 8%	± 7.5%
1.5 ~ 6.0	± 7%	± 5%
≥ 6.0	± 5%	± 3%

五、散剂实例

例 5-1：冰硼散的制备

[处方] 冰片 50 g，硼砂（炒）500 g，朱砂 60 g，玄明粉 500 g。

[制备] 以上 4 味，朱砂采用水飞法粉碎成极细粉，硼砂粉碎成细粉，将冰片研细，上述粉末与玄明粉配研、过筛、混合，即得。

[注释] ①朱砂主含硫化汞，为粒状或块状，色鲜红或暗红，具光泽，质重而脆，水飞法可获极细粉。②玄明粉是芒硝经风化干燥而得，含硫酸钠不少于 99%。③本品朱砂有色，易于观察混合的均匀性。④本品用乙醚提取，重量法测定，冰片含量不得少于 3.5%。⑤水飞法利用粗、细粉末在水中的悬浮性不同，可将不溶于水的矿物、贝壳类药物经反复研磨制备成极细粉末。一般将药物置于乳钵内，加入适量清水，研磨，再加入多量清水搅拌，粗粉即下沉，细粉悬浮在溶液中，立即倾出混悬液，下沉的粗粉再行研磨，如此反复多次，直至研细为止。

例 5-2：脚气粉的制备

[处方] 硼酸 140 g，枯矾 30 g，水杨酸 60 g，氧化锌 140 g，樟脑 10 g，滑石粉加至 1 000 g。

[制备] 樟脑用 50 mL 95% 乙醇溶解，备用；其余 5 种成分分别过 80 ~ 100 目筛，备用；先将樟脑醇溶液与氧化锌混合均匀，再与其余药粉混合均匀，分装。

[注释] 枯矾是明矾的烘干去水物。

第三节　颗　粒　剂

颗粒剂（granules）是将药物与适宜的辅料混合而制成的具有一定粒度的干燥颗粒状制剂。颗粒剂可以理解为是在散剂（均匀混合粉末）的基础上，加入黏合剂使各组分粉末黏结成更大的粒子。颗粒剂的主要特点是可直接吞服，也可冲入水中饮服，应用和携带比较方便，溶出和吸收速度较快。

一、颗粒剂的分类

颗粒剂可分为可溶颗粒（通称为颗粒）、混悬颗粒、泡腾颗粒、肠溶颗粒、缓释颗粒和控释颗粒。《中国药典》规定的粒度范围是不能通过一号筛（2 mm）的粗粒和通过五号筛（180 μm）的总和不能超过 15%。日本药方局还收载细粒剂，粒度范围在 105 ~ 500 μm。根据颗粒剂在水中的溶解情况可分类为可溶性颗粒剂、混悬型颗粒剂和泡腾性颗粒剂。

二、颗粒剂的特点

与散剂相比，颗粒剂具有以下特点：①飞散性、附着性、团聚性、吸湿性等均较少。②服用方便，根据需要可制成"色、香、味俱全"的颗粒剂。③必要时对颗粒进行包衣，根据包衣材料的性质可使颗粒剂具有防潮性、缓释性或肠溶性等功能，但包衣时需注意颗粒的均匀性及表面光洁度，以保证包衣的均匀性。④注意多种颗粒的混合物，如各种颗粒的大小或粒密度差异较大时易产生离析现象，从而导致剂量不准确。

三、颗粒剂的制备工艺

颗粒剂的传统制备工艺流程见图 5-4。

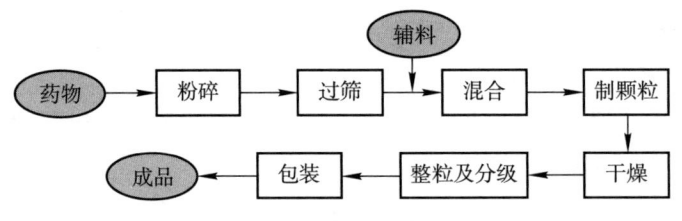

图 5-4　颗粒剂制备流程

注：药物的粉碎、过筛、混合操作与散剂的制备过程相同

（一）制软材

将药物与适当的稀释剂（如淀粉、蔗糖或乳糖等）、崩解剂（如淀粉、纤维素衍生物等）充分混匀，加入适量的黏合剂制软材，像这种大量固体粉末和少量液体的混合过程称为捏合。制软材是传统湿法制粒的关键技术，黏合剂的加入量可根据经验"手握成团，轻压即散"为准。由于淀粉和纤维素衍生物兼具黏合和崩解两种作用，所以常用作颗粒剂的黏合剂。

（二）制湿颗粒

下面就制粒技术与设备做简要介绍。制粒技术是固体制剂制备中的关键技术之一，在颗粒剂、胶囊剂与片剂的制备中均有广泛应用。通过制粒，可以达到减少粉尘飞扬、提高主药的含量均匀度、增加物料的流动性、改善压缩性与充填性的目的。根据润湿剂或黏合剂的使用与否，将制粒方法分为湿法制粒与干法制粒，常用制备工艺见表 5-3。

表 5-3　制粒技术与操作过程

制粒方法	制备工艺	操作过程
湿法制粒	挤压制粒法	将物料粉末混合均匀，加入润湿剂或黏合剂制备软材，强制挤压通过筛网，制得颗粒
	高速搅拌制粒法	将药物粉末加至高速搅拌制粒机的容器中，混匀，加入黏合剂，在高速搅拌桨和切割刀的作用下快速制粒
	流化床制粒法	将物料粉末置于流化室内，自下而上的气流作用使其呈悬浮的流化状态，喷入黏合剂液体，粉末聚结成颗粒
	转动制粒法	将物料粉末置于容器中，转动容器或底盘，喷洒润湿剂或黏合剂，制得颗粒

续表

制粒方法	制备工艺	操作过程
干法制粒	压片法	利用重型压片机，将物料粉末压制成致密的料片，再破碎成一定大小的颗粒
	滚压法	利用转速相同的两个滚动圆筒之间的缝隙，将物料粉末滚压成板状，再破碎成一定大小的颗粒

湿颗粒的制备常采用挤出制粒法。将软材用机械挤压通过筛网，即可制得湿颗粒。除传统过筛制粒法，近年来开发了许多新的制粒方法及制粒设备，其中最典型的就是流化（沸腾）制粒，流化制粒可在一台机器内完成混合、制粒、干燥，又称为一步制粒法。

（三）颗粒的干燥

除了流化和喷雾制粒法制得的颗粒已干燥外，通过其他方法制得的颗粒必须再用适宜的方法进行干燥，以除去水分，防止结块或受压变形。常用的方法有箱式干燥法、流化床干燥法等。

（四）整粒与分级

在干燥过程中，某些颗粒可能会发生粘连，甚至结块。因此，要对干燥后的颗粒给予适当的整理，以使结块、粘连的颗粒散开，保证一定粒度的均匀颗粒。一般采用过筛进行整粒和分级。

（五）质量检查与包装贮存

将制得的颗粒进行含量检查与粒度测定等，按剂量进行包装。颗粒剂的贮存基本与散剂相同，但应注意均匀性，防止多组分颗粒的分层及吸潮。

四、颗粒剂的质量要求

2025 年版《中国药典》通则收载了颗粒剂的质量检查项目，主要项目如下：

1. **粒度** 除另有规定外，按照粒度和粒度分布测定法测定，不能通过一号筛（2 mm）与能通过五号筛（180 μm）的总和不得超过 15%。

2. **干燥失重** 除另有规定，化学药品和生物制品颗粒剂按照干燥失重测定法，于 105 ℃干燥（含糖颗粒应在 80 ℃减压干燥）至恒重，减失质量不得超过 2.0%。

3. **水分** 中药颗粒剂按照水分测定法测定，除另有规定，水分不得超过 8.0%。

4. **溶化性** 除另有规定外，颗粒剂按下述方法检查其溶化性。含中药原粉的颗粒剂不进行溶化性检查。

（1）可溶性颗粒检查法：取供试品 10 g（中药单剂量包装取 1 袋），加热水 200 mL，搅拌 5 min，立即观察，可溶性颗粒应全部溶化或轻微浑浊。

（2）泡腾颗粒检查法：取供试品内容物 3 袋，加入 200 mL 纯水（15 ~ 25 ℃）的玻璃烧杯，遇水应立即产生二氧化碳气体，并呈泡腾状。5 min 内颗粒均应完全分散或溶解在水中。

颗粒剂按上述方法检查，均不得有异物，中药颗粒还不得有焦屑。

混悬颗粒及已按规定检查溶出度或释放度的颗粒剂可不进行溶化性检查。

5. **装量差异** 单剂量包装的颗粒剂，装量差异限度应符合规定，见表 5-4。

检查法：取供试品 10 袋（瓶），除去包装，分别精密称量每袋（瓶）内容物的重量，求出每袋（瓶）内容物的装量及平均装量。每袋（瓶）装量与平均装量相比较［凡无含量测定的颗粒剂或有标示装量的颗粒剂，每袋（瓶）装量应与标示装量比较］，超出装量差异限度的颗粒剂不得多于 2 袋（瓶），并不得有 1 袋（瓶）超出装量差异限度的 1 倍。

凡规定检查含量均匀度的颗粒剂，一般不再进行装量差异检查。

表 5-4　颗粒剂装量差异限度要求

标示装量 /g	装量差异限度
≤1.0	± 10.0%
1.0 ~ 1.5	± 8.0%
1.5 ~ 6.0	± 7.0%
≥6.0	± 5.0%

6. 装量　多剂量包装的颗粒剂，按照最低装量检查法检查，应符合规定。

7. 微生物限度　以动物、植物、矿物质来源的非单体成分制成的颗粒剂、生物制品颗粒剂，应按照非无菌产品微生物限度检查：微生物计数法和控制菌检查法及非无菌药品微生物限度标准检查，应符合规定。规定检查杂菌的生物制品颗粒剂，可不进行微生物限度检查。

五、颗粒剂实例

例 5-3：感冒颗粒剂的配制的制备

[处方]（万袋量）金银花 33.4 kg，大青叶 80 kg，桔梗 43 kg，连翘 33.4 kg，苏叶 16.7 kg，甘草 12.5 kg，板蓝根 80 kg，芦根 33.4 kg，防风 25 kg。

[制备] ①连翘、苏叶加 4 倍水，提取挥发油备用。②其余 7 种药材与第①项残渣、残液混合，加 6 倍量水，浸泡 30 min，加热煎煮 2 h；第 2 次加 4 倍量水，煎煮 1.5 h；第 3 次加 2 倍量水，煎煮 45 min；合并 3 次煎煮液，静置 12 h，上清液过 200 目筛，滤液待用。③滤液减压蒸发浓缩至稠膏状，停止加热，向稠膏中加入 2 倍量 75% 乙醇，搅匀，静置过夜，上清液过滤，滤液待用。④滤液减压回收乙醇并浓缩至稠膏状，加入 5 倍量糖粉，混合均匀，加入 70% 乙醇少许，制软材，过 14 目尼龙筛制粒，湿颗粒于 60℃干燥，干颗粒过 14 目筛整粒，再过四号筛（65 目筛）去细粉，在缓慢搅拌下，将第①项挥发油和乙醇混合液（约 200 mL）喷入干颗粒中，并密闭 30 min，然后分装、密封、包装，即得。

例 5-4：布洛芬泡腾颗粒剂的制备

[处方]（万袋量）布洛芬 6 kg，糖粉 35 kg，苹果酸 16.5 kg，橘型香料 0.7 kg，无水碳酸钠 1.5 kg，聚维酮异丙醇 1 kg，羧甲纤维素钠 0.3 kg，十二烷基硫酸钠 0.03 kg。

[制备] ①过筛：取布洛芬、羧甲纤维素钠、苹果酸和糖粉分别过 16 目筛。②混合：置研钵内充分混合。③混匀后与聚维酮异丙醇溶液混合制软材。④制粒，干燥，过 30 目筛。无水碳酸钠、十二烷基硫酸钠和橘型香料过 60 目筛。⑤装袋：两者制成的混合物装于不透水的袋中，每袋含布洛芬 0.6 g。

第四节　胶　囊　剂

胶囊剂（capsule）是指药物或药物与适宜辅料充填于空心硬胶囊或密封于软质囊材中制成的固体制剂。胶囊壳的主要材料是明胶、植物纤维素及其衍生物，不能填充水溶液或稀乙醇溶液，以防囊材溶化。此外，易风化失去结晶水的药物、易潮解而吸水的药物均不宜制成胶囊剂。胶囊壳在体内溶化后，局部药量很大，因此易溶性的刺激性药物也不宜制成胶囊剂。

一、胶囊剂的分类

胶囊剂可分为硬胶囊和软胶囊。根据释放特性不同还可分为缓释胶囊、控释胶囊、肠溶胶囊等。

1. **硬胶囊**（hard capsule）　将药物（填充物料）制成粉末、颗粒、小片、小丸、半固体或液体等，填充于空胶囊（empty capsule）中制成的胶囊剂。

2. **软胶囊**（soft capsule）　将液体原料药物，或将固体药物溶解或分散在适宜的辅料中制备成溶液、混悬液、乳状液、半固体或固体，密封于软质囊材中制成的胶囊剂。可用滴制法或压制法制备。软质囊材一般是由胶囊用明胶、甘油或其他适宜的药用辅料单独或混合制成。

3. **缓释胶囊**　在规定的释放介质中缓慢地非恒速释放药物的胶囊剂。缓释胶囊应符合缓释制剂的有关要求，并应进行释放度检查。

4. **控释胶囊**　在规定的释放介质中缓慢地恒速释放药物的胶囊剂。控释胶囊应符合控释制剂的有关要求，并应进行释放度检查。

5. **肠溶胶囊**（enteric capsule）　用肠溶材料包衣的颗粒或小丸充填于胶囊而制成的硬胶囊，采用适宜的肠溶材料制备的硬胶囊/软胶囊。肠溶胶囊不溶于胃液，但能在肠液中崩解而释放活性成分。除另有规定外，肠溶胶囊应符合迟释制剂的有关要求，并进行释放度检查。

二、胶囊剂的特点

1. **优点**　与其他剂型相比，胶囊剂具有以下优点。

（1）能够掩盖药物的不良嗅味并提高药物稳定性：因药物装在胶囊壳中与外界隔离，避开了水分、空气、光线的影响。因此，对具有不良嗅味、不稳定的药物有一定程度上的遮蔽、保护与稳定作用。

（2）药物在体内起效快：胶囊剂中的药物一般以粉末或颗粒状态直接填装于胶囊壳中，不受压力等因素的影响，所以在胃肠道中会迅速分散、溶出和吸收，一般情况下起效速度高于丸剂、片剂等剂型。

（3）液态药物固体剂型化：含油量高的药物或液态药物难以制成丸剂、片剂等，但可制成软胶囊剂，将液态药物以个数计量，服药准确、方便。

（4）可延缓药物的释放或实现定位释药：可将药物按需制成缓释颗粒装入胶囊中，以达到缓释延效作用；制成肠溶胶囊即可将药物定位释放于小肠；亦可制成直肠给药或阴道给药的胶囊剂，定位在腔道释药；对在结肠段吸收较好的蛋白类、多肽类药物，可制成结肠靶向胶囊剂。

2. **缺点**　常见的明胶空心胶囊也存缺点：①明胶吸湿性强，明胶胶囊的保水性较差，会导致药品的保质期变短，胶囊壳机械性能下降。②明胶胶囊壳在贮存期间可能会发生交联反应，阻止药物的释放。③明胶原料属于动物蛋白胶体，在制备过程中极易发生微生物污染。

为了改善明胶胶囊的缺点，生物基胶囊应运而生，生物基胶囊是以植物来源的成膜组分如植物纤维、淀粉和植物多糖等为主要成分，辅以添加剂制备而成。生物基胶囊克服了明胶胶囊的缺点，且原料来源广泛，成为药用空心胶囊的主要发展方向。目前，制备生物基胶囊最常用、最适宜的原料有淀粉及其衍生物类、羟丙基甲基纤维素（HPMC）类、海藻多糖类、普鲁兰多糖类和魔芋胶类等。

三、胶囊剂的制备工艺

（一）硬胶囊的制备

一般分为空胶囊的制备、填充物料的制备、填充、套合囊帽等工艺过程，其中空胶囊可从其他制造企业购买。

1. 空胶囊的组成与规格　空胶囊主要由明胶、增塑剂和水组成，根据需要还可以加入色素、防腐剂、遮光剂等其他成分。

空胶囊的质量与规格均有明确规定，空胶囊共有 8 种规格，随着规格号数的增大，胶囊的容积随之变小。常用的胶囊规格为 0 ~ 5 号，0、1、2、3、4 和 5 号空胶囊相应的容积分别为 0.75、0.55、0.40、0.30、0.25、0.15 mL。

2. 填充物料的制备、填充与套合囊帽

（1）填充物料的制备：若纯药物粉碎至适宜粒度就能满足胶囊剂的填充要求，即可直接填充，但多数药物由于流动性差等方面的原因，均需加入一定的稀释剂、润滑剂等辅料。一般可添加蔗糖、乳糖、微晶纤维素、改性淀粉、二氧化硅、硬脂酸镁、滑石粉等，也可加入辅料制成颗粒后再进行填充。

（2）胶囊规格的选择：应根据药物的填充量来选择适合的空胶囊规格，首先按药物的规定剂量所占的容积来选择最小的空胶囊，也可根据经验试装后决定。其他常用方法是先测定待填充物料的堆密度，然后根据填充剂量计算该物料的容积，以确定应选胶囊的规格号数。

（3）填充与套合囊帽：将物料装填于空胶囊后套合胶囊帽。目前多使用锁口式胶囊，密闭性良好，不必封口。对于装填液体物料的硬胶囊则需封口，封口材料常用不同浓度的明胶液，在囊体和囊帽套合处封上一条明胶液，烘干即可。

（二）软胶囊的制备

1. 囊材　软胶囊的囊材具有可塑性与弹性，这是软胶囊成型的基础。囊材主要由明胶、增塑剂、水构成，质量比通常是明胶：增塑剂：水为 1：（0.4 ~ 0.6）：1。增塑剂可以调节囊材的可塑性与弹性，更重要的是能够防止囊材在贮存过程中损失水分，避免软胶囊剂硬化。因此，明胶与增塑剂的比例对软胶囊剂的制备及质量有着十分重要的影响。常用的增塑剂有甘油、山梨醇或二者的混合物。

2. 内容物　由于软质囊材以明胶为主，因此对蛋白质性质无影响的药物和附加剂才能填充，而且填充物多为液体，如各种油类和液体药物、药物溶液、混悬液，少数为固体物。值得注意的是，当液体药物含 5% 水或挥发性、小分子有机物，如乙醇、酮、酸、酯等物质时，囊材会软化或溶解；内容物中如含有醛类物质会使明胶变性，因此不宜制成软胶囊；液态药物 pH 以 2.5 ~ 7.5 为宜，否则易使明胶水解或变性，导致内容物泄漏或影响崩解和溶出。当药物为固体粉末时，常以植物油或 PEG 400 作为分散介质制备成混悬液。为确保在填装软胶囊时药物分散均匀、剂量准确，混悬液中还应加入助悬剂。在油状介质中通常需加入 10% ~ 30% 的油蜡混合物，即体积比短链植物油（熔点为 33 ~ 38℃）- 氢化植物油 - 蜂蜡（4:1:1）作助悬剂。在 PEG 400 等非油性介质中，可用 1% ~ 15% 的 PEG 4000-6000 作为助悬剂。PEG 400 对囊材有硬化（脱水）作用，可加入 5% ~ 15% 甘油或丙二醇改善硬化。为了制备大小适宜的软胶囊剂，可用基质吸附率（base adsorption）来计算所需的液体基质量。基质吸附率是指将 1 g 固体药物制成适宜的混悬液时所需液体基质质量，公式如下：

$$基质吸附率 = 基质质量 / 固体药物质量 \tag{5-3}$$

显然，固体药物粉末的形态、大小、密度、含水量等均会对基质吸附率有影响，从而影响软胶囊的大小。

3. 软胶囊的制备方法　常用滴制法和压制法制备软胶囊。

（1）滴制法：常用具有双层滴头的滴丸机生产。囊材（胶液）与药液分别在双层滴头的外层与内层以不同速度流出，使定量的胶液将定量的药液包裹后，滴入与胶液不相混溶的冷却液中，逐渐冷却凝固成软胶囊。由于表面张力作用，所得的软胶囊为球形，如常见的鱼肝油胶丸等。滴制过程中胶液和药液的温度、滴头大小、滴制速度、冷却液的种类与温度等因素均会影响软胶囊的质量。

（2）压制法：系将囊材（胶液）先制成薄厚均匀的胶带，再将药液置于两条胶带之间，用钢板模或旋转模压制成软胶囊的一种方法。目前生产上主要采用旋转模压法。模具形状可为椭圆形、球形或其他形状。在制备过程中，胶带连续不断地向相反方向移动，在接近旋转模时，两胶带靠近，此时药液由填充泵经导管至楔形注入器，定量地注入胶带之间，并在向前转动时被压入模孔、轧压、包裹成型，剩余胶带即自动切断分离，最后于温度 21～24℃、相对湿度 40% 的条件下干燥胶丸。

（三）肠溶胶囊剂的制备

肠溶胶囊剂的制备方法分两种：①将明胶与甲醛作用生成甲醛明胶，使明胶无游离氨基存在，失去与酸结合能力，只能在肠液中溶解。但此种处理法受甲醛浓度、处理时间、成品贮存时间等因素影响较大，肠溶性极不稳定。②通过肠溶包衣法，使胶囊壳具有肠溶性质，如用聚维酮（PVP）作底衣层，然后用蜂蜡等作外层包衣，常用的肠溶包衣材料有醋酸纤维素酚酸酯（cellulose acetate phthalate，CAP），羟丙甲纤维酚酸酯（hydroxypropyl methycellulose phthalate，HPMCP），聚乙烯醇酚酸酯（polyviny alcohol phthalate，PVAP），丙烯酸树脂Ⅰ、Ⅱ、Ⅲ号等。③将药物与辅料制备成颗粒或小丸后再用肠溶材料包衣，填充到胶囊中制成肠溶胶囊剂。

四、胶囊剂的质量要求

胶囊剂质量应符合 2025 年版《中国药典》通则对胶囊剂的要求。

1. 水分 中药硬胶囊剂应进行水分检查。取供试品内容物，按照水分测定法测定。除另有规定，水分不得超过 9.0%。硬胶囊内容物为液体或半固体者不检查水分。

2. 装量差异 除另有规定，取供试品 20 粒（中药取 10 粒），分别精密称定质量，倾出内容物（不得损失囊壳），硬胶囊囊壳用小刷或其他适宜的用具拭净；软胶囊或内容物为半固体或液体的硬胶囊囊壳用乙醚等易挥发性溶剂洗净，置通风处将溶剂挥尽，再分别精密称定囊壳质量，求出每粒内容物的装量与平均装量。每粒装量与平均装量相比较（有标示装量的胶囊剂，每粒装量应与标示装量比较），超出装量差异限度的不得多于 2 粒，并不得有 1 粒超出限度 1 倍。胶囊剂的装量差异限度要求见表 5-5。

表 5-5 胶囊剂的装量差异限度要求

平均装量或标示装量 /g	装量差异限度
< 0.30	± 10%
≥0.30	± 7.5%*

*：中药 ±10%

凡规定检查含量均匀度的胶囊剂，一般不再进行装量差异的检查。

3. 崩解时限 除另有规定外，按照崩解时限检查法检查，均应符合规定。凡规定检查溶出度或释放度的胶囊剂，一般不再进行崩解时限的检查。

4. 微生物限度 以动物、植物、矿物质来源的非单体成分制成的胶囊剂，生物制品胶囊剂，按照非无菌产品微生物限度检查：微生物计数法和控制菌检查法及非无菌药品微生物限度标准检查，应符合规定。规定检查杂菌的生物制品胶囊剂，可不进行微生物限度检查。

第五节 片 剂

片剂（tablet）指原料药物与适宜的辅料制成的圆形或异形的片状固体制剂。由于呈分散状态的散剂、颗粒剂体积大，在贮存、运输、使用过程中多有不便，可考虑压制成片状，以缩小体积，方便使用；同时，由于粉末或颗粒在压实后，可进一步在片剂外包衣，极大减少空气中的暴露机会。因此，吸湿性减少，稳定性增加。

一、片剂的分类

（一）按形状分类

原则上讲，片剂可压制成任意形状，其中圆形片由于在压片过程中受力均匀，因此应用最为广泛。近年来，由于压片技术的不断进步，已经可以高质量地压制出各种异形片，如椭圆形、胶囊形、方形、菱形、卡通外形等。

（二）按给药途径分类

片剂以口服片剂为主，另有口腔黏膜用片剂、外用片剂等。

1. 口服片剂

（1）片剂：药物与辅料混合压制而成的普通片剂，俗称素片。

（2）包衣片（coated tablet）：在普通片的表面包被衣膜的片剂。根据包衣材料的不同，包衣片取名不同。包衣材料为蔗糖的称为糖衣片（sugar-coated tablet），主要对药物起保护作用或掩盖不良气味和味道，如小檗碱糖衣片；包衣材料为高分子成膜材料（如羟丙基甲基纤维素）的称为薄膜衣片（film-coated tablet），主要也是保护和掩味作用；包衣材料为肠溶性高分子材料的称为肠溶衣片（enteric-coated tablet），在胃液中不溶，在肠液中溶解，如阿司匹林肠溶片。

（3）泡腾片（effervescent tablet）：遇水可发生化学反应产生大量气体，并导致片剂崩解的片剂。泡腾片通常含有碳酸氢钠和有机酸，遇水时两者反应生成大量的二氧化碳气体而呈泡腾状。一般来讲，泡腾片中所含的药物应当是水溶性的，有机酸可选用枸橼酸、酒石酸等，如维生素 C 泡腾片。

（4）咀嚼片（chewable tablet）：在口腔中咀嚼后吞服的片剂。通常加入蔗糖、甘露醇、山梨醇、薄荷、食用香料等用于调节口味，如碳酸钙咀嚼片。

（5）分散片（dispersible tablet）：在水中能迅速崩解并均匀分散后服用的片剂。水中分散后可直接饮用，也可将片剂直接置于口中含服或吞服。一般来讲，分散片中所含的药物是难溶性的，分散后呈混悬状态，如罗红霉素分散片。分散片中应添加助悬剂（如瓜尔胶），在分散后可增加混悬液的黏度或稠度以维持混悬状态。

（6）缓释片（sustained-release tablet）：在规定的释放介质中缓慢地非恒速释放药物的片剂。与相应的普通制剂相比，具有服药次数少、作用时间长、毒副作用少的特点，如盐酸吗啡缓释片。

（7）控释片（controlled-release tablet）：在规定的释放介质中缓慢地且恒速释放药物的片剂。与相应的缓释片相比，血药浓度更加平稳，如硝苯地平控释片。

（8）多层片（mutilayer tablet）：由两层或多层构成的片剂。每层含不同的药物和辅料，这样可以避免复方制剂中不同药物之间的配伍变化，或者制成缓释和速释组合双层片，如胃仙 -U 双层片、马来酸曲美布汀多层片。

（9）口腔崩解片（orally disintegrating tablet）：在口腔中能迅速崩解的片剂，一般吞咽后可发挥全身作用。特点是服药时不用水，特别适合用于有吞咽困难的患者或老年人、儿童。常加入山梨醇、赤藓糖、甘露醇等作为调味剂和填充剂，如法莫替丁口腔崩解片、氯雷他定口腔崩解片等。

2. 口腔用片剂

（1）舌下片（sublingual tablet）：置于舌下能迅速溶化，药物经舌下黏膜吸收而发挥全身作用的片剂。舌下片可避免肝首过效应，主要用于急症的治疗，如硝酸甘油舌下片用于心绞痛治疗。

（2）含片（troches，lozenges）：含于口腔中缓缓溶化产生局部或全身作用的片剂。含片中的药物应是易溶性的，主要起局部消炎、杀菌、收敛、止痛或局部麻醉作用，如复方草珊瑚含片等。

（3）口腔贴片（buccal tablet）：粘贴于口腔内，经黏膜吸收后起局部或全身作用的片剂。口腔贴片可在口腔内缓慢释放药物，用于口腔及咽喉疾病的治疗，如甲硝唑口腔贴片等。

3. 外用片剂

（1）可溶片（soluble tablet）：临用前能溶解于水的非包衣片。一般用于漱口、消毒、洗涤伤口等，如复方硼砂漱口片、利福平片（眼用）等。

（2）阴道片（vaginal tablet）与阴道泡腾片（vaginal effervescent tablet）：置于阴道内发挥作用的片剂。主要起局部消炎、杀菌、杀精子及收敛等作用，也可用于性激素类药物，如壬苯醇醚阴道片、甲硝唑阴道泡腾片等。

二、片剂特点

自 19 世纪片剂出现以来，便得到了医药界越来越多的青睐，这与其突出的优势是分不开的。片剂的药物剂量相对来说是较为准确的，患者可以遵循医嘱确定片剂的服用数量，片剂的大小也可以调整，在一定程度上可以确保患者用药的质量。此外，片剂的性状较为稳定，药物稳定性相对较强，包装也比较方便。片剂外部包衣可以避免浓烈的药物气味、味道，降低患者服药的不适感。由于片剂可以进行大批量的工业生产，容易进行质量控制，成本也较为低廉，通过外包装可以直接进行识别。

优点：①剂量准确，服用方便。②物理、化学稳定性较好。③运输、携带方便。④生产成本低。⑤可以满足不同临床医疗的需要，如速效（口腔崩解片）、长效（缓释片）、口腔局部用药（口含片）、阴道局部用药（阴道片）等。

缺点：①婴幼儿、老年患者及昏迷患者不易吞服。②处方与制备工艺较为复杂，质量控制要求高。

三、片剂的制备工艺

片剂的制备是将粉状或颗粒状物料在模具中压缩成型的过程。物料的性质是决定压片成败的关键。物料具备以下特点：①流动性好：以保证物料在冲模内均匀充填，有效减小片重差异。②压缩成型性好：有效地防止裂片、松片，获得致密而有一定强度的片剂。③润滑性好：有效地避免黏冲，获得光洁的片剂。

片剂研发阶段的关键是通过处方与工艺的优化，获得可压性、稳定性与溶出度三者间的合理平衡。对于辅料，要求明确特性，优化种类与用量；对于工艺，要求完善操作，调控参数与步骤。

（一）片剂制备方法

制粒是改善物料的流动性和压缩成型性最有效的方法之一，因此制粒压片法是最传统的片剂制备方法。制粒压片法又分为湿法和干法制粒压片法。近年来，随着优良辅料和先进压片机的出现，粉末直接压片法得到了重视。半干式颗粒压片法将药物粉末与空白辅料颗粒混合后压片，亦属于粉末直接压片法。片剂制备工艺流程见图 5-5。

1. 湿法制粒压片法　湿法制粒压片法是将物料经湿法制粒（wet granulation）干燥后进行压片的方法。制备工艺中，尽管整粒前的工艺几乎和颗粒剂的制备完全相同，但对制粒的要求和颗粒剂有所不同。在颗粒剂中制粒应符合最终产品的质量要求；而在片剂中制粒只是中间过程，颗粒虽没有具体要求，但要求颗粒必须具有良好的流动性和压缩成型性。

湿法制粒的优点：①颗粒具有良好的压缩成型性。②粒度均匀、流动性好。③耐磨性较强。最大的缺点是不适宜用于热敏性、湿敏性、极易溶解的物料。

2. 干法制粒压片法　将物料干法制粒（dry granulation）后进行压片的方法。常用于遇水不稳定的药物的片剂生产。干法制粒时需添加干黏合剂，以保证片剂的硬度或脆碎度合格。常用的干黏合剂有甲基纤维素、羟丙甲纤维素、微晶纤维素等。

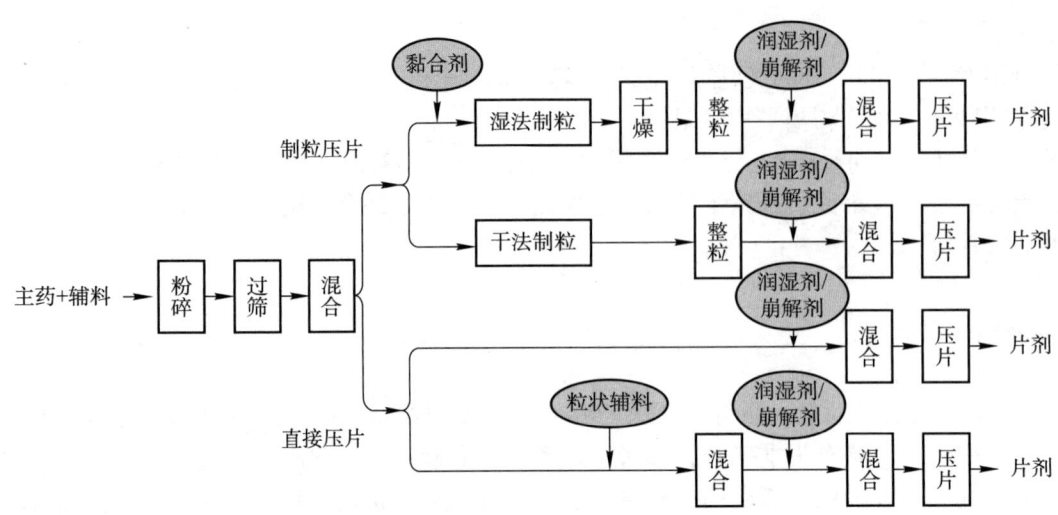

图 5-5 片剂的制备工艺流程

3. 直接压片法（direct compression） 粉末不经制粒过程直接把药物和所有辅料混合均匀后进行压片的方法。

直接压片法省去了制粒的步骤，具有工序少、工艺简单、省时节能的优点，特别适用于对湿、热不稳定的药物。其未广泛应用的主要原因在于粉末的流动性差、片重差异大、容易裂片等。近年来，随着可用直接压片的优良药用辅料与高效旋转式压片机的发展，直接压片的应用逐渐普及。目前，各国的直接压片品种不断上升，有些国家高达 60% 以上。

可用于直接压片的辅料有微晶纤维素、可压性淀粉、喷雾干燥乳糖、碳酸氢钙二水化合物、微粉硅胶等。常用的超级崩解剂有低取代羟丙纤维素（L-HPC）、交联聚维酮（PVPP）、羧甲纤维素钠（CMC-Na）等。

4. 半干式颗粒压片法 药物粉末和预先制好的辅料颗粒（空白颗粒）混合后进行压片的方法，适用于对湿、热敏感，而且压缩成型性差的药物。不足之处在于，空白颗粒与药物粉末存在粒度差异，不易混匀，容易分层。分层是由于呈结晶性的主料与赋形剂的细度有差异或混合时间不够，在制粒工序中造成不均匀，使片剂产生分层。解决方法一般采用改进制粒的工艺技术，将较粗呈结晶性的主料或赋形剂进行预处理，粉碎、过筛（大于 60 目筛），使主料与赋形剂充分混合均匀。

（二）压片机

常用的压片机按结构可分为单冲式压片机和旋转式压片机。

1. 单冲式压片机（single-punch tablet machine） 主要结构如图 5-6 所示。①加料器：加料斗、饲粉器。②压缩部件：上冲、下冲及模圈。③各种调节器：片重调节器、推片调节器、压力调节器。片重调节器连在下冲杆上，通过调节下冲在模圈内下降的深度来调节模容积，从而控制片重；推片调节器连在下冲杆，用以调节下冲推片时抬起的高度，使其与模圈的上缘相平，被下部推上的片剂由饲粉器推开；压力调节器连在上冲杆上，用以调节上冲下降的高度，实际调节上、下冲间的距离。上、下冲间的距离越近，压力越大，反之，则越小。

单冲式压片机的操作过程见图 5-7。①上冲抬起，饲粉器移动至模孔上。②下冲下降到适宜深度，饲粉器在模上摆动，颗粒填满模孔。③饲粉器由模孔上移开，使模孔中的颗粒与模孔的上缘相平。④上冲下降并将颗粒压缩成片，此时下冲不移动。⑤上冲抬起，下冲随之抬起至与模孔上缘相平，将药片由模孔中推出。⑥饲粉器再次移到模孔之上，将模孔中推出的片剂推开，同时进行第二次饲粉。如此反复，进行饲粉、压片、推片等操作。

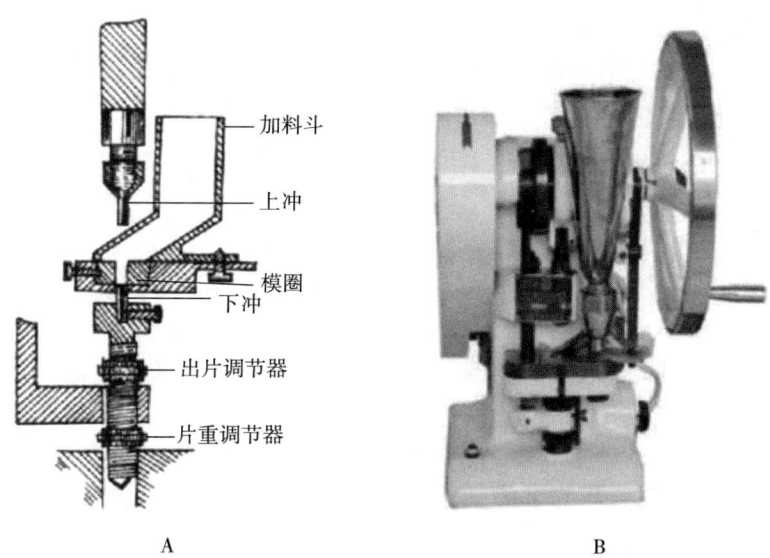

图 5-6 单冲式压片机的主要结构示意图（A）和实物图（B）

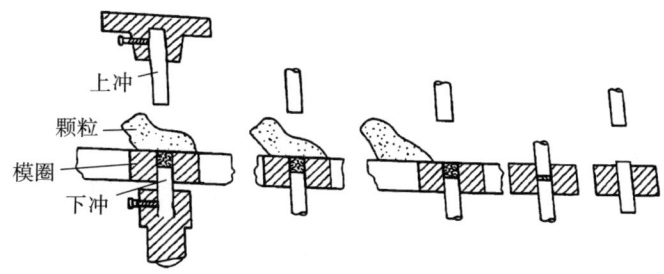

图 5-7 单冲式压片机的压缩过程

单冲式压片机的产量在 80~100 片 /min，最大压片直径为 12 mm，最大填充深度为 11 mm，最大压片厚度为 6 mm，最大压力为 15 kN，多用于新产品的试制。重型单冲式压片机的压片和片径都比较大，可以压制圆形片、异形片和环形片等。

2. 旋转式压片机 旋转式压片机的主要工作部分由机台、压轮、片重调节器、加料斗、饲粉器、吸尘器、保护装置等。机台分为三层，机台的上层装有若干上冲，在中层的对应位置上装有模圈，在下层的对应位置装有下冲。上冲与下冲各自随机台转动并沿着固定的轨道有规律地上、下运动，当上冲与下冲随机转动，分别经过上、下压轮时，上冲向下、下冲向上运动，并对模孔中的物料加压；机台中层的固定位置上装有刮粉器，片重调节器装于下冲轨道的刮粉器所对应的位置，用以调节下冲经过刮粉器时的高度，以调节模孔的容积即片重；用上、下压轮的上、下移动位置调节压缩压力。旋转式压片机的工作原理大体和单冲式压片机相同，优势更多。①饲粉方式合理、片重差异小。②上、下冲同时加压，片剂内部压力分布均匀，片剂质量更加可靠。③生产效率高。

旋转式压片机有多种型号，按冲数分为 16、19、27、33、55、75 冲等。按流程分单流程和双流程两种：①单流程仅有一套上、下压轮，旋转一周每个模孔仅压出一个药片。②双流程则有两套各种工作部件，均装于对称位置，中盘转动一周，每副冲压制两个药片。例如，55 冲的双流程压片机的生产能力高达每小时 50 万片。除能将片重差异控制在一定范围，全自动旋转式压片机对缺角、松裂片等不良片剂也能自动鉴别并剔除。

（三）片剂物理性质的评价方法

在实际应用中片剂的特性常用硬度与抗张强度、脆碎度、弹性复原率来评价。

1. 硬度与抗张强度

（1）硬度（hardness）：片剂的径向破碎力，单位为 kN。常用孟山都硬度计（图 5-8）或硬度测定仪测定。

（2）抗张强度（tensile strength，Ts）：单位面积的破碎力，单位为 kPa 或 MPa。

$$Ts = 2F/\pi \cdot D \cdot L \qquad (5-4)$$

式中，F 为片剂的径向破碎力（kN），D 为片剂的直径（m），L 为片剂的厚度（m）。硬度和抗张强度都可反映物料的结合力和可压性（tabletability），其中抗张强度能够消除面积的影响，更具有实际意义。硬度和抗张强度广泛应用于片剂的质量评定和处方设计中。

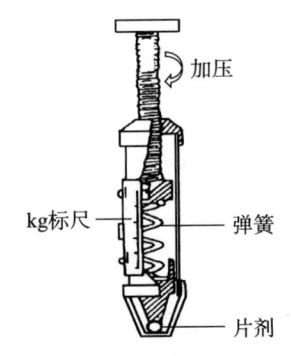

图 5-8　孟山都硬度计示意图

2. 脆碎度

脆碎度（friability）反映片剂的抗磨损和振动能力，常用 Roche 脆碎度测定仪（图 5-9）测定。测定脆碎度 Bk 时，根据《中国药典》规定取若干药片，精密称重（W_0，g）后置圆筒中，转动 100 次，取出后吹除粉末，精密称重（W，g），按下式计算。

$$Bk = (W_0 - W)/W_0 \times 100\% \qquad (5-5)$$

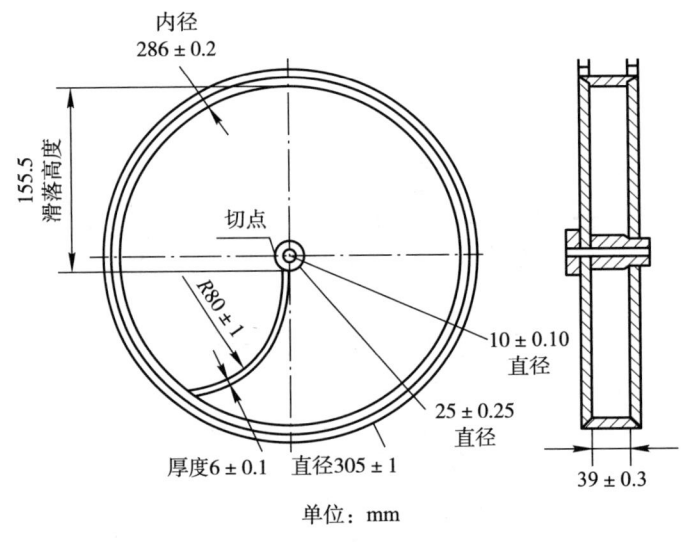

图 5-9　Roche 脆碎度测定仪

3. 弹性复原率

将片剂从模圈中推出后，由于内应力的作用发生弹性膨胀，这种现象称为弹性复原或弹性后效。一般普通片剂的弹性复原率（elastic recovery）为 2%～10%，如果药物的弹性复原率较大，结合力降低，易出现裂片。

（四）影响片剂成形的因素

1. 物料的压缩特性　多数药物在受到外压体积减小的同时会产生塑性变形和弹性变形（即黏弹性），其中塑性变形产生结合力，而弹性变形不产生结合力，因此物料的塑性变形是物料压缩成形的必要条件。若药物的压缩成形性不佳，可用辅料来调节。

2. 药物的熔点及结晶形态　药物的熔点低有利于形成"固体桥"，但如果熔点过低，压片时则容易黏冲。立方晶系的结晶对称性好，易压缩成形；鳞片状或针状结晶易形成层状排列，压缩后的片剂容易裂片；树枝状纤维易发生变形而且相互嵌接，易于成形，但缺点是流动性差。

3. 黏合剂和润滑剂　黏合剂能够增强颗粒间的结合力，但用量过多易于黏冲，或影响片剂的崩解和药物的溶出。常用的润滑剂为疏水性物质且黏性差，会减弱颗粒间结合力，降低片剂的湿润性，但用量较少时一般不会影响片剂质量。

4. 水分 一方面，适量的水分在压缩时使颗粒易于变形并结合成形；另一方面，水分溶解可溶性成分，失水时析出结晶而在相邻颗粒间架起"固体桥"，增大片剂的硬度。但过量的水分易造成黏冲。

5. 压力 通常压力越大，颗粒间的距离越近，结合力越强，压成的片剂硬度也越大，但压力过大会破坏结合力，导致片剂硬度下降，甚至出现裂片。

（五）片剂制备过程中可能发生的问题及其分析

1. 裂片 压成的片剂从模圈内推出时，有时会发生裂片现象，如果裂开的位置发生在药片的顶部，称为顶裂（capping），见图5-10A；如果在中间发生，称为腰裂（lamination），见图5-10B。

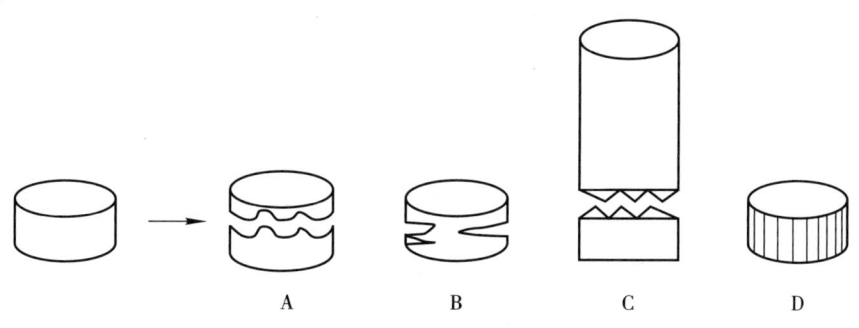

图 5-10 片剂的不良现象
A. 顶裂；B. 腰裂；C. 黏冲；D. 黏壁

产生裂片的处方因素有：①物料中的细粉太多，导致压缩时空气不能及时排出而结合力弱。②物料的塑性差，结合力弱。

产生裂片的工艺因素有：①单冲式压片机比旋转式压片机易出现裂片（压力分布不均匀）。②快速压片比慢速压片易裂片（塑性变形不充分）。③凸面片剂比平面片剂易出现裂片（应力集中）。④一次压缩比二次压缩易出现裂片（塑性变形不充分）。总之，物料的压缩成形性差或压片工艺参数不当时，片剂内部的压力分布不均匀，从而在应力集中处易出现裂片。

裂片的预防措施有：①选用弹性小、塑性好的辅料。②选用适宜的制粒方法。③选用适宜的压片机和操作参数等。

2. 松片 由于片剂硬度不够，对片剂稍加触动即散碎的现象称为松片（loosing）。主要原因是黏合力差，以及压缩压力不足。

3. 黏冲 片剂表面被冲头黏去，造成片面粗糙不平或有凹痕的现象称为黏冲（sticking），见图5-10C；若片剂侧边粗糙或有缺痕，则称为黏壁，见图5-10D。造成黏冲或黏壁的主要原因有颗粒不够干燥、物料较易吸湿、润湿剂选用不当或用量不足、冲头表面锈蚀、粗糙不光或刻字等。

4. 片重差异超限 当片剂的重量差异超出药典规定时，称为重量差异超限。主要原因有：①物料的流动性差。②物料中的细粉太多或粒度大小相差悬殊。③料斗内的物料时多时少。④刮粉器与模孔的吻合性差等。

5. 崩解迟缓 片剂超过了药典规定的崩解时限，称为崩解超限或崩解迟缓。主要原因有：①压缩力过大，片剂内部的空隙小，影响水分渗入。②可溶性成分溶解，堵住毛细孔，影响水分的渗入。③强塑性物料或黏合剂使片剂的结合力过强。④崩解剂的吸水膨胀能力差或对结合力的瓦解能力差。

6. 溶出超限 片剂在规定的时间内未能溶出规定的药物量时，称为溶出度不合格。主要原因有片剂不崩解、颗粒过硬、药物的溶解度差等。

7. 含量不均匀 粉末混合不均匀、片重差异超限皆可造成药物含量不均匀。

四、片剂包衣

片剂包衣（coating）的作用是：①掩盖苦味或不良气味。②防潮，避光，隔离空气，以增加药物的稳定性。③防止药物的配伍变化。④肠溶释放，避免胃液和胃酶对药物的破坏，或防止某些药物（如阿司匹林）对胃的刺激性。⑤缓释或控释。⑥改善片剂的外观等。常用的包衣方式有糖包衣和薄膜包衣。包衣工艺过程较为复杂，影响因素多。

（一）糖包衣

糖包衣需要多个包衣程序，各包衣程序的目的不同，所采用的材料也不同。糖包衣的生产工艺流程见图 5-11。

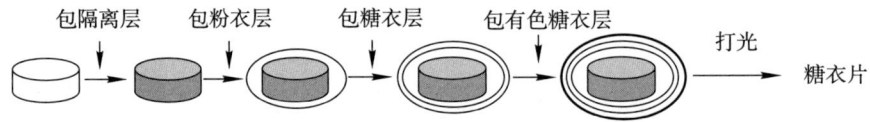

图 5-11　糖包衣生产工艺流程

各个步骤的操作目的不同，所用的材料亦不同。

1. 包隔离层　首先在素片上包不透水的隔离层，以防止在后面的糖包衣过程中水分浸入片芯。用于隔离层的材料多为水不溶性成膜材料，如玉米朊、虫胶、邻苯二甲酸醋酸纤维素（CAP）等，溶于乙醇中使用，低温干燥（40~50℃），每层干燥时间约 30 min，一般包 3~5 层。操作时应注意防爆、防火。

2. 包粉衣层　为消除片剂的棱角，在隔离层的外面包上一层较厚的粉衣层，主要材料是糖浆和滑石粉。糖浆的浓度为 65%~75%（m/m），滑石粉为过 100 目筛的粉。操作时糖浆和滑石粉间隔喷洒、干燥，重复操作 15~18 次，直到片剂的棱角消失。片芯的形状应为边缘很薄的双面凸形片，可减少增重，而且美观。

3. 包糖衣层　粉衣层表面比较粗糙、疏松，因此再包糖衣使其表面光滑平整、细腻坚实。操作要点是加入稍稀的糖浆，逐次减少用量，在低温（40℃）下吹风干燥，一般需包制 10~15 层。

4. 包有色糖衣层　糖浆中添加食用色素可包有色糖衣，主要目的是为了便于识别与美观，一般需包制 8~15 层。

5. 打光　为了增加片剂的光泽和表面的疏水性进行打光（polishing），常用的材料为川蜡。

（二）薄膜包衣

相对于糖包衣，薄膜包衣具有增重少（包衣材料用量少）、包衣时间短、片面上可以印字、美观，以及包衣操作可以自动化等优势，目前已得到普及。

1. 薄膜包衣工艺　包薄膜衣的基本生产工艺流程见图 5-12。

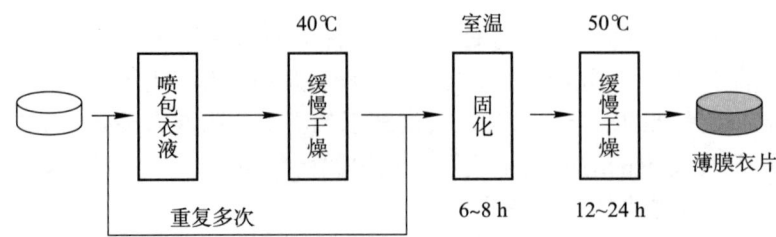

图 5-12　薄膜包衣工艺流程

（1）将筛除细粉的片芯放入包衣锅内，旋转，喷入一定量的薄膜衣溶液，使片芯表面均匀湿润。

（2）吹入温和的热风使溶剂蒸发，温度最好不要超过40℃，以免干燥过快出现"皱皮"或"起泡"现象；当然也不能干燥过慢，否则会出现"粘连"或"剥落"现象。

（3）如此重复上述操作若干次，但重复操作时薄膜衣溶液的用量要逐次减少，直至达到一定的厚度为止。

（4）大多数的薄膜衣需要一个固化期，时间的长短因材料、方法、厚度而异，一般是在室温（或略高于室温）下自然放置6~8h使之固化完全。

（5）在50℃下干燥12~24h，使残余的有机溶剂完全除尽。

2. 薄膜包衣材料 通常由包衣材料（film former）、增塑剂（plasticizer）、释放速度调节剂、增光剂、固体物料、色料（colorant）和溶剂等组成。

（1）包衣材料：一般来说，先将包衣用高分子材料溶解在适宜的溶剂（水或非水溶剂）中，然后包于固体制剂上。目前，水分散体系（aqueous dispersion）已得到广泛的应用，优点是难溶性高分子材料不需要用有机溶剂溶解，可在水性环境中实施包衣。水分散体包衣后需进一步加热硫化（curing），使形成连续的包衣膜。包衣材料按衣层的作用分为三类。

1）普通型包衣材料：主要用于改善吸潮和防止粉尘等的薄膜衣材料，如羟丙甲纤维素、甲基纤维素、羟乙纤维素、羟丙纤维素等。

2）缓释型包衣材料：常用中性的甲基丙烯酸酯共聚物（如Eudragit RS，RL）和乙基纤维素。这些材料在整个生理pH范围内不溶，具有溶胀性，对水及水溶性物质有通透性，因此可作为调节释放速度的包衣材料。

3）肠溶型包衣材料：肠溶聚合物有耐酸性，通常在十二指肠以下部位很容易溶解，常用的有醋酸纤维素酞酸酯（cellulose acetate phthalate，CAP）、聚乙烯醇钛酸酯（polyvinyl alcohol phthalate，PVAP）、丙烯酸树脂（Eudragit S100，L100）、羟丙甲纤维素邻苯二甲酸酯（hypromellose phthalate）等。

（2）增塑剂：增塑剂能改变高分子薄膜的物理机械性质，使其更柔顺，有利于包衣。聚合物与增塑剂之间要具有化学相似性，例如，甘油、丙二醇、PEG等带有羟基，可作为某些纤维素包衣材料的增塑剂；脂肪族非极性聚合物可用精制椰子油、蓖麻油、玉米油、液体石蜡、甘油单醋酸酯、甘油三醋酸酯、二丁基癸二酸酯和邻苯二甲酸二丁酯等增塑剂。

（3）释放速度调节剂：又称致孔剂（pore-forming agent），一般为水溶性极好的小分子糖、盐和高分子材料，如蔗糖、氯化钠、表面活性剂及PEG等。

（4）固体物料及色素：在包衣过程中有些聚合物的黏性过大时，加入固体粉末状润滑剂，可防止颗粒或片剂的粘连，如滑石粉、硬脂酸镁等。色素的应用主要是为了便于鉴别、防止假冒，并且满足产品美观的要求，同时有遮光作用。

3. 薄膜包衣液处方

例5-5：胃溶性包衣液的处方

［处方］

	质量分数	作用
羟丙基甲基纤维素	7.5%	包衣材料
聚乙二醇400	0.8%	增塑剂
黄色氧化铁	0.6%	色料、遮光剂
钛白粉	3.1%	色料、遮光剂
水	88%	聚合物溶剂

例5-6：肠溶性有机溶剂包衣液的处方

［处方］

	用量	作用
醋酸纤维素酞酸酯	5.4 kg	包衣材料
酞酸二乙酯	1.34 kg	增塑剂
二氯甲烷	54 L	有机溶剂
丙酮	19 L	有机溶剂
乙醇	2.7 L	有机溶剂

例5-7：水分散体包衣液的处方

［处方］

	质量分数	作用
Eudragit RL 30D 5.5 聚合物	5.5%	包衣材料
色淀混悬液（质量分数30%）	16.4%	色料、遮光剂
枸橼酸三乙酯	1.1%	增塑剂
水	77.0%	分散介质

4. 薄膜包衣设备　包衣装置大体分为三大类：锅包衣装置、转动包衣装置、流化包衣装置。其中，锅包衣装置主要用于片剂的包衣，转动包衣装置常用于小丸的制备与包衣，流化床包衣装置适合用于微丸的包衣。

（1）倾斜包衣锅和埋管包衣锅：倾斜包衣锅为传统的包衣锅。物料在包衣锅内能随锅的转动方向滚动，在上升到一定高度后沿着锅的斜面滚落下来，做反复、均匀而有效的翻转，使包衣液均匀地涂布于物料表面进行包衣。然而，倾斜锅空气交换效率低、干燥慢、气路不能密闭，导致有机溶剂污染环境等。因此，常用改良方式，即在物料层内插进喷头和空气入口，称为埋管包衣锅。这种包衣方法使包衣液的喷雾在物料层内进行，热气通过物料层，不仅能防止喷液的飞扬，而且能加快物料的运动速度和干燥速度。

（2）水平锅包衣机：为改善传统倾斜包衣锅干燥能力差的缺点而开发了水平包衣锅。将片剂装入锅内，随转筒的运动做滚转运动，喷雾器安装于物料层斜面上部，干燥空气从空气入口进入，透过物料层从锅的夹层排出。优点：①粒子运动比较稳定。②空气透过物料层，干燥速度快，不易粘连，包衣效果好。③装置可密闭、卫生、安全、可靠。

（3）转动包衣装置：转动包衣装置的结构和操作原理基本与转动制粒机相同，主要用于微丸的包衣。粒子层在旋转过程中形成麻花样漩涡环流，包衣液的喷雾和干燥交替反复进行，直到符合包衣检查要求。优点：①粒子运动主要靠圆盘的机械运动。②由于粒子间剪切运动激烈（类麻花状），可减少粘连，用于微丸的包衣。③在操作过程中可开启上盖，直接观察颗粒的运动与包衣情况。缺点：粒子运动激烈，易磨损颗粒，不适合脆弱粒子的包衣。

（4）流化包衣装置

1）流化型包衣装置：包衣液的喷雾装置设在流化层上部，构造及操作与流化制粒基本相同。由于喷雾位置较高，包衣效果差，小颗粒容易粘连。

2）喷流型包衣装置：包衣液的喷雾装置设在底部，并配有圆筒，形成高强度的喷雾区。优点是喷雾区域的粒子浓度低，粒子运动速度大，不易粘连，适合小粒子的包衣，可制成均匀、圆滑的包衣膜。缺点是容积效率低。

3）流化转动型包衣装置：在底部设有转动盘，包衣液由底部以切线方向喷入。优点是粒子运动激烈，不易粘连；干燥能力强，包衣时间短，适合比表面积大的小颗粒，甚至可进行粉末包衣。缺点是设备构造较复杂，价格高；粒子运动过于激烈，易磨损脆弱粒子。

五、片剂的质量要求

片剂是在全球医药市场中使用量最高的口服固体制剂，无论是在原研药还是仿制药中，都远领先于其他剂型。但目前片剂的设计开发以及质量评价还停留在传统模式中，且难以实现个性化生产。

片剂的质量检查项目参见 2025 年版《中国药典》通则中所规定的片剂质量检查方法，如片剂崩解及溶出时间、片剂脆碎度和片剂中药物主要成分检测等方法耗时耗力，且对片剂而言均为有损检测，不能进行重复检测，不利于生产过程在线分析和质量识别，易出现批次间差异导致质量不稳定。

1. 外观性状 片剂外观应完整光洁，色泽均匀。

2. 重量差异 取供试品 20 片，精密称定总重量，求得平均片重后，再分别精密称定每片的重量，每片重量与平均片重比较（凡无含量测定的片剂或有标示片重的中药片剂，每片重量应与标示片重比较），如表 5-6，超出重量差异限度的不得多于 2 片，并不得有 1 片超出限度 1 倍。

表 5-6　片剂的重量差异限度要求

平均装量或标示装量 /g	装量差异限度
< 0.30	± 7.5%
≥0.30	± 5.0%

糖衣片应在包衣前检查片芯的重量差异，符合规定后方可包衣；包衣后不再检查片重差异。薄膜包衣应在包薄膜后检查重量差异。另外，凡检查含量均匀度的片剂，一般不再进行重量差异检查。

3. 硬度与脆碎度 要求有适宜的硬度和耐磨性，以避免包装、运输过程中发生磨损或破碎。除另有规定外，非包衣片应符合片剂脆碎度检查法，一般来讲脆碎度应小于 1%。普通片剂的硬度在 50 N 以上，抗张强度在 1.5 ~ 3.0 MPa 为好。

4. 崩解时限 除另有规定外，按照崩解时限检查法检查，应符合规定。咀嚼片不进行崩解时限检查。凡《中国药典》规定检查溶出度、释放度和分散均匀性的片剂，一般不再进行崩解时限检查。一般限度要求如下：普通片剂 15 min，薄膜衣片 30 min，中药薄膜衣片 1 h，糖衣片 1 h。

5. 溶出度和释放度 药典规定，根据原料药物和制剂的特性，除来源于动、植物多组分且难以建立测定方法的片剂，溶出度（dissolution）、释放度均应符合要求。

对于难溶性药物而言，虽然片剂的崩解时限合格却不一定能保证药物溶出合格，因此，溶出度检查更能够体现片剂的内在质量。需测定溶出度的品种无须再检查崩解时限。

按照溶出度与释放度测定法检查，包括第一法（篮法）、第二法（桨法）、第三法（小杯法）、第四法（桨碟法）、第五法（转筒法）、第六法（流池法）、第七法（往复筒法）。普通制剂和缓释控释制剂可选用第一、第二、第六、第七法；当药物含量较小时，为满足测定要求，选择第三法可减少溶出介质；第四、第五种方法适用于透皮贴剂。

《中国药典》中对于溶出度与释放度没有提出明确的限度要求，但要求缓释控释制剂至少取 3 个点。一般来说，溶出度或释放度的限度要求根据体内的相关性研究结果制定。普通片剂的溶出度应不小于 80%。

6. 含量均匀度（content uniformity） 小剂量制剂符合标示量的程度，按照 2020 年版《中国药典》通则含量均匀度检查法检查。每片标示量小于 25 mg 或每片主药含量小于 25% 时，均应检查含量均匀度。

7. 微生物限度 以动物、植物、矿物来源的非单体成分制成的片剂，生物制品片剂，以及黏膜或皮肤炎症或腔道等局部用片剂（如口腔贴片、外用可溶片、阴道片、阴道泡腾片等），按照非无菌产品微生物限度检查：微生物计数法和控制菌检查法及非无菌药品微生物限度标准检查，应符合规定。规定检查杂菌的生物制品片剂，可不进行微生物限度检查。

六、片剂实例

（一）化学性质稳定、易压缩成形药物的片剂

例 5-8：复方磺胺甲噁唑（复方新诺明片）的制备

［处方］磺胺甲噁唑（SMZ）400 g，甲氧苄啶（TMP）80 g，淀粉 40 g，10% 淀粉浆 24 g，干淀粉（4% 左右）23 g，硬脂酸镁（0.5% 左右）3 g，制成 1 000 片（每片含 SMZ 0.4 g）。

［制备］将 SMZ 和 TMP 分别过 80 目筛，与淀粉混匀，加 10% 淀粉浆制软材，用 14 目筛挤出制粒，于 70～80℃干燥，用 12 目筛整粒，加入干淀粉及硬脂酸镁混匀后压片，即得。

［注释］本品是湿法制粒压片的实例。①处方中的 SMZ 为主药。②TMP 为抗菌增效剂，与磺胺类药物联合应用可使药物对革兰氏阴性杆菌（如痢疾杆菌、大肠埃希菌等）有更强的抑菌作用。③淀粉主要作为填充剂，同时也兼有内加崩解剂的作用。④干淀粉为外加崩解剂。⑤10% 淀粉浆为黏合剂。⑥硬脂酸镁为润滑剂。

（二）化学性质不稳定药物的片剂

例 5-9：复方阿司匹林（乙酰水杨酸）片的制备

［处方］阿司匹林 268 g，对乙酰氨基酚 136 g，淀粉 266 g，咖啡因 33.4 g，滑石粉（5%）25 g，酒石酸 2.7 g，轻质液体石蜡 2.5 g，淀粉浆（15%～17%）85 g，制成 1 000 片。

［制备］将咖啡因、对乙酰氨基酚与 1/3 量的淀粉混匀，加淀粉浆制软材，过 14 目尼龙筛制湿颗粒，于 70℃干燥，干颗粒用 12 目尼龙筛整粒，与阿司匹林混合均匀，最后加剩余的淀粉（预先在 100～105℃干燥）及吸附有液体石蜡的滑石粉，共同混匀后，过 12 目尼龙筛，颗粒经含量测定合格后，用 12 mm 冲压片，即得。

［注释］阿司匹林遇水易水解，生成对胃黏膜有强刺激性的水杨酸和醋酸，长期服用会导致胃溃疡。因此，本品中加入相当于阿司匹林量 1% 的酒石酸，可在湿法制粒过程中有效减少阿司匹林的水解。生产车间的湿度不宜过高，以避免阿司匹林发生水解。淀粉的剩余部分为崩解剂。在处方中轻质液体石蜡为滑石粉的 10%，可使滑石粉更易于黏附在颗粒的表面上，在压片振动时不易脱落。处方中的三种主药会产生低共熔现象，因此采用分别制粒的方法，保证制粒的稳定性。阿司匹林的水解受金属离子的催化，因此采用尼龙筛网制粒，不使用硬脂酸镁。阿司匹林具有一定的疏水性［接触角（θ）为 73°～75°］，必要时可加入适量的表面活性剂（如 0.1% Tween 80 等），以改善崩解和溶出。为了使阿司匹林与咖啡因颗粒混合均匀，可将阿司匹林干法制粒后与咖啡因颗粒混合。

（三）小剂量药物的片剂

例 5-10：硝酸甘油片的制备

［处方］乳糖 88.8 g，糖粉 38.0 g，17% 淀粉浆适量，硬脂酸镁 1.0 g，10% 硝酸甘油乙醇溶液 0.6 g（硝酸甘油量），制成 1 000 片（每片含硝酸甘油 0.5 mg）。

［制备］首先制备空白颗粒，然后将硝酸甘油制成 10% 乙醇溶液（按 120% 投料）喷洒于空白颗粒的细粉（30 目以下）中混合，过 16 目筛 2 次，于 40℃以下干燥 50～60 min，再与事先制成的空白颗粒及硬脂酸镁混匀，压片，即得。

［注释］本品是小剂量药物的舌下片，在舌下迅速溶解吸收，用于治疗心绞痛。①处方中不宜加入不溶性的辅料（微量的硬脂酸镁作为润滑剂除外）。②药物剂量小，为了混合均匀，将药物溶于乙醇后喷洒于空白颗粒中混匀。③注意防止振动、受热和操作者吸入，以免造成爆炸及操作者的剧烈头痛。④属于急救药，片剂不宜过硬，以免影响其舌下的速溶性。

（四）中药片剂

例5-11：当归浸膏片的制备

［处方］当归浸膏262 g，淀粉40 g，轻质氧化镁60 g，滑石粉80 g，硬脂酸镁7 g，制成1 000片。

［制备］取当归浸膏加热（不用直火）至60~70℃，搅拌使熔化，将轻质氧化镁、部分滑石粉（60 g）及淀粉依次加入混匀，铺于烘盘上，于60℃以下干燥至含水量为3%以下。然后将烘干的片（块）状物粉碎成14目以下的颗粒，最后加入硬脂酸镁、剩余滑石粉（20 g）混匀，过12目筛整粒，压片，质检，包糖衣。

［注释］①当归浸膏中含有较多的糖类物质，具有较强的吸湿性，加入适量的滑石粉（60 g）能够克服操作上的困难。②当归浸膏中含有挥发油成分，加入轻质氧化镁吸收后有利于压片。③本品易黏冲，可加入适量的滑石粉（20 g），并控制相对湿度在70%以下压片。

第六节　滴　丸　剂

滴丸剂（dripping pill）指原料药物与适宜的基质加热熔融混匀，滴入不相混溶、互不作用的冷凝介质中，由于表面张力的作用使液滴收缩冷却成小丸状的制剂。滴丸剂最早可追溯到1933年丹麦首次制成的维生素甲丁滴丸，而中国最早于1971年上市了首个滴丸制剂——芸香油滴丸。1977年，首次将滴丸收载于《中国药典》。随着滴丸剂在国内的制剂研究和临床应用中得到了快速的发展，尤其是对中药滴丸剂的研究开发和临床应用，在世界上居于绝对领先地位。

一、滴丸剂的分类

1. 速效、高效滴丸　药物在固体分散体中所处的状态是影响药物溶出速率的重要因素。在速效、高效滴丸中，药物以极微小的微粒、微晶或分子状态存在，故能提高难溶性药物的溶出速度及生物利用度，起到速效、高效的作用。此类滴丸一般采用聚乙二醇（PEG 4000、PEG 6000）、聚氧乙烯吡咯烷酮类（PVP）、泊洛沙姆等水溶性基质。在体内能够快速释放药物，迅速缓解症状。例如，复方丹参滴丸与复方丹参的其他剂型相比，比表面积大，溶出速率快。

2. 缓释、控释滴丸　缓释是指滴丸中的药物在较长时间内缓慢溶出；而控释是指药物在滴丸中以恒定速度溶出药物，作用可达数日以上。缓释、控释滴丸能够提高难溶性药物的溶出度。

3. 肠溶滴丸　采用在胃液中不溶而在肠液中溶解的材料作为基质制成的肠溶性剂型。如芸香油滴丸是选用硬脂酸钠为基质，用1%硫酸溶液做冷凝液，在滴丸表面形成一层硬脂酸（掺有虫蜡）薄壳而制成的肠溶性滴丸，避免了芸香油滴丸对胃的刺激，减少了恶心、呕吐等不良反应。

4. 包衣滴丸　同片剂、丸剂一样，在需要时可包糖衣、薄膜衣等，起到片剂包衣同样的作用，尤其对于聚氧乙烯单硬脂酸酯（S-40）等引湿性强的基质，包衣可以起到很好的防潮作用。

5. 外用滴丸　根据需要可制成各种外用滴丸，在眼、耳、鼻、直肠、阴道等局部部位起作用。现在已有一些药物被开发成耳用滴丸、溶液滴丸。滴丸用水溶性基质来配制，在水中可溶解为澄明溶液，如氯己定滴丸可用于饮水消毒、牙用滴丸、眼用滴丸等多种形式的滴丸剂。与液体外用制剂相比，滴丸剂具有局部药物浓度和生物利用度高、稳定性好、作用持久、使用方便等优点。

6. 硬胶囊滴丸　滴制的小丸装入硬胶囊，可以掩盖药物的不良味道或减小药物的刺激性，也可以提高药物的稳定性。硬胶囊内也可装入不同释药速度的滴丸以制成缓释胶囊。

7. 干压包衣滴丸　以滴丸为中心，压上其他药物组成的衣层，融合了滴丸和包衣片两种剂型的优点，如镇咳祛痰的喷托维林氯化钾干压包衣片。

8. 脂质体滴丸　将10%的脂质体在不断搅拌下加入熔融的PEG 4000中形成混悬液，倾倒于模型中冷凝成型。经电子显微镜检查，脂质体仍以完整的形态呈现在固体及在其水溶液中。若能将模型冷凝改成滴丸的冷凝方式，就可制成脂质体滴丸了。

二、滴丸剂基质

滴丸基质通常分为两大类，水溶性基质和脂溶性基质。

1. 水溶性基质　PEG 类，如 PEG 6000、PEG 4000、PEG 9300；泊洛沙姆；硬脂酸聚羟氧（40）酯；甘油明胶等。

2. 脂溶性基质　硬脂酸甘油酯、单硬脂酸甘油酯、氢化植物油等。

三、滴丸剂的特点

滴丸剂具有以下特点，包括：①制备设备简单，操作方便，工艺周期短，生产效率高。②工艺条件易于控制，剂量准确，受热时间短，易氧化，以及具挥发性的药物溶于基质后可增加稳定性。③可使液态药物固体化，如芸香油滴丸。④用固体分散技术制备的滴丸具有吸收迅速、生物利用度高的特点。⑤发展了耳科、眼科用药的新剂型，五官科制剂多为液态或半固态剂型，作用时间不持久，制成滴丸剂可起到延效作用。

四、滴丸剂的制备工艺流程

滴丸剂的制备工艺流程见图 5-13。一般采用滴制法制备，常用冷凝介质包括液体石蜡、植物油、二甲硅油和水等。应根据基质的性质选用冷凝介质，并根据滴丸与冷凝介质相对密度的差异选用不同的滴制设备。

滴丸的制备受多种因素的影响，产品合格率较低。主要问题在于重量差异较大，这是由于液滴经滴嘴滴下时，液滴大小受滴嘴的物理形态、液滴的黏度和组成等因素的影响，重复性较差；而液滴的大小决定了最终产品的大小。因此，滴丸剂多用于剂量控制较为宽松的中药制剂，在化学药品中应用较少。液滴在滴下至冷凝介质中其形态受冷凝介质的性质、冷凝温度、冷凝时间等的影响，容易变形。如果冷凝过快，药液来不及收缩成球形，通常会产生拖尾现象；如果冷凝过慢，则药液未充分冷凝就已发生沉降，容易挤压变形。在制备过程中保证滴丸圆整成形、丸重差异合格的关键是选择适宜

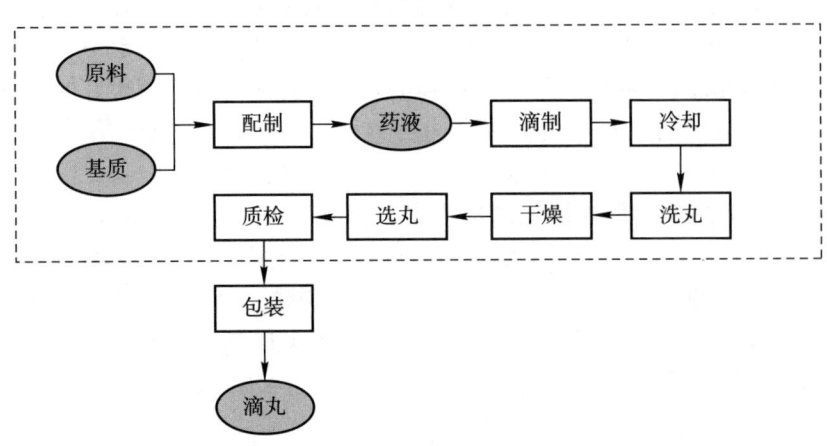

图 5-13　滴丸剂的制备工艺流程

基质、确定合适的滴管内外口径、滴制过程中保持恒温、滴制液液压恒定、及时冷凝等。滴丸剂的冷凝介质必须安全无害，且不与主药发生相互作用。

五、滴丸剂的质量要求

《中国药典》通则中收载了滴丸剂的质量检查项目，主要有以下六项：

1. 外观　应大小均匀、色泽一致，无黏连现象。

2. 重量差异　除另有规定，滴丸按照下述方法检查，应符合规定。

检查法：取供试品 20 丸，精密称定总重量，求得平均丸重后，再分别精密称定每丸的重量。每丸重量与标示丸重相比较（无标示丸重的，与平均丸重比较），按表 5-7 中的规定，超出重量差异限度的不得多于 2 丸，并不得有 1 丸超出限度 1 倍。

3. 装量差异　单剂量包装的滴丸剂，按照下述方法检查应符合规定。

检查法：取供试品 10 丸，分别称定每丸内容物的重量，每丸装量与标示装量相比较，按照表 5-8 规定，超出装量差异限度的不得多于 2 丸，并不得有 1 丸超出限度 1 倍。

4. 装量　装量以重量标示的多剂量包装滴丸剂，按照最低装量检查法检查，应符合规定。以丸数标示的多剂量包装滴丸剂，不检查装量。

5. 溶散时限　除另有规定外，取供试品 6 丸，选择适当孔径筛网的吊篮（丸剂直径在 2.5 mm 以下的用孔径约为 0.42 mm 的筛网；在 2.5~3.5 mm 的用孔径约为 1.0 mm 的筛网；在 3.5 mm 以上的用孔径约为 2.0 mm 的筛网），按照崩解时限检查法片剂项下的方法加挡板进行检查。除另有规定外，滴丸不加挡板检查，应在 30 min 内全部溶散，包衣滴丸应在 1 h 内全部溶散。操作过程中如供试品黏附挡板妨碍检查时，应另取供试品 6 丸，以不加挡板进行检查。上述检查，应在规定时间内全部通过筛网。如有细小颗粒状物未通过筛网，但已软化且无硬心者可按符合规定论。

除另有规定外，研碎、嚼碎后或用开水、黄酒等分散后服用的丸剂不检查溶散时限。

6. 微生物限度　以动物、植物、矿物质来源的非单体成分制成的滴丸剂，生物制品丸剂，按照非无菌产品微生物限度检查：微生物计数法和控制菌检查法及非无菌药品微生物限度标准检查，应符合规定。生物制品规定检查杂菌的，可不进行微生物限度检查。

表 5-7　滴丸剂重量差异限度要求

标示丸重或平均丸重 /g	重量差异限度
≤0.03	±15%
0.03~0.10	±12%
0.10~0.30	±10%
≥0.30	±7.5%

表 5-8　滴丸剂装量差异限度要求

标示装量 /g	装量差异限度
≤0.5	±12%
0.5~1.0	±11%
1.0~2.0	±10%
2.0~3.0	±8%
3.0~6.0	±6%
6.0~9.0	±5%
≥9	±4%

六、滴丸剂实例

例 5-12：灰黄霉素滴丸剂的制备

［处方］灰黄霉素，1 份；PEG 6000，9 份。

［制备］取 PEG 6000 在油浴上加热至约 135℃，加入灰黄霉素细粉，不断搅拌使其全部熔融，趁热过滤，置贮液瓶中，135℃保温。用管口内、外径分别为 9.0 mm 和 9.8 mm 的滴管滴制，滴速为 80 滴 /min，滴入含 43% 煤油的液体石蜡（外层为冰水浴）冷凝液中冷凝成丸，然后用液体石蜡洗至

无煤油味，用毛边纸吸去黏附的液体石蜡，即得。

[注释]①灰黄霉素极微溶于水，对热稳定；熔点为 218~224℃，PEG 6000 的熔点为 60℃左右，以 1：9 的比例混合，在 135℃时可以成为两者的固态溶液。因此，在 135℃下保温，滴入冷凝液中骤冷，形成固体分散物，从而极大地提高灰黄霉素的生物利用度，剂量仅为普通微粉制剂的 1/2。②灰黄霉素为口服抗真菌药，对头癣等疗效明显，但不良反应较多，制成滴丸可以提高生物利用度、降低剂量，从而减少不良反应，提高疗效。

第七节　膜　　剂

膜剂（film）指原料药物与适宜的成膜材料经加工制成的膜状制剂。膜剂的给药途径广，可口服、口含、舌下、眼结膜囊内和阴道内给药，也可用于皮肤和黏膜创伤、烧伤或炎症表面的覆盖。膜剂分为单层膜、多层膜（复合）与夹心膜等，其形状、大小和厚度等视用药部位的特点和含药量而定。一般膜剂的厚度为 0.05~0.2 mm，面积为 1 cm² 的可供口服，面积为 0.5 cm² 的可供眼用。

一、成膜材料

成膜材料的性能和质量不仅对膜剂的成形工艺有影响，而且对膜剂的质量及药效也会产生重要的影响。理想的成膜材料应具有下列条件：①生理惰性，无毒、无刺激、无不适味道。②性能稳定，不降低主药药效，不干扰含量测定。③成膜、脱膜性能好，成膜后有足够的强度和柔韧性。④用于口服、腔道、眼用膜剂的成膜材料应具有良好的水溶性或能逐渐降解，外用膜剂的成膜材料应能迅速、完全释放药物。⑤材料应来源丰富，价格便宜。常用的成膜材料有以下两种。

（一）天然高分子材料

天然高分子材料具有来源广泛、价格低廉、生物相容性好、可生物降解等优点，广泛地应用于医药行业。天然高分子材料主要包括淀粉类、纤维素类、黏多糖类和胶类。此类成膜材料多数可降解或溶解，但成膜性能较差，故常与其他成膜材料合用。

（二）合成高分子材料

1. **聚乙烯醇**（polyvinyl alcohol，PVA）　由聚醋酸乙烯酯经醇解而成的结晶性高分子材料，为白色或黄白色粉末状颗粒。其聚合度和醇解度不同则具有不同的规格和性质，国内常用的 PVA 型号有 05-88 和 17-88，两种成膜材料均能溶于水。其中，"05" 和 "17" 分别表示平均聚合度为 500~600 和 1 700~1 800；而 "88" 则表示醇解度为（88±2）%。PVA 05-88 聚合度小，水溶性大，柔韧性差；PVA 17-88 聚合度大，水溶性小，柔韧性好。这两种型号的 PVA 以适当比例（如 1：3）混合使用则能制得很好的膜剂。经验证明 PVA 的成膜性能、抗拉强度、柔韧性、吸湿性和水溶性等各方面良好，是目前国内最常用的成膜材料。PVA 对眼黏膜和皮肤无毒、无刺激性，是一种安全的外用辅料。口服后在消化道中极少吸收，绝大多数的 PVA 在 48 h 内随大便排出。PVA 在体内不分解，亦无生理活性。

2. **乙烯 – 醋酸乙烯共聚物**（ethylene–vinyl acetate copolymer，EVA）　乙烯和醋酸乙烯在过氧化物或偶氮异丁腈引发下共聚而成的水不溶性高分子聚合物，为透明、无色粉末或颗粒，无毒、无臭、无刺激性，对人体组织有良好的相容性，不溶于水，能溶于二氯甲烷、三氯甲烷等有机溶剂。EVA 的性能与其相对分子质量及醋酸乙烯的含量有很大的关系。随着相对分子质量增加，共聚物的玻璃化温度和机械强度均增加。在相对分子质量相同时，醋酸乙烯的比例越大，材料的溶解性、柔韧性和透明度越大。EVA 的成膜性能良好、膜柔软、强度大，常用于制备眼、阴道、子宫等控释膜剂。

3. 其他 包括羟丙纤维素、羟丙甲纤维素、聚维酮、甲基丙烯酸酯－甲基丙烯酸共聚物等。其中，羟丙纤维素、羟丙甲纤维素的成膜性、韧性等优良，在膜剂的开发中得到了广泛应用。

二、膜剂的特点

膜剂适合于小剂量的药物。优点：①药物在成膜材料中分布均匀，含量准确，稳定性好。②一般普通膜剂中药物的溶出和吸收快。③制备工艺简单，生产中没有粉尘飞扬。④膜剂体积小，质量轻，应用、携带及运输方便。缺点：①载药量小；②由于质地轻薄，易吸潮，对包装材料的要求较高；③苦味药物的口腔膜剂需进行掩味或矫味处理。

采用不同的成膜材料可制成具有不同释药速度的膜剂。因此，既可制备速释膜剂，又可制备缓释或控释膜剂。

三、膜剂的制备工艺

（一）膜剂的一般组成

组成	质量分数
主药	0～70%
成膜材料（PVA 等）	30%～100%
增塑剂（甘油、山梨醇等）	0～20%
表面活性剂（聚山梨酯 80、十二烷基硫酸钠、豆磷脂等）	1%～2%
填充剂（$CaCO_3$、SiO_2、淀粉）	0～20%
着色剂（色素、TiO_2 等）	0～2%
脱膜剂（液体石蜡）	适量

（二）制备方法

1. 匀浆制膜法 本法常用于制备以 PVA 为载体的膜剂，首先将成膜材料溶于水，过滤，然后将主药加入，充分搅拌溶解。不溶于水的主药可以预先制成微晶或粉碎成细粉，用搅拌或研磨等方法均匀地分散于浆液中，脱去气泡。小量制备时倾于平板玻璃上涂成宽厚一致的涂层，大量生产可用涂膜机（图 5-14）涂膜。烘干后根据主药含量计算单剂量膜的面积，剪切成单剂量的小格。

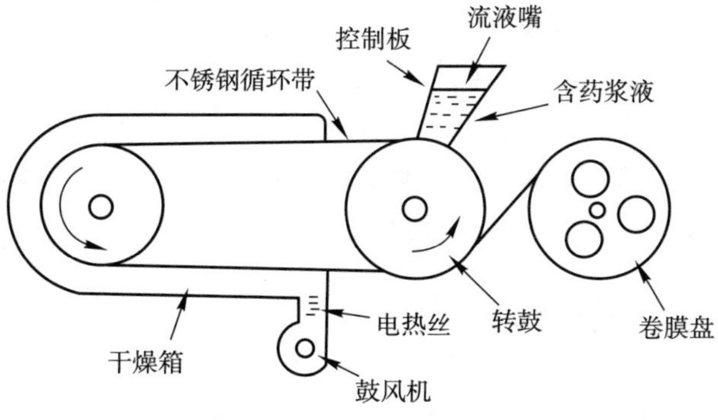

图 5-14 涂膜机示意图

2. 热塑制膜法 将药物细粉和成膜材料（如 EVA 颗粒）相混合，用橡皮滚筒混炼，热压成膜；或将成膜材料（如聚乳酸、聚乙醇酸等）在热熔状态下加入药物细粉，使溶入或均匀混合，涂膜，在冷却过程中成膜。

3. 复合制膜法 以不溶性的热塑性成膜材料（如 EVA）为外膜，分别制成具有凹穴的底外膜带和上外膜带，另用水溶性的成膜材料（如 PVA 或海藻酸钠）用匀浆制膜法制成含药的内膜带，剪切后置于底外膜带的凹穴中。也可用挥发性溶剂制成含药匀浆，以间隙定量注入的方法注入底外膜带的凹穴中。经吹风干燥后，盖上外膜带，热封即成。这种方法一般用机械设备制作。此法一般用于缓释膜的制备，如眼用毛果芸香碱膜剂（缓释 1 周）。与单用匀浆制膜法制得的毛果芸香碱眼用膜剂相比，具有更好的控释作用。复合膜的简便制备方法是先将 PVA 制成空白覆盖膜后，将覆盖膜与药膜用 50% 乙醇粘贴，加压，在（60±2）℃烘干即可。

4. 3D 打印技术　主要包括喷墨打印和柔性打印技术，具有稳定性好、载药量准确、灵活性强等优势。喷墨打印是将药物溶液喷射至空白膜上，干燥成膜。柔性打印是通过一系列转动辊将定量的含药溶液或混悬液沉积至空白膜上。

5. 静电纺丝技术　一种在高压静电场作用下，高压静电将聚合物溶液喷射至接收装置形成纤维膜的纳米纺丝技术。

四、膜剂的质量要求

1. 膜剂在生产与贮藏期间的质量要求　应符合下列质量规定。

（1）原辅料的选择应考虑到可能引起的毒性和局部刺激性。常用的成膜材料有聚乙烯醇、丙烯酸树脂类、纤维素类及其他天然高分子材料。

（2）原料药物如为水溶性，应与成膜材料制成具有一定黏度的溶液；如为不溶性原料药物，应粉碎成极细粉，并与成膜材料等混合均匀。

（3）膜剂外观应完整光洁、厚度一致、色泽均匀、无明显气泡。多剂量的膜剂，分格压痕应均匀清晰，并能按压痕撕开。

（4）膜剂所用的包装材料应无毒性、能够防止污染、方便使用，并不能与原料药物或成膜材料发生理化作用。

（5）除另有规定外，膜剂应密封贮存，防止受潮、发霉和变质。

2. 其他　膜剂可供口服或黏膜外用，除控制主要含量合格，还需符合下列质量要求。

（1）重量差异：按 2025 年版《中国药典》通则膜剂项下进行检查，应符合表 5-9 的限度要求。取供试品 20 片，精密称定总重量，求得平均重量，再分别精密称定各片的重量，每片重量与平均重量相比较。按规定，超出重量差异限度的不得多于2 片，并不得有 1 片超出限度的 1 倍。

表 5-9　膜剂的装量差异限度要求

平均重量 /g	重量差异限度
≤0.02	±15%
0.02～0.20	±10%
≥0.20	±7.5%

（2）微生物限度：除另有规定外，按照非无菌产品微生物限度检查：微生物计数法和控制菌检查法及非无菌药品微生物限度标准检查，应符合规定。

五、膜剂实例

例 5-13：复方替硝唑口腔膜剂的制备

［处方］替硝唑 0.2 g，羧甲纤维素钠 1.5 g，氧氟沙星 0.5 g，聚乙烯醇（17～88）3.0 g，甘油2.5 g，糖精钠 0.05 g，蒸馏水加至 100 g。

［制备］先将聚乙烯醇、羧甲纤维素钠分别浸泡过夜，溶解。将替硝唑溶于 15 mL 热蒸馏水中，氧氟沙星、甘油和糖精钠用适量蒸馏水溶解后与前面的溶液混匀蒸馏水补至足量。放置，待气泡除尽后，涂膜，干燥分格，每格含替硝唑 0.5 mg、氧氟沙星 1 mg。

例 5-14：毛果芸香碱膜剂的制备

［处方］硝酸毛果芸香碱 15 g，甘油 2 g，聚乙烯醇（05-88）28 g，蒸馏水 30 mL。

［制备］称取聚乙烯醇，加蒸馏水、甘油，搅拌溶胀，于 90℃的水浴中加热溶解，趁热将溶液过80 目筛网，滤液放冷，加入硝酸毛果芸香碱，搅拌溶解，然后涂膜，经含量测定后划痕分格，每格

内含毛果芸香碱 2.5 mg。

思考题

1. 简述固体制剂口服吸收的过程。
2. 简述散剂的制备工艺流程。
3. 简述颗粒剂的制备工艺流程。
4. 片剂的常用辅料分别有哪几类？分别有什么作用？并各举两例。
5. 片剂的制备工艺有哪些？各种方法的适用条件是什么？
6. 简述湿法制粒压片的工艺流程。
7. 简述片剂制备过程中可能产生的问题并分析。
8. 简述片剂糖包衣的工序及各工序的作用及使用的材料。
9. 片剂的质量检查包含哪些项目？
10. 胶囊剂有什么特点？哪些药物不适合做成胶囊剂？
11. 简述滴丸剂的制备工艺流程。
12. 简述膜剂的特点和常见成膜材料。
13. 简述匀浆制膜法制备膜剂的工艺流程。

（涂盈锋）

数字资源详见　新形态教材网

　思维导图　　拓展阅读　　本章小结　　测试题　　教学课件

第 六 章

半固体制剂

✦ 思维导图

第一节　概　　述

一、半固体制剂的概念和发展简史

（一）概念

软膏剂（ointment）是指药物与适宜基质（base）均匀混合制成具有适当稠度的半固体外用制剂。应用乳剂型基质制备的软膏剂又称为乳膏剂（cream），且可分为水包油（O/W）型乳膏剂和油包水（W/O）型乳膏剂。含有大量药物粉末（质量分数 25%~75%）的软膏剂又称为糊剂（paste）。

软膏剂可以是含药或不含药的，不含药的软膏剂主要发挥保护、湿润或润滑作用，含药的软膏剂主要发挥局部治疗作用（如抗感染、消毒、止痒、止痛和麻醉等），某些药物透皮吸收后，亦能产生全身治疗作用。软膏剂是皮肤科和外科一些疾病治疗的常用剂型。

（二）发展简史

软膏剂在我国具有悠久的历史，公元前 2 世纪在《灵枢经》中即有"涂以豚脂"的记载，汉代张仲景在《金匮要略》中记载了软膏剂及其制法和用法，所用的基质多为油脂，又称油膏剂。软膏剂的发展与基质的改进有很大的关系，传统使用的基质是天然来源的油脂，如豚脂、羊毛脂、蜂蜡、麻油等。19 世纪后，随着化学工业的发展，新的油脂类材料、高分子材料、表面活性剂，以及透皮促进剂为新型基质提供了物质基础。乳剂型基质和水溶性基质的不断涌现和生产工艺的革新，使软膏剂在医疗保健、防护用品及化妆品等方面发挥了更大的作用。软膏剂通过皮肤给药，具有方便、可随时终止给药的特点。皮肤给药达到局部治疗的软膏剂品种日趋增多，如各种激素类、抗菌类的药物软膏，临床广泛应用于皮肤的消炎、杀菌、止痒等。随着药物透皮吸收途径及作用机制研究的深入，一些药物也能通过皮肤吸收，产生全身作用，如将硝酸甘油制成软膏剂，可用于治疗心绞痛，通过涂于胸前皮肤获得全身治疗作用。

二、半固体制剂的特点

软膏剂具有热敏性和触变性。其中，热敏性反映制剂遇热熔化而流动的特性；触变性则反映制剂受外力时黏度降低的特性，静止时黏度升高不利于流动。这些性质可以使软膏剂在长时间内紧贴、黏附或铺展在用药部位，既可以起局部治疗作用，也可以起全身治疗作用。

特点：①稳定性好，携带方便。②生产工艺简单，生产成本低。③局部外用于患处，患者顺应性好，使用方便。④外用于皮肤，药不易从皮肤丢失，对皮肤有治疗保护作用。

三、半固体制剂的分类

按药物在基质中的分散状态，软膏剂可分为溶液型、混悬型和乳剂型三类。溶液型软膏剂为药物溶解（或共熔）于基质中制成的软膏剂；混悬型软膏剂为药物细粉均匀分散于基质中制成的软膏剂；乳剂型软膏剂（即乳膏剂）为药物溶解或分散于乳状液型基质中制成的软膏剂。

根据基质的性质及特殊用途，软膏剂可分为油膏剂（oil ointment）、乳膏剂、糊剂、凝胶剂（gels）和眼膏剂（eye ointment）等。

四、半固体制剂的质量要求

软膏剂应符合下列质量要求：

（1）基质均匀、细腻，涂布于皮肤或黏膜上无粗糙感。

（2）黏度适宜，易于在皮肤或黏膜上涂布，不融化，黏稠度随季节变化很小。

（3）性质稳定，无酸败、异臭、变色、变硬、油水分离及胀气等变质现象。

（4）药物有良好的释放、穿透性，能保证疗效。

（5）无刺激性、过敏性及其他不良反应。

（6）除另有规定外，按照 2025 年版《中国药典》非无菌药品微生物限度标准检查，应符合规定；用于烧伤或严重创伤的软膏剂，按照无菌检查法检查，应符合规定。

五、半固体制剂给药途径和临床应用

软膏剂主要用于局部皮肤疾病的治疗，通过在皮肤或黏膜表面直接给药，局限在表皮作用或透过表皮在皮肤内发挥作用，如皮肤或黏膜的抗感染、消毒、止痒、止痛和麻醉等。软膏剂也可通过表皮给药后穿透真皮进入体循环发挥全身作用。

第二节 软 膏 剂

一、软膏剂的基质与附加剂

（一）软膏剂的基质

软膏剂由药物、基质和附加剂组成，基质（base）是软膏剂形成和发挥药效的重要组成部分。软膏基质的性质对软膏剂的质量影响很大，如直接影响药效、流变性质、外观等。

软膏基质应满足的条件为：①不妨碍皮肤的正常功能，具有良好的释药性能。②具有吸水性，能吸收伤口的分泌物。③性质稳定，与主药不发生配伍变化。④润滑无刺激，稠度适宜，易于涂布。⑤易洗除，不污染衣服等。

目前，还没有一种基质能同时具备上述要求。在实际应用时，应对基质的性质进行具体分析，并根据软膏剂的特点和要求采用添加附加剂或混合使用等方法来保证软膏剂的质量，以适应治疗要求。常用的软膏基质有水溶性基质、油脂性基质及乳剂型基质，其中乳剂型基质包括水包油（O/W）型和油包水（W/O）型。

1. 水溶性基质　水溶性基质是由天然或合成的水溶性高分子物质所组成。优点：对药物的释放和穿透较快，无油腻性，易涂布和洗除；一般对皮肤和黏膜无刺激；能与水混合并能吸收组织渗出液，可用于糜烂性创面、腔道黏膜等部位，或者用作防油保护性软膏的基质。缺点：对皮肤的润滑、软化作用远不及油脂性基质；基质中的水分容易蒸发而使软膏变硬，甚至难以涂抹，需加保湿剂；某些水溶性基质容易霉变，需加防腐剂。

常见的水溶性基质有甘油明胶、淀粉甘油、纤维素衍生物及聚乙二醇等。其中，除聚乙二醇为真正的水溶性基质外，其余多呈凝胶，故亦称水凝胶基质（hydrogel base）。

（1）聚乙二醇类（PEG）：药物制剂中常用的是平均相对分子质量为 300～6 000 的 PEG。PEG 700以下均是澄清、透明的液体，PEG 1000、1500 及 1540 是半固体，PEG 2000 至 6000 是固体。固体PEG 与液体 PEG 以适当比例混合可制得稠度适宜的软膏基质。常用的聚乙二醇基质是 PEG 4000 和PEG 400 的混合物，不同比例的混合物其熔点和稠度不同。此类基质无水而有强烈的亲水性，易溶于水，耐高温，不易霉败，能与渗出液混合且易洗除。PEG 对皮肤的润滑、保护作用较差，长期应用可引起皮肤干燥。PEG 不宜用于遇水不稳定的药物，与季铵盐类、山梨糖醇及苯酚类等有配伍变化。目前，PEG 正逐步被水凝胶基质所取代。

（2）FAPG（fatty alcohol propylene glycol）：新型软膏基质，基本处方中含 15%～45% 硬脂醇和45%～85% 丙二醇，可添加少量的聚乙二醇作增塑剂，添加甘油或硬脂酸作增黏剂，以及二甲基亚砜或氮酮等作为经皮吸收促进剂。FAPG 基质润滑、白皙、柔软，带有珠光。特点：无水，适于遇水不稳定的药物；在皮肤上的黏附性和铺展性均好，能形成封闭的膜；不易酸败，不易水解，具有水洗性。目前，FAPG 基质应用广泛，如作为类固醇药物醋酸氟轻松乳膏的皮肤外用制剂的基质等。

例 6-1：含聚乙二醇水溶性基质的制备

［处方］PEG 3350 400 g，PEG 400 600 g。

［制备］将上述两种聚乙二醇混合后，在水浴中加热至 65℃，搅拌至室温，即得。

［注释］PEG 3350 为固体，PEG 400 为液体，两种成分混合可得到半固体基质。如果需制备硬度较高的软膏，则可取二者等量混合后制备。当需要水性液体加入基质中时，则可用 30～50 g 硬脂醇取代同质量的 PEG 3350，以调节稠度。

2. 油脂性基质　油脂性基质是指由动植物的油脂、类脂、烃类及硅酮类等疏水性物质组成。此类基质的特点是润滑、无刺激性，涂于皮肤能形成封闭性油膜，促进皮肤水合作用，对表皮增厚、角化、皲裂有软化保护作用，适用于这些慢性皮损和某些感染性皮肤病的早期，但不适用于有渗出液的皮损部位。由于该类基质释药性差，不易清洗除去，较少应用。目前，主要用于遇水不稳定药物（如金霉素）制备的软膏剂，更多是作为乳剂型基质中的油相使用。

油脂类基质中以烃类基质凡士林常用，固体石蜡与液体石蜡用以调节稠度；类脂中以羊毛脂与蜂蜡应用较多，羊毛脂可增加基质吸水性及稳定性；植物油常与熔点较高的蜡类熔合成适当稠度的基质。

（1）烃类基质：有凡士林、固体石蜡、液体石蜡、地蜡和微晶蜡等。此类基质一般无明显生理活性。

1）凡士林（vaselin）：又称软石蜡，是由液体和固体烃类组成的半固体状物，熔程为 38～60℃，凝固范围在 48~51℃。分为黄、白（漂白而成）两种，化学性质稳定，无刺激性，特别适用于不稳定的抗生素类药物。凡士林可单独作软膏基质，涂在皮肤上形成封闭性油膜，保护皮肤与创面，减少皮肤水分蒸发，使皮肤柔润，防止干裂。凡士林吸水性不强，仅能吸收约 5% 的水，故不适用于有多量渗出液的患处，可在凡士林中加入适量羊毛脂、胆固醇或某些高级醇类可提高其吸水性能。凡士林能与蜂蜡、石蜡、硬脂酸、植物油融合，达到适宜的黏稠度与涂布效果。

2）石蜡（paraffin）与液体石蜡（liquid paraffin）：石蜡为固体饱和烃混合物，熔程为 50~65℃，能溶于挥发油、矿物油与大多数脂肪油，与其他基质融合后不会单独析出。液体石蜡为液体饱和烃，与凡士林同类，也可与多数挥发油或脂肪油混合。石蜡和液体石蜡主要用于和其他基质的配伍，用来调节软膏的稠度。液体石蜡还用于在制备油脂性或 W/O 型乳膏时研磨药物粉末以利于药物与基质混匀。

3）其他：微晶蜡的化学性质与凡士林相似，只是没有液体成分。地蜡是一种矿物蜡类物质，主要由 C_{35}~C_{55} 饱和烃组成。

烃类基质常混合使用，以调节基质的稠度，如液体石蜡和固体石蜡的混合物，地蜡和固体石蜡的混合物等。

例 6-2：单软膏的制备

[处方] 黄蜂蜡 50 g，黄凡士林 950 g。

[制备] 取黄蜂蜡在水浴中加热熔化，然后加入黄凡士林混合均匀，再搅拌冷却至室温即得。

[注释] 单软膏也可用白蜂蜡和白凡士林依上述处方和制法制得。上述两种单软膏均为《美国药典》（USP）所收载，被分别制成"黄软膏""白软膏"。

（2）类脂类：由高级脂肪酸与高级脂肪醇化合而成的酯及其混合物，物理性质与脂肪类似，但化学性质较脂肪稳定，且具有一定的乳化作用并有一定的吸水性能，常与油脂类基质合用，增加油脂性基质的吸水性。常用的类脂有羊毛脂、蜂蜡、鲸蜡等。

1）羊毛脂（wool fat）：一般是指无水羊毛脂，为淡黄色黏稠微有特定气味的半固体，是羊毛上的脂肪性物质的混合物。羊毛脂的主要成分是胆固醇类的棕榈酸酯及游离的胆固醇类，游离的胆固醇和羟基胆固醇等约占 7%，熔程 36~42℃。具有良好的吸水性，能与 2 倍量的水混匀，并形成 W/O 型乳剂型基质。羊毛脂很少单独用作基质，常与凡士林合用，以改善凡士林的吸水性与药物的透过性。羊毛脂还可在乳剂型基质中起到辅助乳化剂的作用，增加乳膏的稳定性。由于羊毛脂黏性太大，为取用方便常加入 30% 的水分以改善黏稠度，称为含水羊毛脂。

2）蜂蜡（beeswax）与鲸蜡（spermaceti）：蜂蜡的主要成分为棕榈酸蜂蜡醇酯，鲸蜡主要成分为棕榈酸鲸蜡醇酯，两者均含有少量游离高级脂肪醇而具有一定的表面活性作用，属较弱的 W/O 型乳化剂，在 O/W 型乳剂型基质中起稳定作用。蜂蜡的熔程为 62~67℃、鲸蜡的熔程为 42~50℃。两者均不易酸败，常用于取代乳剂型基质中部分脂肪性物质以调节稠度或增加稳定性。

（3）油脂类：油脂是从动、植物中得到的高级脂肪酸甘油酯及混合物。稳定性不及烃类，但透皮性比烃类好。现在常用的有植物油和氢化植物油等，而动物的脂肪油很少用。

1）植物油：是不饱和高级脂肪酸甘油酯，在长期贮存过程中容易氧化，需加油溶性抗氧剂。常用的植物油有麻油、花生油和棉籽油，一般不单独作软膏基质，常与熔点较高的蜡类融合，制成适宜稠度的基质。

2）氢化植物油：是植物油经催化加氢制成的饱和或部分饱和的高级脂肪酸甘油酯。稠度较原植物油增大，随氢化程度的不同而呈半固体或固体。氢化植物油较植物油稳定，不容易酸败，可作软膏基质。

（4）硅酮类（silicones）：一系列不同相对分子质量的聚二甲硅氧烷的总称，简称硅油，与烃类基质的物理性质相似。常用的是二甲硅油，为无色或淡黄色的透明油状液体，无臭、无味，黏度随着相对分子质量的增加而增大。最大的特点是在应用温度范围内（–40～150℃）黏度变化极小。对大多数化合物稳定，但在强酸强碱中降解。在非极性溶剂中易溶，随黏度增大，溶解度逐渐下降。硅油具有优良的疏水性和较小的表面张力，可起到良好的润滑作用，且易于涂布。对皮肤无刺激性，能与羊毛脂、硬脂醇、鲸蜡醇、硬脂酸甘油酯、聚山梨酯类、山梨坦类等混合。故常用于乳膏中作润滑剂，最大用量可达 10%～30%，也常与其他油脂性原料合用制成防护性软膏。

例 6-3：含凡士林基质的制备

［处方］胆固醇 30 g，硬脂醇 30 g，白蜂蜡 80 g，白凡士林 860 g。

［制备］取处方量的硬脂醇和白蜂蜡在水浴中加热熔化，然后加入胆固醇搅拌直至溶解，最后加入白凡士林混合均匀，在搅拌下冷却凝结，即得。

［注释］美国商品名为 Aquaphor 的基质就是各种各样亲水性凡士林基质，最多可吸收 3 倍量的水分。

3. 乳剂型基质

（1）乳剂型基质的组成、种类和特点：与乳剂相似，由水相、油相和乳化剂组成，但油相含有固体或半固体成分，因此需加热熔化后与水相借乳化剂的作用在一定温度下混合乳化，最后在室温下形成半固体的基质。常用的油相成分主要有硬脂酸、石蜡、蜂蜡、高级醇等，有时为调节稠度可加入液体石蜡、凡士林或植物油等。常用乳化剂有皂类、月桂醇硫酸钠、多元醇的脂肪酸酯、聚山梨酯类、壬烷基酚、聚氧乙烯醚类等。

乳剂型基质可分为 O/W 型与 W/O 型，基质成型的关键在于乳化剂。W/O 型基质能吸收部分水分，因水相在内相，只能缓慢蒸发，对皮肤有凉爽感，故有"冷霜"之称。W/O 型基质外相是油相，所以该基质不易从皮肤上用水洗掉。O/W 型基质能与大量水混合，无油腻性，易于涂布，色白如雪，故有"雪花膏"之称。O/W 型基质外相是水相，所以易于用水洗除，又被称为可水洗性基质。

乳剂型基质不阻止皮肤表面分泌物的分泌和水分蒸发，对皮肤的正常功能影响较小。一般乳剂型基质特别是 O/W 型基质软膏中药物的释放和透皮吸收较快。但是 O/W 型基质制成的软膏用于分泌物较多的皮肤病如湿疹时，其吸收的分泌物可重新进入皮肤（反向吸收）而使炎症恶化，故需正确选择适应证。通常乳剂型基质适用于亚急性、慢性、无渗出的皮损和皮肤瘙痒症，忌糜烂、溃疡、水疱及化脓性创面。

因为 O/W 型基质的外相含大量的水，在贮存过程中可能霉变，常需加入防腐剂如尼泊金酯类、氯甲酚、三氯叔丁醇等，同时水分也易蒸发失散而使软膏变硬，故需加入甘油、丙二醇、山梨醇等作保湿剂，一般用量为 5%～20%。遇水不稳定的药物如金霉素、四环素等不宜用乳剂型基质制备软膏。

制备稳定的乳剂型基质，必须选用适当的乳化剂，有时还需加入稳定剂。

（2）乳剂型基质中常用的乳化剂和稳定剂

1）皂类：包括一价皂和多价皂等。

① 一价皂：金属离子钠、钾、铵的氢氧化物、硼酸盐或三乙醇胺、三异丙胺等有机碱与脂肪酸（如硬脂酸或油酸）作用生成的新生皂，HLB 值一般在 15～18，为 O/W 型乳化剂，与水相、油相混合后形成 O/W 型的乳剂型基质。一价皂的乳化能力随 C_{12} 的脂肪酸到 C_{18} 而递增。最常用的脂肪酸是 C_{18} 的硬脂酸，硬脂酸用量常为基质总量的 10%～25%，主要作为油相成分，部分与碱反应形成新生皂，未皂化的硬脂酸作为油相被乳化为分散相，并增加基质的稠度。用硬脂酸制成的乳剂型基质，外观光滑美观，涂于皮肤，水分蒸发后留有一层硬脂酸膜而具有保护性。单用硬脂酸为油相制成的乳剂型基质虽不油腻但润滑作用小，故常加入适当的油脂性物质（如凡士林、液体石蜡）调节其稠度和涂展性。新生皂反应的碱性物质的选择，对乳剂型基质有较大的影响。新生钠皂为乳化剂制成的乳剂型基质较硬。钾皂有软肥皂之称，以钾皂为乳化剂制成的基质较软。新生有机铵皂为乳化剂制成的基质较为细腻、光亮、美观，因此常与前两者合用或单用作乳化剂。新生皂作为乳化剂制成的基质易被

酸、碱、钙、镁、铝等破坏，不宜与酸性或强碱性药物配伍。同时，一价皂为阴离子型表面活性剂，忌与阳离子型表面活性剂及药物等配伍，如醋酸氯己定、硫酸庆大霉素等。

例 6-4：以三乙醇胺皂为乳化剂的乳剂基质的制备

［处方］硬脂酸 120 g，单硬脂酸甘油酯 30 g，液体石蜡 60 g，羊毛脂 50 g，凡士林 10 g，三乙醇胺 4 g，尼泊金乙酯 1 g，甘油 50 g，蒸馏水加至 325 g。

［制备］将硬脂酸、单硬脂酸甘油酯、液体石蜡、羊毛脂、凡士林在水浴 75～80℃ 中加热使熔化，作为油相备用。另取三乙醇胺、甘油、尼泊金乙酯与水混匀，加热至同温度，作为水相备用。将油相缓缓加入水相中，边加边搅拌直至乳化完全，放冷即得。

［注释］①三乙醇胺与部分硬脂酸形成有机铵皂起乳化作用，其 pH 为 8，HLB 值为 12，1 份三乙醇胺可以中和 1.9 份硬脂酸。三乙醇胺皂的耐酸和耐电解质性能比一般碱金属皂好，能制成稳定、细腻并带有光泽的 O/W 型乳剂基质，广泛用作软膏的乳化剂。②未皂化的硬脂酸作为油相被乳化成分散相，并可增加基质的稠度。③单硬脂酸甘油酯能增加油相的吸水能力，在 O/W 型乳剂基质中有辅助乳化剂和增稠的作用，可增加乳剂基质的稳定性。④羊毛脂可增加油相的吸水性和药物的穿透性，液体石蜡和凡士林调节基质的稠度，增加涂抹的润滑性。⑤0.1% 尼泊金乙酯在乳剂型基质中作为防腐剂。

② 多价皂：二、三价的金属（钙、镁、锌、铝）氧化物与脂肪酸作用形成多价皂。其 HLB 值 <6，可作为 W/O 型乳化剂。新生多价皂较易形成，且油相的比例大，黏度较水相高。因此，形成的 W/O 型乳剂基质也较一价皂为乳化剂形成的 O/W 型乳剂基质稳定。

例 6-5：含多价钙皂的乳剂基质的制备

［处方］硬脂酸 12.5 g，单硬脂酸甘油酯 17 g，蜂蜡 5 g，地蜡 75 g，液体石蜡 410 g，双硬脂酸铝 10 g，白凡士林 67 g，氢氧化钙 1 g，羟苯乙酯 1 g，蒸馏水 401.5 g。

［制备］取硬脂酸、单硬脂酸甘油酯、蜂蜡、地蜡在水浴中加热熔化，再加入液体石蜡、白凡士林、双硬脂酸铝，加热至 85℃。另将氢氧化钙、羟苯乙酯溶于蒸馏水中，加热至 85℃，逐渐加入油相中，边加边搅拌乳化完全，放冷即得。

［注释］氢氧化钙与部分硬脂酸作用形成的钙皂，与处方中的铝皂（双硬脂酸铝）均为 W/O 型乳化剂。水相中氢氧化钙为过饱和溶液，应取上清液。

2）脂肪醇硫酸（酯）钠类：常用的有十二烷基硫酸钠（sodium dodecylsulfate），又名月桂醇硫酸钠，是阴离子型表面活性剂，是优良的 O/W 型乳化剂，HLB 值为 40，用于配制 O/W 型乳剂基质。本品常与其他 W/O 型（辅助）乳化剂（如十六醇或十八醇、硬脂酸甘油酯、脂肪酸山梨坦类等）合用调整适当的 HLB 值，以达到油相所需范围。本品的常用量为 0.5%～2%。本品与阳离子型表面活性剂及阳离子药物如盐酸苯海拉明、盐酸普鲁卡因等配伍后，基质易被破坏，加入 1.5%～2% 氯化钠可使之丧失乳化作用。本品乳化作用的适宜 pH 应为 6～7，不应小于 4 或大于 8。

例 6-6：含十二烷基硫酸钠的乳剂型基质的制备

［处方］硬脂醇 250 g，白凡士林 250 g，十二烷基硫酸钠 10 g，尼泊金甲酯 0.25 g，尼泊金丙酯 0.15 g，丙二醇 120 g，蒸馏水加至 1 000 g。

［制备］取硬脂醇与白凡士林在水浴上加热至 75℃ 熔化，加入预先溶在水中并加热至 75℃ 的其他成分，搅拌乳化完全后冷却至室温。

［注释］十二烷基硫酸钠作为主要乳化剂。硬脂醇与白凡士林同为油相，前者还起辅助乳化及稳定作用，后者防止基质水分蒸发并留下油膜，有利于角质层水合而产生润滑作用。丙二醇为保湿剂，尼泊金甲酯、丙酯为防腐剂。

3）高级脂肪醇及多元醇酯类
①十六醇及十八醇：十六醇即鲸蜡醇（cetylalcohol），熔点 45～50℃，十八醇即硬脂醇（stearyl

alcohol），熔点 56～60℃，两者均不溶于水，但有一定的吸水能力，为弱的 W/O 型乳化剂，可增加乳剂的稳定性和稠度。新生皂为乳化剂的乳剂基质中，常用十六醇和十八醇取代部分硬脂酸，形成的基质则较为细腻光亮。

②硬脂酸甘油酯：白色固体，熔点在 55℃以上，不溶于水，能溶于液体石蜡、脂肪油与植物油中，为弱的 W/O 型乳化剂，与较强的 O/W 型乳化剂合用时，制得的乳剂型基质稳定，且产品细腻润滑，为乳剂型基质的稳定剂或增稠剂，用量为 3%～15%。

例 6-7：含硬脂酸甘油酯的乳剂型基质的制备

［处方］硬脂酸甘油酯 35 g，硬脂酸 120 g，液体石蜡 60 g，白凡士林 10 g，羊毛脂 50 g，三乙醇胺 4 g，尼泊金乙酯 1 g，蒸馏水加至 1 000 g。

［制备］将油相成分（即硬脂酸甘油酯、硬脂酸、液体石蜡、白凡士林、羊毛脂）与水相成分（三乙醇胺、尼泊金乙酯及蒸馏水）分别加热至 80℃，将熔融的油相加入水相中，搅拌，制成 O/W 型乳剂基质。

4）脂肪酸山梨坦与聚山梨酯类：脂肪酸山梨坦即司盘类（Span），HLB 值为 4.3～8.6，为 W/O 型乳化剂；聚山梨酯（Tween），HLB 值为 10.5～16.7，为 O/W 型乳化剂。两者均为非离子型表面活性剂，均可单独制成乳剂型基质，但为调节 HLB 值，常与其他乳化剂合用。这两类非离子型表面活性剂无毒、中性、对热稳定，对黏膜与皮肤刺激性小。能与酸性盐、电解质配伍，但与碱类、重金属盐、酚类及鞣酸均有配伍变化，如聚山梨酯类与某些酚类、羧酸类药物（如间苯二酚、麝香草酚、水杨酸等）作用，乳剂被破坏；聚山梨酯类能严重抑制一些消毒剂、防腐剂的效能，如与羟苯酯类、季铵盐类、苯甲酸等合用而使之部分失活，但可适当增加防腐剂用量予以克服。含非离子型表面活性剂为乳化剂的基质中可用的防腐剂有山梨酸、氯己定碘、氯甲酚等，用量约为 0.2%。

例 6-8：含聚山梨酯类的 O/W 型乳剂型基质的制备

［处方］硬脂酸 150 g，白凡士林 100 g，单硬脂酸甘油酯 85 g，聚山梨酯 80（Tween 80）30 g，甘油 75 g，山梨酸 2 g，蒸馏水加至 1 000 g。

［制备］将油相成分（即硬脂酸、凡士林及单硬脂酸甘油酯）与水相成分（聚山梨酯 80、甘油、山梨酸及水）分别加热至 80℃，再将油相加入水相中，边加边搅拌至冷凝成乳剂型基质。

［注释］Tween 80 为主要乳化剂，形成稳定的 O/W 型乳剂基质。单硬脂酸甘油酯为辅助乳化剂，同时可调节基质的稠度，硬脂酸为增稠剂，制得的乳剂型基质光亮细腻。

例 6-9：含脂肪酸山梨坦的 W/O 型乳剂基质的制备

［处方］单硬脂酸甘油酯 120 g，液体石蜡 250 g，白凡士林 50 g，蜂蜡 50 g，石蜡 50 g，司盘 80 20 g，Tween 80 10 g，羟苯乙酯 1 g，蒸馏水加至 1 000 g。

［制备］将油相成分（即单硬脂酸甘油酯、液体石蜡、白凡士林、蜂蜡、石蜡、司盘 80）与水相成分（Tween 80、羟苯乙酯、蒸馏水）分别加热至 80℃，再将水相加入油相中，边加边搅拌至冷凝即得。

［注释］司盘 80 为主要乳化剂，形成 W/O 型乳剂基质；Tween 80 用以调节适宜的 HLB 值，起稳定作用，最后形成 W/O 型乳剂基质。蜂蜡、石蜡用以调节基质稠度；单硬脂酸甘油酯用量大，为辅助乳化剂，同时可调节基质的稠度，使制得的乳膏光亮细腻。

5）聚氧乙烯醚的衍生物类

平平加 O（peregol O）：为脂肪醇聚氧乙烯醚类，为非离子 O/W 型乳化剂，其 HLB 值为 16.5。本品在冷水中溶解度比热水中大，水溶液澄清透明，pH 6～7，对皮肤无刺激。本品单独应用不能制得稳定的乳剂型基质，常与其他乳化剂配合使用。

西土马哥（cetomacrogol）与乳百灵均为脂肪醇聚氧乙烯醚类，与平平加 O 乳化剂类似。

例 6-10：含平平加 O 的 O/W 型乳剂型基质的制备

[处方] 平平加 O 25 g，十六醇 100 g，白凡士林 100 g，液体石蜡 100 g，甘油 50 g，尼泊金乙酯 1 g，蒸馏水加至 1 000 g。

[制备] 将油相成分（十六醇、液体石蜡及白凡士林）与水相成分（平平加 O、甘油、尼泊金乙酯及蒸馏水）分别加热至 80℃，将油相加入水相中，边加边搅拌至室温，即得。

乳化剂 OP：为烷基聚氧乙烯醚类。HLB 值为 14.5，属于非离子 O/W 型乳化剂，可溶于水，在冷水中溶解度比在热水中大，在室温中 25% 水溶液仍澄清，1% 水溶液的 pH 为 5~7，对皮肤无刺激性。本品耐酸、碱、还原剂及氧化剂，性质稳定，用量一般为油相质量的 5%~10%。常与其他乳化剂合用。

例 6-11：含乳化剂 OP 的 O/W 型乳剂基质的制备

[处方] 石蜡 40 g，液体石蜡 200 g，单硬脂酸甘油酯 40 g，白凡士林 20 g，司盘 80 1 g，乳化剂 OP 2 g，氯甲酚 0.4 g，蒸馏水加至 1 000 g。

[制备] 将油相（石蜡、液体石蜡、单硬脂酸甘油酯、白凡士林及司盘 80）与水相（乳化剂 OP、氯甲酚及蒸馏水）分别加热至 80℃，将油相逐渐倒入水相混合，搅拌至冷凝，即得 O/W 型乳剂基质。

[注释] 处方中主要乳化剂是乳化剂 OP，加入司盘 80 以调整基质的 HLB 值。

（二）软膏剂的附加剂

软膏剂主要由药物和基质组成，根据需要，通常需要加入抗氧剂、防腐剂、保湿剂、增稠剂、吸收促进剂等附加剂。

1. 抗氧剂　在软膏剂的贮藏过程中，微量的氧就会使某些活性成分氧化而变质。在乳膏剂的乳化过程中会带入较多的氧进入产品中，需要防止乳膏剂的氧化。通常加入一些抗氧剂来保护软膏剂的化学稳定性。常用的抗氧剂分为以下三种。

（1）抗氧剂：能与自由基反应，抑制氧化反应，如维生素 E、没食子酸烷酯、丁基羟基茴香醚（BHA）和丁基羟基甲苯（BHT）等。

（2）还原剂：此类还原剂较活性成分更易被氧化，从而能保护活性物质，如抗坏血酸、异抗坏血酸和亚硫酸盐等。

（3）抗氧剂的辅助剂：通常是金属离子螯合剂，抗氧化性弱，但可通过优先与金属离子结合（因金属离子对氧化过程有催化作用），从而加强抗氧剂的作用。常用的有枸橼酸、酒石酸、EDTA 和巯基二丙酸等。

2. 防腐剂　软膏剂的基质中含有多种物质，容易滋生细菌和真菌等微生物。为了保证制剂不含致病菌（如金黄色葡萄球菌、大肠埃希菌、假单胞菌、沙门氏菌等），特别是用于损伤或有炎症皮肤的软膏剂，需要在软膏中加入抑菌剂。

对抑菌剂的要求是：①和处方中的组成物没有配伍禁忌；②有热稳定性；③在较长的贮藏时间及使用环境中稳定；④对皮肤组织无刺激性、无毒性、无过敏性。常用的抑菌剂见表 6-1。

表 6-1　软膏剂中常用的抑菌剂

种类	举例	质量分数
醇	乙醇、异丙醇、三氯叔丁醇、三氯甲基叔丁醇、苯氧乙醇、苯基对氯苯丙二醇、溴硝基丙二醇	7%
酯	羟苯酯类	0.01%~0.5%
酚	苯酚、苯甲酚、麝香草酚、甲酚、氯代百里酚、卤化衍生物（如对氯邻甲苯酚、对氯间二甲苯酚）	0.1%~0.2%

续表

种类	举例	质量分数
酸	苯甲酸、山梨酸、脱氢乙酸、丙酸、肉桂酸	0.1% ~ 0.2%
芳香油	茴香醚、香茅醛、丁子香粉（邻丁香酚）、香兰酸酯	0.001% ~ 0.002%
季铵盐	苯扎氯铵、溴化十六烷基三甲铵	0.002% ~ 0.010%
其他	葡萄糖酸、洗必泰	0.002% ~ 0.010%

3. 渗透促进剂　渗透促进剂是指可以促进药物穿透皮肤屏障的一类物质，用于增加局部应用药物的渗透性，增加药物的透皮吸收。透皮促进剂类型较多，常用的有：①有机溶剂类，如乙醇、丙二醇、二甲基亚砜等。②有机酸、脂肪醇类，如油酸、亚油酸、月桂醇等。③氮酮及其同系物。④表面活性剂，包括阳离子型、阴离子型、非离子型等。⑤角质保湿与软化剂，如尿素等。⑥挥发油，如薄荷醇、柠檬烯等。

4. 保湿剂　对于 O/W 型乳剂型基质和水性凝胶基质，水分易蒸发而使软膏变硬，影响使用，通常会添加保湿剂，以保持软膏剂的水分含量。常用的保湿剂有甘油、丙二醇、山梨醇等，用量为 5% ~ 20%。

二、软膏剂的制备工艺

按照形成的软膏类型、制备量及设备条件不同，软膏剂的制备采用的方法也不同。溶液型或混悬型软膏剂常采用研磨法或熔融法，乳剂型软膏剂常在形成乳剂型基质过程中或在形成乳剂型基质后加入药物，称为乳化法。在形成乳剂型基质后加入的药物常为不溶性的微细粉末，实际上也属混悬型软膏。

制备软膏的基本要求，基质细腻、药物在基质中分散均匀，以减少软膏对病患部位的刺激和提高疗效，这与制备方法的选择，特别是加入药物方法关系密切。

（一）制备方法

软膏剂的制备方法有研和法、融和法和乳化法。

1. 研和法　一般工艺流程为：固体药物→研细→加入部分基质、液体成分→研磨至细腻糊状→递加其余基质研磨→成品。制备时将药物研细过筛后，先用少量基质研匀，然后等量递加其余基质至全量，研匀即得。

此法是将药物直接添加到基质中均匀混合的软膏，特别适合于主药对热不稳定者。如基质为油脂性的半固体时，就可直接采用研和法（水溶性基质和乳剂型基质不宜用）。此法适用于小量制备，且药物为不溶于基质者。用软膏刀在陶瓷或玻璃的软膏板上调制，也可在乳钵中研和制备。

2. 融和法　一般工艺流程为：基质→水浴加热熔化→加入其他基质、液体成分→搅拌至全部基质熔化→搅拌下加入研细的药物→搅拌冷凝至膏状（成品）。

此法是制备一般软膏普遍使用的方法，特别适合于大量制备。适用于含固体的油脂性基质或水溶性基质，也适用于含固体药物较多的软膏剂制备。制备时先加热熔化高熔点基质成分后，再加入其他低熔成分，熔合成均匀的基质，如有杂质，须趁热滤过，然后加入液体成分和在基质中可以溶解的药物。不溶性药物必须先研成细粉后筛入熔化或软化的基质中，搅拌混合均匀。若不够细腻，需要通过研磨机进一步研匀，使无颗粒感，常用三滚筒软膏机，使软膏受到滚辗与研磨而细腻、均匀。

3. 乳化法　此法适用于制备乳剂型基质软膏即乳膏。将处方中的油脂性和油溶性组分一起加热至 80℃左右成油溶液（油相），另将水溶性组分溶于水后一起加热至 80℃成水溶液（水相），使温度略高于油相温度，然后将水相逐渐加入油相中，边加边搅至冷凝，最后加入水、油均不溶解的组分，搅匀即得。

在制备乳膏时，油相和水相的添加方式、加入速度、搅拌方式、乳化温度与乳化时间，甚至乳化锅的结构等都有可能影响乳膏的质量。大量生产时，由于油相温度在冷却过程中不易控制均匀，或二相混合时搅拌不匀，都会影响形成的基质的细腻程度，因此在温度降至30℃时再通过胶体磨、三滚筒软膏机等使其更加细腻均匀。乳膏制备也可使用旋转型热交换器的连续式乳膏机。

油相和水相的添加方式一般有三种情况：①分散相加到连续相中，这是两相混合的一般原则和通常使用的方法，适用于分散相所占比例较小的乳膏。②连续相加入分散相中，此法适用于多数乳膏。在用此法制备过程中，会引起乳剂的转型，从而产生更为细小的分散相粒子。如在制备 O/W 型乳膏基质时，水相在搅拌下缓缓加入油相内，开始时油相的量远多于水相，形成 W/O 基质；随着水相的不断加入，水相的量逐渐上升，基质黏度不断增加，直至 W/O 基质中水相的体积扩大到最大限度；超过此限，基质黏度降低，在搅拌下发生转型，由开始的 W/O 型转变为预期的 O/W 型，使分散相（油相）分散更加细小，得到的基质更加细腻。需要注意的是，转型时水分从分散相析出，乳剂基质只是出现破坏现象，此时应强烈搅拌，使转型完全。③两相同时加入，不分先后。此法主要适用于工业化大批量生产，尤其是连续生产。

（二）软膏剂中药物加入的一般方法

一般根据药物和软膏基质的性质将药物按如下方法处理：

（1）若药物能溶于基质中，则先将药物溶于基质的组分中，再制成软膏。如樟脑、薄荷油、松节油等，可加入熔化的油脂性基质中溶解。

（2）如果是乳剂型基质软膏，可根据药物的溶解性分别溶于油相或水相中，但前提是不能影响乳化。如果是在水相中不稳定或者在两相中均不能溶的药物，则可以在乳剂型基质制成后再加入。

（3）不溶性药物（水相和油相中都不溶）如硫黄、氧化锌等，可先粉碎成细粉并过六号筛（100～120目），采用研合法制备，需将药物粉末先与少量基质或能与基质混溶的液体（如油脂性基质可加植物油，凡士林基质可加液体石蜡，水溶性基质可加水或甘油）研磨成糊状，再按等量递加法加入剩余基质即得。如用融和法，则在不断搅拌下，将药物粉末直接加到熔融的基质中，搅拌均匀至冷却，即可。

（4）若是在处方中含量较少且可溶于某种溶剂的药物，可先用少量适宜的溶剂将其溶解，再与基质混匀。例如，含少量水溶性生物碱类药物，可将生物碱用少量水溶解，再用吸水性基质如羊毛脂将水溶液吸收，然后与其余基质混匀。

（5）若是固体浸膏或半固体黏稠性药物，则可先加少量可与基质混溶或被吸收的溶剂（如水、稀乙醇），研成糊状或使之软化，再与基质混合。中药煎液、流浸膏等一般先浓缩至糖浆状，再与基质混合。

（6）处方中含有低共熔成分如薄荷脑、樟脑、冰片等挥发性成分时，可先将其研磨至共熔，再与冷却的基质（低于40℃）混匀。

（7）用融合法或乳化法制备软膏时，挥发性药物或受热易破坏的药物需等基质冷却至40℃以下后再加入，以减少药物的损失和破坏。

（8）防腐剂一般溶于适量基质或适宜溶剂中，再加入基质中，混匀。

三、软膏剂的处方组成与实例

软膏剂主要由药物、基质和附加剂组成。附加剂是指抗氧剂、防腐剂、保湿剂等用以防止出现药物及基质变质、水分蒸发等问题的成分。下面以实例说明不同软膏剂的处方组成：

1. 油脂性基质的软膏处方

例 6-12：清凉油的制备

［处方］樟脑 160 g，薄荷脑 160 g，薄荷油 100 g，桉叶油 100 g，凡士林 200 g，石蜡 210 g，蜂蜡 90 g，10% 氨溶液 6.0 mL。

［制备］先将樟脑、薄荷脑混合研磨使其共熔，然后与薄荷油、桉叶油混合均匀；另将石蜡、蜂蜡和凡士林加热至 110℃（除去水分），必要时滤过，冷却至 70℃，加入芳香油等，搅拌，最后加入 10% 氨溶液，混匀即得。

［注释］本品较一般油性软膏稠度大，近于固态，熔程在 46~49℃，处方中石蜡、蜂蜡、凡士林三者用量配比应随原料的熔点不同加以调整。

2. 乳剂型基质的软膏处方

例 6-13：皮炎平乳膏的制备

［处方］硬脂酸 45 g，单硬脂酸甘油酯 22.5 g，硬脂醇 50 g，液体石蜡 27.5 g，三乙醇胺 3.75 g，尼泊金甲酯 0.5 g，甘油 12.5 g，尼泊金丙酯 0.5 g，丙二醇 10 g，醋酸地塞米松 0.75 g，樟脑 10 g，薄荷脑 10 g，蒸馏水加至 1 000 g。

［制备］将处方中硬脂酸、单硬脂酸甘油酯、硬脂醇、液体石蜡在 80℃水浴中熔化为油相。另将三乙醇胺、甘油、尼泊金甲酯及丙酯、蒸馏水加热至 80℃作为水相。醋酸地塞米松用丙二醇溶解，樟脑和薄荷脑先研磨得到共熔物，备用。将水相缓缓倒入油相中，边加边保温搅拌，再将醋酸地塞米松加入上述混合系统中，搅拌冷却至 50℃时加入共熔的樟脑和薄荷脑，继续搅匀即得。

［注释］本品为 O/W 型乳膏，硬脂酸部分与三乙醇胺反应生成一价皂作为 O/W 型乳化剂。醋酸地塞米松为难溶性药物，因此用丙二醇将其溶解后再加入基质中。樟脑和薄荷脑研磨形成共熔物，为防止樟脑、薄荷脑过热挥发，待基质温度降至 50℃再加入。

3. 水溶性基质的软膏处方

例 6-14：复方酮康唑软膏的制备

［处方］酮康唑 20 g，依诺沙星 3 g，无水亚硫酸钠 2 g，PEG 4000 300 g，PEG 400 605 g，丙二醇 50 g，蒸馏水 20 g。

［制备］取酮康唑和依诺沙星，用丙二醇调成糊状，备用；将无水亚硫酸钠溶于蒸馏水中，备用。将 PEG 4000 和 PEG 400 在水浴上加热至 85℃使熔化，待冷至 40℃以下，加入上述糊状物和亚硫酸钠溶液，搅匀即得。

［注释］本品用于治疗浅表及深部真菌、细菌引起的各种皮肤感染和各种皮炎。

四、软膏剂的质量评价

1. 主药含量测定　一般软膏剂应按药典或其他规定的标准和方法测定主药含量。采用适宜的溶媒将软膏中药物溶解提出，再进行含量测定。软膏剂含量测定的关键：一是排除基质对主药含量测定的干扰和影响，多采用 HPLC 法测定；二是将药物从基质中准确提取出来，可通过空白试验和加样回收试验进行考察。

2. 物理性质的检测

（1）物理外观：软膏和基质的物理外观要求色泽均匀一致，质地细腻，无粗糙感，无污物。检查方法是将少量供试品涂于玻璃片上，覆以盖玻片，置显微镜下检查。对混悬性软膏，不得检出大于 180 μm 的粒子。

（2）熔程：一般软膏以接近凡士林的熔程（38~60℃）为宜。烃类基质或其他油脂性基质或原料可用熔点（或滴点）检查，按照药典方法或用显微熔点仪测定。由于熔点的测定不易观察清楚，需取数次平均值评定。

（3）黏度和稠度：为保证软膏的批内和批间的均匀性，常对软膏的黏度（稠度）进行控制。黏度一般运用黏度计测定。如图6-1所示，数显旋转黏度计测定的原理是由电机经变速带动转子作恒速旋转，当转子在液体中旋转时，液体会产生作用在转子上的黏度力矩。液体的黏性越大，该黏性力矩也越大；反之，该黏性力矩也越小。该作用在转子上的黏性力矩由传感器检测出来，经计算机处理后得出被测液体的黏度。数显旋转黏度计采用微电脑技术，能方便地设定量程（转子号及转速），对传感器检测到的数据进行数字处理，并且在显示屏上清晰地显示测量时设定的转子号、转速、被测液体的黏度值及满量程百分比值等内容。数显旋转黏度计配有4个转子（1、2、3、4号）和8档转速（0.3、0.6、1.5、3、6、12、30、60 r/min），可有32种组合测量测定范围内的各种液体的黏度。

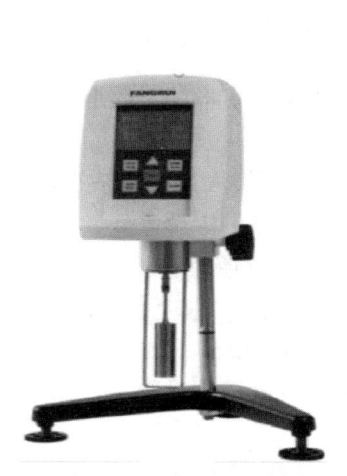

图 6-1 数显旋转黏度计

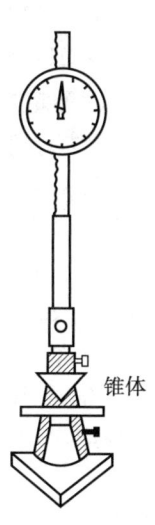

锥体

图 6-2 插度计

另对非牛顿流体（如凡士林）通常可用插度计测定稠度。如图6-2所示，插度计在一定温度下，将质量为150 g的金属锥体的锥尖放在试品的凝固表面上，然后使锥体在5 s内自由垂直落入试品中，以插入的深度评定供试品稠度，以0.1 mm的深度为一个单位，称为插入度。稠度大，插入度小；反之，插入度大。例如，凡士林的插入度在0℃时不得小于100，在37℃时不得大于300。O/W型乳剂基质的插入度（25℃）以在200～300为宜。

（4）酸碱度：不少软膏基质在精制过程中需用到酸、碱处理，有时还需通过pH调节软膏的黏度或稠度，因此应对软膏的酸碱度进行测定，以免引起刺激。测定方法是取样品加适量水或乙醇分散混匀，然后利用酸度计测定，一般控制在pH 4.4～8.3。

3. 刺激性研究 用于皮肤的软膏，在兔背上剃去毛约2.54 cm²，休息24 h，使剃毛引起的刺激反应恢复正常后，取0.5 g软膏均匀涂布于剃毛部位形成薄层，24 h后观察皮肤有无发红、起疹、水疱等现象，并用空白基质作对照。用于黏膜的软膏，在家兔眼黏膜上涂敷0.25 g软膏，起初2 h内每0.5 h观察1次，24 h后再观察1次，若无黏膜充血、流泪、畏光及躁动不安等现象，说明对眼无刺激性或刺激性甚微。对人体皮肤做刺激性试验时，将软膏涂敷手臂或在大腿内侧等柔软的皮肤面上，24 h后观察涂敷部位的皮肤有何反应。

4. 稳定性研究 软膏剂的稳定性要求主要包括性状（如变色、分层、涂展性、异臭、酸败）、均匀性、含量、粒度、有关物质等方面的要求，在贮存期内应符合规定。

（1）加速试验法：软膏按市售包装在温度（30±2）℃、相对湿度（65±5）%的药品稳定箱中放置 6 个月，分别于 0、1、2、3、6 个月时取样，检测上述项目。

（2）长期试验法：软膏按市售包装在温度（25±2）℃、相对湿度（60±5）% 的药品稳定箱中放置 12 个月，或在温度（30±2）℃、相对湿度（65±5）% 的条件下放置 12 个月，分别于 0、3、6、9、12 个月时取样，检测上述项目。

乳膏受温度的影响较大，应做耐热、耐寒试验。检测方法：分别于 55℃ 恒温箱恒温 6 h 与 -15℃ 放置 24 h，应无油水分离。一般 W/O 型基质不耐热，于 38~40℃ 即油水分层，应以不破裂为限度，O/W 型基质不耐寒易变粗。另外，在室温状态下，以离心法进行测定，将软膏 10 g，装入带刻度的离心管内，离心（转速为 2 500 r/min）0.5 h 不应有分层现象。

5. 微生物限度 除另有规定，按照 2025 年版《中国药典》非无菌产品微生物限度检查应符合规定。

6. 无菌 用于烧伤［除程度较轻的烧伤（Ⅰ度或浅Ⅱ度外）］、严重创伤或临床必须无菌的软膏剂与乳膏剂，按照 2025 年版《中国药典》检查，应符合规定。

7. 药物释放、穿透及吸收的测定方法

（1）体外试验法：体外试验法有离体皮肤法、半透膜扩散法、凝胶扩散法和微生物扩散法等，其中以离体皮肤法较接近应用的实际情况。

1）离体皮肤法：在扩散池（常用 Franz 扩散池）中将人或动物皮肤固定，测定在不同时间由供给池穿透皮肤到接受池溶液中的药物量，计算药物对皮肤的渗透率。

2）半透膜扩散法：取软膏（如水杨酸软膏）装于内径及管长均约为 2 cm 的短玻璃管，管的一端用玻璃纸封贴并扎紧，将软膏紧贴于一端的玻璃纸上，并应无气泡，放入装有 100 mL 37℃ 的水中，分别于 30 min、1 h、2.5 h 时取出 5 mL，加入 1 mL 试液（8% 硫酸铁铵溶液），于最大吸收波长（530 nm）下测定吸光度，并补加 5 mL 蒸馏水，根据标准曲线计算溶液中药物（水杨酸）含量，并绘制出释放量 - 时间的曲线图。

3）凝胶扩散法：利用含显色指示剂的琼脂凝胶为扩散介质，放入约 10 cm 长的试管内，在上端 10 mm 空隙处装入软膏，紧密接触，隔一定时间测定呈色区高度，以呈色区高度（即扩散距离）的平方为纵坐标、时间为横坐标作图，拟合一直线，求直线的斜率，即为扩散系数，可作为不同软膏基质释药能力的比较。扩散系数越大，释药越快。

4）微生物扩散法：适用于抑菌药物软膏，将细菌接种于琼脂平板培养基上，在平板上打大小相同的孔若干，填入软膏，经培养后测定孔周围抑菌区大小。

（2）体内试验法：将软膏涂于人或动物的皮肤上，经一定时间后进行测定，包括体液与组织器官中药物含量测定法、生理反应法、放射性示踪原子法等。

第三节 凝 胶 剂

凝胶剂是指原料药物与能形成凝胶的辅料制成的具有凝胶特性的稠厚液体或半固体制剂。除另有规定外，凝胶剂限局部用于皮肤及体腔，如鼻腔、阴道和直肠等。

凝胶剂有单相凝胶和双相凝胶之分。小分子无机原料药物如氢氧化铝凝胶剂是由分散的药物小粒子以网状结构存在于液体中，属两相分散系统，也称混悬型凝胶剂。混悬型凝胶剂可有触变性，静止时形成半固体而搅拌或振摇时成为液体。凝胶剂基质属单相分散系统，有水性与油性之分。水性凝胶基质一般由水、甘油或丙二醇与纤维素衍生物、卡波姆、海藻酸盐、西黄蓍胶、明胶、淀粉等构成；油性凝胶基质由液体石蜡与聚乙烯或脂肪油与胶体硅或铝皂、锌皂等构成。在临床上应用较多的是以水性凝胶为基质的凝胶剂。

一、凝胶剂的基质与附加剂

水性凝胶基质一般是高分子材料，可分为天然高分子、半合成高分子及合成高分子。天然高分子常用的有淀粉类、海藻酸类、植物胶和动物胶等；半合成高分子有改性淀粉和改性纤维素，如羧甲纤维素、甲基纤维素等；合成高分子有卡波姆、聚丙烯酸钠等。

水性凝胶基质大多在水中溶胀成水性凝胶（hydrogel）而不溶解。本类基质一般易涂展和洗除，无油腻感，能吸收组织渗出液，不妨碍皮肤的正常功能。由于黏滞度较小而利于药物特别是水溶性药物的释放，但润滑作用差，易失水干燥和霉变，常需添加保湿剂和防腐剂，且添加量较其他基质大。

1. 卡波姆（carbomer） 又称丙烯酸树脂，商品名为卡波姆，按黏度不同常分为 934、940、941 等规格，国外多用 934，国内多用 940。本品是一种引湿性很强的白色松散粉末。由于分子中存在大量的羧酸基团，与聚丙烯酸有非常类似的理化性质，可以在水中迅速溶胀，但不溶解。分子结构中的羧酸基团使其水分散液呈酸性，1% 水分散液的 pH 约为 3.11，但黏性较低。当用碱中和时，随大分子逐渐溶解，黏度也逐渐上升，在低浓度时形成澄明溶液，在浓度较大时形成透明状的凝胶。在 pH 6～11 有最大的黏度和稠度，因中和使用的碱及卡波姆的浓度不同，溶液的黏度变化也有所区别。在一般情况下，中和 1 g 卡波姆约需 1.35 g 三乙醇胺或 0.40 g 氢氧化钠。

盐类电解质可使卡波姆凝胶的黏性下降，碱土金属离子及阳离子聚合物等均可与之结合成不溶性盐，强酸也可使卡波姆失去黏性，在配伍时必须避免。卡波姆的常用浓度为 0.5%～1.5%，所形成的凝胶性质稳定，不氧化，不水解，但光照条件下贮存时黏性下降，可加入抗氧剂。卡波姆凝胶容易长霉，需加防腐剂，常用 0.1% 氯甲酚防腐剂，不宜用苯甲酸及其钠盐、苯扎氯铵作防腐剂，因为会使凝胶黏度降低，甚至产生沉淀。卡波姆凝胶制成的基质无油腻感，涂用润滑舒适，特别适宜于治疗脂溢性皮肤病。

例 6-15：卡波姆凝胶基质的制备

［处方］卡波姆 940 10 g，乙醇 50 g，甘油 50 g，聚山梨酯 80 2 g，羟苯乙酯 1 g，三乙醇胺 13.5 g，蒸馏水加至 1 000 g。

［制备］将卡波姆 940 与甘油、聚山梨酯 80 混匀后，加入 800 g 蒸馏水混合溶胀成半透明溶液，边搅拌边滴加处方量的三乙醇胺；另将羟苯乙酯溶于乙醇后逐渐加入搅匀，并加入处方量剩余的三乙醇胺及蒸馏水至全量，搅匀即得。

［注释］卡波姆 940 在水中分散时应注意分散均匀，不能成团。甘油和聚山梨酯 80 先与卡波姆 940 搅匀，再加水易于分散。凝胶形成过程中易产生大量气泡，通过加热一定时间可除尽气泡。三乙醇胺用来调节凝胶的 pH，使卡波姆 940 在 pH 6～11 有最大的黏度和稠度。

2. 纤维素衍生物（cellulose derivative） 纤维素经衍生化后成为在水中可溶胀或溶解的胶性物。常用的品种有甲基纤维素（MC）、羧甲纤维素钠（CMC-Na）和羟丙纤维素（HPC），常用的浓度为 2%～6%。MC 缓缓溶于冷水，不溶于热水，但室温放置冷却后可溶解。1% 的 MC 水溶液 pH 为 6～8。MC 在 pH 2～12 中稳定，MC 溶液于 115℃ 下加热 30 min 稳定性不变；MC 基质需加适量防腐剂，MC 能与尼泊金类形成复合物，常加硝酸苯汞、苯甲醇、三氯叔丁醇等防腐；MC 与氯甲酚、间苯二酚、鞣酸及硝酸银有配伍禁忌。CMC-Na 在任何温度下均可溶解，1% 的水溶液 pH 为 6～8，CMC-Na 在低于 pH 5 或高于 pH 10 时其黏度显著下降（可增加用量克服之）；CMC-Na 基质均需加适量防腐剂，但不宜加硝酸苯汞或其他重金属盐作防腐剂；CMC-Na 是阴离子型化合物，也不宜与阳离子型药物配伍也可产生沉淀并使药效下降。本类基质涂布于皮肤时有较强黏附性，较易失水，干燥而有不适感，常需加入 10%～15% 甘油调节。

3. 其他 水性凝胶基质还有甘油明胶基质、淀粉甘油基质和海藻酸钠凝胶基质等。甘油明胶基质由 1%～3% 明胶、10%～30% 甘油与水加热制成，本品温热后易涂布并能形成一层保护膜，因本身有弹性，故在使用时较舒适。淀粉甘油由 10% 淀粉、2% 苯甲酸钠、70% 甘油及水加热制成。海藻酸钠凝胶基质含有 2%～10% 海藻酸钠及少量钙盐。

例 6-16：海藻酸钠凝胶基质的制备

［处方］海藻酸钠 30 g，葡萄糖酸钙 0.5 g，甘油 450 g，羟苯乙酯 2 g，纯化水加至 1 000 g。

［制备］将海藻酸钠与甘油混匀，另取羟苯乙酯溶于热水中，加入葡萄糖酸钙搅拌溶解，然后一次性加入以上混合物中，快速搅拌至凝胶状态即可。

二、凝胶剂的制备工艺

水凝胶剂的一般制法是：药物溶于水者常先溶于部分水或甘油中，必要时加热，其余处方成分按基质配制方法制成水凝胶基质，再与药物溶液混匀，加水至足量搅匀即得。对于水不溶性药物，可先用少量水或甘油研细、分散，再与基质混合搅匀即得。凝胶剂所用内包装材料不应与药物或基质发生反应。

三、凝胶剂的处方组成与实例

凝胶剂的处方组成与软膏剂类似，由药物、凝胶基质和附加剂组成。

例 6-17：林可霉素利多卡因凝胶（绿药膏）的制备

［处方］林可霉素 5 g，利多卡因 4 g，丙二醇 100 g，尼泊金乙酯 1 g，卡波姆 -940 5 g，三乙醇胺 6.75 g，蒸馏水加至 1 000 g。

［制备］将卡波姆 -940，加入适量甘油润湿研磨，与 500 g 蒸馏水混合溶胀成半透明溶液，边搅拌边滴加处方量的三乙醇胺形成凝胶基质。将尼泊金乙酯溶于丙二醇后逐渐加入凝胶基质中搅匀，并用剩余量的水溶解林可霉素、利多卡因后加入凝胶基质中，搅拌均匀即得。

［注释］本品为复方制剂，其中所含盐酸林可霉素（洁霉素）为抗生素，其抗菌谱与红霉素相似，主要对革兰阳性菌有较高的抗菌活性，作用机制是抑制菌体蛋白质合成。利多卡因为局部麻醉剂，外用具有止痛、止痒作用。

例 6-18：复方地塞米松凝胶的制备

［处方］地塞米松磷酸钠 0.2 g，盐酸麻黄碱 10 g，呋喃西林 0.2 g，5% 羟苯乙酯乙醇溶液 6 mL，甘油 100 g，卡波姆 -934 3 g，1 mol/L 氢氧化钠溶液 6 mL，纯化水加至 1 000 g。

［制备］取卡波姆 -934，加入甘油润湿研磨，再加适量纯化水溶胀制成凝胶基质。将盐酸麻黄碱、呋喃西林、地塞米松磷酸钠、5% 羟苯乙酯乙醇溶液以热的纯化水溶解，放冷，加入上述凝胶基质中，搅匀，用 1 mol/L 氢氧化钠溶液调 pH 至 6.0～7.0，加纯化水至全量，搅匀，即得。

［注释］本品应为淡黄色透明黏稠凝胶，具有抗炎、抗过敏等作用，用于过敏性鼻炎。

四、凝胶剂的质量评价

凝胶剂须进行性状、均匀性、含量、有关物质、pH、装量和微生物限度检查，各项检查结果应符合规定。乳胶剂应检查分层现象，混悬型凝胶剂还需测定粒度。用于严重创伤的凝胶剂，应进行无菌检查。均按照 2025 年版《中国药典》相关要求评价，应符合规定。

第四节　眼　膏　剂

眼膏剂（eye ointment）指由原料药物与适宜基质均匀混合，制成溶液型或混悬型膏状的无菌眼用半固体制剂。

与滴眼剂相比，眼膏剂的优点是：①所选用的基质刺激性小、无水和化学惰性，适宜于配制对水分不稳定的药物，如某些抗生素药物常配制成眼膏剂应用。②在眼中保留时间长，增加药物与眼的接触时间，因此具有长效作用。③能减轻眼睑对眼球的摩擦，有助于角膜损伤的愈合，常用于眼科术后用药及眼部感染。眼膏剂的缺点是：有油腻感，基质熔化时，能使视物模糊，患者不太乐意使用。因此，较宜夜间使用眼膏剂，白天使用滴眼剂。

眼膏剂、眼用乳膏剂和眼用凝胶剂每个包装的装量一般应不超过 5 g。

一、眼膏剂的基质

除符合软膏剂的各项要求，眼膏剂的基质还须选用纯净、极细腻且对眼结膜和角膜均无刺激，同时具有接近体温的熔点或软化温度。常用的基质是黄凡士林 – 液体石蜡 – 羊毛脂质量比为 8∶1∶1 混合物，根据季节与气温不同，可调整液体石蜡的用量，以调节软硬度。白凡士林为黄凡士林的漂白物，与硅酮一样对眼有刺激，故不能用于眼膏剂。基质中羊毛脂有表面活性作用，具有较强的吸水性和黏附性，使眼膏和泪液容易混合，并易附着眼结膜上，基质中药物容易穿透眼膜。基质加热熔合后用绢布等适当滤材趁热过滤，滤液于 150℃干热灭菌 1～2 h，冷却备用。也可将各组分分别灭菌后配制。用于眼部手术或创伤的眼膏剂应灭菌或无菌操作制备，且不得添加抑菌剂或抗氧剂。

二、眼膏剂的制备工艺

眼膏剂的制备与一般软膏剂制备方法基本相同，但眼膏剂属于灭菌制剂，应在清洁、无菌的环境中配制。所用基质应过滤并灭菌，不溶性原料药物应预先制成极细粉（过九号筛）。

眼膏剂的配制用具及包装材料都要进行灭菌处理。配制用具如软膏刀、软膏板、乳钵、量杯、天平等，需经 75% 乙醇擦洗，或用水洗净后再用干热灭菌法灭菌。大量生产所用器械，如搅拌机、研磨机、填充器等，应洗净干燥，使用前用 75% 乙醇擦洗。包装用软膏管，洗净后用 75% 乙醇或 12% 苯酚溶液浸泡，应用时用蒸馏水冲洗干净，烘干即可。也有用紫外线灯照射进行灭菌。眼膏剂所用的包装容器不应与药物或基质发生理化作用。

配制眼膏剂时，如药物易溶于水且性质稳定，则可用少量灭菌水溶解，然后加适量已灭菌的基质或羊毛脂，研和至水溶液被完全吸收，再加入剩余已灭菌的基质；如药物不溶于水或不宜用水溶解，则先在无菌条件下用适宜的方法研磨成极细粉末并通过九号筛，然后再与少量灭菌液体石蜡或基质研和，最后加入其余基质制成眼膏。在无菌条件下，也可将灭菌后的基质置于蒸汽夹层中保持眼膏基质熔化状态，以无菌操作将药物的细粉加入，再趁眼膏融化状态时，使不溶性成分分散。在显微镜下，观察最大粒子不得超过 50 μm。

三、眼膏剂的处方组成与实例

眼膏剂的处方组成一般就是药物与眼膏基质混合而成。

例 6-19：乙基吗啡眼膏（狄奥宁眼膏）的制备

［处方］乙基吗啡 0.1 g，眼用基质加至 100 g。

［制备］取乙基吗啡置于无菌乳钵中，加 10 mL 灭菌注射用水溶解后，加入适当的基质研磨吸收后，再逐渐加其余基质，研匀，无菌分装，即得。

［注释］本品可增加血流和淋巴循环，促进角膜混浊的吸收，用于基质性角膜炎及角膜混浊等症。

例 6-20：红霉素眼膏的制备

［处方］乳糖酸红霉素 50 万单位，液体石蜡适量，眼膏基质加至 100 g。

［制备］取注射用乳糖酸红霉素，置灭菌乳钵中研细为极细粉，加少量灭菌液体石蜡，研成细腻糊状，加入少量灭菌基质研匀，再分次递加剩余基质，研磨均匀，即得。

［注释］红霉素在干燥状态时较稳定，在水溶液中易失效，故加入液体石蜡研成细糊状后再混悬于眼膏制剂中，红霉素遇热（约 60℃）易分解，故所用眼膏基质应灭菌冷却后加入。本品用于葡萄球菌、链球菌、肺炎球菌感染所致的眼炎及沙眼等。

四、眼膏剂的质量评价

眼膏剂应检查的项目有：可见异物、粒度（药物颗粒≤50 μm）、金属性异物、装量差异、无菌等，详见 2025 年版《中国药典》。

🔍 思考题

1. 软膏剂的基质分为哪三类？请各举两例。
2. 制备软膏剂的方法有哪几种，各适用于何种情况？
3. 简述乳化法制备乳膏剂的操作步骤。
4. 以卡波姆制备凝胶剂时为何需加碱中和？
5. 眼膏剂在制备及质量上有什么特殊要求？

（刘利萍）

🌐 数字资源详见　新形态教材网

📊 思维导图　　📺 拓展阅读　　🖥 本章小结　　📄 测试题　　🎬 教学课件

第七章
经皮给药制剂

✖ 思维导图

第一节　概　　述

一、经皮给药制剂的概念和发展简史

经皮给药系统（transdermal drug delivery system，trandsdermal therapeutic system，TDDS）是指药物以一定的速率透过皮肤经毛细血管吸收进入人体循环的达到有效血药浓度，从而发挥全身治疗作用的一类制剂，一般为贴片（patch）或贴剂。而广义的经皮给药系统包括软膏剂、硬膏剂、巴布剂、贴剂、涂剂、气雾剂、喷雾剂、泡沫剂、微型海绵剂等，本章主要介绍贴剂。

经皮给药最早源于中国，早在 1 300 多年前的甲骨文中就有关于中药经皮给药的记载，且在历代的本草、专著中均有记载。现代经皮给药系统源于西方，第一个经皮给药制剂为 1979 年美国 FDA 批准上市的东莨菪碱贴片。但由于皮肤的屏障作用，截至 2020 年，在发达国家只有 25 种药物的透皮贴剂获准上市，具体见表 7-1。透皮给药系统适用于多种疾病的治疗，包括抑郁症、高血压、尿失禁、心绞痛、充血性心力衰竭、精神分裂症、阿尔茨海默病等。另外，还有其局部作用的非甾体抗炎药酮洛芬、联苯乙酸、吲哚美辛、双氯芬酸类、洛索洛芬钠等贴剂，广泛用于治疗骨关节炎、类风湿性关节炎。

表 7-1　国外已上市的经皮给药贴剂

药物名称	商品名	治疗用途	作用时间	类型	批准时间
东莨菪碱	Transdermal-Scop®	晕动病	3 天	贮库型	1979 年
硝酸甘油	Transdermal-Nitro®	心绞痛	1 天	贮库型	1981 年
可乐定	Catapres-TTS®	高血压	7 天	贮库型	1984 年
雌二醇	Estraderm®	骨质疏松	3 天	贮库型	1986 年

续表

药物名称	商品名	治疗用途	作用时间	类型	批准时间
硝酸异山梨酯	Frandol Tape-S®	心绞痛	1 天	黏胶分散型	1987 年
芬太尼	Duragesic®	癌症疼痛	3 天	贮库型	1990 年
尼古丁	Nicoderm®	戒烟	1 天	黏胶分散型	1991 年
睾酮	Androde®	男性更年期综合征	1 天	贮库型	1993 年
雌二醇 / 炔诺酮	CombiPatch®	更年期综合征	7 天	黏胶分散型	1998 年
妥洛特罗	Hokunalin®	哮喘	1 天	黏胶分散型	1998 年
利多卡因	Lidoderm®	疱疹后神经痛	12 h	骨架型	1999 年
诺孕曲明 / 炔雌醇	Ortho Evra®	避孕	7 天	黏胶分散型	2001 年
奥昔布宁	Oxytrol®	膀胱过动症	3 天	黏胶分散型	2003 年
哌甲酯	Daytrana®	注意缺陷多动症	9 h	黏胶分散型	2006 年
司来吉兰	Emsam®	严重抑郁	1 天	黏胶分散型	2006 年
罗替高汀	Neupro®	帕金森病	1 天	黏胶分散型	2007 年
卡巴拉汀	Exelon®	阿尔茨海默病	1 天	黏胶分散型	2007 年
格拉司琼	Sancuso®	化疗引起的呕吐	7 天	黏胶分散型	2008 年
辣椒碱	Qutenza®	带状疱疹神经痛	1 h	黏胶分散型	2009 年
丁丙诺啡	BuTrans®	癌症疼痛	7 天	黏胶分散型	2010 年
比索洛尔	Bisono®	高血压	1 天	黏胶分散型	2013 年
依美斯汀	Allesaga®	过敏性鼻炎	1 天	黏胶分散型	2018 年
布南色林	Lonasen®	精神分裂症	1 天	黏胶分散型	2019 年
罗匹尼罗	Haruropi®	帕金森病	1 天	黏胶分散型	2019 年
阿塞那平	Secuado®	精神分裂症	1 天	黏胶分散型	2019 年

注：吕万良，王坚成.现代药剂学［M］.北京：北京大学医学出版社，2022.

二、经皮给药制剂的特点

近年来受关注的 TDDS，与胶囊剂、片剂等比较，有以下 5 个优点：①避免肝首过效应，不受胃肠道因素，如消化酶、pH、食物等的干扰。②可以长时间维持稳定的血药浓度，避免峰谷现象，降低毒副作用。③可以减少给药次数，使用方便，患者可以根据医嘱服药，提高用药的顺应性。④可直接作用于靶部位发挥药效。⑤发现副作用时，可以随时停止给药。

TTDS 的不足：①不适合大剂量药物及对皮肤表面有刺激性的药物。②起效慢，不适合要求起效快的药物。③个体差异大，给药部位的差异较大。

三、经皮给药制剂的分类

经皮给药制剂可以分为传统制剂和现代经皮给药制剂，传统制剂包括软膏剂、乳膏剂、糊剂、涂膜剂、凝胶剂、硬膏剂、巴布剂、气雾剂、喷雾剂、泡沫剂、海绵剂等，现代经皮给药制剂主要是贴剂。贴剂是指化学药物或药材提取物与适宜的高分子材料制成的一种薄膜状贴膏剂，可用于完整的皮肤表面，也可用于有疾病或不完整的皮肤表面。其中，用于完整皮肤表面的能将药物透过皮肤进入血液循环系统的贴剂称为透皮贴剂。根据目前生产及临床应用现状，透皮贴剂大致分为三类：黏胶分散型、周边胶黏骨架型和贮库型，结构见图 7-1。

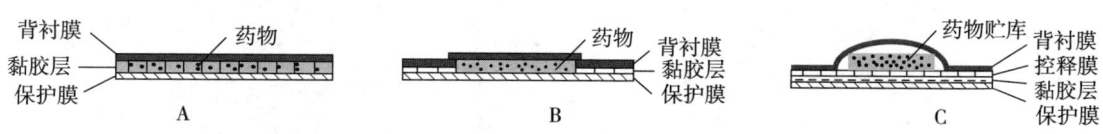

图 7-1 常见透皮贴剂结构示意图
A. 胶黏分散型贴剂；B. 周边胶黏骨架型贴剂；C. 贮库型贴剂

（一）胶黏分散型贴剂

此类贴剂是将药物分散在压敏胶中，铺于背衬材料上，加防黏层即成，与皮肤接触的表面均可输出药物，具有生产方便、顺应性好、成本低等特点，不足的是药物的释放随给药时间的延长而减慢，导致剂量不足而影响药效。

（二）周边胶黏骨架型贴剂

此类贴剂是在含药的骨架周围涂上压敏胶，贴在背衬材料上，加防黏层即成。通常用亲水凝胶材料，如聚乙烯醇、聚维酮、聚丙烯酸酯和聚丙烯酰胺等，作为骨架；加入水、丙二醇、山梨醇等，作为润湿剂。贴剂中的亲水性骨架能与皮肤紧密贴合，通过润湿皮肤促进药物的吸收。这类系统的药物释放速率受骨架组成与药物浓度的影响。

（三）贮库型贴剂

此类贴剂是利用高分子包裹材料将药物与透皮促进剂包裹成贮库，主要利用包裹材料的性质控制药物的释放速率。一般由背衬膜、药物贮库、控释膜、黏胶层、保护膜组成。药物分散或溶解在半固体基质中组成药物贮库。该系统在控释膜表面涂加一定剂量的药物作为冲击剂量，缩短用药后的时滞。如果该系统控释膜因某种原因损坏，会造成药物的大量释放，引起严重的毒副作用，甚至死亡。此类贴剂生产工艺复杂，使用面积较大，顺应性差。

四、经皮给药制剂吸收的影响因素

（一）药物经皮吸收途径

药物经过皮肤吸收进入体循环的途径有两条，包括表皮途径和经附属器途径。皮肤结构及吸收途径见图 7-2。

1. 经表皮途径 此途径为药物经皮吸收的主要途径。药物通过角质层和表皮，进入活性表皮，扩散到达真皮，被毛细血管吸收进入体循环。药物在角质层的扩散途径有细胞途径和细胞间隙途径。细胞途径是指药物通过角质细胞到达活性表皮，此途径的扩散阻力较大，药物的此途径吸收只占极小部分。细胞间隙途径是指药物通过细胞间的脂质双分子层扩散到达活性表皮，是药物透皮吸收的主要途径，极性药物分子通过双分子层的水性区域渗透，非极性药物分子通过疏水区渗透。

2. 经附属器途径 药物通过毛囊、汗腺、皮脂腺等皮肤附属器的吸收。此途径药物的穿透速率大于经表皮途径。当药物开始透过时，首先是通过皮肤附属器吸收，但是由于皮肤附属器仅占皮肤表面积的 0.1% 左右，此途径的药物吸收不是药物透皮吸收的主要途径。当药物的皮肤吸收达平衡后，此途径的吸收可以忽略不计。但是对于一些离子型药物和极性较大的大分子药物，难以通过富含类脂的角质层，因此附属器途径是透皮吸收的重要途径。

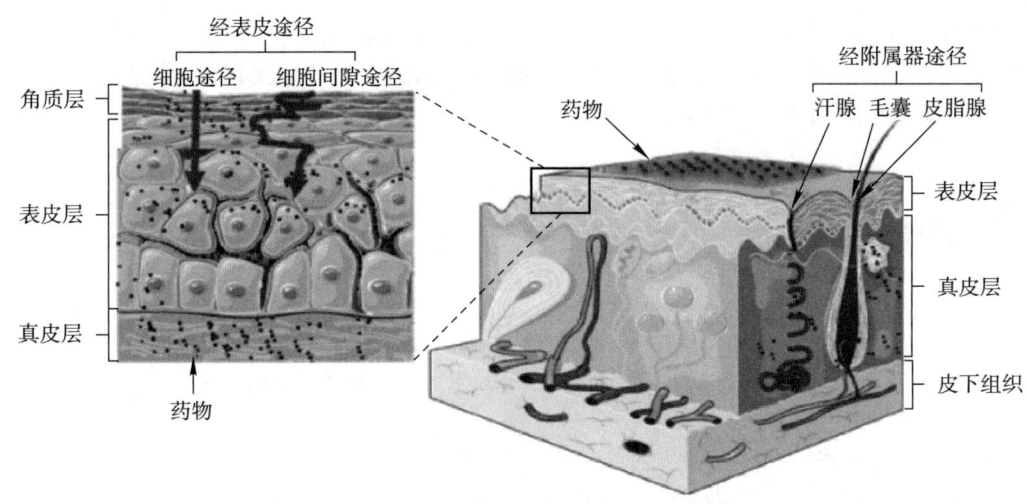

图 7-2　皮肤的结构与药物经皮吸收途径

（二）影响药物经皮吸收的因素

药物经皮吸收受到机体的生理因素、药物的理化性质，以及经皮给药系统三方面因素的影响。

1. 生理因素

（1）种属：种属不同，皮肤角质层的厚度、附属器数量和角质层脂质种类不同，以及药物的透过性不同。一般认为猪皮的透过性类似于人皮。

（2）性别：男性与女性的皮肤厚度不同，女性不同年龄段皮肤的脂质含量不同，对药物的通透性也不同。

（3）年龄：不同年龄阶段角质层的厚度、含水量、血流量等均不同，药物的透过性也不同。一般情况下，老年人皮肤的通透性明显小于年轻人。

（4）人体的部位：人体不同部位的角质层厚度、皮肤附属器、脂质组成和皮肤血流量不同，药物的透过性也不同，不同药物的渗透性可能还会有部位选择性。

（5）皮肤的状态：角质层的完整性会影响药物的渗透性，当角质层受损，如湿疹、溃疡、烧伤、破损等，都会造成皮肤屏障的破坏，从而显著增大药物的渗透量。相反，当某些疾病，如银屑病、老年角化病等，使皮肤的角质层变得致密，会使药物的渗透性减少。皮肤水化后，会引起组织的软化、膨胀、结构紧密程度降低，使药物透过量增大。

（6）皮肤温度：皮肤温度变化也会影响药物的透皮吸收性，皮肤温度升高，皮肤的透过速率增加。

（7）皮肤的结合作用与代谢作用：药物与皮肤蛋白质或脂质等的可逆性结合，可以延长药物的透过时间，也可能在皮肤内形成药物的贮库，药物与皮肤的结合能力越强，透皮吸收的时滞和贮库的维持时间越长。例如，二醋酸比氟拉松在使用后 22 天仍可从角质层中检出。药物可在皮肤内酶的作用下发生氧化作用、水解作用、结合作用和还原作用等，但是皮肤内酶含量很低，血流量也仅是肝的 7%，而且 TDDS 的面积很小，所以酶代谢对大多数药物的皮肤吸收不产生明显的首过效应。

2. 药物的理化性质

（1）分子大小与形状：分子体积与相对分子质量呈线性关系，相对分子质量越大，分子体积越大，扩散系数越小，相对分子质量大于 500 000 的药物较难通过角质层，所以一般选择相对分子质量小于 500 000 的药物制备经皮给药制剂。药物的分子形状和立体结构也会对药物透皮吸收产生影响，线性分子的透过性明显大于非线性分子。

（2）油水分配系数与溶解度：药物的油水分配系数是影响药物经皮吸收的主要因素之一。水溶性或亲水性药物在角质层中的渗透性较低，脂溶性太大的药物难以分配进入活性表皮中。因此，用于透皮吸收的药物在水中和油中均应有较大的溶解度且比较接近。

（3）解离常数（K_d）：大部分的药物为有机弱酸或有机弱碱，以分子型存在时有较大的经皮渗透性能，离子型的药物一般不易通过角质层，多选择油水分配系数对数值为 1~2 的药物。表皮内的 pH 为 4.2~5.6，真皮内的 pH 为 7.4，所以可以根据药物的 pK_a 值来调节 TDDS 介质中的 pH，改变药物离子型和分子型的比例，提高渗透性。

（4）熔点：理想状态下溶液中药物溶解度的对数值与熔点的倒数成正比，而药物透皮吸收的稳态透皮速率（Js）与膜两侧的浓度梯度成正比，因此熔点高的药物在角质层中的渗透性较低。一般要求药物的熔点小于 200℃。

（5）分子结构：若药物分子中含有氢键供体或受体，可与角质层中的类脂形成氢键，减少药物的透过性。药物的手性异构体的经皮透过性也不同。

3. 剂型因素

（1）剂型：剂型会影响药物的释放性能，药物从制剂中释放越快，越有利于药物的经皮吸收。一般半固体制剂中的药物释放较快，骨架型贴剂中的药物释放较慢。

（2）基质：基质与药物的亲和力会影响药物在基质和皮肤间的分配。一般药物与基质的亲和力太大，药物不容易释放被吸收，但是亲和力太弱，则载药量不符合要求。

（3）pH：给药系统的 pH 能影响有机弱酸或有机弱碱类药物的解离程度，从而影响药物的经皮吸收。

（4）制剂中的药物浓度及给药面积：TDDS 所选用的药物一般为剂量小、药效强、半衰期短且需要频繁给药，日剂量最好不超过 10 mg。某些药物渗透率较低，可以通过增大给药面积，增加透过量。但是给药面积过大及给药时间过长，患者顺应性较差，一般给药面积不宜超过 60 cm²。

（5）经皮吸收促进剂（penetration enhancer）：一般制剂中需要添加经皮吸收促进剂来提高药物的吸收速率，有利于减少给药面积和时滞。促进剂的用量对促透效果也有影响，用量过大会对皮肤产生刺激性，用量过少则起不到促透效果。

第二节　贴剂的制备和质量评价

在贴剂设计开发制备之前，首先要评估候选药物是否适合制成经皮给药制剂。贴剂中药物的选择原则为：①药物的剂量要小，药理作用强，以日剂量小于 10 mg 为宜。②药物的相对分子质量 < 500 000；油水分配系数的对数值为 1~2；熔点 < 200℃；药物在液体石蜡与水中的溶解度应大于 1 mg/mL；饱和水溶液的 pH 为 5~9；分子中的氢键受体或供体以小于 2 个为宜。③药物的生物半衰期短，对皮肤无刺激性，不发生过敏反应。

贴剂中除了主药、溶剂，还需要加入控制药物释放的高分子材料，将制剂固定在皮肤上的压敏胶，增加药物吸收的透皮吸收促进剂，以及背衬材料和保护层。

一、贴剂的辅料

（一）压敏胶

压敏胶（pressure-sensitive adhesive，PSA）是一类无需借助溶剂、热或其他手段，只需施加轻度指压，即可与被黏物牢固黏合的胶黏剂。压敏胶在 TDDS 中的作用包括：使贴剂与皮肤紧密贴合；作为药物贮库或载体材料；调节药物的释放速度等。作为药物的辅料，应具有良好的生物相容性，对皮肤无刺激性，不引起过敏反应，具有足够的黏附力和内聚强度，化学稳定性良好，对温度和湿度稳定，能黏结不同类型的皮肤，能容纳一定量的药物和透皮促进剂。常用的压敏胶包括以下五个类型：

1. 聚丙烯酸酯压敏胶（polyacrylic PSA） 是以丙烯酸高级酯（$C_4 \sim C_8$）为主成分，配合其他丙烯酸类单体共聚制得。在常温下具有优良的压敏性和黏合性，不需加入增黏剂、抗氧剂等，很少引起过敏发应和刺激性，同时有具有优良的耐老化性、耐光性和耐水性，长期存放压敏性不会明显下降。

2. 聚异丁烯压敏胶 是一种自身具有黏性的合成橡胶，由异丁烯在三氯化铝的催化下聚合而成的均聚物，聚异丁烯（polyisobutylene，PIB）较长的碳氢主链上尽在端基含不饱和键，反应部位相对较少，稳定性非常好，耐热性、抗老化性较好，但对水的通透性很低。聚异丁烯压敏胶多为厂家自行配制，可以采用不同配比的高、低相对分子质量聚异丁烯为原料，添加适当的增黏剂、增塑剂、填料、软化剂和稳定剂等。

3. 硅酮压敏胶（silicon PSA） 为低黏度聚二甲基硅氧烷与硅树脂经缩聚反应形成的聚合物，具有耐热氧化性、耐低温、疏水性和内聚强度较低等特点。硅酮压敏胶的软化点较接近于皮肤温度，在正常体温下具有较好的流动性、黏附性和柔软性。

4. 热熔压敏胶 苯乙烯 – 异戊二烯 – 苯乙烯嵌段共聚物（styrene-isoprene-styrene，SIS）可以作为热熔压敏胶（hot-melt PSA）的原料，加热到 100℃ 左右时呈热可塑性。采用此类压敏胶时，在生产过程中不需有机溶剂和干燥设备，贴剂表面不产生气泡，生产过程安全、节能、环保。与皮肤的黏附性好，与药物的混合性好，过敏性和刺激性低于天然橡胶。

5. 水凝胶型压敏胶（hydrogel PSA） 又称巴布剂，其基质组成包括凝胶骨架部分、增黏剂、填充剂、保湿剂、成膜剂和水等，交联型水凝胶贴剂还需要添加适当的交联剂和交联调节剂。由于含水量较高，通常需要添加适当的抑菌剂。凝胶骨架成分和增黏剂为亲水性高分子材料，是主要的黏附材料。最常用的凝胶骨架成分和增黏剂为聚丙烯酸及其钠盐。

（二）透皮吸收促进剂

又称渗透促进剂，是指能够渗透入皮肤，降低药物通过皮肤的阻力，降低皮肤的屏障性能，加速药物穿透皮肤的物质。理想的渗透促进剂对皮肤应物损害或刺激性，无药理活性，无过敏性，理化性质稳定，与药物及其他辅料有良好的相容性，不发生反应，起效快，作用时间长。

目前，常用的透皮吸收促进剂可以分为以下五类：

1. 表面活性剂 表面活性剂包括阳离子型、阴离子型、非离子型、两性离子表面活性剂。表面活性剂可以渗透入皮肤并与皮肤成分相互作用，改变其渗透性。非离子型表面活性剂的主要作用是增加角质层类脂流动性，对皮肤的刺激性最小，但是渗透促进效果也最差，常用的聚山梨酯类，如聚山梨酯 80 能增加氯霉素、氢化可的松和利多卡因的透皮速率，聚氧乙烯脂肪醇醚和聚氧乙烯脂肪酸酯能促进纳洛酮、灰黄霉素等的经皮吸收。离子型表面活性剂与皮肤的相互作用较强，但是连续使用后会引起红肿、干燥或粗糙化，应用较多的是月桂醇硫酸钠（SLS），能促进水、氯霉素、萘普生等的经皮吸收。

2. 二甲基亚砜及其类似物 二甲基亚砜（DMSO）是应用较早的促进剂，有较强的渗透促进作用。主要促渗机制是能与角质层脂质相互作用和对药物的具有增溶作用，能与水、有机溶剂相混溶，具有较强的渗透性和运载能力。缺点是皮肤刺激性和恶臭，长时间及大量的使用会对皮肤产生严重的刺激性，甚至引起肝损害和神经毒性等。癸基甲基亚砜（DCMS）是新型的促进剂，在低浓度即有促渗活性，对极性药物的渗透促进效果大于非极性药物，DCMS 不分配进入皮肤脂质，其作用与载体性质有关。

3. 月桂氮䓬酮及其同系物 月桂氮䓬酮也称氮酮，商品名为 Azone，化学名为 1- 十二烷基氮杂环庚烷 -2- 酮系，为无色澄明液体，不溶于水，能与多数有机溶剂混溶，与药物水溶液混合振摇后形成乳浊液。在霜剂或洗剂中有增加润滑性的作用，凡士林会降低渗透促进作用。本品对亲水性药物的渗透促进作用强于对亲脂性药物，主要作用机制是作用于角质层中存在的细胞间脂质的胆固醇、神经酰胺等物质，可扩大角质层中的细胞间隙，提高通过细胞间隙的水溶性药物的透过量，包括溶解在低级醇中的脂溶性药物的透过性。同时，对角质层原有的脂质结构进行重新排列，降低脂质的黏性，提高脂质的流动性。促透作用具有浓度依赖性，常用的有效浓度为 1%~6%。氮酮的起效较为缓慢，时滞在 2~10 h，但是作用时间较长，可能是能在角质层中贮积。Azone 与其他促进剂合用的效果更佳，如与丙二醇、油酸等均可配伍使用。此类物质还包括 α- 吡咯酮（NP），N- 甲基吡咯酮（L-NMP），5- 甲基吡咯酮（5-NMP），1,5- 二甲基吡咯酮（1,5-NMP），N- 乙基吡咯酮（1-NEP），5- 羧基吡咯酮（5-NCP）等。此类促进剂用量较大时会引起皮肤红肿、刺激性等。

4. **醇类化合物**　醇类化合物包括各种短链醇、脂肪醇及多元醇等。含 2~5 个碳原子的短链醇，如乙醇、丁醇等能溶胀和提取角质层中的类脂，增加药物的溶解度，从而提高极性和非极性药物的经皮渗透。但是短链醇只对极性类脂有较强的作用，对中性类脂作用较弱。丙二醇、甘油及聚乙二醇等多元醇也可作为促进剂，但单独使用的效果不佳，与其他促进剂合用，可以增加药物及促进剂溶解度的同时可发挥协同作用。高浓度的丙二醇水溶液可能会对皮肤产生刺激和损伤，甘油及聚乙二醇较其他促进剂的协同作用比丙二醇弱，可能与本身的渗透性较低有关。

5. **其他**　尿素能增加角质层的水化作用，与皮肤长期接触后可引起角质的溶解，临床上常用于激素类霜剂，使用浓度较低。挥发油（如桉叶油、薄荷油、松节油等）主要成分为萜烯类化合物，在一些传统的外用制剂中使用较早，具有较强的渗透促进能力和刺激皮下毛细血管的血液循环。氨基酸及一些水溶性的蛋白质能增加药物的透皮渗透，作用机制可能是增加皮肤角质层脂质的流动性。氨基酸的渗透促进作用受介质 pH 的影响，在等电点有最佳的促进作用。与 Azone 相比，氨基酸衍生物二甲基氨基酸酯的促渗作用更强，刺激性和毒性较低，酯基的改变会影响促渗作用。与角质层类脂成分类似的磷脂及油酸等易渗透进入角质层而具有促渗作用。

（三）其他材料

1. **背衬材料**　一般采用着色的铝 – 聚酯膜、聚乙烯、聚酯 – 聚乙烯复合膜、着色的聚乙烯、铝 – 聚酯 / 乙烯 – 醋酸乙烯复合膜、多层聚酯膜、聚酯 -EVA（ethylene vinyl acetate）复合膜、无纺布、弹力布等。

2. **控释膜**　一般采用多孔聚丙烯膜、EVA 控释膜、聚乙烯膜、多孔聚乙烯膜等。

3. **骨架和贮库材料**　一般采用压敏胶、EVA、胶态二氧化硅、肉豆蔻酸异丙酯、月桂酸甘油酯、月桂酸甲酯、油酸乙酯、羟丙甲纤维素、轻质液体石蜡、乙醇、乳糖、硅油、聚乙二醇、卡波姆、甘油等。

4. **防黏层材料**　一般采用硅化聚酯薄膜、氟聚合物涂覆聚酯薄膜、铝箔 – 硅纸复合物、硅化铝箔、硅化纸等。

二、贴剂的实例

不同类型的 TDDS，结构和生产工艺不同。下面主要介绍黏胶分散型贴剂和贮库型贴剂：

（一）胶黏分散型贴剂

目前，常见的胶黏分散型贴剂的生产工艺见图 7-3。

例 7-1：胶黏分散型奥昔布宁贴剂

[处方] 奥昔布宁游离碱 15.4%，甘油三醋酸酯 9.00%，聚丙烯酸酯压敏胶 75.6%。

[制法] 将奥昔布宁游离碱、甘油三醋酸酯和聚丙烯酸酯黏合剂混入均匀的溶液中，采用两用区涂覆 / 干燥 / 层压烘箱以 6 mg/cm² （干重）的涂覆率涂覆到用硅酮处理的聚酯防黏衬底上得到奥昔

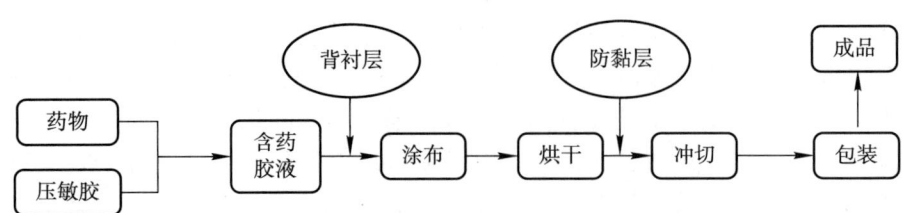

图 7-3　胶黏分散型贴剂的生产工艺流程

布宁黏性基体。随后，将厚度为 15 μm 的聚乙烯背衬膜层压到含有奥昔布宁的黏性基体的干燥黏性表面上，冲切得到尺寸为 13~39 cm² 的不同规格的贴剂。

[注释] 该贴剂可贴于腹部、髋部或臀部，每周用药 2 次，每天经皮肤持续释放 3.9 mg 药物入血。奥昔布宁经皮给药可克服口服给药及膀胱给药的不足和局限性，减少不良反应的发生率和严重程度。甘油三醋酸酯为促透剂，对解离常数约为 8 或更大的碱性药物或其加酸成盐后的药物，具有经皮吸收促进剂作用。奥昔布宁的解离常数值为 10.3，研究表明，甘油三醋酸酯是奥昔布宁的优良透皮促进剂，而其他促进剂如脱水山梨醇单油酸酯、N-甲基吡咯烷酮、月桂醇、肉豆蔻酸异丙酯或单油酸甘油酯，不能增加奥昔布宁游离碱的经皮吸收量。

（二）贮库型贴剂

目前，常见的胶黏分散型贴剂的生产工艺见图 7-4。

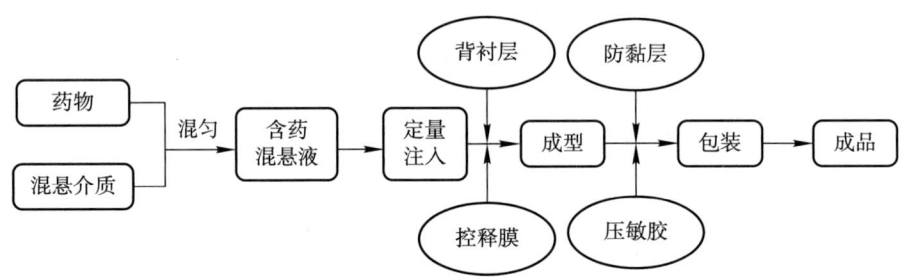

图 7-4　贮库型贴剂的生产工艺流程

例 7-2：贮库型芬太尼贴片

[处方]

储库层：芬太尼 14.7 mg/g，30% 乙醇，水适量，2.0% 羟乙基纤维素，甲苯适量

背衬层：复合膜

限速层：乙烯-醋酸乙烯共聚物

压敏胶层：聚硅氧烷压敏胶

防黏层：硅化纸

[制法] 将芬太尼加入 30% 乙醇中搅拌使药物溶解，向芬太尼乙醇溶液中加入足够量的纯化水，将 2% 羟乙基纤维素缓慢加入上述溶液中并不断搅拌，直至形成光滑的凝胶，在聚酯膜上展开聚硅氧烷压敏胶溶液，挥发溶剂后得到 0.05 mm 厚的压敏胶层。将 0.05 cm 厚的乙烯-醋酸乙烯共聚物（醋酸乙烯的含量为 9%）限速膜层压在压敏胶层上，背衬层是由聚乙烯铝、聚酯、乙烯-醋酸乙烯共聚物组成的多层结构复合膜。使用旋转热风机将含药凝胶封装到背衬层和限束膜与压敏胶层之间，并使得每 1 cm² 面积上含有 15 mg 凝胶，然后切割成规定尺寸的单个贴剂，注意切割分装要迅速，以防止乙醇泄露。该贴剂需要平衡至少 2 周，使药物和乙醇在限速膜和压敏胶层中达到平衡浓度。

[注释] 芬太尼的正辛醇/水分配系数为 860，相对分子质量为 336.46，熔点为 84℃，对皮肤的

刺激性小，非常适合制成透皮贴剂。经过平衡时间后，药物贮库中将不存在过量药物，药物浓度下降到 8.8 mg/g，即芬太尼在 30% 乙醇中的饱和浓度。

三、贴剂的质量要求和质量评价

（一）贴剂的质量要求
1. 外观完整光洁，有均一的应用面积，冲切口应光滑、无锋利的边缘。
2. 所用的辅料应无毒、无刺激性、性质稳定，不与药物起反应。
3. 贴剂的黏胶层应涂布均匀，黏附力应符合要求，用手或手指轻压后能牢固地粘贴于干燥、洁净、完整的皮肤表面，去除时也不对皮肤造成损伤或引起背衬层的剥离。重复使用不应对皮肤产生刺激性或过敏性。
4. 含量均匀度、释放度、有机溶剂残余量、微生物限度等符合 2025 年版《中国药典》规定。
5. 除另有规定外，贴剂应密封贮存。

（二）贴剂的质量评价
1. **残留溶剂含量测定**　使用有机溶剂涂布的贴剂按照 2025 年版《中国药典》残留溶剂测定方法检查，应符合规定。

2. **黏附力测定**　贴剂为贴敷于皮肤表面的制剂，要求对皮肤具有足够的黏附力，以利于将药物通过皮肤输送到体内循环系统中。通常贴剂的黏附力可用三个指标来衡量，即初黏力、持黏力及剥离强度。

初黏力表示压敏胶与皮肤轻轻地快速接触时表现出的对皮肤的黏结能力，即通常所谓的手感黏性；持黏力表示压敏胶内聚力的大小，即压敏胶抵抗持久性剪切外力所引起的蠕变破坏的能力；剥离强度表示压敏胶黏结能力的大小。

按照 2025 年版《中国药典》黏附力的测定方法进行测定，应符合规定。

3. **释放度测定**　按照 2025 年版《中国药典》释放度测定方法测定，应符合规定。

4. **含量均匀度测定**　按照 2025 年版《中国药典》含量均匀度测定方法测定，应符合要求。

5. **体外经皮透过性评价**　目的是预测药物的经皮吸收特性，解释经皮吸收的影响因素，为处方设计、选择经皮吸收促进剂及压敏胶提供实验依据。

体外经皮吸收研究通常是将剥离的皮肤或高分子材料膜夹在扩散池中，药物给予皮肤角质层一侧，在一定时间间隔内测定皮肤另一侧接受介质中的药物浓度，解析药物经皮透过动力学，求算药物经皮透过的稳态速率、扩散系数、透过系数、时滞等参数。

（1）试验装置：体外经皮吸收试验一般采用扩散池，根据研究目的可以选用不同的类型的扩散池，常见的扩散池由供给池和接收池组成，分为单室和双室、流通扩散池两种，其结构见图 7-5。一般情况下，单室扩散池主要用于药物经皮透过的基本性质的研究，而双室扩散池主要用于贴剂、软膏剂、凝胶剂等制剂的体外透过性研究。接收池应有很好的搅拌装置，避免在皮肤表面存在扩散边界层，一般采用是搅拌子和磁力搅拌器。

（2）离体皮肤制备：体外经皮透过试验用皮肤以取自临床上给药部位的离体皮肤为佳。人体皮肤不易得到，而且很难使条件保持一致，因此需要用动物皮肤代替。一般认为兔、大鼠和豚鼠等的皮肤透过性大于人体皮肤，而乳猪和猴的皮肤与人体皮肤的透过性相近。

有毛动物的皮肤用前需去毛，否则影响制剂和皮肤的接触效果，带来实验误差。通常采用宠物剪毛器剪去毛发后进一步用电剃须刀处理短毛发。药理实验中常用硫化钠溶液等脱毛剂具有较强的碱性，会破坏皮肤的角质层，改变皮肤对药物的透过性，故经皮透过性试验一般不推荐使用脱毛剂。

经皮透过性试验最好采用新鲜皮肤，而实际应用中需要保存部分皮肤供后期试验使用，一般应真

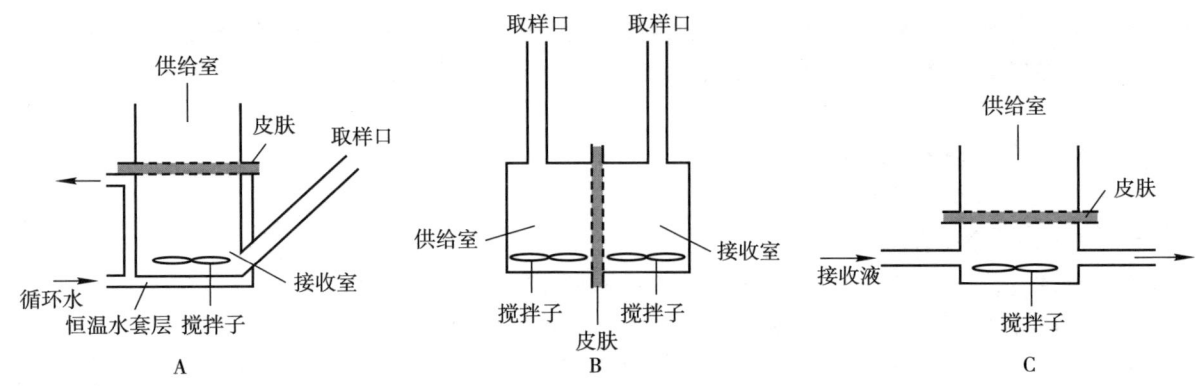

图 7-5　常见的扩散池结构示意图
A. 单室；B. 双室；C. 流通

空封闭包装后在 –70℃下保存，且最好在 1 个月内使用。

（3）接受液的选择：在体药物经皮吸收能很快的被皮肤血液移去，形成漏槽条件，因此体外试验时，接受液应形成漏槽条件。接受液应有适宜的 pH（7.2~7.3）和一定渗透压，常用的接受液有生理盐水、等渗磷酸盐缓冲液。对于一些脂溶性强的药物，如油水分配系数 > 1 000 的药物，由于其在水中的溶解度小，为了满足漏槽条件，接受液中加入醇类和非离子型表面活性剂等，其中 20%~40% 聚乙二醇 400 生理盐水较为常用，接受液中的气泡会影响药物通过，因此接受液预先需要脱气处理。

（4）温度控制：为了减少药物经皮透过试验的误差，必须控制实验温度，一般扩散池夹层的水浴温度应接近于皮肤表面温度（32℃）。

（5）数据处理：在药物经皮透过试验中，为了描述药物透过特性需要从累积经皮透过量（M）-时间（t）数据中求算出特征参数。常用的参数包括药物稳态透皮速率（flux，Js）、扩散系数（diffusion coefficient，D）、经皮透过系数（permeation coefficient，P）与时滞（t_L）。药物的经皮吸收一般认为是被动扩散过程，符合 Fiks 扩散定律。

假设给予皮肤表面的药物是饱和系统，则扩散过程中的药物浓度保持不变，将皮肤看作一个均质膜，则药物的 $M-t$ 的关系为：

$$M = \frac{Dc_0't}{h} - \frac{hc_0'}{6} - \frac{2hc_0'}{\pi^2} \sum_{n=1}^{\infty} \frac{(-1)^n}{n^2} \exp\left(-\frac{Dn^2\pi^2 t}{h^2}\right) \tag{7-1}$$

式中，D 为药物在皮肤中的扩散系数（cm^2/s）；c_0' 为皮肤最外层组织中的药物浓度；h 为皮肤厚度；n 为从 1 到 ∞ 的整数，根据计算精度而定。可见，$M-t$ 关系是条曲线。如图 7-6 所示，当时间充分大时，式（7-1）是右边的第三项可以忽略，则：

$$M = \frac{Dc_0'}{h}\left(t - \frac{h^2}{6D}\right) \tag{7-2}$$

式（7-2）表达药物通过皮肤的扩散达到稳态时的 $M-t$ 关系，即图 7-6 的直线部分。由于皮肤最外层组织中的药物浓度（c_0'）一般不能测的。而与皮肤接触的介质中的药物浓度（c_0）可知。当 c_0' 与 c_0 达到平衡后，可由分配系数（K）求得 c_0。

$$c_0' = Kc_0 \tag{7-3}$$

将式（7-2）代入式（7-3）中，并进行微分，可得透皮速率（J）。

$$Js = \frac{dM}{dt} = \frac{DKc_0}{h} \tag{7-4}$$

Js 就是 $M-t$ 曲线的直线部分的斜率。式（7-4）中，DK/h 即为 P，单位是 cm/s 或 cm/h，表示的是透皮速率与药物浓度之间的关系，即：

$$J = Pc_0 \qquad (7-5)$$

如果皮肤内表面所接触的不是"漏槽"，则透皮速率与皮侧的浓度差 Δc 成正比。即：

$$t_L = \frac{h^2}{6D} \qquad (7-6)$$

图 7-6 中曲线的直线部分延伸与时间轴相交，得截距，即为 t_L。

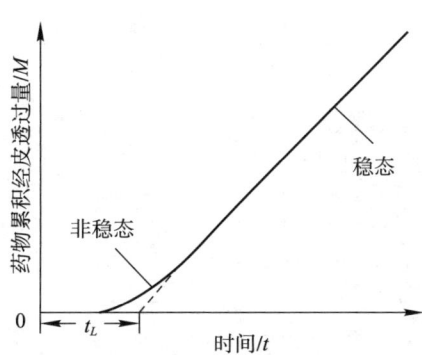

图 7-6 药物累积经皮透过量 – 时间曲线

6. 体内药物动力学评价 经皮给药制剂的生物利用度测定方法有血药浓度法、尿药浓度法和血药浓度加尿药浓度法。由于经皮吸收的量比较小，体液中的药物浓度比较难测定，通常低于一些分析方法的检测限度，有时需要添加 ^{14}C 或 ^{3}H 等标记的化合物，也可以选用较高灵敏度的检测方法，如 HPLC 法和液质联用等来直接测定体液中的药物浓度。以血药浓度为例，血药浓度法是对受试者分别给予经皮给药制剂和静脉注射剂。测定相应的血药浓度，求算的血药浓度 – 时间曲线下面积（AUC）计算生物利用度（F）。

$$F = \frac{Cl \cdot AUC_{\text{TDDS}}}{D_{\text{TDDS}}} = \frac{AUC_{\text{TDDS}}}{D_{\text{TDDS}}} \cdot \frac{D_{\text{iv}}}{AUC_{\text{iv}}} \qquad (7-7)$$

式中，AUC_{TDDS} 是经皮给药后测得的血药浓度 – 时间曲线下面积；D_{TDDS} 为经皮给药制剂的剂量；Cl 为药物总清除率；由静脉注射的一个剂量 D_{iv} 后测得的 AUC_{iv} 计算。

第三节 经皮给药制剂的新进展

一、经皮给药制剂的研究热点

为了增加药物特别是亲水性较强即相对分子质量较大的药物，如多肽即蛋白质药物的经皮吸收量，TDDS 研究的关注点在于寻找改进药物透过皮肤屏障的有效方法。目前常用的是：①物理学方法，包括离子导入、超声导入、电致孔、无针注射给药系统、微针等。②化学方法，包括离子对、前体药物等。③药剂学方法，主要借助一些新型的制剂手段，如微乳、脂质体、纳米粒等，来改善药物的经皮吸收能力。

（一）离子对

针对离子型药物，可以加入与药物带相反电荷的物质，形成离子对，协助分散进入角质层。当扩散到水性的活性表皮内，解离成带电荷的分子继续扩散到真皮。如双氯芬酸、氟比洛芬等强脂溶性药物与有机胺等形成离子对后，可显著增加其经皮吸收量。

（二）离子导入

离子导入是在外加电极定位作用下，使离子型药物透过皮肤，进入局部组织或血液循环的方法，原理见图 7-7。药物的透过量与电流强度成正比，可以通过调节电流的大小来控制药物经皮导入的速率，但从安全角度考虑，临床上电流强度应控制在 0.5 mA/cm² 以下。此外，影响离子导入的因素还包括电场的持续时间、介质的 pH、药物的解离性质和电极等。离子导入主要适用于离子型药物、多肽、蛋白质等大分子药物的透皮吸收，可实现给药的个体化和程序化。离子导入主要经皮肤附属器吸收，可能会对皮肤，尤其是皮肤附属器产生一定的损伤。

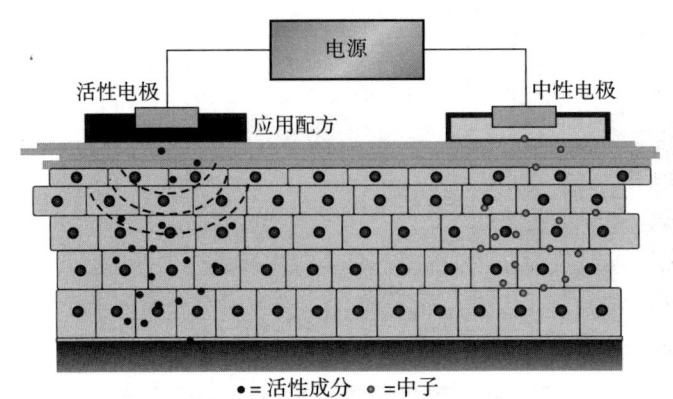

图 7-7　离子导入作用原理

（三）电致孔

电致孔是采用瞬时高电压脉冲，使皮肤角质细胞暂时生成脂质双分子层水性通道，促进药物透皮吸收。当脉冲电场结束时，类脂双分子层重新恢复原来的结构。此方法具有暂时性、可逆性、起效快、效率高、可以脉冲方式给药的特点。电致孔不仅可促进小分子药物的经皮渗透，还可以促进大分子药物的经皮渗透，并且有可能成为生物工程药物经皮给药吸收的一种途径。但是其临床使用的安全性、渗透性等方面还有待研究。

（四）无针注射给药系统

无针注射给药系统是将药物溶液或药物粉末通过高速射流喷射通过皮肤达到局部或全身治疗目的的给药系统，因无针头刺破皮肤而得名。该系统无针头刺破皮肤的疼痛感轻和出血少，应用方便、可靠。因此，患者顺应性较好，且适用于各种分子大小的药物。药物穿透皮肤的深度与药物密度、粒径和粒子喷射的速度等有关。

（五）微针

微针又称微针阵列贴片，是通过微制造技术制成的极为精巧的微细针簇，可由无机材料、聚合物及金属等不同材料制备而成。一般高 10~2 000 μm，宽 10~50 μm，刚好能穿破表皮而不触及神经。只对皮肤角质层造成轻度的物理损伤，形成直径为微米级的空洞，并在微针移走后仍然存在，从而实现导入药物，尤其是疫苗、激素、胰岛素等大分子药物。

微针的药物传递系统分为固体微针、表面载药微针、可溶性微针和空心微针四种，其基本结构见图 7-8A。

1. 固体微针　给药前，先用微针对皮肤进行预处理后给药，可以增加药物的透皮吸收量；目前医院和美容院常用的电动微针和滚轮式微针属于这类，其外观结构见图 7-8B；此类型微针存在针尖易断裂及进入体内的药物量难以控制的缺点，在临床上的应用受到一定的限制。

2. 表面载药微针　此类微针是将药物涂布在微针表面，在微针刺破皮肤的同时将药物释放进入皮肤，待药物释放完全后，将微针移除。其中，微针的尖锐程度及药物涂层技术会影响药物的透皮效率。若药物涂层太厚，会降低微针的尖锐度，不利于穿透角质层。

3. 可溶性微针　由药物和生物可降解性高分子制成的有一定硬度的微针。用药后，药物随着高

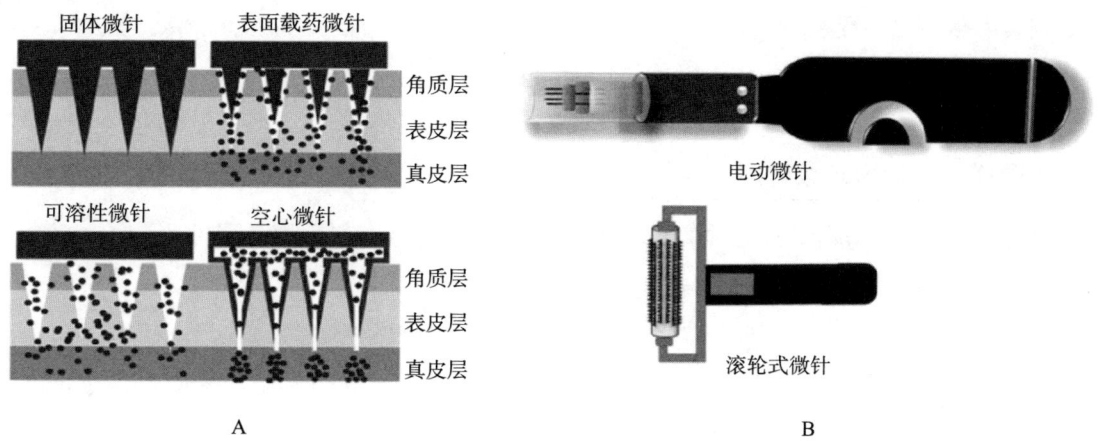

图 7-8　微针示意图
A. 微针种类；B. 市售固体微针

分子的降解逐渐释放发挥疗效。与其他类型的微针相比，可溶性微针的生物相容性较好，载药量更大，制备条件更温和，更有利于维护生物大分子的稳定性，也是目前研究最多的微针。

4. 空心微针　将药物置于微针的空腔中，给药后，药物从微针的孔道释放并进入真皮，可实现精准给药，具有注射器与经皮给药贴剂的双重优点，适用于液态和治疗剂量要求更大的药物，特别适合核酸类，多肽类，蛋白疫苗等生物技术药物的给药。如人生长激素经 Macroflux® 给药后，血药浓度达峰时间为 30 min（皮下注射为 45～60 min），生物利用度高达 50%（皮下注射为 65%）。但是其特殊的中空结构制备工艺较为复杂，且使用过程中，针尖可能被皮肤堵塞，导致释药困难。

（六）新型制剂技术

可以借助纳米或微米药物载体，包括微乳、脂质体、传递体、醇脂体、囊泡、纳米粒等，也可制成前体药物，来改善药物透过皮肤的能力。

二、经皮给药制剂的应用前景

近年来，人们对皮肤形态学、功能及角质层屏障作用的研究取得了一定的进展，从而促进对经皮给药吸收基质和透皮吸收促进剂的研究，使更多的以物理、化学、材料科学及工程学原理为基础的经皮给药促进方法在研究中得到应用。随着人民生活水平的不断提高，以及医疗美容行业的兴起，可以预见未来的 10～20 年经皮给药制剂将迎来新一轮的发展，也将会有更多的经皮给药制剂问世。根据医药市场专家的预测，在世界医药市场中经皮给药制剂的总销售额可高速提升，经皮给药制剂将会有较高的发展速度，是其他新剂型不可比拟的。

🔍 思考题

1. 经皮给药制剂的特点是什么？
2. 贴剂中药物的选择原则是什么？
3. 贴剂中常用的透皮吸收剂有几类？
4. 贴剂中常用的压敏胶有哪几类？
5. 药物经皮吸收的途径有哪些？
6. 影响药物经皮吸收的因素有哪些？
7. 贴剂的质量要求有哪些？

8. 贴剂需要做哪些质量检测？

（王　鸿）

数字资源详见　新形态教材网

✙思维导图　　♟拓展阅读　　🖳本章小结　　📄测试题　　🎞教学课件

第 八 章

鼻腔给药制剂

第一节　概　　述

一、鼻腔给药制剂的概念和发展简史

鼻腔给药制剂又称为鼻腔给药系统（nasal drug delivery system，NDDS）是指在鼻腔内使用，经鼻黏膜吸收而发挥局部或全身治疗作用的制剂。通常鼻腔给药主要用于鼻炎或其他局部疾病治疗，然而鼻腔给药具有更大的应用潜力。经鼻入脑给药系统是一种新颖的给药方法，可以绕过血-脑屏障，无创地将药物从鼻黏膜递送到脑部，适用于中枢神经系统疾病的治疗。该系统表现出诸多优势：减少全身循环的药物量，降低不良反应；给药方便对机体损伤小，改善依从性；对于无法口服给药患者，提供新选择。此外，应用鼻腔药物制剂治疗脑部疾病历史悠久，早在汉代《伤寒杂病论》中就有采用鼻腔给药治疗急症记载，其治"卒死"系以"韭捣汁，灌鼻中"，开窍回苏；《世医得效方》用细辛末吹鼻，治疗暗风卒倒不省人事；《本草纲目》中用巴豆油纸拈，燃烟熏鼻，治疗中风、痰厥、气厥、中毒等病症；中医学更有"纳鼻而通十二经"的理论；西藏就有把檀香木和芦荟提取物吸入鼻腔止吐的记载。湖北中医学院用清开灵滴鼻剂治疗中风、昏厥。此外，北美印第安人通过鼻腔吸食一种树叶的粉末来治疗头痛，在印度医学系统中鼻腔治疗也是早已被人们认识的一种治疗途径。

经鼻入脑给药方法是由阿尔茨海默病研究中心的弗雷二世（William H. Frey II）在1989年首次提出并获得专利。研究表明，药物经鼻入脑的治疗方法，可以使药物被有效地递送进入中枢神经系统，并有潜力治疗神经系统疾病和失调。

鼻腔作为一个特殊的器官，其有着复杂的结构和生理特点，是动物或人类连接外界环境的重要通道。鼻腔常受外界病原体、空气污染物、异物、全身疾病的影响，产生不同的疾病，如过敏性鼻炎、萎缩性鼻炎、鼻息肉等。鼻腔给药具有避免胃肠道的首关消除、改善药物动力学特征、提高依从性等特点。鼻腔给药最直接的应用就是鼻腔局部疾病，目前，大部分鼻腔给药制剂主要用于鼻腔疾病的治

疗，少数鼻腔给药制剂用于全身性疾病的治疗，如胰岛素鼻腔给药治疗糖尿病。目前，热门研究的应用则是利用鼻腔药物治疗中枢性疾病，常见疾病包括阿尔茨海默病、帕金森病和脑卒中等。

二、鼻腔给药制剂的特点

相对于静脉给药、肌内注射、口服给药和鞘内注射等方式，鼻腔给药在安全性、依从性方面有突出的优势，可以有效改善药物入血和入脑。鼻腔给药的优势主要体现在以下五个方面：

（1）鼻腔内丰富的血管丛为药物吸收入血提供直接的途径，可以改善口服给药中的血 – 药浓度曲线波动问题，改善药物生物利用度和药代动力学行为。

（2）药物经鼻腔直接吸收进入血液避免了消化道的药物破坏和肝首关消除，获得比口服给药更好的效价比和生物有效性。

（3）对许多药物而言，鼻腔给药的吸收率高，与静脉给药相当。

（4）鼻腔临近脑，经鼻给药后脑脊液内的药物浓度超过血浆浓度，能快速达到脑部和脊髓的治疗药物浓度。一般而言，相对分子质量小、简单的亲脂性分子容易进入脑中枢。

（5）鼻腔给药具有安全、方便、无痛和简单的特点，鼻腔给药避免侵入性装置和方法，适合用于所有患者的给药，提高患者的依从性。

尽管鼻腔给药有明显的优势和发展前景，但仍然存在诸多的缺点。例如，通过鼻腔给药方式直接进入脑内的药物剂量较低；鼻腔给药的药物和剂型对鼻腔内组织和细胞具有一定的损伤，尤其是嗅神经和纤毛运动的损伤；鼻黏膜的生理和病理条件会影响药物的吸收率和疗效，部分材料会造成鼻腔上皮细胞水肿，产生鼻腔黏膜萎缩、过敏反应等现象。此外，某些药物，尤其是大分子生物活性物质在鼻腔反复给药可能导致相应的抗体产生，致使抗药性出现，如胰岛素反复鼻腔给药，可以导致胰岛素抗体产生，从而导致胰岛素药效减弱。至今为止，生物大分子经鼻腔给药入脑效率仍然很低，也是生物大分子鼻腔给药的主要难点。

通过前体药物策略、生物黏合剂及药物载体等药物制剂技术，可以有效提高药物在鼻腔内的渗透性，延长药物在鼻腔的滞留时间，增加脑内的药量。对于大分子药物而言，如果能通过鼻腔给药系统到达脑内病灶并达到有效的治疗剂量，有望帮助一些已被"放弃"的老药重新利用起来，发挥脑内治疗作用。

三、鼻腔给药制剂吸收的影响因素

（一）鼻腔的结构

如图 8-1 所示，鼻腔是一个复杂的器官，由骨性结构围绕形成腔体，表面覆盖有皮肤，内腔覆盖有黏膜。鼻腔的结构可分成三个功能区：鼻前庭区、呼吸部（区）和嗅部（区）。鼻前庭区主要起到过滤和净化作用，几乎无吸收的作用；呼吸部（区）主要起到湿润空气和分泌作用，吸收部分外来物质；嗅部（区）分布有大量的嗅觉神经末梢，主要负责嗅觉，同时也是入脑的通道。鼻腔内神经丰富，常出现一些反射现象，如喷嚏是三叉神经或嗅神经受刺激后而引起先有深吸气，继之强呼气的一阵气流从鼻咽部经鼻腔喷出的动作，可将鼻腔内刺激物清

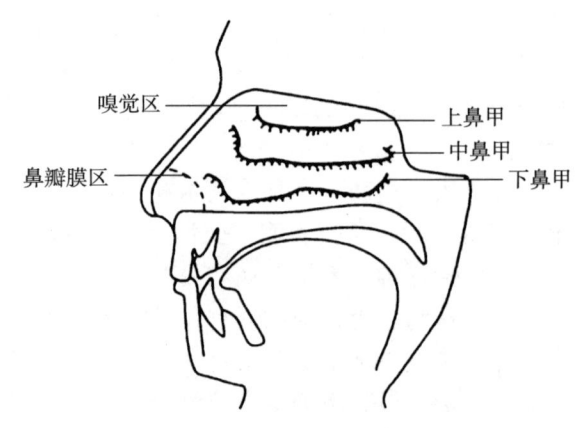

图 8-1　人体鼻腔的横截面示意图

除，是一种保护性反射。鼻腔给药制剂或药物进入鼻腔刺激神经产生喷嚏，导致药物大量清除。药物在鼻腔的吸收、跨膜转运和递送通道、疫苗的免疫等主要与鼻腔内的血管系统、鼻腔相关淋巴组织、嗅神经和三叉神经有关。

（二）鼻黏膜的吸收机制

药物经鼻黏膜的吸收主要通过两种途径：细胞旁路途径和跨细胞途径。如图 8-2 所示，细胞间的水性通道为水溶性和小分子药物的主要吸收途径，适用于粒径小于 0.7 nm，相对分子质量小于 1 000 的生物分子，吸收程度受限于药物的相对分子质量。其余药物通过跨细胞途径吸收主要有以下三种途径：①上皮细胞的被动扩散，适用于多数的肽类、氨基酸，受药物的分子和解离度影响。②载体介导的细胞途径，鼻黏膜细胞的细胞膜存在有 P- 糖蛋白、多巴胺转运蛋白等载体，可以进行药物的转运。③细胞内吞转运途径，大分子药物（相对分子质量 > 1 000）可以通过细胞的内吞作用，到达细胞的另一侧，适用于鼻黏膜疫苗接种。

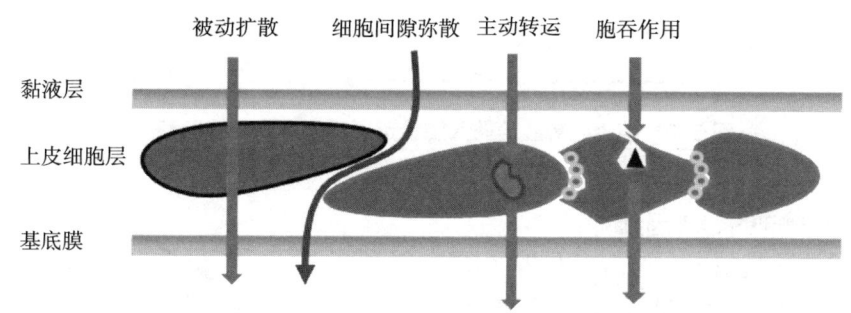

图 8-2 药物跨过鼻腔生物膜屏障的主要类型

（三）鼻用制剂递送途径和机制

鼻腔给药可以实现局部治疗，也可以通过鼻黏膜的毛细血管吸收后进入血液循环，发挥全身作用。鼻腔给药入脑治疗中枢神经疾病在临床治疗中极具发展潜力。鼻腔到达中枢神经系统主要通路包括：嗅神经通路、脉管系统、脑脊液和淋巴管、三叉神经通路等相关通路。根据药物的理化性质、处方工艺、制剂类型、给药装置等不同，这些通路可以共同起作用，也能以一个通路为主导起作用。

嗅区位于鼻腔的顶部，紧贴筛板之下，面积约 10 cm²。嗅区分布着无纤毛的嗅神经上皮细胞，药物穿过薄薄的颅底筛板进入颅内，嗅区神经末梢是药物进入的通路之一。药物通过鼻腔给药后可通过嗅区转运，绕过血 – 脑脊液屏障直接进入脑脊液，从而进入中枢神经系统。

呼吸区是鼻腔中最大的部分，也是鼻腔的主要吸收部位，药物由此吸收进入体循环。鼻腔壁上覆盖有黏膜，人鼻黏膜的总面积约为 160 cm²，黏膜表面上皮细胞遍布微纤毛，这些微纤毛结构极大地增加了鼻腔的有效吸收面积，同时鼻黏膜上皮细胞下还含有许多毛细血管和丰富的淋巴毛细管，药物可以跨过上皮细胞层和基底膜层，弥散分布到血管、毛细淋巴管等周隙，从而通过脑实质的间质液弥散入脑组织，发挥治疗作用。

此外，药物自鼻腔给药进入脑内还有其他途径，包括通过三叉神经递送进入脑内，或者药物通过跨过鼻腔的上皮细胞层后，可以弥散至颅底硬脑膜和软脑膜，从而进入脑脊液中，通过脑脊液和脑实质之间的互相通路，弥散进入脑实质。图 8-3 为鼻腔吸收入血、入脑的具体途径和相关结构。

药物经鼻腔给药后进入中枢神经系统的途径见图 8-4。目前，利用鼻腔通路治疗中枢神经系统疾病的研究多集中于帕金森病、阿尔茨海默病、脑瘤、癫痫和失眠等。

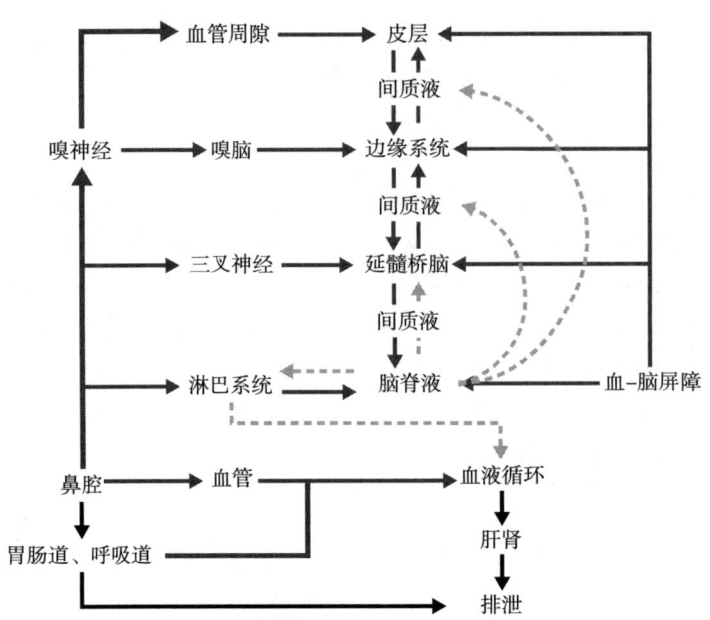

图 8-3　药物经鼻腔给药入脑转运通路的解剖结构示意图

（四）鼻腔给药制剂的影响因素

人类的鼻腔虽然不是很大，但由于有鼻甲和皱褶的存在，实际表面积可达 150 cm²。鼻腔各部位的黏膜性质是不一样的，鼻孔部的黏膜厚，甚至带有一定的角质层，不利于药物吸收。而鼻腔后部的黏膜极薄（0.1 μm），黏膜下层也具有丰富的血管丛，所以药物的吸收和运转都很快，同时分布有神经、鼻腔相关淋巴组织等组织，也参与药物的吸收、分布、代谢和排泄的过程。凡是能够影响这些过程因素的，均能影响药物鼻腔吸收后的动力学过程和药效学结果。这些因素包括生理因素、药物本身的理化性质、药物剂型、鼻腔给药技术。

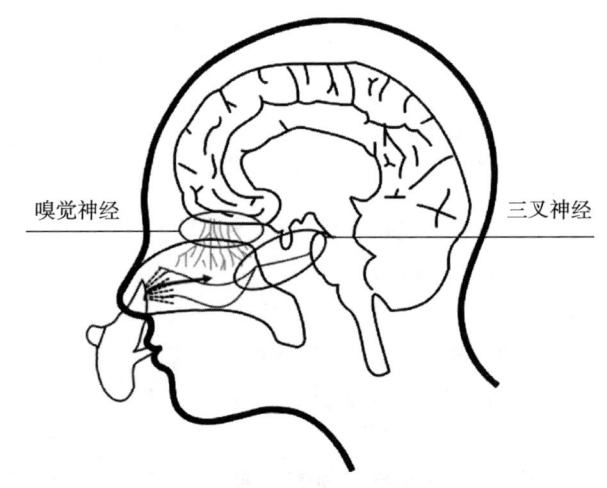

图 8-4　鼻腔给药后药物进入脑内各通路详细示意图

1. **生理因素**　生理因素（如年龄、性别、姿势、睡眠、运动等）和病理因素均会影响药物的吸收。鼻黏膜中含有多种酶，这些酶会导致药物在鼻腔的代谢，妨碍药物的吸收。

2. **药物的理化性质**　药物必须穿过或克服各种生理屏障，才能到达黏膜层下的毛细血管进而发挥全身作用，药物的理化性质影响药物通过这些屏障的能力及速率，主要有以下几个方面影响。

（1）相对分子质量：药物的相对分子质量大小与药物吸收有密切关系，通常相对分子质量小于 1 000 的化合物易被吸收。应用吸收促进剂后，相对分子质量为 6 000 的药物经鼻给药后，也可获得很好的生物利用度。

（2）油水分配系数：脂溶性药物透过鼻黏膜的吸收受其油水分配系数的影响，药物亲脂性增强，其鼻黏膜吸收增加。药物从鼻腔向脑脊液中的递送也与药物的脂溶性有关。

（3）解离程度：对于有机弱酸性或有机弱碱性药物，其解离程度取决于环境的 pH。非解离型分子的比例越大，其鼻黏膜吸收量越大。

（4）氢键：氢键形成能力影响多肽和蛋白质药物的吸收，药物易于与膜组分形成氢键，可以促进药物的吸收。

3. **剂型因素** 药物的鼻腔吸收不仅受递送途径内在特性的影响，而且受剂型影响。鼻腔气雾剂、喷雾剂和吸入剂在鼻腔中的弥散度和分布面较广泛，药物吸收快，但易被黏膜纤毛清除。凝胶剂及生物黏附性微球因黏性较大，能降低鼻腔纤毛的清除作用，延长药物与鼻黏膜的接触时间，改善药物的吸收。一些新的药物递送系统如微球、脂质体、前体脂质体纳米粒等，能保证药物在鼻腔的长时间滞留及与鼻黏膜的充分接触，因此更能提高药物的跨膜转运。

4. **鼻腔给药技术**

（1）给药容积和速度的影响：临床上或实验研究中多数鼻腔给药剂型属于液态或流体状态，给药时其容积可能影响药物在鼻腔内的分布，从而影响药物自鼻腔向血液和脑分布程度。药物给药速度，即时间间隔和每次给药量的影响也较大。因此，鼻腔给药制剂的每次给药量和时间需要进行控制。

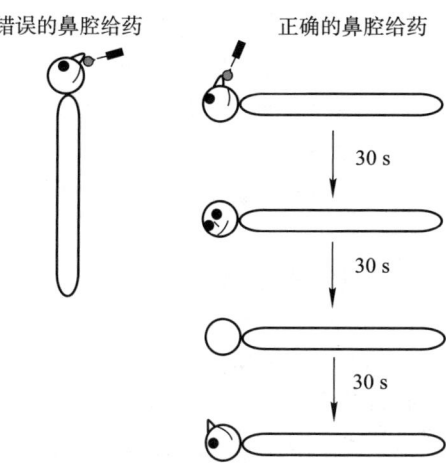

（2）人体鼻腔给药的方法和装置的影响：在鼻腔给药治疗时，正确的给药方法对药物效果的发挥影响很大。如图8-5所示，通常鼻腔给药时站立仰头，滴入鼻腔，此时药液进入鼻腔会沿着鼻腔的下部流入咽喉部，进入消化道，在鼻腔滞留吸收的药量较少。正确的给药方法则是仰卧位，头朝下，滴入药液，保持仰卧位30 s、侧卧位左右两侧各保持30 s、再保持仰卧位30 s，目的是为药物在鼻腔内充分地接触鼻腔黏膜，促进吸收。

图 8-5 人体鼻腔给药的正确方式

鼻腔给药装置对于药液粒径的控制起到重要的作用，如图8-6所示。根据鼻腔解剖学结构，粒径大的药物颗粒主要沉积于上呼吸道；粒径小的药物颗粒可被吸入肺部；只有粒径在 $10 \sim 150\ \mu m$ 时，药物颗粒主要沉积在鼻腔中被吸收。因此，通过鼻腔给药装置的设计，可以有效地控制药液粒径，这对于获得鼻腔给药制剂效果有重要的作用。

5. **其他影响因素** 经鼻给药入脑后，药物的清除也受其他的因素影响，如遗传因素（基因组成）、生理节律、种族差异、性别差异等也会影响药物排泄的特征。

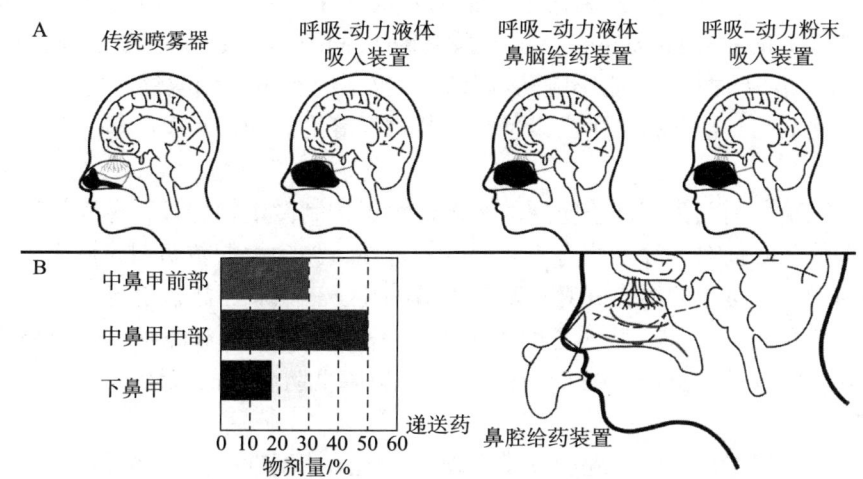

图 8-6 不同制剂和装置鼻腔给药后标记物在鼻腔的分布和可能吸收途径

A. 不同的鼻腔给药装置鼻腔给药时标记物在鼻腔内的分布；同一试用者经鼻给药后药物在鼻腔中初始分布。

B. 鼻腔给药装置给药后，药物在鼻内不同部位的初始水平分布

第二节　鼻腔给药制剂的制备和质量评价

鼻腔给药制剂是一种较新的给药方式，主要应用于局部治疗鼻内疾病，而作为全身治疗的给药途径，鼻腔给药制剂从传统医学的塞鼻剂、吹鼻剂、熏鼻剂、灌鼻剂等发展到现代制剂学中的滴鼻剂、喷雾剂等和运用微球、脂质体、纳米粒、水凝胶等新型载体包载药物的新剂型。

目前，临床常用的鼻腔给药制剂分类方法有如下三种。①按照药物的种类分类：鼻腔给药制剂按照药物的种类可以分为中药鼻腔给药制剂、西药鼻腔给药制剂及生物制品鼻腔给药制剂。②按照药物的剂型分类：鼻用液体制剂（滴鼻剂、洗鼻剂、喷雾剂）、鼻用半固体制剂（鼻用软膏剂、鼻用乳膏剂、鼻用凝胶剂）、鼻用固体制剂（鼻用散剂、鼻用粉雾剂和鼻用棒剂）。此外，还有运用新型载，如微球、微囊、脂质体等包载药物的新制。③按照药物的作用部位分类：鼻腔给药制剂按照药物的作用部位可以分为鼻腔局部治疗制剂、经鼻入脑治疗制剂和全身治疗制剂。

一、鼻腔给药制剂的辅料

鼻腔给药制剂常用辅料有增溶剂、抗氧化剂、防腐剂、缓冲剂、保湿剂、生物黏附剂、稳定剂、吸收促进剂等。考虑到鼻腔给药制剂辅料在改变药物透过鼻腔黏膜吸收效率的同时，有可能引起鼻黏膜的刺激，因此鼻腔给药制剂辅料的选择必须保证：①能够保持药物的功能；②对鼻黏膜刺激性小，不引起鼻黏膜损伤。

鼻腔给药制剂的辅料选用前应进行预实验研究，以评价该辅料对于鼻黏膜的影响。鼻腔给药制剂辅料的鼻黏膜毒性试验一般采用处方中未加主药的空白制剂进行。

（一）缓冲剂

在鼻腔给药制剂中可以使用各种常规的缓冲系统，缓冲系统的作用能力可以用缓冲容量衡量。一般的鼻腔给药制剂给药体积较小，鼻腔分泌物可能改变制剂的 pH，影响药物非解离型的浓度。因此，鼻腔给药制剂所用的缓冲系统应具备较高的缓冲容量，从而维持鼻腔给药制剂的 pH。

（二）抗氧化剂

为了保持药物稳定性，鼻腔给药制剂中通常加入抗氧化剂来避免药物的氧化降解。常用的抗氧化剂有焦亚硫酸钠（sodium metabisulfite）、亚硫酸氢钠（sodium bisulfite）、维生素 E（Vitamin E）等。一般抗氧化剂使用剂量应很小，不能影响药物吸收，也不应有鼻腔刺激性。此外，在选用抗氧化剂时，还应考虑抗氧化剂与其他辅料、生产设备、包装材料等之间的相互反应。

（三）防腐剂

由于大部分鼻腔给药制剂为多剂量应用的制剂，为了抑制微生物生长，鼻腔给药制剂中需要加入防腐剂。但是大多数防腐剂对鼻纤毛均有不同程度的毒性，如含汞的防腐剂硫柳汞，对鼻纤毛的毒性很大，会对鼻黏膜产生不可逆的损伤。对羟基苯甲酸酯类、三氯叔丁醇、氯己定等防腐剂对鼻纤毛的毒性相对较小，且作用可逆。乙二胺四乙酸（EDTA）作为防腐剂，对鼻黏膜的影响最小。目前，鼻腔给药制剂常将 0.01% 新洁尔灭与 0.05%EDTA 合用，以降低防腐剂的毒性。

（四）保湿剂

许多过敏性疾病和慢性疾病常引起鼻黏膜干燥。鼻腔给药制剂中的一些添加剂也会刺激鼻腔，导致鼻黏膜变硬，因此鼻腔给药制剂中需要加入一定量的保湿剂，防止鼻黏膜细胞的脱水，避免或减少对鼻黏膜的刺激。鼻腔给药制剂中常用的保湿剂有甘油（glycerol）、山梨醇（sorbitol）和甘露醇（mannitol）。

（五）稳定剂

为了保证鼻腔给药制剂中的药物稳定性，需要加入稳定剂。一些常规有机溶剂如乙二醇、乙醇、中链甘油酯等可以作为稳定剂，增强药物的稳定性。此外，表面活性剂、环糊精与亲脂性吸收促进剂联用，也可以作为药物的稳定剂，但是组合应用稳定剂的筛选必须考虑其对鼻腔刺激性的影响。

（六）吸收促进剂

为了增加药物在鼻黏膜的渗透能力，鼻腔给药制剂处方中需要加入一定量的吸收促进剂（又称促渗剂）。通过应用吸收促进剂，可改善吸收率。理想的吸收促进剂对鼻黏膜和纤毛不应产生毒性和刺激性，无异味、不引发变态反应、作用强而持久且用量较小。采用的吸收促进剂有胆酸衍生物、环糊精及其衍生物、氮酮、氨基酸类促透剂及其衍生物、表面活性剂。

（七）生物黏附剂

鼻黏膜表面具有许多纤毛，会将进入鼻腔的药物清除，影响药物的吸收和疗效。为减少鼻腔清除率，延长药物滞留时间以增加吸收量，可以选择天然生物可降解材料（如明胶、淀粉、血清蛋白、卡波姆、树脂、羧甲基纤维素钠）作生物黏附剂，将药物制成粉末或微球增加药物黏附作用。生物黏附剂通过吸水膨胀或表面润湿与鼻黏膜紧密接触，具有生物黏附作用，延长药物在鼻腔的作用时间。

（八）增溶剂

增溶剂是指具有增溶能力的表面活性剂，如聚山梨酯80。增溶是指难溶性药物在表面活性剂的作用下，在溶剂中增加溶解度并形成溶液的过程。增溶剂的性质、HLB值、用量，温度，以及增溶质的性质等均是增溶效果的影响因素。

二、鼻用液体制剂

（一）滴鼻剂

滴鼻剂（nasal drop）是指专供滴入鼻腔内使用的液体制剂，滴鼻剂以水、丙二醇、液体石蜡、植物油为溶剂，多制成溶液剂，但也可制成混悬剂或乳剂。为促进吸收、防止黏膜水肿，应适当调节渗透压、pH和黏度。油溶液刺激性小，作用持久，但不与鼻腔黏液混合。滴鼻剂pH应为5.5~7.5，应与鼻腔黏液等渗，不影响纤毛运动和分泌液离子组成，如复方尼松龙滴鼻剂。

1. 滴鼻剂的应用　滴鼻剂可以局部用药发挥疗效，作为血管收缩剂，收缩黏膜血管，消除鼻黏膜充血肿胀，可用于治疗鼻塞，如1%盐酸麻黄碱滴鼻液；作为抗过敏剂，递送抗过敏药，治疗过敏性鼻炎，如麻黄碱苯海拉明滴鼻液、麻黄碱可的松滴鼻液等；作为鼻黏膜刺激润湿剂，扩张鼻黏膜血管，增加黏液分泌，减轻干燥症状，用于治疗萎缩性鼻炎，发挥机械性保护作用，如清鱼肝油、液体石蜡等；作为黏膜腐蚀剂，用于治疗黏膜局部糜烂、出血，如5%硝酸银、30%三氯醋酸等。

此外，临床中也有全身用药发挥治疗作用的滴鼻剂，主要用于胸痹心痛的治疗、高血压的治疗、抗病毒的治疗、扩张型心肌病的治疗、头痛的治疗等。

2. 滴鼻剂的制备

例8-1：一种氧氟沙星滴鼻剂的制备

［处方］β-环糊精3 g，纯化水适量，氧氟沙星3 g，10%醋酸适量，10%氢氧化钠适量，加纯化水至1 000 mL。

［制备］将3 g β-环糊精用适量的热纯化水搅拌溶解，将3 g氧氟沙星放入约20 mL纯化水中，继续搅拌并滴加10%醋酸使氧氟沙星完全溶解，在不断搅拌下细流加入β-环糊精溶液中，继续搅拌约5 min，加纯化水至约800 mL，在不断搅拌下滴加10%氢氧化钠液调pH，加纯化水至1 000 mL，混匀，分装即得。

［注释］临床上常用氧氟沙星滴鼻剂治疗细菌性鼻炎。

（二）喷雾剂

喷雾剂是指原料药物或与适宜辅料填充于特制的装置中，使用时借助手动泵的压力、高压气体、超声振动或其他方法将内容物呈雾状物释出，用于肺部吸入或直接喷至腔道黏膜及皮肤等的制剂。有别于喷雾剂，气雾剂喷出药物的动力为抛射剂，如氟氯烷烃（现多不用）、氢氟烷烃、二甲醚等。鼻用喷雾剂的给药过程类似于吸入型气雾剂，但喷雾剂喷出的液滴较大，主要停留在鼻腔而不会进入气管及肺部，通过鼻腔黏膜吸收发挥作用，所以作用部位又不同于气雾剂。

1. 喷雾剂的应用　喷雾剂按内容物组成分为溶液型、乳状液型或混悬型。按用药途径可分为吸入喷雾剂、鼻用喷雾剂、皮肤和黏膜用的非吸入喷雾剂。按给药定量与否，喷雾剂还可分为定量喷雾剂和非定量喷雾剂。鼻用喷雾剂作为一种全新的非注射给药方法，适用于治疗疼痛、过敏性鼻炎、糖尿病、鼻窦感染等疾病，其中局部糖皮质激素鼻喷雾剂可以在炎症的各个阶段发挥抗炎、抗水肿效应，并能促进损伤的纤毛上皮修复，是目前治疗鼻黏膜炎症性疾病的一线药物。同时，由于生物制药行业的快速发展，对一些口服生物利用度比较低的生物技术药物，如多肽类、蛋白类以及核酸类药物，鼻用喷雾剂或将成为这些药物局部或全身给药的重要剂型。

2. 喷雾剂的制备

例 8-2：盐酸左卡巴斯汀鼻喷雾剂的制备

［处方］盐酸左卡巴斯汀，透明质酸钠，泊洛沙姆，乙二胺四乙酸二钠。

［制备］盐酸左卡巴斯汀 – 透明质酸钠 – 泊洛沙姆 – 乙二胺四乙酸二钠 – 注射用水的质量比为（0.5~1）：（6~12）：（0.2~0.6）：（0.8~1.6）：（1 000~1 500）。①用配方量 1/4~1/2 的注射用水将处方量的乙二胺四乙酸二钠溶解，搅拌混合均匀，过 0.22 μm 的除菌过滤器除菌。②用配方量 1/4~1/2 的注射用水将处方量的透明质酸钠均质分散，灭菌。③在混合容器将盐酸左卡巴斯汀与步骤②的无菌溶液、泊洛沙姆均匀混合，得到盐酸左卡巴斯汀混悬液。④将盐酸左卡巴斯汀混悬液与步骤①的乙二胺四乙酸二钠溶液混合，调节 pH，加灭菌注射用水定容至 100%，得到的混悬液灌装至鼻喷雾瓶中。

［注释］盐酸左卡巴斯汀是一种抗过敏药物，主要用于治疗过敏性疾病，如过敏性鼻炎和过敏性结膜炎。盐酸左卡巴斯汀鼻喷雾剂主要用来治疗过敏性鼻炎，对于过敏性鼻炎引起的流鼻涕、打喷嚏、鼻塞鼻痒等症状有很好的缓解作用。鼻用药物，特别是水性制剂由于在给药过程中反复接触鼻腔有菌环境，加之其水介质特征，容易被微生物污染。因此，鼻喷剂中通常使用防腐剂达到防止微生物的感染和繁殖的效果，保证药品的质量。

（三）洗鼻剂

洗鼻剂指由药物制成符合生理 pH 范围的等渗水溶液，是一种主要用于清洗鼻腔的鼻用液体制剂，用于伤口或手术前。洗鼻剂通过洗鼻器将药液送往一侧鼻孔，流经鼻前庭、鼻窦引流口、鼻道，绕经鼻咽部，然后从另一侧鼻孔排出。借助药液的作用及水流的冲击力，有效清除鼻腔内的污物、细菌等，恢复鼻黏膜的正常生理功能。

1. 洗鼻剂的应用　洗鼻剂主要以生理海盐水为洗鼻液，这种盐水的渗透性比较高，消炎和抗菌的效果比较好，可以减轻鼻腔黏膜的水肿，对于缓解鼻塞有一定的功效。洗鼻剂作为一种常用的辅助制剂主要用于干燥性鼻炎的辅助治疗，用以进行手术后的鼻腔创口清理或干燥环境下鼻腔清理。

2. 洗鼻剂的制备

例 8-3：一种抗病毒洗鼻剂的制备

［处方］蒸馏水 1 L，氯化钠 10 g，N- 乙酰神经氨酸 1 g，绿原酸 1 g，甜菜碱 1 g，薄荷脑 0.1 g。

［制备］量取 1 L 蒸馏水，向其中加入氯化钠 10 g、N- 乙酰神经氨酸 1 g、绿原酸 1 g、甜菜碱 1 g 及薄荷脑 0.1 g，充分搅拌，直至溶液澄清透明；将混合液体于 80℃放置 1 h 进行灭菌，将带有直喷式喷头的 20 mL PET 喷雾瓶置于紫外灯下照射 2.5 h；待灭菌结束，液体冷却后，于无菌环境下将

溶液灌装至喷雾瓶中。

［注释］N-乙酰神经氨酸中含有亲水的羧基、甘油基等基团，有助于保持鼻腔湿润度；N-乙酰神经氨酸作为病原体的受体，可以避免病原体与宿主细胞结合，绿原酸具有抗病毒、抗菌功能；甜菜碱具有保湿作用；薄荷脑具有特殊的香气，可刺激鼻腔，使鼻腔更加通畅。

三、鼻用半固体制剂

（一）鼻用软膏剂与鼻用乳膏剂

鼻用软膏剂和乳膏剂指由原料药物与适宜基质均匀混合，制成溶液型或混悬型膏状的鼻用半固体制剂，常用基质分为油脂性、水溶性和乳剂型基质。乳膏剂的基质是乳剂型。常用的乳剂型基质有聚山梨酯类、脂肪醇硫酸钠类、脂肪酸山梨坦类等。软膏剂是指将药物与水溶性或油溶性基质混合后形成的半固体制剂。软膏剂的基质是水溶性或油溶性。常用的水溶性基质主要为聚乙二醇，常用的油溶性基质有凡士林、液体石蜡、羊毛脂等。

1. 鼻用软膏剂和软膏剂应用　鼻腔内涂药膏，一般是为了缓解鼻腔内炎症及干燥等不适，主要发挥抗炎、消肿、滋润作用。例如，盐酸金霉素软膏用于改善鼻黏膜炎症，缓解鼻腔内水肿、疼痛、鼻塞的鼻用软膏剂；红霉素软膏用于改善鼻腔内疖肿的鼻用软膏剂，如复方木芙蓉涂鼻软膏。

2. 鼻用软膏剂的制备

例 8-4：罗红霉素鼻用软膏剂的制备

［处方］罗红霉素 3 g，硬脂醇、白凡士林各 20 g，丙二醇 12 g，十二烷基硫酸钠 1 g，对羟基苯甲酸甲酯 0.025 g，对羟基苯甲酸丙酯 0.015 g，蒸馏水 44 g。

［制备］取硬脂醇 20 g 与白凡士林 20 g 混合，将其置于水浴锅中，75℃加热，直至全部熔化。另取罗红霉素 3 g，丙二醇 12 g，十二烷基硫酸钠 1 g，对羟基苯甲酸甲酯 0.025 g，对羟基苯甲酸丙酯 0.015 g，以蒸馏水作为溶剂，通过磁力搅拌器进行溶解。随后将二者混合，并于水浴锅中加热至 75℃，通过磁力搅拌器进行溶解，待溶解完全后，室温冷凝，进行包装即得。

［注释］罗红霉素是新一代大环内酯类抗生素。用于治疗由敏感菌引起的多种不同类型的感染，敏感细菌所致的鼻窦炎、中耳炎、急性支气管炎、慢性支气管炎急性发作以及皮肤软组织感染。

（二）鼻用凝胶剂

鼻用凝胶剂（原位凝胶）是一种药物与辅料制成均一透明或混悬半透明的凝胶剂，用于供鼻给药。聚丙烯酸、聚乙烯醇、卡波姆、HPMC 等高分子材料制备得到的亲水性凝胶在给药部位，可以对外界刺激如温度、pH、离子种类和浓度、光照度等变化产生响应，发生分散状态或构象的可逆转化，形成半固体或固体制剂。与传统鼻腔给药制剂相比，鼻腔给药原位凝胶有显著的优点：易到达鼻黏膜，及时在鼻腔内发生相变而形成凝胶，可以黏附于黏膜表面，延长药物保留时间，提高药物生物利用度；良好的组织相容性不妨碍鼻腔发挥正常的生理屏障功能，不会引起鼻黏膜发生功能和生理结构的改变，使用方便，可以提高患者的依从性；制备过程简单，易于灌装，便于工业化生产。

1. 鼻用凝胶剂的应用　鼻用凝胶剂按其凝胶机制可以分为离子敏感、温度敏感、pH 敏感、光敏感等类型，可以用于缓解鼻炎引起的鼻痒、鼻塞、打喷嚏、流鼻涕等症状，例如鼻舒冷敷凝胶，此外，还具有药物递送的潜力，例如罗替戈汀鼻用胶束温敏凝胶将药物通过鼻腔递送入脑，治疗中枢系统疾病，贴附于鼻腔中的凝胶可以实现药物的缓释，提供长久稳定的药物释放治疗，减少给药次数。

2. 鼻用凝胶剂的制备

例 8-5：一种鼻腔给药野黄芩苷镁温敏水凝胶的制备

［处方］药物与辅料质量比，野黄芩苷镁 - 泊洛沙姆 407（10∶19）。溶剂为去离子水。

［制备］①分别精密称取处方量的泊洛沙姆温度敏感凝胶基质，加入去离子水中，搅拌溶解。在 4℃环境下存放 24 h 以上，充分溶胀，得到澄清、无气泡、无团块的空白凝胶基质。②在步骤①得到的空白凝胶基质中加入野黄芩苷镁，在常温下搅拌混匀，直至野黄芩苷镁全部溶解，放入 4℃冰箱 24 h 得到野黄芩苷镁温敏型原位凝胶。

［注释］黄芩苷是中药灯盏花中的重要成分，临床用于治疗缺血性脑卒中，可显著改善缺血性脑卒中患者的神经功能，降低全身炎症反应和致残率。药理学研究表明，野黄芩苷具有改善微循环、扩张血管、降低外周血管阻力、抗血小板聚集及抑制血栓形成，还可以抗氧自由基、抗钙内流、抑制和防止脑缺血神经元凋亡，从而保护脑神经等作用。

四、鼻用固体制剂

（一）鼻用散剂

鼻用散剂是指药物或与适宜的辅料经粉碎、均匀混合制成的干燥粉末状制剂。散剂是最古老的传统剂型之一，通常用在中药剂型中，在《伤寒论》《名医别录》《神农本草经》中均有大量散剂的记载。散剂是固体剂型中的分散程度最大的制剂，较其他固体剂型相比，散剂易于分散、溶出快、吸收快、起效快；制备工艺简单，易于控制剂量，便于服用；对剂量大的药物，散剂是一种易于接受的固体剂型。散剂除了可直接作为剂型，也是其他剂型如颗粒剂、胶囊剂、片剂等制备的中间体。因此，散剂的制备技术与要求在其他剂型中具有普遍意义。

1. 鼻用散剂的应用　鼻用散剂主要是一种局部用散剂，目前主要用于中药剂型中，鼻用散剂可用于治疗鼻炎，及其导致的反复鼻塞、流涕，以及头痛，如鼻渊散、复方麻黄喷鼻散。通过中药成分的开窍醒脑作用，可用于中暑晕倒、头昏目眩、鼻塞，如通鼻散。

2. 鼻用散剂的制备

例 8-6：一种用于鼻息肉的中药散剂制备

［处方］冰片 40 g，枯矾 40 g，小分子肽 2 g，龙骨 2 g，牡蛎 2 g，硼砂 2 g。

［制备］将原料分别粉碎研磨成粒径为 300 目的粉料，然后放入搅拌机内，混合搅拌均匀，即得散剂成品。

（二）鼻用粉雾剂

鼻用粉雾剂是指由原料药与适宜辅料制成的粉末，利用适当的给药装置喷入鼻腔的鼻用固体制剂，具有以下优点：①处方中的药物较液体制剂更加稳定。②制剂配方相对简单，无需添加抑菌剂等。③可通过添加黏附材料增加药物在鼻黏膜部位的滞留时间，降低了药物溶解性和渗透性的要求。但是粉雾剂也面临诸多挑战：①需要延长其在鼻腔中滞留时间。②确保药物能否到达鼻腔有效给药部位。③需要提高递送剂量均一性。随着冷冻干燥和喷雾干燥技术的引入及新型鼻粉吹入器出现，极大地拓宽了鼻粉药物的应用范围，随着鼻用粉雾剂的进一步研究和鼻粉给药装置的不断优化，未来将会出现更多鼻用粉雾剂的上市产品，为患者提供更多的剂型选择。

1. 鼻用粉雾剂的应用　鼻用粉雾剂可以局部给药，用于预防和治疗各种鼻炎，如布地奈德粉雾剂；递送药物入脑，治疗急性偏头痛等神经系统疾病，如舒马曲坦粉雾剂；全身给药，用于胰岛素导致的低血糖急救，如递送胰高血糖素。

2. 鼻用粉雾剂的制备

例 8-7：利培酮鼻用粉雾剂的制备

［处方］利培酮 25 g，环糊精 75 g，50% 乙醇溶液 9 900 g。

［制备］①将 25 g 利培酮和 75 g 环糊精加入 9 900 g 的质量浓度为 50% 的乙醇溶液中，于 40℃的水浴池中磁力搅拌 5 h 至溶液澄清，制成喷雾干燥前驱液。②将喷雾干燥前驱液经 75 μm 微流控喷嘴注入喷雾干燥塔进行喷雾干燥，收集粉末，即为利培酮鼻用粉雾剂。

［注释］利培酮是一种选择性单胺能拮抗剂，属于第二代抗精神病药物，具有低锥体外系不良反应、耐受性良好等优点，主要用于治疗精神分裂症、躁狂症和痴呆症等。

五、鼻腔给药装置

鼻腔给药装置从所给药物的形态上分，可分为鼻腔液体装置、鼻腔粉末装置和鼻腔液体粉末双用装置；从剂量可控性上分，可分为单剂量鼻腔给药装置和多剂量鼻腔给药装置。其中，液体装置和粉末装置可各自有其单剂量和多剂量装置。

鼻腔给药装置与鼻腔给药制剂的临床应用相关。目前，鼻腔给药制剂在临床应用时的主要装置有：药用喷雾泵、药用气雾剂定量阀门、单剂量/双剂量药物递送装置、干粉吸入装置、电子给药计数装置。图 8-7 展示了三种常见的鼻腔给药制剂的给药装置。

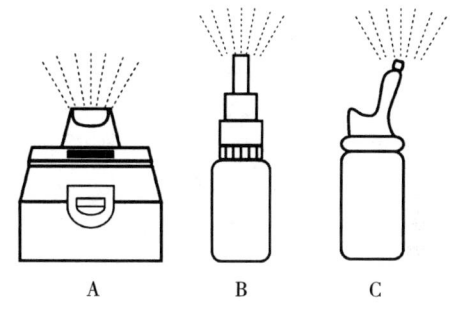

图 8-7 鼻腔给药装置
A. 单剂量干粉吸入装置；B. 多剂量喷雾剂；
C. 鼻腔给药雾化装置

六、鼻腔给药制剂的质量评价

（一）鼻腔给药制剂的常规质量评价

鼻用制剂在生产及贮藏期间应符合下列规定：鼻用制剂可根据主要原料药物的性质和剂型要求选用适宜的辅料。除另有规定外，多剂量、水性介质鼻用制剂应当添加适宜浓度的抑菌剂。在制剂确定处方时，该处方的抑菌效力应符合抑菌效力法的规定，制剂本身如有足够的抑菌性能，可不加抑菌剂。鼻用制剂的多剂量包装容器应配有完整和适宜的给药装置。容器应无毒并洁净，不应与原料药物或辅料发生理化作用，容器的瓶壁要有一定的厚度且均匀。除另有规定外，装量应不超过 10 mL 或 5 g。鼻用溶液剂应澄清，不得有沉淀或异物；鼻用混悬液若出现沉淀物，经振摇应易分散；鼻用乳状液若出现油相与水相分层，经振摇应易恢复成乳状液；鼻用半固体制剂应柔软细腻，易涂布。鼻用粉雾剂中的原料药物与适宜辅料的粉末粒径一般应为 10 ~ 150 μm，鼻用气雾剂和鼻用喷雾剂喷出后的雾滴粒子绝大多数应大于 10 μm。鼻用制剂应无刺激性，对鼻黏膜及其纤毛不应产生毒副作用。如为水性介质的鼻用制剂需要调节 pH 与渗透压。此外，还可以在动物上对药物稳定性与安全性进行评价，如鼻用凝胶在家兔的鼻腔中进行了鼻腔滞留实验。

（二）鼻腔给药制剂的药效学评价

鼻腔给药制剂的药效学评价，根据疾病和实验目的不同，可以分成以下四类：

1. 动物水平评价 采用动物模型对鼻腔给药后的疗效、机制进行研究，从模型不同角度阐释鼻腔给药相关问题，这也是目前广泛应用的技术和方法。

2. 分子生物学评价 分子生物学技术在药物效应研究中广泛应用，具有突出的优点，分子生物学技术在鼻腔给药后疾病评价中也有重要的作用，如利用蛋白质组学技术评价药物过敏性鼻炎的分泌物的蛋白表达的情况。此外，也有研究利用此技术分析鼻窦炎的分子生物特征等。在不同的实验层面，合理地运用实验技术，对研究鼻腔给药后药效的评价有帮助。

3. 细胞水平评价　鼻腔制剂会直接接触鼻腔组织，如果用于治疗鼻腔的局部疾病，可以采用鼻腔的不同组织细胞进行培养和体外实验，评价鼻腔制剂对鼻腔黏膜细胞的直接作用。如果鼻腔制剂用于治疗非鼻腔疾病，细胞培养实验可以用来评价该制剂对鼻腔局部组织毒性。

4. 临床试验　对正常人或患者作体内试验，根据临床试验设计不同，通过无创性的实验手段进行评价。

（三）鼻腔给药制剂的药物动力学评价

药物动力学的研究主要集中在各种药物鼻腔给药制剂给药后体内分布包括脑内各区分布、血浆，以及对参数的评价。

鼻腔给药制剂给药后药物主要有两个去向：①进入血液，经历和静脉给药同样的过程，其中一部分可以通过血 – 脑屏障进入脑内；②药物直接经鼻腔内各途径进入脑内，分布于脑内各区和脑脊液中。进入血液的药物可以采用血中药动学参数直接评价，进入脑内的药物则需要通过特定参数直接或间接评价药物入脑效率和动力学行为。

1. 药物动力学研究　鼻腔给药后获得完整的药 – 时曲线，经过药物动力学数据的处理获得相应的数据结果，采用如 DAS 等药物动力学处理软件，进行处理，得到相关的药动学参数。

2. 生物利用度的评价　生物利用度是指药物经血管外给药后被吸收进入血液循环的速度和程度。生物利用度是评价药物制剂和给药途径优劣的重要参数。通过计算不同鼻腔制剂和静脉给药后的吸收效率之比，获得不同鼻腔制剂的生物利用度

3. 脑血比　脑血比（ R brain–piasma ）是指鼻腔给药后脑内的药物含量和血浆含量的比值。可用于鼻腔给药制剂的入脑效率测定，即采用同时间点的脑内药物浓度和血液浓度的比值来衡量药物跨过或绕过血脑屏障入脑的效率。考虑到药物在脑内和血液中的消除速度不同，通常需要比较不同时间点的血脑比。公式见 8–1：

$$R_{\text{brain-piasma}} = \lg\left(AUC_{\text{brain}}/AUC_{\text{piasma}}\right) \tag{8-1}$$

式中， AUC_{brain} 和 AUC_{piasma} 分别代表药物在脑组织和血浆中的曲线下面积。鼻腔给药时可以借鉴静脉给药时脑血比计算考察药物经鼻腔入脑比值，尤其是比较鼻腔给予不同的试剂时。

4. 脑摄取指数　脑摄取指数（brain uptake index， BUI ）是指进入脑内的测试药物和参比药物量比例与待测药物剂量和参比剂量的比值，即待测药物和参比药物效率比值（OLDENDORF WH，1970 ）。

$$BUI\,(\%) = \frac{\text{脑内待测药物量}}{\text{脑内参比药物量}} \times \frac{\text{参比药物注射剂量}}{\text{待测药物注射剂量}} \times 100\% \tag{8-2}$$

式中，参比药物可以使同一药物不同剂型，通常为大家公认药物或剂型。

（四）鼻腔给药制剂研究方法

鼻腔给药制剂的研究方法有离体鼻黏膜法、细胞培养模型法、在体鼻腔灌流法和体内评价法。离体鼻黏膜法：实验装置和研究方法与经皮给药制剂类似，常采用离体的羊、猪或兔的鼻黏膜，测定渗透速率或渗透系数。细胞培养模型法：首先需建立与鼻黏膜结构性能相似的细胞模型，如原代培养的人鼻腔上皮单层细胞，测定药物的渗透系数，该方法还可研究药物在鼻黏膜中的代谢。在体鼻腔灌流法：在体法的实验动物通常采用大鼠。体内评价法：常在人体或大鼠、家兔、狗、绵羊、猴等动物体内进行。用注射器配合一根柔软的聚乙烯塑料管，将药液滴入鼻腔，取仰卧位 1 min，定时采取血样，测定血药浓度，进行药物动力学研究以及生物利用度研究。此外，研究鼻腔给药时应考虑药物及处方中的辅料如吸收促进剂和防腐剂等对鼻黏膜组织及其纤毛的毒性作用。

鉴于鼻腔生理结构特点和制剂安全性需要，研制鼻腔给药制剂时，需进行以下试验：对鼻黏膜刺激性和致敏性试验、对黏膜上皮组织结构的损伤试验、对纤毛形态及功能的影响等。其中，对黏膜上

皮组织的损伤结构及纤毛形态的影响，常以大鼠为实验动物，采用扫描电镜观察用药前后的形态。评价纤毛功能的动物模型主要有鸡胚胎气管的黏膜纤毛和蛙上颚黏膜纤毛，将黏膜纤毛与受试药液接触一定时间后，应用显微镜观察纤毛摆动的持续时间，通过与对照组比较，评价药物制剂对纤毛功能的影响。

第三节　鼻腔给药制剂的新进展

一、鼻腔给药制剂的研究热点

近年来，鼻腔给药制剂对疾病的治疗，尤其是对中枢神经性疾病的治疗取得了重要的进展，如阿尔茨海默病。鼻腔给药制剂的药物种类在不断增加，剂型也逐渐丰富。例如，目前研究的鼻腔制剂治疗阿尔茨海默病的药物主要有石杉碱甲、胰岛素、碱性成纤维生长因子等，其中大部分是多肽或蛋白质类药物。在剂型方面，纳米粒是目前发展的重点剂型，如鼻用纳米粒递送碱性成纤维生长因子。

与其他给药方式不同，鼻腔给药通过嗅觉途径而不是体循环实现药物的脑部递送，绕开了血－脑屏障的阻碍，是一种将药物输送到大脑的有效替代方案。

鼻腔给药的制剂使用的附加剂应该安全、稳定。同时，由于要使用在患者的鼻腔内，为了提高依从性，药物及其附加剂不能有刺激性气味，要选择生物相容性高的物质作为辅料，如天然的壳聚糖和卵磷脂、人工合成的 PEG、聚乳酸（PLA）和聚乳酸－羟基乙酸共聚物（PLGA）。

目前研究还未阐明鼻脑给药制剂的药物转运机制，大部分研究针对的是将药物递送到大脑，但是对于向脑内特定区域的药物转运及相关机制的研究还比较缺乏。如何减少药物对脑内非病变区域的影响，提高药物靶向性和稳定性是今后研究关注的重点。

大分子药物如肽类和蛋白质一般受到血－脑屏障的阻碍难以递送到脑内，然而鼻脑给药为大分子药物入脑治疗提供了可能的递送途径。通过制剂手段，将大分子药物包载于纳米载体中，通过鼻腔给药可以有效地输送入脑，发挥治疗作用。随着制剂手段的发展，产品有望进入临床，为神经疾病患者提供无创、有效的给药治疗方式。

二、鼻腔给药制剂的应用前景

鼻腔给药是一种无创高效的药物递送方式，为患者提供了一种局部和全身药物输送的替代方案。目前，国内上市的鼻腔给药制剂有选择性 M 胆碱能受体拮抗剂苯环喹溴铵的鼻喷雾剂，用于改善变应性鼻炎引起的流涕、鼻塞、鼻痒和喷嚏症状；α 肾上腺素能受体激动药盐酸赛洛唑啉鼻喷雾剂，用于缓解感冒引起的鼻塞、急慢性鼻炎、鼻窦炎、过敏性鼻炎、肥厚性鼻炎等鼻腔疾病，减轻或消除鼻塞症状；糖皮质激素类药物曲安奈德鼻喷雾剂，适用于预防和治疗常年性及季节性过敏性鼻炎。值得注意的是，鼻腔给药可以绕开血脑屏障，无创地将药物递送入脑，在神经相关疾病治疗的药物开发方面具有良好的应用前景。此外，脑淋巴系统及鼻黏膜中含有大量免疫细胞，鼻腔给药制剂未来可以作为一种疫苗递送的替代方案。

总之，随着制剂水平的提升，药用辅料的发展及药物转运机制的阐明，未来通过鼻腔给药可以实现局部和全身药物输送、脑靶向药物递送和黏膜疫苗接种，患者可以根据自身情况，选择合适的治疗手段。

🔍 思考题

1. 鼻腔给药制剂的特点有哪些？

2. 鼻腔给药制剂的影响因素有哪些?

3. 鼻腔给药主要的吸收位置在哪里?

4. 对鼻腔黏膜的毒性观察方法有哪些?

5. 已出现吸入式的新冠疫苗,未来鼻腔给药还可能用于什么药物?

（赵应征）

数字资源详见　新形态教材网

  思维导图　　拓展阅读　　本章小结　　测试题　　教学课件

第 九 章
肺部吸入制剂

第一节　概　　述

机体通过肺的气体交换功能不断获得氧供而完成自身的氧化过程，维持了机体的能量供应、血气平衡和内环境稳定。肺还涉及屏障防御、免疫、代谢、分泌等非呼吸功能。肺同时是一种快速、有效、非侵入的给药途径，肺吸入给药后可直接将药物运送至肺组织，在局部和全身范围发挥治疗作用，多用于哮喘、慢性阻塞性肺疾病、肺气肿等疾病的治疗。因吸烟、大气污染、人口老龄化及病原微生物感染等因素，近年来呼吸系统疾病发病率明显增加，肺部吸入制剂受到极大关注。

一、肺部吸入制剂的概念

肺部吸入制剂（pulmonary inhalation preparation）指原料药物溶解或分散于适宜介质中，以气溶胶或蒸气形式递送至肺部发挥局部或全身作用的液体或固体制剂。肺部给药制剂主要是气雾剂、粉雾剂和喷雾剂，可应用于吸入、黏膜和外用等不同的给药途径，应用于肺部给药则分别被称为吸入气雾剂、吸入粉雾剂和吸入喷雾剂。肺部吸入制剂还包括吸入液体制剂和可转变成蒸气的制剂。

二、肺部的生理功能结构

呼吸系统由呼吸道和肺构成（图9-1A）。呼吸道由鼻、咽、喉、气管、支气管、细支气管、终末细支气管、呼吸性细支气管、肺泡管、肺泡囊及肺泡组成。肺内呼吸道由支气管到终末细支气管，为肺传导部；呼吸性细支气管以下各段到肺泡，为肺呼吸部（图9-1B）。实现气溶胶肺部给药的主要功能结构包括呼吸道（respiratory tract）、肺泡（pulmonary alveoli）和呼吸膜（respiratory membrane）等。

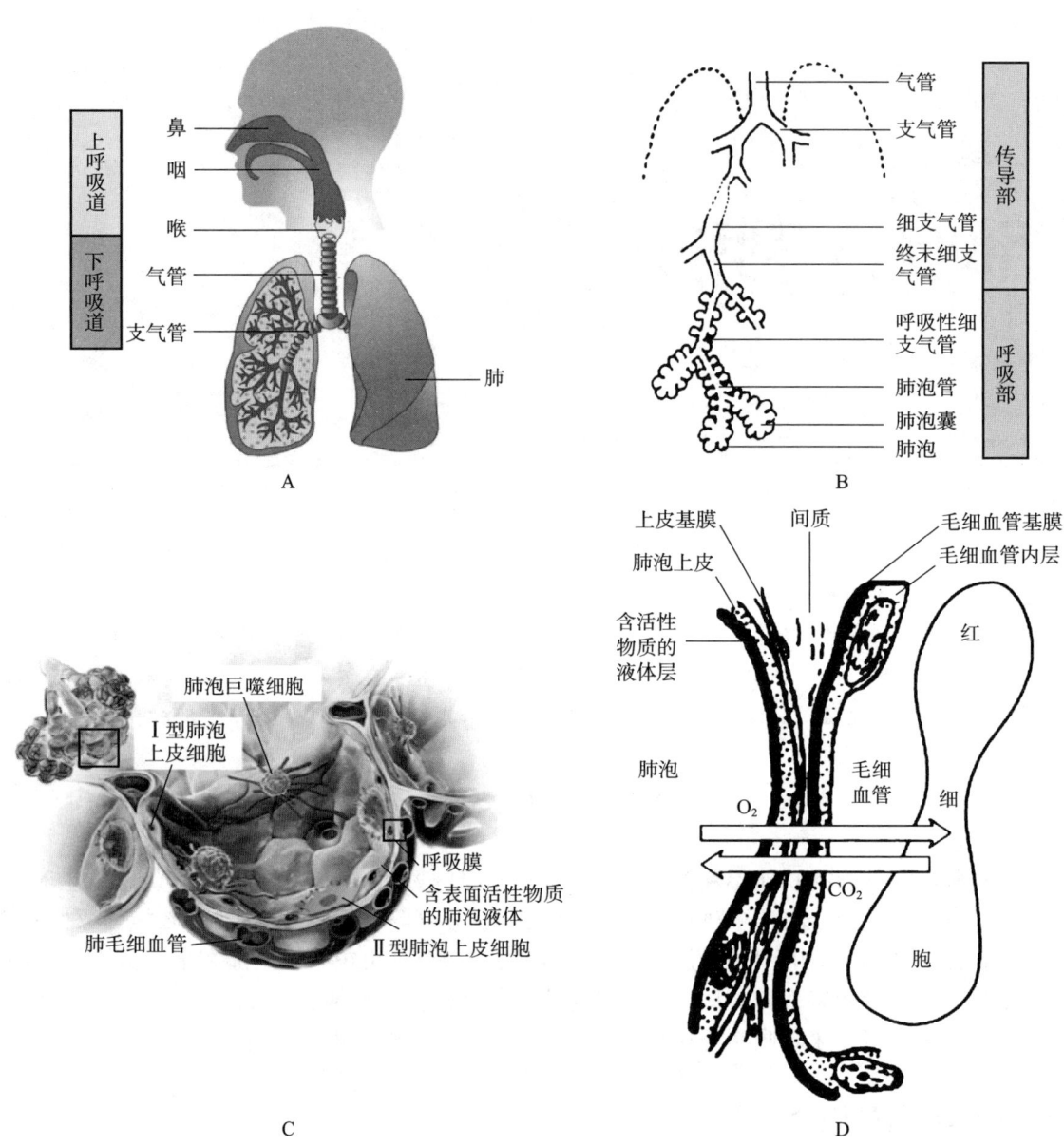

图 9-1　肺的解剖生理学特征示意图
A. 呼吸系统全貌；B. 气管和各级支气管；C. 肺泡结构；D. 呼吸膜结构

空气中的颗粒或异物在经过气管、支气管和细支气管后，直径在 2 ~ 10 μm 的颗粒可黏附于呼吸道管壁黏膜星状细胞和纤毛上皮细胞分泌的黏液上，通过纤毛运动和咳嗽反射清除。正常成年人两肺的肺泡总数约 7 亿个，结构见图 9-1C。肺表面活性物质的主要成分是二棕榈酰卵磷脂（dipalmitoyl phosphatidyl choline，DPPC），可促进氧气穿过肺泡表面进入血液。呼吸膜（respiratory membrane）结构见图 9-1D。呼吸膜的总厚度 < 1 μm，最薄处只有 0.2 μm，气体易于扩散通过。正常成年人两肺的总扩散面积约 70 m²；在安静状态下，用于气体扩散的呼吸膜面积约 40 m²；劳动或运动时，有效扩散面积可显著增加，从而提高气体交换的效率。

三、药物在肺部的沉积

吸入药物的沉积是一个复杂的过程。当药物粒子脱离吸入气流，就会与气道表面接触，从而实现沉积。局部沉积则是指沉积在呼吸道某一局部的药物粒子的量。总沉积是指沉积在整个呼吸道的药物粒子的总量。沉积率是指吸入的药物粒子沉积到呼吸道表面的平均概率。药物粒子必须达到一定的肺部沉积率才能产生药理作用。

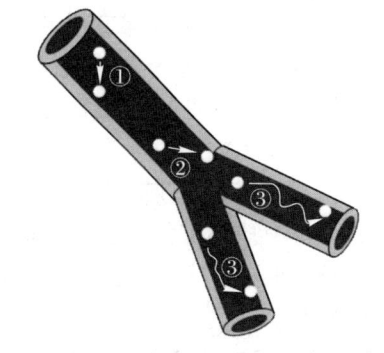

图 9-2　药物颗粒在呼吸道中的沉积机制
①重力沉降；②惯性碰撞；③布朗扩散

（一）药物在呼吸道的沉积机制

药物在肺部的沉积机制主要涉及三方面的物理因素，即重力沉降（gravitational sedimentation）、惯性碰撞（inertial impaction）和布朗扩散，如图 9-2 所示。

重力沉降是指运动颗粒受重力作用影响比气流施加的拖拽力大而依赖重力的沉降过程。颗粒在一定时间内沉降速率与质量成正相关。沉降速率随着粒子质量的增加和气流速率的降低而增加。惯性碰撞是指运动颗粒因惯性而无法遵循气流轨迹，撞击并沉积于气道壁上的过程。惯性碰撞不仅与粒子的密度及粒径有关，还与肺内气流速率有关。布朗扩散是一种由于空气分子对颗粒不断地碰撞引起的随机运动，是药物粒子在静态气流中的不规则运动。

（二）影响药物在肺部沉积的因素

影响药物粒子在呼吸系统沉积与分布的因素有很多，如吸入模式（包括呼吸频率与潮气量）、粒子特征（物理粒径、空气动力学直径）、患者肺部生理病理变化等。其中，空气动力学直径和吸入气流情况是决定颗粒沉降机制的主要因素。

1. 呼吸模式　通常药物粒子的沉积率与呼吸量成正比而与呼吸频率成反比。可见，较快速率的气流使药粒在口咽部和上呼吸道的沉积增加，而缓慢且长时间的吸气可获得较大的肺泡沉积率。这就是建议患者在吸入药物时采用慢且深的呼吸方式并在用药后屏住呼吸的主要原因。

2. 微粒的大小　肺部递送系统一般采用空气动力学直径（aerodynamic diameter，Da）表征药物粒子的大小。空气动力学直径是将药物粒子视为静息状态下具有相同沉降速率的单位密度的球体所得的直径，忽略其形状和密度。$Da > 5\ \mu m$ 的粒子主要受惯性碰撞机制影响而沉降在口咽部和大的传导性气道处；Da 在 $1 \sim 5\ \mu m$ 的粒子主要受重力影响沉降在呼吸性细支气管和肺泡处；$Da < 0.5\ \mu m$ 左右的粒子主要受布朗运动的影响而随处扩散，惯性小，很容易被呼出。因此，通常吸入气雾剂喷出的雾滴 Da 在 $0.5 \sim 5\ \mu m$ 最适宜。《中国药典》规定吸入制剂中原料药物粒子 Da 应控制在 $10\ \mu m$ 以下，大多数应在 $5\ \mu m$ 以下。

（三）药物呼吸道沉积研究方法

体内研究雾化剂型在呼吸道沉积的方法包括药动学方法、药效学方法及肺影像研究方法。其中，肺功能区成像可无创性、多维度、动态实时提供区域功能信息和区域测量，获得气溶胶在肺部递送的关键信息，反映药物沉积的情况。肺影像研究方法包括：计算机层析成像技术、正电子发射断层成像技术、磁共振成像技术、近红外光谱技术，以及活体荧光显微成像技术等。在制剂研究阶段通常采用体外研究方法，包括人工呼吸道和人工肺模型、选择多级碰撞取样器等模拟进行体外沉积试验。通过测定药物粒子大小及粒度分布来反映药物粒子在呼吸道各部位的沉积率，但体外方法只能用于预测。若能建立体内外的相关性，则体内的沉积模式和临床效果可直接由体外试验结果来准确地反映。

四、药物在肺部的吸收

药物进入肺泡后可被分为五种去路：①由于咳嗽、喷嚏及纤毛排异作用而被清除至上呼吸道；②被吞噬进入淋巴系统；③吸收进入血液循环；④被酶代谢激活或失活；⑤停留在肺泡中。药物经肺泡壁与相邻毛细管壁进入血液循环的过程称为药物经肺部吸收。药物的吸收主要是在肺泡部位进行。

（一）药物在肺部吸收的机制

药物通过肺部进入血液循环主要有两条途径：①转胞吞作用（transcytosis）：分为受体介导的跨细胞转运和非特异性的跨细胞转运；②细胞旁路扩散作用（paracellular diffusion）：分为通过细胞间的紧密连接（tight junction）和通过细胞损伤或死亡脱落出现的暂时空隙进行转运。

（二）影响药物在肺部吸收的因素

影响药物肺部沉积的因素也影响药物的肺部吸收。另外，制剂处方组成、给药装置等因素会影响药物粒子大小、形态和喷出速率，进而影响药物的沉积与吸收。这里主要说明药物理化性质对肺部吸收的影响。

1. 药物相对分子质量　小分子化合物易通过肺泡囊表面的孔隙，因而吸收快，而大分子的药物很难透过。加入渗透促进剂可有效增加药物的肺部吸收。

2. 药物的脂溶性　脂溶性药物经肺泡上皮细胞的脂质双分子膜扩散吸收，少部分由孔隙吸收，故油/水分配系数大的药物吸收速率快。亲水性药物主要通过细胞旁路吸收，药物吸收速率较脂溶性药物慢。

3. 溶解度与溶出速率　药物在肺部被吸收前必须先溶出。通常热力学不稳定的多晶型或无定型化合物相比于高度结晶的化合物溶出速率更快。理论上，低溶出速率能延长药物的滞留时间，但过低的溶出速率会增加药物被黏膜纤毛清除和细胞吞噬的概率。吸入的药物最好能溶解于呼吸道分泌液中，否则成为异物，对呼吸道产生刺激。

4. 药物的吸湿性　吸湿性强的药物通过湿度很高的呼吸道时会聚集而增大，妨碍药物的肺部吸收。

五、肺部给药的特点

1. 药物在肺泡吸收迅速　几乎与静脉注射相当。主要原因：①肺部具有巨大的可供吸收的表面积。肺泡囊的数目多，总面积可达 70 m²。②肺毛细血管丰富。肺毛细血管总面积约为 90 m² 且血流量大。③气血屏障薄，液体覆盖少。肺泡壁由单层上皮细胞构成且紧靠毛细血管网，细胞壁和毛细血管壁的厚度只有 0.5～1 μm。

2. 生物利用度高　肺部酶含量少、活性较低，且无肝首过效应，有利于提高药物的生物利用度。

3. 不良反应少　可用于肺部的局部疾病治疗，也能起到全身治疗作用，可减轻或避免部分药物不良反应。

4. 依从性高　与注射剂相比，携带和使用方便，提高患者依从性。

5. 药物在肺部沉积的重现性差　因肺部不同部位上皮细胞的厚度不同，沉积在不同部位的药物可能会出现吸收速度的差异。

第二节　气雾剂的制备和质量评价

气雾剂（aerosol）指原料药物或原料药物和附加剂与适宜抛射剂共同封装于含有特制阀门系统的耐压容器中，使用时借助抛射剂的压力将内容物呈雾状喷出，用于肺部吸入或直接喷至腔道黏膜或皮肤的制剂。吸入气雾剂（inhalation aerosol）是气雾剂在肺部给药的具体应用。本节在介绍气雾剂的基础上强调吸入气雾剂。

一、气雾剂的特点

优点：①具有速效和定位作用；②药物在容器内清洁无菌且容器不透光、不透水，能增加药物的稳定性；③使用方便；④可以用定量阀门准确控制剂量；⑤可避免胃肠道的破坏和肝首过效应；⑥非侵入的方式给药，减少局部用药的机械刺激性。

缺点：①气雾剂需要耐压容器、阀门系统和特殊的生产设备，生产成本高；②抛射剂有高度挥发性因而具有致冷效应，多次使用可引起黏膜等用药部位的不适与刺激；③氟氯烷烃类抛射剂在动物或人体内达一定浓度都可致敏心脏，造成心律失常；④易发生炸瓶。

二、气雾剂的分类

气雾剂可按分散系统、组分相数、用药途径进行分类。气雾剂也可按医疗用途分为吸入气雾剂、皮肤和黏膜气雾剂及空间消毒用气雾剂。

（一）按分散系统分类

气雾剂按分散系统可分为溶液型、混悬型和乳剂型气雾剂。

1. 溶液型气雾剂　液体或固体药物溶解在抛射剂中形成溶液，在喷射时抛射剂挥发，药物以液体或固体微粒形式释放到作用部位。

2. 混悬型气雾剂　药物的固体微粒分散在抛射剂中形成混悬液，喷射时随着抛射剂挥发药物的固体微粒以烟雾状喷出，又被称为粉末气雾剂。

3. 乳剂型气雾剂　液体药物或药物溶液与抛射剂（不溶于水的液体）形成 W/O 型或 O/W 型乳液。在喷射时 O/W 型乳液随着内相抛射剂的汽化以泡沫形式喷出又被称为泡沫气雾剂，而 W/O 型乳液则随着外相抛射剂的汽化形成液流。

（二）按容器中组分相数分类

气雾剂按容器中组分相数可分为二相气雾剂和三相气雾剂。

1. 二相气雾剂　一般指溶液型气雾剂，由气－液两相组成。气相是抛射剂挥发形成的蒸气，液相是由药物和抛射剂形成的均相溶液。

2. 三相气雾剂　一般指混悬型和乳剂型气雾剂，分别由气－液－固和气－液－液三相组成。气相均是抛射剂挥发所产生的蒸气。混悬型气雾剂的液相是抛射剂，固相是不溶性药物的微粒。乳剂型气雾剂的液－液两相是指两种不相混溶的液体，即抛射剂（油相）与药物溶液（水相）构成的 W/O 型或 O/W 型乳剂。

（三）按用药途径分类

气雾剂按用药途径分为吸入气雾剂、非吸入气雾剂和外用气雾剂。

1. 吸入气雾剂采用定量阀门系统　吸入气雾剂指原料药物（或原料药物和附加剂）与适宜抛射剂共同封装于具有定量阀门系统和一定压力的耐压容器中，使用时借助抛射剂的压力将内容物呈雾状喷出，经口吸入沉积于肺部的制剂。定量阀门可精确控制给药剂量，因此，吸入气雾剂也被称为定量吸入剂（metered dose inhaler，MDI），通常是压力定量吸入剂（pressurized metered dose inhaler，pMDI）。

2. 非吸入气雾剂亦可配有定量阀门　非吸入气雾剂通常指直接喷至腔道黏膜的气雾剂，也可配有定量阀门。

3. 外用气雾剂一般配置非定量阀门　外用气雾剂一般指供皮肤、黏膜等局部外用或供空间消毒用的气雾剂。

三、气雾剂的组成

气雾剂由抛射剂、药物与附加剂、耐压容器和阀门系统组成。药物（必要时加附加剂）和抛射剂一同封装在耐压容器中，容器内产生压力（抛射剂汽化），若打开阀门，则药物和抛射剂一起喷出而形成气雾。雾滴中的抛射剂进一步汽化，雾滴变得更细。雾滴的大小取决于抛射剂的类型、用量，阀门和揿钮的类型，以及药液黏度等。

（一）抛射剂

抛射剂（propellant）是提供气雾剂动力的物质，是喷射压力的来源，可兼作药物的溶剂或稀释剂。抛射剂多为液化气体，在常压下沸点低于室温。因此，需将其装入耐压容器中，由阀门系统控制。当阀门开放时，容器内压力突然降低，抛射剂急剧汽化，克服液体之间的引力，将药液分散成微粒，通过阀门喷射成雾状到达用药部位。理想的抛射剂应具备以下条件：①在常温下，饱和蒸汽压高于大气压。②惰性，不与药物或容器等发生反应。③无毒、无致敏性和刺激性。④不易燃、不易爆。⑤无色、无臭、无味。⑥价廉易得。然而，一个抛射剂不可能同时满足以上各个要求，应根据用药目的适当选择。

抛射剂一般分为液化气体和压缩气体两大类。其中，液化气体主要包括氟碳化合物、碳氢化合物和含氧化合物类（二甲醚）。

1. 氟碳化合物　氯氟烷烃类（CFCs）即氟利昂（Freon），沸点低，常温下饱和蒸汽压略高于大气压，易控制，性质稳定，不易燃烧，液化后密度大，无味，基本无臭，毒性较小，不溶于水，可作脂溶性药物的溶剂。氟利昂的性质做抛射剂比较理想，但由于其对大气臭氧层的破坏，目前已按要求停用。

目前，国际上采用的替代抛射剂主要为氢氟烷类（hydrofluoroalkanes，HFA），不含氯原子，对大气臭氧层的破坏较小，温室效应也比较小，且在人体内的残留小，毒性小，化学性质稳定，不具可燃性，室温及正常压力下以任何比例与空气混合不会形成爆炸性混合物。目前，全球大部分市售的吸入气雾剂的抛射剂均为氢氟烷烃。四氟乙烷（HFA-134a）和七氟丙烷（HFA-227）是应用较多的氢氟烷类抛射剂，两者在常温、常压下是无色气体，在加压下呈液态。

2. 碳氢化合物　碳氢化合物类（hydrocarbons）作抛射剂的主要品种有丙烷、正丁烷和异丁烷，主要应用于非吸入型气雾剂。此类抛射剂稳定，毒性不大，密度低（一般在 0.5 ~ 0.6 g/mL），沸点较低；由于不含卤素，故没有水解的问题，可用于处方中含水的气雾剂。最大的缺点是易燃、易爆，故常与其他类抛射剂合用，以获得适当的蒸气压和密度，并降低易燃性。

3. 二甲醚　在常温、常压下，二甲醚（dimethyl ether，DME）为无色，具有轻微醚味的气体，在加压下为液体，溶于水及乙醇、乙醚、丙酮、氯仿等多种有机溶剂。在常温下，二甲醚具有惰性，不易自动氧化，无腐蚀性，无致癌性，毒性小。二甲醚的缺点是易燃，但可以通过混合不燃性物质而获得不燃性，如与水混合。由于二甲醚与其他抛射剂相比具有较高的水溶性，常被用于制备水溶性气雾剂。

4. 压缩气体　用作抛射剂的主要有二氧化碳、氮气和氧化亚氮等。其化学性质稳定，不与药物发生反应，不燃烧。但液化后的沸点均较碳氢化合物和二甲醚低的多，常温时蒸气压过高，对容器耐压性能的要求高（需小钢球包装）。若在常温下充入非液化气体，则压力容易迅速降低，达不到持久的喷射效果，在气雾剂中基本不用，多用于喷雾剂。

（二）药物与附加剂

根据临床需要将液态、半固态和固态粉末型药物开发成气雾剂。为制备稳定的溶液型、混悬型或乳剂型气雾剂，通常需要添加能与抛射剂混溶的附加剂（additive），如潜溶剂、润湿剂、乳化剂、稳定剂，必要时还可添加矫味剂、抗氧剂和防腐剂等。吸入气雾剂中所有的附加剂均应对呼吸道黏膜和纤毛无刺激性、无毒性。

（三）耐压容器

对气雾剂耐压容器的基本要求包括耐压性（有一定的耐压安全系数）、抗撞击性、化学惰性、轻便、价格便宜和美学效果等。用于制备耐压容器的材料包括玻璃、金属和塑料三大类。

玻璃容器化学性质稳定，但耐压和耐撞击性能差，需在外壁涂塑料防护层。金属容器，如铝、马口铁、镀锌铁、不锈钢等材质，耐压性强，但对药液不稳定，可内涂聚乙烯或环氧树脂等高分子材料保护层。该保护层须保证无毒并不能变软、溶解和脱落。塑料容器一般由热塑性较好的合成树脂制成，质地轻、牢固耐压，具有良好的抗撞击性和抗腐蚀性。但塑料本身通透性较高，需要防止抛射剂的渗透，避免塑料中所用添加剂对药物的可能影响。

（四）阀门系统

吸入气雾剂的阀门系统是控制药物在密封条件下按剂量喷射的主要部件，其中设有供吸入用的定量阀门，供腔道或皮肤等外用的特殊阀门系统。阀门系统由推动钮、阀门杆、进/出液橡胶密封圈、弹簧、定量室和浸入管组成（图9-3）。定量室（ration room）的容量决定了每揿一次的给药剂量。封圈控制药液不外溢，使喷出的剂量准确。浸入管将内容物向上输送至阀门系统中，向上的动力是容器的内压。若无浸入管而仅靠引液槽输送药液，则在使用气雾剂时需将容器倒置。阀门材料必须对内容物为惰性，加工应精密。阀门系统坚固、耐用和结构稳定与否，直接影响制剂的质量。

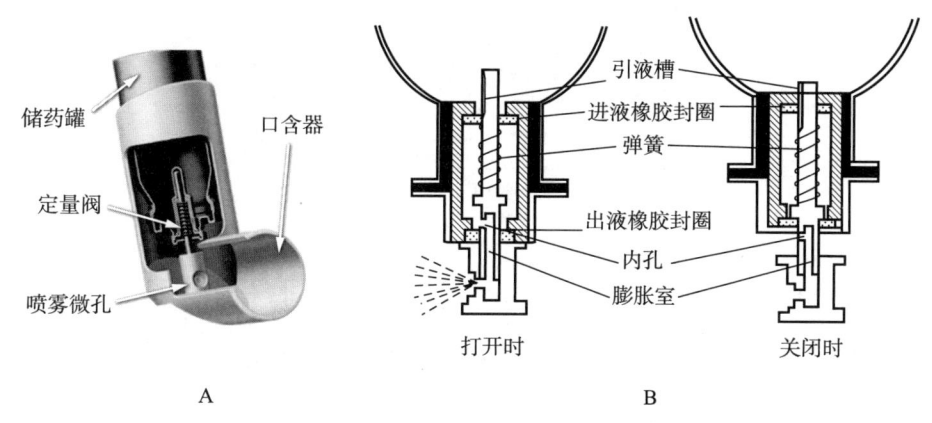

图 9-3　吸入气雾剂的主要部件与阀门系统示意图
A. 吸入气雾剂主要部件；B. 气雾剂定量阀门及其启闭

四、气雾剂的处方设计与制备工艺

（一）气雾剂的处方设计

除选择适宜的抛射剂，气雾剂的处方组成，主要根据药物的理化性质和所需的气雾剂类型选择某些附加剂，将药物分散于液状抛射剂中。溶于抛射剂的药物可形成澄清药液，不溶于抛射剂的药物可制备成混悬型或乳剂型液体。

1. 溶液型气雾剂的处方设计　如果药物能够溶解于抛射剂中，就可方便地制成溶液型气雾剂，否则需要添加合适的潜溶剂，如乙醇或丙二醇，目的是要让药物溶于抛射剂与潜溶剂的混合溶液中，并得到澄明的均相溶液。另外，溶液型气雾剂处方设计必须注意毒性和刺激性的问题。

2. 混悬型气雾剂的处方设计　凡在抛射剂及潜溶剂中均不溶解的药物可做成混悬型气雾剂。由于药物以细微粒状分散于抛射剂中形成非均相体系，混悬微粒在抛射剂中常存在相分离、絮凝和凝聚等物理稳定性问题，常需加入表面活性剂作为润湿剂、分散剂和助悬剂。

混悬型气雾剂的处方设计必须注意提高分散系统的稳定性，主要控制以下五个环节：①水分含量要极低，应在0.03%以下，通常控制在0.005%以下，以免遇水药物微粒聚结。②药物的粒度极小，应在5 μm以下，不得超过10 μm。③在不影响生理活性的前提下，选用在抛射剂中溶解度最小的药物衍生物，以免在储存过程中药物微晶粒变粗。④调节抛射剂和/或混悬固体的密度，尽量使二者密度相等。⑤添加适当的助悬剂。

3. 乳剂型气雾剂的处方设计　由药物、抛射剂与乳化剂等形成的乳剂型非均相分散体系。乳化剂的选择很重要。判断乳化性能好坏的指标为：在振摇时应完全乳化成很细的乳滴；外观白色；较稠厚；至少在 1 ~ 2 min 内不分离；并能保证抛射剂与药液同时喷出。

（二）气雾剂的制备工艺

气雾剂的生产环境、用具和整个操作过程，应注意避免微生物的污染。制备过程可分为：容器阀门系统的处理与装配，药物的配制、分装和充填抛射剂三部分，最后经质量检查合格后为气雾剂成品。

按处方组成及所要求的气雾剂类型进行药物的配制。溶液型气雾剂应制成澄清药液；混悬型气雾剂应将药物微粉化并保持干燥状态，并严格控制水分的带入；乳剂型气雾剂应制成稳定的乳剂。将上述配制好的合格药物分散系统，定量分装在已准备好的容器内，安装阀门，轧紧封帽。

抛射剂的填充有压灌法和冷灌法，其中压灌法又分为一步法和两步法。在工业化生产中主要采用一步压灌法和冷灌法（图 9-4）。

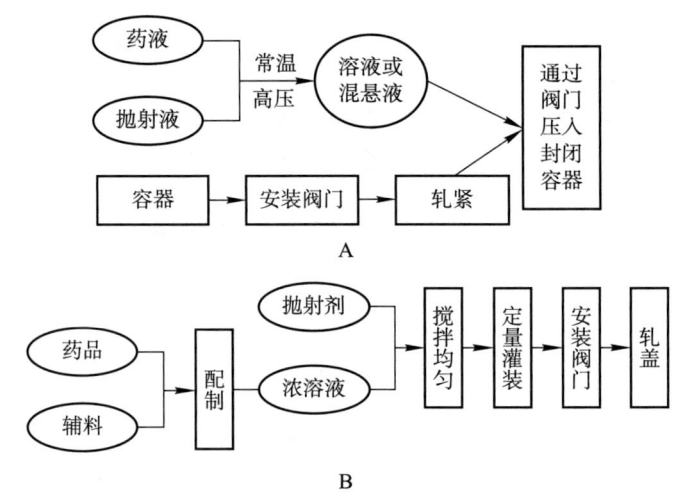

图 9-4　吸入气雾剂的制备过程
A. 吸入气雾剂一步压灌法配制流程；B. 吸入气雾剂的冷灌法配制流程

1. 压灌法进行抛射剂填充　在完成药液的分装后，先将阀门系统安装在耐压容器上，并用封帽扎紧，然后用压装机进行抛射剂填充的方法。灌装时，压装机上的灌装针头插入气雾剂阀门杆的膨胀室内，阀门杆向下移动，压装机与气雾剂的阀门同时打开，过滤后的液化抛射剂在压缩气体的较大压力下定量地进入气雾剂的耐压容器内。

压灌法在室温下操作，设备简单，但生产速度较慢。此法由于是在安装阀门系统后灌装，故抛射剂损耗较少。目前，我国多用此法生产，如用旋转式多头灌装设备进行压罐法制备。对水不稳定的药物也可用此法。

2. 冷灌法进行抛射剂填充　药液借助冷却装置冷却至低温（–20℃左右），抛射剂冷却至沸点以下至少5℃。先将冷却的药液灌入容器中，随后加入已冷却的抛射剂（也可两者同时进入）。立即将阀门装上并拧紧，并在阀门上再安装推动钮和保护盖，从而完成气雾剂的制备。

冷灌法是利用抛射剂在常压低温下为液体的性质，可以在低温下开口的容器中进行灌装且对阀门系统无特殊要求。由于是开口灌装，冷灌法操作必须迅速完成，以减少抛射剂损失。由于在低温下水分会结冰，含乳状液或水分的气雾剂不宜采用此法。

（三）气雾剂制备的关键技术

1. 混悬液技术

（1）主药的性质：配制混悬型气雾剂时应注意主药的溶解度、微晶颗粒大小和形状、密度、多晶型等药物固态物性。

（2）药物的微粉化：制备混悬型气雾剂时，必须事先对药物进行微粉化处理，要求提供 d_{10}、d_{50}、d_{90}（即分别表示10%、50%、90%的累积质量百分数对应的API的空气动力学直径）的粒度分布数据，同时注意微粉化工艺对药物的影响，如主药高温降解、多晶型转化、粉末特性等。

（3）物理稳定性：处方筛选中混悬型MDI需着重研究药物的聚集，可考虑引入表面活性剂以降低颗粒之间的相互作用而产生稳定的混悬液。

2. 溶液技术 溶液型吸入气雾剂无混悬液相关的沉积、结块、粒子黏附、奥氏熟化（Ostwald ripening）等问题，却存在更高的主药化学降解的可能性。通常氢氟烷烃抛射剂介电常数较低，可通过复配抛射剂，或加入短链醇（如乙醇）等潜溶剂的方法增加药物的可溶性。不同比例的抛射剂蒸气压不同，可通过调整喷嘴直径和蒸气压等参数，控制最终喷出粒子的粒径分布。

另外，气雾剂制备过程中需关注水分和环境湿度的控制。由于氢氟烷烃抛射剂具有亲水性，易将水分带入成品中。而处方中的水分含量较高可能对气雾剂性能，如化学稳定性、物理稳定性、可吸入性等，有潜在的影响。在处方筛选过程中，应严格控制原料药和辅料的水分，也要避免生产环境，以及生产用具、容器水分的带入，最大限度地避免水分带来的影响。

五、气雾剂的实例

例9-1：丙酸倍氯米松吸入气雾剂的制备

［处方］丙酸倍氯米松（$C_{28}H_{37}ClO_7$）1.67 g，乙醇160 g，四氟乙烷（HFA-134a）1 839 g，共制2 000 g。

［制备］将丙酸倍氯米松与冷乙醇（-65℃）混合并匀质化，得到的混悬液中加入冷HFA-134a（-65℃），搅拌混合，冷灌法装于气雾剂容器中，加盖阀门，即得溶液型丙酸倍氯米松吸入气雾剂。

［注释］本品为溶液型气雾剂，用于缓解哮喘症状，局部作用于肺而无明显全身作用。主药丙酸倍氯米松在HFA-134a中溶解度较小，使用乙醇作为潜溶剂。

例9-2：硫酸沙丁胺醇混悬型吸入气雾剂的制备

［处方］硫酸沙丁胺醇［$(C_{13}H_{21}NO_3)_2 \cdot H_2SO_4$］25 mg，HFA-134a 12.5 mL，卵磷脂16 mg，PEG 300 200 mg，乙酸乙酯150 mL，2,3-氢全氟丙烷适量，去离子水适量。

［制备］将16 mg卵磷脂溶解于0.8 mL去离子水中，再取25 mg硫酸沙丁胺醇和200 mg PEG 300溶解于以上卵磷脂水溶液中。并加入一定量的乙酸乙酯，超声使之形成初乳，再将该初乳转入150 mL乙酸乙酯。由于水在乙酸乙酯中有一定的溶解性，水从乳滴中扩散到大量的乙酸乙酯中，形成药物的小颗粒，离心收集药物粒子。再用适量四氟乙烷分两次将残留的卵磷脂洗去，室温下干燥的药物颗粒。分剂量灌装，封接剂量阀门系统，每25 mg药物粒子中分别压入12.5 mL HFA-134a，该组分在室温下、超声（功率为180 W）处理10 min，即得。

［注释］混悬型气雾剂由于不需要乙醇，刺激性小，主药呈固相处于分散体系中。硫酸沙丁胺醇是一种白色至灰白色结晶粉末，溶于水，微溶于乙醇。沙丁胺醇是一选择性的β_2受体激动剂，能选择性作用于支气管平滑肌并使之松弛，适用于治疗或预防4岁及以上慢性阻塞性肺疾病（可逆性气道阻塞疾病）患者的支气管痉挛。

六、气雾剂的质量要求和质量评价

首先，对气雾剂的内在质量进行检测评定以确定其是否符合规定要求；然后，对气雾剂的包装容器和喷射情况，在半成品时进行逐项检查。吸入气雾剂还应进行泄漏检查，并应在药品说明书中标明：总喷次、每揿主药含量和 / 或递送剂量、临床最小推荐剂量的喷次。吸入气雾剂标签上的规格为每揿主药含量和 / 或递送剂量。《中国药典（四部）》通则规定，二相气雾剂应为澄清、均匀的溶液；三相吸入气雾剂药物粒度应控制在 10 μm 以下，大多数应在 5 μm 以下。

气雾剂的检查方法参见 2025 年版《中国药典》。除符合通则规定，吸入气雾剂还应符合制剂相关项下要求。

（一）定量气雾剂的检查

除另有规定外，吸入气雾剂应进行以下相应检查。

1. 递送剂量均一性　从装置中释放出来的剂量即为递送剂量。除另有规定外，递送剂量为罐内和罐间平均递送剂量的均值。多次测定的递送剂量与平均值的差异程度即为递送剂量均一性（delivery dose uniformity）。多剂量吸入制剂应评价罐（瓶）内和罐（瓶）间的递送剂量均一性。含多个活性成分的吸入剂，各活性成分均应进行递送剂量均一性测定。平均值一般应在递送剂量标示量的 80%～120%。

2. 每罐总揿次　每次揿压间隔不少于 5 s，每罐总揿次应不少于标示总揿次。本项检查可与递送剂量均一性测定结合。

3. 每揿主药含量　每揿主药含量应为每揿主药含量标示量的 80%～120%。凡规定测定递送剂量均一性的气雾剂，一般不再进行每揿主药含量的测定。

4. 微细粒子剂量　按照 2025 年版《中国药典》吸入制剂微细粒子空气动力学特性测定法，测定并计算微细粒子剂量。可被吸入的气溶胶粒子应达一定比例，以保证有足够的剂量可沉积在肺部。除另有规定外，微细药物粒子的比例应不少于标示剂量的 15%。

（二）非定量气雾剂的检查

如用于皮肤和黏膜及空间消毒用的外用气雾剂，按照 2025 年版《中国药典》，应检查喷射速率、喷出总量和装量等。

1. 喷射速率　取供试品 4 瓶，依法操作，重复操作 3 次。计算每瓶的平均喷射速率（g/s），均应符合各品种项下的规定。

2. 喷出总量　取供试品 4 瓶，依法操作，每瓶喷出量均不得少于标示装量的 85%。

3. 装量　按照 2025 年版《中国药典》最低装量检查法进行检查，应符合规定。

（三）粒度

除另有规定，混悬型气雾剂应作粒度检查，应符合各品种项下规定。

（四）无菌

除另有规定，用于烧伤［除程度较轻的烧伤（如 I 度或浅 II 度）］、严重创伤或临床必须无菌的气雾剂，依照无菌检查法检查，应符合规定。

（五）微生物限度

按照 2025 年版《中国药典》微生物计数法和控制菌检查法及非无菌药品微生物限度标准检查，应符合规定。

第三节　粉雾剂的制备与质量评价

目前临床上所用的粉雾剂主要分为吸入粉雾剂、非吸入粉雾剂和外用粉雾剂。吸入粉雾剂（inhalation powder）是指固体微粉化原料药物单独或与合适的载体混合后，以胶囊、泡囊或多剂量贮库形式，采用特制的干粉吸入装置，由患者吸入雾化药物至肺部的制剂，又被称为干粉吸入剂（dry powder inhalation，DPI）。

一、吸入粉雾剂的特点

优点：①无抛射剂，避免对大气环境的污染；②药物以胶囊或泡囊形式给药，剂量准确；③不含防腐剂及乙醇等溶剂，对病变黏膜无刺激性；④药物呈干粉状，稳定性好；⑤患者主动吸入药粉，易使用。不足在于，需要患者有较高的呼吸频率，由于咳嗽反射造成不便等。

二、吸入粉雾剂的装置

吸入粉雾剂由含药干粉、储药包装和干粉吸入装置组成。吸入装置在给药过程中起着湍动排空和雾化递送的作用，直接影响着作用疗效。干粉吸入装置种类众多，按剂量可分为单剂量、多重单元剂量、贮库型多剂量；按药物的储存方式可分为胶囊型、泡囊型、贮库型；按装置的动力来源可分为呼气驱动的被动型和外部供能的主动型。

理想的吸入装置应该具备以下特点：①使用方法易掌握，患者应用方便；②递送药物剂量精准；③具有自动计数功能，可让患者明确已经使用和剩余的药量；④可有效递送多种药物，最好能连续给药；⑤物美价廉；⑥患者的依从性和满意度良好。

自 1971 年 Spinhaler® 问世以来，干粉吸入装置经历了三代演变发展。第一代为单剂量给药的胶囊型干粉吸入装置；第二代干粉吸入装置普遍采用了多剂量设计，在分剂量方式上分为贮库型多剂量给药装置和单元型多剂量给药装置，如将多个单剂量分装在独立的泡罩、碟、凹槽或条带上；第三代则采用了外部供能吸入技术，即利用外加能量，如通过预先注入压缩气体、使用马达驱动的涡轮、利用电池电机等方法，来分散和传递药物。

（一）单剂量吸入装置

单剂量的吸入装置都需要一个明胶胶囊来储存药物，所以又称胶囊型吸入装置。每剂量的药物与载体粉末被罐封在胶囊中，吸入时采用特殊的装置使胶囊中的药物与载体经挤压、滑动、旋转或穿刺等方式释放到装置里，再利用患者吸气时产生的气流将药物吸出。一般药物在被吸出时需先通过一个筛网使颗粒分散后再传递至肺部。胶囊型吸入装置具有设计简单、便于携带、可清洗和直观的特点。缺点是：如药物粉末置于胶囊中，易吸潮；胶囊碎屑易吸入肺内；剂量的释放取决于患者的合适吸入；每次都需要装载剂量，可能因患者操作不同而产生差异；急性哮喘患者急需时不易装药等。

（二）泡囊型吸入装置

泡囊型干粉吸入装置是将药物按分剂量分装于铝箔上的水泡眼中，装入相应的吸入装置，用时装置可刺破铝箔，吸气时药粉即可释出。泡囊型吸入装置通常有碟式吸纳器和圆盘状吸入器两种。碟式吸纳器的药碟一般是由 4 个或 8 个含药的泡囊组成，刺针刺破泡囊后，由吸嘴吸入药物，转轮可自动转向下一个泡囊；圆盘状吸入器也是由多个含药的泡囊组成，满足多剂量给药的需要。泡囊型干粉吸入装置防潮性能好，剂量可以很小而无需用附加剂，单元型多剂量给药还可保证每次给药剂量的均一性。但由于铝箔上泡囊数有限，仍需经常更换药板，不能满足患者长期用药的需要，现已少用。

（三）贮库型吸入装置

贮库型吸入装置是目前较受欢迎的产品。这类装置是将分剂量药物预先装入，一般是多个剂量，用时只需旋转装置，单剂量药物粉末即由贮库到达转盘并进入吸入腔，在湍流气流作用下药物从聚集状态分散，吸入后能很好地沉积于肺部。被动式贮库型吸入装置每次从药物贮库中分散出一定剂量的药粉给予患者，可方便地调节每次给药剂量，也免除了反复装填药物的麻烦，但存在分剂量的准确性、均一性及贮库中药物稳定性的问题。

Spiros® 干粉吸入器利用了电动机械能，克服了普通干粉吸入器在一定程度上给药剂量不均匀的缺点。吸入器中的药物及载体首先被传输到一个带电池动力推进器的药仓，并以 15 000 r/min 的转速释放恒量的药物。主动型干粉吸入器克服了被动型吸入装置的吸气气流依赖性的问题,具有吸气流速要求低、剂量准确、药物吸入比例高、剂量重现性好的优点。

鉴于市售 DPI 多为被动式装置,因此药品说明书中通常推荐"尽可能用力""迅速""快速"吸入。在使用中常见的错误是:使用前准备不当,吸入前没有充分呼气,吸入后没有屏气等。

三、吸入粉雾剂的处方设计与制备工艺

(一)吸入粉雾剂的处方设计

某些药物剂量较大,药物本身可形成松散聚集的颗粒,有较好的流动性,吸入时又可分散成微小粒子,达到吸入治疗的要求,可考虑设计成不含任何附加剂仅是微粉化药物的粉雾剂。

固体药物微粉由于粒径极小,表面自由能很大,粉粒聚集的趋势非常强,常加入粒径较大的载体物质。药物的微粉可吸附在载体表面,从而阻止药粉的聚集。当药粉的流动性不佳时,载体的加入有利于改善药粉的流动性。当药物的剂量极小时,载体具有稀释剂的作用。常用的载体物质包括乳糖、葡聚糖、甘露醇、木糖醇等。理想的载体一般需满足:①与药物有适当的黏附力,混合不分离,但在吸入时可迅速分散于气流中,可从载体表面分离,进入有效的沉积部位而发挥治疗作用。②粒径一般在 70~100 μm,过于粗大则机械阻力增加,反之则粒子间有内聚力。

处方中还可考虑加入适量的表面活性剂、分散剂、润滑剂、抗静电剂、稳定剂等附加剂。

吸入粉雾剂中所有附加剂均应为生理可接受物质,且对呼吸道黏膜和纤毛无刺激性、无毒性。

(二)吸入粉雾剂的制备工艺

粉雾剂的基本工艺流程如下:原料药物微粉化 → 与载体等附加剂混合 → 装入胶囊、泡囊或装置中 → 抽样质检 → 包装 → 成品。

吸入粉雾剂应在避菌环境下配制,各种用具、容器等须用适宜的方法清洁、消毒,操作过程中应注意防止微生物污染。

(三)吸入粉雾剂制备的关键技术

1. 微粉化技术　原辅料的微粉化方法包括机械粉碎法、喷雾干燥法、超临界流体技术、水溶胶法和重结晶法等。

2. 载体技术　乳糖是较常用的载体,也是目前 FDA 批准的唯一的粉雾剂载体。不同制备方法得到的乳糖,特性有所不同,可能导致粉雾剂在质量和疗效上的差异,故需要对乳糖的形态、粒度、堆密度、流动性等粉体学特性进行研究。

3. 团聚技术　与载体技术相比,团聚技术则不含有粒径较大的惰性载体,而是含有许多微米级、适合吸入的球状团聚体。通过控制团聚程度,保持粉末的流动性和分散性,使剂量和粉末雾化都简单方便。在吸入过程中,团聚体只需依靠吸气能量打破粉末网络结构,即可产生适于吸入大小的初级颗粒(图 9-5)。

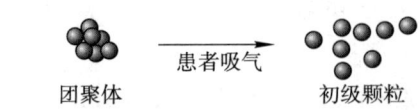

团聚体　　患者吸气　　初级颗粒

图 9-5　团聚体经患者吸入分散成适合吸入的微粉

四、吸入粉雾剂的实例

例 9-3:布地奈德粉雾剂的制备

[处方]布地奈德 200 mg,乳糖 25 g,制成 1 000 粒。

［制备］将布地奈德用适宜方法微粉化，采用等量递加稀释法与处方量乳糖充分混合均匀，分装到硬明胶胶囊中，使每粒含布地奈德 0.2 mg，即得。

［注释］本品为胶囊型粉雾剂，乳糖为载体，用时需装入相应的装置中，供患者吸入使用。吸入该药后，10%～15% 在肺部吸收，约 10 min 后血药浓度达峰值。

五、吸入粉雾剂的质量要求和质量评价

《中国药典》规定，贮库型吸入粉雾剂药品说明书应标明：①总吸次；②递送剂量；③临床最小推荐剂量的吸次。胶囊型和泡囊型吸入粉雾剂说明书应标明：①每粒胶囊或泡囊中药物含量及递送剂量；②临床最小推荐剂量的吸次；③胶囊应置于吸入装置中吸入，而非吞服。吸入粉雾剂标签上的规格为每揿主药含量和 / 或递送剂量。

除另有规定，吸入粉雾剂应进行以下四项检查。

1. 递送剂量均一性　按照 2025 年版《中国药典》吸入制剂中吸入粉雾剂项下的方法进行检查，应符合规定。胶囊或泡囊型粉雾剂重复测定 10 个剂量。贮库型粉雾剂分别测定标示总吸次前（初始 3 个剂量）、中（$n/2$ 吸起 4 个剂量，n 为标示总吸次）、后（最后 3 个剂量），共 10 个递送剂量。对于含多个活性成分的吸入剂，各活性成分均应进行递送剂量均一性测定。除另有规定外，平均值应在递送剂量标示量的 80%～120%。

2. 微细粒子剂量　除另有规定外，依照吸入制剂微细粒子空气动力学特性测定法检查，依照各品种项下规定的装置与方法，依法测定，计算微细粒子剂量，应符合规定。除另有规定外，微细药物粒子比例应不少于标示剂量的 10%。

3. 多剂量吸入粉雾剂总吸次　在设定的气流下，将吸入剂揿空，记录吸次，不得低于标示的总吸次（该检查可与递送剂量均一性测定结合）。

4. 微生物限度　除另有规定外，按照非无菌产品微生物限度检查应符合规定。

第四节　喷雾剂的制备与质量评价

喷雾剂（spray）指原料药物或与适宜辅料填充于特制的装置中，使用时借助手动泵的压力、高压气体、超声振动或其他方法将内容物呈雾状释放出，直接喷至腔道黏膜或皮肤等的制剂。喷雾剂按用药途径可分为吸入喷雾剂、鼻用喷雾剂及用于皮肤、黏膜的喷雾剂。吸入喷雾剂（inhaled spray）指通过预定量或定量雾化器产生供吸入用气溶胶的溶液、混悬液或乳液，使用时借助手动泵的压力、高压气体、超声振动或其他方法将内容物呈雾状释放出，可使一定量的雾化液体以气溶胶的形式在一次呼吸状态下被吸入。由于喷雾剂中不含有抛射剂，对大气环境无影响，目前已成为氟氯烷烃类气雾剂的主要替代途径之一。

一、喷雾剂的特点

特点：①喷雾剂的应用范围一般以局部为主。喷射的雾滴比较粗，主要用于鼻腔、口腔、喉部、眼部、耳部和体表等不同部位，其中以鼻腔和体表喷雾剂多见。近年来，由于喷雾装置的不断改进，雾滴的粒径越来越小，应用范围也越来越广泛，出现了一些用于全身治疗作用的新型喷雾剂。②喷雾剂既有雾化给药的特点，又可避免使用抛射剂，安全可靠。③喷雾剂不需要耐压容器，不是加压包装，制备方便，成本低。④喷雾剂会随着使用次数的增加，内容物减少，容器压力随之下降，导致喷出的雾滴大小和喷射量不能维持恒定。

二、喷雾剂的装置

传统的喷雾剂是利用机械装置或电子装置制成的手动泵进行喷雾给药。喷雾给药装置通常由手动泵和容器两部分构成。新型喷雾给药装置则通常由雾化器（nebulizer）和容器两部分构成。吸入喷雾剂装置中各组成部件均应采用无毒、无刺激性和性质稳定的材料制备。

（一）手动泵

手动泵的种类众多，从给药途径上分为口腔、喉部、鼻腔和体表给药装置；从喷雾的形式上，有喷雾和射流给药装置；从给药剂量上，分为单剂量和多剂量给药装置；从内容物的物态上，可分为溶液、乳液和凝胶给药装置等。手动泵有不同的规格，可选择需要的标准喷雾剂量或喷嘴长度。有的可以旋转，便于包装和患者使用；有的可以计数，显示已使用的次数及剩余次数；有的可满足正置和倒置均可正常喷雾给药，不受患者体位影响；有的装有细菌过滤膜，且只在喷雾的瞬间开启，即使内容物不含防腐剂，也可防止污染。

（二）软雾吸入器

雾化器是将供吸入的溶液、混悬液和乳液雾化形成气溶胶的装置。吸入喷雾剂的雾化器与后述吸入液体制剂所用的雾化器原理一样，但设备较简便易携带。20世纪90年代开始，各大医药公司积极研发新型的雾化器。代表性的装置为Respimat雾化吸入装置（图9-6）。

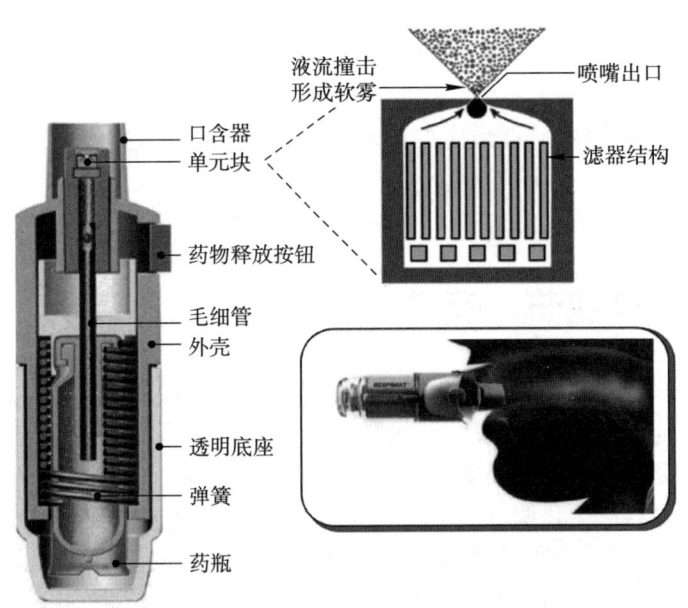

图9-6　Respimat喷雾器及其关键部件

（三）容器

容器的种类较少，主要是塑料瓶和玻璃瓶。塑料瓶一般由不透明的白色塑料制成，质轻但强度较高，便于携带；玻璃瓶一般由透明的棕色玻璃制成，强度较低。

三、喷雾剂的处方设计与制备工艺

（一）喷雾剂的处方设计

溶液型喷雾剂的药液应澄清；乳状液型喷雾剂的液滴在液体介质中应分散均匀；混悬型喷雾剂应

将原料药物细粉和附加剂充分混匀、研细，制成稳定的混悬液；凝胶型喷雾剂要注意介质的黏度等性质的控制，既要保证药液的喷射比较均匀，又要使药液在用药部位的黏膜或皮肤上有一定的滞留时间，而且药物在介质中有适当的释放速率。

配制喷雾剂时，根据需要可加入溶剂、助溶剂、抗氧剂、抑菌剂、表面活性剂等附加剂。附加剂应对皮肤或黏膜无刺激性。除另有规定外，在制剂确定处方时，该处方的抑菌效力应符合抑菌效力检查法的相当规定。

（二）喷雾剂的制备及其影响因素

喷雾剂的制备比较简单，配制方法与溶液剂基本相同，即灌装到适当的容器中，装上手动泵即可。喷雾剂应避光密封贮存。

喷雾剂应在相关品种要求的环境配制，如一定的洁净度、灭菌条件和低温环境等。喷雾剂装置中各组成部件均应采用无毒、无刺激性、性质稳定、与原料药物不起作用的材料制备。喷雾剂用于烧伤治疗如为非无菌制剂的，应在标签上标明"非无菌制剂"；药品说明书中应注明"本品为非无菌制剂"，同时在适应证下应明确"用于程度较轻的烧伤（Ⅰ度或浅Ⅱ度）"；注意事项下规定"应遵医嘱使用"。吸入喷雾剂应为无菌制剂。

四、喷雾剂的实例

例 9-4：噻托溴铵吸入喷雾剂的制备

［处方］噻托溴铵（$C_{19}H_{22}NO_4S_2Br$）225 mg，乙二胺四乙酸二钠（EDTA-2Na）200 mg，苯扎氯铵 100 mg，稀盐酸适量，注射用水 1 000 mL。

［制备］采用 900 mL 注射用水将上述处方量的噻托溴铵、乙二胺四乙酸二钠、苯扎氯铵溶解，用稀盐酸调至 pH 3.0，加注射用水至 1 000 mL，经 0.22 μm 无菌微孔滤膜过滤，无菌操作下灌装至 4.5 mL 的塑料瓶中，每瓶 4 mL，封口，即得噻托溴铵吸入喷雾剂中的药液部分。该部分连同 Respimat 吸入装置，即得噻托溴铵吸入喷雾剂。

［注释］噻托溴铵是一种特异性作用于 M 受体的长效支气管扩张药物，适用于慢性阻塞性肺疾病及其相关呼吸困难的维持治疗。使用本品时，将装有噻托溴铵的药瓶插入 Respimat 装置吸入使用。吸入时尽可能长时间地吸气，吸入后屏住呼吸 10 s 或在可耐受的范围内尽量长时间地屏住呼吸。处方中，辅料苯扎氯铵为防腐剂，乙二胺四乙酸二钠为稳定剂，稀盐酸为 pH 调节剂；与溶剂注射用水及主药噻托溴铵制备成无菌制剂。噻托溴铵同时也存在干粉吸入剂，但由于需要患者达到 40 L/min 的吸气流速，不适用于老年、重病及儿童患者。

五、喷雾剂的质量控制和质量要求

除符合喷雾剂项下要求，吸入喷雾剂还应符合吸入制剂相关项下要求；除符合喷雾剂项下要求，鼻用喷雾剂还应符合鼻用制剂相关项下要求。

除另有规定外，喷雾剂应进行以下九类检查。

1. **每瓶总喷次**　取供试品 4 瓶，除去帽盖，充分振摇，按照药品说明书操作，释放内容物至收集容器内，按压喷雾泵（注意每次喷射间隔 5 s 并缓缓振摇），直至喷尽为止，分别计算喷射次数，每瓶总喷次均不得少于标示总喷次。

2. **递送剂量均一性**　除另有规定外，吸入喷雾剂、混悬型和乳状液型定量鼻用喷雾剂应检查递送剂量均一性，按照吸入制剂或鼻用制剂相关项下方法检查，应符合规定。

3. **每喷主药含量**　取供试品 1 瓶，按药品说明书规定，弃去若干喷次，用溶剂洗净喷口，充分干燥后，喷射 10 次或 20 次（注意喷射每次间隔 5 s 并缓缓振摇），收集于一定量的吸收溶剂中，转移至适宜量瓶中并稀释至刻度，摇匀，测定。所得结果除以喷射次数，即为平均每喷主药含量，平均每喷主药含量应为标示含量的 80% ~ 120%。凡规定测定递送剂量均一性的喷雾剂，一般不再进行每喷主药含量的测定。

4. 每喷喷量　取供试品 1 瓶，按药品说明书规定，弃去若干喷次，擦净，精密称定，喷射 1 次，擦净，再精密称定。前后两次重量之差为 1 个喷量。分别测定标示喷次前（初始 3 个喷量）、中（ $n/2$ 喷起 4 个喷量，n 为标示总喷次）、后（最后 3 个喷量），共 10 个喷量，计算喷量平均值。再重复测试 3 瓶。除另有规定外，均应为标示喷量的 80% ~ 120%。凡规定测定每喷主药含量或递送剂量均一性的喷雾剂，不再进行每喷喷量测定。

5. 微细粒子剂量　除另有规定外，吸入喷雾剂应检查微细粒子剂量。照吸入制剂微细粒子空气动力学特性测定法检查，依照各品种项下规定的装置与方法，依法测定，计算微细粒子剂量，应符合各品种项下规定。除另有规定外，微细药物粒子比例应不少于标示剂量的 15%。

6. 装量差异　除另有规定外，取供试品 20 个，依照各品种项下规定的方法，求出每个内容物的装量与平均装量。每个内容物的装量与平均装量相比较，超出装量差异限度（见表 9-1）的不得多于 2 个，并不得有 1 个超出限度 1 倍。

凡规定检查递送剂量均一性的单剂量喷雾剂，一般不再进行装量差异检查。

表 9-1　喷雾剂的装量差异限度

平均装量 /g	装量差异限度
< 0.30	± 10%
≥ 0.30	± 7.5%

7. 装量　非定量喷雾剂照最低装量检查法检查，应符合规定。

8. 无菌　除另有规定外，吸入喷雾剂、用于烧伤［除程度较轻的烧伤（Ⅰ度或浅Ⅱ度外）］、严重创伤或临床必需无菌的喷雾剂，依照无菌检查法检查，应符合规定。

9. 微生物限度　除另有规定外，按照非无菌产品微生物限度检查，即微生物计数法（通则 1105）和控制菌检查法及非无菌药品微生物限度标准检查，应符合规定。

第五节　吸入液体制剂和可转变成蒸气的制剂

吸入液体制剂（inhaled liquid preparation）指供雾化器用的液体制剂，即通过雾化器产生连续供吸入用气溶胶的溶液、混悬液或乳液，是现阶段我国临床应用最多的吸入剂型。吸入液体制剂包括吸入溶液、吸入混悬液、吸入用浓溶液（需稀释后使用的浓溶液）和吸入用粉末（需溶解后使用的无菌药物粉末）。

吸入液体制剂在临床上的主要用途可概括为：①解除支气管痉挛，缓解咳嗽、咳痰、喘息等症状；②湿化气道；③抗炎；④预防呼吸系统并发症，如气道炎症、梗阻、肺不张、感染和窒息等；⑤祛痰。活性成分主要包括糖皮质激素、β_2 受体激动剂、M 受体拮抗剂和黏液溶解剂等。

一、吸入液体制剂的特点

吸入液体制剂配合雾化器使用简单，无手口协调性要求；吸入液体制剂处方简单，不含抛射剂，所用溶剂或分散介质通常为注射用水；用量小，喷雾速度慢，对口喉部刺激小，不良反应少；能同时递送多种大剂量的药物且起效快；适用范围广，适合任何年龄的患者，儿童、老年人都可以使用；由于雾化器体积较大且必须依赖气源或电源运行，主要适合在医院或家庭等固定场所使用。吸入液体制剂应用时还存在雾化时间较长、雾化过程中噪声较大、药物利用率较低、雾化效果波动较大等局限性，影响患者使用依从性和治疗可靠性。

二、吸入液体制剂的处方设计

吸入液体制剂的处方应注意以下问题：①理想的雾化吸入药物在理化特性上符合"两短一长"的特点，即在气道黏膜表面停留时间短、血浆半衰期短，而局部组织滞留时间长。②处方 pH 应在 3.0～10.0，避免产生的气溶胶对黏膜的刺激和支气管的收缩。③吸入液体制剂不应有令人不愉快的气味，以增加患者在雾化治疗中的顺应性。④吸入液体制剂应为无菌制剂，需关注灭菌工艺后的药物成分的变化。⑤除非制剂本身具有足够的抗菌活性，多剂量水性雾化溶液中可加入适宜浓度的抑菌剂。⑥雾化吸入用混悬液处方，除了对药物粒径有明确要求，还应考虑雾化过程中药物粒子沉降聚集等问题，以保证雾化产生合适粒径的气溶胶。⑦混悬液和乳液振摇后应具备良好的分散性，可保证递送剂量的准确性。⑧注意提供无菌溶剂或稀释剂供溶液或粉末吸入前配制使用。⑨选择的雾化装置能够减少雾化时间以改善患者治疗的顺应性，理想状态下的雾化体系是能够在相对短的雾化时间内递送有效的药物剂量。

三、雾化器

根据工作原理不同，常用雾化器可分为喷射雾化器（jet nebulizer）、超声雾化器（ultrasonic nebulizer）和筛孔雾化器（mesh nebulizer）三种，患者可以通过雾化器的入口端直接吸入药物。

四、质量要求

除另有规定外，吸入液体制剂应进行以下检查。

1. 递送速率和递送总量　递送速率指在单位时间内雾化装置递送的气溶胶量，用以评价气溶胶递送至患者的速率；递送总量指在指定流速下，液体制剂通过雾化装置递送的气溶胶量，用以预估患者在一个治疗周期内能够接受到的总药物量。

2. 微细粒子剂量　除另有规定外，按照吸入制剂微细粒子空气动力学特性测定法检查，按照各品种项下规定的装置与方法，依法测定，计算微细粒子剂量，应符合规定。

3. 无菌　除另有规定外，吸入液体制剂照无菌检查法检查，应符合规定。

五、可转变成蒸气的制剂

可转变成蒸气的制剂指可转变成蒸气的溶液、混悬液或固体制剂。通常将制剂加入热水中，产生供吸入用的蒸汽，不涉及其他辅料。此类制剂多用于麻醉。

第六节　肺部吸入制剂的新进展

肺部吸入制剂因其独特的给药途径和优势，目前已成为除口服和注射的一种非常重要的治疗手段，具有广阔全球市场前景。肺部吸入制剂主要集中在：①病灶在呼吸系统疾病的治疗。如前列环素经吸入给药治疗肺动脉高压；4% NaCl 溶液经雾化吸入可产生很好的诱痰作用；麻醉药经雾化吸入可用于支气管麻醉；沙丁胺醇经吸入给药对哮喘有很好的治疗作用；化疗药物经吸入用于肺癌治疗。②临床上需快速缓解症状的治疗。如硝酸甘油雾化给药用于心绞痛急性发作；硝普钠经吸入治疗肺源性心脏病及右心衰竭；呋塞米经雾化吸入可用于慢性阻塞性肺疾病治疗；凝血酶经雾化吸入对肺部咯血有很好治疗作用；KCl 经吸入给药用于低钾血症的治疗。③临床上不能经口服给药的药物用药。生物技术药物口服易被胃肠道环境破坏，并且相对分子质量大不易通过胃肠黏膜吸收。此类药物经雾化呼吸道给药可产生很好的疗效。此外，经口服首过效应严重的药物如硝酸甘油也可考虑雾化给药。肺吸入给药应用于全身性疾病的治疗，目前正研究"无针"快速注射样（"needle-free" rapid injection-like）吸收和治疗作用的亲脂小分子药物，寻求替代注射的大分子肽和蛋白质递送，如吸入胰岛素。吸入氯沙平、左旋多巴和尼古丁已获得临床批准，麦角胺、芬太尼和氟卡因胺等也相继进入临床或临床前研究。肺部吸入制剂市场前景广阔，已成为一种备受关注的给药方式。本节就近年来肺部给药制剂的研究热点，择其一二进行简要介绍并就其应用前景予以展望。

一、肺部吸入制剂的研究热点

肺部吸入制剂是由药物处方和雾化装置组成的药械组合产品，给药和治疗的效果受患者、处方和装置等多要素的共同影响。肺部吸入制剂的研发需要药学、颗粒工程学、流体力学、界面科学和吸入装置的设计加工等不同学科多种技术的结合。

（一）吸入装置与雾化技术

肺部吸入制剂的核心在于向气道有效地递送雾化的气溶胶药物，其中雾化装置是连接药物处方和患者的重要桥梁，决定了药物利用率，依赖患者操作技巧，影响了使用的依从性。理想的雾化装置应具有使用简单、便于携带、雾化时间短、输出微细粒子比例高、药物利用率高、对患者呼吸能力和手口协调性无特殊要求、便于清洁维护等特点。目前，临床上应用广泛的雾化装置包括气雾吸入器、粉雾吸入器和雾化吸入器等。其中，压力定量吸入剂（pMDI）雾化效果依赖于抛射剂。控制喷雾速度、降低口喉残留、降低手口协调要求、设计二联或三联剂型和探索温室效应更小的抛射剂是当前 pMDI 研究关注的热点。干粉吸入剂（DPI）雾化效果依赖于患者主动吸气流速。吸气流速低时会导致干粉解聚不充分而引起较高程度的口喉残留。因此，提升干粉解聚效率并降低对吸气流速的需求是当前 DPI 研究的热点之一。吸入液体制剂的雾化技术，如射流雾化器的改进则主要集中在如何缩短雾化时间、减少药物残留与浪费等方面。

（二）颗粒制备技术

制备干粉吸入剂和混悬型定量吸入气雾剂所要求的粉末特性涵盖粒径、形状、密度、流动性、结晶度、表面结构和表面能等。通过颗粒制备技术改造药物或载体颗粒的各项参数，以提高雾化制剂的药物递送效率。传统的"自上而下"（top-down）工艺，如气流研磨、高压均质化等技术，可将大颗粒研磨或剪切到所需的尺寸从而获得药物颗粒，但易产生不规则的多分散颗粒，对颗粒表面特性的控制有限。另外，微粉化的颗粒易表现出很强的颗粒间内聚力，导致粉末流动性差。因此，微粉化后的药物粉末多与载体混合，并通过加入硬脂酸镁等物质调节药物和载体之间的黏合性能，改善药物的吸入递送效果。新兴的喷雾干燥、喷雾冷冻干燥、超临界流体技术和反溶剂技术等则属于"自下而上"（bottom-up）的颗粒加工方法，可以更好地控制颗粒的表面特性。因此，越来越受到人们的重视。

（三）生物大分子药物吸入剂

肺部丰富的毛细血管网有利于生物大分子药物的肺部吸收。肺吸入给药作为非侵入性的递送方式有利于需长期使用的药物应用。如将胰岛素吸附在辅料富马酰基二酮哌嗪自组装成的微球表面制备得到胰岛素吸入粉雾剂，通过肺部起效迅速（0 ~ 12 min），生物利用度约为 33%。

（四）吸入缓释控释制剂

传统的吸入疗法主要存在作用持续时间短、需多次给药的缺点，肺部局部缓释控释制剂成为当今吸入制剂研究的热点之一。抗菌药、抗病毒药、抗真菌药、细胞毒类药物和免疫抑制剂等均具有开发为吸入缓释控释制剂的潜力。可吸入的缓释控释制剂不仅需要药物颗粒符合相应的粒径范围，而且需要具备调控药物释放的作用。在实践中通常因粒径减小，表面积与质量比显著增大，加入控释辅料使得制备成缓释控释剂的难度极大地增加。加入生物可降解基质辅料如 PLGA、PLA、PEG、PVA 等或壳聚糖、白蛋白等，可通过其本身的低溶解度或与药物之间的相互影响达到控释的效果。脂质体囊泡因其更低的副作用和更高的临床疗效，可应用于肺部缓释控释制剂的研究。被脂质体包封的药物经患者吸入后，能在肺中持续释放而延长治疗时间、减少给药频率。脂质体药物也可减少巨噬细胞的吞噬作用，进一步提高药效。吸入缓释控释制剂的评价方法和标准也将随着吸入制剂的不断研究而逐步完善和统一。

（五）肺部吸入微纳米制剂

肺部吸入微纳米制剂正逐渐成为研究热点，如含有脂质体、纳米粒、微乳、纳米乳等纳米结构的颗粒比表面积极大，可增加难溶性药物的溶出而增强药物吸收。吸入后的纳米药物制剂可进入肺组织深部，穿透性强；纳米粒子直接与肺泡接触，接触面积大；纳米颗粒更易被血管内皮细胞内化，吸收速率快。然而药物粒子的大小会影响其肺部沉积，可通过调整颗粒大小实现对目标肺区域的靶向。

二、肺部吸入制剂的应用前景

肺吸入是除口服和注射后的又一重要给药途径。应用于呼吸系统疾病的治疗时，一般在治疗药物不能在肺中分布达到足够的浓度，或达到治疗剂量却出现全身毒性时，首选肺吸入给药。另外，一些药物口服生物利用度差，或需要在肺部快速起效时，也可考虑肺部直接递药。全球上市的吸入产品80% 以上均是起局部作用，主要用于支气管哮喘和慢性阻塞性肺疾病的防治。由于肺部递药的独特优势，现已有多个经肺而发挥全身治疗作用的吸入剂（以吸入粉雾剂为主流），如主要用于治疗存在激越症状的精神分裂症和双相情感障碍类药物洛沙平吸入剂（Adasuve），给药 10 min 后，激动症患者发病次数显著降低。肺部吸入制剂在以肺为通道拓展新的适应证应用方面充满前景。

另外，肺部吸入制剂在特殊人群中的应用需要引起重视。儿科人群的生理特点和呼吸模式与成人不同。对于婴幼儿，不管采用何种方式的吸入，大多数药物只能沉积在中央气道，在 2.5 岁后外周气道的沉积量才会逐渐增加。随着儿童的年龄增长和发育，肺部也持续增长且气道空间逐渐扩大。在吸入用药时，应采用与年龄相适应的给药剂型。如压力定量吸入剂（pMDI）需要驱动和吸入相协调，通常需要使用间隔器；干粉吸入剂（DPI）的吸入流量具有年龄依赖性；雾化器的应用多需要几分钟的吸入时间，很难用于儿童患者。因此，特别需要制药业进行儿童用药研究，相信在不远的将来会出现专门适用于不同年龄段儿童用药的新剂型、新装置。

🔍 思考题

1. 肺部吸入制剂涉及哪些剂型？有何共同点？
2. 比较同一药物设计成吸入粉雾剂和吸入气雾剂的优缺点。
3. 如何采用气体驱动的喷射雾化器提高吸入液体制剂雾化递送速率？
4. 各吸入制剂在微生物限度和无菌要求方面有何不同？为什么？
5. 简述吸入制剂微细粒子空气动力学测定方法。

（高会乐）

🌐 数字资源详见　新形态教材网

📖 思维导图　　🎬 拓展阅读　　🖥 本章小结　　📄 测试题　　💻 教学课件

第 十 章

直肠给药制剂

⚛ **思维导图**

第一节　概　　述

一、直肠给药制剂的概念和历史沿革

（一）直肠给药与直肠给药制剂的概念

对于全身给药，口服途径是最常用的途径，其他途径如肠外、经皮和经黏膜（舌下、鼻、肺、直肠和阴道等）途径由于具有可绕过首过效应、避免胃肠道不良反应、改善患者的依从性等优势，因而可作为替代方案。其中，选择直肠路径给药进行全身治疗的情形包括：①患者无法吞咽，如术前或术后全身麻醉的情形；患者有胃肠道问题，如恶心、呕吐；年幼或年老的患者；患有某些中枢神经系统疾病的患者，如癫痫。②药物本身不适合口服，如胃肠道刺激、损伤黏膜等不良反应；在上消化道吸收有限；存在显著的首过效应的药物；易在胃肠道被酶解的药物；令人难以接受的药物。

直肠给药（rectal drug delivery）是指通过肛门纳入药物，并经直肠黏膜快速吸收而达到全身性治疗或者将药物滞留于直肠腔并持续释放来治疗直肠黏膜或肛门的局部性疾病的给药方式。直肠给药剂型（rectal dosage forms）是指经肛门纳入并在直肠释药的剂型，可发挥全身治疗作用，也可实现局部治疗。对应的给药体系，称为"直肠给药系统"（rectal drug delivery system），对应的商品称为"直肠给药制剂"（rectal preparation）。我国上市的直肠给药产品命名并不具体，在欧美市场其命名一般为："药品通用名 + rectal + 剂型"，例如，hydrocortisone acetate rectal aerosol（Cortifoam®）和diazepam rectal gel。

（二）直肠给药的历史沿革

直肠给药有悠久的历史。据古埃及《亚伯斯古医籍》记载，早在公元前 16 世纪便开始经由直肠给药，以灌肠法来治疗疾病。在古希腊，人们用灌肠来软化粪便、驱虫、治疗痉挛并提供营养物质；到了中世纪的欧洲，灌肠几乎成为一种时尚，认为"清洗肠道可以促进健康"。在我国，最早可

追溯于西汉时期的《史记·扁鹊仓公列传》，其中记载了类似于栓剂的使用；东汉末年医学家张仲景的《伤寒论》中清晰记载了用于通便的肛门栓和灌肠术，唐代孙思邈的《千金方》、葛洪的《肘后备急方》等书中也均有灌肠疗法的记载。发展至今，直肠给药的全身作用相关研究和应用主要集中在镇痛、抗癫痫、麻醉、退热等方面；局部作用则主要集中在直肠炎、结肠炎及痔等疾病治疗方面。

二、直肠的解剖与生理学特征

　　直肠是胃肠道的尾端部分，外科学上它起自肛直线，续接于乙状结肠，总长 12～15 cm，其生理位置与结构如图 10-1。直肠下端（肛直线）至肛门边缘（肛缘）称为肛管，长度 3～4 cm。因而，很多文献将肛管也纳入直肠范围一起讨论，将直肠长度描述为 15～20 cm，本章节同样将外科学上的直肠与肛管一起纳入"直肠给药途径"范围一并讨论。如果是男性患者，直肠一般与膀胱、精囊、输精管等相邻；如果是女性患者，一般与子宫和阴道等相邻。

　　直肠的黏膜层由上皮层、黏膜固有层、黏膜肌层三部分构成。上皮由排列紧密的柱状细胞构成，某些区域上皮产生凹陷，其中分布着可分泌黏液的杯状细胞。上皮细胞下分布有许多淋巴结，黏膜固有层中分布有浅表小血管，黏膜肌层由平滑肌细胞组成并分布有较大的血管。虽然直肠的血流供应较

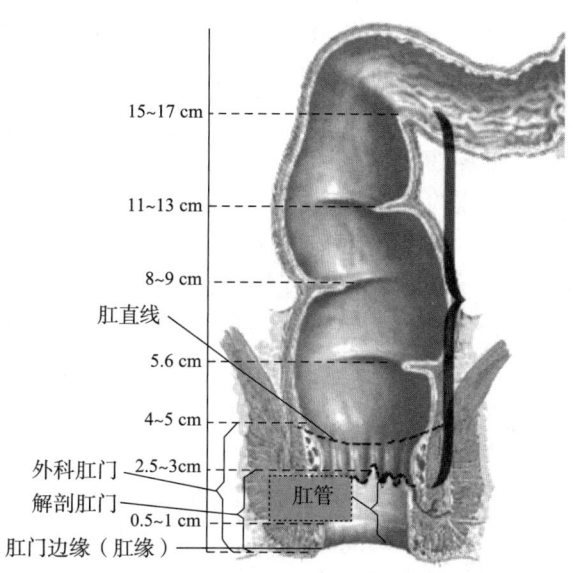

图 10-1　直肠与肛管的生理位置与结构

充分，但与小肠黏膜相比，直肠黏膜无绒毛，皱褶也少，吸收面积较小（200～400 cm²），且直肠液容量小（2.5～4 mL）、pH 趋中性（成人 pH7.2～7.5），几乎没有缓冲能力，也无消化酶，药物吸收比较缓慢，故直肠不是药物吸收的主要部位。

　　药物经直肠上皮细胞（穿过细胞）或经紧密连接处（细胞间质）通过直肠壁黏膜吸收，即跨膜被动运输是药物吸收的主要方式。因此，难溶性药物生物利用度较低，可以通过在处方中加入吸收促进剂或者采用纳米技术，促进药物跨膜吸收，提高药物的治疗效果，扩大栓剂的应用范围。

三、药物在直肠的吸收及影响因素

（一）药物经直肠的吸收途径

　　肛有三条供血途径：上静脉、中静脉和下静脉。直肠的引流静脉与供血动脉相互伴行，其静脉血流分布见图 10-2。药物经直肠的吸收途径有两条主要的途径：一条是通过直肠上静脉从经由下肠系膜静脉至肝门静脉进入肝，代谢后进入大循环，即直肠上静脉→门静脉→肝→大循环，该途径占直肠血流量的 25%～50%。另一条通过直肠中、下静脉和肛管静脉吸收、汇集于下腔静脉，直接进入体循环，即直肠中、下静脉及肛管静脉→髂内静脉（绕过肝）→下腔静脉→大循环，该途径占直肠血流量的 50%～75%。此外，淋巴循环也有助于直肠给药时药物的吸收。

　　给药部位距肛门（肛直线）6 cm 左右或更高时，药物大部分通过直肠上静脉吸收，仍不可避免首过效应。而距肛门（肛直线）2 cm 处给药时，则可显著降低，甚至避免肝首过效应。

　　总的来说，由于直肠吸收的表面积远小于小肠，导致药物经直肠的吸收速率和程度均低于口服途

径，但与口服途径相比，药物的肝首过效应可显著减少。

（二）影响直肠给药制剂吸收的因素

经直肠给药的药物剂量可能大于或小于同一药物的口服剂量，这取决于患者的体质、药物的理化特性及其穿过生理屏障的能力、栓剂基质的性质及其释放药物和促进药物的能力。影响栓剂中药物直肠吸收的因素主要可归纳为：①生理因素；②药物和剂型的因素；③给药方案。

1. 生理因素

影响药物从直肠吸收的生理因素有结肠内容物、吸收的位置与途径、直肠液的性质与容量。

（1）结肠内容物：直肠主要作为排便过程中的运输管道或临时储存场所，肠黏膜仅极少参与从胃肠道内容物中吸收水和电解质。直肠内粪便的存在会影响直肠内容物的黏度，从而影响药物溶解性、稳定性及药物与黏膜壁的接触吸收。在无粪便存在的情况下，药物可接触直肠和结肠较大的吸收表面。因此，如有必要，可在给药前先

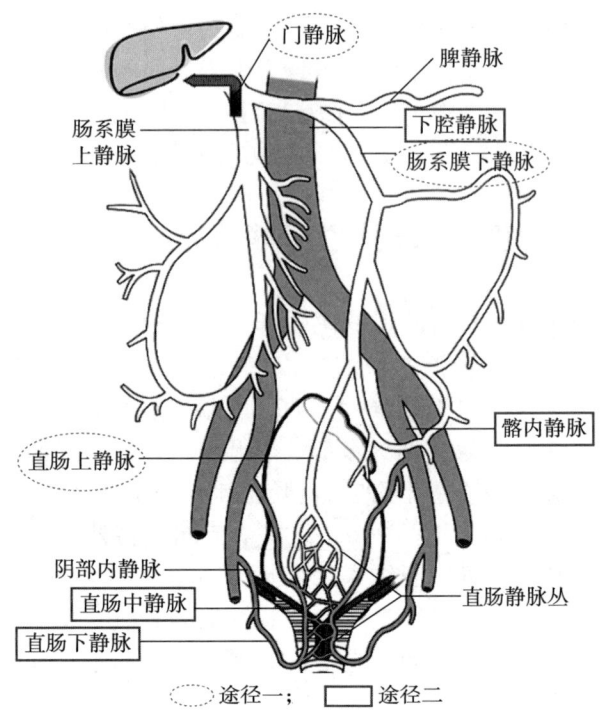

图 10-2　直肠的血管分布与吸收途径示意图

给予促进排泄的灌肠剂。在其他情况下，如腹泻、肿瘤生长引起的结肠梗阻、组织脱水等也都会影响药物从直肠吸收的速度和程度。

（2）吸收的位置与途径：如前所述，药物纳入的具体位置可影响其生物利用度，吸收部位较低时药物通过中、下静脉吸收，直接进入体循环，方可减少或避免首过效应。故在全身疾病的治疗时，应将栓剂塞入距肛门 2 cm 左右的地方，以减少肝首过效应。

（3）直肠液的性质与容量：正常生理状态下，由于直肠液容量少（2~4 mL）、pH 近中性且无有效的缓冲能力，药物通常不会因环境发生化学变化。在一般情况下，对于溶解性较差的药物，其溶解和释放通常是吸收过程中的限速步骤。在某些非生理情况或药物及赋形剂的刺激下，直肠液的容量、黏度、pH 及直肠运动情况都会改变，进而影响药物吸收的速度与程度。

（4）病理相关因素：当机体处于病理状态，如炎症性肠病、痔、胃肠道感染等情况下，药物的释放与吸收将会受到不同的影响。

2. 药物和剂型的因素

（1）药物的脂溶性与解离度：生物体跨膜吸收过程中，脂溶性药物较水溶性药物更易吸收；分子型药物比离子型药物更易吸收；非解离态药物优于解离态，更易透过直肠黏膜吸收进入血液。药物的直肠吸收途径主要是跨细胞膜吸收，因此需要治疗药物具有较高的油水分配系数（logP）和较小相对分子质量（< 500 g/moL）及在直肠液中保持非解离态（$pK_a > 4.3$ 的弱酸性药物及 $pK_a < 8.5$ 的弱碱性药物）。

（2）药物的溶解度与粒径：理想药物应具有足够的亲水性或可溶于直肠液，并具有足够的亲脂性以穿过上皮细胞。许多治疗药物水中溶解度小甚至难溶，因此需要借助制剂技术来提高其溶解度，进而促进吸收。通过各种制剂技术来减小粒径、增加药物分散程度及添加表面活性剂等都是有效手段。

（3）剂型因素

1）剂型的类别：常见的直肠剂型可分为三类：液态剂型（如灌肠剂）、固态剂型（如栓剂）和半

固态剂型（如凝胶剂、泡沫剂和乳膏剂）。

对于直肠给药的固体剂型，在药物吸收进入黏膜之前，需要经过崩解、液化和溶解的过程。与液体剂型相比，半固体剂型和固体剂型的释药速度慢。直肠给药后可能存在渗漏，影响药物与直肠黏膜的接触时间，从而影响药物疗效。与半固体剂型和固体剂型相比，液体剂型的滞留时间短，通常需要加大使用量或给药次数。制剂中载药量的增加，会使更多的药物被吸收，但当药物在肠腔中的浓度高于特定值（不同药物，特定值不同）时，吸收速率不再随药物浓度的进一步增大而改变。

2）处方中辅料的影响：对于固体剂型（如栓剂），其基质种类和性质不同，药物的释放速度亦不同。对于发挥全身作用的栓剂，要求药物释放迅速，一般选择与药物溶解性相反的基质。如脂溶性药物应选择水溶性基质，水溶性药物应选择脂溶性基质。同时，基质中可加入表面活性剂、吸收促进剂等附加剂，进而增加药物的吸收。对于发挥局部作用的栓剂（如痔疮栓）、治疗真菌感染的栓剂等，通常其中的药物不需吸收，所用基质应缓慢熔化以延缓药物释放速度。局部作用通常在 30 min 内开始起效，并至少要持续 4 h。表面活性剂的加入可增加直肠内难以吸收药物的吸收量，提高临床治疗效果，但也可能抑制药物的吸收。

3. 给药方案　具体的给药部位与患者体位、给药的频率与剂量，以及药物制剂的温度等都会影响药物的吸收速度与程度，一般按说明书操作。

四、直肠给药制剂的特点与应用

（一）直肠给药的特点

直肠给药制剂可用于局部或全身治疗，其优势和局限性见表 10-1。

表 10-1　直肠给药制剂的优势与局限性

优势	局限性
1. 安全的给药途径，允许移除制剂和停止给药	1. 患者的可接受性和依从性较差，尤其是长期治疗
2. 适用于胃肠道易降解或肝首过消除率高的药物	2. 制剂放置位置不正确会增加首过效应
3. 可使用速释制剂与调释制剂（包括缓释制剂和迟释制剂）	3. 制剂的滞留时间难以保证。由于直肠壁的运动，制剂易被排出
4. 适合老年和重症患者的给药途径	
5. 适合不愿或不能吞咽口服剂型的儿科和新生儿患者的给药途径	
6. 对术前、术后或无意识患者及恶心或呕吐患者有用	

（二）直肠给药的应用

1. 局部作用　局部作用的直肠给药适用于治疗痔疮、肛裂、结肠炎和直肠炎相关的疼痛、瘙痒。而对应的治疗药物包括收敛止血剂、杀菌剂、局部麻醉剂、血管收缩剂、抗炎化合物和舒缓保护剂。直肠刺激性泻药（导泻药）用于便秘的局部治疗或作为术前结肠排空。局部抗真菌制剂用于肛周鹅口疮的治疗。

2. 全身作用　所有口服药物原则上均可通过直肠途径给药，其中解热、抗炎、镇痛、镇静、止呕、止喘药物较为常见。此外，也可用于诊断目的。

五、直肠给药的剂型

直肠给药途径可行的剂型类别包括：①固体制剂，如栓剂，直肠胶囊，直肠片、直肠药用棉条；②液体制剂，如灌肠剂；③半固体制剂，如软膏剂、乳膏剂、凝胶剂、泡沫剂。其中，栓剂最常用（尤其全身作用），灌肠剂其次，泡沫剂、凝胶剂及乳膏剂也常见。目前，国外上市的直肠给药制剂举例见表 10-2。国内上市的直肠给药制剂更为丰富，目前有超过 70 个品种（指不同的通用名），90%以上为栓剂。

表 10-2　国外上市的常见直肠给药制剂举例

药物	剂型	药理作用与适应证	靶部位
美沙拉嗪	栓剂	抗炎：溃疡性结肠炎，直肠炎，克罗恩病	局部
比沙可啶	栓剂或灌肠剂	刺激性缓泻药：用于便秘的治疗、手术前后清洁肠道	
去氧肾上腺素	凝胶剂	血管收缩剂：缓解痔引起的肿胀、灼烧、疼痛、瘙痒	
苯基肾上腺素	乳膏或软膏剂	血管收缩剂：痔治疗剂	
氢化可的松	泡沫剂	抗炎：治疗溃疡性结肠炎	
麦角胺 + 咖啡因	栓剂	抗偏头痛	全身
氢吗啡酮	栓剂	麻醉性镇痛剂：各种原因引起的中、重度疼痛	
（盐酸）异丙嗪	栓剂	抗组胺药、吩噻嗪止吐药：①皮肤黏膜的过敏；②晕动病；③术前术后和产科的镇静、催眠；④术后胃部不适的恶心、呕吐；⑤术后疼痛辅助用药	
对乙酰氨基酚	栓剂	解热镇痛：用于感冒引起的发热；缓解轻至中度疼痛	
地西泮	凝胶剂	抗癫痫	

第二节　栓　　剂

一、栓剂的概述

（一）栓剂的定义

栓剂指原料药物与适宜基质等制成供腔道给药的固体制剂，因施用腔道的不同，分为直肠栓、阴道栓和尿道栓。栓剂在我国按外用药品管理，其包装与药品说明书需印有外用药品的专有标识（即红底白字的"外"）。

在现行美国药典和欧洲药典中"suppositorie"一词定义为肛门栓（或直肠栓），而阴道栓表达为"vaginal suppositorie"。栓剂有其独特的作用，对胃肠道有刺激性、在胃中不稳定或存在明显首过效应的药物或患者无法口服用药，可考虑制成直肠给药的栓剂。鉴于我国拥有悠久的中医药文化积淀和丰富的中草药资源，栓剂的研究和开发得到较好的继承与创新。

依据国家药品监督管理局的数据库，已上市的栓剂品种丰富，高达 140 余种，其中直肠栓 60 余种（生产厂家比较多的品种见表 10-3）。即便如此，在最近几版的国家医保药品目录中，栓剂占比不超过 2%，欧美国家的教材同样将其纳入非常见剂型（less common dosage forms）范畴。

表 10-3 国内上市较多的中、西药直肠栓产品（批准文号 5 个以上）

药品通用名	药理作用与适应证	靶部位
阿司匹林栓	解热镇痛：用于感冒引起的发热，也用于缓解轻至中度疼痛	全身
对乙酰氨基酚栓	解热镇痛：用于普通感冒或流行性感冒引起的发热	
吲哚美辛栓	抗炎：用于风湿性关节炎、类风湿性关节炎、强直性脊椎炎、骨关节炎及急性痛风发作等	
双氯芬酸钾栓	抗炎镇痛：用于类风湿性关节炎及术后的镇痛、消炎，解热	
红霉素栓	抗感染：作为青霉素过敏患者敏感菌感染的替代选用药	
（复方）萘普生栓	镇痛：宫腔手术或痛经的镇痛	
替加氟栓	抗肿瘤药：用于消化道肿瘤、乳腺癌、支气管肺癌及肝癌等	
盐酸克仑特罗栓	平喘药：用于防治支气管哮喘以及喘息性慢性支气管炎、肺气肿等呼吸系统疾病所致的支气管痉挛	
双黄连栓	清热解毒，轻宣风热：用于外感风热，发热、咳嗽、咽痛	
复方小儿退热栓	解热镇痛，利咽解毒，祛痰定惊：用于小儿发热，惊悸不安，咽喉肿痛及肺热痰多咳嗽	
比沙可啶栓	刺激性缓泻药：用于便秘的治疗、手术前后清洁肠道	局部
醋酸氯己定痔疮栓	内痔和外痔，或手术前后的消毒	
复方氯己定甲硝唑栓	杀菌消毒：直肠或肛周感染	
痔疮栓	清热通便，止血，消肿止痛，收敛固脱：用于内痔、混合痔之内痔部分，轻度脱垂等	
复方消痔栓	收敛止血：用于治疗各期内痔出血，可作为治疗痔疮的辅助药物	
甘油栓	缓泻药：用于年老体弱者便秘的治疗	
柳氮磺吡啶栓	抗炎和抗菌的双重作用：用于溃疡性结肠炎、慢性非特异性结肠炎	
野菊花栓	抗菌消炎：用于前列腺炎及慢性盆腔炎	

（二）栓剂的作用和特点

栓剂在常温下为固体，其形状和大小必须能够方便塞入目标腔道且不会产生过度膨胀感，塞入腔道后，能在腔道内保留适当的时间，在体温下能迅速软化、熔融或溶解于分泌液，逐渐释放药物产生局部或全身作用。其作用因其给药与吸收途径不同而不同。

1. 局部作用

可在腔道起润滑、抗菌、杀虫、消肿、止痛、止痒等局部作用。

（1）肛门栓：形状有鱼雷形、圆锥形、圆柱形等，其中鱼雷形较常用。一般成人用栓剂质量约 2 g，长 3～4 cm；儿童栓的重量和大小均减半。

（2）阴道栓：形状有鸭嘴形、球形、卵形等，质量不超过 5 g。因相同质量的栓剂，鸭嘴形表面积较大，能增加与阴道黏膜的接触面积，故较适于阴道给药，栓剂的直径为 1.5～2.5 cm。

2. 全身作用

经腔道吸收入血后可发挥全身作用，如解热、镇痛、镇静、兴奋、平喘、抑制恶性肿瘤等。

3. 特点

相比口服制剂，栓剂具有如下优缺点。

优点：①可避免药物对胃肠道的刺激性；②给药部位适当可避免肝首过消除作用；③药物不受胃肠道 pH 或酶的破坏，适用于不宜口服给药的药物；④适用于不能口服给药或吞咽困难的患者，如婴幼儿、呕吐或昏迷患者；⑤直肠吸收比口服影响因素少。

缺点：①使用不如口服方便；②受传统习惯和观念影响，不易被人们接受；③生产成本较高，生产效率低等。

（三）栓剂的分类

1. 根据给药部位及形状分类　栓剂可分为肛门栓、阴道栓、尿道栓、喉道栓、耳用栓和鼻用栓等，常用的是肛门栓和阴道栓，其他的目前极少应用。不同腔道给药对栓剂的形状有特定的要求，常见栓剂的形状及外形如图 10-3 所示。

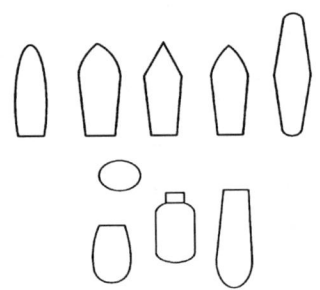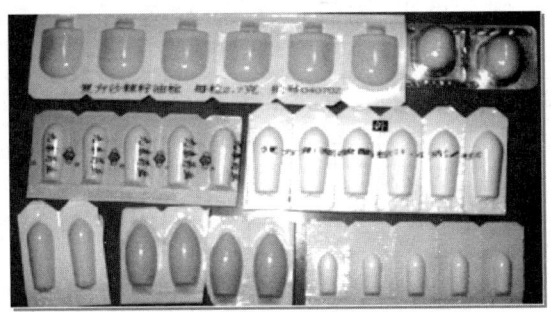

图 10-3　常用栓剂的形状及外形

2. 根据结构、制备方法、释药特征等分类

栓剂可分为普通栓剂、新型栓剂（详见本章第四节）。

（四）栓剂的质量要求

栓剂在生产与贮藏期间应符合以下规定：①栓剂外形要完整光滑；栓剂中的原料药物与基质应混合均匀。②放入腔道后应无刺激性，应能融化、软化或溶化，并与分泌液混合，逐渐释放出药物，产生局部或全身作用。③应有适宜的硬度，以免在包装或贮藏时变形。④栓剂所用内包装材料应无毒性，并不得与原料药物或基质发生理化作用。⑤阴道膨胀栓内芯应符合有关规定，以保证其安全性。⑥除另有规定外，应在 30℃以下密闭贮存和运输，防止因受热、受潮而变形、发霉、变质。

二、栓剂的处方

直肠栓剂有不同的尺寸及重量（通常是 1 ~ 4 g），所含一种或多种活性物质（原料药）应分散（混悬）或溶解在适当的基质中，必要时可添加稀释剂、吸附剂、表面活性剂、润滑剂、抗菌防腐剂和着色剂等辅料。其中，药物含量差异很大，从不到 0.1% 到近 40%。

（一）栓剂的基质

基质是栓剂的重要组成成分，基质选择的好坏不仅影响着栓剂的成型，而且影响药物的释放、吸收、生物利用度和疗效等。理想的基质应符合以下要求：①在室温时应有适当的硬度和韧性，塞入腔道时不易变形或碎裂，在体温时易软化、熔化或溶解，熔点与凝点差距小。②药物在基质中的释药速率应符合治疗要求，起局部作用的栓剂一般要求释放缓慢而持久，全身作用则要求引入腔道后能迅速释药。③对黏膜无刺激性、毒性和过敏性。④理化性质稳定，不因晶型的变化影响栓剂的成形和质量；不易霉变，与主药或附加剂等无配伍禁忌。⑤基质的熔点与凝固点的间距不宜过大；油脂性基质的酸价在 0.2 以下，皂化值为 200 ~ 245，碘值低于 7。⑥具有润湿或乳化能力，能吸纳较多的水。⑦适用于冷压法及热熔法制备，且易于脱模。

栓剂基质主要分为以下两大类：

1. 脂肪或油脂性基质　脂肪性基质的熔点是一项重要的参数，在单独使用时，应高于室温与体温接近。根据来源和性质其又可分为两类。

（1）天然脂肪酸酯类（natural fatty acid glycerides）

1）可可豆脂（cocoa butter）：从梧桐科植物可可树种仁中得到的一种固体脂肪，主要是含硬脂酸、棕榈酸、油酸、亚油酸和月桂酸的甘油酯。可可豆脂为白色或淡黄色、脆性蜡状固体，存在有 α、β、β′、γ 四种晶型，其中以 β 型最稳定，熔点为 34℃。为避免多晶型的转化，通常在加热熔化时应缓缓升温，待熔至 2/3 时停止加热，利用余热至全部熔化即可。每 100 g 可可豆脂可吸收 20～30 g 水，若加入 5%～10% 的 Tween 61 可增加吸水量，且有助于药物混悬于基质中。

可可豆脂曾经是一种常用的基质，但由于具有诸多缺点，如冷却时收缩不足、低熔点易软化、化学不稳定性、吸水能力差和成本高等，现已较少使用。

2）香果脂：樟科植物香果树的成熟种仁压榨提取得到的固体脂肪，或成熟种子压榨提取的油脂经氢化后精制而成，为白色结晶性粉末或淡黄色块状物，质轻，气微，味淡。本品在氯仿或乙醚中易溶，在无水乙醇中溶解，在水中不溶。熔点为 30～36℃，无毒性和刺激性，其软化点较低，抗热性能较差，可与乌桕脂合用以克服此缺点。

3）乌桕脂：乌桕树果实外皮固体脂肪纯化而成，为白色至深绿色的固体脂肪，有特臭而无刺激性气味，熔点为 38～42℃，软化点为 31.5～34℃，乌桕脂与纯可可脂的主要成分结构相同，所含脂肪酸成分主要是亚麻籽油酸和次亚麻籽油酸。脂溶性药物可降低乌桕脂熔点及软化点。药物从乌桕脂中释放的速率较可可豆脂缓慢。

（2）半合成或全合成脂肪酸甘油酯：目前，国内外较少使用天然的油脂性基质，更常使用半合成或全合成脂肪酸甘油酯作为栓剂基质。一般由椰子或棕榈种子等天然植物油水解、分馏所得 C_{12}-C_{18} 游离脂肪酸，经部分或全部氢化再与甘油酯化而得的三酯、二酯、一酯的混合物，称为半合成脂肪酸酯。也有直接合成的符合栓剂基质要求的全合成栓剂基质（如硬脂酸丙二醇酯）。该类基质因所含的不饱和碳链较少，因而具有化学性质更加稳定、不易氧化和酸败、熔点适宜，成型性良好等优点，但释药性较差，需要加入适量表面活性剂以改善释药速度。

1）半合成椰油酯：由椰子油加硬脂酸再与甘油酯化而成。本品为乳白色块状物，熔点为 33～41℃，凝固点为 31～36℃，有油脂臭味，在水中不溶，吸水能力大于 20%，刺激性小。

2）半合成山苍子油酯：由山苍子油水解，分离得到月桂酸，再加硬脂酸与甘油经酯化而得到的油酯。也可直接用化学品合成，称为混合脂肪酸酯。三种单酯混合比例不同，产品的熔点也不同，其规格有 34 型（33～35℃）、36 型（35～37℃）、38 型（37～39℃）、40 型（39～41℃）等，其中栓剂制备中最常用的为 38 型。本品的理化性质与可可豆脂相似，甚至更优，为黄色或乳白色块状物。半合成山苍子油酯已作为许多品种栓剂的基质，特别适用于热熔法制备栓剂。

3）半合成棕榈油酯：以棕榈仁油经碱处理而得的皂化物，再经酸化处理而得的棕榈油酸，加入不同比例的硬脂酸、甘油经酯化而得的油酯。本品为乳白色固体，抗热能力强，酸值和碘值低，对直肠和阴道黏膜均无不良影响。

4）硬脂酸丙二醇酯：全合成的硬脂酸丙二醇单酯与双酯的混合物，为乳白色或微黄色蜡状固体，稍有脂肪臭。水中不溶，遇热水膨胀，熔点为 35～37℃，对腔道黏膜无明显刺激性，安全、无毒。

5）氢化油类（hydrogenated fats）：即混合饱和脂肪酸甘油酯，又称"硬脂"（hard fat）。此类均是将天然来源的植物油或动物油，经过精制、漂白、部分或全部氢化而得到的白色半固体或固体脂肪。其化学成分为 C_8-C_{18} 脂肪酸的甘油三酯及少量一酯、二酯的混合物，常温下为白色或类白色的蜡状固体，可溶于热轻质矿物油、乙烷、三氯甲烷、石油醚和热异丙醇，在水或乙醇中几乎不溶。例如，氢化蓖麻油（hydrogenated castor oil），由蓖麻油精制、氢化制得，主要成分为 12-羟基硬脂酸甘油三酯。

混合脂肪酸甘油酯依据熔点不同分为：34 型（33～35℃）；36 型（35～37℃）；38 型（37～39℃）；40 型（39～41℃）。药用要求其酸值应不大于 1.0，羟值应不大于 60，碘值应不大于 2.0，过氧化值不大于 3，皂化值应为 215～260。此类基质性质稳定、无毒性及刺激性，不易酸败，价廉，但其释药性能较差，常与其他油脂基质或加入附加剂混合应用。

国际辅料公司开发了高性能的预混配方的硬脂基质产品，其中通常还添加了适宜的乳化剂或助悬剂等，极大地改善了释药性能，极大地提高栓剂的处方设计与制备效率。国际上常用的预混基质商品如德国 IOI Oleo 公司的 Witepsol® 系列、法国的 Gattefosse 公司的 Suppocire® 系列、美国 Stepan 公司的 Wecobee®、爱尔兰 Perrigo 公司的 Fattibase™ 等，这些预混配方的基质不仅无刺激性、润滑性好，同时由于不存在多晶型和多不饱和键，稳定性更高，利于制备。

2. 水溶性及亲水性基质　常用水溶性或与水能混溶的基质制备阴道栓，目前常用的主要有如下三种：

（1）聚乙二醇（PEG）：PEG 是一种多功能聚合物，其性质因其相对分子质量（标示于 PEG 后面的数字）的不同而表现出多样性。随着 PEG 相对分子质量的增大，熔点和黏度增加，而水溶性和吸湿性降低。固体 PEG 基质熔点远高于体温，在体温下不会熔化，因此特别适合在热带气候中使用。栓剂中常用的不同相对分子质量的 PEG 特征如下：① PEG 1 000-1 500 为半固体的，白色，蜡状，熔点从 37～40℃。② PEG 1540-20K 为固体，白色，蜡，熔点高于 40℃，PEG 1540 的熔点为 40～48℃，PEG 20K 的熔点为 60～63℃。通常使用两种（或两种以上）相对分子质量的 PEG 组合来调控基质的硬度与药物的释放，常见组合有：①低熔点基质：96% PEG 1000，4% PEG 4000，用于需要快速崩解的栓剂（注意低温保存）。②高熔点基质：75% PEG 1000，25% PEG 4000，用于抑制药物释放，达到缓慢吸收的目的。

虽然 PEG 易溶于水，但由于直肠液的可用体积太小，无法使其真正快速溶解，只能使其缓缓混合于体液中并通过扩散来释放药物。对于水溶性药物，其释放速率与 PEG 的相对分子质量成反比。例如，由 PEG 20K 组成的基质比由 PEG 3350 组成的基质黏性更强，药物溶解和扩散速度更慢。

PEG 基质在处方和包装设计时要考虑克服以下缺点：①需要添加表面活性剂或增塑剂（表 10-4），以降低最终产品的脆性。②加入非离子表面活性剂，如山梨醇酯（Span®）、聚氧乙烯硬脂酸酯（Polyoxyl®）或聚山梨酯（Tween®），以调整基质的熔点、稠度，并促进药物吸收。③减少 PEG 对黏膜的刺激性，处方中至少要含 20% 的水。另需在栓剂表面涂一层蜡醇或硬脂醇薄膜，否则应指示患者在纳入腔道前先用水将栓剂湿润，以减少插入腔道口时的刺痛感。④由于配伍禁忌，PEG 基质不适宜用于银盐、鞣酸、奎宁、水杨酸、阿司匹林、苯佐卡因、氯碘喹啉、磺胺类药物。⑤吸湿性较强，受潮后易变形，因此包装应注意防潮。另外，避免光照和高温，以免产生过氧化物。

（2）甘油明胶：是由明胶、甘油和水按一定的比例在水浴上加热融合，蒸去大部分水，放冷凝固而制得的栓剂基质，呈半透明、淡土黄色（图 10-4），常用比例为 70∶20∶10，水分过多则成品变软；其释药速度与三者比例有关。甘油与水的含量越高，越易溶解。本基质有以下特点：①有弹性，

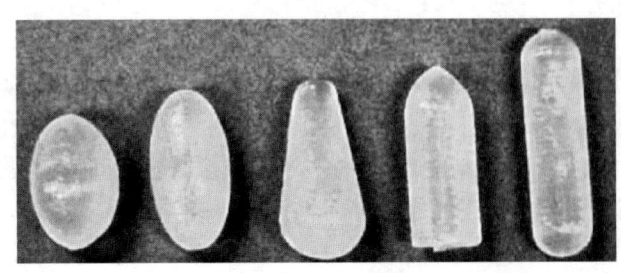

图 10-4　各种形状的甘油明胶基质空白栓

不易折断，在体温下不融化，塞入腔道后能软化并缓慢溶于分泌液中进而缓慢释放药物，因而具有缓释效果。本品多用作阴道栓剂基质，通常不用于直肠。②由于明胶是胶原的水解产物，凡能与蛋白质产生配伍变化的药物，如鞣酸、重金属盐等均不能用甘油明胶作基质。③甘油具有吸湿性、高渗性，因此可用于肛门给药治疗便秘，但可能会导致腔道的刺激不适，不可长期使用。④因其含有较高水分而易发生霉变，故应加入适量防腐剂，防止霉变。

（3）含聚氧乙烯的非离子表面活性剂类：几种与聚乙二醇的化学性质密切相关的非离子表面活性剂可用作栓剂基质，例如，聚氧乙烯山梨醇脂肪酸酯和聚氧乙烯硬脂酸酯。这些表面活性剂单独使用或与其他基质联合使用，以产生多样化的熔点和稠度。良好的水分散性是该类载体的一个显著优势，但也可能存在与药物相互作用而降低治疗的情形，因此处方设计时应综合考虑。

1）泊洛沙姆（poloxamer）：即环氧乙烷和环氧丙烷的合成嵌段共聚物，易溶于水，能与许多药物形成空隙固溶体。有多种型号，随聚合度增大，物态从液体、半固体至蜡状固体，栓剂基质常用泊洛沙姆 188 和泊洛沙姆 407 等型号（其结构与型号见图 10-5）。本品能促进药物吸收并具有缓释的作用。

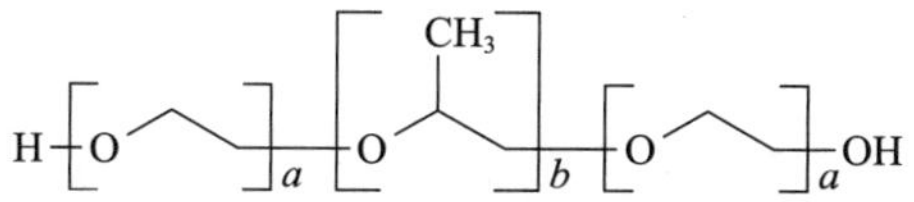

型号	a	b
泊洛沙姆188	80	27
泊洛沙姆407	101	56

图 10-5　泊洛沙姆 188 与 407 的结构式

2）聚氧乙烯硬脂酸酯：最常用的是聚氧乙烯单硬脂酸酯，商品代号为 S-40，为白色或微黄色、无臭或稍有脂肪臭味的蜡状固体，熔点为 39～45℃。可溶于水、乙醇、丙酮等，不溶于液体石蜡，可与 PEG 混合使用，所得栓剂释药性能良好。

3）聚氧乙烯山梨聚糖脂肪酸酯：例如，聚氧乙烯山梨醇酐单硬脂酸酯，即聚山梨酯 61，其在常温下为淡黄色至琥珀色油状液体或膏体（可塑性固体），溶于乙醇、醋酸乙酯及甲苯，略溶于矿物油及植物油，可分散于水中，属 O/W 型乳化剂，HLB 值为 9.6。熔点为 35～39℃，皂化值为 95～115，有润滑性。可与除苯酚、鞣酸及焦油类外的大多数药物配伍，且对腔道黏膜无毒性和刺激性。

（二）栓剂的附加剂

为增加栓剂的稳定性，便于成型、识别，以及改善释药性能，在选定的基质中常需要考虑加入一些附加剂，常见栓剂附加剂有以下七种。

1. 硬化剂　若制得的栓剂在贮藏或使用时过软，可加入硬化剂，如白蜡、鲸蜡醇、硬脂酸、巴西棕榈蜡等。

2. 增稠剂　当药物与基质混合时，因机械搅拌不良或因生理上需要时，栓剂中可酌加增稠剂，常用的增稠剂有单硬脂酸甘油酯、硬脂酸铝、氢化蓖麻油等。

3. 乳化剂　当栓剂处方中含有与基质不能相混合的液相，尤其是在此相含量较高（＞5%）时可加适量的乳化剂。

4. 吸收促进剂　起全身治疗作用的栓剂，为增加药物吸收，可加入吸收促进剂以促进药物经直肠等腔道黏膜吸收。常用的吸收促进剂有表面活性剂、氮酮（azone）、水杨酸钠、尿素、苯甲酸钠、脂肪酸、脂肪醇和脂肪酸酯类等。

5. 着色剂　可选用脂溶性着色剂或水溶性着色剂。加入水溶性着色剂时，须注意加水后对 pH 和乳化剂乳化效率的影响，还应注意控制脂肪的水解和栓剂中的色移现象。

6. 抗氧剂　当药物易氧化时，应加入抗氧剂，如叔丁基羟基茴香醚（BHA）、叔丁基对甲酚（BHT）、没食子酸酯类等。

7. 防腐剂　一般情况下，栓剂不需要或谨慎使用防腐剂，以免引起刺激或影响药物吸收。但当栓剂中含有植物浸膏或水性溶液时，常需加入防腐剂和抑菌剂，如对羟基苯甲酸酯类。

栓剂产品中常用的附加剂见表10-4。

表 10-4　栓剂处方中常用的附加剂举例

附加剂类别	作用	举例
抗氧剂	防止基质或药物的氧化	α-生育酚
助悬剂	阻止药物粒子在基质中沉降	1%～10%硅胶
增塑剂	用于易断裂的高熔点脆性基质	聚山梨酯80 丙二醇 蓖麻油，甜杏仁油
脱模剂/ 润滑剂	防止栓剂黏在模具上	矿物油（用于水溶性基质） 甘油或丙二醇（用于油脂性基质）
增稠剂	使药物从基质中持续释放（缓释）	甲基纤维素 胶体氧化硅 单硬脂酸铝
表面活性剂/乳化剂	润湿药物粉末，阻止聚集； 增强药物在黏膜表面的扩散； 增加药物从基质中的释放	卵磷脂 聚山梨酯（Tween®） 山梨醇酯类（Span®） 聚氧乙烯硬脂酸酯（Polyoxyl®）
共晶剂	降低熔点	甜杏仁油，液体石蜡
固化剂/硬化剂	提升熔点	白蜡，鲸蜡，蜂蜡

（三）栓剂的处方设计

1. 栓剂处方设计应考虑的因素　栓剂塞入直肠后，药物从基质中的释放过程见图10-6：油脂性基质栓插入腔道后，栓剂会在体温下迅速融化，药物能较快被释放，并沿着直肠黏膜扩散，进而被吸

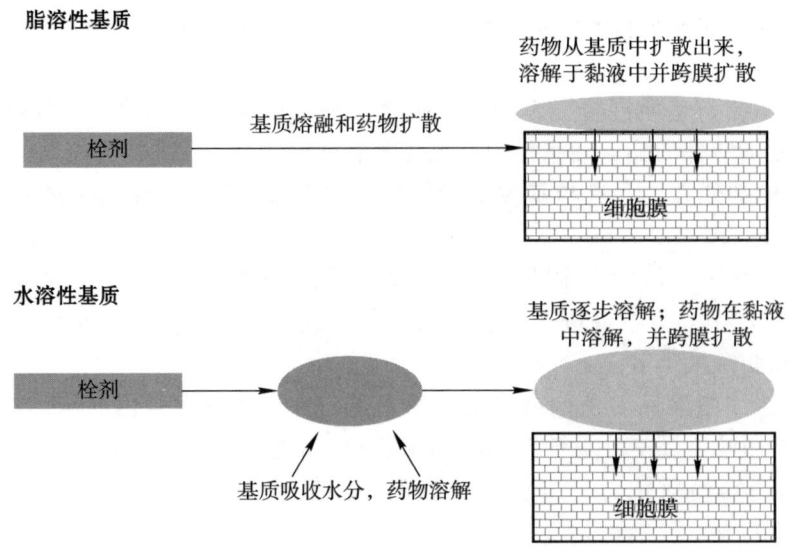

图 10-6　直肠中药物从栓剂基质中释放的过程

收；水溶性基质栓的基质在过少的体液中并不能很快被溶解，而是逐步吸水溶胀，使其中分散的药物缓慢溶解后扩散至直肠黏膜，表现出缓慢释放的特征。因此，影响药物释放的基质因素、药物因素（如药物在基质中的溶解度、表面性质、粒子大小和药量）和附加剂都是栓剂处方设计需要考虑的因素。

表 10-5 常用基质进入腔道的熔化 / 融化时间

基质名称	液化时间 /min
可可豆脂	4 ~ 5
一般脂肪性物质	4 ~ 5
甘油明胶	10
PEG	30 ~ 50
Tween	15

（1）基质的选择：选择栓剂基质时应注意以下四个方面。①基质的组成；②基质的融化性能；③基质的流变性能；④基质的体积。栓剂基质通常分脂溶性和水溶性两类，不同种类的基质进入人体腔道中熔化或融化的时间差异较大（表 10-5）。采用脂溶性基质制成的栓剂，进入腔道后基质在体温下很快融化，当基质本身的油水分配系数较小，液化的基质容易与分泌液接触，促使药物从脂溶性基质中转溶于分泌液中而被吸收。若药物为水溶性，且能均匀地分散于基质中时，则可迅速从油水界面溶于分泌液中，很快出现局部或全身作用；若药物系脂溶性，则药物必须先从油相转入水相中才能产生作用，此过程与药物在油水中的分配系数及浓度密切相关。若药物在油脂中的溶解度大而使用的浓度又低时，药物难以进入水相液体中，因而释放的速度也较缓慢。

基质的体积对栓剂作用的影响亦需要重视。通常栓剂的体积，成人约为 2 mL，儿童约为 1 mL。较大体积的栓剂会使药物在腔道内的分布面积更广，栓剂的体积越大，药物的吸收速度更快且程度更完全。但体积过大除使用不便外，也使患者产生不适及刺激性等。

（2）药物因素：药物对栓剂质量的影响可从以下三个方面考虑。

1）药物在体液与基质中的溶解度：药物在体液和基质中的溶解度对药物的释放和吸收有重要的作用，决定栓剂的类型，如制成溶液型栓剂还是混悬型栓剂。腔道体液中药物的溶解度决定了腔道中药物的最大浓度，这是药物扩散和吸收的限速步骤。如果药物能完全溶解于基质，药物将更容易留在基质中，从而使药物在腔道中的释放速度减慢，这不利于药物的快速吸收。对于全身作用的栓剂，药物有一定的脂溶性是必需的，这样药物才容易透过生物膜。

对于大多数栓剂来说，药物从栓剂中释放时的主要限速步骤为药物从基质中的释放，所以药物留在基质中的趋势应尽可能小，表 10-6 是基质选择的基本原则。当药物在油脂与水中的溶解度都小，此时药物在体液中的溶出是药物从基质中释放的限速步骤，使用微粉化的药物粒子对于促进药物溶出效果更合适。在实际设计过程中，应尽量避免使用 W/O 型乳剂类型的栓剂，因为内相中溶解的药物分子释放速度很慢，会阻滞药物的吸收，此时应将在体液中溶解性好的药物分散在油性基质中。

表 10-6 药物溶解度与栓剂基质选择的关系

药物溶解度		基质
油脂	水	
低	高	脂溶性
高	低	水溶性
低	低	不确定

2）药物的表面性质：栓剂中药物粒子最终从基质中进入体液，药物粒子的表面性质对药物的释放也有重要作用。首先，在药物和基质接触时，基质表面要除去气泡，不然粒子容易聚集，最终会影响药物含量的均匀性；其次，药物被基质润湿，体液需要取代基质以使药物进入液体中，这是吸收的必备条件，在处方中加入表面活性剂可促进药物从体液中释放。

3）药物粒子的大小：是影响栓剂质量的重要因素。为了避免制备过程及制备后药物粒子的过度沉积，需要控制药物粒子大小。粒子大小最好小于 150 μm，假设粒子没有聚积，粒子越小，对患者的机械性刺激越小（特别是在粒径小于 50 μm 时），溶出速率越大。例如，乙酰氨基酚（水中溶解度约为 15 mg/mL），粒径小于 45 μm 时血药浓度最高，故水溶性差的药物应分散成微粉化的粒子。但减小粒径并非对所有药物都有利，特别是易溶于水的药物。建议使用粒径为 50 ~ 100 μm 的粒子，下限 50 μm 是为增加药物从融化基质中的转运，上限 100 μm 是为防止过量药物聚沉。

4）药物的用量：载药量的变化对吸收也有影响。载药量增大时药物颗粒数会增加，在肠道的沉积速度也会增加，从而影响药物的吸收。此外，沉积速度还取决于药物粒子大小和栓剂中的添加剂。同时，载药量的增加，在制备栓剂时会引起熔化基质的黏度增加。因此，在实际栓剂处方设计中应该重视粒子大小和载药量这两个因素。

5）药物的 pKa：药物的全身吸收与其脂溶性和 pKa 有关。一般情况下，当药物从栓剂基质中释放出来而到达腔壁上的吸收部位时，脂溶性高及不解离的药物吸收最好，完全解离的药物如季铵类化合物和磺胺类衍生物吸收较差，非脂溶性的、不解离型的药物也不容易吸收。若药物为 pKa 小于 8.5 的弱碱和大于 4.3 的弱酸时，一般吸收较快。若药物的 pKa 为小于 3.0 的弱酸和大于 10.0 的弱碱，吸收速度十分缓慢，说明腔道黏膜选择性地透过分子型药物，离子型药物则较难穿透。因此，可应用缓冲液或缓冲盐来改变腔道内的 pH，以增加分子型药物的浓度，从而提高药物的吸收速率。

（3）附加剂的影响：附加剂的作用之一是影响某些特殊药物栓剂的熔点与释药性能。例如，黏度高的附加剂如胶体硅胶氧化物或单硬脂酸铝，1% ~ 2% 加入后会形成凝胶状系统，从而可能会导致药物的释放速度减慢；当使用高剂量的固体药物时，可加入卵磷脂等表面活性剂，可使药物粒子之间吸引力减弱，从而改变分散体系的流动性。

目前表面活性剂在栓剂制备中广泛使用。表面活性剂可以作为润湿剂，对药物释放起促进作用；又可作为抗聚沉剂，防止熔融栓剂处方结块（结块会减慢药物释放）；还可用作吸收促进剂。需要注意的是，当表面活性剂浓度在临界胶束浓度以上时会阻滞药物从栓剂中释放。

在设计栓剂的处方时，根据药物的理化性质如溶解性和在介质中的分配系数，选择合适的基质，并进行必要的体外释放度试验、稳定性试验。

2. 全身作用的栓剂设计 一般认为欲起全身作用的栓剂，其直肠给药剂量是口服剂量的 1/2 至 2 倍。确切的剂量可通过直肠给药后药物的体内药效学研究来确定。对于所用药物，应了解血药浓度和排泄速度，以确证所制备的栓剂的生物利用度优于或接近其他剂型。

基质是影响制剂中药物吸收的主要因素之一，基质的种类是支配药物吸收的关键因素。对于全身作用的栓剂，选择的基质必须能够使药物在其中分散均匀，又能按所希望的速度释放于栓剂周围的体液中。一般情况下，药物从栓剂中的释放与药物的溶解度、基质与分泌液间的分配系数等相关。基质中溶解度大的药物释放要慢于溶解度小的药物，吸收量也相对小，实际情况中基质在直肠内的延展性或对直肠黏膜的透过性等因素也有影响。一般认为，主药为亲油性，则选用水溶性基质；主药为亲水性，则宜选用油脂性基质。必要时，可以加吸收促进剂或其他附加剂来达到增加药物溶解度和吸收率及延长药效等目的。为提高药物在基质中的均匀度，可将药物粉碎至细粉（过 100 目筛）或制成溶液充分混匀于基质中。

3. 局部作用的栓剂设计 局部作用的栓剂中的药物如痔疮药、局部麻醉药、消毒剂等，通常是不需要吸收进入循环系统的，这些药物的基质不需要促进药物的吸收，故其基质的选择与全身性作用时的考虑相反。基质融化速度慢，则药物的释放速度慢。局部作用通常在 30 min 内开始，至少持续 4 h。

三、栓剂的制备、包装与贮存

（一）置换价与基质用量的确定

制备栓剂所用的栓模的容量通常是固定的，但会因基质或药物密度的不同而容纳不同的质量。一般栓模容纳质量是指以可可豆脂为代表的基质质量。加入药物会占有一定体积，特别是不溶于基质、堆密度小的药物占有的体积更大。为使栓剂含药量准确，必须测定置换价，从而准确计算基质用量。药物的质量与同体积基质质量的比值称为该药物对基质的置换价（displacement value，DV），国外教材也有称之为密度因子。

置换价可采用以下方法测定：取基质制备空白栓，称得平均质量为 G，另取基质与药物定量混合制成含药栓，称得含药栓平均质量为 M，每枚含药栓中药物的平均质量为 W。$M-W$ 为含药栓中基质的质量，而 $G-(M-W)$ 为空白栓与含药栓中基质质量之差，即与药物同体积的基质的质量，因此可用式（10-1）计算求得药物对基质的 DV。

$$DV = \frac{W}{G-(M-W)} \tag{10-1}$$

制备含药栓所需基质的质量（x）可通过式（10-2）计算：

$$x = \left(G - \frac{y}{DV}\right) \cdot n \tag{10-2}$$

式中，y 为处方中药物的剂量；n 为拟制备栓剂的枚数。

置换价在栓剂生产中对保证投料的准确性具有重要的意义。常用药物对可可豆脂及半合成脂肪酸的置换价见表 10-7。

表 10-7 常用药物对可可豆脂及半合成脂肪酸的置换价

药物	可可豆脂	半合成脂肪酸	
		Witepsol®	Suppocire®
阿司匹林	–	1/0.63	1/0.63
鱼石脂	1.1	1/0.91	–
苯佐卡因	–	1/0.68	–
巴比妥	1.2	1/0.81	–
磷酸可待因	–	1/0.8	–
盐酸吗啡	1.6	–	–
苯巴比妥	1.2	1/0.84	–
苯巴比妥钠	–	1/0.62	–
普鲁卡因	–	1/0.80	–
硼酸	1.5	1/0.67	–
蜂蜡	–	1.00	–
茶碱	–	1/0.63	1/0.88
氨茶碱	1.1	–	–
盐酸奎宁	1.2	–	1/0.78
甘油	1.6	–	1/0.55
盐酸可待因	1.3	–	–
氨基比林	1.3	–	–
蓖麻油	1.0	–	–
水合氯醛	1.3	–	–
磺胺噻唑	1.6	–	–

续表

药物	可可豆脂	半合成脂肪酸	
		Witepsol®	Suppocire®
薄荷脑	0.7	1/1.53	1/1.53
氧化锌	4.0	1/0.20	–
可可碱	–	–	1/0.55

（二）制备方法

1. 药物的处理及加入方法　栓剂中的药物与基质应有适宜比例，可溶于基质中，也可混悬于基质中。除另有规定外，药物加入方法如下：

（1）不溶性药物：应预先用适宜方法制成细粉或最细粉，能全部通过六号筛，与基质混匀。

（2）脂溶性药物：挥发油或冰片等可直接溶解于已融化的油脂性基质中，若药物用量大而使基质的熔点降低或使栓剂过软，可加适量蜂蜡、鲸蜡调节硬度；或以适量乙醇溶解后加入水溶性基质中；或加乳化剂乳化分散于水溶性基质中。

（3）水溶性药物：如中药水提浓缩液，可直接与已熔化的水溶性基质混匀；或加少量水用适量羊毛脂吸收后，与油脂性基质混匀；或将提取浓缩液制成干浸膏粉，直接与已熔化的油脂性基质混匀。

2. 制备方法　可根据施用腔道、药物及基质的性质，选择适合的模具。实验室常用栓剂模具如图 10-7 所示。采用相应方法，制成各种适合临床需求的产品。栓剂一般采用搓捏法、冷压法、热熔法制备。搓捏法适用于油脂性基质的小量手工制备，工业化生产极少用，而热熔法是最常用的方法。冷压法和热熔法的基本操作如下。

（1）冷压法（cold compression molding）：又称挤压成型法、压模法。先将基质磨碎或搓成粉末，与药物按等量递增法充分混匀，装于压栓机的模具中，通过施加压力挤压成型，不需使用额外的热量。冷压法可避免加热对主药或基质稳定性的影响，不溶性药物也不会在基质中沉降，但生产效率不高，成品中通常夹带空气而不易控制栓重。该方法主要用于热不稳定药物的油脂性基质栓剂制备，且允许加入高负载量的药物。

（2）热熔法（fusion method；melt molding）：又称注模法或熔融模塑法。该法应用最广泛，适用于油脂性基质和水溶性基质栓剂的制备。其基本工艺流程概括为，基质加热熔融 → 加入药物 → 混合均匀 → 注模 → 冷却 → 切割 → 启模 → 包装。

1）实验室制备：少量手工法栓剂一般选择适宜规格和形状的栓剂模具（图 10-7），其材质一般为高级铝合金。

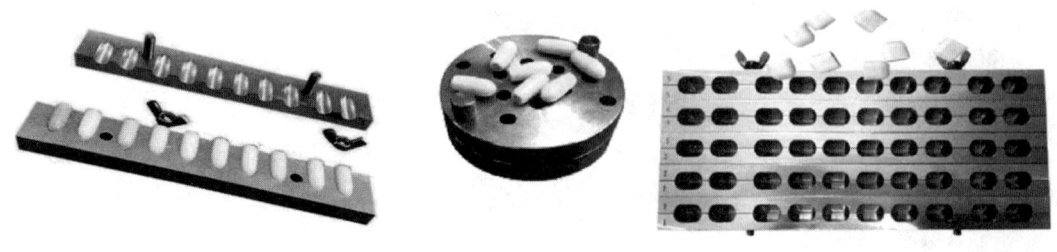

A　　　　　　　　　　　　　　　　B

图 10-7　实验室手工法常用栓剂模具

A. 肛门栓常见模具；B. 阴道栓常见模具

具体操作与注意事项：①将计算量的基质在温水浴上加热熔化，将药物粉末与等重已熔融的基质研磨混合均匀，最后将全部基质加入并混匀。②注入冷却且涂有润滑剂的模具模孔中至稍溢出模口为度。③充分冷却至完全凝固后，用刀切去溢出部分。④开启模具，取出，包装，即得。熔化时应注意，为避免过热，一般在基质熔融达 2/3 时即应停止加热，适当搅拌。熔融的混合物在注模时应迅速并一次注完，以免液层凝固。灌注的温度一般为混合基质凝固点 +5℃左右。

模孔内所涂润滑剂的选择：①油脂性基质的栓剂应选择水溶性润滑剂脱模，常用软肥皂、甘油、95% 的乙醇按质量比 1：1：5 混合所得溶液作润滑剂。②水溶性基质的栓剂宜用油性润滑剂，如液体石蜡或植物油等。有的基质不粘模，如可可豆脂或聚乙二醇，或新型预混硬脂类，可不用润滑剂。

2）工业规模化生产：可采用全自动栓剂灌装封口机（图 10-8）连续生产，结合（聚氯乙烯 / 聚乙烯 PVC/PE）复合膜或双铝膜条带包装可一次性完成制壳成型、定量灌注、冷却成型、封口包装多个单元操作。其中，复合膜栓壳不仅是包装材料，同时也是栓剂的模具，能保证栓剂即使在储运过程中熔化后再冷却，依然能保持原有体积和形状。生产加工中，从配料到完成内包装的单元操作应在 D 级洁净区完成。

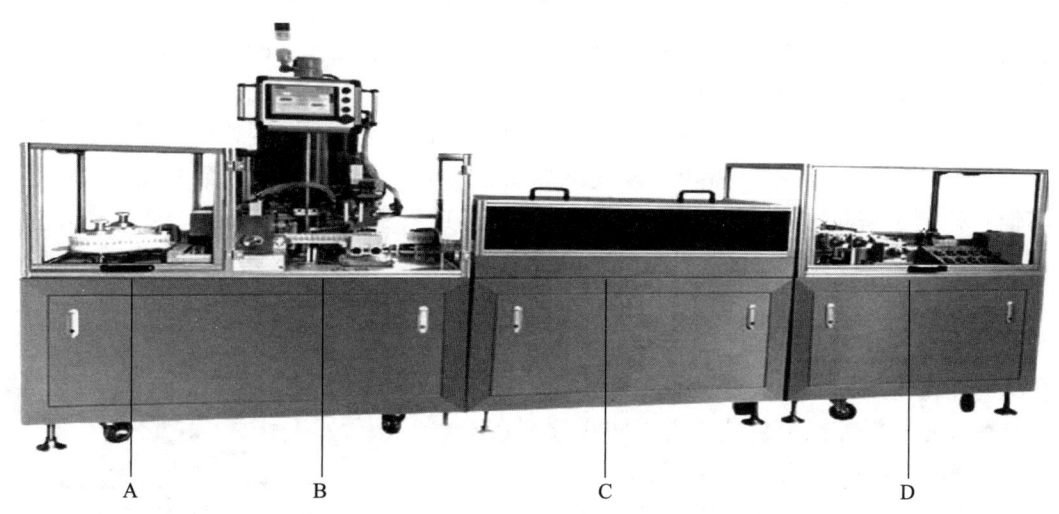

图 10-8 国产 SJ-7 型全自动栓剂灌装生产线（产能 12 000 粒 / 时）
A. 制壳单元；B. 保温灌装单元；C. 冷却凝固单元；D. 封口、剪切与打码单元

全自动生产线的基本流程如下：

制壳成型：①若为 PVC/PE 塑料材料采用热成型，即将成卷包材经夹持结构递入成型区，经预热模具 → 加热模具 → 成型模具 → 吹气模具 → 吹泡成形。②若为双铝或铝塑（铝箔 /PE）则采用冷成型，即撑口模具 → 成型。

药液灌装：各处方成分均匀混熔并置于保温灌装料桶中，采用埋入式灌装一次性对每个成型栓壳进行灌装（灌装精度为 ±2%）。灌装桶顶端配有搅拌电机以使药物处于均匀状态，料桶中的药物经高精度灌装泵进入灌装头，一次灌装后剩余药物通过另一端循环至原料桶再做下一次灌装。

冷却定型：连续灌装完毕的栓剂进入冷却箱，采用连续循环往复式轨道充分冷却。

封尾剪切：冷却充分的固态栓剂进入封口区，依次经由预热模具（预热）→封口模具（封口）→打码模具（打批号）→三角刀切边工艺（切底边）→虚线刀切（打撕口线）→滚刀（修剪上边）→计数剪切，即得。

（三）栓剂易出现的质量问题及解决措施

虽然栓剂的处方组成和生产工艺相对比较简单，但在工业化生产过程中仍面临挑战。

1. 开裂 开裂（主要是纵向的）是由固体脂肪中的应力引起的，这些应力是由模具外部和内部的不同冷却速率引起的。这些可见的损坏可以通过以下方式避免：①选择弹性脂肪。②降低熔融温度，提高冷却温度，使脂肪固化更加均匀。横向裂纹也可能由栓剂固化的机械应力引起，例如，在密封过程中，模具过度填充并对其施加压力。

2. 凹坑、沉孔　这种外观上的缺陷经常发生，其原因与开裂相同：中心的脂肪凝固得更慢，由于收缩，材料从上面陷入核心。

3. 表面析霜　栓剂表面析出的白霜由脂肪性基质结晶析出并扩散至表面形成的。如果栓剂表面和包装膜或箔之间的间隙很小（低收缩），这种典型的现象通常会避免或受抑制。因此，可考虑采用低收缩率的或预结晶性的脂质基质。

4. 活性成分分布不均匀　如果熔融混合物的黏度过低，通常活性成分在搅拌下仍会发生沉淀，那么可以通过降低熔融混合物的温度或升高注模后的冷却温度或添加增稠剂来解决。

5. 熔融混合物的稠化　一些活性成分在高剂量下会与脂肪性基质形成凝胶样团块，导致基质不能很好地固化。发生原因尚未明确，可能是由部分甘油酯溶解晶体表面引起的。一般的解决方案是采用低羟基值的脂肪性基质、不同粒度分布的活性化合物或添加可降低黏度的附加剂（如卵磷脂）。

6. 老化　又称"后硬化"，是指模铸法制得栓剂的熔点会随着脂肪类型、活性成分、生产方法、储存条件和时间的变化而增加。其原因是固体脂肪的晶型发生了变化，即从新制状态下以不稳定的 α 为主要晶型转变到稳定的 β 晶型，该过程可能在低存储温度下非常缓慢地进行。在栓剂的工业化大规模生产中，通过应用适当的回火工艺，同时，采用尽可能低的注模温度和尽可能高的冷却温度。这样从一开始就产生了高比例的稳定晶型，从而减少了后硬化，可实现稳定的最终晶型和恒定的熔点。

7. 其他　栓剂制备过程中忽略消泡可能出现气泡，或者由于加热过久或温度过高导致产品氧化变色等。应严格控制工艺条件，此类问题可较好解决。

（四）栓剂的包装与贮存

1. 栓剂的包装　包装材料应无毒性，并不得与药物和基质发生理化作用，密闭性好，对光敏感药物的栓剂一般用不透光材料如锡箔包装。为了防止栓剂在运输和贮存过程中因撞击而破碎，或因受热而黏着、熔化，造成变形和污染，原则上要求每个栓剂都要包封，不得外露，且栓剂之间要有间隔，不得互相接触。这种形式的包装国际上常称为栓壳带。栓壳带由左右两层复合层板组成的条带状多剂量容器，通常配有齿孔，用时撕开，适合容纳单剂量固体或半固体制剂，其外观如图 10-9 所示。

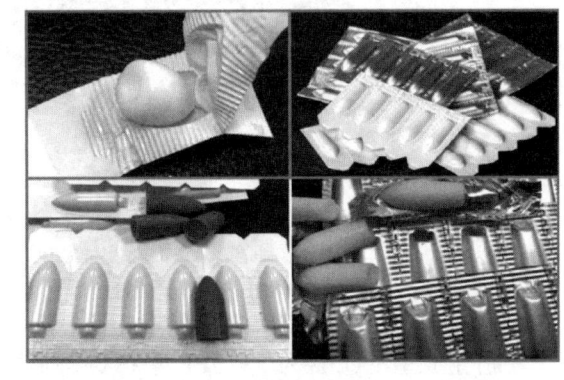

图 10-9　栓壳带包装的栓剂产品外观

作为药包材的栓壳带材料尽可能满足以下要求是：①栓剂应易于打开；②对水分的渗透性低；③对氧气的渗透性低；④避光性；⑤无毒，不发生成分迁移，即栓剂中的活性物质不会迁移到主包装层中，包装材料中的成分如增塑剂等，也不会迁移到栓剂中；⑥易于评估内容物（如半透明或透明）；⑦能够在表面上打印标识信息。然而，单一材料很难同时满足上述要求，故通常采用双层或更多层不同材料复合而成的材料。目前，主要有两类基本材料：①聚氯乙烯-聚乙烯（PVC-PE）复合层板。PVC 的优点是对水蒸气和氧气的渗透性相对较小，缺点是其中含有增塑剂。而 PE 不会释放添加剂，对水蒸气的渗透性与 PVC 相当，但对氧气的渗透性更大。PE 层应置于层压板的栓剂侧（内侧）。②双铝层板或铝-PE 复合层板（详见本书第十七章）。铝箔的隔绝性优于 PVC，但同比价格高。

此外，栓剂的包装盒内还同时附加 PE 薄膜指套或塑料给药器，方便给药。

2. 栓剂的贮存　除另有规定外，栓剂应贮存于阴凉干燥处，一般油脂性基质的栓剂应在 30℃以下贮存，最好在冰箱中（2~8℃）；甘油明胶栓和聚乙二醇栓置于35℃下便可。但甘油明胶栓要防止受潮软化、变形、发霉或变质，也要避免干燥失水、变硬或收缩。生物制品原液、半成品和成品的生产及质量控制应符合相关品种要求。栓剂保质期一般为24~36个月。

四、栓剂的质量评价

除外观上的要求，上市每批栓剂产品均应按照2025年版《中国药典》规定进行重量差异、融变时限、膨胀值（阴道膨胀栓）和微生物限度等项目检查。动物体内吸收试验与直肠或阴道黏膜刺激性研究一般选择家兔为受试对象。

1. **栓剂的外观** 应完整光滑，色泽均匀，无气泡或裂缝，无变形、融化、霉变等现象。塞入腔道后能熔化、软化或溶化。

2. **重量差异** 按下述方法检查，应符合规定。取供试品10粒，精密称定总重量，求得平均粒重后，再分别精密称定每粒的重量。每粒重量与平均粒重相比较（有标示粒重的中药栓剂，每粒重量应与标示粒重比较），按规定，超出重量差异限度的不得多于1粒，并不得超出限度1倍。栓剂重量差异限度如表10-8。凡规定检查含量均匀度的栓剂，一般不再进行重量差异检查。

3. **融变时限** 该检查是测定栓剂在体温（37±0.5）℃下融化、软化或溶解的时间。取3粒栓剂，按药典通则的方法检查。除另有规定外，脂肪性基质的栓剂3粒均应在30 min内全部融化、软化或触压时无硬心；水溶性基质的栓剂3粒均应在60 min内全部溶解。如有1粒不符合规定，应另取3粒复试，应符合规定。

4. **膨胀值** 除另有规定外，阴道膨胀栓应检查膨胀值，并符合规定。检查法：取本品3粒，用游标卡尺测其尾部棉条直径，滚动约90°再测1次，每粒测2次，求出每粒测定

表10-8 栓剂重量差异限度

平均粒重或标示粒重	重量差异限度
≤ 1.0 g	± 10%
1.0 g ~ 3.0 g	± 7.5%
> 3.0 g	± 5%

的2次平均值（R_i）；将上述3粒栓用于融变时限测定结束后，立即取出剩余棉条，待水断滴，均匀地置于玻璃板上，用游标卡尺测定每个棉条的两端及中间3个部位，滚动约90°后再测定3个部位，每个棉条共获得6个数据，求出测定的6次平均值（r_i），计算每粒的膨胀值（P_i）。3粒栓的膨胀值（r_i/R_i）均应大于1.5。

5. **微生物限度** 除另有规定外，栓剂的微生物限度应符合药典通则规定，即1 g、1 mL或10 cm^{2}中需氧菌总数CFU不超过10^3，霉菌和酵母菌总数CFU不超过10^2，且不得检出金黄色葡萄球菌、铜绿假单胞菌。

五、肛门栓的实例

例10-1：对乙酰氨基酚栓的制备

［处方］对乙酰氨基酚（过100目）1.5 g，Suppocire®NAI25A 8.5 g，制成10枚。

［制备］称取处方量的Suppocire®NAI25A置于蒸发皿中，于水浴加热熔融混匀，加入的对乙酰氨基酚细粉，混匀并趁热倾入栓模中，冷却凝固，刮平，脱模，即得。

［注释］质量评价显示：本样品熔点为34.8℃；硬度 > 5.4 kg；软化时间为8 min 46 s；溶出释放比市售产品快且完全；稳定性结果显示，样品在放置1年后，溶出度未发生明显的变化，栓剂样品稳定性好。

例 10-2：吲哚美辛栓的制备

[处方] 吲哚美辛（100 目）1.0 g，PEG 400 5.0 g，PEG 6000 15.0 g，制成 10 枚。

[制备] 称取处方量的 PEG 400 与 PEG 6000 置蒸发皿中，于水浴加热，熔融，混匀；加入研细的吲哚美辛，溶解，混匀；趁热倾入栓模中，冷却凝固，刮平，脱模即得。

[注释] 本品具有镇痛消炎作用，用于小儿解热、风湿性关节炎、类风湿关节炎、强直性脊椎炎、骨关节炎、急性痛风发作等。

例 10-3：吲哚美辛双层栓的制备

[处方] 空白层处方：PEG 4000 300 g，PEG 400 450 g，甘油 150 g。

含药层处方：PEG 4000 337 g，PEG 400 424.8 g，甘油 169 g，吲哚美辛 50 g。共制 1 000 粒。

[制备] 先将空白层基质 PEG 4000，PEG 400，甘油混合熔化，按每孔 0.9 g 注模，待冷凝后再将含药层基质 PEG 4000，PEG 400，甘油混合熔化预热至 50℃注模，冷凝后削平，取出，包装，即得。每粒吲哚美辛双层栓平均重 1.86 g，含药 50 mg。

[注释] 双层栓前端的空白层基质可以避免药物由直肠上静脉经肝门系统吸收，可避免肝首过效应，提高药物的生物利用度。

例 10-4：化痔栓的制备

[处方] 次没食子酸铋 200.0 g，苦参 370.0 g，黄柏 92.5 g，洋金花 55.5 g，冰片 30.0 g，聚山梨酯 80 16.8 g，羟苯乙酯 2.6 g，混合脂肪酸甘油酯适量。共制 1 000 粒。

[制备] 苦参、黄柏、洋金花加水煎煮 2 次，第一次 4 h，第二次 2 h，合并煎液，滤过，静置 12 h，取上清液浓缩至相对密度 1.12（60～65℃）的清膏，干燥，粉碎成最细粉；将 2.6 g 羟苯乙酯用适量乙醇溶解；另取基质适量，加热熔化，加入次没食子酸铋，上述最细粉、冰片及聚山梨酯 80、羟苯乙酯乙醇溶液，混匀，灌注，制成 1 000 粒，即得。

[注释] 本品为暗黄褐色的栓剂。功能与主治：清热燥湿，收敛止血。用于大肠湿热所致的内外痔、混合痔。用法与用量：患者取侧卧位，置入肛门内 2～2.5 cm 深处。

例 10-5：雷公藤双层栓的制备

[处方] 空白层：PEG 10000 4.28 g，PEG 4000 4.25 g，甘油 2.04 mL；含药层：雷公藤提取物 0.965 g，PEG 10000 4.25 g，PEG 4000 4.25 g，甘油 2.04 mL。

[制备] 先将空白层基质 PEG 10000，PEG 4000，甘油混合熔化，按每孔 0.5 g 注模，待冷凝后再将含药层基质预热注模，冷凝后取出，即得成品。

[注释] 本品用于治疗类风湿关节炎。雷公藤双层栓前端为空白层，当空白层基质融化后，形成的液态基质屏障层可有效地阻止后端所释药物向上扩散，避免了相当一部分药物由上静脉经门肝系统吸收，而绕过肝，进入体循环，可提高生物利用度，减少毒副作用。

例 10-6：复方异丙嗪栓剂的制备

[处方] 盐酸异丙嗪 25 g，咖啡因 200 g，Suppocire® BS2X 1380 g，共制成 100 粒。

[制备] 称取处方量基质 Suppocire® BS2X 于 45℃水浴中熔化，再加入处方剂量盐酸异丙嗪和咖啡因，搅拌后超声分散（功率为 200 W，频率为 40 kHz）5 min，待温度降至 40℃趁热注入涂有甘油的栓剂模具中，室温下充分冷却后取出刮平，最后启模，包装，即得。

[注释] 盐酸异丙嗪作为 H_1 受体拮抗药广泛地应用于航天晕动病的预防与治疗，但常伴有认知功能降低等中枢神经不良反应。咖啡因作为中枢神经系统兴奋药，可有效地改善盐酸异丙嗪引起的认知功能降低。

第三节　直肠给药的其他剂型

除栓剂外，直肠给药剂型还有直肠用液体制剂、半固体制剂及其他固体制剂，涉及的剂型和定义可参考 11.0 版《欧洲药典》（表 10-9），而实际上市的其他直肠用剂型并不多，已有市售产品主要有灌肠剂、直肠用凝胶或乳膏、泡沫剂。

表 10-9　《欧洲药典》中直肠给药制剂的相关定义及要求

剂型	欧洲药典释义	特定检查项目（要求）
直肠制剂	直肠用途的制剂，以实现系统或局部治疗作用或诊断目的	剂量单位均匀性，含量均匀性，重量均匀性
栓剂	固体、单剂量制剂，具有形状、体积和适合稠度的直肠给药制剂；通过溶解或熔化释放药物；冷压法或注模法制备	熔变时限（脂肪基质 30 min，水溶性基质 60 min），溶出试验（缓释控释栓）
直肠胶囊（壳栓剂）	一般类似于软胶囊的固体、单剂量制剂；细长形状；可能有润滑涂层	崩解时限（30 min）缓释控释的溶出试验
直肠用溶液、乳剂和混悬液（灌肠剂）	用于直肠以获得全身或局部效应或诊断目的的液体制剂；具有 2.5～2 000 mL 容量的涂抹器或给药器	
直肠溶液散剂及直肠溶液片	单剂量的临时溶解或分散在水或其他合适的溶剂中的制剂	崩解实验（15～25℃水中 3 min 内崩解）
直肠半固体制剂	通常装在单剂量容器中，并配有涂抹器的直肠用软膏、乳膏或凝胶	
直肠泡沫剂	液体中分散大量气体的分散体系；通常置于加压容器中	相对泡沫密度，膨胀时间
直肠药用棉条	插入直肠下端的持续一定时间的固体单剂量制剂	

一、灌肠剂

灌肠剂（enema）指以治疗、诊断或提供营养为目的供直肠灌注用液体制剂，包括水性或油性溶液、乳剂和混悬液。按用药目的可分为三类。

1. 泻下灌肠剂　指以清除粪便、清洁肠道、降低肠压、使肠道恢复正常功能为目的灌肠剂。如生理盐水、5% 软肥皂溶液、1% 碳酸氢钠溶液和 50% 甘油溶液等。

2. 含药灌肠剂　指在直肠起局部作用或经直肠吸收而发挥全身作用的灌肠剂。在胃肠道易破坏或对胃有刺激性的药物；因恶心、呕吐不能口服给药的患者，均可灌肠给药。灌肠剂可加入增稠剂以延长在直肠的保留时间，如 0.1% 醋酸、10% 水合氯醛和 0.1%～0.5% 鞣酸等。

3. 营养灌肠剂　指患者不能经胃肠道摄取营养而应用的含有营养成分的灌肠剂，可制成溶液型或乳剂型。此类制剂必须能在直肠保留较长时间以利于药物吸收，如 5% 葡萄糖溶液。灌肠剂的处方组成为一种或多种药物溶解或分散于油性介质（如花生油）或水、甘油、聚乙二醇（PEG）或其他适宜介质中，也可能含有黏度调节剂、pH 缓冲剂或增溶剂、助溶剂等附加剂。所有辅料不应对预期的临床效果产生不利影响或引起过度的局部刺激。

灌肠剂一般用设定体积的单剂量容器（塑料材质的直肠给药管或小瓶）包装，定量准确。缺点是不易自行给药，或者给药器有时不能将内容物推挤完或充分。对于直肠的局部治疗，如治疗直肠或结肠炎，一般使用相对较大体积的灌肠液（100 mL 左右），以保证药物到达直肠上部和乙状结肠。用于结肠或直肠灌洗也需较大的体积。若所用的药物体积不超过 3 mL，则称其为微灌肠剂。

灌肠剂的优点是在药物释放开始之前不需要熔化和溶解，药物吸收快，因此也可实现全身治疗作用。用于全身效应主要是某些类型的癫痫抗惊厥（如地西泮灌肠剂）；用于局部效应主要有疏散、清洁肠道作用，治疗结肠或直肠炎；用于诊断目的（如钡灌肠）。

贮藏放置时，乳剂型灌肠剂若出现油水相分离，经振摇后应重新形成乳剂；混悬液型若产生沉淀，应振摇后易分散。除另有规定，灌肠剂应密封贮存。

二、直肠泡沫剂

直肠泡沫剂（rectal foam）即用于直肠给药的泡沫型气雾剂，其基本处方组成、制备、质量要求等同气雾剂。

直肠泡沫剂装在加压的计量容器中，按压即可实现定量给药，使用方便。用于全身作用，如地西泮直肠泡沫剂用于治疗癫痫性痉挛；也可用于局部作用包括结肠或直肠的清洁排空，如美沙拉秦泡沫剂，以及溃疡性炎症如醋酸氢化可的松泡沫剂。使用时应注意，不要将泡沫容器直接放入直肠，而是先将泡沫放入一次性涂抹器。另外，直肠泡沫剂易燃，请勿在明火附近或吸烟时使用。

三、直肠用半固体制剂

半固体直肠制剂（semisolid rectal preparation）包括直肠用软膏、乳膏或凝胶，通常以单剂量制剂的形式包装，并配有合适的涂抹器。该类多以治疗肛周疾病为主，如痔的症状缓解治疗；也可实现全身治疗，如 diazepam rectal gel（地西泮直肠凝胶），其中最有名的是商品名为 Diastat® 的定量给药系统，用于儿童癫痫痉挛的辅助控制。该给药系统是一种非无菌的、预充的、单位剂量的直肠给药系统（图 10-10）。

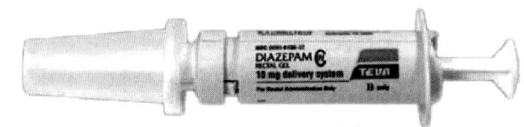

图 10-10 地西泮直肠凝胶的定量给药系统

四、直肠给药的其他剂型实例

例 10-7：复方硫酸镁甘油灌肠液（曾用名"1:2:3灌肠液"）的制备

［处方］50% 的硫酸镁溶液 300 mL，甘油 600 mL，蒸馏水加至 1 800 mL。

［制备］将硫酸镁溶液（质量分数 50%）、甘油与 500 mL 蒸馏水充分混合均匀，过滤，加蒸馏水定容至 1 800 mL，搅匀，即得。

［注释］本品为无色澄明液体。灌肠使用，每次 60～100 mL，用作清空积便及排除腹中胀气。本品为经典的医疗机构制剂，限于院内自制自用。

第四节 直肠给药制剂的进展

一、直肠给药制剂的研究进展

在某些特殊情形下（如在恶心呕吐或抽搐期间或在手术前）简单、方便的口服给药不可行，或者药物存在严重的首过效应口服无法满足治疗效果，在这些情况下，直肠途径可能是一种较好的、可行的选择。固体栓剂是直肠给药最常用的剂型，占直肠剂型的 98% 以上。然而，传统栓剂不仅存在作用时间短、释药速率不稳定、渗漏污染衣物的问题，还通常让患者感到不舒服，产生心理抗拒等。

针对上述问题，更多类型的栓剂被开发出来。

（一）双层栓剂

1. 上下双层栓剂　上下双层栓剂由上下两层组成，按制备目的可分为三种。

（1）避免肝首过效应的双层栓剂：此类栓剂上层为空白基质，下层为含药基质。给药后，空白基质可阻止药物向上扩散，减少药物经上直肠静脉吸收进入肝门静脉，从而避免首过效应，提高生物利用度。

（2）具有不同释药速度的双层栓剂：将同种药物分别分散于脂溶性和水溶性基质中，制得上下两层栓剂。两种基质中，药物油水分配系数不同，使栓剂兼具速释和缓释作用，血药浓度在较长时间内保持平稳。

（3）复方上下双层栓剂：上下双层栓剂可通过分步制模法制备，即先制备下层部分，冷却后再制备上层部分。将两种或两种以上药物分散于脂溶性或水溶性基质中，制成上下双层栓剂，可避免药物发生配伍禁忌。

2. 内外双层栓剂　此类栓剂由内外两层形成，含有不同的药物，进入体内后外层首先熔融，释放出药物，然后内层熔融，释放出不同药物。给药后，可以先后发挥两种药物的作用，还可以避免发生配伍禁忌。内外双层栓剂的制备需要用到特殊的双层栓模，即孔模，由内模和外模组成，内模一般是实体的锥体，外模即栓具模型。制备时先将内模固定于外模中，将其中一种药物和基质的熔融液倒入内模的孔中，待凝固后，拔出内模，再将另一种药物和基质熔融液倒入内模留下的孔中，冷却后，刮掉多余部分即得到内外两层的双层栓。

（二）中空栓剂

中空栓剂系在栓剂中有一空心部分，可填充各种不同类型的液体或固体药物，若是液体药物，则当栓剂放入体内后外壳基质迅速熔融破裂，药物以溶液形式一次性释放，达峰时间短起效快；若是药物与适宜赋形剂制成的固体（如固体分散体）可使药物快速或缓慢释放，从而具有速释或缓释作用。同时，也可通过调整中空栓的外壳基质从而控制其中药物的释放，同时也可以避免配伍禁忌。中空栓剂的结构有多种形式，如图 10-11 所示。

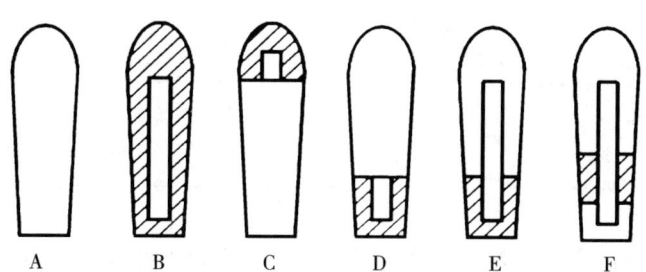

图 10-11　中空栓剂示意图
A：普通栓剂；B：中空栓剂；C-F：控释型中空栓剂

（三）缓释控释直肠制剂

缓释控释直肠制剂（extended-release rectal preparation）是利用各种缓释、控释技术制成经直肠给药的长效制剂，可显著提高疗效，增加患者顺应性。目前研究较多的有以下六类。

1. 微囊栓剂　利用微囊化技术先将药物制成微囊，可以将全部药物微囊化做成单微囊栓，也可以按一定的比例将药物微囊化，制备成复合微囊栓，再与基质融合制成栓剂。未微囊化的药物能迅速释放，微囊化的药物则持久缓慢地释放，因此兼具起效快、药效长、减少给药次数、提高药物稳定性等优点。如吲哚美辛复合微囊栓，栓中同时含有药物细粉和微囊，具有速释和长效作用。

2. 渗透泵栓　渗透泵栓是根据渗透泵原理制备的一种具有良好控释作用的长效栓剂。结构和释药原理与渗透泵片相似，外形通常大于普通栓剂，药物大多以溶液形式存在于渗透泵中，栓剂进入直肠腔道后以恒定的泵送速率释放药物，以维持恒定的血药浓度，因此可减少慢性病治疗药物的使用次数。渗透泵型的制剂从外到内一般由控释膜、渗透促进层、隔离层和药物贮库4部分组成。

3. 缓释凝胶栓　常用的基质是具有亲水性、生物黏附性的高分子材料，如卡波姆、纤维素衍生物等。这些水性凝胶基质遇水会吸水溶胀，变得柔软有弹性，且对生物黏膜具有黏合力，能够长时间附着在黏膜表面，从而持缓慢续释放药物，提高药物的生物利用度。

4. 原位凝胶液体栓　该类栓剂在体外是液体状态，进入直肠后在体温的作用下形成凝胶，故被很多学者称之为"原位凝胶液体栓"，其本质为一类环境响应型凝胶系统。其中，研究最多的一类是温度敏感型，故又称为"热敏液体栓剂"，其优点是既可以克服传统固体栓剂引起的异物感与不适，又不至于像液体制剂那样从肛门渗漏，并可实现持续释药。该类栓剂最常用的基质是泊洛沙姆（poloxamer 407 与 poloxamer 188）的组合，在此基础上加入卡波姆、氯化钠等调节制剂的生物黏附力和凝胶强度。

5. 三维打印栓　Iria 等首次使用半固体挤压（SSE）三维打印机，在没有模具帮助的情况下制备了自支撑的3维打印他克莫司栓剂，所用材料分别为 Gattefosse 公司的两种脂质材料（Gelucire 44/14 或 Gelucire 48/16）和椰子油的组合为基质（处方组成与打印温度条件见表 10-10），打印方向以垂直打印为好（图 10-12），尽管两种材料的他克莫司的释放曲线有显著差异，但两种栓剂系统 120 min 内的药物释放度均超过 80%。此外，三维打印技术也能够通过制备不同外壳上有孔的栓剂，通过孔的位置来实现不同药物的释放。三维打印技术展现的灵活性为定制医学的发展提供了可能。

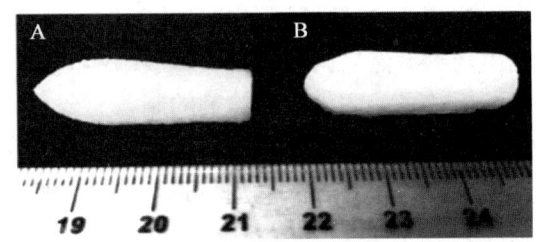

图 10-12　Gelucire 44 为主要材料的三维打印栓
A：垂直打印；B：水平打印（比例为 cm）

表 10-10　他克莫司三维打印栓处方组成和打印温度

处方	处方组成 /w				打印温度 /℃
	Gelucire 44/14	Gelucire 48/16	椰油	他克莫司	
Gelucire 44	79.94%	0	19.94%	0.12%	42
Gelucire 48	0	79.94%	19.94%	0.12%	48

6. 其他新技术栓剂　包合物、纳米粒、胶束等制剂载体也同样被应用于新型直肠给药制剂的开发。例如，利用 β- 环糊精将非甾体抗炎药对乙酰氨基酚制备包合物，再掺入基质中制成栓剂。该栓在增加了药物溶解度的基础上实现了缓释作用。又如，使用聚乳酸 - 羟基乙酸共聚物（PLGA）包载治疗 HIV 的一线药物洛匹那韦，制成纳米粒并将其分散于热敏聚合物泊洛沙姆 407 中形成新型栓剂，用于克服洛匹那韦口服给药时溶解度差、生物利用度低的问题。

例 10-8：吡喹酮水凝胶栓的制备

[处方] 吡喹酮 2.0 g，泊洛沙姆 P407 15.0 g，泊洛沙姆 P188 20.0 g，海藻酸钠 0.6 g，95% 乙醇 15.0 g，蒸馏水加至 100 g。

[制备] 称取吡喹酮，溶于 95% 乙醇中，加入适量蒸馏水，缓慢加入海藻酸钠，持续搅拌，再缓慢加入泊洛沙姆，继续搅拌，蒸馏水加至 100 g，将混合物置于 4℃冰箱中放置过夜，分剂量包装

即得。

[注释] 吡喹酮是高效广谱的抗血吸虫和抗绦虫药物，目前临床应用主要为片剂和胶囊剂，但由于口服给药首过效应大，生物利用度低。因此，将吡喹酮设计为水凝胶栓剂，可提高生物利用度，并发挥缓释作用。处方中海藻酸钠和泊洛沙姆均为水溶性高分子基质材料，其中泊洛沙姆为温敏材料，胶凝温度低于37℃，低温下为流体。直肠给药后可迅速发生胶凝，从而提高药物在直肠中的滞留时间和释放时间。

二、直肠给药制剂的研究方向与前景

直肠中的药物吸收一般是被动扩散过程，脂溶性药物经直肠黏膜上皮细胞吸收，而水溶性药物经细胞间质吸收。直肠给药后，受到药物性质、直肠组织及直肠生理状态等因素影响，某些药物难以达到有效血药浓度，或难以实现理想的释药速度，因此如何提高直肠给药的生物利用度和治疗效果及是直肠给药制剂未来的主要研究方向。热点需求主要集中在以下五类药物。

1. 抗炎药物制剂　近几十年来，（慢性非特异性结肠炎 IBD）发病率持续增高，其发病机制尚不十分清楚，多认为是一种免疫性疾病，治疗漫长而又艰难。目前的维持治疗药物主要有美沙拉嗪及糖皮质激素类（如醋酸泼尼松片、地塞米松片），这些药物若长时间每日口服或每日灌肠，患者通常难以耐受。因此，开发一种提高患者顺应性、降低药物不良反应的给药系统意义重大。有研究报道了一种新的炎症靶向水凝胶（inflammation-targeting hydrogel，IT-水凝胶），该系统由能够在体外自组装成水凝胶的两亲性物质抗坏血酸棕榈酸酯，负载抗炎皮质类固醇地塞米松（DEX），经模型小鼠肛门灌肠给药，作为治疗结肠炎的药物递送系统。在两种小鼠结肠炎模型体内试验中均显示，该给药系统具有优先黏附在炎症上皮表面的优势，并且只在消化酶的作用下才缓慢降解并释放药物。基本机理是该凝胶材料在结肠环境中带负电，而炎症组织带正电，进而发生胶凝作用（图 10-13）。结肠炎小鼠

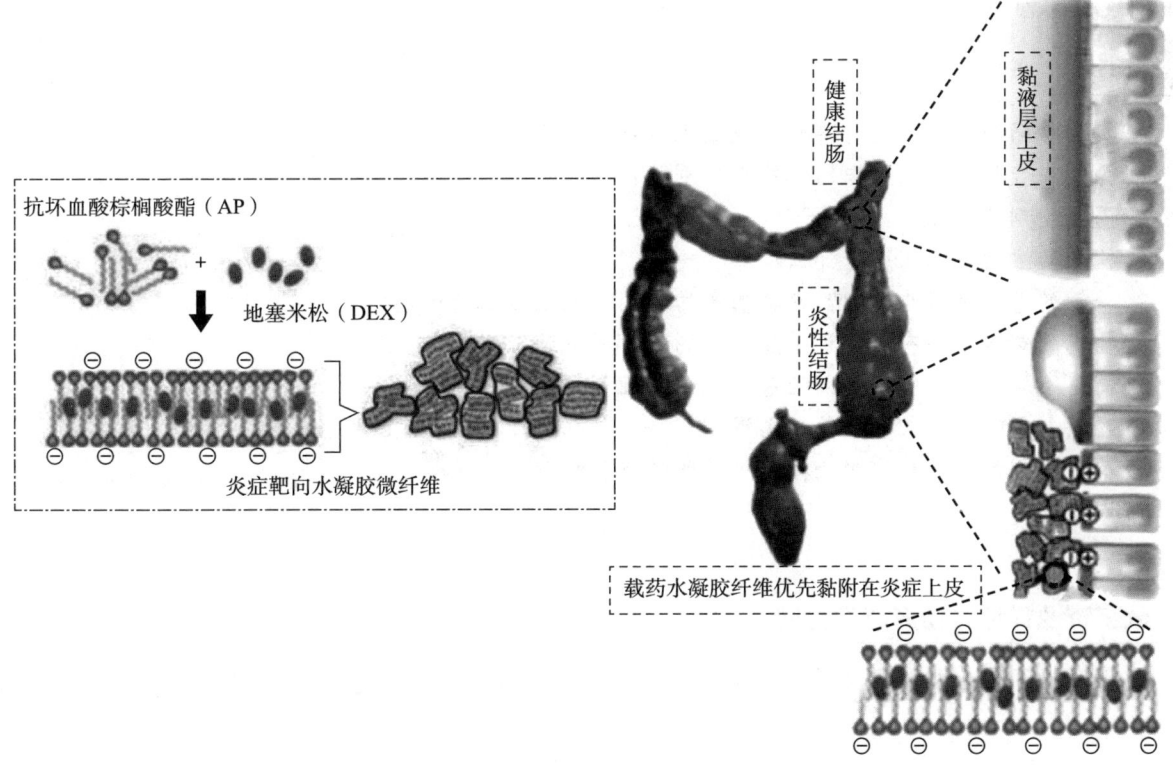

图 10-13　炎症靶向水凝胶及其靶向于结肠炎症组织的机制

每隔一天灌肠使用一次载药 DEX-IT 水凝胶，与 DEX 混悬液相比，疗效显著；与口服途径相比，能减少全身 DEX 暴露。溃疡性结肠炎患者结肠组织样本的离体分析表明，与组织学正常部位相比，IT-水凝胶微纤维也优先粘附在炎性病变黏膜。可见，IT- 水凝胶给药系统灌肠治疗是 IBD 患者靶向治疗的一种很有前途的方案。

2. 抗病毒类药物制剂　如今相当多的另类性取向的人群成为 HIV 和 HPV 的易感人群，这类病毒感染通常难以预防或难以根治。因此，将抗 HIV 和 HPV 药物制剂开发成方便自主使用的、长效且具有润滑效果的腔道给药制剂十分有意义。

3. 蛋白质类药物制剂　蛋白质、多肽类药物在胃酸和胃蛋白酶的作用下易降解，而直肠中的 pH 和降解酶相对温和，对药物的破坏显著减少，可考虑通过加入吸收促进剂或酶抑制剂及提高滞留时间来增加药物吸收。胰岛素的直肠给药研究表明，含有吸收促进剂的胰岛素丙烯酸水凝胶直肠给药后具有一定的降血糖作用。此外，大部分疫苗（主要为蛋白质或多肽成分）同样可考虑设计成直肠给药制剂来规避对婴幼儿造成的恐惧和痛苦。

4. 中药制剂　传统医学在临床众多领域中有着不可替代的作用和优势，中药制剂的研发始终是研发的焦点。中药制剂，尤其在系统性疾病的治疗方面，是通过多种成分的吸收与多靶点协调作用产生的全身综合效应。然而中药制剂成分的复杂性决定了注射给药具有较高的风险，而直肠给药可以发挥黏膜屏障作用，安全性高，有利于发挥和保持中药复方优势。另外，中药制剂一般味道苦涩，尤其婴幼儿难以接受，而直肠给药途径可避免上述困扰，提高患者的顺应性。如何使其中的复杂成分通过直肠有效吸收，是未来研究的重点。

5. 其他药物　直肠给药在镇痛、止吐、降压、降糖、抗过敏、抗癌及麻醉等方面均是一种有潜在优势的、可替代口服和注射的有效给药方式。因此，这些药物的直肠给药系统的研究和开发都值得关注。

另外，新的功能性辅料、新的给药装置的开发，以及科学的质量评价体系的建立均是直肠给药新制剂研发方向和关注热点。

🔍 思考题

1. 直肠给药制剂的剂型有哪些？我国上市产品中最常用的剂型是什么？
2. 栓剂在直肠给药应用中的优缺点分别是什么？
3. 简述栓剂的分类。
4. 栓剂处方的基本组成是什么？
5. 栓剂的基质有哪些类别？各类基质的常用代表性辅料有哪些？
6. 栓剂的制备方法有哪几种？最常用的是哪种方法？
7. 简述热熔法手工制备栓剂的基本流程及注意事项。
8. 栓剂制备时如何正确地选用润滑剂？
9. 药物与剂型因素如何影响栓剂中药物的直肠吸收？

（孟胜男）

🌐 **数字资源详见　新形态教材网**

　　🗺 思维导图　　🎲 拓展阅读　　🖥 本章小结　　📝 测试题　　📽 教学课件

第十一章

阴道给药制剂

思维导图

本章导航

第一节　概　述

一、阴道给药制剂的概念与应用

（一）阴道给药制剂的概念

依据（11.2 版）《欧洲药典》，阴道给药制剂（vaginal drug delivery preparation）又称为阴道制剂（vaginal preparation），是指将一种或多种活性物质分散在适宜载体中，并经阴道递送以实现局部或全身治疗、冲洗或诊断目的的液体、半固态或固体制剂。阴道给药制剂可发挥局部治疗，也可实现全身作用，但以局部治疗更为常见。

（二）阴道给药制剂的应用

1. 局部作用　包括：①递送抗微生物药物治疗生殖道局部微生物感染，如细菌性阴道病（药物有苦参碱、甲硝唑、克林霉素磷酸酯），念珠菌感染（药物有克霉唑、咪康唑、益康唑、制霉菌素）；病毒感染如单纯疱疹病毒和人乳头状瘤病毒感染（药物有阿昔洛韦等）。与口服给药相比，阴道感染的阴道局部给药治疗可极大地降低给药剂量。②递送杀精剂（如壬苯醇醚 –9）进行避孕。③递送宫颈催熟药物辅助分娩（如地诺前列酮）。④递送抗病毒药物（如富马酸替诺福韦艾拉酚胺）预防 HIV 传播与感染。⑤调整外生殖系统的不适，如更年期妇女的阴道润滑、止痒等。

2. 全身作用　目前，阴道给药发挥全身治疗作用还是一种潜在的、未被充分利用的途径。基于阴道特定的生理结构和特点，很多药物采取阴道给药的途径可避免肝首过效应，同时也可减轻或避免药物口服引起的胃肠道不良反应。例如，雌激素、黄体酮、前列腺素及其类似物口服后吸收不良且存在明显的首过效应，导致其生物利用度不高。为此，作为不孕妇女辅助生殖技术治疗的黄体酮阴道递送系统和作用于子宫内膜来对抗绝经后妇女的阴道萎缩（激素替代疗法）的雌二醇阴道给药系统，均被开发上市并得到广泛使用。

目前阴道给药制剂的研发热点主要集中在疫苗、化疗药物和抗病毒（尤其是抗 HIV）药物的递送方面。

二、阴道给药制剂的特点

（一）优势

阴道给药制剂的优势包括：①可用于局部和全身给药。阴道组织相对较大的表面积和良好的药物吸收使其可用于一系列药物的全身吸收，甚至包括蛋白质和肽。②可避免药物的肝首过效应，减少肝的副作用，同时也避免了胃肠道不良反应。③阴道途径有优先递送到子宫的优势（子宫优先获得效应），这种现象对黄体酮和达那唑等药物的子宫靶向作用是显著有利的。④由于可引发特异性免疫应答，也适合接种疫苗。⑤特别适用于杀微生物药物的输送。⑥自行给药和去除制剂相对容易。

（二）局限性

阴道给药制剂的局限性包括：①阴道途径具有性别专属性。②月经周期和激素变化会影响全身给药的药物吸收速率和吸收程度。③药物释放和局部作用可能受到患者宫颈阴道液体积差异性的影响。④制剂的保留可能存在问题。⑤使用者对阴道给药的偏好会因文化规范、伴侣、社会经济条件和地理位置而异。⑥制剂处方因素可能会引起阴道上皮的损伤，进而导致感染。

三、阴道给药制剂的分类

阴道给药的剂型可分为以下七类：①阴道半固体制剂（如软膏、乳膏、凝胶）；②阴道栓；③阴道胶囊；④阴道片剂及阴道溶液片和悬浮液片剂；⑤阴道溶液、乳液和悬浮液；⑥阴道泡沫；⑦其他，如阴道环等。其中，阴道栓、阴道泡腾片和阴道凝胶是现阶段国内应用最多的阴道给药剂型，具有剂型简单、疗效确切、作用时间长的特点。各类阴道给药制剂的相关定义见表 11-1。

表 11-1　阴道给药制剂的相关定义（依据现行版《欧洲药典》《美国药典》）

剂型	定义
阴道给药系统 （vaginal delivery system）	一般特指环状或圈状的、可供插入阴道并较长时间释药的固体单剂量制剂。不包括药用海绵和药用卫生棉条
阴道插入物 （vaginal insert）	插入物是插入口腔或直肠以外的自然（非手术）体腔中的固体剂型，可以在体温下熔化或在插入时分解，可用于局部或全身作用。阴道插入物通常为球状或卵形，每个约 5 g。用于溶解在阴道分泌物中的插入物通常由水溶性或亲水性载体制成，如聚乙二醇或甘油明胶。其制备方法可以是模塑法（类似于制备含片、栓剂）、粉末直压法（类似于片剂），或制成胶囊
阴道栓 （pessavy）	各种形状的固体单剂量制剂，通常为椭圆形，体积和稠度适合插入阴道；通常由模塑法制备
阴道膨胀栓 （vaginal swelling suppository）	含药基质中插入具有吸水膨胀功能的内芯后制成的栓剂，膨胀内芯是以脱脂棉或黏胶纤维等经加工、灭菌制成
阴道片 （vaginal tablet）	一般符合未包衣或薄膜包衣片剂定义的固体单剂量制剂
阴道胶囊 （vaginal capsules/shell pessarie）	固体、单剂量制剂，通常类似于软胶囊，呈卵形，表面光滑
阴道溶液、乳液和混悬液 （vaginal solutions，emulsions and suspension）	用于局部作用、灌注或诊断目的的液体制剂；一般需适配单剂量涂抹器

续表

剂型	定义
阴道溶液或混悬液的散剂和片剂（powder and tablet for vaginal solution or suspension）	在给药时溶解或分散在规定的液体中的固体、单剂量阴道制剂。通常含有促进溶解、分散或防止颗粒聚集的辅料，溶解或分散后，应符合阴道溶液剂或阴道混悬剂的要求
阴道半固态制剂（semi-solid vaginal preparation）	用于阴道局部作用的软膏、乳膏或凝胶。通常填装在适宜的单剂量容器中，并配有合适的涂抹器
阴道泡沫（vaginal foam）	通常装在加压容器中并配有适合的阴道涂抹器的药用泡沫剂
阴道环（vaginal ring）	也称为阴道内环（intravaginal ring/IVR），通常是由弹性聚合物制成的直径约为 40 mm 的柔性环状载药装置，可长时间控制药物释放
阴道膜（vaginal films/vaginal pellicl）	由水溶性聚合物制成的薄片，置于阴道黏膜表面时会溶解并释放活性成分
药用阴道卫生棉条（medicated vaginal tampon）	由一种浸渍了一种或多种活性物质的适宜材料组成的供插入阴道并在限定时间内使用的固体单剂量独立包装制剂，通常起局部治疗作用

　　除了上述经典剂型，新型纳米载体也逐步被应用于阴道给药系统中，包括聚合物纳米粒、固体脂质纳米粒、脂质体、树状大分子、纳米乳、纳米纤维等。

四、阴道给药制剂吸收的影响因素

（一）阴道的生理结构

　　人体阴道为长约 10 cm 的管状腔道，位于盆骨腔内，前邻尿道，后邻直肠。阴道壁通常呈紧缩皱褶状，前后壁相贴合，富有弹性，能收缩、扩张。阴道壁由三层组织构成，表层为黏膜层，中层为肌肉层，外层为弹力纤维组织。黏膜层为复层鳞状上皮，表层细胞含有透明胶质颗粒但无角化层。阴道黏膜形成黏性横向皱褶，并存在少量分泌物以保持湿润。阴道黏膜黏液中存在多种肽代谢酶、过氧化酶和磷酸酯酶，以及能够代谢药物的微生物群。在正常生理条件下，阴道呈酸性环境（pH 为 4 ~ 5）。

　　阴道从子宫动脉和阴部动脉接收血液供应，而子宫动脉和阴部动脉源自髂内动脉。离开阴道的静脉在阴道两侧和黏膜内形成阴道静脉丛，这些静脉与子宫静脉丛相延续，共同形成子宫阴道静脉丛，并通过子宫静脉汇入髂内静脉（图 11-1），从而绕过肝进入下腔静脉。这种直接进入体循环的途径也绕过了胃肠道，从而解决了口服给药系统有时必须应对的降解和胃肠道不良反应等问题。

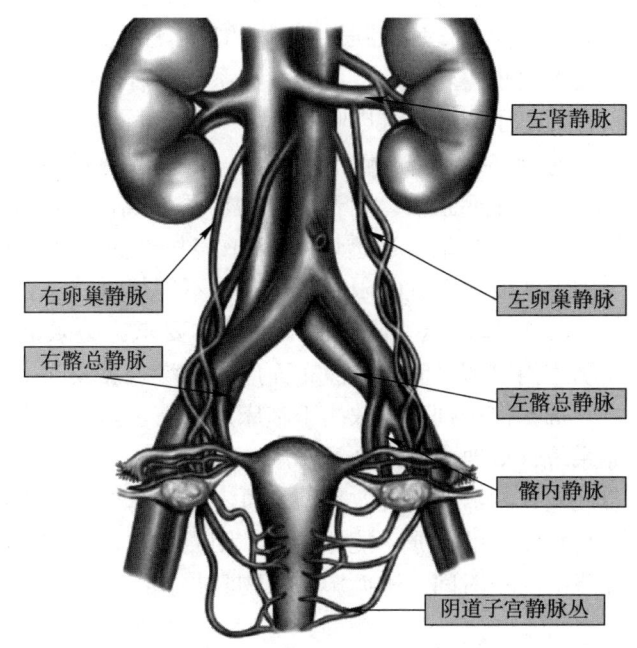

左肾静脉

右卵巢静脉

左卵巢静脉

右髂总静脉

左髂总静脉

髂内静脉

阴道子宫静脉丛

图 11-1　女性盆腔静脉解剖示意图

（二）药物吸收途径

包括：①通过细胞转运通道（即细胞内通道、脂质通道）；②通过细胞外转运通道（即细胞间通道，水性通道）；③特异受体介导的转运途径。阴道黏膜对药物转运以脂质通道为主，亲水性药物可通过水性通道。阴道黏膜对药物转运以脂质通道为主，药物必须具有足够的亲脂性，以利于扩散通过脂质连续膜，也要求有一定的水溶性以保证能溶于阴道液。

药物经阴道的吸收存在子宫首过效应（first uterine pass effect）。子宫首过效应是指药物经阴道黏膜吸收后，直接转运至子宫的现象。这对于作用于子宫的药物尤为有利，例如，分娩前使用地诺前列酮凝胶（或栓剂）通常在 5 min 内即可开始见效。

阴道黏膜的渗透系数（P_m）等于脂质通道渗透系数（P_l）和膜孔通道渗透系数（P_p）的总和，即 $P_m = P_l + P_p$。对于脂溶性药物，药物主要通过细胞内通道，以被动扩散的方式通过细胞膜，膜孔的作用可以忽略不计，药物的扩散速率随脂水分配系数增大而增大。相反，对于水溶性药物则是细胞间膜孔通道（细胞外通道）起主要作用。

（三）影响药物阴道黏膜吸收的因素

阴道黏膜吸收药物过程为：药物从给药系统中释放并溶解于阴道液中 → 药物透过阴道黏膜。任何影响药物释放、溶解和药物膜转运的生理或制剂因素都能影响药物在阴道的吸收。

1. 生理因素　药物从阴道的吸收受阴道壁的厚度、阴道上皮的状态（厚度和孔隙率）、阴道液的体积与性质（pH 和黏度）、宫颈黏液、阴道微生物及其代谢物、月经周期等影响。

阴道壁厚度随排卵周期、妊娠和绝经期时阴道上皮及阴道内 pH 的变化而变化，进而影响药物的吸收。例如，类固醇的阴道吸收会受阴道上皮组织厚度影响，绝经后妇女阴道吸收雌激素比绝经前要高。

阴道液的组成和体积随年龄、月经周期的阶段、妊娠、性冲动、感染等情况而显著变化。成年女性阴道液的总体平均日产量约为 6 mL。在健康的成年妇女中，阴道液体 pH4～5；妊娠期间，pH 甚至更低（pH3.8～4.4）；在局部感染和绝经后的妇女中，pH 有所上升。对于 pH 敏感的药物，pH 任何细微的变化都会影响经阴道给药的药物释放曲线，从而影响药物的吸收。

宫颈黏液有助于给药系统黏附性的发挥，但也是药物吸收的屏障。

2. 药物的理化性质　药物的理化性质如相对分子质量、脂溶性、离子化程度等均影响药物透过阴道黏膜吸收。阴道上皮的渗透系数随着药物脂溶性的增加而增大；分子型药物容易通过阴道黏膜吸收，而离子型药物难以吸收。

药物必须具有足够的亲脂性，以扩散形式通过上皮细胞脂质膜，但也要求有一定程度的水溶性以保证能溶于阴道液。对于阴道膜渗透性高的药物（如黄体酮、雌二醇等），吸收主要受阴道黏膜表面的流体静压扩散层通透性的影响；对于低阴道膜渗透性的药物（如睾酮、氢化可的松等），吸收主要受阴道上皮渗透性的限制。当条件不理想时，需要考虑加入附加剂进行调整。

3. 剂型因素　阴道制剂的基本要求：必须能适应阴道这个特殊的生理结构，使患者易于使用，在阴道内滞留时间长，涂布面广，能渗入黏膜皱褶，充分接触病灶。

选择何种剂型要取决于临床用药需求。如要求发挥局部疗效，一般选用半固体或能快速溶化的固体系统；如要求发挥全身作用，一般优先考虑阴道黏附系统或阴道环。例如，女性生殖器炎性反应的急性发作期需使用速效剂型，可考虑泡沫剂、泡腾制剂；而慢性炎性反应、长效避孕药、提高局部或全身免疫力的抗原、抗体给药，则通常制成长效制剂。另外，制剂中所用材料的黏附性会影响药物于黏膜的滞留时间，进而影响药物吸收。

第二节　阴道给药制剂的设计和质量评价

一、阴道给药制剂的设计

阴道给药的可选剂型较为丰富多样（表 11-2），包括固体制剂（如阴道栓、阴道片剂和胶囊、阴道膜、阴道溶液片、阴道环和阴道含药棉条）、液体制剂（如阴道用溶液剂、乳液、混悬剂、泡沫剂、喷雾剂）、半固体（如软膏、乳膏和凝胶）。各类常见剂型的基本处方组成见图 11-2，其处方设计和制备可详见对应剂型的相应章节，其质量评价在许多方面与直肠给药制剂相似。理想的阴道剂型应易于插入，无气味，给药后不渗漏，不引起刺激，无阴道膜灼烧感或瘙痒。

如表 11-3，各类阴道制剂的处方设计一般需要从多方面考虑。

表 11-2　美国上市的常见阴道制剂

具体剂型	代表产品	用途
阴道泡沫 （vaginal foam）	壬苯醇醚 -9 阴道泡沫	杀精避孕
阴道喷雾 （vaginal spray）	咪康唑喷雾（阴道）	外阴局部抗真菌药物
宫颈凝胶 （cervical gel）	地诺前列酮宫颈凝胶	用于中期妊娠及足月妊娠的引产
阴道凝胶 （vaginal gel）	甲硝唑阴道凝胶	治疗阴道感染
	黄体酮凝胶	用于黄体酮缺乏的不孕妇女的辅助生殖，治疗继发性闭经
阴道乳膏 （vaginal cream）	克霉唑阴道乳膏	治疗阴道感染
阴道栓 （vaginal suppository）	地诺前列酮阴道栓	终止妊娠；治疗子宫中的某些肿瘤
阴道插入物 （vaginal insert）	雌二醇阴道插入物	缓解更年期引起的阴道刺激和干燥（更年期萎缩性阴道炎的治疗）
阴道泡腾片 （vaginal effervescent tablet）	制霉菌素阴道泡腾片	念珠菌阴道病
阴道软胶囊 （vaginal soft gelatin capsule）	普罗雌烯阴道用软胶囊	阴道或外阴的混合感染
	黄体酮阴道用软胶囊	治疗黄体酮缺乏引起的机能障碍，也适用于辅助治疗多囊卵巢综合征
阴道环 （vaginal ring）	雌二醇阴道环	用于治疗更年期萎缩性阴道炎，或治疗生活变化引起的泌尿系统症状

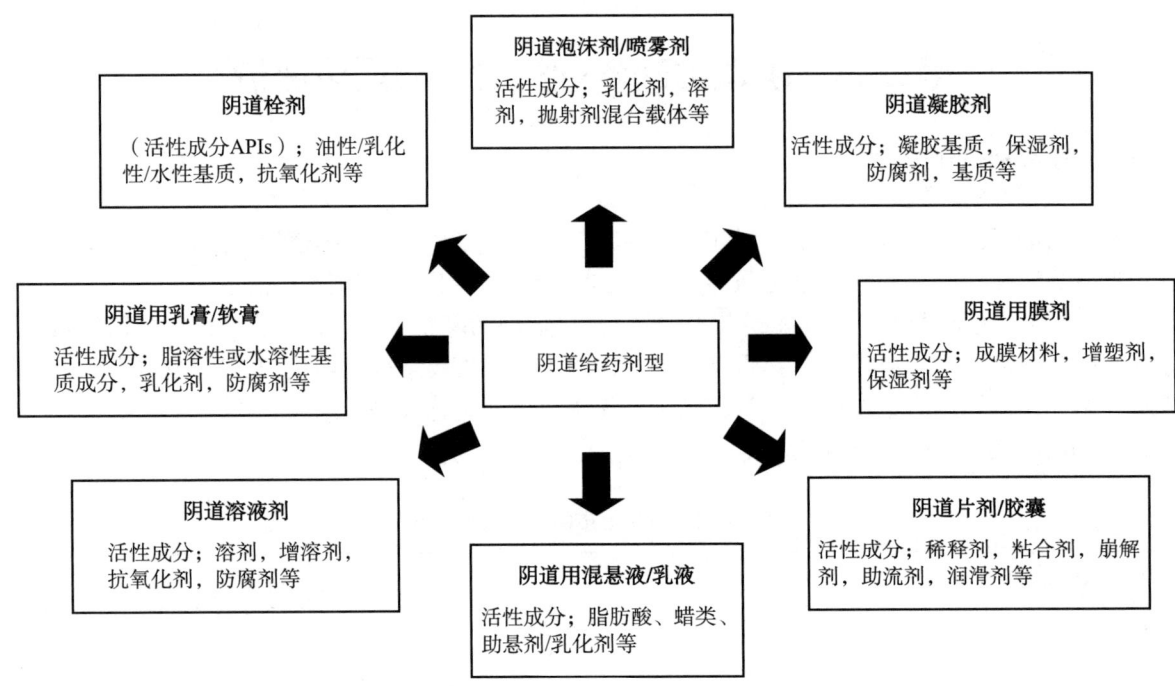

图 11-2   常见的阴道给药剂型及其处方基本组成

注：APIs，active pharmaceutical ingredients，活性成分

表 11-3   阴道给药系统设计时的关键注意事项

设计依据	需考虑或讨论的事项
给药系统是局部还是系统作用	使用传统剂型，如乳膏或凝胶。通过使用赋形剂来增加阴道内滞留时间，从而增强递送系统
靶部位是阴道特定部位还是整个阴道空间	位点特异性递送需要自定位系统，通常是黏膜黏附制剂。由于阴道环的弹性特质，可保持位于阴道的顶部。为了在整个阴道中快速分布，半固体或快速溶出的固体系统是合适的。制剂的流变特性是铺展能力和铺展速度的关键决定因素
所需的药物释放特征	为实现最佳疗效，不同的制剂需要不同的释药速度，如速释或调试（缓释或控释）
通过阴道途径的全身给药	需要考虑的因素包括药物的理化性质和药效，包括分配系数、相对分子质量、大小及上皮通透性
阴道作为递送途径的文化可接受性	不同的文化之间和文化内部，对于可自插入和移除的给药系统的使用，以及与泄漏有关的注意事项会因个人偏见有所不同
商业考虑	从产业角度来看，必须考虑与活性成分商业价值相关的成本效益，以及与疾病状态相关的可能效益

二、阴道给药制剂的质量评价

阴道给药制剂的质量评价因具体剂型的不同而有所差异，有些测试是对成品的药学要求，而有些测试是在研发阶段进行的，并作为过程中的质量控制测试。一般需要考察以下三个方面：

1. 一般性质量评价   阴道给药制剂要满足 2025 年版《中国药典》对应剂型项下的质量要求，包括：外观（形状、颜色和表面性能）和气味（通过感官评价），有效成分的含量，重量差异或装量差异，崩解时限，熔变或溶出行为，药物释放特征，稳定性，pH 与黏度以及卫生学要求等。

2. 黏膜黏附性评价 阴道黏附制剂的生物黏附强度必须合适，太大则会对黏膜造成损害，太小则易脱落。通常选用动物的黏膜组织进行体外渗透实验。阴道滞留性研究可通过将药物制剂给予动物阴道后，分别于不同时间用阴道模拟液冲洗阴道，合并冲洗液，测定药物滞留量。

3. 安全性评价

（1）黏膜刺激性评价：不管是阴道局部治疗的药物，还是经阴道给药后起全身作用的药物，都应进行阴道刺激性试验。阴道刺激性试验包括单次与重复给药局部刺激性试验。实验动物通常可选用大鼠、兔或犬。一般认为，阴道刺激试验最合适的动物是性成熟的雌性家兔，阴道上皮是单层柱状上皮，对局部的刺激特别敏感。如果是性成熟前的动物，其阴道细胞对外界的刺激则表现出部分的抵抗作用。也有一些专家认为家兔太敏感，推荐应用摘除卵巢的大鼠，因其能更好地体现人体的反应。卵巢切除后的大鼠阴道黏膜变薄，上皮细胞呈现出类似动情后期的单层、稀疏、非角化状态，对局部刺激反应迅速，该模型常在家兔试验有可疑结果的时候采用。

给药容积可参考临床拟用情况或不同动物种属的最大给药量。给药频率根据临床应用情况，通常每天1~2次，重复给药至少7天，每次给药与黏膜接触至少4h，其间要观察阴道部位、临床表现（如疼痛症状）和阴道分泌物（如血、黏液）等。给药结束后处死受试动物并进行剖检，观察局部组织有无充血、水肿、溃疡等现象，并进行阴道和生殖系统病理组织学检查等。具体要求、方法及结果评价可参考国家药品监督管理局制定的《化学药物刺激性、过敏性和溶血性研究技术指导原则》。

（2）过敏性试验：除了评价一般毒性，阴道给药途径的药物安全性评价，还必须评价新制剂处方的迟发性过敏反应，若以前的试验结果不能充分覆盖阴道途径的暴露，且以前的试验未能显示发育的风险，则应当评价新处方制剂的生殖和发育毒性。

思考题

1. 阴道给药制剂的优势与限制分别是什么？
2. 阴道给药制剂可否实现全身作用？为什么？
3. 阴道给药制剂的常见剂型有哪些？查阅现行版《中国药典》，写出注册最多的三种剂型。
4. 阴道给药制剂在局部治疗方面和全身治疗方面分别有哪些主要应用？
5. 阴道给药制剂目前的研究和开发热点主要集中在哪些方面？
6. 根据定义，讨论《美国药典》中的"Inserts"与《欧洲药典》中的"Pessaries"对应我国药品标准中的具体剂型分别有哪些？

（孟胜男）

数字资源详见 新形态教材网

思维导图　　拓展阅读　　本章小结　　测试题　　教学课件

第十二章
缓释控释制剂

思维导图

第一节　概　　述

一、缓释控释制剂的概念和发展简史

缓释控释制剂是在普通制剂的基础上发展起来的，我国古代医学典籍中记载了丸剂的用药特征："欲速用汤，稍缓用散，甚缓者用丸""圆（丸）者，缓也，不能速去之，其用药之舒缓而治之意也"，可以看作是缓释控释制剂的雏形。缓释控释制剂属于递送系统的范畴，已日臻成熟，占整个药物制剂领域的比重也逐渐加大。普通制剂需频繁给药、血药浓度峰谷波动大，因此毒副作用大，使用不便。缓释控释递送系统正是为克服普通制剂存在的问题而逐步发展起来的。

缓释制剂（sustained-release preparation）指在规定的释放介质中，按要求缓慢地非恒速释放药物，与相应的普通制剂比较，给药频率减少 1/2 或有所减少，且能显著增加患者依从性的制剂。

控释制剂（controlled-release preparation）指在规定的释放介质中，按要求缓慢地恒速释放药物，与相应的普通制剂比较，给药频率减少 1/2 或有所减少，血药浓度比缓释制剂更加平稳且能显著增加患者依从性的制剂。

迟释制剂（delayed-release preparation）指在给药后不立即释放药物的制剂，包括肠溶制剂、结肠定位制剂和脉冲制剂等。

国外对缓释控释制剂的概念没有明确区分，《美国药典》中将缓释控释制剂名称统一为调释制剂（modified-release preparation）。在我国，较长时间以来通常将缓释制剂和控释制剂统称为缓释控释制剂。

缓释和控释制剂之间的差别主要体现在以下两个方面。

（1）释药特征不同：缓释制剂中药物的释放速率，在一定时间内随时间变化先快后慢非恒速释放，在药动学上通常体现为一级动力学；而控释制剂中药物的释放速率在一定时间内不随时间的推移而变化，保持恒定，在药动学上体现为零级或接近零级动力学。

（2）体内药动学特征不同：控释制剂药物的血药浓度在一定时间内能维持在一个恒定的水平，"峰谷"波动更小，直至药物基本吸收完全，而缓释制剂一般达不到这种效果。

二、缓释控释制剂的特点及临床意义

（一）缓释控释制剂的特点

与普通制剂相比，缓释制剂、控释制剂的主要特点在于药物释放缓慢，入血后可维持较长时间的有效治疗血药浓度。典型的血药浓度（c）经时曲线见图 12-1。

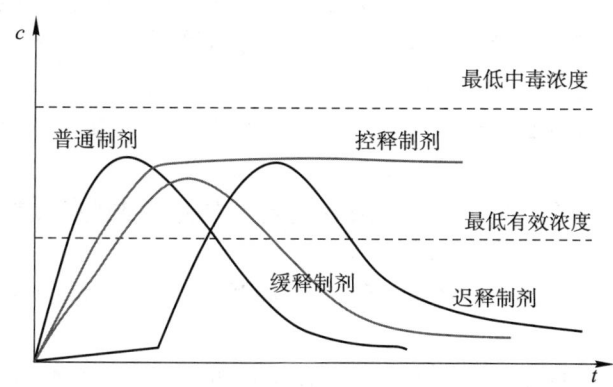

图 12-1　缓释制剂、控释制剂、迟释制剂和普通制剂的血药浓度经时曲线比较

1. 缓释控释制剂的优点　缓释控释制剂的优点如下。①使用方便：对半衰期短的或需要频繁给药的药物，可以减少服药次数，极大地提高了患者的顺应性。如普通制剂每天 3 次，制成缓释或控释制剂可改为每天 1 次，特别适用于需要长期服药的慢性疾病患者，如心绞痛、高血压、哮喘等。②释药缓慢：使血药浓度平稳，避免峰谷现象，有利于降低药物的毒副作用，特别是治疗指数低的药物。③毒副作用小：特别对于治疗指数较窄的药物，由于减少了血药浓度的峰和谷现象，故可减少某些药物的毒副作用，减少耐药性的发生。④疗效好：缓释控释制剂可达到药物的最佳治疗效果。⑤可定时定位释药：某些缓释控释制剂可按要求定时、定位释放，更加适合疾病的治疗。

2. 缓释控释制剂的局限性　缓释控释制剂的局限性包括：①在临床应用中对剂量调节的灵活性降低，如果遇到某种特殊情况（如出现较大的不良反应），通常不能立刻停止治疗。有些国家增加缓释制剂品种的规格，可缓解这种缺点，如硝苯地平有 20、30、40、60 mg 等规格。②缓释制剂通常是基于健康人群的平均动力学参数而设计，当药物在疾病状态的体内动力学特性有所改变时，不能灵活调节给药方案。③制备缓释、控释制剂所涉及的设备和工艺费用较常规制剂高。④不是所有药物都适合制成缓释制剂。剂量很大、半衰期很短（＜1 h）、半衰期很长（＞24 h）、不能在小肠下端有效吸收的药物，一般情况下，不适于制成口服缓释制剂。对于口服缓释制剂，一般要求在整个消化道都有药物的吸收，因此具有特定吸收部位的药物，如维生素 B_2，制成口服缓释制剂的效果不佳。对于溶解度极差的药物制成缓释制剂也不一定有利。

（二）缓释控释制剂的临床意义

与普通口服制剂比较，缓释控释制剂能够满足特定的临床需要，具有如下临床意义。①在保持药物疗效的同时降低不良反应。口服缓释控释制剂，药物通过缓慢释放，减少药物浓度在体内的峰谷波动，从而避免由于药物浓度过高产生的不良反应，同时药物浓度保持在有效治疗浓度范围，保证药物疗效。②对一些酸不稳定或者对胃刺激性大的药物，将其制备成迟释制剂，延迟到肠内释放，能够避免药物被酸降解，保证药物疗效，同时减少不良反应。③将药物设计成定位释放，如结肠等部位的定位释放制剂，药物能够较长时间滞留，通过肠道黏膜吸收，能够起到局部或者全身治疗作用。④采用注射缓释控释制剂，经皮下或者肌内注射给药，能够避免肝肠循环的首过效应，药物缓慢释放，起到长期治疗作用。

三、缓释控释制剂的分类

目前，国内外已上市的缓释控释制剂达数百种，有如下分类方式：

1. 按给药途径分类　主要有口服、腔道黏膜、注射、植入、经皮吸收等。

2. 按单元分类　可分为由一个制剂单元组成的单元剂型（如片剂、胶囊剂、颗粒剂等）和由多个制剂单元组成的多单元剂型（如微丸、微囊、小丸、微球等）两大类。

3. 按照制备技术分类　主要有骨架型、膜控型、渗透泵、脉冲式、自调式等。

4. 按照现代药剂学给药系统分类　可以分为速率控制型、方向控制型、时间控制型（应答式）等。

（1）速率控制型制剂：指采用化学、物理或者机械等方法，控制药物进入人体中央室或者直接进入有关组织的速率的制剂。

（2）方向控制型制剂：指控制药物在体内特定的部位或者组织释放的制剂，如定位释放、靶向给药等。

（3）时间控制型制剂：在速率控制型和方向控制型制剂中，药物的疗效只与血药浓度或者靶组织浓度有关，而与时间无关。由于一些疾病的发作呈现生理、病理节奏的变化，因此需要一种能够根据生理或者病理变化而定量释放药物的制剂。时间控制型制剂又称为应答式脉冲给药制剂（response pulsatile administration preparation），包括外调式（stimuli-response）和自调式（self-regulation）。

四、缓释控释制剂的应用影响因素

影响口服缓释控释制剂应用的因素包括药物理化因素（如溶解度、分配系数、稳定性及剂量等）和生物因素（如半衰期、吸收及代谢）等。

（一）理化因素

1. 溶解度　由于药物制剂在胃肠道的释药受药物溶出的限制，所以溶解度小（0.01 mg/mL）的药物本身具有内在的缓释作用。文献报道，缓释制剂设计的药物溶解度要求的下限为 0.1 mg/mL。吸收受溶出速率限制的药物有地高辛和水杨酰胺等。

2. 分配系数　分配系数过高的药物，脂溶性太大，药物能与脂质膜形成强结合力而不能进入血液循环中；分配系数过小的药物，透过膜较困难，从而造成其生物利用度较差。因此，具有适宜分配系数的药物不仅能透过脂质膜，而且能进入血液循环中。

3. 稳定性　缓释控释制剂所含的药物一般是常规制剂剂量的 2~4 倍，若药物释放控制不合理很容易造成血药浓度过高，从而导致中毒。

4. 剂量　一般认为，即 0.5~1.0 g 的单剂量是常规制剂的最大剂量，此对缓释制剂同样适用。小肠中不稳定的药物口服缓释控释制剂的药物剂量上限，制成缓释制剂后生物利用度可能降低，这是因为较多的药物在小肠段释放，使降解药量增加所致。

（二）生物因素

1. 半衰期　半衰期短的药物制成缓释制剂后可以减少用药频率，但对半衰期很短的药物，要维持缓释作用，单位药量必须很大，必然使剂型本身增大。一般认为，半衰期小于 1 h 的药物不适宜制成缓释制剂；半衰期长的药物（$t_{1/2} > 24$ h）药效作用持久。缓释控释制剂一般适用于半衰期短的药物（$t_{1/2}$ 为 2~8 h）。

2. 吸收　大多数药物在胃肠道的运行时间为 8~12 h，因此药物吸收时间很难超过 8~12 h，如果在结肠有吸收，则可能使药物释放时间增至 24 h。药物的吸收特性对缓释制剂药效影响很大。缓释控释制剂通过控制药物体内释药行为，从而控制药物的吸收。吸收速度常数低的药物，不适宜制成缓释制剂。如果药物是通过主动转运吸收，或者吸收局限于小肠的某一特定部位，制成缓释制剂则不利于药物的吸收。例如，硫酸亚铁的吸收在十二指肠和空肠上段进行，因此药物应在通过这一区域前释放，否则不利于吸收。

3. 代谢　吸收前有代谢作用的药物制成缓释剂，生物利用度会降低。大多数肠壁酶系统对药物的代谢作用具有饱和性，当药物缓慢地释放到这些部位，由于酶代谢过程没有达到饱和，使较多量的药物转换成代谢物。

此外，实际应用中缓释控释制剂也容易受疾病因素、使用方法及食物等因素影响。缓释控释制剂通常是根据健康人群的平均药代动力学参数而设计，疾病状态可能影响药物在体内的释药行为；缓释控释制剂容易因服用方法不当或食物的影响导致药物突释，引起中毒。

第二节　口服缓释控释制剂

一、缓释控释原理

缓释控释制剂主要有骨架型和贮库型两种。药物以分子或微晶、微粒的形式均匀地分散在各种载体材料中，形成骨架型缓释控释制剂，载体材料骨架起到调控药物释放的作用；药物被包裹在高分子聚合物膜内，则形成贮库型缓释控释制剂，聚合物膜起到调控药物释放的作用。目前，缓释控释制剂所涉及的释药原理主要有溶出、扩散、溶蚀、渗透压或离子交换作用等机制。这些释药机制不仅适合于口服给药系统，也适用于注射型原位凝胶、微粒给药系统等缓释控释制剂。

（一）溶出原理

由于药物的释放受溶出速度的限制，溶出速度慢的药物显示出缓释的性质。根据 Noyes-Whitney 溶出速度公式：

$$\frac{dC}{dt} = k_D A \left(C_s - C_t \right) \tag{12-1}$$

式中，dC/dt 为溶解速率，k_D 为溶出速度常数，A 为溶出表面积，C_s 为药物的溶解度，C_t 为溶液中药物的浓度。

如果 A 保持恒定，$C_s \geq C_t$，药物在骨架中均匀分散，则溶出过程将是恒速的，符合零级释放过程。但是在实际过程中，A 通常会逐渐减小，因而会偏离零级释放过程。如果要维持恒速释放状态，则应尽可能使 A 不变。为了达到缓慢释放，通常有下列五种方法：

1. 制成溶解度小的盐或酯　例如，青霉素普鲁卡因盐的药效比青霉素钾（钠）盐显著延长；醇类药物经酯化后水溶性减小，药效延长，如睾丸素丙酸酯、环戊丙酸酯等，一般以油注射液供肌内注射，药物由油相扩散至水相（液体），然后水解为母体药物而产生治疗作用，药效延长 2~3 倍。

2. 制成药物 - 高分子化合物难溶性盐　与高分子化合物形成难溶性的盐控制药物溶出速率。例如，鞣酸与生物碱类药物可形成难溶性盐，药效时间显著长于母体药物，如 N- 甲基阿托品鞣酸盐、丙咪嗪鞣酸盐；海藻酸与毛果芸香碱结合成的盐在眼用膜剂中的药效时间比毛果芸香碱盐酸盐显著延长。蛋白多肽药物与高分子形成难溶性复合物，可显著延长体内药效时间。例如，鞣酸与增压素形成复合物的混悬型油针剂，治疗尿崩症的药效时间达 36~48 h；胰岛素注射液每天需注射 4 次，与鱼精蛋白结合成溶解度小的鱼精蛋白胰岛素，加入锌盐成为鱼精蛋白锌胰岛素，药效时间可维持 18~24 h。

3. 控制药物粒子大小　药物的比表面积减小，溶出速率减慢，故增加难溶性药物的颗粒直径可使吸收减慢。例如，超慢性胰岛素中所含胰岛素锌晶粒甚大（大部分超过 10 μm），其作用可长达 30 h 以上；含晶粒较小（不超过 2 μm）的半慢性胰岛素锌，作用时间则仅有 12~14 h。

4. 将药物包理于溶蚀性骨架中　药物一般溶于或混悬于脂肪、蜡类等疏水性阻滞剂材料中，其释放速率受基质溶蚀速率控制，与脂肪酸酯被水解的难易程度有关。例如，三棕榈酸甘油酯最不易水解。因此，由棕榈酸甘油酯作为溶蚀材料制成的磺胺骨架片，磺胺的释放速率依单酯、双酯、三酯的顺序而降低。

5. 将药物包藏于亲水性高分子材料中　以亲水性高分子材料为骨架制成的片剂，在体液中逐渐吸水膨胀，形成高黏度的凝胶屏障层，药物必须首先通过该屏障层，才能进一步逐渐扩散到表面而溶于体液中。由于高黏度凝胶的存在，药物释放速率降低。常用的亲水性高分子材料有甲基纤维素、羧甲纤维素钠、羟丙甲纤维素、聚维酮、卡波姆、海藻酸钠等。

（二）扩散原理

以扩散为主的缓释控释制剂，药物首先溶解成溶液后再从制剂中扩散出来进入体液，释药受扩散速率的控制。药物的释放以扩散为主的结构可以是包衣膜扩散（贮库型，reservoir device）或基质骨架扩散（骨架型，matrix device）的设计。贮库型缓释控释给药系统主要是依赖于半透膜的控释作用，药物首先溶解成溶液后，再从制剂中扩散出来进入体液。骨架型缓释控释给药系统则主要依赖骨架本身的控释作用，通常骨架在释放过程中可保持结构的相对稳定，当水进入骨架后，药物溶解并通过骨架中错综复杂的孔道向外扩散。

1. 贮库型药物扩散　贮库型缓释控释给药系统的制剂形式主要是包衣的片剂或微丸等。根据包衣膜的特性分为水不溶性包衣膜和含水溶性孔道包衣膜两种贮库，给药系统中药物的释放取决于包衣膜的性质。贮库型扩散缓释控释系统示意见图 12-2。

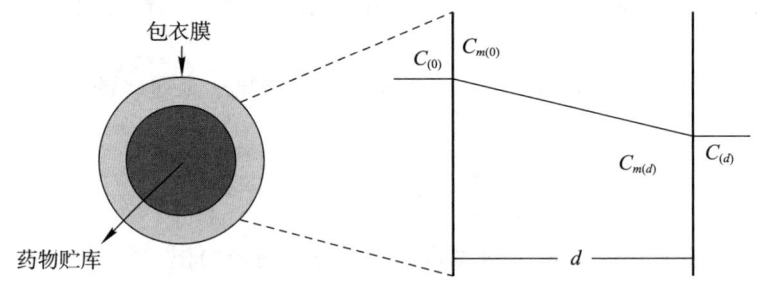

图 12-2　贮库型扩散缓释控释系统示意图

注：$C_{m(0)}$ 和 $C_{m(d)}$ 是膜内表面的药物浓度；$C_{(0)}$ 和 $C_{(d)}$ 是邻近膜区域的药物浓度

（1）水不溶性包衣膜：药物组成的贮库，周围包裹不溶性的聚合物膜，如乙基纤维素包制的微囊或小丸。其释放速度符合 Fick 第一定律：

$$\frac{\mathrm{d}M}{\mathrm{d}t} = \frac{ADK\Delta C}{L} \tag{12-2}$$

式中，$\mathrm{d}M/\mathrm{d}t$ 为释放速度；A 为面积；D 为扩散系数；K 为药物在膜与囊心之间的分配系数；L 为包衣层厚度；ΔC 为膜内外药物的浓度差。若 A、L、D、K 与 ΔC 保持恒定，则释放速度就是常数，系零级释放过程。若其中一个或多个参数改变，就是非零级过程。实际上保持上述参数恒定是比较困难的。

该系统的优点是可以达到零级释放，并可以通过改变聚合物膜的特性来控制药物的释放力学，以达到临床治疗需要。

（2）含水性孔道的包衣膜：在包衣液中掺入致孔剂，如乙基纤维素与甲基纤维素混合组成的膜材，当包衣片进入胃肠液中，致孔剂甲基纤维素迅速溶解，导致包衣膜表面出现大量的细小孔道，形成微孔膜。胃肠道中的体液通过微孔渗入膜内溶解药物，膜内外形成浓度差，药物通过微孔向膜外扩散释放，同时膜内的渗透压下降，水分继续进入膜内溶解药物。其释放速率可表示为：

$$\frac{\mathrm{d}M}{\mathrm{d}t} = \frac{AD\Delta C}{L} \tag{12-3}$$

式中，各项参数的意义同前，与式（12-2）比较，少了 K，这类药物制剂的释放接近零级过程。

膜控型缓释控释制剂可获得零级释药，其释药速度可通过不同性质的聚合物膜加以控制。缺点是贮库型制剂中所含药量比常规制剂大得多，任何制备过程的差错或损伤都可使药物贮库破裂而导致毒副作用。

2. 骨架型药物扩散　骨架型缓释控释制剂是指药物均匀地分散在骨架材料中所制成的制剂。释放介质向骨架核心方向扩散，骨架最外层的药物暴露在释放介质中，会首先溶解，然后扩散到骨架外。随着这个过程不断地进行，骨架内的药物逐渐向外扩散，直至释放完毕。不过，随着扩散路径的不断增大，药物的释放速率呈递减趋势。多数情况下，骨架内药物颗粒的溶出速度大于溶解的药物离开骨架的扩散速度。基于以下五点假设：①药物释放时保持准稳态（pseudosteady state）；② $C_0 \gg C$，即存在过量的溶质；③理想的漏槽条件（sink condition）；④药物颗粒比骨架小得多；⑤ D_m 保持恒定，药物与骨架材料没有相互作用。

建立数学模型，释药行为可以描述如下：

$$\frac{\mathrm{d}Q}{\mathrm{d}h} = C_0\mathrm{d}h - \frac{C_s}{2} \tag{12-4}$$

式中，$\mathrm{d}Q$ 为单位面积释放药物的变化量；$\mathrm{d}h$ 为释放完药物的骨架区域厚度变化；C_0 为单位体积骨架内含药物的总量；C_s 为在骨架内药物的饱和浓度。

根据扩散理论，根据扩散理论，$\mathrm{d}Q$ 与扩散系数（D_m）和 C_s 成正比，因此，

$$\mathrm{d}Q = \left(\frac{D_m C_s}{h}\right)\mathrm{d}t \tag{12-5}$$

结合式（12-4）和式（12-5）得到：

$$Q = \left[D_m C_s\left(2C_0 - C_s\right)t\right]^{\frac{1}{2}} \tag{12-6}$$

当药物的量远远超过药物的饱和浓度时，则有：

$$Q = \left(2D_m C_s C_0 t\right)^{\frac{1}{2}} \tag{12-7}$$

表明药物释放量和时间的平方根成正比，式（12-7）即为 Higuchi 方程。而对于孔状及颗粒骨架型缓释控释系统，根据上述方法，由 Higuchi 方程推导出了以下方程：

$$Q = \left[D_s C_a \frac{p}{\lambda}\left(2C_0 - pC_a\right)t\right]^{\frac{1}{2}} \tag{12-8}$$

式中，p 为骨架的孔隙度，λ 为骨架中的弯曲因子，C_a 为药物在释放介质中的溶解度，D_s 为药物在溶出介质中的扩散系数，其他参数与前述含义相同。当式（12-8）方程右边除 t 外都保持恒定，则可化简为：

$$Q = K_{\mathrm{H}} t^{1/2} \tag{12-9}$$

式中，K_{H} 为常数，即药物的释放量与 $t^{1/2}$ 成正比。骨架的孔隙越多，药物释放越快，孔道弯曲越

大，释药量减少。

骨架型结构中药物的释放特点是不呈零级释放，药物首先接触介质，溶解，从骨架中扩散出来。显然，骨架中药物的溶出速度必须大于药物的扩散速度。这一类制剂的优点是制备容易，可用于释放大相对分子质量的药物。制备扩散控制型骨架缓释系统，应控制好以下参数：①骨架中药物的初始浓度；②孔隙率；③骨架中的弯曲因素；④形成骨架的聚合物系统组成；⑤药物的溶解度。

3. 基于扩散机制的缓释控释方法

（1）包衣：将药物小丸或片剂用阻滞材料包衣，可以通过采用不同性质的衣膜材料、调节包衣厚度、多层包衣等来调节释药速率，达到缓释的目的。如厚度不等的衣膜层可形成不同的释药速率的内芯，将包衣厚度不等的内芯按不同的比例混合后装入胶囊，可达到缓释的目的；使用不同性质的阻滞材料多层包衣，将药物分为速释层和缓释层，从而达到双重效果。阻滞材料有肠溶材料和水不溶性高分子材料。

（2）制成微囊：使用微囊技术制备控释或缓释制剂是新方法。微囊膜为半透膜，在胃肠道中，水分可渗入囊内，溶解药物，形成饱和溶液，再扩散于囊外的消化液中而被机体吸收。囊膜的厚度、微孔的孔径、微孔的弯曲度等决定药物的释放速度。

（3）制成不溶性骨架片剂：以水不溶性材料，如无毒聚氯乙烯、聚乙烯、聚乙烯乙酸酯、聚甲基丙烯酸酯、硅橡胶等为骨架（连续相）制备的片剂。影响释药速度的主要因素为：药物的溶解度、骨架的孔率、孔径和孔的弯曲程度。水溶性药物较适于制备这类片剂，难溶性药物释放太慢。药物释放完后，骨架随粪便排出体外。

（4）增加黏度以减少扩散速度：增加溶液黏度以延长药物作用的方法主要用于注射液或其他液体制剂。如明胶用于肝素、维生素 B_{12}、ACTH，PVP 用于胰岛素、肾上腺素、皮质激素、神经垂体激素、青霉素、局部麻醉剂、安眠药、水杨酸钠和抗组胺类药物，均有延长药效的作用。例如，CMC（1%）用于盐酸普鲁卡因注射液（3%）可使作用延长至约 24 h。

（5）制成植入剂：植入剂为固体灭菌制剂，是将水不溶性药物熔融后倒入模型中形成，一般不加赋形剂，用外科手术埋藏于皮下，药效可长达数月，甚至数年，如孕激素的植入剂。

（6）制成乳剂：对于水溶性的药物，以精制羊毛醇和植物油为油相，临用时加入注射液，猛力振摇，即成 W/O 型乳剂型注射剂。在体内（肌内），水相中的药物向油相扩散，再由油相分配到体液，因此有长效作用。

（7）制成经皮给药制剂：经皮给药制剂可以分为贮库型和骨架型，基本上都是以扩散的形式释放到皮肤表面，药物的释放与浓度梯度、骨架或膜的孔隙率等有关。通常，膜控型经皮给药制剂符合零级释放过程，药物释放速率小于经皮吸收速率；骨架型经皮给药制剂的药物释放符合 Higuchi 方程，经皮吸收为限速过程。

（8）制成药树脂：阳离子交换树脂与有机胺类药物的盐交换，或阴离子交换树脂与有机羧酸盐或磺酸盐交换，即成药树脂。干燥的药树脂制成口服胶囊剂或片剂，在胃肠道中，药树脂与 Na^+、H^+、K^+、Cl^- 等离子发生交换，药物缓慢释放于胃肠液中。维生素 C、B 族维生素、烟酸、叶酸和麻黄碱、阿托品等均可制成药树脂。离子交换树脂的交换容量较小，故剂量大的药物不适于制备药树脂。

（三）溶蚀与扩散、溶出结合原理

在真实情况下，药物的释放速度通常受多种因素的制约。严格地讲，其释放不可能单纯地取决于控制溶出或扩散原理，通常是两种缓释控释机制相结合。在骨架体系中，药物的释放受骨架的溶蚀速度与药物扩散速度的控制。释药机制可以用 Peppas 方程来表述：

$$\frac{Q_t}{Q_\infty} = kt^n \tag{12-10}$$

式中，Q_t、Q_∞ 分别为 t 和 ∞ 时间的累积释放量；k 为骨架结构和几何特性常数；n 为释放指数，用以表示药物释放机制。

当 $n=1$ 时，释药速率与时间无关，即符合零级动力学（zero-order kinetics）；对于片状（slab）系统，零级释放又被称为 II 相转运（case II transport）。当 n 取极端值分别为 0.5 和 1.0 时，是 Peppas 方程应用的两个特例，分别表示扩散控制和溶蚀控制的释放规律；n 值介于 0.5 和 1.0 之间时，表示释放规律是扩散和溶蚀综合作用的结果，为不规则转运（anomalous transport）。此外，极端值 0.5 和 1.0 仅适用于片状骨架，对于圆柱状和球状骨架，n 值是不同的（表 12-1）。

表 12-1 不同几何形状骨架药物的释放指数及释放机制

释放指数 $/n$			释放机制
薄片状骨架	圆柱状骨架	球状骨架	
0.5	0.45	0.43	Fick 扩散
$0.5 < n < 1.0$	$0.45 < n < 0.89$	$0.43 < n < 0.85$	不规则转运
1	0.89	0.85	II 相转运

Peppas 和 Sahlin 将扩散和溶蚀机制分隔开，推导出：

$$\frac{Q_t}{Q_\infty} = K_1 t^m + k_2 t^{2m} \tag{12-11}$$

假设 $F = K_1 t^m$，$R = k_2 t^{2m}$，则 $\dfrac{R}{F} = \dfrac{k_2 t^m}{k_1}$

$$\tag{12-12}$$

可以通过 R/F 值的大小来确定主要的释放机制。R/F 值较大时，溶蚀对释放贡献较大；R/F 值较小，扩散对释放贡献大。

（四）渗透压原理

利用渗透压原理制成的控释制剂，能均匀恒速地释放药物，比骨架型缓释制剂更为优越。现以口服渗透泵片剂为例说明其原理和构造：片芯为水溶性药物和水溶性聚合物或其他辅料制成，外面用水不溶性的聚合物，例如，醋酸纤维素、乙基纤维素或乙烯-醋酸乙烯共聚物等包衣，成为半渗透膜壳，水可渗进此膜，但药物不能。一端壳顶用适当方法（如激光）开一释药孔。当片剂与水接触后，水即通过半渗透膜进入片芯，使药物溶解成为饱和溶液，渗透压约 4 053~5 066 kPa，而体液渗透压为 760 kPa，由于渗透压的差别，药物饱和溶液由释药孔持续流出，其量与渗透进的水量相等，直到片芯内的药物溶解完全为止。

渗透泵型片剂片芯的吸水速度决定于膜的渗透性能和片芯的渗透压。从小孔中流出的溶液与通过半透膜的水量相等，片芯中药物未被完全溶解，则释药速率按恒速进行；当片芯中药物逐渐低于饱和浓度，释药速率逐渐以抛物线式徐徐下降。若 dV/dt 为水渗透进入膜内的流速，K、A 和 L 分别为膜的渗透系数、面积和厚度，$\Delta\pi$ 为渗透压差，ΔP 为流体静压差，则：

$$\frac{dV}{dt} = \frac{kA}{L}(\Delta\pi - \Delta p) \tag{12-13}$$

若上式右端保持不变，则：

$$\frac{dV}{dt} = K' \tag{12-14}$$

如以 dm/dt 表示药物通过细孔释放的速率，C_S 为膜内药物饱和溶液浓度，则：

$$\frac{dm}{dt} = C_S \frac{dV}{dt} = K'C_S \tag{12-15}$$

只要膜内药物维持饱和溶液状态，释药速率恒定，即以零级速率释放药物。

胃肠液中的离子不会渗透进入半透膜，故渗透泵型片剂的释药速率与 pH 无关，在胃中与在肠中的释药速率相等。

如图 12-3 所示，渗透泵片系统一般有三种不同类型。第一种（A 型）片芯含有固体药物与电解质，遇水即溶解，电解质可形成高渗透压差；第二种（B 型）系统中，药物以溶液形式存在于不含药渗透芯的弹性囊内，此囊膜外周围为电解质；C 型为推拉型，属于多室渗透泵，片芯上层由药物，具渗透压活性的亲水聚合物和其他辅料组成，下层由亲水膨胀聚合物，其他渗透压活性物质和片剂辅料组成，在外层包衣并打孔，它的释放是由上层的渗透压推动力和下层聚合物吸水膨胀后产生的推动力共同作用的结果。三种类型系统的释药孔都可为单孔或多孔。此类系统的优点在于可传递体积较大；理论上，药物的释放与药物的性质无关，缺点是造价贵。另外，对溶液状态不稳定的药物不适用。

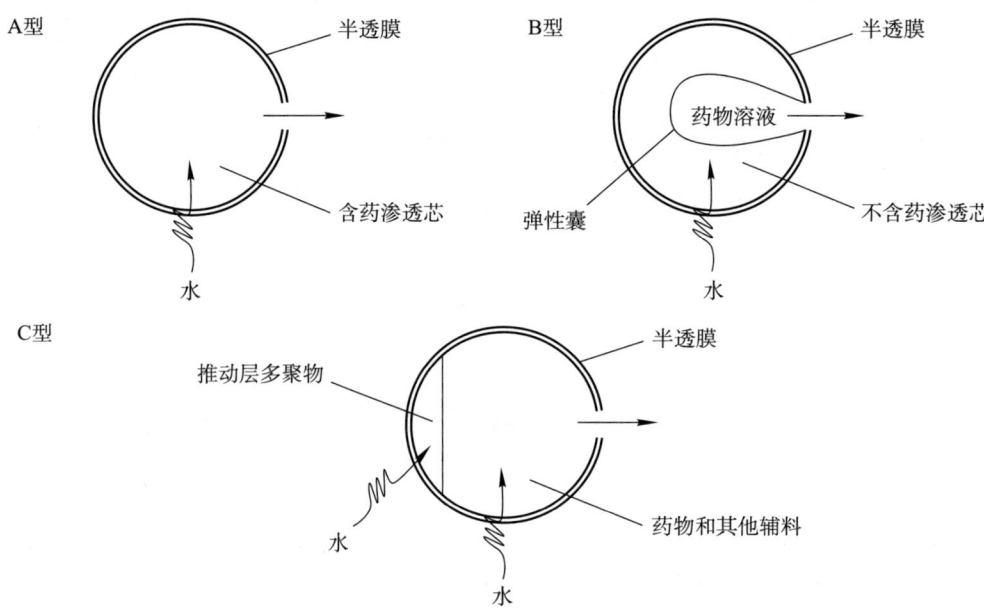

图 12-3　三种类型的渗透泵片系统示意图

（五）离子交换作用

由水不溶性交联聚合物组成的树脂，其聚合物链的重复单元上含有成盐基团，药物可结合于树脂上。当带有适当电荷的离子与离子交换基团接触时，通过交换将药物游离释放出来。

$$树脂^+—药物^- + X^- \longrightarrow 树脂^+—X^- + 药物^- \tag{12-16}$$

$$树脂^-—药物^+ + Y^+ \longrightarrow 树脂^-—Y^+ + 药物^+ \tag{12-17}$$

式中，X^- 和 Y^+ 为消化道中的离子。交换后，游离的药物从树脂中扩散出来。药物从树脂中的扩散速度受扩散面积、扩散路径长度和树脂的刚性（为树脂制备过程中交联剂用量的函数）的控制。阳离子交换树脂与有机胺类药物的盐交换，或阴离子交换树脂与有机羧酸盐或磺酸盐交换，即成药树脂。干燥的药树脂制成胶囊剂或片剂供口服用，在胃肠液中，药物再被交换而释放于消化液中。只有解离型的药物才适用于制成药树脂。离子交换树脂的交换容量甚少，故剂量大的药物不适于制备药树脂。药树脂外面，还可包衣，最后可制成混悬型缓释制剂。

通过离子交换作用释放药物也可以不采用离子交换树脂，如阿霉素羧甲葡聚糖微球，以 $RCOO^-NH_3^+R'$ 表示，在水中不释放，置于 NaCl 溶液中，则释放出阿霉素阳离子 $R'NH_3^+$，并逐步达到平衡。

$$RCOO^-NH_3^+R' + Na^+Cl^- \longrightarrow R'NH_3^+Cl^- + RCOO^-Na^+ \tag{12-18}$$

由于阿霉素羧甲葡聚糖微球在体内与体液中的阳离子进行交换，阿霉素逐渐释放，发挥作用。

二、缓释控释制剂设计

（一）药物的理化性质与剂型设计

1. 剂量　口服制剂的剂量上限一般认为 0.5～1.0 g，是普通制剂单次给药的最大剂量，这同样适用于缓释控释给药系统。通常认为，单次给药剂量过大的药物不宜设计成缓释控释剂型，但随着制剂技术的发展和异形片的出现，目前上市的口服片剂中已有很多超过此限。有时可采用一次服用多片的方法以降低每片的含药量。

2. 理化参数　药物的溶解度、pK_a 和分配系数均是剂型设计时必须充分考虑的因素。口服药物进入胃肠道后，首先要溶出，才能被吸收，处于溶解状态的分子型药物，才能比较容易地通过脂质生物膜。由于大多数药物均呈弱酸或弱碱性，在胃肠道中可以解离型和非解离型两种形式存在。一般解离型水溶性大，非解离型脂溶性大，所以非解离型药物更容易通过脂质生物膜，因此了解药物的 pK_a 和吸收环境的 pH 之间的关系非常重要。对于控制溶出和控制扩散型缓释控释制剂，大部分药物以固体形式到达小肠。因此，在缓释控释制剂设计时，需根据临床治疗的需要，同时考虑药物的溶出和吸收，特别是对于在胃肠道中难溶的药物。根据具体情况常常采取一定的技术提高药物的溶解度，既达到缓释目的，又不降低生物利用度。对于溶解度很小的药物（< 0.01 mg/mL），本身具有一定的缓释效果。由于难溶性药物的溶出为吸收的限速步骤，因此不宜将其设计成控制扩散型的缓释控释制剂。

由于生物膜的类脂质膜特性，药物的分配系数对其能否透过胃肠道生物膜起决定性的作用。分配系数过高的药物，脂溶性太大，会与脂质膜形成强结合力而不能进入血液循环中；分配系数过小药物，亲水性强，不易透过生物膜，生物利用度差。因此，只有分配系数适中的药物不仅容易透过生物膜，而且可以进入血液循环中。

3. 胃肠道稳定性　口服药物受胃肠道酸碱水解、酶促降解及细菌分解的影响。在胃中不稳定的药物，宜将其制成肠溶型制剂。在小肠中不稳定的药物制成缓释制剂后，生物利用度可能会降低，这是因为较多的药物在小肠段释放，使降解药量增加所致。

（二）生物因素与剂型设计

1. 生物半衰期　口服缓释控释制剂设计的主要目标，通常是要在较长时间内使血药浓度维持在有效范围内。因此，最理想的缓释控释制剂应保持药物进入血液循环的速度与体内的消除速度相同，以维持体内稳定的血药浓度水平。拟制成缓释控释制剂的候选药物通常为半衰期相对较短，制成缓释控释制剂可以减少给药次数。但是半衰期非常短的药物，要维持其缓释作用，单位给药剂量必须很大，必然使剂型本身增大，不方便给药。一般半衰期 < 1 h 的药物不适宜制成缓释制剂；对于半衰期 > 24 h 的药物，由于其本身在体内的药效就可以维持较长的时间，所以也不适宜制成缓释制剂，如地高辛、华法林和苯妥英等。此外，大多数药物在胃肠道（从口到回盲肠）的转运时间为 8～12 h，因此药物作用时间一般小于 12 h。如果药物在结肠有吸收，则有可能使药物作用时间增至 24 h，从而设计一天给药 1 次的缓释控释制剂。

2. 吸收　药物的吸收特性对缓释控释制剂设计的影响很大。制备缓释控释制剂的目的是通过控制药物释放的速度，从而控制药物的吸收速度。因此，释药速度必须比吸收速度慢。假设大多数药物和制剂在胃肠道吸收部位的运行时间为 8～12 h，则吸收的最大半衰期应近似于 3～4 h，否则药物还没有释放完全，制剂已离开吸收部位。一般来讲，缓释控释制剂中药物的释放速度相当于吸收速度，吸收速度常数非常低的药物不适宜制成缓释控释制剂。

上述内容均是假定药物在整个小肠以相当均匀的速度吸收的。事实上，有许多药物的吸收情况并非如此。如果药物是通过主动转运机制吸收的，或者其吸收局限于小肠的某一特定部位，制成缓释制剂则不利于药物的吸收。例如，维生素 B_2 的吸收只在十二指肠上部进行，而硫酸亚铁的吸收在十二指肠和空肠上段进行，因此药物应在通过这一区域前释放，否则不利于吸收。对于这类药物制剂的设计方法是设法延长其在吸收部位前的停留时间，如胃部滞留制剂，可持续漂浮在胃液上面释放药物；如生物黏附制剂是利用黏附性聚合物材料对胃表面黏蛋白的亲和性，从而增加在胃中的滞留时间。但当药物在全肠道都能很好地吸收时，不适宜设计成缓释控释制剂，通常胃部滞留制剂会受到服药后饮食的影响而导致较大的个体差异。

对于吸收较差的药物，除延长在胃肠道的滞留时间，还可以使用吸收促进剂。吸收促进剂的作用原理在于短暂地干扰或改变生物膜的性质，促进药物的跨膜吸收。

3. 代谢　在吸收前有代谢作用的药物制成缓释剂型，生物利用度都会降低。大多数肠壁酶系统对药物的代谢作用具有饱和性，当药物缓慢地释放到这些部位，由于酶代谢过程没有达到饱和，使较多量的药物转换成代谢物。例如，阿普洛尔采用缓释制剂服用时，药物在肠壁代谢的程度增加。多巴 – 脱羧酶在肠壁浓度高，可对左旋多巴产生类似的结果。如果左旋多巴与能够抑制多巴脱羧酶的化合物一起制成缓释制剂，既能增加吸收，又能延长治疗时间。

（三）缓释控释制剂的设计要求

1. 生物利用度　缓释控释制剂应与普通制剂具有生物等效性，一般生物利用度应为普通制剂的 80% ~ 120%。若药物吸收部位主要在胃与小肠，宜设计成每 12 h 服用 1 次；若药物在结肠也有吸收，则可考虑设计成每 24 h 服用 1 次。为了保证缓释控释制剂的生物利用度，在关注制剂释药速率的同时，应保证药物在吸收部位释放或有足够的吸收时间，以达到足够的吸收量。

2. 峰、谷浓度比（C_{max}/C_{min}）　缓释控释制剂达稳态时的峰浓度与谷浓度之比应小于普通制剂，也可用波动度（fluctuation）表示。一般半衰期短的药物可设计成每 12 h 服用 1 次，而半衰期较长的药物则可考虑设计成每 24 h 服用 1 次。释药符合零级过程的制剂，如渗透泵制剂的峰谷浓度比显著低于普通制剂，因此血药浓度更平稳。

3. 处方设计

（1）药物的选择：缓释控释制剂一般适用于半衰期较短的药物（$t_{1/2} = 2 ~ 8\,h$），可以降低药物体内浓度的波动性，如普萘洛尔（$t_{1/2} = 3.1 ~ 4.5\,h$）、茶碱（$t_{1/2} = 3 ~ 8\,h$）及吗啡（$t_{1/2} = 2.28\,h$）。

以往对口服缓释控释制剂中药物的选择有许多限制，现在随着制剂技术的发展，这些限制已经被打破。如①半衰期很短（<1 h，如硝酸甘油）或很长（>12 h，如地西泮）的药物也已被制成缓释控释制剂。②以前认为抗生素制成缓释控释制剂后容易导致细菌的耐药性，而现在已有多种抗生素的缓释制剂上市，如头孢氨苄缓释胶囊和克拉霉素缓释片等。③一般认为肝首过效应强的药物宜制成速释剂型，以提高吸收速率饱和肝药酶，如美托洛尔和普罗帕酮，然而许多这种药物也被研制成缓释控释制剂。④一些具有成瘾性的药物也被制成缓释制剂以适应特殊医疗的需要。

有些剂量很大、药效很剧烈、吸收很差的药物，以及剂量需要精密调节的药物一般不宜制成缓释控释制剂。对于抗菌效果依赖于峰浓度的抗生素类药物，一般也不宜制成普通缓释控释制剂。

（2）药物剂量：缓释控释制剂的剂量一般根据普通制剂的用法和剂量来设定。如某药物普通制剂每日 2 次，每次 5 mg；若改为 24 h 缓释制剂，则每次 10 mg。但是，许多心血管类药物和内分泌类药物通常存在最低起始剂量，因此制成缓释控释制剂时，通常将最低起始剂量设定为制剂的剂量，具体用药时可视病情酌情添加服用剂量。剂量也可根据特定药物的药动学参数进行精确计算，但由于涉及因素太多，药动学参数受性别、年龄、种族、生理状态等影响，剂量计算结果仅作为参考，相关计算方法可参考相关文献，在此不予详述。

（3）辅料：缓释控释制剂的释放速度需要通过选择适当的辅料来调节和控制，在缓释控释制剂中，主要是通过一些高分子化合物作为药物释放的阻滞剂来实现控制药物的释放速度。根据不同的阻滞方式，阻滞剂主要分为骨架型、包衣型和增稠型等。

1）骨架型阻滞剂：根据性质不同分为亲水凝胶骨架、不溶性骨架和生物溶蚀性骨架。①亲水凝胶骨架材料：是指遇水或消化液后能够膨胀，形成凝胶屏障，从而控制药物释放的材料。主要包括天然胶类（如海藻酸钠、琼脂和西黄蓍胶等）、纤维素类 [羟丙甲纤维素（HPMC）、甲基纤维素（MC）、羟乙纤维素（HEC）等]、非纤维素多糖（壳聚糖、半乳糖甘露聚糖等）、乙烯聚合物和丙烯酸树脂（卡波姆、聚乙烯醇、Eudragit 等）。②不溶性骨架材料：是指不溶于水或水溶性极小的高分子聚合物或无毒塑料等。胃肠液渗透入骨架孔隙后，药物溶解并通过骨架中错综复杂的孔道缓慢向外扩散。在药物整个释放过程中，骨架几乎不变，最终随大便排出体外。常见的有纤维素类如乙基纤维素（EC）、聚烯烃类如聚乙烯和乙烯 – 醋酸乙烯共聚物（EVA）、聚丙烯酸酯类如聚甲基丙烯酸甲酯。③生物溶蚀性骨架材料：指本身不溶解，但是在胃肠液环境下可以逐渐溶蚀的惰性蜡质、脂肪酸及其酯类等物质。这类骨架片由于固体脂肪或蜡的逐渐溶蚀，通过孔道扩散与溶蚀控制药物的释放。主要有蜡质类（如蜂蜡、巴西棕榈蜡、蓖麻蜡、硬脂醇等）、脂肪酸及其酯类（如硬脂酸、氢化植物油、聚乙二醇单硬脂酸酯、单硬脂酸甘油酯、甘油三酯等）。

2）包衣型阻滞剂：主要包括以下两种。①不溶性材料：是一类不溶于水或难溶于水的高分子聚合物，但水分可以穿透，无毒，不受胃肠液的干扰，具有良好的成膜性能和机械性能。主要有 EC、醋酸纤维素（CA）及丙烯酸树脂类（如 Eudragit RS30D、Eudragit RL30D 和 Eudragit NE30D）。②肠溶性材料：是指在胃中不溶解，在小肠偏碱性的环境下溶解的高分子材料。常用的有纤维素酯类，如醋酸纤维素酞酸酯（CAP，pH 5.8 ~ 6.0 溶解）、羟丙甲纤维素酞酸酯（HPMCP，pH 5 ~ 6 溶解）、羟丙甲纤维素琥珀酸酯（HPMCAS，有 L、M 和 H 三种规格，分别在 pH 5.0、5.5 和 7.0 溶解）等；丙烯酸树脂类，如丙烯酸树脂 L 型（pH > 5.5 溶解）、丙烯酸树脂 S100 型（pH > 7.0 溶解）等。可以根据具体的设计要求选择合适的材料，使其在适当的胃肠部位溶解而释放药物。

3）增稠型阻滞剂：是指一类水溶性高分子材料，溶于水后，溶液黏度随浓度增大而增加，黏度增加可以减慢扩散速率，延缓其吸收，从而达到维持药效的目的，主要用于液体缓释控释制剂。常用的有明胶、聚维酮（PVP）、羧甲纤维素（CMC）、聚乙烯醇（PVA）、右旋糖酐等。

通过选择不同的缓释控释材料、设计不同的比例或者改变制备工艺等方式实现不同的释药特性，具体可以根据释药要求来选择适宜的材料和处方工艺。

三、口服缓释控释制剂制备

（一）骨架型缓释控释制剂

骨架型缓释控释制剂是指药物和一种或多种惰性骨架材料通过压制、融合等技术制成的片状、粒状、团块状或其他形式的制剂，在水或生理体液中能够维持或转变成整体式骨架结构。药物以分子或微细结晶状态均匀地分散在骨架中，骨架起贮库作用，主要用于控制制剂的释药速率。药物和骨架材料共同构成的骨架可以单独作为制剂使用，也可以构成其他制剂的一部分。最常见的骨架型制剂为骨架型缓释控释制剂，尤其以亲水凝胶骨架缓释制剂最为普遍，其他骨架型制剂还包括骨架型宫内给药系统、植入剂等。包含骨架部分的制剂有经皮给药制剂、微球组成的制剂骨架型包衣小丸等。骨架型缓释制剂由于制备简便，可采用传统的生产工艺和设备，因此成为应用最广泛的骨架型制剂，目前国内外均有大量品种上市，以下举例说明。

1. 亲水性凝胶骨架片　目前最常用的材料为 HPMC。HPMC 根据甲氧基和羟丙基两种取代基含量的不同，可分为多种型号，如 HPMC K、F 和 E 系列，均可用于骨架型制剂，但是以 K 和 E 型应用较多。常用的 HPMC K4M 和 K15M 的黏度分别为 4 000 mPa·s 和 15 000 mPa·s。亲水凝胶骨架片制备比较简单，可采用湿法制粒压片和粉末直接压片法。影响亲水性凝胶骨架片药物释放速率的因素很多，如骨架材料（如理化性质、用量及其黏度、粒径等）、药物的性质及其在处方中的含量、辅料（如稀释剂）的用量等、片剂大小及制备工艺等。

亲水性凝胶骨架片主要的控释参数是骨架材料与主要成分的比例及骨架材料的相对分子质量，主药与辅料的粒径大小、HPMC 类型、处方中的电解质成分等也同样会影响释放速率。聚合物的水化速率直接影响着骨架片的释药速率，是控制药物释放的重要因素。HPMC 骨架片遇水后，表面水化形成凝胶层，此时表面药物释放，随着水分进一步向内部渗透，凝胶层不断增厚，从而阻滞药物从骨架中释出，因此控制骨架片凝胶层的形成是控制药物释放的首要条件。

骨架材料的用量必须在一定含量以上，才能达到控制药物释放的目的，当骨架材料含量较低或其所含药物量较大时，片剂表面形成的凝胶层为非连续性的，同时水溶性药物的释放在骨架的内部留下"空洞"，反而导致片剂局部膨胀，甚至起到崩解剂的作用，使药物迅速释放，达不到控制药物释放的目的。对于水溶性的药物，其释放机制主要是扩散和凝胶层的不断溶蚀，释放速度取决于药物通过凝胶层的扩散速度；而对于水中溶解度较小的药物，其释放机制主要表现在凝胶层的溶蚀过程，因此，药物在水中的溶解性影响骨架片的整个释药过程。除 HPMC，还有 MC（400 cPa·s 和 4 000 cPa·s）、HEC、CMC-Na 和海藻酸钠等亦可用于亲水凝胶骨架片。低相对分子质量的甲基纤维素使药物释放加快，因其不能形成稳定的凝胶层，阴离子型的羧甲纤维素能够与阳离子型药物相互作用而影响药物的释放。

例 12-1：阿米替林缓释片的制备

［处方］阿米替林 50 mg，柠檬酸 10 mg，HPMC（K4M）160 mg，乳糖 180 mg，硬脂酸镁 2 mg。

［制备］将阿米替林与 HPMC 混匀，柠檬酸溶于乙醇中作润湿剂制成软材，制粒，干燥，整粒，加硬脂酸镁混匀，添加乳糖填充至适合压片的大小，压片即得，每片含主药 50 mg。

2. 蜡质类骨架片　蜡质类骨架片又称溶蚀型骨架片（erodible matrix tablet），是由溶蚀性材料如蜂蜡、巴西棕榈蜡、硬脂酸等材料制成的。这类骨架片随着固体脂质或蜡质的逐渐溶蚀，通过孔道扩散与蚀解控制药物的释放。

（1）蜡质类骨架片的优点：①可避免胃肠局部药物浓度过高，减小刺激性。②小的溶蚀性分散颗粒易于在胃肠黏膜上滞留，从而延长胃肠转运时间，提供了更持久的作用。③受胃排空和食物的影响较小。这类制剂的释放机制是以溶蚀占主要地位的，由于溶蚀性材料为一些疏水性物质，此类物质不能被环境的水分迅速凝胶化，因而不能使片芯的药物溶解、溶出，但可被胃肠液溶蚀，并逐渐分散为小颗粒，从而释放出其所含的药物。在释药过程中，由于骨架的释药面积随时在不断变化，故难以维持零级释放，常呈一级释放速率释药。影响蜡质类骨架片释放速率的因素有很多，如骨架材料的性质和用量、药物的性质及其在处方中的含量、药物颗粒的大小、辅料（如致孔剂等）的性质和用量等、片剂大小、工艺过程等。

（2）蜡质类骨架片的制备工艺：有以下四种。

1）湿法制粒压片（wet granulation compression）：与同法制备的片剂工艺相同。

2）溶剂蒸发法（solvent evaporation method）：将药物和辅料的水溶液或分散体加入熔融的蜡质中，然后将溶剂蒸发除去，干燥、混合制成团块再颗粒化。该法制备的片剂释药速率较快，这可能与药物颗粒的表面和骨架内部包藏有水分有关。

3）熔融法（melting method）：将药物与辅料直接加入熔融的蜡质中，温度控制在略高于蜡质熔点，熔融的物料铺开冷凝、固化、粉碎，或者倒入旋转盘中使成薄片，再磨碎过筛形成颗粒。另一种方法是将药物和蜡质材料置混合器内，高速旋转使摩擦发热，当温度达到蜡质熔点时形成含药骨架颗粒。另外，还可使用胰脂酶与碳酸钙作附加剂，用甘油三酯作阻滞剂，胰酶与水分接触后活化而促进蚀解作用，释放速率由碳酸钙控制，因为钙离子为胰酶促进剂。该法设备简单，操作简便，生产速度快，批号间质量差异小，可投入工业化生产，但不适宜于热不稳定的药物。

4）热混合法（thermal mixing method）：将药物与十六醇在玻璃化温度60℃混合，团块用玉米朊醇溶液制粒，此法制得的片剂释放性能稳定。天然蜡与脂质是一个复杂混合物，熔融过程是必需的，晶型的变化通常使药物释放发生改变。

例 12-2：硝酸甘油缓释片的制备

［处方］硝酸甘油0.26 g（10%乙醇溶液2.95 mL），硬脂酸6.0 g，十六醇6.6 g，聚维酮（PVP）3.1 g，微晶纤维素5.88 g，微粉硅胶0.54 g，乳糖4.98 g，滑石粉2.49 g，硬脂酸镁0.15 g，共制100片。

［制备］①将PVP溶于硝酸甘油乙醇溶液中，加微粉硅胶混匀，加硬脂酸与十六醇，水浴加热到60℃，使熔化。将微晶纤维素、乳糖、滑石粉的均匀混合物加入上述熔化的系统中，搅拌1 h；②将上述黏稠的混合物摊于盘中，室温放置20 min，待成团块时，用16目筛制粒。30℃干燥，整粒，加入硬脂酸镁，压片即得。

［注释］本品12 h释放76%。开始1 h释放23%，以后释放接近零级。

3. 不溶性骨架片 不溶性骨架片由水不溶材料如聚乙烯、EC、甲基丙烯酸-丙烯酸甲酯共聚物等制成。释放药物后，骨架随粪便排出。释药过程主要分为三步：消化液渗入骨架孔内、药物溶解、药物自骨架孔道扩散释出。其中，孔道扩散为限速步骤，释放符合Higuchi方程。制备方法可以将缓释材料粉末与药物混匀后直接压片。如用乙基纤维素则可用乙醇溶解，然后按湿法制粒。

（1）颗粒骨架型压制片：缓释颗粒压制片在胃中崩解后类似于胶囊剂，并具有缓释胶囊的优点，同时也保留片剂的长处制备方法有以下三种：

第一种方法，将三种不同释放速度的颗粒混合压片。如一种是以明胶为黏合剂制备的颗粒，另一种是用醋酸乙烯为黏合剂制备的颗粒，第三种是用虫胶为黏合剂制备的颗粒。药物释放受颗粒在肠液中的蚀解作用所控制，明胶制的颗粒蚀解最快，其次为醋酸乙烯颗粒，虫胶颗粒最慢。

第二种方法，微囊压制片。如将阿司匹林结晶，以阻滞剂为囊材进行微囊化，制成微囊，再压成片剂。此法特别适用于处方中药物含量高的情况。

第三种方法，是将药物制成小丸，再压成片剂，最后进行包薄膜衣。如先将药物与乳糖混合，用乙基纤维素水分散体包制成小丸，必要时还可用熔融的十六醇与十八醇的混合物处理，然后压片。再用HPMC（5 cPa·s）与PEG 400的混合物水溶液包制薄膜衣，也可在包衣料中加入二氧化钛，使片剂更加美观。

（2）胃内滞留片：指一类能滞留于胃液中，延长药物在消化道内的释放时间，改善药物吸收，有利于提高药物生物利用度的片剂。一般可在胃内滞留5～6 h。此类片剂由药物和一种或多种亲水胶体及其他辅料制成，又称胃内漂浮片，实际上是一种不崩解的亲水性凝胶骨架片。为提高滞留能力，加入疏水性而相对密度小的酯类、脂肪醇类、脂肪酸类或蜡类，如单硬脂酸甘油酯、鲸蜡酯、硬脂醇、硬脂酸、蜂蜡等。乳糖、甘露糖等的加入可加快释药速率，聚丙烯酸酯Ⅱ、Ⅲ等加入可减缓释药，有时还加入十二烷基硫酸钠等表面活性剂增加制剂的亲水性。

片剂大小、漂浮材料、工艺过程及压缩力等对片剂的漂浮作用有影响，在研制时针对实际情况进行调整。

例 12-3：呋喃唑酮胃漂浮片的制备

［处方］呋喃唑酮100 g，十六烷醇70 g，HPMC 43 g，丙烯酸树脂40 g，十二烷基硫酸钠适量，硬脂酸镁适量。

［制备］将药物和辅料充分混合后用2% HPMC水溶液制软材，过18目筛制粒，于40℃干燥，整粒，加硬脂酸镁混匀后压片即得。每片含主药100 mg。

［注释］本品以零级速度及Higuchi方程规律体外释药。在人胃内滞留时间为4～6 h，明显长于普通片（1～2 h）。

（3）生物黏附片：是采用生物黏附性的聚合物作为辅料制备片剂，这种片剂能黏附于生物黏膜，缓慢释放药物并由黏膜吸收以达到治疗目的。通常生物黏附性聚合物与药物混合组成片芯，由此聚合物围成外周，再加覆盖层而成。生物黏附性高分子聚合物有卡波姆（Carbopol）、羟丙纤维素、羧甲纤维素钠等。

生物黏附片可应用于口腔、鼻腔、眼眶、阴道及胃肠道的特定区段，通过该处上皮细胞黏膜输送药物。该剂型的特点是加强药物与黏膜接触的紧密性及持续性，因而有利于药物的吸收。生物黏附片既可安全、有效地用于局部治疗，也可用于全身。口腔、鼻腔等局部给药可使药物直接进入体循环而避免首过效应。

（4）骨架型小丸：采用骨架型材料与药物混合，或再加入，如乳糖等其他成形辅料，调节释药速率的辅料有 PEG 类、表面活性剂等，经用适当方法制成光滑圆整、硬度适当、大小均一的小丸，即为骨架型小丸。骨架型小丸与骨架片所采用的材料相同，同样有三种不同类型的骨架型小丸，此处不再重复。亲水凝胶形成的骨架型小丸，常可通过包衣达到更好缓释、控释的目的。

骨架型小丸制备比包衣小丸简单，根据处方性质，可采用旋转滚动制丸法（泛丸法）、挤压 – 滚圆制丸法和离心 – 流化制丸法制备。如茶碱骨架小丸是用挤压 – 滚圆制丸法制成，主药与辅料之比为 1∶1，骨架材料主要由单硬脂酸甘油酯和微晶纤维素组成。先将单硬脂酸甘油酯分散在热蒸馏水中，加热至约 80℃，在恒定的搅拌速率下，加入茶碱，直至形成浆料。将热浆料在行星式混合器内与微晶纤维素混合 10 min，然后将湿粉料用柱塞挤压机以 30.0 cm/min 的速率挤压成直径 1 mm、长 4 mm 的挤出物，以 1 000 r/min 转速在滚圆机内滚动 10 min，即得圆形小丸。湿丸置流化床内于 40℃ 干燥 30 min，最后过筛，取直径为 1.18 ~ 1.70 mm 小丸，即得。此外，还有喷雾冻凝法、喷雾干燥法和液中制丸法。可根据处方性质、制丸的数量和条件选择合适的方法制丸。

（二）膜控型缓释控释制剂

膜控型缓释控释制剂是指将一种或多种包衣材料对片剂的颗粒、片剂表面、胶囊的颗粒和小丸等进行包衣处理，以控制药物的溶出和扩散而制成的缓释控释制剂。控释膜通常为一种半透膜或微孔膜，控释原理属于控制扩散，释放动力是基于膜内外的渗透压，或者药物分子在聚合物中的溶出和扩散行为。

膜控型缓释控释制剂主要适用于水溶性药物，用适宜的包衣液，采用一定的工艺制成均一的包衣膜，达到缓释、控释目的。

包衣液由包衣材料、增塑剂和溶剂（或分散介质）组成，根据膜的性质和需要可加入致孔剂、着色剂、抗黏剂和遮光剂等。由于有机溶剂不安全，有毒，易产生污染，目前大多将水不溶性的包衣材料用水制成混悬液、乳状液或胶液，统称为水分散体，进行包衣。水分散体具有固体含量高、黏度低、成膜快、包衣时间短、易操作等特点。目前市场上有两种类型缓释包衣水分散体，一类是乙基纤维素水分散体另一类是聚丙烯酸树脂水分散体。

1. 微孔膜包衣片　微孔膜控释剂型通常是用胃肠道中不溶解的聚合物，如醋酸纤维素、乙基纤维素、乙烯 – 醋酸乙烯共聚物、聚丙烯酸树脂等作为衣膜材料，包衣液中加入少量致孔剂，如 PEG、PVP、PVA、十二烷基硫酸钠、糖和盐等水溶性的物质，亦有加入一些水不溶性的粉末如滑石粉、二氧化硅等，甚至将药物加在包衣膜内既作致孔剂又是速释部分，用这样的包衣液包在普通片剂上即成微孔膜包衣片。水溶性药物的片芯应具有一定的硬度和较快的溶出速率，以使药物的释放速率完全由微孔包衣膜控制。当微孔膜包衣片与胃肠液接触时，膜上存在的致孔剂遇水部分溶解或脱落，在包衣膜上形成无数微孔或弯曲小道，使衣膜具有通透性。胃肠道中的液体通过这些微孔渗入膜内，溶解片芯内的药物到一定的程度，片芯内的药物溶液便产生一定的渗透压，由于膜内外渗透压的差别，药物分子便通过这些微孔向膜外扩散释放。药物向膜外扩散的结果使片内的渗透压下降，水分又得以进入膜内溶解药物，如此反复，只要膜内药物维持饱和浓度且膜内外存在漏槽状态，则可获得零级或接近零级速率的药物释放。包衣膜在胃肠道内不被破坏，最后排出体外。如磷酸丙吡胺缓释片，先按常规制成每片含丙吡胺 100 mg 的片芯（直径 11 mm，硬度 4～6 kg，20 min 内药物溶出 80%）；然后，以低黏度乙基纤维素、醋酸纤维素及聚甲基丙烯酸酯为包衣材料，PEG 类为致孔剂，蓖麻油、邻苯二甲酸二乙酯为增塑剂，以丙酮为溶剂配制包衣液进行包衣，控制形成的微孔膜厚度（膜增重）调节释药速率。

2. 膜控释小片　膜控释小片是将药物与辅料按常规方法制粒，压制成小片（minitablet），直径为 2～3 mm，用缓释膜包衣后装入硬胶囊使用。每粒胶囊可装入几片至 20 片，同一胶囊内的小片可包上不同缓释作用的包衣或不同厚度的包衣。此类制剂无论在体内外皆可获得恒定的释药速率，是一种较理想的口服控释剂型。生产工艺较控释小丸剂简便，质量易于控制。如茶碱微孔膜控释小片的制备工艺：①制小片：无水茶碱粉末用 5% CMC 浆制成颗粒，干燥后加入 0.5% 硬脂酸镁，压成直径 3 mm 的小片，每片含茶碱 15 mg，片重为 20 mg。②流化床包衣：分别用两种不同的包衣液包衣。一种包衣材料为乙基纤维素，采用 PEG 1540、Eudragit L 或吐温 20 为致孔剂，两者比例为 2：1，用异丙醇和丙酮混合溶剂；另一种包衣材料为 Eudragit RL 100 和 Eudragit RS 100。最后将 20 片包衣小片装入同一硬胶囊内即得。

3. 肠溶膜控释片　此类控释片是药物片芯外包肠溶衣，再包上含药的糖衣层而得。含药糖衣层在胃液中释药，当肠溶衣片芯进入肠道后，衣膜溶解，片芯中的药物释出，因而延长了释药时间。一种普萘洛尔长效控释片即为此类型，将 60% 药物以羟丙甲纤维素为骨架制成核芯片，其余 40% 药物掺在外层糖衣中，在片芯与糖衣之间隔以肠溶衣。片芯基本以零级速度缓慢释药，可维持药效 12 h以上。肠溶衣材料可用羟丙纤维素酞酸酯，也可与不溶于胃肠液的膜材料，如乙基纤维素混合包衣制成在肠道中释药的微孔膜包衣片，在肠道中肠溶衣溶解，在包衣膜上形成微孔，纤维素微孔膜控制片芯内药物的释放。

4. 膜控释小丸　膜控释小丸由丸芯与控释薄膜衣两部分组成。丸芯含药物和稀释剂、黏合剂等辅料，所用辅料与片剂的辅料大致相同，包衣膜亦有亲水薄膜衣、不溶性薄膜衣、微孔膜衣和肠溶衣。

微孔膜包衣的阿司匹林缓释小丸是以 40 目左右的蔗糖粒子为芯核，以含适量乙醇的糖浆为黏合剂，在滚动下撒入 100 目的药物细粉，制成药物与糖芯质量比为 1：1 的药芯小丸，干燥后，包以含致孔剂 PEG 6000、增塑剂邻苯二甲酸二乙酯的乙基纤维素膜（丙酮/乙醇为溶剂）得直径为 1 mm 左右的小丸。包衣增重 30%。

（三）渗透泵型缓释控释制剂

渗透泵型缓释控释制剂是利用渗透压原理而实现对药物的控制释放，主要由药物、半透膜材料、渗透压活性物质和推动剂组成。渗透泵片是在片芯外包被一层半透性的聚合物衣膜，用激光在片剂衣膜层上开一个或一个以上适宜大小的释药孔制成。

渗透泵片是由药物、半透膜材料、渗透压活性物质和推动剂等组成。常用的半透膜材料有醋酸纤维素、乙基纤维素等。渗透压活性物质（即渗透压促进剂）起调节药室内渗透压的作用，其用量多少关系到零级释药时间的长短，常用乳糖、果糖、葡萄糖、甘露糖的不同混合物。推动剂亦称为促渗透聚合物或助渗剂，能吸水膨胀，产生推动力，将药物层的药物推出释药孔，常用者有相对分子质量为 10 000～360 000 的 PVP 等。除上述组成外，还可加入助悬剂、黏合剂、润滑剂、润湿剂等。

渗透泵片有单室和双室渗透泵片（图 12-4）。双室渗透泵片适于制备水溶性过大或难溶于水的药物的渗透泵片。而液体渗透泵系统适用于软胶囊，是在一层坚实的不透性衣壳内，设置一个受压可塌瘪的含液体药库，药库外包被一层吸水可膨胀的亲水交联聚合物（如聚羟基烷基甲基丙烯酸酯）作为渗透推动层，在体内通过吸收消化液，引起推动层膨胀产生流体压力，压缩药库内药液从释药孔输送出去。

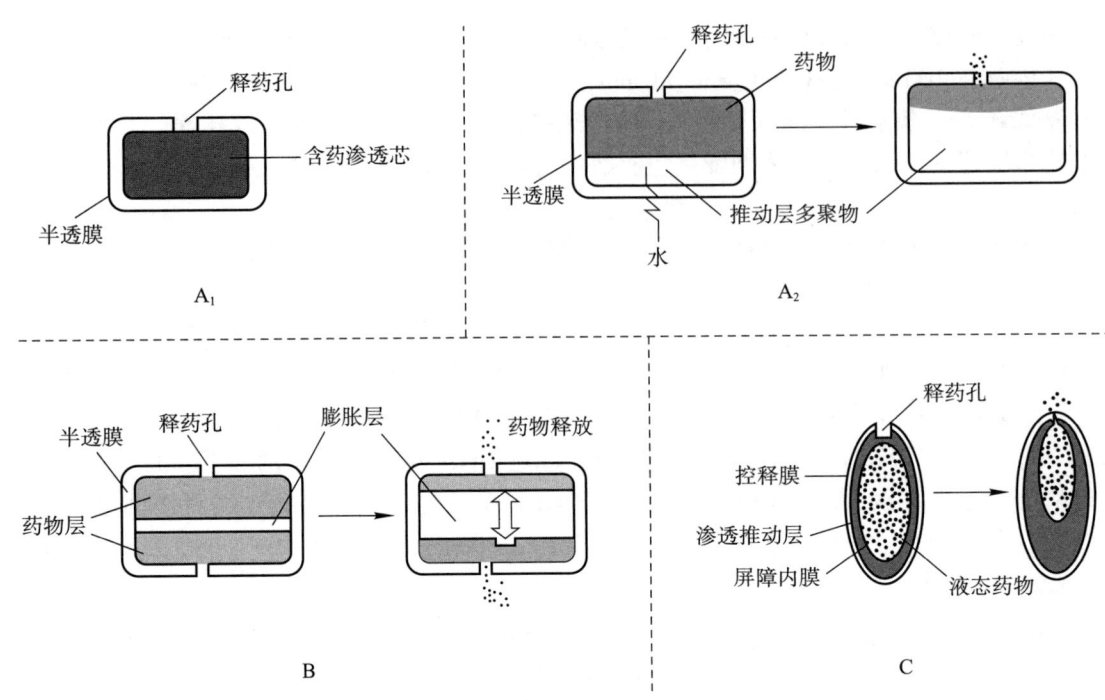

图 12-4　渗透泵片构造和释药示意图

A₁. 室渗透泵片；A₂. 单室渗透泵片（双层推 - 拉渗透泵片）；

B. 多室渗透泵片（三层推 - 拉渗透泵片）；C. 液态渗透泵系统

维拉帕米渗透泵片为一种单室渗透泵片，每天仅需服药 1～2 次。

例 12-4：维拉帕米渗透泵片的制备

［处方］①片芯处方：盐酸维拉帕米（40 目）2 850 g，甘露醇（40 目）2 850 g，聚环氧乙烷（40 目、相对分子质量 500 万）60 g，聚维酮 120 g，乙醇 1 930 mL，硬脂酸（40 目）115 g。②包衣液处方（用于每片含 120 mg 的片芯）：醋酸纤维素（乙酰基值 39.8%）47.25 g，醋酸纤维素（乙酰基值 32%）15.75 g，羟丙纤维素 22.5 g，聚乙二醇 3350 4.5 g，二氯甲烷 1 755 mL，甲醇 735 mL。

［制备］①片芯制备：将片芯处方中前三种组分置于混合器中，混合 5 min；将 PVP 溶于乙醇，缓缓加至上述混合组分中，搅拌 20 min，过 10 目筛制粒，于 50℃ 干燥 18 h，经 10 目筛整粒后，加入硬脂酸混匀，压片。制成每片含主药 120 mg、硬度为 9.7 kg 的片芯。②包衣：用空气悬浮包衣技术包衣，进液速率为 20 mL/min，包至每个片芯上的衣层增重为 15.6 mg。将包衣片置于相对湿度 50%、50℃ 的环境中 45～50 h，再在 50℃ 干燥箱中干燥 20～25 h。③打孔：在包衣片上下两面对称处各打一释药孔，孔径为 254 μm。

［注释］此渗透泵片在人工胃液和人工肠液中的释药速率为 7.1～7.7 mg/h，可持续释 17.8～20 h。

第三节　口服择时与定位释放制剂

大多数治疗药物都被设计为等间隔、等剂量多次给药的剂型，或缓释控释剂型，以实现体内平稳的血药浓度，获得理想的治疗效果。然而，时辰生物学（chronobiology）、时辰病理学（chronopathology）、时辰药理学（chronopharmacology）和时辰治疗学（chronotherapy）等方面的研究进展表明许多疾病的发作存在着明显的周期性节律变化，如哮喘患者的呼吸困难、最大气流量的降低在深夜最严重；胃溃疡患者的胃酸分泌在夜间增多；牙痛等疼痛在夜间到凌晨时更为明显；凌晨睡醒时血压和心率急剧升高，最易出现心脏病发作和局部缺血现象。这些情况下，以达成平稳的血药浓度为目的的缓释控释制剂，已不能满足对这些节律性变化疾病的临床治疗要求。

择时治疗，即根据疾病发病的时间规律及治疗药物的时辰药理学特性设计不同的给药时间和剂量方案，选用合适的剂型，从而降低药物的毒副作用，达到最佳疗效。而口服择时释药系统（oral chronopharmacologic drug delivery system）就是根据人体的这些生物节律变化特点，按照生理和治疗的需要而定时定量释药的一种新型给药系统，已成为药物新剂型研究开发的热点之一。择时与定位释药系统又称为脉冲释药系统（pulsatile drug delivery system），有单脉冲和多脉冲释药系统。目前口服择时给药系统主要有渗透泵脉冲释药制剂、包衣脉冲释药制剂和定时脉冲塞胶囊剂等。

口服定位释药系统（oral site-specific drug delivery system）是指口服后能将药物选择性地输送到胃肠道的某一特定部位，以速释或缓释控释药物的剂型。主要目的是：①改善药物在胃肠道的吸收，避免其在胃肠生理环境下失活，如蛋白质、肽类药物制成结肠定位释药系统。②治疗胃肠道的局部疾病，可提高疗效，减少剂量，降低全身性不良反应。③改善缓释控释制剂因受胃肠运动影响而造成的药物吸收不完全、个体差异大等现象。根据药物在胃肠道的释药部位不同可分为胃定位释药系统、小肠定位释药系统和结肠定位释药系统。

一、择时与定位释放原理

实现脉冲释放的方法有多种，通常策略是在释药系统中设计时滞机制，以达到延时或脉冲释放的目的，或者利用胃肠道的生理特性触发释放。一般来说，择时释药系统是通过时滞机制实现的，而定位释药系统则是依赖胃肠道的生理特点实现的。但由于小肠的转运时间相对固定，亦可利用生理触发释放机制设计择时释药系统；反之，亦可以通过时滞机制设计定位释药系统。通常，为达到较佳的择时或定位释放效果，可采用多种机制联合应用的手段。

（一）时滞型脉冲释放

时滞型脉冲释药系统的基本结构为含药物的核芯包被具有一定时滞的包衣层，实现时滞脉冲释放的基本单元可以是片剂、胶囊剂、小丸剂等。实现时滞的原理有多种，最常见的包括溶蚀包衣原理、压力爆破原理、胃肠转运时滞原理。

1. 溶蚀包衣原理　在药物核芯外包被溶蚀性的衣膜，该包衣层在胃肠道中可通过水解或酶解缓慢溶蚀，待包衣层溶蚀完全后，核芯中的药物释放。通过调节衣膜的组成及厚度，可调节衣膜的溶蚀速率，从而达到特定的释放时滞。为达到较长的释放时滞，溶蚀性包衣层通常较厚，通常通过压制包衣的方法进行包衣，制得的制剂称为包芯片。溶蚀包衣层常采用固体脂质类材料来实现时滞。维拉帕米脉冲释放片（包芯片）即为该类型制剂的典型代表，目前已上市。

2. 压力爆破原理　药物混合其他功能性辅料制得含药核芯，外面包被为半透性的衣膜，水分透过该包衣膜进入药物核芯，溶解药物，同时使核芯的压力和体积不断增大，直至撑破包衣膜，从而爆破释放药物。核芯中常加入吸水膨胀的高分子物质如崩解剂使体积迅速增大；或加入渗透活性物质使吸收水分的体积不断增大。

3. 胃肠转运时滞原理　通常药物制剂在胃部的转运时间由于受胃排空的影响较大，不易达成较为稳定的时滞，但小肠的转运时间较为稳定，成人一般在 3~4 h，可利用该生理特点设计时滞型脉冲释放系统。该类释药系统通常利用 pH 触发或菌群触发释放原理，为避免胃排空的影响，通常在制剂外面包被肠溶衣膜。该系统的时滞为制剂经过小肠的转运时间。

（二）pH 触发定位释放

人类机体的胃肠道 pH 具有十分典型的梯度，可利用该生理特点设计在胃肠道特定部位释放的药物制剂。一般认为，胃部的 pH 为 1.0~1.2，在餐后或病理状态下 pH 可升至 3~5，由于药物制剂首先要经过胃，再到达小肠和结肠，设计胃部 pH 触发释放的制剂并无实际意义，但为避免在口腔的不良味道设计胃部 pH 触发释放制剂具有一定的现实意义，常用的 pH 敏感型材料有胃溶性丙烯酸树脂 Ⅳ号。十二指肠部位的 pH 为 5.0 ~ 5.5，为避免胃部刺激或胃酸的影响，可设计十二指肠释放的肠溶制剂，常用的肠溶材料有虫胶、CAP、HP-55 等。小肠的 pH 向下逐渐增高，在回肠远端逐渐升高至 7.0 左右，据此可设计结肠定位释放系统，常用的包衣材料如 Eudragit L、S、FS 等。治疗结肠炎的 5- 氨基水杨酸 pH 敏感型结肠定位释放系统已上市，但临床观察表明由于患者个体差异较大，结肠定位性能并不可靠。

（三）菌群触发定位释放

在结肠的始段回盲部，菌群逐渐增加，主要生理功能在于分解食物中的多糖物质。如果以多糖类物质作为阻滞剂，制成包芯片或骨架型制剂，则可能很好地保护药物在结肠部位前不释放，而在回盲部由菌群触发释放，从而达到结肠定位释放给药的目的。

（四）胃内滞留定位释放

胃内滞留定位释放系统适用于主要在胃内发挥药效的药物；大部分药物的吸收，部位主要在小肠，由于制剂在胃内滞留，可以充分保证药物在吸收部位前释放，可以提高药物的生物利用度。胃内滞留可通过胃内漂浮与胃内黏附来实现。

二、择时与定位递送系统

（一）渗透泵脉冲释药递送系统

渗透泵型择时释药系统是利用将药物与渗透压活性物质（崩解剂、溶胀剂、泡腾剂）组成片芯，并用含致孔剂和聚合物的混合包衣液对片芯外层包衣来获得脉冲效果的释药系统。当该制剂进入胃或小肠后，消化液通过外层衣膜的微孔渗入膜内，产生较强的渗透压，促使片芯不断膨胀直至撑破外层衣膜，从而使药物快速释放出来。

传统渗透泵定时释药系统的基本组成为片芯、半渗透膜包衣层和释药孔。片芯可为单层或双层。以双层片芯为例：其中，一层是接近释药孔的渗透物质和含药物的聚合物材料层，另一层是远离释药孔的渗透物质层，提供推动药物释放的渗透压。水分通过半透膜及渗透物质吸水产生足够的渗透压的过程需要一定的时间，因此包衣材料的种类、配比及药物层中聚合物材料的种类和用量都是控制药物释放时间的重要因素，必要时还可以在渗透泵片的外面包衣，以延长释药的时间间隔。

如在美国上市的产品 Covera-HS，主药为盐酸维拉帕米，片芯药物层选用聚氧乙烯（相对分子质量 300 000）、PVP K29-32 等作促渗剂；渗透物质层则包括聚氧乙烯（相对分子质量为 7 000 000）、氯化钠、HPMC E-5 等；外层包衣用醋酸纤维素、HPMC 和 PEG 3350。用激光在靠近药物层的半透膜上打释药孔，维拉帕米定时控释片在服药后间隔特定时间（5 h）以零级形式释放药物。治疗实践表明，高血压患者的最佳给药时间为凌晨 3:00 左右，当患者醒来时体内的儿茶酚胺水平增高，收缩压、舒张压、心率增高，因此心血管意外事件（如心肌梗死、猝死）多发生于清晨。Covera-HS 晚上临睡前服用，次日清晨可释放出一个脉冲剂量的药物，十分符合该病节律变化的需要。

（二）包衣脉冲释药递送系统

该种制剂包括含活性药物成分的制剂核心（可以是片剂或微丸）和包衣层（可以是一层或多层），外包衣层可阻滞药物从核心中释放，阻滞时间由衣层的组成、厚度来决定。某些制剂核心中还含有崩解剂，当衣层溶蚀或破裂后崩解剂可促使核心中的药物快速释放。

膜包衣定时爆释系统是用外层膜和膜内崩解物质控制水进入膜，使崩解物质崩解而胀破膜的时间来控制药物的释放时间。如用乙基纤维素制备的胶囊用作结肠定时释药，首先在明胶胶囊壳外包乙基纤维素（EC），胶囊底部含有大量用机械方法制成的小孔（400 μm），胶囊内下部由低取代羟丙甲纤维素（L-HPC）组成膨胀层，膨胀层上的药物贮库内含药物和填充剂，最后胶囊用 EC 盖帽和封口（图 12-5）。给药后，水分子通过底部的小孔进入，L-HPC 水化、膨胀，使内部渗透压增加，胶囊胀破，药物爆炸式释放。通过改变胶壳包衣厚度，可控制药物释放的时滞，厚度为 44.1 μm 时，时滞为 2 h；厚度为 76.7 μm 时，时滞为 6 h。选用比格犬进行体内试验，通过口服不同厚度的胶囊后，体内药物释放揭示时控型释放与包衣厚度相关。

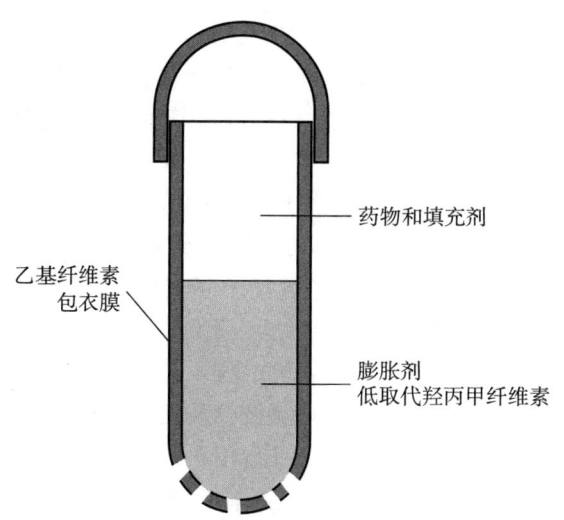

图 12-5 定时爆释胶囊示意图

（右侧标注）药物和填充剂；乙基纤维素包衣膜；膨胀剂低取代羟丙甲纤维素

（三）定时脉冲塞胶囊递送系统

定时脉冲胶囊由水不溶性胶囊壳体、药物贮库、定时塞和水溶性胶囊帽组成（图 12-6）。目前，有脉冲胶囊和异形脉冲塞等形式。

脉冲胶囊根据定时塞的性质不同，可分为膨胀型、溶蚀型和酶可降解型等。当定时脉冲胶囊与水性液体接触时，水溶性胶囊帽溶解，定时塞遇水即膨胀，脱离胶囊体，或溶蚀，或在酶作用下降解，使贮库中的药物快速释放。膨胀型柱塞由亲水凝胶组成，可采用 HPMC 与聚氧乙烯（PEO）；柱塞用柔性膜包衣，水可渗入，不影响膨胀，可用 Eudrragit RS100、RL100、NE300；胶壳体由聚丙烯组成，水中不溶，水也不能渗入。溶出过程是水溶性帽盖在接触胃液后溶解，水凝胶柱塞即吸水溶胀，经过一定时间胶壳容纳不下时，柱塞脱离胶囊，释药间隔时间由水凝胶柱塞的厚度和体积决定。溶蚀型柱塞可用 L-HPMC、PVP、PEO 等压制而成，也可以将聚乙烯甘油酯热融浇铸而成。酶可降解型柱塞有单层和双层两种。单层柱塞由底物和酶混合组成，如果胶和果胶酶；而双层柱塞由底物层和酶层分别组成，遇水时，底物在酶的作用下分解，使贮库中的药物释放，也可以采用渗透压原理制备半渗透型胶囊。

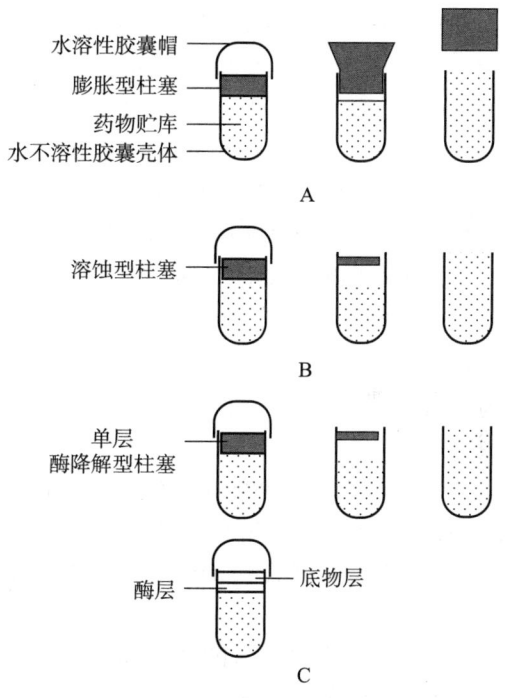

图 12-6 定时柱塞型胶囊
A. 膨胀型；B. 溶蚀型；C. 酶降解型

（图中标注）水溶性胶囊帽；膨胀型柱塞；药物贮库；水不溶性胶囊壳体；A；溶蚀型柱塞；B；单层酶降解型柱塞；C；酶层；底物层

（四）结肠定位释药递送系统

近年来，受到普遍关注的口服结肠定位给药系统（oral colon specific chug delivery system，OCDDS）多为肠溶膜控释型剂型。OCDDS 是指用适当方法，使药物避免在胃、十二指肠、空肠和回肠前端释放，运送到人体回盲部后释放而发挥的一种定位在结肠释药的制剂。与胃和小肠的生理环境比较，结肠的转运时间较长，而且酶活性较低，因此药物的吸收增加，这种生理环境对结肠定位释药很有利，而且结肠定位释药可延迟药物吸收时间，对于受时间节律性影响的疾病如哮喘、高血压等有一定意义。

结肠定位释药的优点有：①提高结肠局部的药物浓度，提高药效，有利于治疗结肠局部病变，如克罗恩病、溃疡性结肠炎、结肠癌和便秘等；②结肠给药可避免首过效应；③结肠部位的酶活性低，有利于多肽和蛋白质类大分子药物的吸收。固体制剂在结肠中的转运时间很长，可达 20~30 h，因此 OCDDS 的研究对缓释控释制剂特别是日服 1 次制剂的开发具有指导意义。

根据释药原理可将 OCDDS 分为以下五种类型：

1. 时间控制型 OCDDS　药物经口服后到达结肠的时间约为 6 h，用适当的方法制备具有一定时滞的时间控制型制剂，使药物在胃、小肠不释放，而到达结肠开始释放，达到结肠定位给药的目的。大多数此类 OCDDS 由药物贮库和外面包衣层或控制塞组成，此包衣层或控制塞可在一定时间后溶解、溶蚀或破裂，使药物从贮库内芯中迅速释放发挥疗效。时控型 OCDDS 会受到食物的影响，必须控制食物的类型，作到个体化给药，否则可能影响药物的生物利用度。

2. pH 依赖型 OCDDS　结肠的 pH 为 6.5 ~ 7.5，比胃和小肠的 pH 略高，所以采用在结肠 pH 环境下溶解的 pH 依赖性高分子聚合物，如聚丙烯酸树脂（Eudragit S100，pH > 7.0 溶解）、醋酸纤维素酞酸酯等，使药物在结肠部位释放发挥疗效。目前，有对壳聚糖进行人工改造后表现出良好的结肠定位作用，如半合成的琥珀酰－壳聚糖及邻苯二甲酸－壳聚糖等。

3. 时控和 pH 依赖结合型 OCDDS　药物在胃肠的转运过程中胃的排空时间在不同情况下有很大差异，但通过小肠的时间相对稳定，平均约为 4 h。胃肠的 pH 除在胃中的 pH 较低，在小肠和结肠的 pH 差异较小，由于结肠细菌的作用及在病理情况下，可能出现结肠的 pH 低于小肠的情况，所以单纯采用时控型和 pH 依赖型都很难达到 OCDDS 设计的目的。为此，综合时控型和 pH 依赖型设计出一种特殊胶囊（CTDC）来实现结肠定位释药，将药物与有机酸装入硬胶囊，并用 5% 乙基纤维素的乙醇液密封胶囊连接处，依次包衣，胃溶性材料包衣的酸溶性层－HPMC 包衣的亲水层－肠溶性材料包衣的肠溶层，这就形成了三层包衣系统。外层的肠溶层在 pH > 5 的条件下溶解，可防止药物在胃中释放，到达小肠后由于 pH 升高，肠溶层和亲水层溶解，最内层的酸溶性一层仍能阻滞药物在小肠释放，到达结肠后随着水分向内渗透，有机酸溶解，使得胶囊内的 pH 下降，酸溶性层溶解，释放药物。三层包衣系统保证了药物在结肠定位释放，且避免了药物在胃内滞留时间差异的影响，同时可通过调节酸溶性层的厚度达到控制药物释放时间的目的。

4. 压力控制型 OCDDS　由于结肠内大量的水分和电解质被重吸收，导致肠内容物的黏度增大，当肠道蠕动时对物体产生较大的直接压力，使物体破裂。依此原理设计了压力控制型胶囊，即将药物用聚乙二醇（PEG）溶解后注入在内表面涂有乙基纤维素（EC）的明胶胶囊内，口服后明胶层立即溶解，内层的乙基纤维素此刻呈球状（含有药物），到达结肠后由于肠压的增大引起其崩解，药物随之释放。

5. 酶解或细菌降解型 OCDDS　此类给药系统是根据结肠内含有大量的细菌及独特的酶系如偶氮降解酶、糖苷酶等达到结肠定位给药的目的，有以下三种类型。

（1）前体药物的 OCDDS：将药物与能被结肠糖苷酶或细菌降解的高分子载体结合，口服后由于胃、小肠缺乏降解高分子材料的酶，因此保证了药物只在结肠定位释放，常见的有偶氮双键前体药物、偶氮双键靶向黏附前体药物、葡聚糖前体药物等。偶氮类小分子具有很强的致癌性，所以要慎用，而葡聚糖前体药物则具有较好的优势。它的相对分子质量大，亲水性强，且在胃、小肠不易水解，当到达结肠时被糖苷酶水解释放药物，发挥疗效。

（2）包衣型的 OCDDS：选用能被结肠酶或细菌降解的包衣材料对药物进行包衣，以达到结肠定位给药的目的。较为常用的包衣材料是多糖类，如壳聚糖、环糊精、直链淀粉、果胶。另外，还有偶氮聚合物、二硫化物聚合物等。

（3）骨架片型的 OCDDS：将药物与可被结肠酶或细菌降解的载体制成骨架片也可达到结肠靶向给药的目的。

第四节　注射用缓释控释制剂

尽管大多数患者更易于接受口服药物，但在一些情况下口服药物会导致药物的活性成分的损失或者不被吸收，或由于药物的水溶性差或生物膜通透性低而导致生物利用度低。普通注射剂可以提高药物的生物利用度，但普遍给药间隔过短，患者顺应性较差。为此，人们发展了注射用缓释控释制剂，在保证药物生物利用度的同时，实现药物的长效作用。

注射用缓释控释制剂是指经皮下、肌内、局部或静脉等途径注射给药，在局部或全身产生缓释或控释作用的一类制剂。注射用缓释控释制剂与普通注射剂相比的优势主要表现在药物的长效作用上。与口服缓释控释制剂相比，注射用缓释控释制剂具有以下优点：①可避免药物的首过效应。②药物释放不受胃肠排空时间的限制，可设计给药间隔超过 24 h 或长达数月的缓释控释制剂，极大地提高患者的顺应性。③可直接向需要释药治疗的特定部位进行注射，降低药物系统毒性，提高治疗效果。

注射用缓释控释制剂的缺点：①药物滞留体内时间过长可能会带来残余药物的蓄积和新的毒性。②用药后通常难以撤回，一旦发生突释现象，会造成比口服给药更为严重的后果。③制备工艺和载体材料要求更为严格复杂，工业化生产难度相对更大。

注射用缓释控释制剂根据发挥缓释、控释作用的方式不同被分为注射用缓释溶液剂和混悬剂、注射用缓释控释微粒给药系统和可注射缓释控释原位凝胶给药系统三大类。无论采用何种方式实现药物的缓释和控释作用，注射用缓释控释制剂均需符合 2025 年版《中国药典》对于注射剂的要求，制备过程中应采用适当的灭菌方法或使用无菌操作以保证药品的质量。

注射用缓释溶液剂和混悬剂主要是指药物的不溶性盐（酯）药物复合物溶液、药物非水性溶液或混悬剂制成的供注射用的缓释控释制剂。该类制剂可通过肌内或皮下注射的方式给药，给药后在注射部位形成药物贮库，通过溶出作用控制药物释放，药物从贮库中通过缓慢溶出进入机体组织间隙，产生局部治疗作用或进入体循环发挥全身治疗作用。由于制剂中不溶性盐（酯）、药物复合物的溶解度及药物溶出速率降低，从而产生缓释作用，药物作用时间明显延长。影响药物从溶液和混悬剂中溶出和吸收的因素很多，制剂因素有药物的亲脂性、非水性溶剂特性、溶液的黏度、混悬液中药物颗粒的大小、注射体积等，生理因素有注射部位、注射深度等。该类注射用缓释制剂的制备方法简单，可有效减少用药频率，成本相对低廉，但仅限于适合制成不溶性盐（酯）药物复合物和能制成灭菌溶液剂或混悬剂的药物。目前，已上市的该类注射用缓释制剂有注射用帕利哌酮棕榈酸酯、庚酸炔诺酮、醋酸甲羟孕酮、双羟萘酸曲普瑞林和奥氮平双羟萘酸等。

注射用缓释控释微粒给药系统主要包括微囊与微球、纳米乳和亚微乳、纳米粒和脂质体等微粒给药系统。除具有缓释控释作用，还具有靶向递药、增加难溶性药物溶解度、提高生物利用度和降低药物毒副作用等优点。因此，近年来注射用微粒给药系统已成为药剂学研究的热点。

一、微囊与微球

（一）概述

微囊（microcapsule）是将固体药物或液体药物作囊心物，外层包裹高分子聚合物囊膜，形成微小包囊，粒径一般为 1~250 μm。微球（microsphere）是指药物分散或被吸附在高分子聚合物基质中而形成的微小球状实体，粒径一般为 1~250 μm。微球与微囊可通称为微粒（microparticle），但其在结构上有所不同。微囊是包囊结构，而微球是骨架结构高分子材料和药物均匀混合而成的。无论微球还是微囊，在制剂过程中均是一种中间体，先制备成微球或微囊后，根据需要制备成各种剂型，如注射剂等微粒制剂。

微粒制剂有如下特点：①靶向性，通过被动分布、主动靶向性结合或磁性吸引提高药物在体内的局部有效浓度。②缓释与长效性，可减少给药次数，降低血药浓度峰谷波动等，生物降解微球具有长效性能。③栓塞性，微粒直接经动脉管导入，阻塞在肿瘤血管，微粒可阻断肿瘤给养和载药微粒释放的药物可抑杀癌细胞，起双重抗肿瘤作用。④掩盖药物的不良气味，降低局部刺激。⑤提高药物的稳定性，例如，包裹易氧化的胡萝卜素、挥发油类药物，可提高药物的稳定性。⑥使液态药物固态化，将油类、香料、脂溶性维生素包裹成微粒使之固态化。但是，微粒制剂的主要缺点是其载药量有限、生产工艺和质量标准较为复杂等。

（二）载体材料

用于包囊药物所需的外膜材料称为囊材（coating material）。对囊材的基本要求是：①性质稳定；②有适宜的释药速率；③无毒、无刺激性；④能与药物配伍，不影响药物的药理作用及含量测定；⑤有一定的强度、弹性及可塑性，能完全包封囊心物；⑥具有符合要求的黏度、渗透性、亲水性、溶解性等。

微囊的成囊材料亦可用于制备微球。

1. 天然高分子材料

（1）明胶（gelatin）：是从动物的皮、白色结缔组织和骨中获得胶原经部分水解而得到的产品，是目前常用的囊材料之一，可口服和注射。明胶是由多种氨基酸交联形成的直链聚合物，不溶于冷水，能溶于热水形成澄明溶液，冷却后则成为凝胶。根据其水解方法的不同，分为 A 型和 B 型。A 型明胶是酸水解产物，等电点为 7～9；B 型明胶是碱水解产物，等电点为 4.7～5.0。两者在体内可生物降解，通常可依据药物对 pH 的要求选用 A 型或 B 型，用于制备微囊的用量为 20～100 g/L，制备微囊时加入 10%～20% 甘油或丙二醇可改善明胶的弹性。加入低黏度的乙基纤维素可减少膜壁细孔。

（2）阿拉伯胶（acacia gum）：是一种天然植物胶，由多糖和蛋白质组成，多糖占多数（＞70%）。多糖是以共价键与蛋白质肽链中的氨基酸相结合，与蛋白质相连接的多糖是酸性多糖，主要有半乳糖、阿拉伯糖、葡萄糖醛酸、鼠李糖等。在阿拉伯胶主链中，由半乳糖通过糖苷键相连接。阿拉伯胶不溶于乙醇，在室温下可溶于 2 倍量的水中，溶液呈酸性，带有负电荷。阿拉伯胶中含有过氧化酶，易与氨基比林及生物碱等发生变色反应。一般常与明胶等量配合使用，用量为 20～100 g/L，亦可与白蛋白配合作复合材料。

（3）海藻酸盐：是多糖类化合物，常用稀碱从褐藻中提取而得。海藻酸钠可溶于不同温度的水中，不溶于乙醇、乙醚及其他有机溶剂，不同产品的黏度有差异。可与甲壳质或聚赖氨酸合用作复合材料。海藻酸钠在水中与 $CaCl_2$ 反应生成不溶于水的海藻酸钙，通常用此法制备微囊。应注意，此类材料高温灭菌（120℃，20 min）可使其 10 g/L 溶液的黏度降低 64%，低温加热（80℃，30 min）可促使海藻酸盐断键，用环氧乙烷灭菌也引起黏度降低和断键，膜过滤除菌的产物黏度和平均相对分子质量都不变。

（4）蛋白类：用作囊材的有白蛋白（如人血清白蛋白、小牛血清白蛋白）、玉米蛋白、鸡蛋白等，可生物降解，无明显的抗原性。常用不同的温度加热交联固化或化学交联剂（如甲醛、戊二醛等）固化，通常用量为 300 g/L 以上。

（5）壳聚糖（chitosan）：是由甲壳质（chitin）经去乙酰化制得的一种天然聚阳离子多糖，在水及有机溶剂中均难溶解，但可溶于酸性水溶液，无毒、无抗原性，在体内能被葡萄糖苷酶或溶菌酶等酶解，具有优良的生物降解性和成囊、成球性，在体内可溶胀成水凝胶。

（6）淀粉：常用玉米淀粉，因其杂质少、色泽好、取材方便、价格低廉，普遍被用作制剂辅料。淀粉无毒、无抗原性，在体内可由淀粉酶降解，因其不溶于水，故淀粉微球常用作动脉栓塞微球来暂时阻塞小动脉血管。

2. 半合成高分子材料

多为纤维素衍生物，毒性小，黏度大，成盐后溶解度增大。由于半合成高分子材料易水解，故不宜高温处理，需临用时现配。

（1）羧甲纤维素钠（sodium carboxyl methyl cellulose，CMC-Na）：属阴离子型高分子电解质，常与明胶配合作复合材料，一般分别配 1～5 g/L CMC-Na 及 30 g/L 明胶，再按体积比 2∶1 混合。CMC-Na 遇水溶胀，体积可增大 10 倍，在酸性溶液中不溶。水溶液的黏度大，有抗盐能力和一定的热稳定性，不会发酵，也可以单独用作成球材料。

（2）邻苯二甲酸醋酸纤维素（cellulose acetate phthalate，CAP）：在强酸中不溶解，可溶于 pH > 6 的水溶液，分子中含游离羧基，相对含量决定水溶液的 pH 及 CAP 的溶解性。用作成球材料时可单独使用，用量一般在 30 g/L 左右，也可与明胶配合使用。

（3）乙基纤维素（ethyl cellulose，EC）：化学稳定性高，适用于多种药物的微囊化，但需加增塑剂改善其可塑性。乙基纤维素不溶于水、甘油和丙二醇，可溶于乙醇，遇强酸易水解，故对强酸性药物不适宜。

（4）甲基纤维素（methyl cellulose，MC）：在水中溶胀成澄清或微浑浊的胶体溶液；在无水乙醇、三氯甲烷或乙醚中不溶。用作成球材料的用量为 10~30 g/L，亦可与明胶、羧甲纤维素、聚维酮（PVP）等配合作复合成球材料。

（5）羟丙甲纤维素（hydroxylpropylmethyl cellulose，HPMC）：溶于水及大多数极性和适当比例的乙醇–水、丙醇–水、二氯乙烷等，在乙醚、丙酮、无水乙醇中不溶，在冷水中溶胀成澄清或微浊的黏性胶体溶液。HPMC 水溶液具有表面活性，透明度高，性能稳定；同时，具有热凝胶性质，加热后可形成凝胶析出，冷却后再次溶解。

（6）羟丙基甲基纤维素邻苯二甲酸酯（hydroxylpropylmethyl cellulose phthalate，HPMCP）：易溶于丙酮、丙酮–乙醇、甲醇–二氯甲烷和碱溶液，不溶于水、酸溶液，常用于肠溶微囊的制备。物理化学性质稳定，成膜性好，无毒副作用。

3. 合成高分子材料　合成高分子材料可分为生物降解和非生物降解两类。生物降解并可生物吸收的材料受到普遍重视并得到广泛应用。

（1）聚酯类：常用的羟基酸是乳酸（lactic acid）和羟基醋酸（glycolic acid）。乳酸包括 D- 型、L 型及 DL- 型，直接由其中一种缩合得到的聚酯分别用 P(D)LA、P(L)LA、P(DL)LA 表示。由羟基醋酸缩合得到的聚酯用 PGA 表示。聚酯类常用聚乳酸和乳酸–羟基醋酸共聚物两种。

1）聚乳酸（polylactic acid，PLA）：可以利用乳酸直接缩聚而得到，相对分子质量较低。制备高相对分子质量聚乳酸的方法是用丙交酯（lactide）作为原料，丙交酯是乳酸的环状二聚体。PLA 的相对分子质量越高，在体内的分解越慢。PLA 不溶于水和乙醇，可溶于二氯甲烷、三氯甲烷、三氯乙烯和丙酮。常用作缓释骨架材料、微囊囊膜材料和微球成球体材料，无毒、安全，在体内可慢慢降解为乳酸，最后成为水和二氧化碳。

2）聚乳酸–羟基乙酸共聚物（polylactic-coglycolic acid，PLGA）：是将乳酸与羟基醋酸共聚得到的。PLGA 不溶于水，能溶解于三氯甲烷、四氢呋喃、丙酮和醋酸乙酯等有机溶剂中。

（2）聚酰胺（polyamide）：是由二元酸与二胺类或由氨基酸在催化剂的作用下聚合而制得的聚合物，也称尼龙（nylon）。对大多数化学物质稳定，无毒、安全，在体内不分解，不吸收，常供动脉栓塞给药。聚酰胺可溶于苯酚、甲酚、甲酸等，不溶于醇类、酯类、酮类和烃类，不耐高温，在碱性溶液中稳定，在酸性溶液中易被破坏。

（3）聚酸酐（polyanhydrides）：基本结构是 $(—CO—R_1—COO—)_x$、$(—CO—R_2—COO—)_y$，其中 R_1、R_2 的单体有链状也有环状的，有脂肪族聚酸酐、芳香族聚酸酐、不饱和聚酸酐、可交联聚酸酐等。聚合酸酐的平均相对分子质量为 2 000~200 000。聚酸酐也是生物降解性的，不溶于水，可溶于有机溶剂二氯甲烷、三氯甲烷等，制备微球时也可采用加热熔化的方法。

（三）微囊的制备

1. 物理化学法　物理化学法制备微囊是一种将囊心物与囊材在一定条件下形成新相析出制备微囊的方法，也称为相分离法（phase separation）。微囊由囊心物和囊材组成。囊心物（corematerials）即被包裹的物质，可以是固体或液体。除主药，囊心物还可以加入附加剂，如稳定剂、稀释剂以及控制药物释放速度的阻滞剂等。物理化学法制备微囊大体可分为囊心物的分散、囊材的加入、囊材的沉

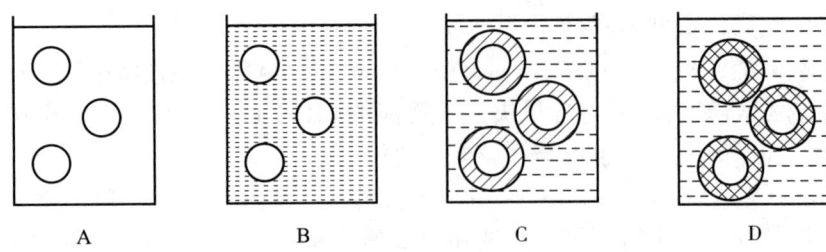

图 12-7　在液相中微囊化的示意图
A. 囊心物的分散；B. 加囊材；C. 囊材的沉积；D. 囊材的固化

积、微囊的固化等四步，如图 12-7 所示。根据形成新相的方法不同，可分为凝聚法（coacervation）、溶剂 – 非溶剂法（solvent-nonsolvent method）、改变温度法、液中干燥法。

（1）单凝聚法（simple coacervation）：指在一种高分子囊材溶液中加入凝聚剂以降低囊材的溶解度而凝聚成囊的方法。除明胶、CAP 外，单凝聚法常用的囊材还可用白蛋白、EC 等。

1）基本原理：以一种高分子化合物为囊材，将囊心物分散在囊材中，然后加入凝聚剂，如乙醇、丙醇等强亲水性非电解质或硫酸钠溶液、硫酸铵溶液等强亲水性电解质，析出凝聚成囊。由于囊材微粒水合膜中的水与凝聚剂结合，致使体系中囊材的溶解度降低而凝聚形成微囊。但是这种凝聚是可逆的，一旦解除形成凝聚的这些条件，就可发生解凝聚，使形成的囊很快消失。根据囊材性质，使凝聚囊材固化，使之长久地保持囊形，不凝结、不粘连，成为不可逆的微囊。

以明胶微囊为例，明胶在水中溶胀，在大量的水中形成溶液，在低温下，该溶液脱水而析出，这种相分离现象称为胶凝（gelation）。在大量的电解质、醇类及丙酮的存在下也可以发生胶凝。明胶在pH 小于等电点的溶液中带正电荷，与醛类发生氨醛缩合，使明胶分子相互交联、固化。

为了找出适宜的处方比例，可先制作三元相图，确定发生胶凝的区域。图 12-8 表示，溶解在水中的明胶加入凝聚剂硫酸钠时出现了相分离区域。可知，明胶在 20% 以下、硫酸钠在 7%~15% 可以胶凝，即可用于制备明胶微囊。

2）明胶微囊的制备工艺流程：①将固体粉末或液体药物分散在已经配好的 3%~5% 明胶溶液中（50℃），搅拌均匀，如果药物是固体粉末，将形成混悬液；如果是油性药物，将形成乳剂，这时明胶起乳化作用。②将混悬液或乳状液用 10% 醋酸调节 pH 3.5~3.8，加入 60% 硫酸钠溶液，使明胶凝聚成囊，此时明胶为囊材。③另加入硫酸钠稀释液，在 15℃ 条件下将上述体系稀释至其体积的 3 倍。应注意，稀释液硫酸钠的浓度要高于凝聚成囊体系中的硫酸钠浓度的 1.5%。如成囊时系统中所用的硫酸钠为 a%，则作为稀释液的硫酸钠浓度应当为（a + 1.5）%，以防止稀释液中盐的浓度过高或过低导致成囊粘连成团或溶解。④加入 37% 甲醛水溶液作为交联剂固化微囊。交联剂反应的最佳pH 为 8~9。⑤水洗、过滤、干燥后，可得明胶微囊。

3）影响微囊形成的因素：①囊材浓度和胶凝温度的影响。在一定浓度的囊材溶液中，温度升高，不利于胶凝，而温度降低则有利于胶凝。胶凝温度还与高分子材料浓度有关，浓度高则胶凝温度高，浓度低则胶凝温度低。②电解质的影响。电解质影响胶凝，而起胶凝作用的主要是阴离子。常用

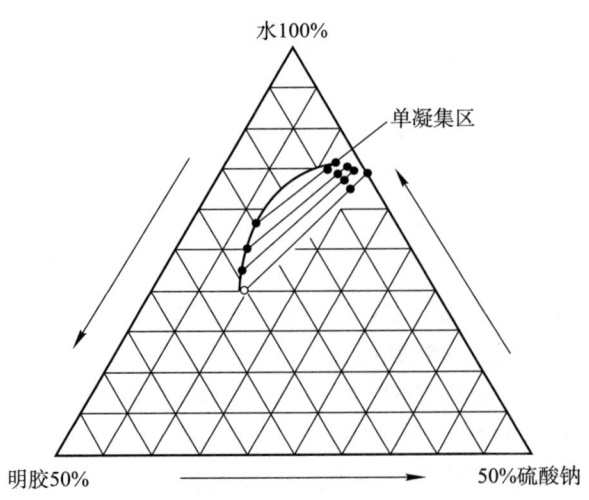

图 12-8　明胶 – 水 – 硫酸钠三元相图

的阴离子是 SO_4^{2-}，其次是 Cl^-，而 SCN^- 则可阻止胶凝。③药物与囊材亲和力的影响：成囊时系统中含有互不溶解的药物、凝聚相和水三相。单凝聚法在水性介质中成囊，要求药物在水中不溶解，但也看药物与明胶的亲和力。一般来说，接触角在 0~90° 时，药物对明胶有较好的润湿性和亲和力，药物易被包裹成囊。药物或囊心物过于亲水或疏水均不易被包入。④酸碱度的影响：A 型明胶在 pH 3.2~3.8 易于成囊，此时明胶分子中有较多的—NH_3^+，可吸附大量的水分子，使凝聚囊的流动性改善，易于成囊；若 A 型明胶在 pH 10~11，则不能成囊。B 型明胶的等电点低（pH 4.7~5.0），制备时不调 pH 亦可成囊。⑤交联剂的影响：加入交联剂可阻止已成囊的重新溶解或粘连。常用的交联剂为甲醛，与明胶交联形成不可逆的微囊，最佳 pH 为 8~9。若药物不适于在碱性环境中成囊，交联剂可改为戊二醛，在中性介质中使明胶交联。

戊二醛通过希夫反应（Schiff reaction）使明胶交联固化：

$$R—NH_2 + OHC—(CH_2)_3—CHO + NH_2—R' \longrightarrow RN{=}CH—(CH_2)_3—CH{=}NR' + H_2O$$

（2）复凝聚法（complex coacervation）：指利用两种具有相反电荷的高分子材料作为复合囊材，将囊心物分散、混悬或乳化在囊材的水溶液中，在一定条件下交联且与囊心物凝聚成囊的方法。

以明胶和阿拉伯胶作囊材，复凝聚成囊的原理为例。明胶分子结构中的氨基酸在水溶液中可以离解形成—NH_3^+ 和—COO^-。pH 低时，—NH_3^+ 的数目多于—COO^-；相反，pH 高时，—COO^- 的数目多于—NH_3^+；在两种电荷相等时的 pH 即为等电点。pH 在等电点以上明胶分子带负电荷，在等电点以下带正电荷；在水溶液中阿拉伯胶分子仅解离形成—COO^-。将明胶溶液和阿拉伯胶溶液混合后，调节 pH 至 4~4.5，明胶的正电荷达到最高量，与负电荷的阿拉伯胶结合成为不溶性复合物，凝聚形成微囊，且生成量最大。以明胶和阿拉伯胶为囊材的复凝聚法工艺流程见图 12-9。

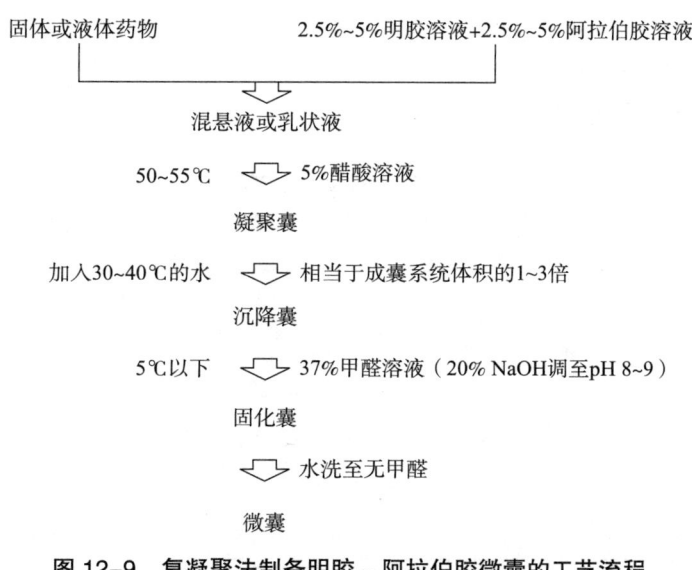

图 12-9 复凝聚法制备明胶 – 阿拉伯胶微囊的工艺流程

复凝聚法中的水、明胶、阿拉伯胶三者的组成与产生凝聚现象的关系如图 12-10 所示。阴影区 K 是低浓度的明胶和阿拉伯胶产生凝聚的复凝聚区，即形成微囊的区域；曲线以下（P）为两溶液不能混溶的相分离区，故不能成囊；曲线以上（H）为两溶液能混溶但不能囊化的溶液区。例如，A 点的溶液组成为 10% 明胶、10% 阿拉伯胶和 80% 水，沿着 A → B 虚线加水稀释进入凝聚区才能发生凝聚。实验说明两溶液发生凝聚时，pH 为主要条件，浓度也是重要的条件之一。

采用单凝聚法和复凝聚法制备微囊时，药物表面应能被囊材溶液润湿，因此在某些情况下可适当加入润湿剂。此外，还应控制温度等保持凝聚物具有一定的流动性，这也是保证良好囊形的必要条件。

天然植物胶如桃胶、杏胶、海藻酸盐及果胶等，纤维素衍生物如 CAP、CMC-Na 等同阿拉伯胶一样都含有—COOH 及—COO⁻，均能与明胶复凝聚，故也可用作复凝聚法制备微囊的囊材。

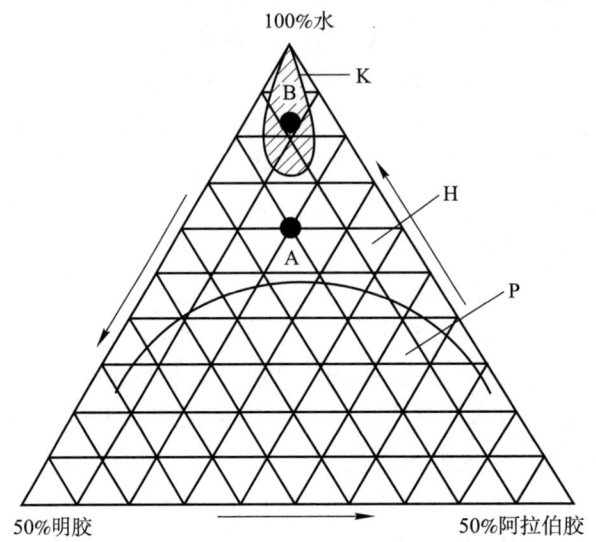

图 12-10　明胶和阿拉伯胶水溶液中（pH 4.5）复凝聚的三元相图

（3）其他方法

1）溶剂 – 非溶剂法（solvent–nonsolvent method）：是将囊材溶液加入一种对该聚合物不溶的液体（非溶剂）中，引起相分离而将囊心物包成微囊的方法。所用的囊心物可以是水溶性、亲水性的固体或液体药物，但在包囊溶剂与非溶剂中均不溶解，也无化学反应发生。使用的囊材种类很多，部分常用囊材及其溶剂和非溶剂的组合见表 12-2。

表 12-2　一些囊材及其溶剂和非溶剂

囊材	溶剂	非溶剂
乙基纤维素	四氯化碳（或苯）	石油醚
醋酸纤维素	丁酮	异丙醚
聚氯乙烯	四氢呋喃（或环己烷）	水（或己二醇）
聚乙烯	二甲苯	正己烷
聚醋酸乙烯酯	三氯甲烷	乙醇
苯乙烯 – 马来酸共聚物	乙醇	醋酸乙酯

2）改变温度法：通过控制温度制备微囊。如用白蛋白作囊材时，先制成 W/O 型乳剂，再升高温度将其固化；用蜡类物质作囊材时，可先在高温下熔融，药物混悬于或溶解于其中，制成 O/W 型乳剂，然后降温固化成囊。

3）液中干燥法（in-liquid drying）：指先把囊材溶液作为分散相分散于不溶性的溶剂中形成乳剂，然后除去乳滴中的溶剂而固化成囊的方法。根据所用溶剂的不同，可形成 W/O 型、O/W 型，用复乳法可形成 O/W/O 型、W/O/W 型。根据连续相的介质不同分为水中干燥法和油中干燥法。

2. 化学法　化学法制备微囊指利用溶液中的单体或高分子通过聚合反应或缩合反应产生微囊的方法。特点是先制备 W/O 型乳状液，再利用界面缩聚法与化学辐射法制备成微囊。

（1）界面缩聚法（interface polycondensation）：又称界面聚合法，指当亲水性或亲脂性的单体在囊心物的界面处由于引发剂和表面活性剂的作用发生聚合反应而生成聚合物，包裹在囊心物的表层周围形成微囊的制备方法。

（2）化学辐射法（chemical radiation）：是用聚乙烯醇（PVA）或明胶为囊材，在乳状液状态下以 γ 射线照射，使囊材在乳状液表面发生交联而成囊的方法。将得到 PVA 或明胶微囊浸泡于药物的水溶液中，使其吸收药物，干燥后即得含药微囊。此法工艺简单，成型容易，微囊大小在 50 μm 以下。由于囊材是水溶性的，交联后能被水溶胀，因此凡是水溶性的固体药物均可采用。但由于辐射条件所限，目前应用不多。

（3）物理机械法：主要是借助流化技术，使囊心物与囊材的混合液同时分散成雾滴并迅速蒸发或冻结成微囊，或将囊心物单独分散、悬浮，用囊材包被而成。常用的有喷雾干燥法、喷雾冷凝法、空气悬浮法等。物理机械法制备的微囊一般不适用于注射给药，主要是原材料和微囊产品的灭菌较困难。

（四）微球的制备

微球的制备方法与微囊的制备方法大体相似，制备微囊的大多数囊材也可用于微球的载体。根据药物、载体材料的性质及制备条件不同形成微囊或微球。目前，制备微球的常用方法主要有乳化分散法、凝聚法及聚合法三种。根据所需微球的粒度与释药性能及临床给药途径不同，可选用不同的制备方法。

1. 乳化分散法 乳化分散法（dispersion and emulsification）指药物与载体材料溶液混合后，将其分散在不相溶的介质中形成类似于油包水（W/O）型或水包油（O/W）型乳剂，然后使乳剂内相固化、分离制备微球的方法。

（1）加热固化法（heat solidification）：指利用蛋白质受热凝固的性质，在 100~180℃的条件下加热使乳剂的内相固化、分离制备微球的方法。常用的载体材料为血清白蛋白，药物必须是水溶性的。常将药物与 25% 白蛋白水溶液混合，加到含适量乳化剂的油相（如棉籽油）中，制成油包水的初乳；另取适量油加热至 100~180℃，控制搅拌速度将初乳加入热油中，约维持 20 min，使白蛋白乳滴固化成球，用适宜溶剂洗涤除去附着的油，过滤、干燥即得。

（2）交联剂固化法（crosslinking solidification）：指对于一些遇热易变质的药物可采用化学交联剂如甲醛、戊二醛、丁二酮等使乳剂的内相固化、分离而制备微球的方法。要求载体材料具有水溶性并达到一定浓度，且分散后相对稳定，在稳定剂和匀化设备配合下使分散相达到所需大小。常用的载体材料有白蛋白、明胶等。

（3）溶剂蒸发法（solvent evaporation）：指将水不溶性载体材料和药物溶解在油相中，再分散于水相中形成 O/W 型乳液，蒸发内相中的有机溶剂，从而制得微球的方法。

2. 凝聚法 凝聚法（coacervation）是指在药物与载体材料的混合液中，通过外界物理化学因素的影响，如用反离子、脱水、溶剂置换等措施使载体材料的溶解度发生改变，凝聚载体材料包裹药物而自溶液中析出。凝聚法制备微球的原理与微囊制备中的复凝聚法基本一致。常用的载体材料有明胶、阿拉伯胶等。

3. 聚合法 聚合法（polymerization）是以载体材料单体通过聚合反应，在聚合过程中将药物包裹，形成微球。所制备微球具有粒径小、易于控制等优点。

（1）乳化/增溶聚合法（emulsion/solubilization polymerization）：是将聚合物的单体用乳化或增溶的方法高度分散，然后在引发剂的作用下使单体聚合，同时将药物包裹制成微球的方法。该法要求载体材料具有良好的乳化性和增溶性，且聚合反应易于进行。

（2）盐析固化法（salting-out coagulation）：又称交联聚合法，向含有药物的高分子单体溶液中加入适量的盐类沉淀剂如硫酸钠使溶液浑浊而不产生沉淀，制得的颗粒粒径为 1~5 μm，然后再加入交联剂固化，可得到稳定的微球。

（五）影响微囊与微球粒径的因素

1. 影响微囊粒径的因素

（1）囊心物的大小：要求微囊的粒径约为 10 μm 时，囊心物粒径应达到 1~2 μm；要求微囊的粒径约为 50 μm 时，囊心物粒径应在 6 μm 以下。对于不溶于水的液态药物，用相分离法制备微囊，可先乳化再微囊化，可得到粒径均匀的微囊。

（2）囊材的用量：一般药物粒子越小，表面积越大，要制成囊壁厚度相同的微囊，所需的囊材越多。在囊心物粒径相同的条件下，囊材的用量越多，微囊的粒径越大。

（3）制备方法：采用相分离法制备微囊，微囊粒径可低至 2 μm；采用物理机械法制备微囊，微囊粒径一般为 35 μm。

（4）制备温度与搅拌速度：一般在不同温度下制得的微囊的收率、大小及其粒径分布均不同。一般来说，温度越低，粒径越大。在一般情况下，搅拌速度直接影响微囊的粒径大小，搅拌速度越快，粒径越小，有时搅拌速度过快，也可导致微囊合并生成较大的微囊。

（5）附加剂的浓度：附加剂的浓度影响微囊的粒径，但浓度与粒径不一定是正比或反比关系。如采用界面缩聚法制备微囊，在搅拌速度一致的情况下，分别加入 0.5% 与 5% 的司盘 85，则分别得到 100 μm 和 20 μm 的微囊。又如采用 PLGA 为囊材，制备醋炔诺酮肟微囊时，加入高分子保护剂明胶的浓度不同，则微囊的粒径不同。1%、2% 和 3% 明胶制得的微囊粒径分别约为 70 μm、80 μm 和 60 μm 的微囊。

2. 影响微球粒径的因素

（1）药物浓度：药物浓度影响粒径与药物加入的方法有关。将药物加入微球中有两种方法：一种是药物在形成微球的过程中掺入微球内部；另一种是先制备空白微球再吸附药物从而将药物加入微球内部。随药物浓度增加、微球载药的增加，微球的粒径也会变大。

（2）附加剂的影响：表面活性剂通过降低分散相与分散介质间的界面张力，改变制备过程中乳滴的大小，从而影响粒径的大小。不同的表面活性剂制备的微球不一定相同。分散介质不同对微球的粒径影响较大。

（3）制备方法：粒径对制备方法的依赖性较大，不同的制备方法可能得到的微球粒径不一定相同。同一种制备方法，采取不同的处理过程，得到的微球粒径也可不同。

（4）搅拌速度与乳化时间：一般来说，搅拌速度快，微球粒子小，超声处理比搅拌法制备的微球粒子更小，乳化时间越长，微球粒子越小，粒度分布越均匀。

此外，固化时间和温度，交联剂、催化剂的用量和种类，γ 射线的强度和照射时间等均对制备的微球大小有影响。

（六）质量评价

1. 形态、粒径及其分布的检查　微球的外观与形态可采用光学显微镜观察，粒径 < 2 μm 的可采用扫描电镜、透射电镜或原子力显微镜观察。

应采用适当的仪器测定微粒的粒径平均值及其分布的数据或图形。测定方法有显微镜法、电子显微镜法、激光散射法和库尔特计数仪法等。粒径分布的表示法有重量分布、体积分布、数目分布法等。也可采用跨度（span）评价粒径分布，可按照式（12-19）计算：

$$跨度 = \frac{d_{90} - d_{10}}{d_{50}} \tag{12-19}$$

式中，d_{90}、d_{50}、d_{10} 分别指 10%、50%、90% 累积质量百分数对应的微球的粒径，跨度越小，粒径分布越均匀采用跨度衡量粒径的分布，有利于质量检验与评价。

2. 载药率与包封率的检查　载药率（drug loading rate）是指微球中所包载药物的质量分数。一般采用溶剂提取法测定载药率。溶剂的选择原则为应使药物最大限度地溶出而最少溶解囊材，溶剂本身也不应当干扰测定。载药率可由式（12-20）求得：

$$载药率（\%）= \frac{微球中所含药物量}{微球的总量} \times 100\% \qquad （12-20）$$

包封率（entrapment efficiency）是指被实际包载于微球中的药物质量与制备时投入药物质量的比值。包封率可由式（12-21）求得：

$$包封率（\%）= \frac{微球中所包载药物质量}{制备微球时投入的药物总量} \times 100\% \qquad （12-21）$$

制备微球时投入的药物一般会有一些没有被包载入微粒内，呈现为"游离状态"或被吸附在器皿或颗粒表面，应当通过适当方法如凝胶色谱柱法、离心法或透析法进行分离后测定。微粒制剂的包封率一般不得低于80%。

3. 释药速度的检查　为了掌握微球中药物的释放规律、释放时间，必须进行释药速度的测定。根据微球的特点，可采用2025年版《中国药典》溶出度与释放度测定法进行测定。

4. 有机溶剂的限度检查　在生产过程中引入有害溶剂时，应当符合2025年版《中国药典》残留溶剂测定法测定。凡未规定限度的，可依据毒理试验结果或参考有关标准如ICH制定有害溶剂残留量的测定方法与限度。

5. 突释效应或渗漏率的检查　药物在微粒制剂中一般有三种情况，即吸附、包入或嵌入。在体外释放试验时，表面吸附的药物会快速释放，如果纳米制剂开始0.5 h内的释放量>40%，称为突释效应（burst effect）。

若微球产品分散于液体介质中贮存，应检查渗漏率，可由式（12-22）计算：

$$渗透率（\%）= \frac{产品在贮存一定时间后渗漏到介质中的药量}{产品在贮存前包封的药量} \times 100\% \qquad （12-22）$$

6. 其他检查　除应当符合2025年版《中国药典》的指导原则要求，微球制剂还应当符合注射剂的规定。若微球制成缓释、控释、迟释制剂，则还应符合其相应指导原则的有关规定。

二、纳米粒

（一）概述

纳米粒（nanoparticles）是指粒径在1~1 000 nm的粒子。药剂学中所指的药物纳米粒一般是指10~100 nm的含药粒子。药物纳米粒主要包括药物纳米晶和载药纳米粒两类。①药物纳米晶（drug nanocrystal）：是将药物直接制备成纳米尺度的药物晶体，并制备成适宜的制剂以供临床使用。②载药纳米粒（drug carrier nanoparticles）：是将药物以溶解、分散、吸附或包裹于适宜的载体或高分子材料中形成的纳米粒。已研究的载药纳米粒包括聚合物纳米囊（polymeric nanocapsul）、聚合物纳米球（polymeric nanosphere）、药质体（pharmacosome）、固体脂质纳米粒（solid lipid nanospher）、微乳（microemulsion）和聚合物胶束（polymeric micelle）等，载药纳米粒可制备成适宜的剂型如静脉注射剂或输液剂给药。

药物纳米粒的特点主要有以下五个方面：

（1）改善难溶性药物的口服吸收：在表面活性剂和水等存在的条件下，直接将药物粉碎成纳米混悬剂，适合于口服、注射等途径给药，以提高生物利用度。

（2）延长药物的体内循环时间：亲水性材料如聚乙二醇衍生物对纳米载体表面修饰后，该纳米粒在体内可逃避体内网状内皮系统的快速捕获，有利于延长药物在体循环中的暴露时间，增强药物疗效。

（3）增强药物跨越血-脑屏障的能力：提高药物的脑内浓度，改善脑内实质性组织疾病和脑神经系统疾病的治疗有效性。

（4）增强药物的靶向性：聚合物纳米粒有利于淋巴系统靶向给药，选择亲脂性材料或对纳米粒进行表面修饰，亲油性表面更容易被淋巴细胞所吞噬。表面连有单克隆抗体和配体的纳米粒可以增加病变部位的靶向性。

（5）可用作生物大分子的特殊载体：纳米载体有利于生物大分子药物的吸收、体内稳定性和靶向性。

（二）载体材料

制备药物纳米粒的载体材料主要有两大类：①天然高分子材料，如脂类、糖类、蛋白质等。②合成高分子材料，如聚氰基丙烯酸烷酯（polyalkylcyano acrylate，PACA）、PLA、PLGA。此外，还有合成的脂类如硬脂酸等。目前，美国 FDA 批准可用于注射给药的载体材料为 PLA 和 PLGA。

（三）药物纳米晶的制备

1994 年，Muller 等利用表面活性剂的稳定作用，将药物颗粒分散在水中，通过粉碎或者结晶技术制备了稳定的纳米混悬剂。纳米混悬剂可经进一步制剂加工成各类剂型，供注射或口服使用。美国 FDA 批准上市的药物纳米晶有西罗莫司（sirolimus）、阿瑞匹坦（aprepitant）、非诺贝特（fenofibrate）、甲地孕酮（megestrol）、帕利哌酮（paliperidone）等药物。

纳米混悬剂的制备方法大体上可分为两类：①自下向上法（bottom-up method），从药物溶液中利用结晶技术制备纳米尺度的结晶。②自上向下法（top-down method），将大颗粒的药物分散成纳米尺度的结晶。为了制备稳定的纳米晶，还需要加入稳定剂，常用的稳定剂有表面活性剂、高分子聚合物、缓冲液、盐、多元醇、渗透压调节剂或抗冻剂等。常用的制备方法如下：

1. 沉淀法（precipitation）　指先将药物溶解到适宜的良溶剂中形成溶液，然后将药物溶液加入另一种不良溶剂中而析出结晶的方法。通过结晶条件的控制使晶核快速形成，抑制结晶生长，最终可以得到纳米药物结晶。

2. 研磨法（milling）　指先将药物粉末分散在含表面活性剂溶液中，与研磨介质一起放入专用的研磨机内，研磨杆的高速运动，使药物粒子在研磨介质之间、研磨介质和器壁之间发生猛烈撞击和研磨，从而粉碎得到纳米结晶的方法。

3. 高压匀质法（high-pressure homogenization）　指先将药物微粉化制成混悬液，然后在高压均质机的高压泵作用下，强行高速通过匀化阀的狭缝，制得纳米混悬剂的方法。本法除具备介质研磨法的优点外，还适于制注释射用的无菌纳米混悬剂。本法需预先将药物微粉化，制成粒径 < 25 μm 的微粒后才能采用。

4. 乳化溶剂蒸发法（emulsion solvent evaporation）　指先乳化后蒸发有机溶剂制备纳米混悬剂的一种方法。该法要经过两个步骤：首先制备含药 O/W 型纳米乳，难溶性药物溶解在油相乳滴内；通过如减压蒸馏、匀质化、对流匀质等方法使乳滴内的有机溶剂挥发，使药物析出。通过控制乳滴大小可以控制药物纳米粒子的大小。

5. 乳化溶剂扩散法（emulsion-solvent diffusion）　指先乳化后通过有机溶剂扩散析出药物结晶的方法。该法选用与水部分互溶的有机溶剂作为含药内相制备 O/W 型乳剂，然后用水稀释，使内相（乳滴）的有机溶剂扩散到外相（水相），从而在乳滴内析出药物，最后通过高速离心分离出药物纳米粒或浓缩得到纳米混悬剂。

（四）载药纳米粒的制备

纳米粒的制备方法与微球的制备方法类似，主要有乳化聚合法、天然高分子凝聚法和聚合物材料分散法等。

1. **乳化聚合法**　以水为连续相的乳化聚合法是目前制备载药纳米粒最常用的方法。将单体分散于含乳化剂的水相中形成胶束或乳滴，单体遇 OH⁻、其他引发剂或经高能辐射可发生聚合，快速扩散使聚合物的链进一步增长，胶束及乳滴作为提供单体的仓库，而乳化剂起到防止聚合物纳米粒聚集的作用。聚合反应终止后形成固体纳米粒。

例如，聚氰基丙烯酸烷酯（PACA）纳米粒是氰基丙烯酸烷酯单体在室温下聚合而成的，水中 OH⁻ 离作引发剂，故 pH 对聚合反应速率的影响较大，在碱性溶液中反应快。反应式如下：

通常，聚合物的平均相对分子质量低，得到的纳米粒较软且易于黏连，故稳定剂的应用特别重要。用乳化聚合法制备聚氰基丙烯酸烷酯纳米粒时，溶液的 pH、单体浓度及搅拌速度是影响粒径的重要因素。以 0.5% 右旋糖酐为稳定剂，制备 PACA 纳米球为例，说明 pH、搅拌速度对粒径的影响：① pH 为 2 时粒径最小（130 nm）。② pH 为 1 或 3 时粒径增大 50%（pH 高时反应太快，不易成球）。③搅拌速度加快粒径变小，但过快会使粒径变大，如搅拌速度为 600 r/min 及 3 000 r/min 时分别得到平均径为 126 nm 及 161 nm 的纳米粒。

采用本法制备的纳米粒的药物包封率在 15%～90%，一般情况下，亲脂性药物的包封率较高。

2. 凝聚法　高分子材料凝聚法是指采用加热变性、化学交联及盐析脱水而使高分子材料凝聚的方法。如白蛋白纳米粒的制备，先制备乳状液之后，采用加热变性法固化乳滴的制备技术。水相：将药物溶解或分散于 200～500 g/L 的白蛋白溶液中；油相：取 40～80 倍于水相体积的棉籽油或液体石蜡。制备方法：把水相加入于油相中搅拌或超声使其形成 W/O 型乳状液，然后快速滴加到 100～200 mL 的热油（100～180℃）中，并保温 10 min，使白蛋白变性而固化，形成含药纳米粒，搅拌冷却至室温，用乙醚洗去油相，离心分离得纳米囊。制备的关键是快速将乳状液滴加入热油时的操作。所制得的纳米粒大小分别为 560 nm（棉籽油作油相）和 820 nm（液体石蜡作油相）。

3. 分散法

（1）乳化溶剂蒸发法：将药物溶解或分散于含载体材料的有机溶液中，然后加入水相中乳化形成 O/W 型乳状液，减压挥发除去有机溶剂而得到纳米球。这个方法和微囊、微球的制备方法完全相同，关键是控制 O/W 型乳滴的大小，其影响因素包括表面活性剂的种类、加入量及乳化方法（如超声乳化、高压乳化）等。

（2）乳化溶剂扩散法：药物和高分子材料溶解于与水互溶的有机溶剂（如乙醇、丙酮等）中，将药物和高分子溶液搅拌分散于含 2% 聚乙烯醇（PVA）的水溶液中。由于有机溶剂在水中的快速扩散，明显降低了油水界面的表面张力，在搅拌作用下迅速形成极细小的有机相纳米乳，随着有机溶剂的进一步扩散使乳滴中的高分子材料和药物共沉而形成纳米粒。由于在水相中的 PVA 吸附于纳米粒表面，可阻止纳米粒的粘连与合并。

（3）超临界流体快速膨胀法：将聚合物溶于一种超临界流体中，经导管引入并由一喷嘴快速喷出，由于超临界流体迅速膨胀汽化，使聚合物以纳米粒的形式迅速沉降。适用于小分子聚合物（相对分子质量 < 10 000）纳米粒的制备，药物可以均匀分散于聚合物基质中，而且不存在残留溶剂的问题，在聚乳酸纳米粒的制备中已得到应用。对于大分子聚合物来说，因其在超临界流体中的溶解度小，甚至不溶而不宜使用这项技术。

（4）超临界反溶剂法：将聚合物溶解在一种适宜的溶剂中，通过导管快速引入一种超临界流体中，由于超临界流体可以完全提取溶解聚合物的溶剂而使聚合物沉降，形成极细微粒，该技术也称作气体反溶剂技术（gas anti-solvent，GAS），已成功地用于微球及纳米粒的制备。

纳米粒的制备都是在液相中进行，而纳米粒在水中一般不稳定，易发生如纳米粒聚集沉淀、聚合物材料的降解、纳米粒形态的变化、药物的泄漏和变质等现象。因此，通常将纳米粒冷冻干燥或喷雾干燥，以提高稳定性。

（五）纳米粒的修饰

现有纳米粒的表面修饰。根据修饰的目的不同，大致可分为以下三个方面：

（1）穿透生物屏障纳米粒：研究表明，PLGA 纳米粒的表面用壳聚糖修饰后，可促进纳米粒在小肠黏膜的透过性，其原因是壳聚糖能够打开小肠上皮细胞的紧密连接。

（2）长循环纳米粒：纳米给药后被网状内皮系统摄取，很快分布于肝、脾、肺等器官中。研究表明，用 PEG 修饰的纳米粒不易被这些网状内皮系统识别，可延长纳米粒在体内的循环时间，其作用机制可能与改变纳米粒表面的疏水性及形成特定的空间结构有关。

（3）靶向性纳米粒：包括抗体修饰纳米粒（antibody modified nanoparticle）和配体修饰纳米粒（ligand modified nanoparticle）。

1）抗体修饰纳米粒：与单克隆抗体或基因抗体共价结合而成，亦称免疫纳米粒。免疫纳米粒借助抗体与靶细胞表面抗原或受体的相结合作用进入靶细胞，释放包载的药物，从而达到靶向治疗的目的。

2）配体修饰纳米粒：将纳米粒表面用配体修饰，可使纳米粒导向相对应的靶细胞（受体），从而可改变纳米粒的体内分布。不同的细胞表面具有特异性受体，而与之结合的配体也不同，配体与受体间有强烈的亲和力。常用的配体有半乳糖（galactose）、叶酸（folic acid）、转铁蛋白（transferrin）等。

（六）质量评价

纳米制剂的质量要求基本上与微囊、微球、脂质体制剂一致，采用 2025 年版《中国药典》的指导原则进行相关检查。

1. 形态和粒度分布 通常采用扫描电镜和透射电镜观察形态，并提供照片。应为球形或类球形，无粘连。粒度分布采用动态光散射粒度分析或电镜分析，经软件处理，绘制直方图或粒度分布图，亦可用跨距表示。

2. 再分散性 纳米粒制剂一般为冻干品，外观应为细腻疏松的块状物，色泽均匀；加一定量水，振摇，应立即均匀地分散成几乎澄清或半透明的胶体或混悬液。再分散性可以用纳米粒介质的浊度变化表示。浊度与介质中纳米粒的量基本上呈线性关系，说明能再分散；直线回归的相关系数越接近 1，表示再分散性越好。

3. 包封率与泄漏率 分别测定系统中的总药量和纳米粒中所含的药量，然后计算出纳米粒中包载的药量占系统总药量的百分率，即包封率。贮存一定时间后再同法测定包封率，即可计算贮存后的泄漏率，即最初药物的包封率和贮存一段时间后的包封率的差值。

4. 突释效应 纳米粒在最初 0.5 h 内的释放量应低于包封药物总量的 40%。

5. 有机溶剂残留 在制备纳米粒的过程中，若采用有机溶剂，需检查其残留量，残留量应符合 2025 年版《中国药典》相关规定的要求。

6. 其他检查 除应符合以上要求，注射用纳米制剂还应符合注射剂的相关要求。

三、聚合物胶束

（一）概述

聚合物胶束通常指由两亲性聚合物制备的具有核 – 壳结构的胶束，被广泛地认为是最有潜力的药物载体系统之一。疏水相互作用、氢键、静电相互作用等是聚合物胶束形成的驱动力。与低分子表面活性剂相比，两亲性聚合物的临界胶束浓度（CMC 值）低的多，通常为 $10^{-7} \sim 10^{-6}$ μmol/L。因此，聚合物胶束具有很高的热力学稳定性。相比盐酸多柔比星脂质体注射剂（粒径约为 100 nm）等临床批准的纳米载体制剂，聚合物胶束粒径通常在 10 ~ 100 nm，粒径可调控且分布很窄。此外，其他影响药物载体性能的特性可以通过调整嵌段共聚物的结构和组成来优化。例如，可将一些功能分子如靶向配体连接到嵌段共聚物上，制备智能型聚合物胶束。

（二）聚合物胶束的组成

最常用于聚合物胶束的亲水嵌段是聚乙二醇（PEG），PEG 已被美国 FDA 批准用于肠胃外给药，并广泛地应用于各种生物医学和制药领域。PEG 作为嵌段共聚物胶束外壳链段的主要优点是生物相容性好、毒性低，相对分子质量（Mr）低于 30 000 000 的 PEG 可以通过肾透析排出体外。例如，10% 的 PEG（$Mw = 4\ 000$ g/mol）溶液已经被安全地注射于大鼠、豚鼠、兔和猴子体内。除了亲水性，PEG 还具有独特的溶液性质，包括与水之间最小的界面自由能、高水溶性、高流动性等，所以胶束表面的 PEG 链段对于抑制蛋白质吸收特别有效。PEG 的吸附经常用来改善异体材料的生物相容性。其他的亲水性聚合物，也可以作为亲水嵌段替代 PEG 用于聚合物胶束系统。例如，Li 等和 Cheng 等分别采用热敏性 N- 异丙基丙烯酰胺（NIPAAm）和聚（N- 异丙基丙烯酰胺 – 共聚 – 二甲基丙烯酰胺）[P（NIPAAm-co-DMAAm）] 作为嵌段共聚物胶束的亲水嵌段，制备了聚乳酸 -PNIPAAm- 聚乳酸（PLA-PNIPAAm-PLA）嵌段共聚物及右旋糖酐 -P（NIPAAm-co-DMAAm）嵌段共聚物胶束体系。这些热敏性共聚物具有低临界溶解温度（lower critical solution temperature，LCST），温度高于 LCST 会聚集沉淀。通过分子设计可以得到 LCST 略高于体温的胶束体系，有利于对肿瘤细胞的靶向释药，因为肿瘤组织的温度略高于体温。

与 PEG 普遍作为亲水嵌段不同，多种疏水嵌段已被研究应用于制药领域。聚合物胶束疏水嵌段应具有较高的载药能力，疏水性内核对于所载药物具有良好的相容性。可降解聚酯如 PLA、聚乙交酯（PGA）和聚己内酯（PCL）等疏水材料已通过美国 FDA 批准应用于临床。

（三）载药胶束的制备方法

制备载药胶束主要通过化学和物理方法实现。化学方法主要是在一定条件下使药物与聚合物的疏水链官能团发生反应。需要考虑的一个重要因素是聚合物的反应基团数量少或疏水性强，以免干扰单分散胶束的形成。尽管化学交联可以显著改善胶束的循环动力学、生物分布和在靶点的积累，但所涉及的一系列化学反应比较复杂或具有挑战性。因此，更倾向于用物理方法来制备载药胶束，物理方法包括以下六种。

1. 直接溶解法 将聚合物和药物直接溶于水中得到载药胶束。

2. 透析法 将共聚物和药物溶解在水混溶性有机溶剂 [如 $N,N-$ 二甲基甲酰胺、二甲基亚砜（DMSO）] 中，置于透析袋中，与水溶液透析得到载药胶束。如果药物的量超过胶束的增溶能力，过量的药物以结晶形式析出，过滤除去。

3. 溶剂挥发法 将共聚物与药物分别溶于有机溶剂中，然后在共聚物溶液中加入水后剧烈搅拌得到胶束溶液，再将药物溶液加入胶束溶液中并强烈搅拌，得到载药胶束。

4. 共溶剂挥发法 将共聚物与药物共同溶于有机溶剂中，加入水后剧烈搅拌，得到载药胶束。

5. 冻干法 将聚合物和药物溶于有机溶剂中，再与水混合，冻干后聚合物胶束分散于等渗的水性介质中。

6. 水包油乳液法 将药物溶解在水混溶性有机溶剂中，向水相中加入含有该药物的有机溶剂，剧烈搅拌。

（四）聚合物胶束在药剂学中的应用情况

1. 作为难溶性药物载体 口服给药由于吸收较少，药物的生物利用度通常都比较低。胶束内部疏水性药物的增溶作用可以克服这个问题。针对聚合物胶束对疏水性药物的增溶过程的研究已十分丰富，增溶过程的数学模拟表明，最初的增溶是通过替换胶束内核溶剂（水）分子来进行的，随后溶解的药物开始在胶束核心积累，致使疏水嵌段远离胶束核心区域。由于胶束核心水溶性药物的扩增，广泛的增溶作用可能会导致胶束尺寸有所增大。影响载药胶束疗效的主要因素是成核和成壳嵌段的相对长度，或者说疏水／亲水比。一般认为，疏水嵌段越大，核心尺寸越大，包埋疏水性药物的能力越强。例如，有研究者采用聚氧乙烯 – 聚氧丙烯醚嵌段共聚物——普朗尼克（Pluronic），制备了包载难溶性药物与姜黄素的聚合物胶束，半衰期和细胞毒性均显著增强。

2. 作为靶向给药载体

（1）主动靶向：纳米胶束可以通过被配体修饰来实现主动靶向，能够在减少全身毒性和不良反应的同时增加对肿瘤细胞的选择性和增强细胞内的药物传递。有研究者用叶酸 – 聚乙烯亚胺 – 普朗尼克和普朗尼克 L121 共聚物制备得到载有紫杉醇的混合胶束，研究发现该混合胶束靶向作用、细胞摄取和细胞毒性均显著增强。

（2）被动靶向：研究表明，具有核壳结构的纳米胶束粒径在 10～100 nm，同时具有亲水性的表面，这两个重要特征可以使纳米胶束避开网状内皮系统的摄取而延长血液循环时间，从而实现被动靶向。有研究者运用 PCL-PEG 共聚物制备阿霉素的，与游离的阿霉素相比，纳米胶束半衰期及靶向性显著增加。

3. 作为基因药物或蛋白质类药物的载体　可生物降解的纳米胶束具有稳定、无毒、无抗原性等优点，可用于基因输送治疗。有研究者选用混合多肽共聚物聚乙二醇 – 聚（L– 赖氨酸）– 聚（L– 亮氨酸）（PEG PLL-PLLeu）制备了可生物降解胶束用于基因传递，该胶束表现出较高的转染效率和较低的细胞毒性。

小干扰 RNA（small interfering RNA，siRNA）是由一个长 20～25 个核苷酸的抑制基因表达的双链 RNA，可用于治疗癌症等疾病。但细胞摄取少，脱靶效应及在生理环境中的不稳定性限制了 siRNA 的临床应用。有研究者应用阳离子嵌段共聚物聚乙二醇 – 聚天冬酰胺衍生物制备了装载 siRNA 的聚离子复合物（PIC）胶束，胶束的核壳结构可以将 siRNA 包埋其中，从而改善 siRNA 在肿瘤靶向治疗中的生物活性。

四、脂质体

（一）概述

当两性分子如磷脂分散于水相时，分子的疏水尾部倾向于聚集在一起，避开水相，而亲水头部暴露在水相，形成具有双分子层结构的封闭囊泡（vesicle），在囊泡内水相和双分子膜内可以包裹多种药物，类似于超微囊结构，这种将药物包封于类脂质双分子层薄膜中间所制成的超微球形载体制剂称为脂质体（liposome）。脂质体一般由磷脂和胆固醇构成，脂质体的结构示意见图 12–11。

脂质体最早于 1965 年由英国的邦汉姆（Alec D. Bangham）等提出，他们发现当磷脂分散在水中时形成多层封闭囊泡，类似于洋葱结构。现用于临床治疗的脂质体制剂有益康唑脂质体凝胶（Pevaryl Lipogel）、两性霉素 B 脂质体（AmBisome）、两性霉素 B 脂复合物（Abelcet）、多柔比星脂质体（Doxil）、柔红霉素脂质体（DaunoXome）、阿糖胞苷脂质体（DepoCyt）、制霉菌素脂质体（Nyotran）、甲肝疫苗脂质体（Epaxal）等。其中，多柔比星脂质体（Doxil）于 1995 年年底在美国获得美国 FDA 批准，此脂质体的组成中含有亲水性聚合物——聚乙二醇（polyethylene glycol，PEG）与二硬脂酸磷脂酰乙醇胺的衍生物（PEG DSPE），其作用是在体内阻止血浆蛋白吸附于脂质体表面，阻止其调理化作用（opsonization），从而避免单核巨噬细胞系统快速吞噬脂质体，

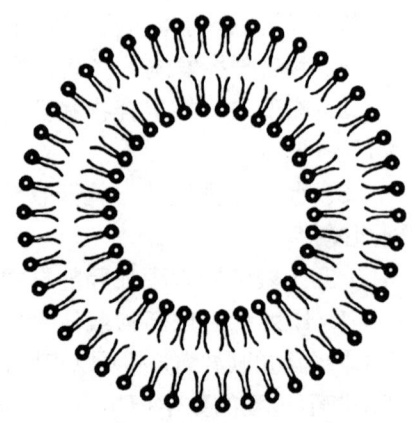

图 12–11　脂质体囊泡结构示意图

延长血液循环时间，有利于增加脂质体达到病变部位的相对聚积量，这种脂质体称为长循环脂质体（long circulation liposome），也称为隐形脂质体（stealth liposome）。在实体瘤生长部位感染或炎症部位，病变导致毛细血管的通透性增加，适当粒径范围内的载药长循环脂质体，在这些病变部位的渗透性和滞留量增加，称为渗透与滞留增强效应（enhanced permeaband retention effect，EPR effect）。

（二）脂质体的膜材料

制备脂质体的膜材料主要为类脂成分，有磷脂和胆固醇等。很多类脂可用于制备脂质体，而磷脂最常用。常用的磷脂材料简介如下。

1. **中性磷脂** 磷脂酰胆碱（phosphatidylcholine，PC）是最常见的中性磷脂，有天然和合成两种来源，可从蛋黄和大豆中提取。与其他磷脂比较，具有价格低、中性电荷、化学惰性等性质。磷脂酰胆碱是细胞膜的主要磷脂成分，也是脂质体的主要组成部分。天然来源的磷脂酰胆碱是一种混合物，每一种磷脂酰胆碱具有不同长度、不同饱和度的脂肪链。人工合成的磷脂酰胆碱衍生物有二棕榈酰磷脂酰胆碱（DPPC）、二硬脂酰胆碱（DSPC）、二肉豆蔻酰磷脂酰胆碱（DMPC）、磷脂酰乙醇胺（PE）。此外，其他中性磷脂还有鞘磷（SM）等。

2. **负电荷磷脂** 又称为酸性磷脂，常用的负电荷脂质（negative harg lipid）有磷脂酸（PA）、磷脂酰甘油（PG）、磷脂酰肌醇（PI）、磷脂酰丝氨酸（PS）等。在负电荷磷脂中，有三种力量共同调节双分子层膜头部基团的相互作用，即空间屏障位阻、氢键和静电荷。

由酸性磷脂组成的膜能与阳离子发生非常强烈的结合，尤其是二价离子如钙和镁。由于结合降低了头部基团的静电荷，使双分子层排列紧密，从而升高了相变温度。在适当的环境温度下，加入阳离子能引起相变。由酸性和中性脂质组成的膜，加入阳离子能引起相分离。

3. **正电荷脂质** 制备脂质体所用的正电荷脂质均为人工合成产品，目前常用的正电荷脂质有硬脂酰胺、油酰基脂肪胺衍生物、胆固醇衍生物等。正电荷脂质常用于制备基因转染脂质体。

4. **胆固醇（cholesterol）** 生物膜的重要成分之一，是一种中性脂质，亦属于两亲性分子，但是亲油性大于亲水性，结构见图 12-12。由于胆固醇本身相聚合的能量较大，故常难以和蛋白质结合，而主要与磷脂相结合，阻止磷脂凝集成晶体结构。胆固醇趋向于减弱膜中脂类与蛋白质复合体之间的连接，像"缓冲剂"起着调节膜结构"流动性"的作用。胆固醇本身不形成脂质双分子层结构，但它能以高浓度方式掺入磷脂膜。胆固醇作为两性分子，能镶嵌入膜，羟基基团朝向亲水面，脂肪族的链朝向并平行于磷脂双分子层中心的烃链，如图 12-13 所示。当胆固醇在磷脂双分子层膜所占的摩尔比约为 50% 时，胆固醇可以改变膜的流动性。

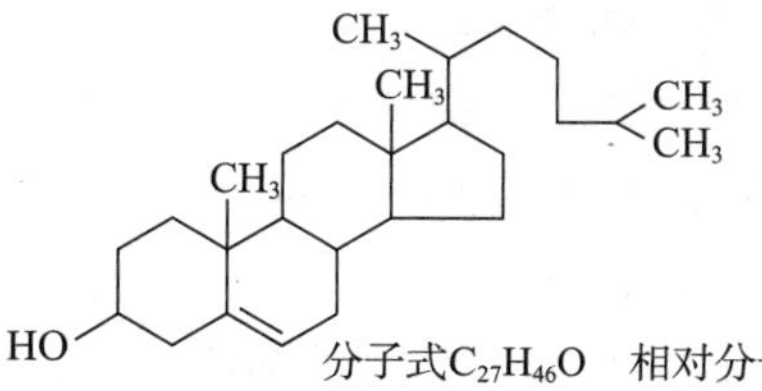

分子式 $C_{27}H_{46}O$ 相对分子质量 386.66

图 12-12 胆固醇的结构

（三）脂质体的理化性质

1. **相变温度** 当升高温度时，脂质双分子层中的酰基侧链从有序排列变为无序排列，这种变化引起脂膜的物理性质发生一系列变化，可由"胶晶"态变为"液晶"态。此时，膜的横切面增加，双分子层厚度减小，膜的流动性增加。这种转变时的温度称为相变温度（phase transition temperature，T_c）。所有磷脂都具有特定的 T_c 值，依赖于极性基团的性质、酰基链的长度和不饱和度。一般酰基侧链越长或增加链的饱和，相变温度越高；反之，则相变温度越低。当磷脂发生相变时，可有液态、液晶态和胶晶态共存，出现相分离，使膜的流动性增加，易导致内容物泄漏。

2. **膜的通透性** 脂质体膜是半通透性膜，不同离子、分子扩散跨膜的速率有极大的不同。对于在水和有机溶液中溶解度都非常好的分子，易于穿透磷脂膜。极性分子如葡萄糖和高分子化合物通过膜非常慢，而电中性小分子如水和尿素能很快跨膜。荷电离子的跨膜通透性有很大差别。质子和羟基

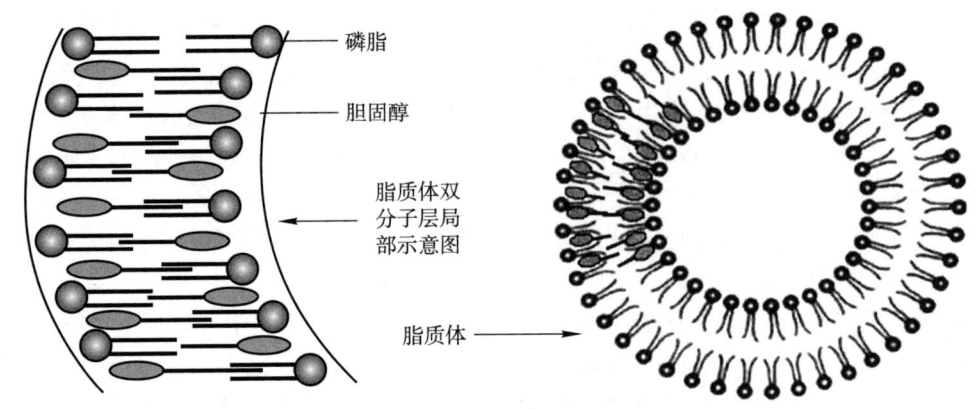

图 12-13　胆固醇与磷脂在脂质体双分子层中的排列示意图

离子穿过膜非常快，可能是由于水分子间氢键结合的结果；钠和钾离子跨膜则非常慢。在体系达到相变温度时，质子的通透性增加，并随温度的升高而进一步提高。钠离子和大部分物质在相变温度时通透性最大。

3. 膜的流动性　在相变温度时膜的流动性增加，被包裹在脂质体内的药物具有最大释放速率，因而膜的流动性直接影响脂质体的稳定性。胆固醇具有调节膜流动性的作用，当在脂质体膜中加入（质量分数）为 50% 的胆固醇可使脂质体膜相变消失，因此胆固醇也被称为 "流动性缓冲剂" （fluidity buffer）。低于相变温度时，磷脂中加入胆固醇可使膜分子排列的有序性降低，膜的流动性增加；高于相变温度时，磷脂中加胆固醇则可增加膜排列的有序性，膜的流动性降低。

4. 脂质体的荷电性　含酸性脂质如磷脂酸（PA）和磷脂酰丝氨酸（PS）的脂质体荷负电，含碱基（氨基）脂质。例如，十八胺等的脂质体荷正电，不含离子的脂质体显电中性。脂质体的表面电性与其包封率、稳定性、靶器官分布及对靶细胞的作用有关。脂质体的表面电性的测定方法有荧光法、显微电泳法、激光粒度分析仪等。

（四）脂质体的分类

1. 按脂质体的结构分类

（1）单层脂质体（unilamellar vesicle）：由一层双分子脂质膜形成的囊泡，又分为小单层脂质体（small unilamellar vesicle，SUV）和大单层脂质体（large unillamellar vesicle，LUV）。小单层脂质体的最小直径约为 20 nm，大单层脂质体的直径一般大于 100 nm。LUV 与 SUV 相比，对水溶性药物的包封率高、包封容积大。

（2）多层脂质体（multilamellar vesicle，mLV）：是双分子脂质膜与水交替形成的多层结构的囊泡，一般由两层以上的磷脂双分子层组成多层同心层（concentric lamellae）。仅仅由较少层数的同心层组成的囊泡（如 2~4 层的多层脂质体）又称为寡层脂质体（oligolamellar vesicle，OLV）。mLV 直径一般为 100 nm 至 5 μm。

2. 按脂质体的性能分类

（1）普通脂质体：由一般脂质组成的脂质体，包括上述的小单层脂质体、大单层脂质体和多层脂质体。

（2）长循环脂质体：也称为隐性脂质体。脂质体被神经节苷脂（ganglioside，GM）、磷脂酰肌醇、聚乙二醇等在脂质体表面高度修饰，交错重叠覆盖在脂质体表面，形成致密的构象云，也称为空间稳定脂质体（sterically stabilized liposome，SSL）。这种立体保护作用取决于聚合物的柔性、位阻、亲水性等，阻止脂质体被血液中的调理素（opsonin）识别，降低网状内皮系统（reticuloendothelial system，RES）的快速吞噬或摄取，从而使脂质体的清除速率减慢，血液中的驻留时间延长，使药物作用时间延长。

（3）特殊功能脂质体：利用某些特殊的脂质材料赋予脂质体具有某些特殊性能。热敏脂质体是由 *Tc* 稍高于体温的脂质组成的脂质体，其药物的释放对温度具有温度敏感性。pH 敏感脂质体（pH-sensitive liposome）是对 pH（特别是低 pH）敏感的脂质组成的脂质体，如 DOPE/PC/CHOL 组成的脂质体，当 pH < 6.0 时脂质体释放其内容物。配体修饰脂质体掺入具有靶向功能的配体或将该配体通过化学连接脂质体表面，形成配体修饰脂质体。免疫脂质体（immunoliposome）掺入抗体或将抗体通过化学连接脂质体表面，形成被抗体修饰的具有免疫活性的脂质体。

（五）脂质体的功能特点与作用机制

1. 脂质体的功能特点　脂质体作为药物载体的功能特点表现在以下四个方面。

（1）淋巴系统趋向性：抗癌药物包封于脂质体中，能使药物选择性地杀伤癌细胞或抑制癌细胞的繁殖，增加药物对淋巴的定向性，降低抗癌药物对正常细胞和组织的损害或抑制作用，改变药物在组织中的分布。

（2）被动靶向性：在实体瘤生长部位、感染、炎症部位，病变导致毛细血管的通透性增加，适当粒径范围内的载药长循环脂质体在这些病变部位表现高通透性和滞留效应（enhanced permeability and retention effect，EPR）。

（3）主动靶向性：脂质体本身无特异主动靶向性，必须在脂质双分子层上修饰抗体、激素、糖残基和受体配体等。主动靶向性是利用靶器官的结构和功能特点，人为设计和制备能选择性分布于靶器官的脂质体药物载体，将药物输送到特定的组织器官、细胞或亚细胞器。

（4）物理化学靶向性：在脂质体中掺入某些特殊脂质或包载磁性物质，使脂质体对 pH、温度、磁场等的变化具有响应性，以使脂质体携带的药物作用于靶向位点，如 pH 敏感脂质体、热敏感脂质体、光敏感脂质体、磁性脂质体等具有物理靶向性能。

2. 脂质体的作用机制　脂质体在体内的组织分布及在细胞水平上的作用机制有吸附、交换、内吞、融合、渗漏和磷酸酯酶消化等。

（1）吸附（adsorption）：脂质体作用的开始，在适当条件下，脂质体通过静电等作用力的引导下，非特异性地吸附到细胞表面，或通过脂质体特异性配体与细胞表面结合而特异性地吸附到细胞表面。吸附使细胞周围的药物浓度增高，药物可慢慢地渗透到细胞内。

（2）脂质交换（lipid exchange）：指脂质体膜上的脂质成分与细胞膜的脂质成分进行交换，脂质体内载药物在交换过程中进入细胞。磷脂与细胞脂交换可能是通过细胞表面的特异性交换蛋白介导的，因为某些磷脂如 PC、PE 在用胰蛋白酶处理后，交换过程减慢。脂质交换过程发生在吸附后，在细胞表面特异性交换蛋白的介导下，特异性地交换脂质的极性头部基团或非特异性地交换酰基链。交换发生在脂质体双分子层中外部的单分子层和细胞质膜外部的单分子层之间。

（3）内吞（endocytosis）：是脂质体作用的主要机制。具有吞噬能力的细胞摄取脂质体后，其质膜内陷形成包含脂质体的亚细胞空泡，在质子泵的作用下与溶酶体融合并发生细胞消化，空泡内的脂质体将水解并释放药物。磷脂被水解成脂肪酸，重新循环再掺入宿主质膜磷脂。内吞作用与脂质体的粒径有关。

（4）融合（fusion）：是指脂质体的膜插入细胞膜的脂质层中，而将内容物释放到细胞内，在多层脂质体情况下，脂质体内膜层与胞质接触，这样脂质体与亚细胞器之间按融合方式相互作用。

（5）渗漏（leakage）：是考察脂质体稳定性的重要指标。当受到纤维细胞、肝癌细胞及肝、胆囊细胞等诱导时，脂质体内容物发生渗漏。这也许是细胞表面蛋白与脂质体相互作用的结果。含适量胆固醇可减少或防止脂质体渗漏。

（6）酶消化（enzymic digestion）：脂质体被磷酸酯酶消化与体内的磷酸酯酶含量成正比，肿瘤组织中的磷酸酯酶水平明显高于正常组织，所以脂质体在肿瘤组织中更容易释放药物。

（六）脂质体的制备方法

制备脂质体的方法一般都包括 3 ~ 4 个基本步骤：①磷脂、胆固醇等脂质与所要包裹的脂溶性物质溶于有机溶剂形成脂质溶液，过滤除去少量不溶性成分或超滤除去致热源，然后在一定条件下去除溶解脂质的有机溶剂使脂质干燥形成脂质薄膜；②使脂质分散在含有需要包裹的水溶性物质的水溶液中形成脂质体；③纯化形成的脂质体；④对脂质体进行质量分析。

1. 薄膜分散法（film dispersion method）　是最早而至今仍常用的方法。系将磷脂等膜材溶于适量的三氯甲烷或其他有机溶剂中，脂溶性药物可加在有机溶剂中，然后在减压旋转下除去溶剂，使脂质在器壁上形成薄膜，加入含有水溶性药物的缓冲液，进行振摇，则可形成大多层脂质体，粒径范围为 1 ~ 5 μm。然后可用各种机械方法分散薄膜法形成的类脂膜，形成多层脂质体（multilamellar vesicules，MLV）。

由于通过水化制备的 MLV 太大而且粒径不均匀，为了修饰脂质体的大小和特性，尤其是将 MLV 转变成单室脂质体（unilamellar vesicles，ULV）或小单室脂质体（small unilamellar vesicles，SUV），设计了许多可以使粒径能够匀化的技术，主要有薄膜超声法、过膜挤压法、French 挤压法。

2. 过膜挤压法（membrane extrusion）　超声法的最大问题是生物材料容易遭受超声破坏，如脂质及脂质体内的大分子和其他敏感化合物发生变性。将磷脂等脂质材料溶于适量的甲烷或其他有机溶剂中。然后，可将粗分散脂质体通过不同孔径大小的聚碳酯膜（polycarbonate membrane）挤压粉碎。聚碳酯膜有 1 μm、0.8 μm、0.6 μm、0.4 μm、0.2 μm 和 0.1 μm 多种规格，聚碳酯膜放置于不锈钢挤压器中，通过人工挤压或气压挤压，一般按照由大至小的顺序将大粒径脂质体通过挤压器，即可得到粒径均一的小粒径的脂质体。

3. French 挤压法　系将经过薄膜分散法形成的大脂质体放入 French 压力室，在很高的压力下挤压，制得直径为 30 ~ 80 nm 的单层或寡层脂质体。除制备条件温和、适于作为敏感大分子载体，稳定性比超声脂质体更好。另外，高压挤压对于重组稳定的膜蛋白也非常有用。

4. 逆相蒸发法（reverse-phase evaporation vesicle，REV）　最初由绍卡（Francis Szoka）提出。一般的制法是将磷脂等膜材溶于有机溶剂如三氯甲烷、乙醚等中，加入待包封药物的水溶液［水溶液 - 有机溶剂（1:6 ~ 1:3）］进行短时超声，直至形成稳定的 W/O 型乳剂，减压蒸发有机溶剂，形成脂质体。所制备的脂质体一般为大单层脂质体。

制备的一般过程为：①脂质（33 mmoL 磷脂、33 mmoL 胆固醇和一定量的脂溶性药物）加入 50 mL 茄形瓶中，加入 3 mL 三氯甲烷溶解，在旋转蒸发器上减压蒸发三氯甲烷，在内壁形成一层脂质薄膜。②加入 3 mL 乙醚或三氯甲烷，溶解脂质膜后，加入 1 mL 含水溶性物质的缓冲液形成两相系统。③在水浴型超声仪上超声至混合物形成均匀的 W/O 型乳剂，可放置 30 min 不分层。④将 W/O 型乳剂在旋转蒸发仪上减压蒸发去除有机溶剂至凝胶形成。⑤继续减压蒸发 5 ~ 10 min，形成水性悬浊液即脂质体悬液，或在混匀器上机械振荡，凝胶块崩溃转成液体。⑥悬液形成后，继续在蒸发器上干燥 5 ~ 10 min，进一步去除残留有机溶剂，最后充氮气至醚味消失。⑦最后可通过透析去除残余的痕量有机溶剂。

操作中要注意以下六个问题：①形成凝胶后，在去除有机溶剂的过程中混合系统会产生大量气泡，因此真空度不要过大，以防脂质丢失。②当每 1 mL 水溶液的脂质的量低于 7.5 mmoL 时，凝胶相过程不明显。③一般脂质旋转蒸发的温度在 20 ~ 25℃，超声温度为 4℃，T_c 高的脂质旋转蒸发温度在 45℃。④有机溶剂的选择：当有机溶剂的密度与缓冲液相等时易完成乳化过程，因此常用乙醚。⑤水相与有机相比例：用乙醚时，水 - 有机相体积比为 1:3；用异丙醚时，为 1:6。⑥脂质体的大小：脂质体的大小与脂质的组成和使用的有机溶剂有关。该方法可用于包裹基因和耐受有机溶剂的物质。逆相蒸发与前述的聚碳酸酯膜压力过滤联合使用，可制备 100 nm 的单层均匀脂质体。

5. 化学梯度法

（1）pH 梯度法（pH gradient method）：是一种主动包封法，该法使得制备高包封率脂质体成为可能，从根本上改变了难以制备高包封率脂质体的局面。但是主动包封技术的应用与药物的结构密切相关，不能推广到任意结构的药物，因而应用受到限制。主动包封法也称为遥控包封装载技术，对于弱碱性的药物可采用 pH 梯度法、硫酸铵梯度法等，对于弱酸性的药物可采用醋酸钙梯度法等。

以 pH 梯度法包封多柔比星为例，简述具体操作过程如下。①空白脂质体的制备：以 pH 为 4 的 300 mmoL/L 枸橼酸水溶液为介质，采用逆相蒸发法或薄膜法制备空白脂质体（脂质体囊泡内部的 pH 为 4）。② 1 mol/L 氢氧化钠溶液或碳酸钠溶液调节上述空白脂质体混悬液的 pH 至 7.8，使脂质体膜内外形成质子的梯度，即得到脂质体膜的内部为酸性（pH 为 4.0）、外部为碱性（pH 为 7.8）的脂质体。③将多柔比星用 pH 为 7.8 的 Hepes 缓冲液溶解，60℃孵育。④在 60℃孵育条件下，将脂质体混悬液与多柔比星溶液混合并轻摇，孵育 10～15 min，即可。

在形成空白脂质体后，可以采用挤压法使脂质体通过聚碳酸酯膜减少和调节脂质体的粒径。如果用卵磷脂制备脂质体，可以在室温下进行孵育，一般孵育温度要求略高于脂质的相变温度 10～20℃。在脂质体膜内部的 pH 为 4、脂质体膜外部的 pH 为 7.8 的条件下，弱碱性药物多柔比星在脂质体膜外呈分子型，可穿透脂质体膜，进入脂质体膜后即在酸性条件下质子化，不易穿透膜。pH 梯度法制备的多柔比星脂质体的包封率可达 90% 以上。

（2）硫酸铵梯度法（ammonium sulfate gradient method）：包封脂质体是根据化学平衡移动原理而设计的，也是一种主动包封的方法。以多柔比星脂质体的制备为例，简述操作过程。①空白脂质体的制备：120 mmoL/L 硫酸铵水溶液为介质，采用薄膜分散法制备空白脂质体（脂质体囊泡内部为硫酸铵）。②随后在 5% 葡萄糖溶液中透析除去脂质体外部的硫酸铵，使脂质体膜内外形成硫酸根离子的梯度，即脂质体内部为高浓度的硫酸根、脂质体膜外为低浓度的硫酸根。③将盐酸多柔比星用少量的水溶解。④在 60℃孵育条件下，将脂质体混悬液与多柔比星溶液混合并轻摇，孵育 10～15 min 即得多柔比星脂质体。硫酸铵梯度法制备的多柔比星脂质体的包封率可达 90% 以上。

6. 其他制备方法　制备脂质体的方法还有很多，如钙融合法（Ca^{2+}-induced fusion），将磷脂酰丝氨酸（phosphatidylserine，PS）等带负电荷的磷脂中加入 Ca^{2+}，使之相互融合成蜗牛壳圆桶状，加入络合剂 EDTA，除去 Ca^{2+}，即产生单层脂质体。此方法的特点是形成脂质体的条件非常温和，可用于包封 DNA、RNA 和酶等大分子。

（七）质量评价

1. 包封率与载药量　脂质体的包封率一般采用重量包封率（Q_w），包封率测定时需分离载药脂质体和游离药物，然后计算包封率。重量包封率常简称为包封率，是指包入脂质体内的药物量与投料量的重量百分比，用下式表示：

$$Q_w(\%) = \frac{W_e}{W_t} \times 100\% \qquad (12\text{-}23)$$

式中，Q_w 为药物包封率，W_e 为包封于脂质体内的药量，W_t 为药物投料量。

载药量（loading efficiency，LE）指脂质体中所包封药物质量的百分率，可用下式计算：

$$LE(\%) = \frac{W_e}{W_m} \times 100\% \qquad (12\text{-}24)$$

式中，LE 为脂质体中药物的载药量百分数，W_e 为包封前脂质体内的药量，W_m 为载药脂质体的总重量。

载药量可以明确制剂中药物的百分含量，对脂质体的工业化生产具有实用价值。

2. 形态与粒径　脂质体粒径大小和分布均匀程度与包封率和稳定性有关，直接影响脂质体在机体组织内的分布和代谢，影响脂质体载药的治疗效果。脂质体形态与粒径的观察方法主要有以下三种方法：

（1）光学显微镜法：将脂质体混悬液稀释，取 1 滴放入载玻片上或滴入细胞计数板内，放上盖玻片，观察脂质体大小和数目，然后按其大小分档计数，以视野内粒子总数求出各档的百分数，观察其形态并在显微镜下拍照。该方法仅适于粒径较大的脂质体。

（2）电子显微镜法：直接测定粒径最精确的方法。负染和冷冻蚀刻均可用于分析小脂质体，尤其是负染技术应用简便。如果粒径 > 5 μm，样品在蒸发过程中扭曲。

1）负染法：一般有喷雾法和点滴法两种。喷雾法在标本制备过程中会改变脂质体的分布，用于检测脂质体的两种重金属为磷钨酸（phosphotungstic acid，PTA）和钼酸铵（ammonium molybdate，AM）。这两种染料均是阴离子，适用于中性和负电性的脂质体染色。如果脂质体由正电荷脂质（SA）组成，负离子能引起脂质体的聚集和沉淀；如果负染正电荷脂质体，可用阳离子双氧铀盐（cationic uranyl salts）如醋酸双氧铀，注意磷酸盐离子可以使双氧铀盐沉淀，在磷酸盐缓冲液中制备的脂质体在染色前应该冲洗去除磷酸盐离子。

2）冷冻蚀刻（freeze-etching）法：将标本置于 –100℃的干冰或 –196℃的液氮中进行冷冻，然后用冷刀骤然将标本断开，升温后，冰在真空条件下迅即升华，暴露断面结构，称为蚀刻（etching）。蚀刻后，向断面以 45° 喷涂一层蒸气铂，再以 90° 喷涂一层碳，加强反差和强度。然后用次氯酸钠溶液消化样品，把碳和铂的膜剥下来，此膜即为复膜（replica）。复膜显示出标本蚀刻面的形态，在电镜下得到的影像即代表标本中脂质体断裂面处的结构。

（3）激光散射法：激光散射又称为光子相关光谱法（photon correlation spectroscopy，PCS）或动态光散射法（dynamic light scattering，DLS）。该方法能快速简单地测定脂质体粒径，仅测定出脂质体样品的平均粒径，且样品溶液必须没有其他颗粒性物质。激光散射法也可较为方便地测定脂质体的表面电性。

3. 泄漏率　脂质体中药物的泄漏率表示脂质体在贮存期间包封率的变化情况，是衡量脂质体稳定性的主要指标，可用下式表述：

$$泄漏率（\%）= \frac{贮存后泄漏到介质中的药量}{贮存前包封的药量} \times 100\% \qquad (12-25)$$

4. 磷脂的氧化程度　磷脂容易被氧化，在含有不饱和脂肪酸的脂质体混合物中，磷脂的氧化分为三个阶段：单个双键的偶合、氧化产物的形成、乙醛的形成与键断裂。因各阶段的产物不同，氧化程度难以用一种试验方法评价。

（1）氧化指数的测定：氧化指数是检测双键偶合的指标。氧化偶合后的磷脂于 230 nm 波长处具有紫外吸收峰，因而有别于未氧化的磷脂。测定时，将磷脂溶于无水乙醇中，配制成一定浓度的澄明溶液，分别测定于 233 nm 及 215 nm 波长处的吸光度，按下式计算氧化指数：

$$氧化指数 = \frac{A_{233}}{A_{215}} \times 100\% \qquad (12-26)$$

磷脂的氧化指数一般应低于 0.2。

（2）氧化产物的测定：卵磷脂氧化产生丙二醛（MDA）和溶血磷脂，MDA 在酸性条件下可与硫巴比妥酸（TBA）反应，生成红色染料（TBA pigment）。该化合物于 535 nm 波长处有特异性吸收，吸收值的大小即反映磷脂的氧化程度。实验证明，当每 1 mL 含卵磷脂的生理盐水中的丙二醛含量超过 2.3 μg 时，在 37℃放置 1～2 h 即产生溶血。除上述方法可估计磷脂的氧化程度外，根据聚合不饱和脂肪酸链在氧化最后阶段发生断裂或缩短，也可用液相 – 质谱联用技术测定以了解这些酰基链的变化。

五、植入型缓释制剂

（一）概述

植入剂（implant）指将药物与辅料制成的小块状或条状的供植入体内的无菌固体制剂。植入剂一般采用特制的注射器植入，也可用手术切开植入。皮下植入方式给药的植入剂，药物很容易到达体循环，生物利用度高。另外，给药剂量比较小、释药速率慢而均匀，成为吸收的限速过程，故血药水平比较平稳且持续时间可长达数月，甚至数年；皮下组织较疏松，富含脂肪，神经分布较少，对外来异物的反应性较低，植入药物后的刺激、疼痛较小；一旦取出植入物，机体可以恢复，这种给药的可逆性对计划生育非常有用。不足之处是，植入时需在局部（多为前臂内侧）做一个小的切口，用特殊的注射器将植入剂推入，如果用非生物降解型材料，在终了时还需手术取出。植入剂发挥治疗作用时间长，但是一般需手术植入给药，因而患者不能自主给药，且植入剂的存在可能引起疼痛及不适感，影响了顺应性。植入剂按其释药机制可分为膜控型、骨架型、渗透压驱动释放型，主要用于避孕、治疗关节炎、抗肿瘤、控制血糖、麻醉药拮抗剂等。如商品名为 Norplant-Ⅱ 的左炔诺酮植入剂为药物微晶与硅橡胶骨架的均匀混合物小棒。

目前，生物降解聚合物作为载体制得的给药系统中研究最多的是制成微粒，甚至是纳米粒，由于粒子很小，植入时可用普通注射器注入。由于微粒大小不一，在吸收部位的表观释放速率可接近零级。

（二）植入剂的分类

按药物在植入剂中的存在方式可分为固体载体型药物植入剂、植入泵型药物植入剂和原位凝胶型药物植入剂。

1. 固体载体型药物植入剂 药物分散或包裹于载体材料中，以柱、棒、丸、片或膜剂等形式经手术植入给药的植入剂。根据植入剂材料不同可分为生物不降解型和生物降解型两种，其中生物不降解型又可分为管型植入剂和骨架型植入剂。

2. 泵型药物植入剂 将携载药物的微型泵植入体内发挥疗效的制剂。该微型泵能按设计好的速率自动缓慢输注药物，控制药物释放速率。理想的植入泵应该满足以下条件：①能长期缓慢输注药物且能调节释放速率；②动力源可长期使用和埋植；③可通过简单的皮下注射等方式向泵中补充药液；④药液贮库室大小适宜；⑤可长期与组织相容。

3. 原位凝胶型药物植入剂 将药物和聚合物溶于适宜的溶剂中以原位凝胶的形式植入的一类制剂。该原位凝胶经局部皮下注射，给药后聚合物在生理条件下迅速发生相转变，在给药部位形成固体或半固体状态的凝胶植入物，药物由凝胶中扩散出发挥疗效。原位凝胶由水溶性高分子材料制备而成，具有高度亲水性的三维网格结构及良好的组织相容性、生物黏附性和独特的溶液 – 半固体凝胶相转变性质。相对于预先成型的植入剂，原位凝胶的优势在于使用前为低黏度的液体，因此可以通过无创伤或微创方式介入目标组织、器官及体腔内，同时无需二次手术将其取出。

（三）植入剂的使用

1. 延长药物作用时间 皮下植入不像静脉注射，无需频繁给药，释药均匀而缓慢，血药浓度比较平稳，维持时间可长达数月，甚至数年。

2. 增强药物的生物活性 植入剂皮下给药，不像口服给药由于胃肠道吸收和肝首过效应而造成生物利用度的差异。用皮下植入方式给药，药物很容易达到血液循环体系，生物活性高。

近年来，随着递送系统理论和医药技术的不断发展与成熟，植入剂也从最初的避孕治疗领域拓展到眼部疾病、心脑血管、胰岛素给药、抗肿瘤等多个领域。

（四）植入剂的材料

1. 固体载体型植入剂材料

（1）生物不降解型材料：经过多年的研究，认为硅橡胶是生物相容性、无毒、释放速率理想的生物不降解型植入剂材料。如左旋 18-甲基炔诺酮植入剂是美国人口理事会研制成的第一个用于计划生育用管型植入剂，由芬兰 Leiras 药厂生产并上市，商品名为 Norplant。这类植入剂即是由硅橡胶材料制成的，缺点是达到预定时间后，要用手术方法从植入处取出。

（2）生物可降解型材料：生物可降解型材料植入体内后，在体内酶的作用下降解成单体小分子，被机体吸收，不需将其取出。医学上已经使用的生物可降解型材料主要有聚乳酸（PLA）、聚乳酸-羟基乙酸共聚物（PLGA）、聚己内酯、谷氨酸多肽、谷氨酸/亮氨酸多肽、甘油酯、对羟基苯甲酸、对羟基苯乙酸、对羟基苯丙酸聚合物等。

2. 原位凝胶植入剂材料　原位凝胶植入剂材料多是以共价键连接成主链的高分子化合物。原位凝胶材料给药前后因周围环境中温度、pH、离子等的变化，使聚合物的分散状态发生改变，进而使系统由溶液向凝胶转变。原位凝胶中加入生物降解型高分子聚合物载药微球如 PLGA 载药微球，可制备长效原位凝胶植入剂。

（1）温度敏感型原位凝胶：是指高分子材料溶液随温度值变化而诱发凝胶由液体状态转化为半固体状态的凝胶。温敏型原位凝胶植入剂多由一种或几种混合材料制成，例如，聚乙二醇（PEG）和聚乳酸（PLA）组成的 BAB（PEG PLA-PEG）水凝胶材料即是可生物降解的温敏型原位凝胶材料；又如，壳聚糖与甘油单油酸酯、壳聚糖与甘油磷酸钠等混合材料也表现出很好的温敏凝胶性质；再如，非离子型表面活性剂泊洛沙姆 407 型与泊洛沙姆 188 型联合使用可作为温敏凝胶材料。此外，聚 N-异丙基丙烯酰胺（PNIPA）凝胶亦是一种典型的温敏型凝胶。

（2）pH 敏感型原位凝胶：是指高分子材料溶液的 pH 而诱发凝胶由液体状态转化为半固体状态的凝胶。常用的载体有卡波姆等，卡波姆是一种 pH 依赖的聚合物，由于大量羧基的存在，可在水中溶解形成低黏度的溶液。在碱性溶液中羧基离子化，负电荷相互排斥使分子链膨胀、伸展并相互缠结形成凝胶。若卡波姆单独使用作原位凝胶的材料，需要较高的浓度，易对机体产生刺激性，因此常将卡波姆和 HPMC 等合用，不仅降低凝胶的浓度，还可提高凝胶强度。

（3）离子敏感型原位凝胶：是指某些多糖类阴离子聚合物材料的溶液与体液中的多种阳离子络合而改变构象，在用药部位形成凝胶。常用的载体材料有结冷胶（gellan gum）、海藻酸钠。

（五）植入剂的制备

固体植入剂的制备方法主要有溶剂浇铸法、熔融挤出法、压模成型法。

1. 溶剂浇铸法　溶剂浇铸法系利用有机溶剂及水作为溶媒，使药物及辅料溶解，待有机溶剂和水分部分挥发后得到半固体混合物，再置于浇铸装置中，浇铸成适宜的形状，干燥后制得定规格的植入剂，经灭菌即得。

2. 熔融挤出法　将药物与辅料按比例混合，于加热环境下熔融混合，将熔融物固化得到的固体分散体粉碎成小颗粒，并填充于挤出装置中，在一定温度条件下将熔融的固体分散体挤入模具中，室温冷却固化脱模，经灭菌即得。

3. 压模成型法　将药物和辅料共溶于有机溶剂后形成溶液，经喷雾干燥，形成粒度极小的固体粉末，用液压机在极高的压力下于活塞形模具内压成片状，经灭菌即得。

（六）质量评价

植入剂的质量评价方法因品种不同，检测方法有所差异。植入剂在生产和贮藏期间应符合下列有关规定：

（1）植入剂所用的辅料必须是生物相容性的，可以用生物不降解型材料如硅橡胶，也可用生物降解型材料。前者在达到预定时间后应将材料取出。

（2）植入剂应进行释放度测定。植入剂应单剂量包装，包装容器应灭菌。

（3）植入剂应严密、遮光贮存。

（4）其他：除另有规定外，植入剂应还进行以下相应检查。

1）装量差异：除另有规定外，依照下述方法检查，应符合规定。取供试品 5 瓶（支），除去标签、铝盖，容器外壁用乙醇擦净，干燥，开启时注意避免玻璃屑等异物落入容器中，分别迅速精密称定，倾出内容物，容器用水或乙醇洗净，在适宜条件下干燥后，再分别精密称定每一容器的质量，求出每 1 瓶（支）中的装量与平均装量相比较，应符合下列规定（表 12-3），如有 1 瓶（支）不符合规定，应另取 10 瓶（支）复试，应符合规定。

表 12-3　植入剂的装量差异

平均装量 /g	装量差异限度	平均装量 /g	装量差异限度
≤ 0.05	± 15%	0.15 ~ 0.50	± 7%
0.05 ~ 0.15 g	± 10%	≥ 0.50	± 5%

2）无菌检查：按照 2025 年版《中国药典》无菌检查法检查，应符合规定。

第五节　缓释控释制剂新进展

随着生物工程的发展，药物不再局限于传统的化学药物，来源广、毒性低的生物药物越来越引起人们兴趣。但是生物类药物如蛋白质、核酸、生长因子、激素等的稳定性较差，在体内易受酸碱酶破坏而失活、生物利用度低，从而使药效降低。蛋白质 / 多肽类药物是由氨基酸组成的具有生物活性的分子，与受体结合力强，不良反应小，拥有广阔的市场前景。核酸作为新一代生物技术药物，不但可以从根源上治疗疾病，而且在技术和生产层面均具有显著的平台化特征，因此在医疗领域具有广阔的应用前景。基因治疗是指使用核酸类药物如 DNA、小干扰 RNA（siRNA）、信使 RNA（mRNA）和反义寡核苷酸等治疗包括癌症在内的各种遗传性疾病，具有巨大的潜力，越来越受到关注。但是，在临床应用上基因治疗存在着一些挑战，如遗传物质不能有效、安全地递送到体细胞内。目前研究者正在尝试将生物类药物用载体递送，如脂质体、微乳剂、微囊、类脂囊泡、纳米粒等，可以提高药物稳定性，并能通过特殊的靶向材料使药物达到靶向效果，降低毒副作用。近年来，生物药物的递送已经成为缓释控释制剂领域研究的热点。

一、缓释控释制剂的研究热点

（一）生物药物的类脂囊泡载药系统

类脂囊泡又称非离子表面活性剂囊泡（non-ionic surfactant based vesicle，NISV），是由非离子表面活性剂与胆固醇形成的一种单层或多层药物载体。在 20 世纪 80 年代，类脂囊泡首先被欧莱雅公司报道，随后被研究用于递送药物。类脂囊泡在结构与组成上类似于脂质体，具有与脂质体相似的水相核心，能包裹水溶性和脂溶性药物分子，改善药物溶解度，控制药物的释放，维持有效血药浓度等。

制备类脂囊泡的表面活性剂种类很多，包括传统的有司盘、吐温、卞泽、卖泽、普朗尼克等，也有研究者采用一些新的表面活性剂，如葡萄糖醛酸、烷基吡喃葡萄糖苷等，为囊泡的制备提供了更多的选择性。同时，在类脂囊泡中加入壳聚糖、聚乙二醇等材料，可以显著延长药物释放、增加药 - 时曲线下面积并改善药物的体内行为。与脂质体相比，类脂囊泡不含有磷脂，易制备储存，具有较低的生产成本和较高的化学稳定。

近年来，众多研究将类脂囊泡用于生物药物的递送，可延缓药物释放、提高药物生物利用度、降低毒副作用等。

（二）蛋白/多肽类药物的微球缓释递送系统

蛋白/多肽类药物相对分子质量较大，且由于水解、酶解和药物表面电荷作用，胃肠道透过性和稳定性较差，半衰期短，大多需要频繁注射，增加了患者的痛苦。因此，研究者一直致力于蛋白/多肽类药物的长效化制剂研究，以减少成本、缩短药物开发周期。微球能实现蛋白/多肽类药物的靶向和口服给药，并且通过载体材料和制备工艺的选择，还能控制药物的释放时长和释放行为，因而得到广泛应用。利用可生物降解材料为载体制备的微球产品，在体内可实现长达几个月的药物释放，显著减少给药频率，提高了患者的依从性。然而，蛋白/多肽类药物微球制剂开发的主要障碍在于，蛋白/多肽类药物的不稳定性、亲水性及尺寸较大，其微球制剂易出现突释、滞后释放、释放不完全和活性丧失等现象，导致血药浓度波动，间接或直接引起不良反应。如何优化微球载体材料和制备工艺克服蛋白/多肽类药物的微球制剂存在的问题是蛋白/多肽类药物微球产品的开发研究的重要内容。

（三）核酸药物的脂质纳米递送系统

核酸药物在体内外稳定性差，递送效率低，极大限制了成药性。临床上正在研究的RNA核酸药物递送载体主要可以分为三大类：脂质纳米粒（lipid nanoparticle，LNP）、聚合物纳米粒（polymer-based nanoparticle）和脂质聚合物纳米粒（lipid-polymer hybrid nanoparticle）。

目前，已在现实中验证可行的递送载体主要是基于可离子化脂质的脂质纳米粒LNP。该载体与传统阳离子脂质纳米粒的区别在于，LNP采用了可离子化脂质分子作为其核心脂质，这使LNP在生理条件下呈电中性，但在pH较低的环境下（如酸性缓冲溶液和包涵体-溶酶体系统）可通过质子化呈现正电荷。可离子化脂质的上述特点可在体外帮助LNP实现核酸分子的包封，在体内可以帮助LNP实现有效的溶酶体逃逸。传统的阳离子脂质纳米粒、聚合物纳米粒和脂质聚合物纳米粒通常采用的是阳离子脂质或阳离子聚合物，因此具有永久性正电荷。虽然这些传统的材料分子也可实现核酸包封和递送，但其所含的阳离子基团在体内递送过程中会与机体内部多种负电性蛋白、脂质、细胞等发生静电相互作用，从而诱发组织和细胞毒性，并激活网状内皮吞噬系统。可离子化脂质优于传统阳离子材料分子的原因是前者很大程度上平衡了体内递送效率和安全性。

可离子化脂质的LNP是由天然和化学合成脂质组成的球形实心纳米粒，大小通常为50~200 nm。制备LNP常用的四种脂质包括可离子化脂质、二硬脂酰基磷脂酰胆碱（distearoyl phosphatidylcholine，DSPC）、胆固醇和PEG化脂，各具功能。可离子化脂质的表观pK_a通常小于7，因此可以在酸性条件下发生质子化而带正电荷，并与带负电荷的核酸相互作用，实现亲水性核酸的成功包封。在生理条件下，装载核酸药物的LNP为电中性，可避免电荷所带来的毒性和机体网状内皮吞噬系统的识别。DSPC和胆固醇为结构脂质，使形成的LNP具有特定的实心结构并可影响LNP的稳定性。PEG化脂质含量的高低影响LNP粒径，并可通过空间位阻效应维持LNP的制剂稳定性。

LNP特有的脂质组成成分和性质特征，具有良好的组织亲和性，装载mRNA的LNP可分布于肝、肾和脾等组织。LNP通过静脉注射进入血液循环后，PEG化脂质组分会迅速从LNP表面解离脱落。PEG的解离脱落使LNP失去水化层而暴露疏水表面，进而吸附血浆中的脂蛋白形成蛋白冠。血浆中富含载脂蛋白E（apolipoprotein E，ApoE）的脂蛋白可以作为内源性配体附着在LNP表面，并伪装成内源性脂蛋白复合物，随血流进入肝，因此具有很强的肝组织靶向性和亲和性。LNP不仅可以经静脉注射途径进入肝，而且还可以经肌内注射途径实现肝的聚集和靶向。

核酸药物对递送的需求为亚细胞器递送，只有实现有效的细胞质或细胞核递送，才能进行靶蛋白的沉默或表达。而亚细胞器递送需要绕开内涵体-溶酶体系统对核酸的降解和破坏，即实现有效的溶酶体逃逸。通过不同途径进入细胞的 LNP 会以各种内涵体的形式存在于胞质中。随着内涵体的逐渐成熟，内部环境逐渐由中性变为酸性。在这一过程中，LNP 会随着环境 pH 的降低而发生质子化，所带电荷由电中性变为正电荷的状态，如 Onpattro 递送载体 LNP 所使用的可离子化脂质为 Dlin-MC3-DMA。MC3-LNP 的表观 pK_a 为 6.44，低于中性 pH，使 MC3-LNP 可在酸性环境中实现质子化，带正电荷。成熟的内涵体进化为溶酶体，溶酶体内膜与因质子化而带正电荷的 LNP 可通过正负电荷相互作用实现融合。同时，LNP 所含可离子化脂质具有特定分子几何特征结构，可通过反六角相结构破坏溶酶体双层脂膜的稳定结构，实现溶酶体逃逸。

近年来，以可离子化脂质为基础的脂质纳米粒递送核酸药物显示出巨大的临床应用潜力。脂质纳米粒凭借独特的结构和理化性质特征，在体内展现出较高的递送效率和较好的安全性，为未来核酸药物的临床应用提供了更多可能。

二、缓释控释制剂的应用前景

在递送生物类药物如蛋白多肽、核酸、激素等方面，类脂囊泡有着非常突出的优势。生物类药物通常不易溶解，化学稳定性差，易发生失活降解等。用类脂囊泡递送可以改善药物溶解度、提高药物稳定性、增强药物递送、延缓药物释放，达到高效低毒的目的。但是，类脂囊泡递送系统包封率较低、物理稳定性差，存在囊泡聚集、药物泄漏或药物水解的风险，使类脂囊泡载药系统并未得到广泛应用。今后需要研发安全性更高、生物降解性更好的囊泡材料，且不断优化囊泡的制备工艺，以解决类脂囊泡包封率低、物理稳定性差等问题。随着科学技术的不断发展，类脂囊泡作为药物载体递送生物药物必将具有更广泛的应用前景。

蛋白 / 多肽类药物微球面临着药物释放、活性保持等诸多挑战，但研究表明，通过对载体材料的修饰和制备工艺的改进，微球可实现更好的调控释放，甚至是零级释放，蛋白 / 多肽类药物的活性也能更好地保留，具有核壳结构的微球还可根据壳层的数量和性质实现对药物释放速率的控制。近年来，微流控、超临界流体、自愈包封等新技术在蛋白 / 多肽类药物微球的制备中也表现出良好的应用前景。值得注意的是，这些策略不能一概而论，研发时还需要对药物、载体材料、制备技术、工艺参数等多方面进行综合考虑，以满足临床使用需求。

目前，已有多款核酸药物获得 FDA 和 EMA 批准并上市。这些核酸药物除了靶向肝，还可以应用于眼睛、大脑、肌肉和淋巴系统等。目前，核酸药物可介入的疾病治疗范围很广，如抗病毒性视网膜炎、家族性高脂症、脊髓性肌萎缩症、迪谢内（Duchenne）肌营养不良、淀粉样变性引起的多发性神经系统疾病、高乳糜微粒血症、急性肝卟啉病、高草酸盐尿症、新冠疫苗等。从目前上市的核酸药物产品来看，以可离子化脂质为基础的 LNP 在平衡载体递送效率和安全性方面明显优于其他递送载体，为未来核酸药物的进一步开发和临床应用提供了重要依据。LNP 在肝、肌肉和淋巴靶向方面的研究已经越来越深入，能够特异性分布于其他组织器官的新型 LNP 更加值得期待。肺部靶向为目前研究热点，LNP 在肺部吸入给药方面的研究将对呼吸系统相关疫苗开发和呼吸系统疾病治疗起到重大推动作用。此外，新型 LNP 或其他核酸递送载体的开发需要重点兼顾临床应用中不同群体、不同年龄和不同疾病患者的用药安全性。在长期频繁用药的情况下，更需要全面评估其受益和风险比。不管是递送效率还是临床应用安全性，都需要更加深入的药代动力学和药效学数据作为核酸药物研究和开发的依据。核酸 LNP 递送需要在组织器官、细胞和亚细胞器水平进行全面而深入的体内研究。这对未来核酸临床应用至关重要，也是目前缺失和亟待解决的问题。究其原因，首先，是核酸、LNP、载体材料多维度多层次体内命运追踪受检测技术的限制；其次，核酸 LNP 在生物体内分布、代谢和排泄的复杂性受多种因素影响。核酸作为新一代生物技术药物，需要各个领域科学家的共同研发将其应用于疾病的防治。随着体内外稳定性、体内命运和安全性、组织靶向等一系列问题的深入研究，核酸药物将在重大突发传染性疾病防治、解决临床尚未被满足的重大疾病需求、基因编辑和基因治疗方面必将展现强大的生命力。

🔍 思考题

1. 缓释控释制剂的概念、特点及类型？
2. 口服缓释控释制剂的释药原理有哪些类型？
3. 口服择时与定位释放制剂的概念及分类？
4. 脂质体的概念、特点、质量要求及制备方法？
5. 微球制剂的概念、特点、质量要求及制备方法？
6. 聚合物胶束的概念、特点、质量要求及制备方法？

（孙春萌）

🌐 数字资源详见　　新形态教材网

　　📖思维导图　　📺拓展阅读　　🖥️本章小结　　📝测试题　　📺教学课件

第十三章
靶向制剂

✦ 思维导图

第一节　概　　述

一、靶向制剂的概念和发展简史

靶向制剂亦称为靶向给药系统（targeting drug delivery system，TDDS），是通过载体使药物选择性地浓集于病变部位的给药系统。病变部位常被形象地称为靶部位，可以是靶组织、靶器官，也可以是靶细胞或细胞内的某靶点。靶向制剂可使药物浓集于靶区，使药物集中作用于病变组织，并提高药物的缓释性，增强药物的疗效，并且可有效地降低药物对正常细胞的毒副作用。

早在 1906 年，肿瘤化学疗法之父，德国免疫学家埃利希（Paul Ehrlich）就提出了靶向制剂的概念，首次提出了"魔弹"的想法"如果要使合成药物发挥疗效，首先必须找到对某一器官有亲和性的载体，才能将活性基团运送到特定的器官中"，并发明了所谓的"魔弹"——抗梅毒药"606"。但这并非真正意义上的靶向制剂，由于在非靶向部位的分布较多且毒副作用极强，治疗过程缓慢而痛苦，且极具风险。

当时，由于分子生物学、细胞生物学和材料科学发展的局限性，一定程度上限制了靶向制剂的发展。直到二十世纪七八十年代，人们才开始比较全面地研究第 2 代控释制剂，即靶向制剂。研究内容包括靶向制剂的制备、性质、体内分布和靶向评定及药效与毒理。1988 年，日本已成功研制出靶向制剂的药物并已上市，我国也于 20 世纪 80 年代开始了对靶向制剂的研究工作。1993 年，弗洛伦斯创办 *Journal of Drug Targeting*，出版靶向制剂的研究论文，促进医药界对于靶向制剂的重视和深入研究。1984 年，由 Alkermes 公司和 Cephalon 公司共同开发的纳曲酮微球获得 FDA 批准，成为第一个上市的微球制剂，用于阿片类药物依赖的治疗，在提高顺应性的同时能够改善肝损伤。1995 年，由美国 Sequus 公司开发的盐酸多柔比星脂质体注射液（Doxil）获准上市，成为第一个上市的脂质体制剂，用于治疗复发性卵巢癌和 HIV 诱导的卡波西肉瘤。据统计，截至 1995 年，美国靶向制剂产值已达数亿美元。而在 FDA 批准的抗肿瘤药物中，靶向制剂所占比例也在逐年升高。迄今为止，FDA 和 / 或 NMPA 已批准 89 种小分子靶向制剂用于治疗各种癌症，数千种靶向制剂正在进行癌症治疗的临床试验。其中，大量有希望的药物已进入Ⅲ期临床试验。靶向制剂最初指狭义的抗癌制剂，随着研究的逐步深入与研究领域不断拓展，在给药途径、靶向的专一性及特效性方面均有突破性的进展。

二、靶向制剂的特点

1. **提高药物对靶组织的指向性**　靶向制剂可以在靶部位定位释放药物，使药物浓集于靶部位，而在其他器官却很少或不释放药物，可以有效地延长药物的作用时间。

2. **降低药物对于正常细胞的毒性**　靶向制剂注射给药后，改变了药物的体内分布，主要在肝、脾、骨髓等单核 - 巨噬细胞较丰富的器官浓集。体内分布的改变必然减少心、肾和其他正常组织细胞中的药物浓度，有效地降低药物对正常器官的毒副作用，这也是靶向制剂用于抗癌药物的主要优点之一。

3. **减少剂量，增加药物的生物利用度**　靶向制剂可以提高药物的溶出度，增加药物对靶区的指向性，降低对正常细胞的毒性，增加药物活性的专一性，进而减少剂量，提高药物的生物利用度，适于临床应用。

4. **提高药物的稳定性**　靶向制剂亦可提高药物的稳定性。一些不稳定的药物被靶向制剂的载体包裹后，可以使药物避免与外界不稳定因素接触。例如，利用逆相蒸发法制得的紫杉醇磁性长循环脂质体，可以避免被网状内皮系统所清除，提高药物在体内的稳定性。

三、靶向制剂的分类

根据靶向制剂在体内所到达的部位，可以分为三级：①第一级，到达特定的靶组织或靶器官，如靶向至肝、肾等；②第二级，到达特定的靶细胞，如靶向至肿瘤细胞；③第三级，到达细胞内的特定部位，如细胞内的溶酶体、线粒体等。

此外，按照靶向给药的方法不同可以将靶向制剂分为被动靶向制剂、主动靶向制剂和物理化学靶向制剂三大类。

（一）被动靶向制剂

药物以微粒为载体，被单核 - 巨噬细胞系统的巨噬细胞摄取，通过正常的生理过程运送至肝、脾、肺等器官。

（二）主动靶向制剂

表面连接有特殊的配体（如受体的配体和单克隆抗体）能够与靶细胞的受体结合。

（三）物理化学靶向制剂

应用温度、pH 或磁场等物理化学作用将微粒导向特定部位而释放药物。如某靶部位的温度较正常组织高，可利用温敏制剂将药物作用于该部位；pH 敏感制剂则是通过病灶部位的 pH 与其他正常组织不同而发挥作用；磁敏感制剂是由磁性材料与药物共同制成，在外加磁场的作用下将药物运输到特定部位。

四、靶向制剂的应用

靶向制剂生物利用度高，毒副作用小，疗效确切，一直是药剂学领域研究的热点。随着靶向制剂研究理论的不断深入、制剂工艺和相关学科领域的发展，今后靶向给药治疗将成为一些疑难疾病的治疗主流。靶向制剂近年来，靶向给药的研究已取得了很大进展，多用于抗肿瘤治疗，脂质体、微球、微囊、纳米粒、乳剂等一直是关注的研究热点，包括载体材料的筛选及载体的修饰，以提高释药速率和较高的靶向能力。

第二节　被动靶向制剂

一、被动靶向制剂的概念

被动靶向制剂（passive targeting preparation）指将药物包裹或镶嵌入各种类型的微粒中，根据机体内不同的组织、器官或细胞对不同微粒具有不同的滞留性而靶向富集的制剂。所采用的微粒包括乳剂、脂质体、纳米粒、微球、微囊等。与主动靶向制剂最大的区别在于这些载体上未修饰具有分子特异性作用的配体、抗体等，因此表面修饰有聚乙二醇（PEG）等"隐形"分子的微粒也属于被动靶向制剂。另外，这些微粒的粒径大小和表面性质（如疏水性、电荷等）对药物的体内分布起着重要的作用。

被动靶向递药的机制主要在于体内的单核巨噬细胞系统具有丰富的吞噬细胞，如肝的库普弗细胞（Kupffer cell）、肺部的吞噬细胞和循环系统中的单核细胞等，可以将一定大小的微粒作为异物而吞噬，通过正常的生理过程运送至肝、脾等器官，一些较大的微粒由于不能滤过毛细血管床，也可被机械截留于某些部位。因此，循环系统生理因素和微粒的自身性质均有可能影响体内分布。

二、生理因素对靶向制剂的影响

药物的体内分布主要包括两个步骤，先是从血液通过毛细血管壁向组织间液转运，再由组织间液通过细胞膜向细胞内转运。因此，毛细血管流量、通透性及组织细胞亲和力等生理学和解剖学屏障均会影响药物的体内分布。

（一）体循环基本生理

肿瘤部位的循环系统与正常组织有所不同。为了满足快速生长的需求，肿瘤部位的血管生成较快，因此血管壁结构的完整性差，有较宽的间隙，循环中的纳米微粒可能穿透这些间隙而更多地进入肿瘤组织。同时，肿瘤组织的淋巴回流功能并不完善或者缺失，造成大分子类物质和微粒的滞留，这种现象被称作实体瘤组织的 EPR 效应。如人结肠腺癌微血管内皮细胞连接间隙达 400 nm，而正常组织中微血管内皮细胞连接间隙平均不到 100 nm。粒径适宜的粒子就可以增加在肿瘤组织中的分布。

（二）细胞摄取

载药微粒向细胞内的转运是其发挥作用的关键，也可能影响其体内分布。内化方式包括内吞（endocytosis）和融合（fusion）。

1. 内吞　通过质膜的变形运动将细胞外物质转运入细胞内的过程。根据入胞物质的不同大小，以及入胞机制的不同可将内吞作用分为三种类型：吞噬作用、吞饮作用、受体介导的内吞作用。

（1）吞噬作用（phagocytosis）：是吞噬细胞和原生动物通过细胞膜从周围环境摄取固体颗粒（通

常大于 1 μm），并在其内部形成吞噬体的过程。

（2）吞饮作用（pinocytosis）：从外界获取物质及液体的一种类型，是细胞外的微粒通过细胞膜的内陷包裹形成小囊泡（胞饮囊泡），并最终和溶酶体相结合并将囊泡内部的物质水解或分解的过程。

（3）受体介导的内吞作用（receptor-mediated endocytosis）：也称为网格蛋白依赖的内吞作用，是细胞摄取细胞外代谢物、激素、蛋白的过程。

2. 融合　融合主要是针对脂质体的细胞摄取而言，是指脂质体的膜插入细胞膜的脂质层中而将内容物释放到细胞内的过程。脂质体膜中的磷脂与细胞膜的组成成分相似，因此可与细胞膜完全混合。

三、靶向制剂的特性

粒径是影响被动靶向制剂体内分布的首要因素。不同大小的微粒通常由于机械截留作用而被分布到相应组织。不同粒径的粒子进入体内后被不同组织机械截留的情况，见表 13-1。

表 13-1　粒径的影响

粒径	造成的影响
> 12 μm	动脉注射栓塞
7 ~ 12 μm	被肺毛细血管截留
< 7 μm	被肝、脾中的巨噬细胞摄取
200 ~ 400 nm	集中于肝中迅速被消除
100 ~ 200 nm	被巨噬细胞吞噬，富集于 Kupffer 细胞
50 ~ 100 nm	进入肝实质细胞
< 50 nm	积聚于骨髓

此外，微粒的表面性质对于体内分布也有较为重要的作用。单核 – 巨噬细胞系统对微粒的识别和摄取主要通过微粒表面的调理素和吞噬细胞上的受体完成。而微粒的表面性质决定了吸附调理素的成分和吸附程度，进而决定了吞噬的途径。采用表面修饰的方法在微粒表面引入空间位阻，能够防止被调理素调理，避免被吞噬细胞吞噬，延长微粒在循环系统中的循环时间，达到"隐形"的效果。目前，最常用的隐形化原理是增加微粒表面的亲水性，常用的亲水性修饰分子包括 PEG、聚山梨酯 80 等，以物理吸附或化学键合的方式进行修饰。利用肿瘤部位的 EPR 效应使微粒更多地分布于肿瘤组织中，例如，大分子聚合物 N- 乙酰葡萄糖胺 –PEG 阿霉素能够借助 EPR 效应选择性累积在肿瘤组织，显著提高阿霉素的抗肿瘤活性。

（一）脂质体

当两性分子如磷脂分散于水相时，分子的疏水尾部倾向于聚集在一起，避开水相，而亲水头部暴露在水相，形成具有双分子层结构的封闭囊泡（vesicle），在囊泡内水相和双分子层膜内可以包裹多种药物，类似于超微囊结构，这种将药物包封于类脂双分子层薄膜中间所制成的超微球形载体制剂称为脂质体（liposome）。脂质体一般由磷脂、胆固醇构成。这两种成分是形成脂质体双分子层的基础物质，具有良好的生物相容性和可修饰性。1971 年英国教授赖曼（Rymen）首先提出可以将脂质体作为药物载体，以期降低药物的毒副作用，提高药物的靶向性。普通脂质体即可被体内单核 – 巨噬细胞作为外界异物而吞噬，静脉给药时，脂质体能选择性地集中于网状内皮系统，70%~89%集中于肝、脾等巨噬细胞较丰富的脏器，而在心脏、肾中积累量较少，降低药物毒性。

磷脂酰肌醇、PEG、神经节苷脂（GM1）等在脂质体表面修饰，交错重叠覆盖在脂质体表面，形成致密的构象云，使脂质体不易被血液中的调理素识别，降低网状内皮系统的吞噬，延长在血液系统的循环时间，有利于增强药物疗效，这种脂质体被称为长循环脂质体（long-circulating liposome），也称为隐形脂质体（stealth liposome）。其立体保护作用取决于聚合物的柔性、位阻、亲水性等，又被称为空间稳定脂质体（sterically stabilized liposome，SSL）。1995年，盐酸多柔比星隐形脂质体注射液（Doxil）被批准上市，这是经FDA批准的首个隐形脂质体载体。

（二）靶向乳剂

一种以乳剂为载体，传递药物定位于靶部位的微粒分散系统。乳剂的靶向性特点在于对淋巴的亲和性，乳剂在肠道吸收后经淋巴转运，可以避免肝的首过效应的代谢，提高药物的生物利用度。油状或亲脂性药物制成乳剂，可以经巨噬细胞吞噬而在肝、肾和脾中高度浓集；水溶性药物制成乳剂后容易浓集于淋巴系统，可以抑制癌细胞经淋巴管的转移，局部治疗淋巴系统肿瘤。

乳剂虽然都具有淋巴定向性，但不同类型的乳剂靶向的程度不同。W/O型乳剂经肌内、皮下或腹腔注射后，易聚集于附近的淋巴器官，是目前将抗癌药转运至淋巴器官最有效的剂型。

此外，乳化剂的种类、用量和添加剂对靶向性也有影响。用聚乙二醇修饰的纳米乳可增加乳滴表面的亲水性，减少巨噬细胞的吞噬，明显延长在血液循环系统中滞留的时间，称为长循环纳米乳。例如，在水相中加入经油酸钠和聚山梨酯80、泊洛沙姆188作为共乳化剂，制得平均粒径为160 nm的纳米乳液，利培酮可更多分布至大脑。

（三）微球（microsphere）

药物分散或被吸附在高分子聚合物基质中而形成的微小球状实体，粒度一般为1~250 μm。

药物制成微球后即拥有缓释长效和靶向作用。微球具有淋巴系统亲和性，可以被毛细血管床滤过、巨噬细胞吞噬而浓集于肝、脾，药物溶解或分散于微球实体中。径大小因使用目的而异，微球直径小于7 μm时一般被肝、脾中的巨噬细胞摄取，大于7 μm的微球通常被肺中最小的毛细血管以机械滤过的方式截留，被巨噬细胞摄取进入肺组织或肺气泡。载体材料通常决定微球的特性，可以在载体材料中加入附加剂以调整其特性，如加入乙酸纤维素酞酸酯（CAP）可以使微球具有肠溶性，加入伯氨基更容易被肺泡巨噬细胞捕获。目前，有很多微球产品已经上市，如美国Alkermes公司生产的注射用利培酮微球、日本武田公司生产的亮丙瑞林微球、Novartis Pharm生产的注射用醋酸奥曲肽微球、我国研发的瑞欣妥［注射用利培酮微球（Ⅱ）］等。

（四）纳米粒

纳米粒（nanoparticle，NP）是一类以天然或合成高分子材料为载体制成的粒径一般在10~100 nm的固态胶体微粒。纳米粒可分为骨架实体型的纳米球（nanosphere）和膜壳药库型的纳米囊（nanocapsule），药物溶解、包裹或吸附于纳米囊或纳米球中则成为载药纳米粒。如果粒径在100~1 000 nm，称为亚微粒（submicroparticle），也可以分为亚微囊（submicrocapsule）和亚微球（submicrosphere）。

纳米粒、亚微粒对肝、脾或骨髓等部位均具有靶向性。注射纳米粒不易阻塞血管，一般被单核-巨噬细胞系统摄取，可靶向于肝、脾和骨髓，亦可由细胞内或细胞间穿过内皮壁到达靶部位。有些纳米粒具有在某些肿瘤中聚集的倾向，有利于抗肿瘤药物的应用。

采用聚合物材料及给药途径的不同，纳米粒在体内的分布与消除也不同。用聚乙二醇修饰的纳米粒，可以明显延长在血液循环系统中滞留的时间，称为长循环纳米粒。例如，用PEG PLGA嵌段共聚物制备PEG修饰的罗哌丁胺纳米粒，可以通过血-脑屏障输送药物。将该纳米粒用放射性铟标记，注射5 min后，在肝中的量仅为注射未修饰的纳米粒的37.5%，而在血液中的量为未修饰者的4倍；

4 h 后未修饰者在血中完全消失，而修饰者尚有其总量的 30% 在血液中维持循环，可显著延长药物的作用时间。

表面电荷修饰纳米粒也可以提高药物的靶向性。表面带负电荷的，为了对带负电荷（含糖胺多糖）的血管壁增加吸附，用阳离子表面活性剂如溴化双十二烷基二甲基铵（DMAB）修饰亚微粒，紫杉醇 PLGA 纳米粒带正电，可提高紫杉醇的药效。

四、靶向性评价指标

靶向性评价指标有多种，比较常见的有以下四种：

1. 相对摄取率（r_e）

$$r_e = (\mathrm{AUC}_i)_p / (\mathrm{AUC}_i)_s \tag{13-1}$$

式中 AUC_i 为由血药浓度 – 时间曲线求得的第 i 个器官或组织的血药浓度 – 时间曲线下面积，下标 p 和 s 分别表示药物制剂和药物溶液。

相对摄取率 r_e 反映了不同制剂对同一组织或器官的选择性。$r_e > 1$ 表示药物制剂在该器官或组织有靶向性，r_e 越大靶向效果越好；$r_e \leqslant 1$ 表示无靶向性。

2. 靶向效率（t_e）

$$t_e = (\mathrm{AUC})_{靶} / (\mathrm{AUC})_{非靶} \tag{13-2}$$

靶向效率（t_e）值反映同一种制剂对不同组织或器官的选择性。式中，$t_e > 1$ 表示药物制剂对靶器官比某非靶器官有选择性；t_e 值越大，选择性越强；药物制剂的 t_e 值与药物溶液的 t_e 值相比，说明药物制剂靶向性增强的倍数。

3. 峰浓度比（C_e）

$$C_e = (C_{\max})_p / (C_{\max})_s \tag{13-3}$$

式中，$C_{\max}$ 为峰浓度，p 和 s 分别表示药物制剂及药物溶液。

峰浓度比 C_e 也反映了不同制剂对同一组织或器官的选择性。每个组织或器官中的 C_e 值表明药物制剂改变药物分布的效果。C_e 值越大，改变药物分布的效果越明显。

4. 综合靶向效率（$T\%$）

$$T\% = (\mathrm{AUC})_{靶} / \sum (\mathrm{AUC})_{非靶} \tag{13-4}$$

综合靶向效率 $T\%$ 表示某制剂相对于所有非靶组织对靶组织的选择性。AUC 代表组织或器官的药量 – 时间曲线下面积。$T\%$ 越大，制剂对靶组织或器官的靶向性越强。

第三节　主动靶向制剂

一、主动靶向制剂的概念

主动靶向制剂利用修饰的载体作为"导弹"将药物运输到靶部位，相对于被动靶向制剂具有更好的靶向效果，是目前药剂学和生物材料科学较为热门的研究领域之一。而分子生物学、细胞生物学、材料学、免疫学及药物化学等学科的飞速发展，也为新型主动靶向制剂的设计注入了新的活力。总的来说，主动靶向制剂通过修饰的药物微粒载体来实现，包括修饰脂质体、免疫脂质体、修饰微乳、修饰微球、修饰纳米球、免疫纳米球等。

目前，主要采用单克隆抗体或配体进行载药微粒的修饰，通过抗体 – 抗原或者受体 – 配体的特异性识别作用达到主动靶向的效果。但是单纯采用靶向修饰的微粒并不能实现这一目的，原因在于这些药物静脉注射给药后，仍然会被单核巨噬细胞作为异物识别而转运至肝、脾等巨噬细胞丰富的组织，并不能靶向到其他部位。因此，需联合隐形原理，将载体表面进行亲水性修饰后再连接靶向头基，以体循环中延长载药微粒的循环时间，通过靶向头基更多地分布到靶部位。

二、抗体介导的主动靶向制剂

抗体介导的主动靶向制剂可以通过两种策略实现，一是将抗体与载药微粒连接，如免疫脂质体、免疫纳米球、免疫微球等；二是将抗体与药物结合制备免疫复合物。

（一）免疫脂质体

通过将载药脂质体与单克隆抗体或基因抗体共价结合构成，借助抗体与靶细胞表面抗原在分子水平上的识别能力来特异性地杀伤靶细胞，达到治疗目的。如将抗细胞表面病毒糖蛋白抗体连接于阿昔洛韦脂质体，可以靶向识别眼部疱疹病毒结膜炎的病变部位，而游离药物和非免疫脂质体均无此效果。

（二）免疫纳米球

将单克隆抗体与纳米球结合，通过静脉注射实现主动靶向。如将抗人膀胱癌 BIU-87 单克隆抗体 BDI-1 通过化学交联反应连接于多柔比星白蛋白纳米球制得免疫纳米球，可以同靶细胞的纤毛连接，并对人膀胱癌 BIU-87 具有明显的杀伤作用。

（三）免疫微球

用聚合物将抗原或抗体吸附或交联形成的微球。此微球不但可以载带药物实现靶向治疗，也可以标记和分离细胞做诊断和治疗，还可使免疫微球带上磁性提高靶向性和专一性。如抗兔 M 细胞单抗 5B11 的聚苯乙烯微球的 M 细胞的靶向性是非特异抗体微球的 3.0 ~ 3.5 倍。

（四）免疫复合物

将抗体直接或间接与药物连接构成。如 Kadcyla 为曲妥珠单抗和小分子微管抑制剂 DM1 偶联而成的，通过曲妥珠单抗靶向作用于乳腺癌和胃癌人表皮生长因子受体 2（HER2），引起偶联物释放 DM1，进而杀死肿瘤细胞。与曲妥珠单抗相比，Kadcyla 具有较好的整体疗效和药动学特性，且毒性较低。

三、受体介导的主动靶向制剂

利用某些器官和组织上特定的受体可与其特异性的配体或抗体发生专一性结合的特点将药物或药物载体与配体或抗体共价结合，从而将药物导向特定的靶组织。低密度脂蛋白（LDL）受体是存在于哺乳类动物血浆中的脂蛋白，主要功能是运载胆固醇进入细胞。LDL 是内源性脂蛋白，作为药物载体，可避免 LS 单克隆抗体等在体循环中被网状内皮系统迅速清除的缺陷，可克服一般抗体存在的靶向性不足。对于解决目前抗癌药物化疗中存在的靶向性差、不良反应大的问题具有重要意义，同时为药物制剂提供一种崭新的靶向载体。目前，研究较多的受体主要是有表皮生长因子受体、去唾液酸糖蛋白受体、LDL 受体、转铁蛋白受体、叶酸受体、白介素受体、胰岛素受体等，有些受体已经证实可以作为特定肿瘤靶向的靶点，提高主动靶向效率。针对这些受体，常用的配体包括糖蛋白、脂蛋白、转铁蛋白、叶酸和多肽等。

第四节　物理化学靶向制剂

一、磁性靶向制剂

磁性靶向制剂是将磁性物质包裹于载药微粒中，在体外磁场作用下，使载药微粒在体内定向移动、定位浓集，从而富集于病变部位发挥疗效。常用的磁性物质有 Fe_3O_4 磁粉或磁流体。

（一）磁性微球

制备磁性微球的方法可以分为一步法和二步法：一步法是在成球前加入磁性纳米材料，成球时聚合物将其包裹其中；二步法是先制备非磁性微球，再通过处理，加入磁性材料使微球磁化，最后磁性纳米粒以分散于微球中。如磁性明胶微球的制备即采用一步法制备，将超细磁流体分散于明胶溶液中，成乳后用甲醛交联固化，得磁性明胶微球，静脉注射后，并于头颈部加磁场 20 min，磁性微球在靶区分布的量为未加磁场时的 15 倍。

除了用于实体瘤的治疗，磁性明胶微球还可以用于骨髓净化，以除去骨髓中的癌细胞，便于自体骨髓移植。例如，采用二步法首先制备得到多孔聚苯乙烯微球，微球经硝化后，再用 Fe_3O_4 将微球磁化，并于磁性微球表面偶联单克隆抗体；在患者的骨髓中加入该微球后，通过单抗与骨髓中的癌细胞结合，并通过外加磁场将癌细胞清除。

（二）磁性纳米粒

将磁性物质包载于纳米粒制备的磁性纳米粒，可以具有一般纳米粒不具备的优点，如可在磁场作用下更有效地避免巨噬细胞的吞噬；可以作为实体瘤的显像剂；在磁场部位超向聚集，在微血管中形成栓塞，阻断肿瘤供血，而在非磁区则无此效应。

二、栓塞靶向制剂

动脉栓塞是通过动脉插入的导管将栓塞物输送到靶组织或靶器官的医疗技术。诱导肿瘤血管栓塞就是临床上一种常用治疗手段，通过在肿瘤血管部位诱导血栓形成，阻断肿瘤血液供应，剥夺营养和供给，导致癌细胞"饥饿""坏死"，并且阻止了肿瘤细胞的跨内皮迁移，从而达到治疗目的。常用的栓塞靶向制剂有栓塞微球和栓塞复乳。同时，还可以将携带的抗肿瘤药物释放出来，达到栓塞和靶向化疗的双重作用。

三、热敏靶向制剂

通过外部热源对靶区进行加热，使靶区的温度稍高于周围未加热区，实现载体中的药物在靶区内释放的一类制剂。以热敏脂质体为例，说明热敏靶向制剂的靶向原理。脂质体的物理性质与介质温度有密切关系，当升高温度时脂质体双分子层中的疏水链可以从有序排列变为无序排列，从而引起脂质膜物理性质的一系列变化，膜由"胶晶"态变为"液晶"态，厚度减小，流动性增加，造成包裹的药物释放。发生这种转变时的温度称为相转变温度（phase inversion temperature），取决于磷脂的种类。一般酰基侧链越长，相转变温度越高；脂肪酸不饱和度增加，相转变温度降低；磷脂纯度越高，相转变温度越窄。例如，二棕榈酰磷脂酰胆碱（DPPC）的相转变温度为 41℃，二硬脂酰磷脂酰胆碱（DSPC）的相转变温度为 55℃。将不同比例的 DPPC 和 DSPC 混合即可制得具有不同相转变温度的热敏脂质体，静脉注射后于肿瘤部位红外照射至局部温度高于脂质体的相转变温度，即可引起此部位的脂质体释放药物达到温度敏感靶向递送的目的。也可以将 NH_4HCO_3 包载于脂质体内水相制得热敏脂质体，当肿瘤局部的温度升高至 40℃时，NH_4HCO_3 分解释放的 NH_3 和 CO_2 使磷脂双分子层破裂，释放药物，也能达到靶向递送的目的。

当然，热敏靶向制剂并不局限于热敏脂质体，采用其他温敏材料制成的热敏凝胶、胶束等制剂均能实现热敏靶向的作用。有研究者将药物包载入热敏甲氧基聚乙二醇 – 嵌聚段丙氨酸水凝胶，在较低温度下可以保持良好的流动性和较低的黏性，但在较高温度时迅速发生溶胶 – 凝胶相变，为药物在肿瘤环境中的进一步释放创造有利条件。

四、pH 敏感靶向制剂

疾病状态会改变病理组织（如发炎、感染、肿瘤组织等）的 pH，如实体瘤细胞外的 pH 为 6.5，明显低于生理 pH 7.4；溶酶体囊泡内的 pH 也明显低于细胞质的 pH。另外，消化道的不同部位也呈现不同的 pH 范围。因此，利用 pH 差异，选择合适的载体材料即可将药物选择性地靶向到特定的组织、细胞或细胞内的特定位置。

（一）pH 敏感脂质体

pH 敏感脂质体是用含有 pH 敏感基团的脂质制备的，在低 pH 时脂肪酸羧基质子化而引起六角相形成，导致膜融合而达到细胞内靶向和控制药物释放的功能性脂质体。例如，二油酰磷脂酰乙醇胺（DOPE）分散于水中可形成反六角相结构（磷脂头基朝内，碳链朝外），但在 pH 中性时加入胆固醇半琥珀酸酯，其酸性基团可增加磷脂分子间斥力，形成脂质体双层膜结构；在酸性条件下，胆固醇半琥珀酸羧基质子化，磷脂分子间斥力消失，DOPE 转相形成反六角相结构，释放药物，实现 pH 敏感递药。

（二）pH 敏感型结肠定位给药系统

结肠部位具有 pH 较高的特点，采用丙烯酸树脂（Eudragit L、Eudragit RS 和 Eudragit S 等）、醋酸纤维素酞酸酯、羟丙甲纤维素酞酸酯等在 pH 较高的溶液中溶解的材料即可实现 pH 敏感型结肠定位给药系统。目前，最常用的是采用这些肠溶性材料包衣实现结肠定位靶向释药，如柳氮磺吡啶肠溶片。

第五节　靶向制剂新进展

一、靶向制剂的研究热点

靶向制剂可以调节药物的药代动力学、稳定性和吸收，并促进协同药物组合的施用，从诞生开始就受到了各国的重视。从 20 世纪 80 年代起，我国逐渐开展了对靶向制剂的研究工作。随着新的工艺设备、优秀的载体物质、辅料的研发及应用，靶向制剂得以迅速发展。细胞生物学、分子生物学和材料学等科学的飞速发展也推动靶向制剂在临床应用中取得创新性、实用性成果。靶向制剂在癌症、心血管疾病等疾病的治疗中成为不可或缺的重要角色。

然而，靶向制剂在展现其治疗优势的同时，也存在价格高昂、适用范围小、易产生耐药性和毒副作用等问题。正是现有靶向制剂存在的诸多不足和局限性，极大地推动了国内外靶向药物的研发和新型技术的出现。以下是国内外靶向制剂的研究现状与最新进展。

（一）通过物理化学方法实现靶向药物的精准释放

为了克服靶向制剂目前存在的瓶颈难题，研究人员利用纳米粒子所具有的小尺寸效应、表面效应及量子效应使其拥有独特的光、声、热、磁、电等特殊性质，有针对性地将药物递送到病变组织。基于纳米材料的这些特殊性质，纳米药物诊疗剂可实现一种或多种治疗手段，包括声动力、光热靶向药物治疗。

1. 超声微泡　近年来，有关超声造影剂靶向运输药物的研究日益增多。结合超声靶向微泡破坏技术（ultrasound-targeted microbubble destruction, UTMD），利用其独特的声学特性，实现白蛋白、脂质微泡等药物（或治疗基因）的定向释放，是目前最具潜力的靶向治疗方法。但此项技术尚处于研究阶段，仍存在不足，例如靶向制剂的制备技术仍需完善；UTMD 的空化效应会产生一些负面生物学效应。因此，该技术目前仍停留在细胞和动物实验阶段，尚未广泛地应用于临床治疗中。

2. 光热治疗（photothermal therapy，PTT） 利用光热转换剂（photothermal agent，PTA），在近红外光（near-infrared，NIR）等外部光源照射下，将光能转变为热能的无创性精准靶向治疗方法。光热治疗的核心是 PTA。在光源的照射下，PTA 可将光能转变为热能，进而起到杀死肿瘤和抗菌等作用。目前，关于 PTA 的研究主要集中在纳米级材料上，大致可分为无机 PTA 与有机 PTA。无机 PTA 有稳定性高和光热转换效率强等优势，包括贵金属、碳基和过渡金属；有机 PTA 具有生物安全性良好与可降解性等优点，包括菁类、卟啉和聚合物纳米粒等。

（二）细胞膜仿生修饰以提高靶向性和稳定性

目前，聚乙二醇（PEG）作为修饰靶向制剂实现长循环的"金标准"，可以逃避患者体内网状内皮系统的清除。然而，随着 PEG 修饰药物在临床治疗中的广泛应用，研究人员发现在第 2 次注射的 PEG 化脂质体会从血液中迅速被清除，即 accelerated blood clearance phenomenon（简称"ABC"现象），限制了其临床应用。因此，大量研究工作致力于研发更适合体内药物递送的仿生纳米系统。其中，纳米粒生物功能化最突出的技术就是细胞膜仿生技术。细胞膜仿生技术是一种简单的自上而下的方法，利用细胞膜作为载体，制备出具有体内循环时间长、生物相容性好、胞内细胞器靶向性能高等特点的仿生纳米粒，由细胞自身的免疫原性产生免疫治疗作用。

1. 红细胞膜仿生修饰 红细胞由于自身生物特性（如表面跨膜蛋白 CD_{47}），能够在体内免受免疫系统的攻击，利用红细胞膜包覆纳米粒子制备成的药物载体具有循环时间长和免疫逃逸特性等显著优势。

2. 血小板膜仿生修饰 具有广泛的抗原和功能蛋白，并在肿瘤转移中发挥重要作用，已开发成为细胞膜材料，可用于多发性骨髓瘤和血栓治疗、动脉粥样硬化检测、癌症治疗，以及控制细菌感染。

3. 免疫细胞膜仿生修饰 免疫细胞膜仿生纳米载体包括各类免疫细胞（如巨噬细胞、中性粒细胞、树突状细胞、干细胞及 T 细胞），使其能够在机体产生免疫反应的第一时间被招募至特定位置发挥免疫功效，成为包覆纳米载体的理想载体膜。

4. 癌细胞膜仿生修饰 癌细胞具有无限复制潜能、免疫逃逸、循环时间长和同源结合能力等独特功能，从而使癌细胞膜成为设计抗癌纳米递送系统的包覆材料。

5. 细菌细胞膜仿生修饰 与基于细胞的仿生系统一样，细菌细胞膜仿生纳米载体细菌的蛋白质外壳与功能性纳米粒结合，广泛地应用于药物输送、肿瘤成像和治疗。鉴于其高水平的免疫原性蛋白和具有佐剂功能等特点，细菌细胞膜在病原体相关分子靶点介导和适应性免疫系统激活的环境中可用于纳米粒修饰。

虽然细胞膜仿生技术尚未完全实现临床应用，但明显的优势和丰富的细胞膜来源可为工业化生产和个体化精准治疗提供了坚实的基础。

（三）新型靶向制剂的研究与开发

1. 细胞外囊泡（extracellular vesicle，EV） 一类由细胞分泌、具有磷脂双层膜结构的纳米粒，具有良好的结构稳定性、优异的生物相容性及天然的转运能力，已用于多种癌症的治疗研究，并体现优于传统纳米药物的疗效。可通过人工装载蛋白、核酸和小分子药物等，结合靶向修饰策略将药物有效递送到相应部位，提高患者的用药效率、降低给药频率及减少全身暴露的副作用，细胞外囊泡已然成为下一代革命性药物载体。相比于人工合成的纳米药物，细胞外囊泡作为治疗制剂和药物载体具有许多优势：可跨越血脑屏障；稳定性更高、提高用药效率、降低用药频率和相对易保存；免疫原性低，且能够靶向到特定细胞和组织等。

然而，尽管大量临床前数据表明 EVs 的有益作用，人类临床试验的结果仍然尚未到来。要将 EV 产品引入临床实践，还需要达到符合 GMP 的 EVs 大规模生产要求。

2. 外泌体（exosome） 外泌体已成为一种新兴的无细胞治疗策略，用于治疗急性心肌梗死、高血压、心力衰竭和心肌病等疾病。外泌体得益于天然的递送细胞间信息分子的生物学职能，在用于药物递送时具有以下优点：具有良好的生物相容性及低免疫原性；可通过膜融合或间隙连接等途径向胞内递送内容物，从而避开内涵体 – 溶酶体途径；具有天然靶向的特性，减少脱靶效应引起的毒副作用。但现阶段关于外泌体产生的生物学意义和功能还存在很多奥秘值得继续探索和研究。

目前，关于外泌体的研究主要集中在外泌体的分离和功能的分类。功能的研究主要通过体外的组织培养，外泌体最终进入临床并造福患者还有很长的一段路要走。其中，增加外泌体在靶器官、靶组织及靶细胞的分布是关键的一环。

二、靶向制剂的应用前景

近年来，靶向制剂的研发呈"爆发式"前进，极大地推动了个性化精准治疗，带来了巨大的临床受益，但靶向制剂的耐药性及其毒副作用在很大程度上限制了其临床疗效和应用潜力。因此，发现和验证全新的药物靶点并开发高特异性的靶向制剂，是未来的主要发展方向之一，具有重要的临床意义。

随着药物制剂进入创新时代，药物递送系统相关理论、设计理念、研究方法和技术水平的不断提高，交叉学科的快速发展和新型技术的不断涌现，靶向制剂将迎来新一轮的发展机遇。靶向制剂给药系统将逐步发展完善并步入更高层次领域，必将带来更为广阔的发展前景，获得更加广泛的临床应用，极大地促进现代药剂学的发展。

🔍 思考题

1. 试述靶向制剂的分类和主要特点。
2. 什么是被动靶向制剂？被动靶向制剂有哪几种类型？
3. 简述主动靶向的策略。
4. 什么是物理化学靶向制剂？有哪几种类型？
5. 试述脂质体的基本组成和结构特点。
6. 药物被脂质体包封后有哪些特点？

（寇龙发）

🌐 数字资源详见　新形态教材网

🔸思维导图　　🔹拓展阅读　　🖥本章小结　　📄测试题　　📺教学课件

第十四章
现代中药制剂

第一节　概　　述

一、中药制剂的概念和发展简史

（一）中药制剂的概念

中药是指在中医药理论指导下，用于预防、治疗疾病及保健的药物，包括植物药、动物药和矿物药。中药制剂（pharmaceutical preparations of traditional Chinese medicine）是在中医药理论指导下，以中医方剂为基础，中药材为原料，经加工制成符合一定要求和形式，可直接用于疾病预防、保健、治疗的制剂。如根据《中国药典》《中华人民共和国卫生部药品标准·中药成方制剂》《古代经典名方目录》等规定的处方制备的中药制剂。中药饮片（herbal slice）是指中药材经过按中医药理论和中药炮制方法加工炮制后，可直接用于中医临床的中药。中成药（Chinese traditional patent medicine）是指以中药饮片为原料，在中医药理论指导下，按照法定处方大批量生产的具有特有名称，标明功能主治、用法用量和规格的药品。天然药物（natural medicine）是经过现代医药理论体系证明的自然界中存在的具有药理活性的天然物质。

（二）中药制剂的发展简史

中药制剂和剂型在中国创用甚早，夏禹时代，已经能酿酒，并有由多种中药浸制而成的药酒是最早的中药制剂。中国是世界上最早创造药物剂型的国家。商汤时期，伊尹首创汤剂。汤剂是中药最常见的剂型。战国时期，我国的第一部医药经典著作《黄帝内经》中提出了君臣佐使的组方原则，同时还在《素问·汤液论》篇中论述了汤液的制法和作用，并记载了汤、丸、散、膏、药酒等多种不同剂型及其制法。秦汉时期，我国药剂学理论与技术迅速发展。《神农本草经》是现存最早的本草专著。张仲景编著的《伤寒杂病论》《金匮要略》记载了十余种剂型及其制备方法。晋代葛洪《肘后备急方》，主张批量生产贮备；梁代陶弘景在《本草经集注》中按照治病的需要来确定剂型，书中考证了古今度量衡，并规定了汤、丸、散、膏、酒的制作常规，实为近代制药工艺规程的雏形。唐代由政府组织编写并颁布了《新修本草》，是我国最早的一部药典。宋元时期，中药成方制剂得到巨大发展，由太医院颁布，陈师文等校正的《太平惠民和剂局方》，共收载中药制剂 788 种，为我国历史上由政府颁发的第一部制剂规范，也是世界上最早的具有药典性质的药剂方典。明代李时珍著《本草纲目》，载药 1 892 种，对我国 16 世纪以前本草学的全面总结，论述范围广泛，内容丰富，对方剂学、药剂学等学科都有重大的贡献，现有多种文字的译本，成为国内外公认的药学巨著。

中华人民共和国成立后，政府制定了一系列卫生工作政策，特别是中医药政策。中医药政策的颁布实施，使中药事业持续、稳定发展。其间，中医药科研人员发现了大批有效中草药及有效部位；研制开发出很多中药新制剂，其中抗疟药青蒿素的研究处于国际领先地位；中药制药设备与技术也得到了飞速发展；制剂检验方法和质量标准也有了较大的改进和提高。随后国家陆续颁布并实施了系列中药法规，中药制剂生产逐步走上了规范化、法治化和标准化的轨道，进入了一个新的发展时期。

二、中药制剂的特点

1. **遵循中医药理论** 中药制剂是中医用药的必备形式，是千百年来遵循理、法、方、药等中医理论防病治病的最终利器。这里的"药"是经理、法、方推敲而选定的，源于实践，已有一定疗效基础，但将一个方剂加工成制剂，其疗效是否充分发挥，不仅取决于制剂技术应用是否合理，还依赖于原料药材的选用、炮制与前处理是否恰当。

2. **疗效多为多种成分综合作用的结果** 中药制剂通常含有多种活性成分，通过各种成分的综合作用发挥药效，如以阿片为原料制成的阿片酊具有镇痛和止泻功能，但从阿片粉中提出的吗啡具有强烈的镇痛作用，却无明显的止泻功效。

3. **药效缓和、持久，毒性较低** 与化学制剂相比，总体来说中药制剂药效缓和、持久，毒性较低。如以洋地黄叶为原料制成的制剂，有效成分强心苷以与鞣酸结合成盐的形式存在，作用缓和；而经提取纯化得到的单体化合物洋地黄毒苷，因不再与鞣酸结合成盐，作用较强，毒性大，且维持药效时间较短。

4. **在一些疾病治疗方面具有独特优势** 中药制剂在治疗慢性病、疑难杂症等方面具有独特优势。中药制剂在治疗慢性病具有疗效确切、毒副作用小、成本低、针对性强、方法多、保健作用明显等。以骨伤科疾病为例，中医骨伤科医师注重疾病的个性化药物治疗，可针对每个患者的病情、病因和体质，制订个性化的中药制剂治疗方案，提高治疗的效果和成功率。

5. **中药作为复杂物质体系给中药制剂生产、质量控制带来一些问题** 中药作为复杂物质体系给中药制剂的生产和质量控制带来一些问题：①许多中药的药效物质基础尚未明确，给制剂生产过程和成品质量控制带来很大困难。②一些中药制剂的质量标准相对较低，仅测定几种有效成分的含量，不能全面不能代表制剂质量。③中药制剂通常剂量较大，导致辅料的选择以及现代制剂工艺的应用受限，制剂技术也相对滞后。④由于药材的品种、规格、产地、采收季节、加工方法等存在差异，较难确保质量的统一和稳定，从而影响中药制剂的质量和疗效。

三、中药剂型的选择

中药制剂临床应用时其剂型常根据临床需求和药物性质选择。首先，根据临床需求选择适宜的药物剂型。由于病有缓急，证有表里，因此，对于剂型的要求亦有不同，如急症用药，药效宜速，故采用汤剂、注射剂、舌下片（丸）剂、气雾剂等；缓症用药，药效宜缓，滋补用药，药效宜持久，常采用蜜丸、水丸、糊丸、膏滋、缓释片等；皮肤疾病，一般采用膏药、软膏等；某些腔道疾病如痔、瘘管，可用栓剂、条剂、线剂或钉剂等。其次，根据药物性质选择。药物的物理化学、生物学、药剂学性质不同，适合的剂型也不同。如处方中含有毒性和刺激性药物时，则宜制成糊丸、蜡丸、缓释片等；遇胃酸易分解失效的药物，宜制成肠溶胶囊或肠溶片剂；某些药物制成液体制剂不稳定时，可制成散剂、片剂、粉针剂或油溶液等。

四、中药制剂改革创新

中药剂型历史悠久，种类繁多。近年来，随着中医药现代化进程的不断深入，中药制剂发展迅猛，许多新制剂、新剂型不断涌现。总体而言，中药制剂在剂型选择、制剂技术、质量控制等方面仍存在不少问题，还不能适应现代中医药事业发展的迫切需要。因此，应重视和加强中药制剂改革创新，在中医药理论为指导下，应用现代制剂新方法、新技术研究中药创新制剂。

中药制剂改革创新必须坚持以下原则：①以中医药理论为指导，根据中药的特点进行制剂研发，避免单纯套用化学药的研究模式。②坚持传统中药制剂传承和现代中药制剂创新发展并重的原则。③以安全有效为前提，改革后的中药新制剂、新剂型必须比原有制剂和剂型在疗效上无差异或有所提高。

五、中药成分与疗效

中药材及其饮片作为制备中药制剂的原料，其入药形式主要有中药有效成分、中药有效部位、中药粗提物和中药全粉。除中药全粉外，其他形式入药前通常需提取其中的有效成分或有效部位。药材的成分与中药制剂的疗效密切相关。药材成分可分为有效成分、辅助成分、无效成分和组织成分四类。有效成分（部位）和辅助成分在中药前处理过程中需要保留，是保证疗效发挥的物质基础。无效成分和组织成分通常需要去除，可能没有药效或具有不良作用，而且会极大地增加中药制剂体积和使用剂量。

六、中药材的预处理与前处理

1. 中药材的预处理

（1）中药材品质检验：中药材品种繁多，且存在种属差异、产地差异、采摘季节不同、同名异物或同物异名等现象，为保证中药制剂质量稳定，必须进行药材品种鉴定、测定有效成分（有效成分已明确的药材）或总浸出物（有效成分尚未明确的药材）、含水量等。

（2）中药材的炮制：药材须经过炮制后才能入药。炮制（processing）是指按照中医药理论，将药材净制、切制或炮炙等处理后制成饮片的操作。炮制可达到增效减毒目的，且满足调配、制剂需要。

（3）中药材的粉碎：根据药材种类、提取和制剂的需要，药材应进行适当粉碎。

2. 中药材前处理

主要包括提取、分离、纯化（前处理技术单元）。中药材前处理目的在于保留其有效成分和辅助成分，去除无效成分和组织组分；缩小体积，减小剂量；保证有效成分不损失，提高疗效和稳定性。前处理应注意两点：①根据中药整体效应（疗效、安全性、经济性）选择前处理方法；②符合生产实际，便于生产。

第二节　中药浸提

为了减少服用剂量和便于使用，中药需要经过浸提等前处理，制成适宜的制剂。浸提（extraction）是指用适当的溶剂和方法将药材中的有效成分或有效部位浸出的操作。浸提时，应尽可能多地浸出有效成分和辅助成分，最大限度地避免无效成分和组织成分的浸出。

一、中药浸提的过程

中药浸提过程一般分为以下三个阶段。

1. 浸润与渗透　溶剂与药材接触后，首先使药材表面润湿，进而通过毛细管和细胞间隙渗透到药材细胞内。溶剂润湿、渗透药材是有效成分浸出的前提条件。药材与溶剂的性质决定了此阶段能否顺利进行。大多数药材中含有蛋白质、果胶、糖类、纤维素等极性成分，易被水或乙醇等极性溶剂润湿。药材含脂溶性成分较多时，应先将药材干燥后，再用乙醚、石油醚、三氯甲烷等非极性溶剂浸提，或脱脂后再用极性溶剂提取。为帮助溶剂润湿药材，有时可加入适量表面活性剂。

2. 解吸与溶解　由于药材中的各成分之间存在亲和力，有效成分通常被植物组织吸附，溶剂需克服药材成分间的作用才能将有效成分解吸附（解吸）。解吸后的成分不断转入溶剂中，即为溶解。

3. 扩散　溶剂在细胞内溶解可溶性成分之后，细胞内形成高浓度溶液，使细胞内外存在浓度差和渗透压差，促使细胞内的有效成分不断向细胞外扩散，溶剂不断地进入细胞内，直到内外浓度相等，达到动态平衡时扩散终止。由此可见，浓度梯度是渗透和扩散的推动力。浸出成分的扩散速率遵循 Fick 第一扩散定律，见式（14-1）：

$$\frac{dM}{dt} = -DF\frac{dC}{dx} \tag{14-1}$$

式中，dM 为扩散的物质量，dt 为扩散时间，D 为扩散系数（随药材变化，与溶剂性质有关），F 为扩散面积，dC/dx 为浓度梯度，负号表示药物扩散方向与浓度梯度方向相反。

由式（14-1）可知，扩散速率（dM/dt）与浓度梯度（dC/dx）、扩散面积（F）、扩散系数（D）成正比。其中，保持最大的浓度梯度（dC/dx）是关键。

二、影响浸提的主要因素

1. 药材性质

（1）药材成分：药材中的小分子物质较易浸出，浸出物质多存在于最初部分的浸出液中；药材中的大分子物质（多为无效成分）扩散较慢，主要在后续收集的浸出液中。

（2）药材粒度：药材粒度越小，溶剂越易渗透进入药材内部；同时，扩散面积越大，有利于有效成分的扩散。药材粒度过细，会吸附更多的有效成分，造成损失，同时浸出的杂质增多；过细的粉末还会给浸提操作带来困难。

2. 浸出溶剂　浸出溶剂的性质与被浸出成分的浸提效率密切相关（表14-1）。药材浸提时应根据浸出成分的理化性质选择适宜的溶剂。此外，还应考虑溶剂的用量、温度和 pH 等。

为了提高溶剂的浸提效果或制剂的稳定性，有时也应用一些浸提辅助剂，包括酸、碱和表面活性剂等。

3. 浸提温度　温度升高，有效成分的浸出量增加，但无效成分的浸出量也会增加，给后续操作带来困难，温度过高还可能使热敏性成分或挥发性成分分解、变质或挥发，故浸提时应控制适宜的温度。

表 14-1　浸出溶剂与浸出成分的关系

浸出溶剂		浸出成分
水	水	生物碱盐、苷类、有机酸盐、鞣质、蛋白质、树胶、色素、多糖类等
乙醇	>90%	挥发油、有机酸、树脂、叶绿素
	50%~70%	生物碱、苷类
	<50%	苦味质、蒽醌苷类
其他溶剂（用于纯化精制）	乙醚	树脂、游离生物碱、脂肪、挥发油、某些苷类
	三氯甲烷	树脂、生物碱、挥发油、苷类
	石油醚	脂肪油、蜡、少数生物碱

4. 浓度梯度　浓度梯度是扩散作用的主要动力，浓度梯度越大，浸出速率越快。应选择能创造和保持最大浓度梯度的浸提工艺与设备，可通过更换新鲜溶剂、采用渗漉法、循环式或罐组式动态提取法等增大浓度梯度。

5. 浸提时间　浸提过程的完成需要一定的时间，时间过短，有效成分浸提不完全；扩散达到平衡时，时间不起作用；时间过长，无效成分浸出量增加，且一些有效成分分解，水性浸出液霉败。因此，浸提时间应适宜，不宜过长或过短。

6. 浸提压力　对于组织坚实的药材，提高浸提压力有利于缩短浸提时间。此外，一些浸提新技术（如超声波提取技术、超临界流体提取技术、微波提取技术、酶法提取技术、动态逆流提取技术、亚临界水提取技术、高压差低温连续式提取技术等）的应用有利于提高药材浸提效率。

三、常用浸提溶剂

选择浸提溶剂的要求：应对有效成分溶解度大，对被浸提物选择性好，对无效成分、有害物质和杂质溶解度小；不与有效成分发生化学反应，也不影响其稳定性和药效；比热小，安全无毒，价廉易得；对设备无腐蚀性或腐蚀性小。真正符合上述要求的溶剂比较少，实际工作中，除首选水、乙醇外，还常采用混合溶剂，或在浸提溶剂中加入适宜的浸提辅助剂。

常用浸提溶剂包括以下六种：

1. 水　属于极性溶剂，其作为浸出溶剂的优点是价廉易得，极性大，浸出范围广；缺点是浸出选择性差，难过滤，易霉变、水解且不宜久贮。

2. 乙醇　属于两亲性溶剂，优点是可同时溶解水溶性成分和脂溶性成分，提取成分较全面，与水按不同比例混合可选择性浸提不同成分（表 14-2）；缺点是成本较高，易挥发、易燃，存在一定的安全风险，生产过程中应注意加强安全保护。

表 14-2　不同体积分数乙醇的用途

体积分数	用途
20%	防腐
40%~50%	延缓酯类、苷类水解；可沉淀部分大分子水溶性杂质，增强稳定性
50%~70%	提取生物碱、蒽醌苷、黄酮苷类；沉淀更多的水溶性杂质，增强稳定性
75%	杀菌、精制浸提物
>90%	浸提挥发油、有机酸、树脂、叶绿素等

3. 乙醚 是一种非极性的有机溶剂，其溶解选择性较强，可溶解树脂、游离生物碱、脂肪、挥发油、某些苷类。大多数溶解于水中的有效成分在乙醚中均不溶解。乙醚有强烈的药理作用，极易燃烧，价格高，一般仅用于有效成分的提纯精制。

4. 氯仿 是一种非极性溶剂，能溶解生物碱、苷类、挥发油、树脂等，不能溶解蛋白质、鞣质等，一般仅用于有效成分的提纯精制。

5. 丙酮 是一种良好的脱脂溶剂，常用于新鲜动物药材的脱脂或脱水。具有防腐作用、挥发性和易燃性，有一定的毒性，故不宜作为溶剂保留在制剂中。

6. 石油醚 是一种非极性溶剂，可用于挥发油、亲脂性物质的浸提，或用于浸提液脱脂，一般仅用于有效成分的提纯精制。

四、浸提辅助剂

中药浸提时溶剂中加入浸提辅助剂的主要目的是增加浸提成分的溶解度，提高浸提效果，增加浸提液和制剂的稳定性，除去或减少浸提液中的杂质。常用的浸提辅助剂包括酸、碱、表面活性剂等。

1. 酸 浸提溶剂中加酸的目的主要是促进生物碱的浸出，提高部分生物碱的稳定性；使有机酸游离，便于用有机溶剂浸提，除去酸不溶性杂质等。用作浸提辅助剂的酸包括硫酸、盐酸、醋酸、酒石酸、枸橼酸等。为使所加酸发挥最好效能，可将酸一次加于最初的少量浸提溶剂中，不可在全部浸提溶剂中加。酸的用量不宜过多，以能维持一定的 pH 即可，以免造成不良反应和成分的水解。

2. 碱 加碱的目的是增加有效成分的溶解度和稳定性。加碱可使生物碱游离便于有机溶剂浸提，使酸性成分成盐便于水中浸出完全；溶解内酯便于内酯成分浸出；防止某些苷类水解。例如，浸提甘草时在水中加入少量氨水，能使甘草酸形成可溶性铵盐，保证甘草酸的完全浸出。浸提远志时，在水中加入少量氨水，可防止远志酸性皂苷水解，产生沉淀。

用作浸提辅助剂的碱包括氨水、碳酸钙、氢氧化钙、碳酸钠等。需要注意的是，加碱的水溶液能溶解树脂酸、蛋白质而使酸性杂质增加。由于氢氧化钠属于强碱，不宜用作浸提辅助剂。碱应一次性加于最初少量浸提液中，不可在全部浸提溶剂中加。

3. 表面活性剂 在浸提溶剂中加入适宜的表面活性剂，能降低药材与溶剂间的表面张力，使润湿角变小，增加药材表面的润湿性，有利于某些药材成分的浸提。例如，用水煮醇沉法提取黄芩苷，酌加 Tween 80 可以提高收率。

五、常用浸提方法与设备

（一）煎煮法

煎煮法（decoction）系以水为溶剂，通过加热煮沸提取药材中有效成分的方法。该法适用于有效成分能溶于水，且对湿和热较稳定的药材。获得的浸出液直接用作汤剂，也可作为制备中药片剂、胶囊剂、颗粒剂、口服液、注射剂等的中间体。

1. 工艺流程 煎煮法的工艺流程如图 14-1 所示。

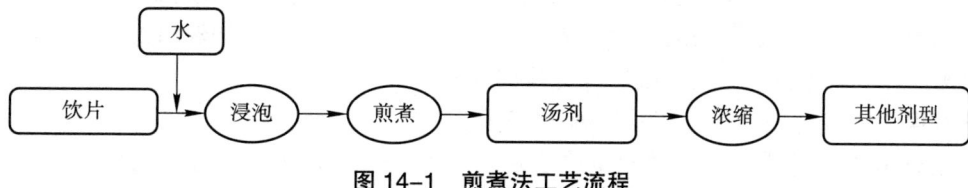

图 14-1 煎煮法工艺流程

2. 操作注意事项　包括：①水的用量应视药材的性质决定，每次用水量一般为药材量的 6~8 倍。②加热煎煮前，饮片应在冷水中浸泡一定时间。③先大火加热，沸腾后改为文火，每次煎煮 1~2 h，煎煮 2~3 次。④应选择化学稳定性及保温性好的材料制成煎煮器具，小量生产可用陶制器具或砂锅，大量生产宜选用不锈钢或搪瓷制器具。

3. 常用设备　包括：①一般提取器，常用倾斜式夹层锅，用于小量生产；②多功能提取罐，是中药生产企业普遍采用的浸提设备，适用于多种有效成分的浸提，可采取常压常温浸提、加压高温浸提或减压低温浸提。设备采用气压自动排渣，操作方便，安全、可靠。

（二）浸渍法

浸渍法（maceration）系用适当的溶剂在一定温度下浸泡药材，提取其有效成分的方法。浸渍法是静态浸提过程，需时长，且有效成分浸出不完全。该法适用于黏性药材、无组织结构的药材、新鲜药材、易膨胀的药材以及价格低廉的芳香性药材的浸提，不适于贵重药材、毒性药材以及制备较高浓度的制剂。浸渍法可分为冷浸渍法、热浸渍法和重浸渍法。冷浸渍法在室温下浸渍，常用于酊剂、酒剂的制备。热浸渍法一般在 40~60℃进行浸提，常用于酒剂的制备。重浸渍法是将全部溶剂分成几份，药材用第一份溶剂浸提后，收集浸出液，药渣再以第二份溶剂浸渍，如此重复 2~3 次，最后将各份浸出液合并处理，即得。重浸渍法可减少由药材吸液引起的成分损失。

1. 工艺流程　浸渍法的工艺流程如图 14-2 所示。

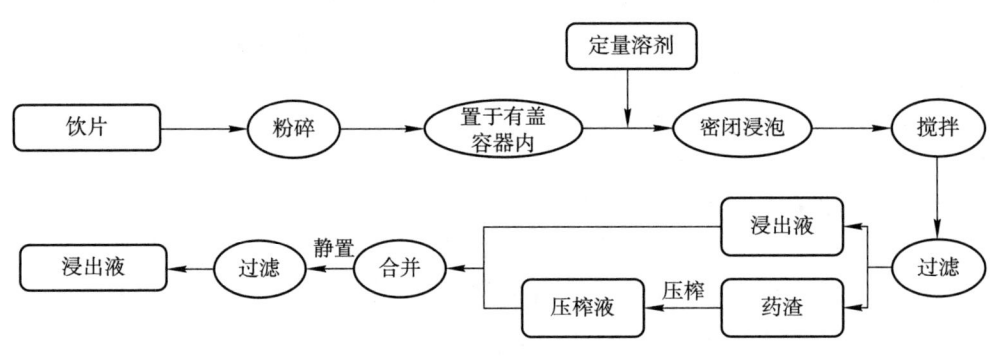

图 14-2　浸渍法工艺流程

2. 操作注意事项　包括：①浸渍时间较长，不宜用水为溶剂，多用不同浓度的乙醇，浸渍过程中应密闭。②溶剂用量按处方规定，若无规定，则一般为药材量的 10 倍左右。③应加强搅拌，提高浸出效率。④压榨药渣时，易导致药渣细胞破裂，使不溶性成分进入浸出液中。

3. 常用设备　包括：①浸渍器，煎煮设备（如多功能提取罐等）均可使用，大型浸渍器应安装搅拌装置。②压榨器，用于挤压药渣中残留的浸出液，以减少损失，可用螺旋挤压器（小量制备）或水压机（大生产）。

（三）渗漉法

渗漉法（percolation）是将药材粗粉置于渗漉器内，溶剂连续从渗漉器上部加入，不断往下渗透经过药粉，提取有效成分的动态浸提方法。

该法在浸提过程中能始终保持良好的浓度梯度，浸出成分较完全。适用于贵重药材、毒性药材、有效成分含量低的药材及制备高浓度的浸出制剂，不适于新鲜、易膨胀的药材及非组织药材。渗漉法可分为单渗漉法、重渗漉法、加压渗漉法和逆流渗漉法。

1. 工艺流程　单渗漉法的工艺流程如图 14-3 所示。

2. 操作注意事项　包括：①药材的粉碎度必须适宜，过细易堵塞，过粗浸出不完全，一般以粗粉或中粉为宜。②装筒（罐）前药粉应先用溶剂湿润，并密闭放置一定的时间，使其充分膨胀，以免

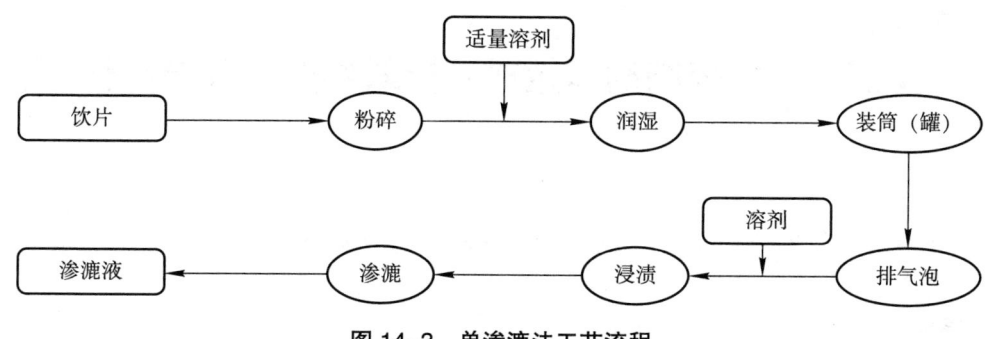

图14-3 单渗漉法工艺流程

装筒（罐）后堵塞渗漉器。③装筒（罐）时药粉应分次均匀投入，每次均匀压平，使松紧适度，药粉装量应不超过筒（罐）的2/3。④排气泡时应先将出口打开，再从上部缓缓加入溶剂，待筒内空气排净后，关闭出口。在整个渗漉过程中，应始终保持溶剂高过药粉表面。⑤渗漉前应加盖浸24～48 h，使溶剂充分渗透、扩散。⑥渗漉速度一般为1 kg药材每分钟流出1～3 mL，大生产则以每小时相当于渗漉器被利用容积的1/48～1/24。⑦渗漉液的收集与处理方法应根据制剂种类而定。乙醇为溶剂时，应先收集85%饮片量的初漉液另器保存，续漉液经低温浓缩后与初漉液合并。

3. 常用设备 渗漉筒有圆锥形、圆柱形两种。工业生产常采用多能提取罐或渗漉罐。

（四）回流法

回流法（reflux）是用乙醇等挥发性有机溶剂，受热时，溶剂馏出，经冷凝后又流回浸提器中浸提药材，如此周而复始，直到有效成分浸提完全。回流法可分为回流热浸法和回流冷浸法。该法不适于受热易破坏的药材成分的浸提。

（五）水蒸气蒸馏法

水蒸气蒸馏法（steam distillation）是将含有挥发性成分的药材与水（或水蒸气）共同蒸馏，挥发性成分随水蒸气一并馏出，经冷凝后分离挥发性成分的方法。该法适用于具有挥发性、能随水蒸气一起蒸馏且不被破坏、不与水发生反应、难溶（或不溶）于水的药材成分的提取和分离，如中药挥发油的提取。

（六）超临界流体提取法

超临界流体提取法（supercritical fluid extraction）是利用超临界流体对药材中的成分具有特殊溶解性来提取有效成分的方法。超临界流体（supercritical fluid）是指处于临界温度和临界压力以上的非凝缩性高密度流体。最常用的超临界流体是二氧化碳。超临界流体的性质介于气体和液体之间，既具有与气体相近的黏度和高扩散系数，又具有与液体相近的密度和良好的溶解能力，临界点附近温度和压力的微小变化即可引起流体密度和溶解能力的显著改变，可选择性地溶解目标成分，达到分离纯化的目的。该法提取温度低，能避免热敏性成分的破坏，且无溶剂残留。该法适用于提取脂溶性、小分子热敏性物质及含量低的物质。该法用于提取相对分子质量大、极性大的成分时需加入夹带剂，且升高压力。

（七）超声波提取法

超声波提取法（ultrasonic extraction）是利用超声波产生的空化作用、机械作用、热效应等增大溶剂分子的运动速度和穿透力，从而提高药材中有效成分浸出率的方法。该法具有省时节能、提取效率高等优点。

（八）微波提取法

微波提取法（microwave assisted extraction）是利用微波能的强烈热效应提取药材成分的方法。该法具有提取速度快、溶剂用量较少、污染小等优点。

第三节　中药制剂有效成分提取物的分离与纯化

一、分离

中药浸出液中通常含有固体沉淀物，需通过分离将其与液体分开。常用的分离方法有三类：沉降分离法、离心分离法和滤过分离法。

（一）沉降法

沉降法（sedimentation）是利用固体与液体的密度相差悬殊，固体靠自身重量自然沉降，达到固体与液体分离。该法分离不够完全，需进一步过滤或离心分离，但可去除大量杂质，利于进一步分离操作。

（二）离心法

离心法（centrifugation）是利用混合液中不同成分的密度差异，借助离心机高速旋转产生的离心力使浸出液中的固体与液体分离，或使两种密度不同且不相混溶的液体混合物分开。该法可用于含水量较高、含不溶性微粒的粒径很小或黏度很大的滤浆的分离。

（三）过滤法

过滤法（filtration）是将浸出液通过多孔介质，使固体粒子被介质截留，液体经介质孔道流出，达到固体与液体分离。过滤法包括常压过滤、减压过滤和热过滤。该法适用于分离不溶于液体的固体和液体混合物。

二、纯化

纯化（purification）是为了除去中药浸出液中的杂质。常用的纯化方法包括水提醇沉法、醇提水沉法、大孔树脂吸附法、酸碱法、盐析法、澄清剂法、透析法等，其中以水提醇沉法应用最为广泛。

（一）水提醇沉法

水提醇沉法（water extraction ethanol sedimentation）是先用水浸提药材成分，将此浸出液浓缩到每 1 mL 相当于原药材 1 ~ 2 g 后，再用不同体积分数乙醇沉淀除去其中的杂质。该法是根据药材成分在水和不同体积分数乙醇中的溶解性差异为（有效成分既溶于水又溶于乙醇，而杂质溶于水不溶于乙醇）而实现纯化。料液中的乙醇体积分数为 50% ~ 60% 时，可除去淀粉等杂质；当乙醇体积分数达 75% 以上时，除鞣质、水溶性色素等少数无效成分外，其余大部分杂质均可去除。该法可保留生物碱盐类、苷类、氨基酸、有机酸等有效成分，除去蛋白质、糊化淀粉、黏液质、油脂、脂溶性色素、树脂、树胶、部分糖类等杂质。

多次醇沉、慢加快搅有助于杂质去除和减少有效成分损失。加入乙醇后一般应在 5 ~ 10 ℃ 静置 12 ~ 24 h。

（二）醇提水沉法

醇提水沉法（ethanol extraction water sedimentation）是先用适宜浓度的乙醇浸提药材成分，再用水沉淀除去浸出液中的杂质。该法适用于醇溶性或在醇水中均有较好溶解性的药效成分的提取，可减少淀粉、蛋白质、黏液质等水溶性杂质的浸出。水处理可去除醇提液中的树脂、油脂、色素等醇溶性杂质。

（三）大孔树脂吸附法

大孔树脂吸附法（macroporous resin adsorption）是指应用大孔树脂选择性地吸附浸出液中的有效成分，除去杂质的一种纯化方法。该法以具有网状结构和极高比表面积的有机高聚物为吸附剂，通过改变吸附条件，可选择性地吸附有效成分，去除无效成分。该法具有浸提物纯度高、产品不吸潮、设备简单、操作方便等优点。

（四）酸碱法

酸碱法（acid-alkali method）是利用药材有效成分的溶解度随溶液 pH 不同而改变的性质在溶液中加入适量酸或碱调节 pH 到一定范围使单体成分溶解或析出，以达到分离目的。如中药水煎浓缩液中含生物碱或黄酮类药效成分，同时含鞣质、蛋白质等无效物质，可用酸碱法除去鞣质、蛋白质等。

（五）盐析法

盐析法（salting out）是在浸出液中加入大量无机盐，使高分子物质的溶解度降低析出，与其他成分分离。该法主要用于蛋白质的分离纯化，也常用于挥发油提取中以提高蒸馏液中的挥发油含量及微量挥发油的分离。

（六）澄清剂法

澄清剂法（clarificant method）是利用澄清剂可降解某些高分子杂质，降低药液黏度，或吸附、包合固体微粒等特性，加速浸出液中的悬浮粒子沉降，经过滤后获得澄清药液。该法主要用于除去浸出液中粒度较大且有沉淀趋势的悬浮颗粒。

（七）透析法

透析法（dialysis）是利用小分子物质可通过半透膜，而大分子物质不能通过的性质达到分离目的。该法可用于除去浸出液中的鞣质、蛋白质、树脂等高分子杂质，也常用于某些植物多糖的纯化。

第四节　中药制剂的浓缩与干燥

中药浸出液经分离纯化后，液体量仍很大，不适宜直接用于临床或制剂的制备，需经过浓缩、干燥，减少体积，以便于制剂的制备。

一、浓缩

浓缩（concentration）是指应用适当的方法除去浸出液中的大部分溶剂，获得浓缩液的操作。蒸发是浓缩药液的重要手段，还可用反渗透法、超滤法等。

（一）影响蒸发效率的因素

蒸发时药液吸收热量，使部分溶剂汽化并除去，提高药液浓度，从而达到浓缩目的。生产中蒸发浓缩是在沸腾状态下进行的，即沸腾蒸发。沸腾蒸发的效率常用蒸发器的生产强度表示如下：

$$U = \frac{W}{A} = \frac{K \cdot \Delta t_m}{r'} \tag{14-2}$$

式中，U 为蒸发器的生产强度 kg/（$m^2 \cdot h$），W 为蒸发量（kg/h），A 为蒸发器的传热面积（m^2），K 为蒸发器的传热总系数 kJ/（$m^2 \cdot h \cdot ℃$），Δt_m 加热蒸汽的饱和温度与溶液沸点之差（℃），r' 为二次蒸汽的汽化潜能（kJ/kg）。

由式（14-2）可知，蒸发器的生产强度与传热温度差、传热系数成正比，与二次蒸汽的汽化潜能成反比。

（二）浓缩方法与设备

1. 常压浓缩　也称常压蒸发（evaporation at atmospheric pressure），是在正常气压下进行蒸发浓缩。该法适用于有效成分对热稳定，且溶剂无毒、无燃烧性的水性浸出液的蒸发浓缩。常用的设备为敞口式可倾倒夹层蒸发锅。以乙醇等有机溶剂提取的浸出液应选用常压蒸馏装置。

2. 减压浓缩　也称减压蒸发（vacuum vaporation），是将浸出液置于密闭容器内，抽真空降低容器内压力，使液体沸点降低而进行的蒸发浓缩。该法温度低（40～60℃），蒸发速度快，可避免热敏性成分分解，并能不断排出溶剂蒸气，有利于蒸发顺利进行，适用于含热敏性成分药液的蒸发浓缩和乙醇等有机溶剂的回收。常用的设备有减压蒸馏器和真空浓缩罐等。

3. 薄膜浓缩　也称薄膜蒸发（film evaporation），是通过一定的方式使药液在蒸发时形成薄膜，增大汽化表面积，提高蒸发效率。该法蒸发速度快，受热时间短，有效成分不易被破坏，不受液体静压和过热的影响，可在常压或减压状态下连续操作，特别适于含热敏性成分浸出液的蒸发。薄膜蒸发方式有两种，一种是使浸出液快速流过加热面形成液膜进行蒸发；另一种是使浸出液剧烈沸腾产生大量泡沫，以泡沫的内外表面为蒸发面进行蒸发。所用的设备有升膜式蒸发器、降膜式蒸发器、刮板式薄膜蒸发器和离心式薄膜蒸发器等。

4. 多效蒸发（multi-effect evaporation）　是将由两个或多个减压蒸发器并联而成的蒸发设备。多效蒸发器属于节能型设备，生产中应用最多的为二效或三效蒸发器。在减压三效蒸发装置中，将药液引入蒸发器后，给第一蒸发器提供加热蒸气，药液被加热后沸腾，产生的二次蒸气引入第二蒸发器作为加热蒸气，第二蒸发器的药液同样被加热沸腾，产生的蒸气引入第三蒸发器作为加热蒸气，蒸发器中药液沸腾产生的二次蒸气进入冷凝器，蒸发器内的药液得到蒸发、浓缩。

二、干燥

干燥（drying）指利用热量或其他能量除去湿物料中所含的水分或其他溶剂，获得干燥物品的操作。干燥常用于原辅料除湿，新鲜药材除水，浸膏剂、颗粒剂、片剂、丸剂等剂型的制备。浸提物干燥后，稳定性提高，利于贮存，同时也利于进一步加工成相应制剂。目前，中药制剂制备过程中采用的干燥设备有滚筒式干燥器、烘箱、喷雾干燥器、沸腾干燥器、减压干燥器、微波干燥器、冷冻干燥器等。这些设备主要用于中药半成品的干燥，如药液和浸膏等的干燥；或者用于成品的干燥，如颗粒剂和片剂等的干燥。

（一）干燥的基本原理

1. 物料中所含水分　物料中所含水分的性质主要有以下五种：

（1）结晶水：化学结合水，一般用风化方法去除，在药剂学中不视为干燥过程。

（2）结合水：存在于细小毛细管中和细胞中的水分。此种水分结合力强，难除去。因为毛细管内水分所产生的蒸气压较同温度时水的蒸气压低；物料细胞中的水分被细胞膜包围和封闭，如不扩散到膜外，则不易蒸发去除。

（3）非结合水：指存在于物料表面的润湿水分，粗大毛细管中水分和物料孔隙中的水分。此种水分与物料结合力弱，易除去。因为它所产生的蒸汽压等于同温度水的蒸汽压。

（4）平衡水：物料中的水分与湿空气处于动态平衡状态时所含的一定量不可除去的水分，分与物料性质、空气状态有关。

（5）自由水：包括全部非结合水和部分结合水。

固体物料中所含水分的相互关系见图 14-4。干燥过程中可除去自由水，不能除去平衡水。

2. 干燥速率与干燥速率曲线　干燥速率是指在单位时间内，在单位干燥面积上被干燥物料中水分的气化量。用公式表示为：

$$U = \frac{dW}{S \times dt} \tag{14-3}$$

式中：U 为干燥速率 [kg/（m²·s）]；S 为干燥面积（m²）；W 为气化水分量（kg）；t 为干燥时间；dW/dt 表示单位时间内被干燥物料中水分的气化量。

物料的干燥速率曲线见图 14-5。

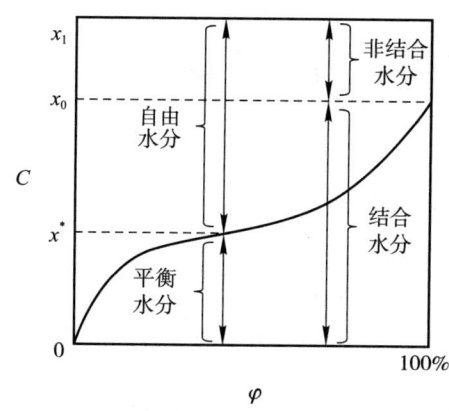

图 14-4 固体物料中所含水分的相互关系
注：C为物料含湿量，φ为相对温度

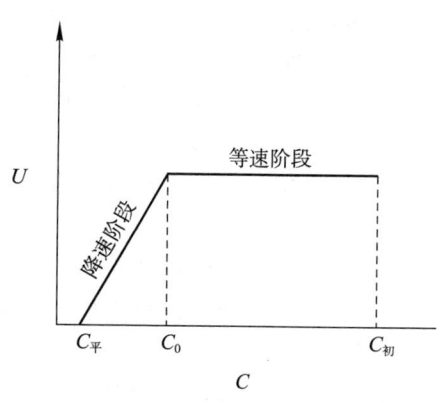

图 14-5 干燥速率曲线
注：U为干燥速率，C为物料含湿量

从干燥速率曲线看，干燥过程分成等速阶段和降速阶段。在等速阶段，干燥速率与物料湿含量无关；在降速阶段，干燥速率近似地与物料湿含量成正比。干燥曲线的折点所示的物料湿含量是临界湿含量（C_0），与横轴交点所示的物料湿含量是平衡水分（$C_平$）。因此，当物料含湿量大于C_0时，干燥过程属于等速阶段；当物料含湿量小于C_0时，干燥过程属于降速阶段。

（二）影响干燥的因素

1. 被干燥物料的性质 影响干燥速率的最主要因素。湿物料的形状、大小及料层厚薄、物料水分结合方式、含水量、物料性状都会影响干燥速率。一般说来，物料呈结晶状、颗粒状、堆积薄者，较粉末状及膏状、堆积厚者干燥速率快。

2. 干燥介质的温度、湿度与流速 适当提高温度可使干燥速率加快；利用（除湿机、排风、吸湿机），降低有限空间相对湿度可提高干燥效率；加大空气流速，可使干燥速率加快，但空气流速对内部扩散无影响，故与降速阶段的干燥速率无关；减小气膜厚度，降低表面气化阻力，可使干燥速率加快。

3. 干燥速度与干燥方法 干燥速度不宜过快，太快易出现表面假干现象。干燥方式与干燥速度也有较大的关系。静态干燥要逐渐升温，否则易出现结壳、假干现象；动态干燥，极大地增加其暴露面积，有利于提高干燥效率。

4. 压力 压力与蒸发量成反比。减压干燥可以改善蒸发、加快干燥；真空干燥能降低干燥温度，加快蒸发速度，得到的产品疏松、质量稳定。

（三）干燥方法与设备

1. 烘干法

原理：用加热等方式去除溶剂，保留固体含量。通常通入热空气，将物料中水分蒸发并带走。

特点：通常采用烘箱、烘房等设备。但干燥速度不宜过快，太快易出现表面假干现象。

应用：各类物料干燥、干热灭菌。

2. 减压干燥（真空干燥）法

原理：湿物料置密闭容器中，加热，同时抽取空气，减压至规定压力，直至物料干燥。

特点：干燥温度低，速度快，产品为松脆的海绵状，易粉碎。

应用：热敏性物料或高温下易氧化物料；排出气体有使用价值的物料；需回收利用有毒害、有燃烧性的物料。

3. 喷雾干燥法

原理：一定比重的液态物料，利用雾化器喷射成雾状液滴，落于一定流速的热气流中，干燥成粉状或颗粒状制品。

特点：动态、瞬间干燥，粉粒疏松，溶解性好。干燥效果取决于喷射雾滴大小。

应用：热敏性物料、微囊制备、制剂成型。

4. 冷冻干燥（升华干燥）法

原理：在低温减压条件下利用冰的升华性能，将被干燥液体物料冷冻成固体，使物料低温脱水而达到干燥目的的方法。

特点：对某些极不耐热物品的干燥很适合；能避免药品因高温分解变质；干燥制品多孔疏松，易于溶解；含水量低，有利于长期贮存。但冷冻干燥需要高度真空与低温，耗能大，成本高。

应用：用于抗生素、生物制品等不耐热药物制剂的制备。

5. 其他　如沸腾干燥法、红外线干燥法、鼓式干燥法、带式干燥法、吸湿干燥法等。近年来，喷雾干燥法在微胶囊、中药胶剂等新制剂方面的开发应用受到关注。通过喷雾通气冻干新技术及新型干燥设备的出现，可改善中药制剂生产工艺，提高中药生产的技术水平，提高中药制剂的质量。

第五节　浸 出 制 剂

一、概述

（一）浸出药剂的概念

浸出制剂（extract preparation），也称浸出药剂，是指用适当的浸出溶剂和方法，从药材中浸出有效成分，经适当精制与浓缩等制备工艺过程而制得的供内服或外用的一类制剂。

（二）浸出制剂的特点

1. 综合作用　浸出制剂中含有多种成分，体现方药中各种成分的综合疗效。

2. 作用缓和、持久，毒性低　浸出制剂中共存的辅助成分，常具有缓和有效成分的作用或抑制有效成分的分解，增加了某些有效成分的稳定性，提高制剂有效性和安全性。

3. 便于服用　与原药材相比，浸出制剂去除了组织物质和无效成分，提高了有效成分浓度，从而减少了用量，便于服用。

4. 作为制剂原料　浸出液或浸出物可作为口服液、合剂、颗粒剂、片剂、胶囊等制剂原料。

5. 易发生沉淀、变质　通常含有不同程度的无效成分，如黏液质、多糖等，贮存时易发生沉淀、变质，影响浸出制剂的质量和药效，特别是水性浸出制剂发生沉淀、变质较明显。

（三）存在的主要问题

汤剂等久贮后易被细菌污染，甚至发霉变质。药酒、酊剂、流浸膏等具流动性药剂，包装容器盖不严密，溶剂中的乙醇挥发损失，有时会产生浑浊或沉淀。若用玻璃容器包装，则运输、携带时易破损。浸膏剂若存放环境或场所不当，可迅速吸潮、结块；作制备其他制剂的原料时，可影响粉碎、包装等工艺过程。浸出制剂通常体积大。对于大多数药物，浸出制剂的稳定性不如固体制剂。

（四）浸出药剂的种类

1. 水浸出制剂　指在一定的加热条件下，用水为溶剂浸出中药成分，制得的含水制剂，如汤剂、中药合剂等。

2. 含醇浸出制剂　指在一定的条件下，用适宜浓度乙醇或酒为溶剂浸出中药成分，制得的含醇制剂，如药酒、酊剂、流浸膏等。有些流浸膏虽然是用水浸出中药成分，但成品中仍加有适量乙醇。

3. 含糖浸出制剂　一般是在水浸出剂型的基础上，将水提液进一步浓缩处理，加入适量蔗糖（或蜂蜜）或其他辅料制成，如煎膏剂、糖浆剂等。

4. 无菌浸出制剂　是指采用适宜的浸出溶剂浸出中药成分，然后采用适当的方法纯化处理，制备成无菌制剂，如中药注射剂等。

5. 其他浸出制剂　除上述各种浸出制剂，还有用提取物为原料制备的颗粒剂、片剂、浓缩丸剂、软膏剂、栓剂、气雾剂等。

二、汤剂

（一）概述

汤剂（decoction）是将药材饮片或粗粒加水煎煮，去渣取汁制成液体药剂。煮散，是以中药粗颗粒与水共煮，去渣取汁而制成的液体药剂。饮，是以沸水浸泡药物，服用时剂量与时间不定或者宜冷饮者。汤剂主要供内服，也有煮汤供洗浴、熏蒸、含漱等外用者。

优点：可根据中医辨证施治的需要，随症加减处方；可以发挥方中药物的综合治疗作用；液体制剂吸收快；溶剂廉价易得；制备简单等。临床中医处方中汤剂约占 50%，是中药临床应用的主要剂型。

缺点：需临用新制，久置易发霉；携带不便；直接服用容积大，特别是儿童用药依从性差；脂溶性和难溶性成分以水煎煮，不易提取完全等。

（二）制备

先在药材饮片或粗颗粒中加适量的水浸泡适当时间，然后加热至沸腾，并维持微微沸腾状态一定的时间，过滤煎出液，药渣再依法重复提取 1~2 次，合并各次煎出液。

三、中药合剂与口服液

（一）概述

合剂（mixture）指饮片用水或其他溶剂采用适宜的方法提取制成的口服液体制剂。单剂量罐装的合剂也称为口服液（oral liquid）。合剂与口服液保留了传统汤剂吸收快、作用迅速等特点。与汤剂相比，合剂与口服液可批量生产，省去临时煎服的麻烦；浓度较高，服用剂量小，便于贮存和携带；适量加入防腐剂，并经过灭菌，质量相对稳定。缺点是不能随症加减。

（二）制备

1. 工艺流程　合剂与口服液制备工艺流程如图 14-6 所示。

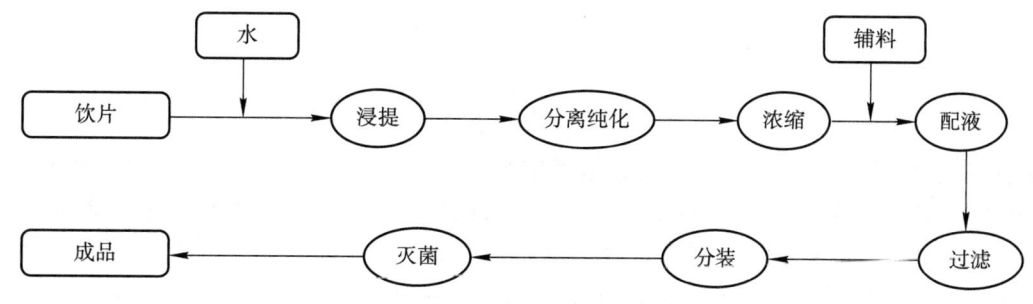

图 14-6　合剂与口服液工艺流程

2. 操作注意事项　合剂与口服液制备时需要先进行药材前处理。药材浸提一般采用煎煮法，煎煮 2~3 次，每次 1~2 h。含挥发性成分的饮片可先用水蒸气蒸馏法提取挥发性成分备用，药渣与处方中的其他饮片一同（或分别）煎煮，也可采用渗漉法等其他方法提取。提取液浓缩一般以每天服用量在 30~60 mL 为宜。辅料主要包括矫味剂、增溶剂、助溶剂、防腐剂等。配液应在洁净无菌的环境下进行，药液过滤后应及时分装于无菌洁净干燥的玻璃瓶中，封口后立即灭菌（无需灭菌的仅封口即可）。

例 14-1: 小儿感冒口服液的制备

［处方］广藿香 85 g，连翘 85 g，菊花 85 g，大青叶 141 g，板蓝根 85 g，地黄 85 g，地骨皮 85 g，白薇 85 g，薄荷 56 g，石膏 141 g。

［制备］以上十味。广藿香、薄荷、菊花蒸馏提取挥发油，蒸馏后的水溶液用另外的器具收集；药渣与连翘等其余七味药材加水煎煮两次（石膏先煎 1 h），合并煎液，滤过，滤液与上述水溶液合并，浓缩至适量，加乙醇使含醇量为 65%，冷藏 48 h，滤过，滤液回收乙醇，浓缩至适量，加入单糖浆、山梨酸钾，加热使溶解，冷藏，滤过，滤液加入上述挥发油及聚山梨酯 80，加水至 1 000 mL，搅匀，灌封，灭菌，即得。

［注释］本品清热解毒，用于小儿外感风热所致的发热、微恶风寒、头痛、有汗或少汗、咽红肿痛、口渴、舌尖红、苔薄黄而干、脉浮数。本品为棕红色的液体，气微香，味苦、辛、微甜。本品的相对密度应不低于 1.05，pH 应为 3.5～5.5；每 1 mL 含广藿香以百秋李醇计，不得少于 8.5 μg。方中，广藿香、薄荷、菊花采用双提法（蒸馏法和水醇法）提取；聚山梨酯 80 作增溶剂，使挥发油在药液中分散均匀。

四、煎膏剂

（一）概述

煎膏剂（electuary）指药材用水煎煮、去渣浓缩后，加炼蜜或糖制成的半流体制剂，又称膏滋。

煎膏剂以滋补为主，兼有缓和的治疗作用，主要用于某些慢性疾病的治疗。煎膏剂具有药物浓度高、体积小、味甜可口、服用方便、易于贮存等优点。含热敏性成分或含挥发性成分的中药不适于制成煎膏剂。

（二）制备

1. 工艺流程　煎膏剂制备的工艺流程见图 14-7。

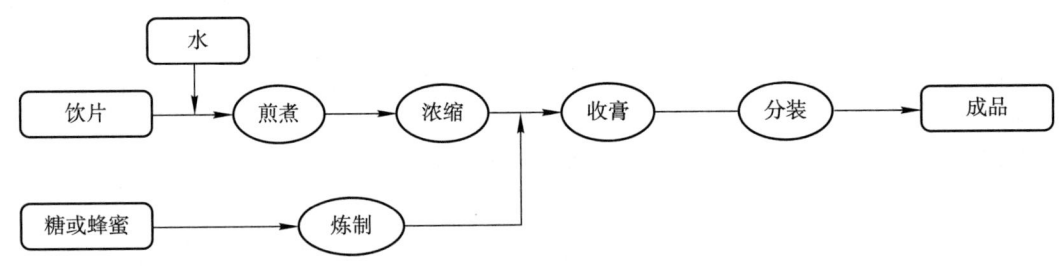

图 14-7　煎膏剂工艺流程

2. 操作注意事项　制备时，应先浓缩至规定的相对密度（一般为 1.21～1.25，80℃），制成清膏，然后进行收膏。糖或蜂蜜加入前需经过炼制，炼糖的目的在于去除杂质、减少水分、杀灭微生物，应注意控制糖的转化率，防止煎膏剂"返砂"。炼蜜除了上述目的，还可增加蜂蜜的黏性。加入的炼糖或炼蜜一般不超过清膏量的 3 倍。收膏的稠度视品种而定，一般控制相对密度在 1.40 左右。如需加入药粉，一般应加入细粉，在收膏冷却后加入搅匀。煎膏剂应分装在清洁干燥灭菌的大口容器中。

例 14-2: 川贝雪梨膏的制备

［处方］梨清膏 400 g，川贝母 50 g，麦冬 100 g，百合 50 g，款冬花 25 g。

［制备］以上五味。梨清膏是取鲜梨，洗净，压榨取汁，梨渣加水煎煮 2 h，滤过，滤液与上述梨汁合并，静置 24 h，取上清液，浓缩至相对密度为 1.30（90℃）。川贝母粉碎成粗粉，用 70% 乙醇

浸渍 48 h 后进行渗漉，收集渗漉液，回收乙醇，备用；药渣与麦冬等其余三味药材加水煎煮两次，第一次 4 h，第二次 3 h，合并煎液，滤过，滤液静置 12 h，取上清液，浓缩至适量，加入上述川贝母渗漉液及梨清膏，浓缩至相对密度为 1.30（90℃）的清膏。每 100 g 清膏加入用 400 g 蔗糖制成的转化糖，混匀，浓缩至规定的相对密度，即得。

［注释］本品润肺止咳，生津利咽。用于阴虚肺热，咳嗽，喘促，口燥咽干。本品为棕黄色的稠厚半流体，味甜，相对密度应不低于 1.10。方中的川贝母为贵重药材，故采用渗漉法浸提。

五、酒剂与酊剂

（一）酒剂

酒剂（medicinal liquor）又称药酒，指中药饮片用蒸馏酒提取制成的澄清液体制剂，多供内服，也可外用。主要用于风寒湿痹，具有祛风活血、止痛散瘀的功效。酒剂一般采用浸渍法、渗漉法或回流法制备，应检查乙醇和甲醇，乙醇体积分数为 50%～60%。

例 14-3：舒筋活络酒的制备

［处方］木瓜 5 g，玉竹 40 g，牛膝 90 g，川芎 60 g，独活 30 g，防风 60 g，蚕沙 60 g，甘草 30 g，桑寄生 75，续断 30 g，当归 45 g，红花 45 g，羌活 30 g，白术 90 g，红曲 180 g。

［制备］以上 15 味，除红曲外，木瓜等其余 14 味药材粉碎成粗粉，然后加入红曲；另取红糖 555 g，溶解于白酒 11 100 g 中，照渗漉法，用红糖酒作溶剂，浸渍 48 h 后，以每分钟 1～3 mL 的速度缓缓渗漉，收集渗漉液，静置，滤过，即得。

［注释］本品祛风除湿，活血通络，养阴生津。用于风湿阻络、血脉淤阻兼有阴虚所致的痹病，症见关节疼痛、屈伸不利、四肢麻木。本品为棕红色的澄清液体，气芳香，味微甜、略苦。每 1 mL 含防风以升麻素苷和 5-O-甲基维斯阿米醇苷计，不得少于 20%。乙醇体积分数应为 50%～57%。

（二）酊剂

酊剂（tincture）指原料药物用规定浓度的乙醇提取或溶解而制成的澄清液体制剂，亦可用流浸膏稀释制成，或用浸膏、化学药物溶解制成，供口服或外用。除另有规定外，每 100 mL 相当于原饮片 20 g；含毒剧药的酊剂，每 100 mL 相当于原饮片 10 g；其他酊剂，每 100 mL 相当于原药物 20 g。有效成分明确者，应根据其半成品的含量加以调整，使符合各酊剂项下规定。酊剂应检查乙醇和甲醇体积分数。酊剂可用溶解法、稀释法、浸渍法或渗漉法制备。

例 14-4：十滴水的制备

［处方］樟脑 25 g，干姜 25 g，大黄 20 g，小茴香 10 g，肉桂 10 g，辣椒 5 g，桉油 12.5 mL。

［制备］以上七味，除樟脑和桉油，干姜等其余五味粉碎成粗粉，混匀，用 70% 乙醇浸渍 24 h 后，进行渗漉，收集渗漉液约 750 mL，加入樟脑和桉油，搅拌使完全溶解，再继续收集渗漉液至 1 000 mL 搅匀，即得。

［注释］本品健胃，祛暑。用于因中暑而引起的头晕、恶心、腹痛、胃肠不适。本品为棕红色至棕褐色的澄清液体，气芳香，味辛辣。相对密度应为 0.87～0.92，乙醇体积分数应为 60%～70%。每 1 mL 含樟脑应为 20.0～30.0 mg；含桉油以桉油精计，不得少于 6.3 mg。

六、流浸膏剂与浸膏剂

（一）流浸膏剂

流浸膏剂（liquid extract）指饮片用适宜的溶剂提取，蒸去部分溶剂，调整至规定浓度而成的制剂。除少数品种可直接供临床应用，大多作为制备其他剂型的中间体。除另有规定外，1 mL 相当于饮片 1 g。流浸膏剂多以不同体积分数乙醇为溶剂，采用渗漉法制备，也可用浸膏剂稀释制成。含热敏性成分的饮片不宜制成流浸膏剂。流浸膏剂久置若发生沉淀，在乙醇和有效成分含量符合规定时，可滤除沉淀。

例 14-5：陈皮流浸膏的制备

〔处方〕陈皮 1 000 g，60% 乙醇适量。

〔制备〕陈皮粉碎成中粉，用 60% 乙醇浸渍 24 h 后，缓缓渗漉，收集渗漉液 850 mL，用另外的器具保存。继续渗漉至橙皮苷提取完全，续渗漉液于 60℃以下浓缩至稠膏状，加入初渗漉液，混匀，60% 乙醇稀释至 1 000 mL，静置，滤过，取滤液，即得。

〔注释〕本品为棕褐色的液体，气香，味微苦、涩。含橙皮苷不得少于 2.0 mg。乙醇体积分数应为 38%～48%。

（二）浸膏剂

浸膏剂（extract）指饮片用适宜的溶剂提取，蒸去大部分或全部溶剂，调整至规定浓度而成的制剂。分为稠浸膏和干浸膏两种，稠浸膏的含水量为 15%～20%，干浸膏的含水量约为 5%。浸膏剂多作为制备其他剂型的中间体。除另有规定外，浸膏剂每 1 g 相当于饮片或天然药物 2～5 g。浸膏剂可用煎煮法、回流法或渗漉法制备。干浸膏易吸湿结块和受热软化、稠浸膏易失水硬化，故浸膏剂应密封贮存于阴凉处。

例 14-6：甘草浸膏的制备

〔处方〕甘草。

〔制备〕取甘草，润透、切片，加水煎煮 3 次，每次 2 h，合并煎液，放置过夜使沉淀，取上清液浓缩至稠膏状，取出适量，测定甘草酸含量，调节使符合规定，即得；或干燥，使成细粉，即得。

〔注释〕本品为棕褐色的块状固体或粉末，有微弱的特殊臭气和持久的特殊甜味。本品按干燥品计算，含甘草苷不得少于 0.5%、甘草酸不得少于 7.0%。

七、丸剂

（一）概述

中药丸剂（traditional Chinese medicine pills）指饮片细粉或提取物加适宜的黏合剂或其他辅料制成的球形或类球形制剂。丸剂是我国应用最广泛的传统中药剂型之一。

中药丸剂具有以下特点：①传统中药丸剂药效缓和且持久。②一些新型中药丸剂（如滴丸）奏效迅速，可用于急救，如苏冰滴丸、速效救心丸等。③可减轻某些药物的毒副作用。④可减缓挥发性成分的挥发或掩盖药物的不良味道。⑤传统丸剂服用量大，小儿吞服困难，而且易污染微生物而霉变。

按赋形剂不同，中药丸剂可分为水丸、蜜丸、水蜜丸、糊丸、蜡丸。按制法不同，中药丸剂可分为泛制丸（如水丸、水蜜丸、浓缩丸、糊丸等）、塑制丸（如蜜丸、糊丸、浓缩丸、蜡丸等）和滴制丸（滴丸）。滴丸、微丸为近年出现的新型丸剂，因服用量小、疗效较好，受到患者欢迎。

丸剂外观应圆整，大小、色泽均匀，无粘连现象。蜜丸应细腻滋润，软硬适中；蜡丸表面应光滑无裂纹，丸内不得有蜡点和颗粒；滴丸表面应无冷凝介质黏附。除另有规定外，供制丸剂用的药粉应为细粉或最细粉。

（二）常用辅料

1. 润湿剂　丸剂制备可选用的润湿剂包括水、酒、米醋、水蜜、药汁等。

2. 黏合剂　丸剂制备常用的黏合剂包括蜂蜜、米糊或面糊、药材清（浸）膏、糖浆等。一些含纤维、油脂较多的饮片细粉，需用适宜的黏合剂才能使之成型。

3. **吸收剂** 中药丸剂中，外加其他吸收剂（或稀释剂）的情况较少，一般用处方中出粉量高的饮片细粉作为浸出物、挥发油的吸收剂。

此外，中药丸剂中可加入适量的崩解剂，以利于崩解和释放。

（三）制备方法

1. **泛制法（pan wan method）** 是将中药细粉和液体赋形剂交替加入泛丸设备（如泛丸机、包衣锅等）中，使药粉润湿、翻滚、黏结成粒、逐渐增大并压实的制丸方法。该法用于制备水丸、水蜜丸、糊丸、浓缩丸、微丸等。泛制法工艺流程见图14-8。

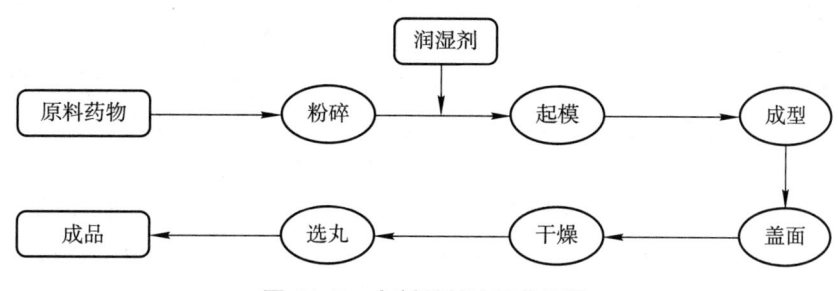

图 14-8 丸剂泛制法工艺流程

除另有规定外，水丸、水蜜丸、浓缩水蜜丸和浓缩水丸应在80℃以下干燥；含挥发性成分或淀粉较多的丸剂（如糊丸）应在60℃以下干燥；不宜加热干燥的丸剂应采用其他适宜方法干燥。对于需要包衣的丸剂可进行包衣和打光。

2. **塑制法（plasticizing）** 是将中药细粉与适宜的黏合剂混匀，制成软硬适度的可塑性丸块，再依次制丸条、分粒、搓圆的制丸方法。该法适用于制备蜜丸、水蜜丸、水丸、糊丸、蜡丸、浓缩丸、微丸等。塑制法工艺流程如图14-9所示。

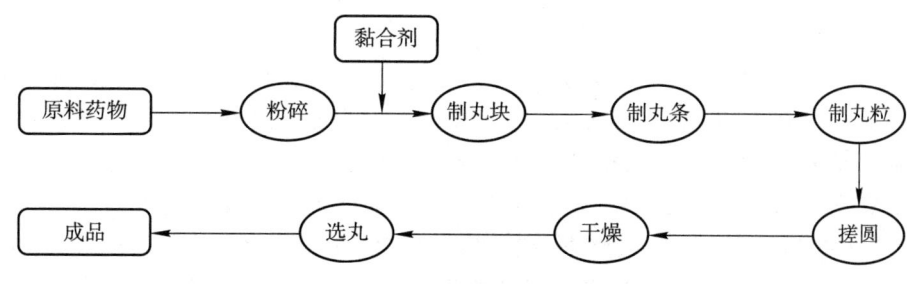

图 14-9 丸剂塑制法工艺流程

蜂蜜作黏合剂时，需经炼制才可使用。根据炼制程度不同，蜂蜜分为嫩蜜、中蜜或老蜜，视具体情况选用。制备蜜丸时，炼蜜应趁热加入药粉中；当含有树脂类、胶类及含挥发性成分时，炼蜜应60℃左右加入。制备蜡丸时，将蜂蜡加热熔化，待冷至60℃左右加入药粉。

3. **滴制法（dropping）** 是将中药提取物或有效成分与基质加热熔融混匀，滴入不相混溶的冷凝液中，冷凝成丸的制丸方法。该法用于制备滴丸剂。

4. **其他制法** 近年来发展了一些新的制丸方法，如采用离心造丸法、挤出-滚圆制丸法、流化床制丸法等制备微丸。

（四）中药传统丸剂

1. **水丸（water-bindered pills）** 指中药细粉以水或根据制法用黄酒、醋、稀药汁、糖液、含5%以下炼蜜的水溶液等为黏合剂制成的丸剂。

水丸具有以下特点：①服用后较易溶散，起效较快。②泛制法制备时，可根据药物性质、气味等分层泛入，掩盖不良气味，防止芳香性成分挥发，提高药物稳定性。③丸粒小，表面致密光滑，易于吞服，利于贮存。④制备设备简单，但操作费时。

2. 蜜丸（honeyed pill） 指中药细粉以炼蜜为黏合剂制成的丸剂。其中，每丸重量在 0.5 g（含 0.5 g）以上的称为大蜜丸，在 0.5 g 以下的称为小蜜丸。

蜜丸具有以下特点：①蜂蜜具有补中、润燥、止痛、解毒、缓和药性、矫味矫臭等作用，因此蜜丸在临床多用作镇咳祛痰药、补中益气药等。②蜜丸溶散慢，药效持久。③蜂蜜对药粉的黏合力强，有较大的可塑性，制成的蜜丸光洁、滋润。

3. 水蜜丸（water-honeyed pill） 指中药细粉以炼蜜和水为黏合剂制成的丸剂。水蜜丸具有丸粒小、光滑圆整、易于吞服的特点。与蜜丸相比，水蜜丸节省蜂蜜用量、成本低、易于贮存。

4. 浓缩丸（concentrated pill） 指中药提取浓缩后，与适宜的辅料或中药细粉，以水、炼蜜或炼蜜和水混合物为黏合剂制成的丸剂。根据所用黏合剂的不同，浓缩丸分为浓缩水丸、浓缩蜜丸和浓缩水蜜丸等。浓缩丸具有体积小、便于服用、利于贮存、不易霉变的特点。

5. 糊丸（starched pill） 指中药细粉以米粉、米糊或面糊等为黏合剂制成的丸剂。糊丸干燥后丸粒坚硬，口服溶散迟缓，可延长药效，减少药物对胃肠道的刺激，适用于含毒性或刺激性较强的药物。

6. 蜡丸（wax pill） 指中药细粉以蜂蜡为黏合剂制成的丸剂。蜡丸在体内外均不溶散，缓慢释药，可延长药效，并能防止药物中毒及对胃肠道的刺激性。

（五）中药现代丸剂

1. 微丸 中药微丸（Chinese Medicine pellet）指中药提取物或有效成分加适宜的黏合剂或其他辅料制成的直径 < 3 mm 的球形或类球形制剂。

微丸具有以下特点：①外形圆整，流动性好，易于分剂量和填充。②受消化道蠕动节律影响小，吸收重现性好。③生物利用度高。④可制成速释、缓释或控释制剂。

例 14-7：葛根芩连丸的制备

［处方］葛根 1 000 g，黄芩 375 g，黄连 375 g，炙甘草 250 g。

［制备］以上四味，取黄芩、黄连分别用 50% 乙醇浸渍 24 h 后，进行渗漉，收集渗漉液，回收乙醇，并适当浓缩；葛根加水先煎 30 min，再加入黄芩、黄连药渣及炙甘草，继续煎煮两次，每次 1.5 h，合并煎液，滤过，滤液浓缩至适量，加入上述浓缩液，继续浓缩成稠膏，减压低温干燥粉碎成最细粉，用乙醇为湿润剂，泛丸，制成 300 g 过筛，于 60℃ 以下干燥，即得。

［注释］本品具有解肌透表、清热解毒、利湿止泻之功效。用于湿热蕴结所致的泄泻腹痛、便黄而黏、肛门灼热，也可用于风热感冒所致的发热恶风、头痛、身痛。本品为深棕褐色至类黑色的浓缩水丸，气微，味苦。每 1 g 含葛根以葛根素计，不得少于 4.5 mg；含黄连以盐酸小檗碱计，不得少于 9.0 mg。

2. 滴丸 中药滴丸（traditional Chinese Medicine dripping pill）指中药提取物或有效成分与适宜的基质加热熔融混匀，滴入不相混溶、互不作用的冷凝液中制成的球形或类球形制剂。

选择不同的基质，可以使中药滴丸药物快速溶出。中药滴丸具有溶出快、生物利用度高、疗效好、副作用小、药物稳定性好，以及制备简单、质量易控制等特点。

八、中药片剂

（一）定义

中药片剂（traditional Chinese medicine tablet）指中药提取物单独或与中药细粉、适宜辅料混匀压制而成的圆片状或异形片状的固体制剂。片剂已成为目前中药的主要剂型之一。

（二）分类

根据原料不同，中药片剂可分为以下四类。

1. 全浸膏片（full extract tablet）　指将处方中的全部药材用适宜的溶剂和方法浸提制成浸膏，加入适宜辅料制成的片剂。

2. 半浸膏片（semi-extract tablet）　指将处方中的部分药材粉碎成细粉，余下的部分药材制成稠浸膏，两者混合后加入适宜辅料制成的片剂。稠浸膏可全部或部分代替黏合剂，是中药片剂中应用最多的一类。

3. 全粉片（all powder tablet）　指将处方中的全部药材粉碎成细粉，加入适宜辅料制成的片剂。

4. 提纯片（extract purified tablet）　指将处方中的全部药材经过提取、精制得到单体或有效部位，加入适宜辅料制成的片剂。

（三）制备

中药片剂大多采用制粒压片法制备。与化学药片剂相比，制备中药片剂时首先需要进行药材的前处理，即药材需先粉碎、浸提、精制、浓缩等处理，获得中间品，然后才能制备片剂。与化学药片剂相比，中药片剂容易出现以下问题：

（1）通常植物类中药材含纤维多，动物类角质类、矿物类中药材的药量大，这些因素导致在制备片剂时都易引起松片。制备时可通过将原料粉碎成细粉，再用黏性较强的黏合剂制粒予以解决。药材含挥发油、脂肪油等成分较多时，也容易引起松片。若油为有效成分，可加适量吸收剂吸收油，也可制成包合物或微囊等予以解决；油为无效成分时，可用压榨法或脱脂除去。

（2）中药原料含纤维成分较多或油类成分较多，易引起裂片，可分别加入糖或吸收剂加以克服。

（3）中药浸膏片含吸湿性成分较多，易产生黏冲，可通过控制环境湿度，用乙醇为润湿剂制粒或选用抗湿性好的辅料等予以解决。

（4）中药浸膏制成的颗粒过硬，浸膏颜色与润滑剂不同，挥发油吸收不充分，均易使片面出现斑点，可通过用浸膏粉制粒，润滑剂过细筛后再与颗粒混合，或将挥发油制成包合物或微囊后使用等予以解决。

（5）中药片剂尤其是浸膏片易产生吸潮、黏结，以至于霉变。可通过在干浸膏中加入适量辅料或饮片细粉，用水提醇沉法除去部分水溶性杂质，片剂包衣（中药片剂一般须包衣）及改进包装材料或包装中放干燥剂等加以解决。

例 14-8：牛黄解毒片的制备

［处方］牛黄 5 g，雄黄 50 g，石膏 200 g，大黄 100 g，黄芩 50 g，桔梗 100 g，冰片 25 g，甘草 50 g。

［制备］以上八味，雄黄水飞成极细粉；大黄粉碎成细粉；人工牛黄、冰片研细；其余黄芩等四味加水煎煮两次，每次 2 h，滤过，合并滤液，滤液浓缩成稠膏或干燥成干浸膏，加入大黄、雄黄粉末，制粒，干燥，再加入人工牛黄、冰片粉末，混匀，压制成 1 000 片（大片）或 1 500 片（小片），或包糖衣或薄膜衣，即得。

［注释］本品具有清热解毒之功效，用于火热内盛、咽喉肿痛、牙龈肿痛、口舌生疮、目赤肿痛等症。本品为糖衣片或薄膜衣片。素片或包衣片除去包衣后显棕黄色，有冰片香气，味微苦。每片含黄芩以黄芩苷计，小片不得少于 3.0 mg，大片不得少于 4.5 mg。

九、中药胶囊剂

（一）定义

中药胶囊剂（traditional Chinese medicine capsule）指中药采用适宜的方法加工后，加入适宜辅料，填充入空心胶囊或密封于软质囊材中的固体制剂。胶囊剂分为硬胶囊、软胶囊、肠溶胶囊、缓释胶囊和控释胶囊等。

（二）制备

制备中药硬胶囊剂时，药材量小的可粉碎成粉末或制成颗粒填充于空胶囊中。药材量大的可将部分饮片粉碎成细粉，其余饮片经过提取浓缩成稠膏后与细粉混匀，干燥，研细，过筛，混匀后填充于空胶囊中；或将全部中药提取浓缩制成稠膏后加适当辅料，制颗粒，干燥混后填充于空胶囊中。挥发油等液体成分可用吸收剂吸收后填充于空胶囊中。中药浸膏的吸湿性较强，易导致硬胶囊吸湿，可通过改进制备工艺（制粒、包衣等）、采用双铝箔包装和铝塑包装等予以解决。中药软胶囊剂多用于药材挥发油、油性提取物以及能溶解或混悬于油的中药成分。

例 14-9：感冒清热胶囊的制备

［处方］荆芥穗 500 g，薄荷 150 g，防风 250 g，柴胡 250 g，紫苏叶 150 g，葛根 250 g，桔梗 150 g，苦杏仁 200 g，白芷 150 g，苦地丁 500 g，芦根 400 g。

［制备］以上 11 味，取荆芥穗、薄荷、紫苏叶提取挥发油，蒸馏后的水溶液用另外的器具收集；药渣与防风等其余八味加水煎煮两次，合并煎液，滤过，滤液与上述水溶液合并，浓缩成稠膏，干燥，粉碎成细粉，过筛，加入上述挥发油，混匀，装入胶囊，制成 1 000 粒，即得。

［注释］本品具有疏风散寒，解表清热之功效，用于风寒感冒，头痛，发热，恶寒，身痛，鼻流清涕，咳嗽，咽干。本品为硬胶囊，内容物为棕褐色粉末，气香，味苦。每粒含葛根以葛根素计，不得少于 2.5 mg。

例 14-10：藿香正气软胶囊的制备

［处方］苍术 195 g，陈皮 195 g，厚朴（姜制）195 g，白芷 293 g，干姜 16.5 g，茯苓 293 g，大腹皮 293 g，半夏 195 g，甘草浸膏 24.4 g，广藿香油 1.95 mL，紫苏叶油 0.98 mL。

［制备］以上十味，苍术、陈皮、厚朴、白芷用乙醇提取两次，合并醇提取液，浓缩成清膏；茯苓、大腹皮加水煎煮两次，煎液滤过，滤液合并；生半夏用冷水浸泡，每 8 h 换水 1 次，泡至透心后，另加干姜 16.5 g，加水煎煮两次，煎液滤过，滤液合并；合并 2 次滤液，浓缩后醇沉，取上清液浓缩成清膏；甘草浸膏打碎后水煮化开，醇沉，取上清液浓缩制成清膏。将上述各清膏合并，加入广藿香油、紫苏叶油与适量辅料，混匀，制成软胶囊 1 000 粒，即得。

［注释］本品具有解表化湿，理气和中之功效。用于外感风寒、内伤湿滞或夏伤暑湿所致的感冒，症见头痛昏重、胸膈痞闷、脘腹胀痛、呕吐、泄泻；胃肠型感冒见上述证候者。本品为软胶囊，内容物为棕褐色膏状物，气芳香，味辛、苦。每粒含厚朴以厚朴酚与和厚朴酚总量计，不得少于 3.0 mg；每粒含陈皮以橙皮苷计，不得少于 3.0 mg。

十、中药注射剂

中药注射剂（traditional Chinese medicine injection）指中药材经浸提、纯化后制成的供注入人体内的溶液、乳状液及临用前配制成溶液的粉末或浓缩液的无菌制剂。注射剂可分为注射液、注射用无菌粉末与注射用浓溶液等。

（一）中药注射剂原料的准备

除达到一般注射剂要求外，中药注射剂需要重点关注原料的制备。中药注射剂的制备原料包括中药单体有效成分、有效部位和总提取物。中药总提取物仍是目前配制中药注射剂的主要原料。以单体有效成分或有效部位制成的注射剂澄明度好、质量稳定，是中药注射剂研究开发的重点。

中药注射剂原料的前处理主要包括以下三点。

1. 饮片的预处理　除另有规定外，制备中药注射剂的饮片等原料药物应严格按各品种项下规定的方法提取、纯化，制成半成品、成品，并应进行相应的质量控制。中药注射剂所用的药材必须首先确定品种和来源，经过鉴定符合要求后再进行预处理，包括挑选、洗涤、切制、干燥等，必要时还需进行粉碎或灭菌。

2. 注射用原液的制备　药材所含的有效成分明确时，可提取有效成分；有效成分尚不明确的，应采用适宜的提取、分离纯化方法，最大限度地除去杂质，保留有效成分，制成可供配制注射剂成品用的原液（或相应的干燥品）。

原液制备常用的方法有水提醇沉法、醇提水沉法。两种方法均不能除尽鞣质，通常影响注射剂成品的澄明度。若有效成分为挥发性成分或挥发油，可用蒸馏法制备；若饮片中同时含有挥发性和非挥发性有效成分，可用双提法（蒸馏法和水提醇沉法的结合）制备。此外，中药注射用原液的制备也可采用超滤法、透析法、离子交换法、大孔树脂吸附法、酸碱法、反渗透法等。

3. 除去原液中的鞣质　鞣质既溶水，又溶于乙醇，一般的提取精制方法很难将其除尽。含有鞣质的注射剂灭菌后可能产生沉淀，影响注射液的澄明度；同时，鞣质还能与蛋白质形成不溶性的鞣酸蛋白，注射液肌内注射后，机体局部组织会形成硬块，导致刺激疼痛。因此，去除中药注射用原液中的鞣质，对于提高中药注射剂的质量具有重要的意义。

常用的除鞣质方法有以下几种。①明胶沉淀法：蛋白质与鞣质在水溶液中可以形成不溶性鞣酸蛋白沉淀，除去鞣质。②碱性醇沉法：鞣质可与碱成盐，在高浓度的乙醇中难溶，从而沉淀除去。③聚酰胺吸附法：酰胺键对酚类化合物有较强的吸附作用，可除去鞣质，不过应注意聚酰胺可能对其他有效成分产生影响。④其他：酸性水溶液沉淀法、超滤法、铅盐沉淀法等也可除去鞣质。

（二）中药注射剂的制备要点

1. 附加剂选择　配制注射剂时，可根据需要加入适宜的附加剂，如渗透压调节剂、pH 调节剂、增溶剂、助溶剂、抗氧剂、抑菌剂、乳化剂、助悬剂等。附加剂选择应考虑其对药物疗效和安全性的影响，使用浓度不得引起毒性或明显的刺激，且避免对检验产生干扰。常用的抗氧剂有亚硫酸钠、亚硫酸氢钠和焦亚硫酸钠等，一般质量分数为 0.1% ~ 0.2%。多剂量包装的注射液可加适宜的抑菌剂，抑菌剂的用量应能抑制注射液中微生物的生长，除另有规定，在制剂确定处方时，该处方的抑菌效力应符合抑菌效力检查法的规定。加有抑菌剂的注射液，仍应采用适宜的方法灭菌。静脉给药与脑池内、硬膜外、椎管内用的注射液均不得加抑菌剂。常用的抑菌剂为 0.5% 苯酚、0.3% 甲酚、0.5% 三氯叔丁醇、0.01% 硫柳汞等。

2. 制备要点　中药注射液一般是由原料药和适宜辅料经配制、过滤、灌封、灭菌等工艺步骤制备而成。在中药注射剂的生产过程中，应尽可能缩短配制时间，防止微生物与热原的污染及原料药物变质。输液的配制过程更应严格控制。注射剂灌装后应尽快熔封或严封。接触空气易变质的原料药物，在灌装过程中应排除容器内的空气，可填充二氧化碳或氮等气体，立即熔封或严封。对温度敏感的原料药物在灌封过程中应控制温度，灌封完成后应立即将注射剂置于规定的温度下贮存。制注释射用冻干制剂，应按无菌操作制备，分装后应及时冷冻干燥。冻干后残留水分应符合相关品种的要求。注射剂熔封或严封后，一般应根据原料药物性质选用适宜的方法进行灭菌，必须保证制成品无菌。

（三）中药注射剂的质量控制

除了进行注射剂的一般质量检查，还应根据制剂本身的特点，制订中药注射剂质量控制的检查项目和检查方法。

1. 杂质或异物检查　包括可见异物、不溶性微粒、有关物质、重金属及有害元素残留量、pH 检查。

2. 安全性检查　包括异常毒性、过敏反应、溶血与凝聚、降压物质、热原或细菌内毒素、无菌、渗透压的检查。

3. 成分的检测　对中药注射剂主要有效成分进行定性鉴别和含量测定。定性鉴别可采用薄层色谱、纸色谱等方法。含量测定包括总固体、指标成分含量测定，可采用理化方法，也可采用生物检测法或其他方法。中药注射剂通常为多组分复杂体系，应采用适宜的质量评价标准，能提供丰富鉴别信息的检测方法，建立中药指纹图谱能较全面地反映中药及其制剂中所含化学成分的种类与数量，进而对药品质量进行整体描述和评价。利用中药指纹图谱可科学、系统、全面地评价中药注射剂质量的真实性、优良性和稳定性。

（四）中药注射剂的质量问题

1. 可见异物与不溶性微粒　中药注射剂在灭菌后或在贮存过程如果产生浑浊或沉淀，会导致可见异物与不溶性微粒不合格。可采取以下措施：在提取过程中尽可能去除杂质；调节药液 pH；在注射剂灌封前对药液进行热处理冷藏；合理选用注射剂的附加剂；应用超滤技术等。

2. 刺激性　中药注射剂的刺激性是限制其广泛应用的重要原因之一。可通过以下措施：消除有效成分的刺激性；去除杂质（如鞣质、钾离子等）；调整药液 pH；调整药液的渗透压等。

3. 疗效　药材品种、来源、炮制加工、组方配伍、用药剂量，特别是提取与纯化方法，都会影响中药注射剂的疗效。为确保中药注射剂的疗效，可通过控制原料质量、调整剂量、优化工艺、提高有效成分的溶解度等措施加以解决。

4. 安全性　中药注射剂的原料、处方组成及用量、辅料及包装材料、生产工艺等均会影响安全性。应通过加强原料、辅料及包装材料、生产工艺等各环节的质量管理，进行有效的全过程质量控制和检测，才能保证中药注射剂质量的稳定性、均一性和安全性。

十一、其他中药剂型

（一）中药软膏剂、乳膏剂

中药软膏剂（traditional Chinese medicine ointment）指中药提取物、细粉与脂溶性或水溶性基质混合制成的均匀的半固体外用制剂。中药乳膏剂（traditional Chinese medicine cream）指中药提取物、细粉溶解或分散于乳状液型基质中形成的均匀的半固体制剂。

（二）中药贴膏剂

中药贴膏剂（traditional Chinese medicine emplastrum）是将中药提取物、细粉与适宜的基质制成膏状物，涂布于背衬材料上供皮肤贴敷，可产生全身性或局部作用的一种薄片状制剂。中药贴膏剂包括凝胶贴膏和橡胶贴膏。

1. 中药橡胶贴膏　也称橡胶膏剂，是指中药提取物与橡胶等基质混匀后涂布于背衬材料上制成的贴膏剂。常用溶剂法和热压法制备。

2. 中药凝胶贴膏　原称巴布膏剂或凝胶膏剂，指中药提取物、细粉与适宜的亲水性基质混匀后涂布于背衬材料上制成的贴膏剂。常用的基质有聚丙烯酸钠、羧甲纤维素钠、明胶、甘油和微粉硅胶等。凝胶贴膏具有皮肤生物相容性好；载药量大，释药性能好；使用方便，不污染衣物，可反复粘贴；药物透皮吸收后血药浓度平稳，药效维持时间长等特点。

（三）中药贴剂

中药贴剂（traditional Chinese medicine patch）指中药提取物与适宜的材料制成的供粘贴在皮肤上，可产生全身性或局部作用的一种薄片状制剂。中药贴剂主要由背衬层、药物贮库层、黏胶层以及防黏层组成。

现代透皮吸收制剂是一种通过皮肤吸收，以控释机制按病情需要给予剂量，快速、持久进入全身的贴片或贴剂药物。

十二、浸出制剂的质量控制

1. **防止发霉发酵**　糖浆剂、合剂、口服液等液体制剂中含有糖、蛋白质等微生物所需的营养物质，在适宜的温度、湿度、pH 条件下，微生物易生长繁殖，导致药液发霉。制药设备、工具、环境污染也是发霉发酵的主要原因。为防止液体制剂污染和滋生微生物，应严格操作规范，视情况添加防腐剂或灭菌。

2. **防止浑浊沉淀**　在浸出制剂制备过程中尽可能除去提取液中杂质。浑浊沉淀物若为有效成分，可通过调 pH、增加溶解度的方法等促使其溶解。若为非有效成分，则可以滤过除去。

3. **延缓水解作用**　加热、冷冻、添加乙醇或其他有机溶剂，均可抑制或破坏植物酶，延缓中药成分的水解。一般液体制剂中乙醇体积分数在 40% 以上可防止有效成分水解。

十三、中药制剂的质量检查

（一）中药质量

药材的来源、品种与规格是保障中药制剂质量的基础。药材质量对制剂质量、疗效和安全性等有重要影响，因此制备中药制剂时必须严格把控药材的来源、品种与规格。凡各级法定药品标准收载的中药制剂，均应按照这些药品标准收载的品种及规格要求选用所需药材。一些药品标准未收载的中药制剂，则应制订该中药制剂的质量标准。

（二）制备方法

中药制剂的制备方法与质量密切相关。根据临床需求、药材成分和性质选定剂型后，应对处方和生产工艺进行研究，优选最佳制剂配方（如辅料）和生产工艺，确保中药制剂质量。凡药品标准收载的中药制剂，均应按照药品标准规定的方法制备。

（三）鉴别与检查

1. **鉴别**　主要包括理化鉴别和色谱鉴别，后者又包括薄层色谱、气相色谱、液相色谱。

2. **检查**　主要用于控制中药或制剂中可能引入的杂质（如重金属、农药残留）或与药品质量有关的物质。

（四）含量测定

中药制剂有效成分含量测定方法主要包括中药比重法、化学测定法、仪器分析法和生物测定法等。

1. **中药比重法**　浸出药剂若干体积或质量相当于原中药多少质量的表示方法。当药材成分不明确，又无适宜的测定方法时，以此作为参考指标具有一定的指导意义。

2. **化学测定法**　采用化学手段测定有效成分含量的方法。该法适用于药材成分明确且能通过化学方法进行定量的制剂。

3. **仪器分析法**　包括高效液相色谱法、气相色谱法、薄层色谱法等。中药指纹图谱分析技术也基于仪器分析技术。

4. **生物测定法**　利用中药浸出成分对动物机体或离体组织所发生的反应，确定浸出药剂含量（效价）标准的方法。该法适用于尚无化学测定方法和仪器测定方法的制剂。

（五）卫生学检查

为保证临床用药安全、有效，国家有关部门制定了药品卫生标准，对中药制剂中的致病菌、活螨、细菌、真菌等作出明确规定。中药制剂的卫生学检查主要包括热原检查、细菌内毒素检查、无菌检查、微生物限度检查等。

第六节　中药制剂新进展

中药制剂已有几千年的历史，在人类疾病防控方面发挥了重要的作用。然而，中药制剂是多组分组成的复杂物质体系，许多中药的有效成分含量低，药理作用复杂，造成中药制剂的研发周期较长存在质量不稳定性和不可控等问题。

近年来，由于新方法、新技术和新设备的应用，中药制剂发展迅速。目前，中药制剂的主要研究热点包括新载体、新剂型、新途径、新材料和新装置等方面。例如，纳米颗粒、纳米胶束等新载体的应用；通过研究不同的中药剂型和给药途径，提高药物输送的精确性。

一、纳米颗粒、细胞外囊泡等新载体研究

由于植物源性细胞外囊泡具有与哺乳动物细胞外囊泡相似的理化性质，可以有效封装亲水性和疏水性药物，在胃肠环境中能保持稳定并跨越生物屏障到达靶组织，且其生物活性能够使其与药物发挥协同治疗作用。因植物源性细胞外囊泡的安全性和高产性的特点，可作为口服药物载体，且具有极大潜力，为中药制剂研究带来新的思路。

此外，外泌体样纳米粒具有发展成为新型药物载体的潜力。相比于细胞外囊泡，这种新型载体的来源更广泛，成本效益高且易于获取，因此具有良好的发展前景。

二、脑靶向药物递送系统研究

靶向药物递送系统作为一种理想的药物递送方式，已成为中药制剂研究的热点。近年来，由于中枢神经系统疾病发病率的不断上升，脑靶向药物递送受到越来越多的关注。鼻腔给药作为脑靶向给药方式之一，给药后药物能通过嗅神经递送到大脑，为通过鼻－脑途径防治脑部疾病提供参考。

三、新型纳米材料应用于中药制剂制备研究

纳米技术时代，复杂的纳米结构及其相应的制造技术为开发高性能功能材料提供了强大的工具。研究发现，利用纳米材料及其技术开发的一种新型药物制剂，可以实现快速止血，缓解疼痛，发挥抗菌作用。另有研究采用了结合电流体动力学雾化技术和反相溶剂方法来制造一种新型串珠纳米纤维结构。该结构由分布在纳米纤维基质上的微米大小的颗粒组成。有研究者使用溶液电喷工艺制备云南白药颗粒；随后，将这些颗粒悬浮在含有环丙沙星和亲水聚合物聚维酮的共溶剂溶液中，使用电纺装置纺成混合结构超细纤维。与传统云南白药粉相比，这种产品在潜在的伤口敷料方面表现出一系列优势，包括改善抗菌效果，持续释放活性成分，以及便于伤口覆盖。这项研究为新型多尺度功能微／纳米复合材料的开发提供了宝贵的思路。

四、数据挖掘技术用于中药制剂研究

中药制剂的生产，由于受原料、制备工艺、设备、生产管理等多种因素影响，产品质量差异明显的问题时有发生，严重影响中药制剂的疗效和安全性。运用数据挖掘技术探究影响中药制剂质量的关键属性及其规律，可对其质量进行全过程控制。例如，基于灰色关联分析算法，能够找出热毒宁注射液生产过程中的关键工艺参数，包括萃取时平均体积流量、调酸后 pH 及萃取浓缩出膏温度。通过建

立偏最小二乘和多区块－偏最小二乘模型，可确定影响天舒片素片崩解时限和三七总皂苷缓释片溶出行为的关键物料属性。同时，通过数据挖掘算法构建预测模型对制剂工艺数据进行分析预测，可实现对中药制剂生产质量的优化。有学者在桂枝茯苓胶囊智能化生产研究中，分别利用偏最小二乘、分类回归树、多元自适应回归样条和引导策略搜索等数据挖掘算法构建预测模型进行预测分析，最终确定多元自适应回归样条为最佳预测模型，为桂枝茯苓胶囊生产质量控制提供智能化技术支持。

五、预测中药提取物性质的新设备研究

最近，研究人员开发了一种可以测量黏合力、预测中药提取物在喷雾干燥过程中是否会出现热熔胶黏剂的新设备。该设备由摄像头、温度和湿度传感器探头和一套热空气设备组成，可以模拟喷雾干燥的干燥环境，分析测试溶液的黏合性与干燥时间的变量，并根据材料的粘合力来预测喷涂干燥中的热熔胶黏度。

六、"药辅合一"理念在中药制剂递药系统设计中的应用研究

"药辅合一"一直是中药制剂中赓续传承的指导思想、应用理念及制药经验，是指在制剂处方中，一些天然成分既因为有着某种药理作用而充当"辅药"的角色，又因其某些理化特性而有着"辅料"的功能。"药辅合一"的应用在中药制剂中具有普遍性，如中药制剂中使用的某些传统炮制辅料：甘草汁、吴茱萸汁、姜汁、蜂蜜、枣肉等均具有"辅药""辅料"的双重功能，这些辅料不但满足辅助制剂成型和稳定要求，即"药之为辅"；同时，有增加药物溶解性、促进吸收、提高溶出度、增强疗效、降低毒性、促进跨膜转运等功能，即"辅之为药"。基于"药辅合一"指导思想，现代中药制剂中新制剂、新技术、新辅料及新载体研究得到了进一步发展。采用"药辅合一"理念来设计药物递送系统（如中药纳米脂质体、仿生物膜纳米粒、自组装缓释凝胶等）可减少制剂辅料的使用，减少制剂成本，同时具有协同增效、靶向递送、多组分同步递送、降低药物毒性、增加药物溶解性和生物相容性等优势。"药辅合一"理念应用中药制剂设计为现代中药递送系统的创新研究提供了新思路。

🔍 思考题

1. 简述中药制剂的特点。
2. 简述中药制剂浸提过程及影响因素。
3. 简述影响蒸发的因素。
4. 简述水提醇沉法、醇提水沉法、超滤法、澄清剂法的原理。
5. 简述蜜丸、水蜜丸、水丸、糊、蜡丸、浓缩丸和滴丸的定义。
6. 简述中药制剂的最新研究进展。

（马　国）

🌐 **数字资源详见　新形态教材网**

🔆思维导图　　🎞拓展阅读　　🖥本章小结　　📄测试题　　📲教学课件

第十五章

生物技术药物制剂

第一节　概　　述

一、生物技术药物制剂的概念和发展简史

（一）发展历程

生物技术药物制剂是指利用 DNA 重组技术或者其他的生物新技术获得的生物大分子活性物质，包括抗体、疫苗、细胞因子、重组蛋白质药物等。

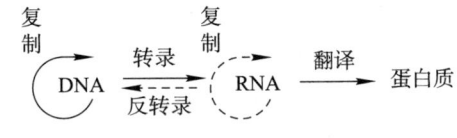

图 15-1　中心法则示意

1953 年，沃森和克里克提出了 DNA 的双螺旋结构；1958年，克里克提出了中心法则，阐述了遗传信息的流动，至此人们对于遗传物质的研究进入分子水平层面（图 15-1）。从生物技术药物萌芽到现代生物技术药物制剂蓬勃发展大概分为三个时期。

20 世纪 70 年代中期至 80 年代中期 —— 生物技术时代：随着 DNA 重组技术、杂交瘤技术、DNA 合成和蛋白质合成等技术的出现和快速发展推动了生物技术药物发展的迅速前进。1982 年，第一个生物技术药物，即重组人胰岛素的出现象征着现代生物技术药物制剂产业的兴起。

20 世纪 80 年代中期到 90 年代中期 —— 生物技术药物制剂快速发展时代：基于生物技术的发展，各种生物技术平台得以建立，生物技术药物快速发展得到技术保障，生物技术药物产业进一步繁荣。期间，单克隆抗体药物、干扰素、血红蛋白生成素、重组疫苗等药物制剂得到开发。

20 世纪 90 年代至今 —— 生物技术药物制剂繁荣时代：随着人类基因组计划的提出，人体遗传基因得到破译，一步步推动了生物技术药物制剂的应用。利用现代基因组技术、蛋白质组学、高通量测序、基因工程和抗体工程等技术，生物技术药物制剂得到进一步的研发，极大地拓展了药物研发的

思路和方法，推动生物技术药物制剂产业成为全球发展前景最好的产业。

（二）市场情况

近年来，生物制药市场的发展速度比其他药物的都快，市场需求巨大，相信生物制药市场具有进一步动态增长的巨大潜力。全球药物销售统计数据显示，全球销售量居前 100 名的药物中有小分子药物共 45 个，销售收入占比为 36%。单抗、双抗、（抗体偶联药物 ADC）、重组蛋白、疫苗类大分子药物共 55 个，销售收入占比为 64%。全球销售量居前 10 名的药物中有 6 个是生物药，并且销售量前 4 的药物制剂都是生物技术药物制剂。

二、生物技术药物制剂的特点和分类

（一）生物大分子的基本性质

生物技术药物制剂实际上是利用生物技术制备的用其他方法无法获得或者难以获得的有活性的生物大分子物质，如多肽、蛋白质和核酸等。与小分子药物相比，生物大分子物质只针对特定分子和特定靶点，活性和体内调节机制比较明确，很少引起像常规小分子药物的副作用；大分子生物药物表现出较高的特异性，促进了对于小分子药物反应不佳的患者的治疗。另外，生物大分子物质作用于多种组织或细胞的作用靶点，可以在人体内相互调节，相互诱生。

（二）生物技术药物制剂的特点和分类

蛋白质和核酸结构的复杂性导致了生物技术药物结构的复杂性，相对分子质量大，稳定性差，易受温度、酸碱性、机械力等因素影响而变性失活，对消化系统降解的敏感性和通过肠上皮的渗透性有限。因此，通常通过直接注射而非口服给药。由于生物技术药物的温度敏感性，还需要复杂的稳定系统。

生物技术药物制剂根据不同的分类方法可分为不同的类别。

1. 根据生物技术药物制剂结构分类　包括：①多肽类药物，如胰岛素、降钙素等；②蛋白质类药物，如人血清蛋白、成纤维细胞生长因子、血管生成因子等；③核酸类药物，如脱氧核苷酸、齐多夫定等。

2. 根据用途分类　包括：①预防药物，主要是疫苗制品，如乙肝疫苗；②诊断药物，用于临床疾病诊断用药物，如诊断用试纸；③治疗药物，如用于自身免疫病的阿达木单抗。

3. 根据作用类型分类　包括：①细胞因子类药物，如白细胞介素、肿瘤坏死因子、生长因子等；②激素类药物，如人胰岛素；③蛋白酶类药物，如胃蛋白酶；④疫苗，如乙肝疫苗；⑤单克隆抗体，如阿达木单抗；⑥小核酸药物，如反义核酸（ASO）、小干扰 RNA（siRNA）、微小 RNA（miRNA）、小激活 RNA（saRNA）、信使 RNA（mRNA）、适配体（aptamer）、核酶（ribozyme）、抗体核酸偶联药物（ARC）等。

三、生物技术药物制剂研究特点

（一）生物技术药物研发、制备的工艺流程

生物技术药物的研发一般要经历四个过程。①实验室研究：主要是相关功能研究、工程菌建立、原液工艺等；②临床前研究：中试、质量控制、药代动力学、药效学、毒理病理研究；③临床实验：临床批件、Ⅰ～Ⅳ期临床试验；④生产：新药证书、生产批件、GMP 认证。

（二）生物技术药物制剂面临的挑战

生物技术药物在研究中存在很多难题，如培养液中目标分子含量较低，稳定性差，培养过程中被其他物质降解，结构复杂，制备过程中环境条件的变化影响其活性，分离、纯化困难等。

与小分子药物相比，生物技术药物相对分子质量大，对消化系统降解的敏感性和通过肠上皮的渗透性有限。因此，通常通过直接注射而非口服给药，且频繁的注射给药使得患者依从性变差，疗效下降，甚至治疗中断。即便注射给药，生物大分子药物也难以透过人体各个生理屏障，如血－脑屏障、胃肠道屏障及肺气血屏障等。另外，由于生物技术药物温度敏感性，还需要复杂的稳定系统来维持药物的有效结构。

为了实现生物技术药物制剂更加高效，全球研究人员做出了大量的努力。通过化学修饰，如通过修饰聚乙二醇，使得蛋白质药物在体内的半衰期时间延长，滞留时间增加；开发新的药物剂型如纳米微球、脂质体等，利用半衰期长、靶向性强、生物利用度高等特点实现生物药物递送。

由于药物递送涉及多个过程如体内靶向、透过生理屏障、细胞内转运和释放等，要实现药物的高效递送，仍需克服多个问题。为解决生物技术药物制剂研究和应用存在的瓶颈，生物技术药物制剂体内高效递送系统的构建研究具有重要的科学意义。

第二节　蛋白多肽药物制剂

一、蛋白质多肽类药物的结构和理化性质

（一）蛋白质多肽类药物的结构

蛋白质多肽化学组成相同，为 20 多种 L 型 α- 氨基酸以肽键连接而成。一般用相对分子质量、氨基酸个数、空间结构区分，蛋白质一般是相对分子质量为 $5 \times 10^3 \sim 5 \times 10^6$，氨基酸数大于 50，具有三维结构的大分子。

组成蛋白多肽的 20 种氨基酸，可根据亲水疏水性、所带电荷、官能团、分子大小等分为不同的类别。水溶性较强的蛋白的疏水基团在蛋白质内部，亲水基团在蛋白质的外部空间结构中。如果疏水基团和亲水基团分布较远，会显现明显的亲水区和疏水区，使蛋白质既亲水又亲脂。在水中溶解度不同的蛋白质和多肽的性质有巨大的差别。等电点（isoelectric point，IP）是分子不带电时的溶液 pH。当溶液的 pH 远离等电点时，水性环境对其吸附力变强。

但是环境电荷量过高会引起蛋白质变性，降低水溶性。盐析作用可通过离子强度影响蛋白质的水溶性，是由于更容易被水化，以及水表面张力的影响。此外，加入某些有机溶剂或水溶性的聚合物，也可能降低蛋白质的溶解度。

蛋白质中的化学键包括共价键（肽键和二硫键）和非共价键（氢键、疏水键、范德瓦耳斯力和配位键），其构象分为四级：一级结构是氨基酸序列，由肽键维持，决定蛋白质的 3 维结构；二级结构包括 α- 螺旋和 β- 折叠；三级结构是螺旋或折叠的肽链的进一步折叠，是蛋白质的基本功能结构；四级结构是多个三级结构的多肽链通过非共价键连接。二、三、四级结构为高级结构，由非共价键（少数为二硫键）维持。需要注意的是，在水中蛋白质将疏水基团包埋在内部，亲水基团暴露在外。

（二）蛋白质多肽类药物的理化性质

1. **物理不稳定性**　非共价键的破坏引起的蛋白质分子的不稳定性为蛋白质的变性。蛋白质变性是指在物理或化学的作用下，二级及以上的结构被破坏，使得蛋白质发生去折叠化，其生物活性和理化性能发生改变。物理降解主要是由环境因素引起的，其中包括极端的 pH、加热，以及与可能破坏蛋白质或肽结构的分子相互作用。其中，变性是最常见的物理不稳定性过程，导致进一步的物理降解。例如，聚集、沉淀和吸附到容器壁上，其中，可逆的为聚集，不可逆的为沉淀。

（1）变性/去折叠：若蛋白质处于不正常的折叠状态，发生去极化，会导致蛋白聚集或沉淀，这是由于其内部疏水结构的改变，与疏水界面接触引起的。由于氢键和离子对的形成与折叠去折叠状态改变的自由能相差不大，因此引起去折叠相对容易。

（2）聚集：蛋白质聚集可分为物理聚集和化学聚集。其中，物理聚集是由于涡旋温度变化或表面界面吸附等引起的疏水面积的增加，使得部分变性的蛋白质分子发生聚集；化学聚集是由于降解或修饰的作用引起的疏水界面暴露。两者可同时发生，可用十二烷基硫酸钠、尿素和盐酸胍等变性剂辨别，不溶解的为化学聚集，反之，为物理聚集。聚集有可逆不可逆之分，其中可逆聚集可在变性剂和还原剂中复溶。蛋白质的聚集会导致药物的失活和免疫原性的改变，因此不允许蛋白质制剂中出现不溶的聚集物。

（3）表面/界面吸附：表面吸附会引起剂量损失和被吸附蛋白质的物理状态变化，例如，去折叠导致的失活。蛋白质在吸附界面上的定位与重排，使得吸附界面上蛋白质结构发生改变，蛋白质发生聚集，出现产生并长大的聚集晶核。表面张力、有效吸附面积、表面性能及本身的结构稳定性会影响界面吸附。

（4）沉淀：是指不可逆的蛋白质的完全或部分去折叠。与蛋白质聚集的区别在于，蛋白质聚集形成的聚集物一般是可溶性的。沉淀，又称为颗粒形成，如胰岛素结霜。

2. 化学不稳定性　化学不稳定性主要是导致一级结构变化，伴随着新的化合物的生成的共价键破坏的反应，包括在酸、碱、酶催化条件下发生的水解、氧化、脱酰胺、β- 消除、外消旋、二硫键断裂生成等。蛋白多肽类药物的化学不稳定性与其折叠去折叠状态、温度、所处的外界微环境及特定的氨基酸序列等相关。

（1）脱酰胺反应：脱酰胺是蛋白质和多肽的常见化学降解反应，通常在天冬酰胺或天冬氨酸连接甘氨酸时发生，天冬氨酸的氨基侧链被谷氨酰胺或天冬酰胺侧链上的酰基水解生成的游离羧酸攻击，生成丁二酰亚胺结构后水解为天冬氨酸或异天冬氨酸。

水解可以在不同的氨基酸残基（如组氨酸和丝氨酸）上进行。水解反应和脱酰氨基作用可生成不同的多肽片段、氨基酸残基等，在蛋白质和多肽产品中也经常发生水解，已经观察到天冬氨酸在酸性环境中水解。

（2）外消旋化：是另一种可能发生在蛋白质和多肽中的化学反应，除甘氨酸外，所有氨基酸都是手性的，因此该反应通常在碱性环境中发生。例如，促胰液素在碱性条件下会发生消旋化作用。

（3）氧化反应：部分氨基酸，尤其是甲硫氨酸的侧链，容易被空气中的氧或金属离子、自由基、光照等氧化。常发生在蛋白质、多肽类药物分离、合成、储存的过程中，易导致蛋白质的失活或聚集。氧化速率与酸碱性有关。

（4）二硫键的断裂与交换：在含硫氢键的化合物中，加热会引起二硫键的断裂与交换，进而影响蛋白质的活性。由于不同的酸碱性和储存条件，蛋白质内的二硫键会发生断裂与交换，使蛋白质活性丧失。在碱性环境中，硫醇类催化形成羟硫基负离子发生亲核反应；在酸性环境中，发生亲电反应形成硫氧离子，硫醇类起抑制作用。

（三）蛋白质多肽类药物稳定性的影响因素

由于肽键极易被存在于体内各个区域的蛋白水解酶水解，蛋白质的化学稳定性与温度、pH、离子强度、氧化剂及蛋白质的结构和性质有关。蛋白质的物理稳定性与湿度、pH、盐类有机溶剂和表面活性剂等化学试剂、超声波、机械力，光照、表面吸附、气泡、空气中的氧化剂，以及暴露丁两相交界界面等相关。相关因素的变化会引起分子中不同基团之间的非共价相互作用的破坏，从而导致折叠和整体结构的变化（表 15-1）。

（四）蛋白多肽制剂的稳定

蛋白质多肽类药物稳定性增强的方法主要为：不改变蛋白质的整体结构，加强非共价键的相互作用力，使得蛋白质在制剂中保持正确的折叠结构。可以通过化学修饰来优化其内部结构，也可以通过调节处方中的制备工艺改变蛋白多肽类药物的外部环境。目前，稳定化方法主要为替换易降解的氨基酸、加入稳定剂和保持蛋白质干燥。

表 15-1　蛋白质多肽类药物稳定性的影响因素

因素	影响因素	物理 / 化学稳定性
温度	总体来说，温度越高，蛋白质的稳定性越差； 温度过低蛋白质同样可能变性，例如，核糖核酸酶在 $-22℃$ 以下和 $40℃$ 以上的条件下均能变性	影响物理、化学稳定性，导致聚集、水解
pH	过于接近等电点可能导致蛋白质沉淀，在极端 pH（如过于远离等电点）可能导致蛋白质去折叠； pH 介导的蛋白质变性可以是可逆的； 蛋白质通常只在较窄的 pH 范围内稳定	影响物理、化学稳定性，导致聚集、水解、脱硫胺基作用、β- 消除和外消旋
表面 / 界面作用	引起蛋白质吸附，从而导致表面上蛋白质的重排和构象变化； 蛋白质的表面 / 界面吸附通常具有浓度依赖性和容器种类 / 膜依赖性； 蛋白质在表面 / 界面上的吸附可达到饱和	主要影响物理稳定性，导致去折叠、吸附和聚集
盐类	盐类可以影响蛋白质的静电性。 盐类对蛋白质有促稳定和去稳定的双重作用，这取决于：①盐类的种类和浓度；②蛋白质分子的带电残基；③离子相互作用的特性；④溶液的 pH	主要影响物理稳定性，导致去折叠、吸附和聚集
金属离子	可导致蛋白质多肽的氧化反应； 易与金属离子相互作用的氨基酸残基包括 Met、Cys、His、Trp、Tyr、Pro、Arg、Lys、Thr 特定的金属离子（如 Zn、Ca、Mn、Mg 等）可通过与蛋白质结合，使蛋白质的结构牢固来增加蛋白质的稳定性	影响物理、化学稳定性，导致聚集、氧化
螯合剂	可通过与蛋白质结合成与促蛋白质构象稳定的关键离子进行螯合，以降低蛋白质的稳定性； 螯合剂可通过与有害金属离子螯合以增加蛋白质的稳定性，如螯合促蛋白质氧化反应的金属离子	主要影响物理稳定性，导致去折叠和聚集
摇晃 / 剪切力	摇晃会导致更大的空气 / 水界面，并可能暴露蛋白质的疏水基团，导致蛋白质去折叠； 不同的蛋白质对剪切力相互作用的耐受性不同	主要影响物理稳定性，导致去折叠、吸附、聚集
非水溶剂	当水性溶剂的极性下降时，蛋白质的疏水性核心会倾向于去折叠； 破坏蛋白质外部的亲水层，导致去折叠； 蛋白质与非水溶剂的相互作用是可逆的	主要影响物理稳定性，导致去折叠、吸附、聚集
蛋白质浓度	蛋白质浓度的增加过高可能导致蛋白质聚集； 浓缩的蛋白质溶液对于冷冻引发的蛋白质聚集具有较好的抵抗作用	主要影响物理稳定性，导致聚集
蛋白质纯度	痕量杂质如金属离子、酶或生产包装中产生的其他杂质会潜在影响物理、化学稳定性	影响物理、化学稳定性

1. 氨基酸替换　将一些易降解的氨基酸残基作为替换位点进行替换或加固，使得蛋白质的结合更紧密，防止蛋白质的变性，提高蛋白质稳定性。虽有成功案例，但是替换完成的蛋白质制剂的安全性及药理效果需进行药动学实验来考察。

2. **添加稳定剂** 最常用的稳定化方法为添加合适的共溶剂和其他稳定化辅料，可以增加溶液黏稠度，增强蛋白质的折叠状态（表 15-2）。

表 15-2 蛋白多肽制剂的稳定剂

稳定剂的种类	作用机制	应用实例
缓冲液	保持蛋白质溶液的 pH 恒定，影响静电作用，可能防止化学降解	磷酸盐缓冲液、枸橼酸盐缓冲液、醋酸盐缓冲液等
糖类及多元醇	增加水分子的表面张力，导致辅料从蛋白分子表面优先排出，从而导致蛋白质优先水化	蔗糖、海藻糖、葡萄糖、山梨醇、甘油等
表面活性剂	降低蛋白质溶液的表面张力，从而降低蛋白质在疏水界面吸附及聚集的驱动力	聚山梨酯类（如 Tween 80、Tween 20）、普朗尼克 F68、普朗尼克 127 等
盐类	增加与蛋白质接触的水的表面张力，通过使疏水基团远离水分子的方式强化蛋白质内部的疏水相互作用，促进水分子在蛋白质分子周围聚集，引起优先水化	NaCl，KCl 等
聚合物	优先排出作用，通过空间位阻防止蛋白质间的相互作用，增加溶液黏度，限制蛋白质结构变形	血清白蛋白、PEG、HP-β-CD、右旋糖酐等
金属离子	与蛋白质结合，使蛋白质的结构更紧固和稳定	Ca、Mg、Zn 等
氨基酸	优先排出作用，还可降低一些化学降解	His、Gly、Met 等
抗氧剂	防止蛋白质氧化	维生素 C、硫黄盐、枸橼酸等

3. **蛋白质的干燥** 对于不易长期保存的蛋白质多肽液体制剂进行干燥，首选方法是冷冻干燥。干燥过程可分为初次干燥和二次干燥两个阶段，初次干燥除去冷冻的游离水，二次干燥除结合水。低温、冷冻、干燥等因素都有可能引起蛋白质的变性。

为减少冷冻干燥过程中蛋白质的变性，除稳定剂外，可加入低温保护剂和冻干保护剂。常见的保护剂有糖类、聚合物、非水溶剂、表面活性剂和氨基酸等。此外，还需要添加填充剂，用以预防干燥后产品塌陷。

二、蛋白多肽类药物的递送研究

（一）制剂种类

以蛋白多肽类药物为代表的生物技术药物制剂给药方式主要分为注射型给药和非注射型给药。

在注射型给药中，主要以静脉注射为主，有时通过肌内或皮下注射的方式给药。因此，通常被制备成液体注射液或注射用冻干粉针制剂。剂型包括溶液型注射剂、混悬型注射剂和注射用无菌粉末等。在制剂手段方面，目前大多采用化学修饰、贮库给药系统、输注泵给药系统、蛋白质结晶或沉淀、其他注射给药系统的方式。

在非注射型给药中，口服给药、肺部给药、经鼻给药、经皮给药、口腔黏膜给药和直肠给药是常见的方式。

（二）注射给药

采用注射的方式递送药物具有局限性，但生物利用度较高，故从经济方面考虑，蛋白多肽类药物首选注射方式给药。此外，注射给药可以保证给药剂量的准确性，这对于治疗面很窄、药效很强的蛋白质多肽类药物十分重要。

注射主要通过延长蛋白多肽类药物的血浆半衰期或溶出速度，从而降低注射的频率。

1. 静脉给药途径　静脉给药途径包括静脉注射（iv）、肌内注射（im）和皮下注射（sc）。静脉给药可将给药的蛋白质和多肽完全输送到体循环，避免了药物进入体循环前的清除过程；im 和 sc 给药可能会降低蛋白质和多肽的生物利用度，这是因为通在到达体循环之前可能会受代谢失活的影响。

已上市的代表制剂有用于治疗贫血的促红细胞生成素激素（静脉注射和皮下注射）和用于糖尿病治疗的胰岛素激素（皮下注射）。

2. 制剂手段　在制剂手段方面，目前大多采用化学修饰、贮库给药系统、输注泵给药系统、蛋白质多肽结晶或沉淀、可注射的纳米复合水凝胶、其他注射给药系统的方式。

（1）化学修饰：通过使用化学合成或蛋白工程技术手段，改变蛋白多肽类药物分子肽链上的氨基酸或嫁接一些化学基团，对蛋白多肽类药物分子进行化学改变的方法。化学修饰法主要包括 PEG 化、糖基化、乙酰化、蛋白融合等。

1）聚乙二醇（PEG）化（pegylation）：是指 PEG 通过共价键与蛋白质和多肽类药物进行键合；或将 PEG 与蛋白多肽类药物表面的羧基、氨基或巯基等反应基团进行可逆性的连接的方法。PEG 化包括 PEG 与蛋白多肽类药物的物理结合和化学结合。其中，PEG 与蛋白多肽类药物的化学结合是目前研究较多的方式。PEG 化是目前分子变构化学（molecule altering structural chemistry，MASC）最重要的技术之一。

2）糖基化：是指采用分子工程手段，用糖取代原先与蛋白质多肽相连的碳水化合物或与蛋白质多肽连接。这种方法利用天然的糖基化后翻译修饰过程，从而形成新的化学实体。

3）乙酰化：是指将多肽类的 N- 端残基上的氨基与脂肪酸的羧基通过稳固的酰胺键结合的过程。乙酰化也发生在半胱氨酸残基上，形成可逆性的乙酰化蛋白质。

4）蛋白质融合：可以通过融合基因的基因工程方式获得。通常包括去除编码第一个蛋白质（如具有治疗作用的蛋白质）的互补 DNA 序列上的终止密码子，然后添加第二个蛋白质（如具有长血浆稳定性的内源性蛋白质）的互补 DNA 序列，通过结扎或 PCR 扩增的方法进行。随后这段修饰过的 DNA 序列会被引入细胞中，以单一蛋白质的形式被表达。

（2）贮库给药系统：在不改变蛋白多肽类药物化学结构的前提下，延长药物在体内作用时间的制剂手段。通过使用这一系统，一次给药后，药物能在体内长时间维持血药浓度，从而减少不良反应、降低注射频率、提高患者顺应性并降低成本。目前，蛋白多肽类药物的贮库给药系统主要有微米/纳米粒给药系统、原位贮库（常为凝胶剂）及植入制剂。

1）微米/纳米粒给药系统：近年来蛋白质和多肽类药物注射用缓释制剂的主要上市类型，可以通过直接注射到身体的某一特定部位及皮下或肌内注射后吸收入血，实现局部治疗或获得全身作用。此外，在微米/纳米粒的粒径范围适宜的前提下，也可以直接注射到静脉血管中，从而获得较长的循环时间。根据用材料的种类，微粒给药系统可分为脂质微粒和高分子聚合物微粒两大类。例如，奥曲肽（Suprecur®、Sandostatin LAR®、Somatuline®LA）、促黄体激素释放激素类似物（Lupron Depot®、Trelstar®、Decapeptyl®）及多室脂质体。

由法国 lpsen 生物技术公司开发且首次上市的曲普瑞林（triptorelin，LHRH 的类似物之一）PLGA 缓释微球于 1986 年生产上市，可缓慢地释放药物 1 个月。亮丙瑞林（leuprorelin）PLGA 缓释微球，也可释药 1 个月，由 Abbott 公司和日本武田化学制药公司联合开发，1989 年进入美国市场，以后又有多种 LHRH 类似物的缓释微球注射剂先后上市（表 15-3）。

目前，用于制备缓释微球的骨架材料主要是 PLGA 和 PLA。其中，PLGA 是由乳酸和羟基乙酸组成的共聚物，具有良好的生物相容性、安全性高、无免疫反应等特点。

2）原位贮库给药系统：通常为含有生物可降解型载体和药物的混悬液或黏性溶液，药物可以

表 15-3　已开发的部分缓释型注射剂

药物	$t_{1/2}$/min	剂型	骨架材料	缓释时间 / 月	商品名	研发厂家
曲普瑞林	30	微球	PLGA（50：50）	1	达菲林	Ipsen/Fering
亮丙瑞林	16	微球	PLGA（75：25）	1	抑那通	Abbott/ 武田
亮丙瑞林	16	微球	PLA	3	抑那通	武田
布舍瑞林	80	植入剂	PLGA（75：25）	1	醋酸布舍瑞林	Hoechst
戈舍瑞林	180	植入剂	PLGA（50：50）	1	诺雷德	ICI
那法瑞林	144	微球	PLGA（50：50）	1	萘法瑞林	Syntex

混悬或溶解于该给药系统中。当肌内或皮下注射时，生物可降解型载体会通过不同的机制形成药物贮库，进而延长药物的释放及作用时间。原位贮库给药系统的实例，如赛诺菲安万特公司上市的 Eligard®。

3）植入制剂：植入剂可细分为非注射型和注射型。

非注射型植入剂主要用于慢性疾病的治疗，如阿斯利康公司上市的植入制剂 Zoladex®。通过局部微创手术的方式将制剂植入患者体内，可以在长达半年，甚至一年的时间内缓慢而均匀地释放药物。但非注射型植入剂存在一些明显的缺陷，即植入剂的骨架材料一般为非生物降解型的聚合物，植入剂在局部会有异物感，治疗结束后患者还需要进行第二次手术移除该制剂。

基于以上的缺陷，研究人员研发了可注射给药的植入剂。一般的制备过程是将药物与 PLGA 混合熔融，然后经多孔装置挤出成为条状，切割成一定的长度，条状物一般直径在 1 mm 左右，含有单剂量药物。将其灭菌处理后直接装入特制的一次性注射器内（针头较粗），再封装在相应的塑料袋中。临床应用时取出直接做皮下或肌内注射，药物随骨架材料的降解而释放，可以有很好的长效作用。注射型植入剂不需要通过手术植入或取出，在使用很方便，制备简单；但不良反应通常比微球制剂大，例如，注射部位容易产生硬结，有时皮下注射的条状植入剂可能滑落等。

（3）输注泵给药系统：采用计算机控制的输注泵给药系统主要针对需要长期、精确给药的蛋白多肽药物，如胰岛素的输注泵给药系统。目前，临床应用的胰岛素泵种类较多，如 Minimed 公司生产的 508 型、Disetronic 公司生产的 V100 型、Mill Hill 公司制造的袖珍式胰岛素泵。从长远来看，胰岛素泵会向全自动给药的方向发展，例如，给药泵上会装有血糖的感应元件，微型计算机可以根据患者的血糖水平对给药剂量进行自动调节，从而实现真正的智能化给药。

（4）蛋白多肽结晶或沉淀：除蛋白多肽化学修饰及贮库给药系统，蛋白多肽沉淀或蛋白多肽结晶也可通过延缓蛋白质和多肽类药物注射后体内的溶出速度，减少注射给药次数。例如，低精蛋白锌胰岛素（isopHane insulin，NPH），它是由含锌胰岛素与一个带正电荷的鱼精蛋白结合而成的蛋白结晶混悬液，可以通过延缓体内的溶出速度而减少注射的频次。

（5）可注射的纳米复合水凝胶：可以通过调节系统的组成来控制负载的治疗性蛋白质或多肽分子的释放动力学。这种新开发的递送系统可用于设计各种治疗性蛋白质和多肽的持续释放。

（6）其他注射给药系统：为了提供更好的治疗性蛋白质和多肽的输送，研究人员正在开发各种新的蛋白质和多肽递送系统。其他可用于注射的蛋白多肽类药物的给药系统还有纳米粒、脂质体、微乳、乳剂等，多数正处在早期的研究阶段，其中以脂质体研究较多。

（三）非注射给药

近年来，非注射给药途径包括口服、肺部、经鼻、经皮、口腔、舌下、直肠、结肠、阴道、子宫和眼部等。其中，蛋白质与多肽类药物的鼻腔和肺部给药已展现出较好的应用前景。虽然在所有非侵入性给药方式中，皮肤是透过性最低的，但通过一些特殊的物理或化学的方法和手段（如超声导入技术、离子导入技术、电穿孔技术等），能显著地增加多肽、蛋白类药物的经皮吸收。因此，采用适当的非注射途径对蛋白多肽类药物进行递送成为现代药剂学研究的一个热点。

1. **口服给药方式**　目前，口服给药（oral administration）是患者最容易接受的给药方式，因此研究较多。但对于蛋白多肽类等不稳定的大分子药物而言，采用口服给药的方式存在很多困难。首先，多肽、蛋白类药物相对分子质量大，通常以多聚物形式存在，不易通过胃肠黏膜；其次，多肽、蛋白类药物会被胃肠道中的各种蛋白酶和肽酶水解为氨基酸或二肽；最后，肝首过效应也会影响蛋白多肽类药物的吸收。因此，一般的多肽、蛋白类药物在胃肠道的吸收都小于2%，一些肽类与蛋白质药物的口服吸收与相对分子质量的关系如表15-4。为了达到满意的治疗效果，蛋白多肽类药物的口服制剂通常需增加其在小肠上皮细胞的透过性，抑制蛋白酶的活性或将蛋白质多肽进行包裹，从而起到保护作用，这包括使用酶抑制剂，制备多肽、蛋白类药物的脂质体、微球、纳米粒、微乳或肠溶制剂等。用于提高蛋白多肽类药物的口服生物利用度的方法包括：吸收促进剂、蛋白质或多肽结构的化学修饰、纳米粒载体等。

表 15-4　一些肽类与蛋白质药物的口服吸收状况

药物	吸收	相对分子质量	动物模型
牛 IgG	2%	150 000	大鼠
牛血清白蛋白	< 2%	67 000	大鼠
人血红蛋白	1.2%	64 000	大鼠
干扰素	< 1%	25 000	大鼠
胰岛素	< 2%	5 700	大鼠
环孢素 A	34%	1 203	—
1- 脱氨 -D- 精氨酸 - 加压素	< 2%	1 007	—
抑肽素氨基酸	< 0.2%	740	—
促甲状腺素释放因子	12%	400	—

2. **肺部给药方式**　通过肺部给药的方式递送治疗性蛋白质和多肽被认为是一种有潜力的新方法。这种途径的主要优点是患者易于给药，具有潜在的高吸收率和高生物利用率，起效快，避免了口服给药的不足。肺部生理结构如相对较大的可供吸收的表面积（肺泡的表面积近 100 m² ）、可提高吸收率的较薄的上皮细胞层、较低的蛋白酶活性及丰富的血液循环，这些均有利于生物技术药物的吸收。此外，用肺部给药的方式能在病灶特定部位达到足够的药物浓度，从而达到较好的局部给药效果。例如，可通过肺部喷雾将重组人类去氧核糖核酸酶（deoxyribonuclease）直接输送到囊性纤维化患者的肺部。

但是，蛋白多肽类药物的肺部给药方式目前还存在一些问题。首先，需要进一步验证在比较脆弱的肺部长期给药的可行性，已有研究报道，经肺部长期给药后，可引起动物肺组织的纤维化；第二，由于药物易在上呼吸道沉积，会减少药物吸收的机会，因此将全部药物输送到靶部位且吸收也是一个难题；第三，某些蛋白多肽类药物可能会对肺组织产生影响，如生长因子和细胞因子会改变肺部组织的状态；第四，通常传统装置给药剂量是固定的，这难以满足目前根据体重调整剂量的临床用药要求。

在应用方面，蛋白多肽类药物的肺部给药主要是采用粉末（包括固体微粒和多孔微粒）或溶液的形式，采用干粉吸入装置（DPI）或定量吸入装置（MDI），但也有制成脂质体、纳米粒和微球等的报道。例如，Exubera 是一种通过肺部给药的干粉胰岛素制剂，可迅速吸收入体循环，比皮下注射的胰岛素更快、更方便。目前，已有近 30 种蛋白多肽类药物的肺部给药制剂进入临床研究，包括亮丙瑞林、生长激素、白细胞介素 2、GM-CSF 和 G-CSF 等。

3. 经鼻给药方式 目前，蛋白多肽类药物的鼻腔给药（nasal delivery）是非注射给药系统中最成功的，已有大量的蛋白多肽类药物的鼻腔给药系统上市，如胰岛素、生长激素、降钙素、催产素、去氧肾上腺素、布舍瑞林、那法瑞林等。另外，近年来人们对鼻腔疫苗十分关注。鼻黏膜免疫能使其他黏膜（如胃肠、阴道等）产生抗体，并通过鼻腔相关淋巴组织形成体液和细胞免疫。正在研究的蛋白多肽类疫苗包括麻疹、流感和副流感疫苗等，部分已进入 II 期、III 期临床试验。瑞士血清研究所开发的鼻流感疫苗已于 2001 年在欧洲上市。

经鼻给药途径具有许多优势，包括鼻腔中有着丰富的毛细淋巴管和毛细血管（使药物能够快速进入全身血液循环）、相对较高的黏膜通透性（鼻黏膜的内皮基底膜十分薄且更为疏松）、鼻腔中大量的纤毛（极大增加药物吸收的面积）和相对较低的酶活性（与胃肠道相比）避开肝的首过效应。

然而，经鼻给药途径也存在着一些问题，例如，大分子药物吸收不规则、对纤毛的伤害、局部刺激性等。此外，过敏或其他鼻部相关疾病等情况会影响鼻腔给药制剂的生物利用度。

目前，提高蛋白多肽类药物经鼻给药的方法包括应用酶抑制剂和吸收促进剂，或者制成脂质体、纳米粒、微球、凝胶剂等，以增加吸收或延长局部滞留时间。鼻腔给药的剂型主要是鼻用喷雾剂和滴鼻剂。已有一些蛋白多肽类药物的鼻喷雾或滴鼻剂等经鼻制剂上市，如鲑降钙素鼻喷雾剂。

4. 经皮给药方式 由于皮肤角质层的屏障作用，脂溶性小分子药物容易通过屏障，而蛋白多肽等大分子药不能以被动转运的方式透过皮肤。为了改善蛋白质和多肽的渗透性，可以采用各种策略，例如，使用化学渗透促进剂，增加大分子通过皮肤的渗透，但使用这些制剂可能产生皮肤刺激性。近年来，研究人员试图利用多种物理方法促进蛋白质跨过皮肤屏障。一些新型促渗透技术如电穿孔法、离子导入法、微针法、超声促渗法、粉末经皮给药系统、传递体和非侵入式喷射注射器等，已证明极大提高了蛋白质和多肽的生物利用度。

5. 口腔黏膜给药方式 与皮肤相比，口腔黏膜具有更高的渗透性，允许更高的灌注量，因此预期治疗药物的吸收率更高。通过口腔黏膜给药（buccal administration）的方式，患者顺应性好，给药方便。此外，口腔黏膜有部分角质化，对刺激的耐受性较好。药物直接进入全身循环，因此可以避免药物在胃肠道被破坏或肝首过效应。与胃肠道环境相比，口腔内的环境相对不那么苛刻。由于口腔中的 pH 不是酸性的，而且蛋白酶活性相对较低，因此治疗性蛋白多肽类药物不容易在这种途径中降解或变性。许多治疗性蛋白多肽类药物已被研究用于口腔给药，如转化生长因子 β_3、降钙素和胰升糖素样肽 I。然而，口腔黏膜给药仍然有许多问题需要解决，例如，不加酶抑制剂或吸收促进剂时，大分子药物的吸收较少；黏膜的可变性及与安全相关的问题。

国内已有研究使用磷脂作为吸收促进剂的胰岛素口腔喷雾剂，并已进入临床研究。加拿大 Genetex 公司开发的 Oralin 也进入 II 期临床试验。此外，还有将胰岛素制成半球状黏附片，黏附于口腔黏膜以实现全身治疗的研究。

6. 直肠给药方式 通常，蛋白多肽类药物较少使用直肠给药的方式。其原因是药物吸收比较少，如胰岛素在直肠黏膜的吸收率低于鼻腔，但高于口腔黏膜和舌下给药。虽然直肠中酶的活性很低、pH 也接近中性，且同样可以避免肝首过效应，但对于长期用药的患者来说，用药顺应性或接受度会差一些。为明显提高蛋白多肽类药物的直肠吸收，可以选择适当的吸收促进剂（如烯胺类、胆酸盐类、水杨酸类、氨基酸的钠盐），并以栓剂的形式给药。表 15-5 列出了某些蛋白多肽类药物在加入促进剂后经直肠给药的生物利用度。

7. 其他给药方式 除了以上给药途径，还有一些蛋白多肽类药物的眼部给药、舌下给药和阴道给药系统等研究报道。但这些给药方式存在的问题较多，目前还停留在实验研究阶段。

8. 新方法

（1）水凝胶：由亲水的聚合链组成的 3 维网络。聚合物可以是天然的，也可以是人工合成的，且含有大量的水。含有天然聚合物的水凝胶表现出良好的生物相容性，但其机械强度一般不太适合蛋白质和多肽的输送，而且可能会引起自身免疫反应。含有合成聚合物的水凝胶可以被适当地设计来避免这些问题，更适合于蛋白质和多肽的输送。水凝胶已被证明能够响应周围介质的 pH 从而控制负载的蛋白质或肽的释放，并增强负载的蛋白质或肽的运输过程。

（2）细胞穿膜肽（CPP）：是一类具有跨细胞膜转运功能的多肽。通过将治疗性蛋白质和多肽连接到 CPP 上是一种很有前途的方法，可以提高治疗性蛋白质和多肽的细胞膜的渗透性。CPP 通过内吞作用或通过扰乱细胞膜的脂双层来实现穿透细胞膜。

表 15-5　蛋白多肽类药物直肠给药的生物利用度

药物名称	生物利用度	加促进剂后的相对吸收
五肽胃泌素	2 ~ 10	18%
促胃液素	10 ~ 15	33%
降钙素	0.8	26%
胰岛素	< 1	27.5%
表皮生长因子	0	68.2%
生长激素	0.2	7% ~ 9.5%

目前，没有研究表明 CPP 对细胞膜有毒性作用，而只有在膜结构方面发现了轻微的干扰。有研究报道，将胰岛素激素附着在一种 CPP 上，附着的胰岛素对 Caco-2 细胞的细胞膜具有更强的渗透性。然而，有关 CPP 的安全性和有效性，今后需要进行更多的体内研究。

（3）蛋白质结晶：与传统使用的蛋白质溶液或无定形形式相比，治疗性蛋白质的结晶有许多优点。结晶法不仅能用于分离和纯化蛋白质，还能获得高纯度的目标蛋白质。与非晶态相比，晶态蛋白质具有更高的稳定性，有助于保持其生物学效应。通过这种方法已经制备了几种治疗酶产品，例如，脂肪酶被用作与脂溢症等脂类消化异常相关的病理条件下，但这种方法有局限性，即并不是每种蛋白质都可以结晶。

第三节　基因类药物的制剂

一、基因类药物的结构和理化性质

（一）DNA、RNA 结构组成

核酸是由许多核苷酸聚合生成的生物大分子化合物，是生命的最基本物质之一。广泛地存在于所有动植物细胞、微生物体内。不同的核酸，化学组成、核苷酸排列顺序均不同。根据化学组成不同，核酸可分为核糖核酸（简称 RNA）和脱氧核糖核酸（简称 DNA）。DNA 是储存、复制和传递遗传信息的主要物质基础。RNA 在蛋白质合成过程中起着重要作用 —— 其中分为转运核糖核酸（tRNA）起着携带和转移活化氨基酸的作用；信使核糖核酸（mRNA）是合成蛋白质的模板；核糖体的核糖核酸（rRNA）是细胞合成蛋白质的主要场所。

DNA 现在是生物世界中最主要的遗传物质。DNA 的两个主要特征 —— 两条链上碱基序列的互补性和聚合物的双螺旋性质。腺嘌呤与胸腺嘧啶互补，鸟嘌呤与胞嘧啶互补的碱基序列互补。最重要的是，这种结构意味着 DNA 碱基序列中的信息可以通过互补性，被复制成两个相同副本的能力。在过去的 60 年里，这种对遗传学基础的深刻认识为遗传学的理解和操作提供了巨大的基础。然而，今天，DNA 分子定义的两条链缠绕在一起形成一个右手双螺旋的特征，虽然并不是互补结构所必需的，简单的直梯结构也同样可以实现这一功能，但它赋予了聚合物至关重要的物理和化学性质。正是这些特性在 DNA 的生物功能中起着重要的作用。

DNA 的遗传功能可以理解为两种特性的协同作用：一种是包含蛋白质和 RNA 分子编码序列的信息存储磁带；另一种是作为双螺旋线存在的聚合物，使信息存储的包装、可获取和复制成为可能。至关重要的是，蛋白质和 RNA 分子的编码及聚合物的物理化学性质都由碱基序列决定。与 DNA 相比，RNA 种类繁多，相对分子质量相对较小，一般以单股链存在，但可以有局部二级结构，其碱基组成特点是含有尿嘧啶而不含胸腺嘧啶，碱基配对发生于 C 与 G、U 与 A 之间，RNA 碱基组成之间无一定的比例关系，且稀有碱基较多。此外，tRNA 还具有明确的三级结构。

（二）理化性质

1. 化学性质 ①酸效应，在强酸或高温，核酸完全水解为碱基、核糖或脱氧核糖和磷酸。②碱效应，当 pH 超出 7～8 时，碱效应使碱基的互变异构态发生变化。这种变化影响到特定碱基间的氢键作用，结果导致 DNA 双链的解离，称为 DNA 的变性；pH 较高时，变性发生在 RNA 的螺旋区域中，由于 RNA 存在的 2′–OH 参与对磷酸酯键中磷酸分子的分子内攻击，从而导致 RNA 的断裂。③化学变性，一些化学物质能够使 DNA/RNA 在中性 pH 下变性。由堆积的疏水碱基形成的核酸二级结构在能量上的稳定性降低，则核酸变性。

2. 物理性质 ①黏性，DNA 的高轴比等性质使得其水溶液具有高黏性。②浮力密度，可根据 DNA 的密度对其进行纯化和分析。在高浓度分子质量的盐溶液（CsCl）中，DNA 具有与溶液大致相同的密度，将溶液高速离心，则 CsCl 趋于沉降于底部，从而建立密度梯度，而 DNA 最终沉降于其浮力密度相应的位置，形成狭带，这种技术成为平衡密度梯度离心或等密度梯度离心。③稳定性，核酸的结构相当稳定，主要原因包括碱基对间形成的氢键；碱基的堆积作用；环境中的阳离子。

3. 光谱学性质 ①增、减色效应。② DNA 纯度通过 A_{260}/A_{280} 的比值判断。

4. 热力学性质 ①热变性，dsDNA 与 RNA 的热力学表现不同，随着温度的升高 RNA 中双链部分的碱基堆积会逐渐地减少，吸光性也逐渐地、不规则地增大。较短的碱基配对区域具有更高的热力学活性，因而与较长的区域相比变性快。而 dsDNA 热变性是一个协同过程。分子末端及内部更为活跃的富含 A–T 的区域的变性将会使其附近的螺旋变得不稳定，从而导致整个分子结构在解链温度下共同变性。②复性，DNA 的热变性可通过冷却溶液的方法复原。不同核酸链之间的互补部分的复性称为杂交。

二、基因类药物载体

基因治疗的目的是将目标基因导入患者的特定细胞、组织或器官中进行适当表达，以纠正或补偿因为基因缺陷或异常而引起的疾病，从而达到治疗疾病的目的。与传统治疗方法相比，基因治疗具有无可争议的优越性，从根源上修正了引起疾病的异常基因，包括遗传疾病（如血友病、遗传性高胆固醇血症）、恶性肿瘤、心血管疾病等。目前，基因治疗药物已成为医学领域新的研究热点。

然而裸露的基因治疗药物存在以下 3 个缺点，导致基因治疗药物效果不佳，如图 15-2 所示。①在组织或细胞中易被核酶降解。②细胞靶向能力差。③药物本身带有负电荷，与带有负电荷的细胞膜之间相互排斥，导致细胞内吞和内涵体逃逸能力差。以上缺点造成基因治疗药物效果不佳。基因治疗成功的一个关键在于，开发能够在各种组织中有效基因转移的递送系统。因此，需要寻找合适的载体负载基因药物以形成制剂，并运输到靶细胞，进而实现基因药物的高效表达并发挥治疗作用。

（一）病毒载体

病毒载体即以病毒为载体，通过基因重组技术将基因治疗药物组装于病毒上，从而感染宿主细胞，实现基因治疗药物在宿主细胞内表达，以达到治疗目的。目前，许多不同病毒系统是基因递送最佳的选择。

目前，已上市的基因药物绝大多数均以病毒作为合适的载体进行递送。虽然病毒载体具有免疫原性高、靶向性差、较大安全隐患及生产困难等缺点，但转染效率较高，是基因类药物研发的关键因素。已研究的病毒载体有多种，重点介绍以下四种载体。

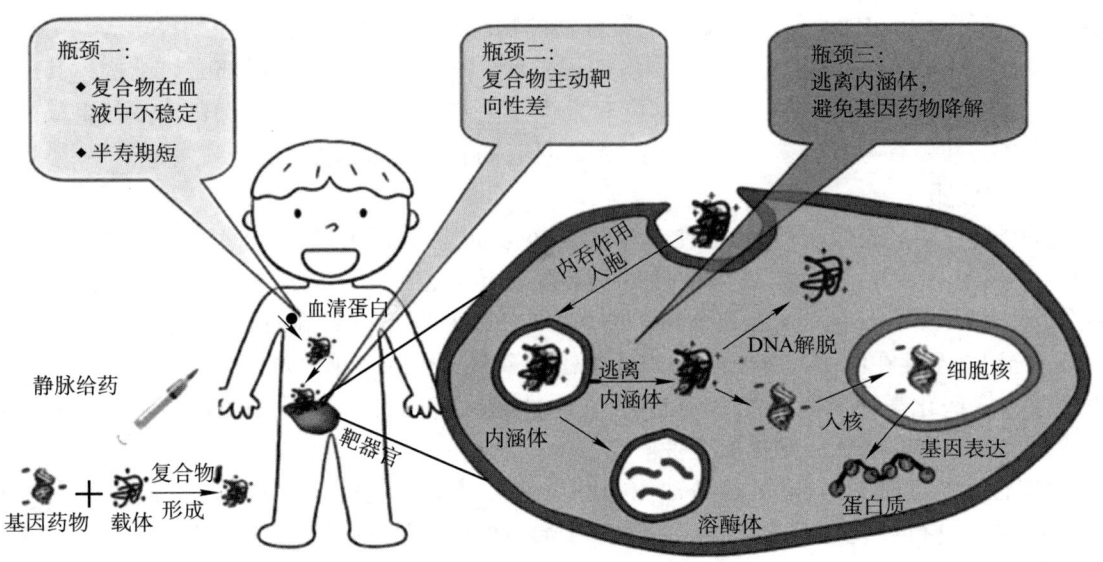

图 15-2   基因治疗药物输递的瓶颈示意图

1. 反转录病毒载体（retrovirus，RV）   为单链 RNA 病毒，进入宿主细胞后，在体内反转录酶的作用下将单链 RNA 反转录为双链 DNA，此 DNA 进入细胞核并整合到宿主细胞基因组。

优点：①转染效率高，可达 90% 以上。②转染谱广，可感染各种细胞。③目标基因可完整地整合。④感染细胞后不病变，可长期持续表达目标基因。

缺点：①仅能整合到分裂细胞中，在分裂相的细胞才有活性。②插入的目标基因尺寸有限制（<10 kb），难以满足过大基因插入。③病毒滴度较低，这也是限制临床应用的主要原因。④特异性和靶向性不强，可能因随机插入宿主细胞基因组而引起基因失活、重组。⑤生产困难，难以实现大规模生产。

2. 腺病毒载体（adenovirus，AV）   为无包膜的线性双链 DNA 病毒，基因组长 36~50 kb，是继反转录病载体之后应用较为广泛的载体。

（1）优点：①较为安全，人类是腺病毒的自然宿主，用野生型 4、7 型腺病毒免疫接种多年，尚未发现该病毒在人体中致病。②靶细胞范围广，不仅能感染分裂期细胞，也能感染非复制活跃细胞，特别是神经元和神经胶质细胞。③可原位感染，特别是肺。④能在呼吸道、肠道中繁殖，重组病毒可静脉注射、肠道吸收等多种方式给予。⑤载体无包膜，不易被灭活，可在体内直接应用。

（2）缺点：①基因转移缺乏特异性。②腺病毒载体是非整合载体，对于非分裂相细胞，基因转移可以持续表达数月，但对于增殖旺盛的细胞，要达到长期基因表达需要重复给予。③重复基因过程中机体可能产生免疫应答，影响治疗效果。

3. 其他病毒载体   目前，研究最多的为以上两种载体，近年来又发展了其他几种具有前景的病毒载体，包括腺病毒相关载体、牛痘病毒基因载体、单纯疱疹病毒载体等，各有特点。

4. 非病毒载体   非病毒载体递送系统由于其低毒、低免疫反应、靶向性和易于组装等优势，已经成为当今基因治疗领域的新研究热点。非病毒载体主要包括脂质体、聚合物和树状大分子。非病毒载体最常见的是脂质体载体。

脂质体作为外源基因载体，优点包括：①磷脂成分安全无毒；②无免疫原性；③可以运载大小不同的基因片段；④ 可运载质粒 DNA 而成为载体的载体；⑤可运载染色体、细胞核；⑥能够抵御核酸酶作用，从而延缓基因的降解；⑦脂质与细胞融合后，重组基因导入细胞后脂质体即被降解，磷脂可以被细胞生物膜利用；⑧制备工艺简易。

缺点：①稳定性有待提高；②基因药物必须以原型进入靶细胞，才能发挥作用。

第四节　疫苗制剂

一、疫苗的种类

　　减毒活疫苗是采用了经处理后毒力减弱的病原体，可引起免疫反应而不引起疾病，如口服脊髓灰质炎疫苗、轮状病毒疫苗、结核病（BCG）等。减毒活疫苗主要为减毒活病毒，可以激活 CD_8^+ T 细胞应答，因此该疫苗单剂量治疗方案受到人们的关注。灭活疫苗包括甲肝疫苗、全细胞百日咳疫苗等。减毒活疫苗和灭活疫苗的形式最接近导致感染的病原体，在低剂量和无佐剂的情况下，可以有效引发多维免疫反应，未来还将发挥重要的作用。

　　目前，高度纯化的蛋白产品（亚单位疫苗）可以最大限度地减少与疫苗相关的耐受性问题，发展迅速。

二、疫苗的佐剂

　　常见佐剂类型及作用机制

　　1. 不溶性铝盐　铝盐是最常用的佐剂，包括氢氧化铝和磷酸铝，能在人体中诱导抗体和 CD_4^+ T 细胞应答。主要通过"贮存库效应"机制缓慢释放抗原。此外，铝盐能独立于 TLR 信号传导产生免疫反应，激活 NLRP3 炎症小体，并通过引起组织损伤来增强适应性免疫，诱导尿酸介导的炎症性树突状细胞激活。铝盐注射后迅速招募中性粒细胞等细胞，这些细胞释放中性粒细胞胞外陷阱（NET），其中的 DNA 部分触发 STING-IRF3 通路，必需的 IgE 抗体和 Th_2 细胞反应（图 15-3）。

　　2. MF59　是一种水包油乳剂佐剂，含有生物降解且生物相容的角鲨烯油液滴，通过吐溢 80 和司盘 85 稳定在水性缓冲液中。肌内注射后，MF59 激活髓系细胞，如巨噬细胞和树突状细胞，这些细胞产生趋化因子，吸引中性粒细胞、嗜酸性粒细胞和单核细胞到注射部位，并迁移到淋巴结激活 B 和 T 细胞。动物试验研究表明，在小鼠中 MF59 比铝盐能诱导更多细胞因子和趋化因子，并迅速募集 CD_{11b}^+ 炎性细胞。MF59 还通过肌肉细胞内 ATP 释放介导适应性免疫应答，独立于 TLRs 的 MyD88 依赖机制和 ASC 依赖但与炎症小体无关的途径诱导抗体反应，并通过 RIPK3 依赖途径刺激抗原特异性 CD_8^+ T 细胞。AS0 佐剂系统则基于经典佐剂分子（如铝盐、乳剂和脂质体）与免疫刺激分子（如 TLR 配体）的合理组合，以最大化佐剂效果（表 15-6）。

三、疫苗的制剂研究

（一）注射剂和微针

　　1. 注射剂（冻干粉针、溶液、混悬剂）　常规接种的疫苗大多通过注射，如肌内注射、皮下注射或皮内注射。为了最大限度地保留疫苗活性，通常将疫苗制备成供使用前重配制成注射液的固体粉末。特别是减毒活疫苗和灭活疫苗，因为它们与病毒最相似，通常具有高度的免疫原性，但也是最不稳定的疫苗形式。活病毒疫苗（LVV）很难稳定，通常在其预期的保质期内需要冷藏，复杂的结构导致许多可能的降解途径（如氧

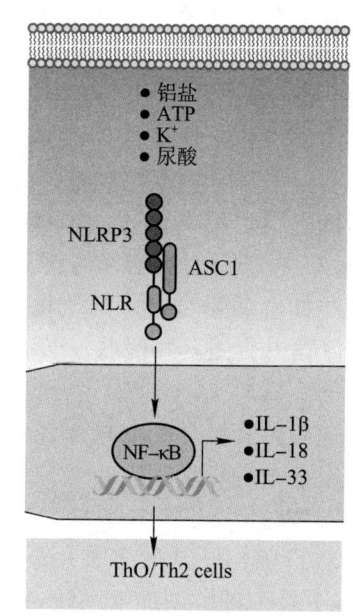

图 15-3　不溶性铝盐等介导的免疫反应

表 15-6 佐剂系统 AS0 佐剂的作用机制

AS04	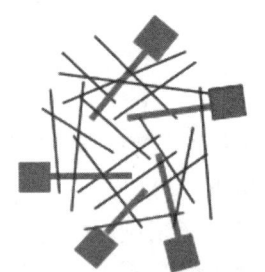	铝盐 MPL（一种脂多糖的解毒形式，吸附在铝盐上）	与铝盐相比，AS04 通过激活树突状细胞（DC）增强抗原呈递能力。MPL 可以激活 TLR4，而铝盐则加强 TLR4 诱导的免疫反应
AS03	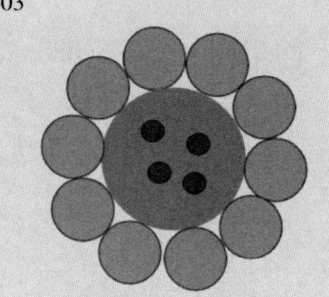	角鲨烯和 α- 生育酚 Tween 80	AS03 在临床试验中被用作多种重组 S 蛋白新冠疫苗的佐剂。在小鼠中，AS03 刺激注射部位和引流淋巴结中瞬时产生细胞因子（类似于 MF59）。其中，α- 生育酚可激活人单核细胞和巨噬细胞
AS01	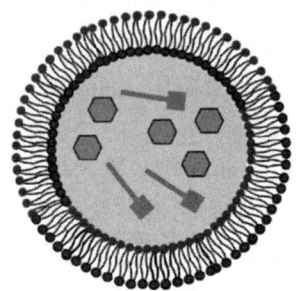	MPL QS-21（一种三菇皂苷） 与胆固醇一起制成脂质体	MPL 通过 TLR4 和 TRIF 依赖性信号传导激活先天免疫系统。QS-21 则激活引流淋巴结内囊下窦巨噬细胞中的脱天蛋白酶 1。两者组合，产生协同作用，诱导单独使用任一组分无法触发的新途径，典型的免疫应答特征是多功能 CD_4^+ T 细胞（如表达 IL-2、IFNγ 和 TNF 的 T 细胞）的增加和增强的功能性抗体

化、脱酰胺、聚集等），可能对药物产品质量有很大的影响，必须干燥以限制降解，且必须在冷链条件下储存和运输。大多市售的减毒活疫苗为固体剂型，干燥技术包括喷雾干燥、冷冻干燥、喷雾冷冻干燥、真空或空气干燥等。

大多市售灭活疫苗为液体剂型，其中灭活流感病毒疫苗占大部分。对于减活病毒和灭活病毒颗粒，需要考虑到病毒颗粒是否具有包膜的特性，可能影响膜、基因组和蛋白质完整性，通常需要加入赋型剂以稳定膜或蛋白。对于液体剂型，由于水性环境中的降解速率通常比固体剂型环境中的降解速度更快，配方设计时必须考虑到可能影响疫苗活性和最终疗效的不稳定因素，可加入缓冲液或其他稳定剂（如金属螯合剂、抗氧化剂、表面活性剂等）。表面活性剂作为润湿剂，减少或消除药物沉淀，减少降解并促进药物吸收。若有金属析出时，则可在制剂中使用合适的抗氧化剂或螯合剂以清除潜在浸出的金属离子。

亚单位和结合疫苗只含有一种或几种蛋白质或多糖，结构简单，通常需要佐剂辅助和多剂量注射以引发持久的免疫反应。

2. 微针 皮肤中紧密的半连续树突状细胞（DC）网络已被确定为抗原的另一具有吸引力的目标。目前，已开发多种用于疫苗递送的透皮技术，其中微针阵列显示出巨大的前景。微针阵列（MAs）是一种微创递送系统，通过角质层的物理破裂促进疫苗的运输。以微针阵列贴片制备的疫苗制剂近年取得了很大的进展。

（二）以脂质纳米粒、聚合物、病毒等为载体的制剂

1. 脂质体纳米粒为载体的制剂　信使 RNA（mRNA）作为一种新的治疗剂，用于预防和治疗各种疾病。为了在体内发挥作用，mRNA 需要安全、有效和稳定的递送系统，以保护核酸不被降解，并允许细胞摄取和释放 mRNA。脂质纳米粒已成功进入临床，安全性高，可以用于递送 mRNA。如图 15-4 所示，脂质纳米粒主要成分为脂质或类脂质分子，通过吸附、包合等方式携载 mRNA。脂质纳米粒具有许多优点，如结构稳定、生物相容性好、可携带佐剂以实现抗原在体内长时间循环，增强细胞对抗

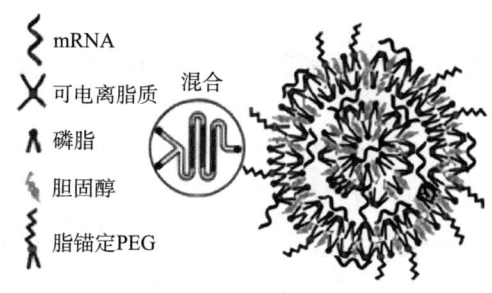

图 15-4　经 PEG 修饰携载 mRNA 的
脂质纳米粒的结构示意图

原的识别和摄入、增强组织靶向性等。然而，脂质纳米粒还需解决一系列问题，如抗原或 mRNA 的易降解性、纳米粒易被肾截留、难以靶向特定组织、难以实现核内体逃逸、佐剂引起炎症或毒性等。纳米脂质体为载体的疫苗制剂拥有良好的生物安全性，且生产技术成熟，便于批量生产，现已有多种产品上市。

2. 聚合物纳米疫苗　聚合物颗粒具有良好的生物降解性、生物相容性、安全、缓释等特点，一部分聚合物还可用作佐剂，以提高免疫激活效率。常用聚合物载体包括天然聚合物和合成聚合物，天然聚合物包括葡聚糖、壳聚糖、透明质酸、海藻酸盐、右旋糖酐、菊糖等。这些生物源性高分子大多存在于酵母、细菌等微生物中，可被人类抗原提呈细胞识别并诱导免疫反应。合成聚合物主要包括聚乳酸 - 羟基乙酸共聚物（PLGA）、聚己内酯（PCL）、聚酸酐、聚乳酸（PLA）等。

3. 病毒为载体　病毒样颗粒（VLP）是由病毒的一种或多种结构蛋白自组成的高度结构化复合体（图 15-5）。VLP 主要通过病原体相关分子模式（PAMP）来激活免疫反应。PAMP 被模式识别受体（PRR）识别为外来物质以激活细胞因子级联反应和抗原提呈细胞，进一步激活体液和细胞免疫。目前，病毒载体疫苗的研发需要解决"预存免疫"的问题，即如果患者曾感染了病毒，体内可能会有病毒相关抗体，将极大地降低疫苗的有效性。同时，要警惕病毒可能产生的不良反应，如剧烈炎症、组织坏死等。

此外，疫苗制剂还有应用于其他载体，包括仿生生物膜载体、无机纳米粒载体等。

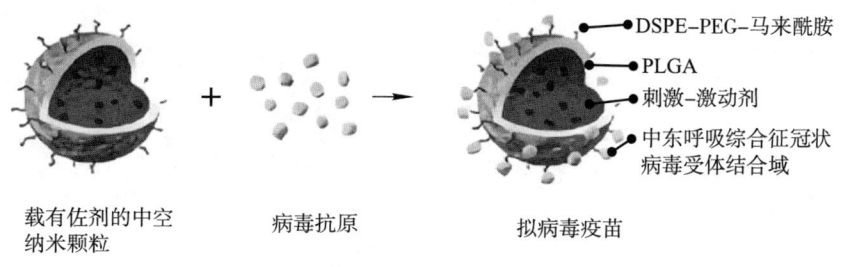

载有佐剂的中空　　　　病毒抗原　　　　拟病毒疫苗
纳米颗粒

DSPE-PEG-马来酰胺
PLGA
刺激-激动剂
中东呼吸综合征冠状
病毒受体结合域

图 15-5　VLPS 疫苗制备示意图

第五节　生物技术药物制剂新进展

一、生物技术药物制剂的研究热点

多肽、蛋白质、基因类药物在疾病治疗中发挥出越来越重要的作用。与小分子药物相比，常具有药理活性强、给药剂量小、毒性低的特点，问世以来一直是药物研究的热点领域。而在相关的药物剂型中，非注射剂型是近年来研究的热点。

二、生物技术药物制剂的应用前景

随着人类对体内生物机制研究的深入，越来越多的生物技术药物实现了以往难以达到的治疗效果，如利拉鲁肽、索马鲁肽、司美格鲁肽等多肽药物对糖尿病病情进展的有效控制；嵌合抗原受体 T 细胞疗法即 CAR-T 治疗为肿瘤患者带来了终身治愈的希望。随着制剂研究的不断深入，生物技术药物制剂在未来将会发挥越来越重要的作用。

思考题

1. 生物技术药物与传统化学药物相比具有哪些特点？
2. 液体制剂中蛋白质类药物的稳定化方法有哪些？
3. 冷冻干燥过程中有时使蛋白质类药物失活，主要原因是什么？
4. 为什么说鼻腔给药是蛋白质、多肽类药物比较有前景的给药途径？
5. 简要说明多肽类、蛋白质药物直肠给药系统有什么优势？
6. 以疫苗制剂为例，阐述注射用生物技术药物制剂的配方设计及注意事项。
7. 常用基因类药物载体有哪些？特点分别如何？
8. 生物技术药物制剂学研究的主要目的是什么？
9. 生物技术药物制剂的稳定性研究内容包括哪些方面？

（项　琪）

数字资源详见　新形态教材网

　思维导图　　拓展阅读　　本章小结　　测试题　　教学课件

第十六章

药物制剂的稳定性

🌟 **思维导图**

第一节　概　　述

　　药物制剂的稳定性对保障药物的安全性和有效性非常重要。一种药物制剂产品从原料药合成、剂型设计、处方设计到生产、运输、贮存、销售，直至临床使用的全过程，稳定性研究一直是基本内容。药物稳定性发生变化，分解变质，不仅使药效降低，甚至可能产生毒副反应，故药物制剂稳定性对保证制剂安全有效非常重要。我国《药品管理法》规定，新药申报必须提供药物稳定性资料。

一、药物制剂稳定性研究内容

　　药物制剂稳定性一般包括化学稳定性、物理稳定性、生物学稳定性、治疗学稳定性及毒理学稳定性。化学稳定性是指药物由于水解、氧化等化学降解反应，使药物含量（或效价）、色泽发生变化等，如维生素 C 氧化、变黄。物理稳定性是指药物制剂因物理性状的变化，而导致药物含量下降，如乳剂的分层、破裂，混悬剂颗粒的结块或粗化等。生物学稳定性是指由于生物学因素的变化引起的不稳定性，如由于微生物的污染而造成制剂的分解变质等。治疗稳定性是指在规定条件下，药物有效期内保持治疗效果不变。毒理学稳定性是指在规定条件下，药物在有效期内毒性不会发生明显增加。

二、药物制剂稳定性研究的目的

　　药物制剂若发生分解、变质，稳定性发生变化，可导致药效降低，有些降解产物还会产生或增加毒副作用，危及患者的身体健康和生命安全，如四环素，遇热产生差向异构化，生成差向四环素，造成毒性极大增加。因此，药物制剂的稳定性对于保障其临床应用的有效性和安全性是非常重要的。考察原料药或制剂的性质在高温、高湿、光照等条件下随时间可能发生的物理或化学变化，探讨其影响因素；采取相应的措施避免或延缓药物的降解，寻找提升药物制剂稳定性的解决措施；为药物的生产、包装、贮存、运输条件和有效期的确定提供科学依据。

第二节　药物的化学降解途径及影响因素和稳定化方法

药物具有不同的化学结构，其化学降解方式也不同。为考察药物制剂的化学稳定性，首先需了解药物的化学降解途径、影响因素和稳定化方法。

一、药物稳定性的化学动力学基础

化学动力学是研究化学反应速度及反应机理的科学。20 世纪 50 年代初，Higuchi 等采用化学动力学的原理来评价药物的稳定性。

（一）反应速率与反应级数

反应速率（reaction rate）常用单位时间内药物浓度的变化来表示，一般可用式（16-1）表示：

$$-\frac{\mathrm{d}c}{\mathrm{d}t} = kc^n \qquad (16-1)$$

式中，k 为反应速率常数；c 为反应物的浓度；n 为反应级数（reaction order）。负号表示反应物浓度逐渐减小。

反应速率常数 k 是指反应物为单位浓度时的反应速率，大小与反应温度有关。

反应级数是用来描述反应物浓度对反应速率之间的关系，$n = 0$ 为零级反应，$n = 1$ 为一级反应，$n = 2$ 为二级反应，以此类推。在药物的各种降解反应中，尽管有些药物的降解反应机制十分复杂，但多数药物的降解可按零级、一级、伪一级反应处理。

（二）零级反应

反应速率与反应物浓度无关，而受其他因素的影响的反应称为零级反应（zero-order reaction）。其他因素如反应物的溶解度或某些光化反应中光的照度等。

零级反应的微分速率方程为：

$$-\frac{\mathrm{d}c}{\mathrm{d}t} = k \qquad (16-2)$$

积分式为：

$$c = c_0 - kt \qquad (16-3)$$

式中，c_0 为 $t = 0$ 时反应物的浓度（mol/L），c 为 t 时间反应物的浓度（mol/L），k 为反应速率常数 $[(\mathrm{mol/L}) \cdot \mathrm{s}^{-1}]$。

通常将药物降解 50% 所用的时间称为药物的半衰期（half life）：用 $t_{0.5}$ 或 $t_{1/2}$ 表示。

药物降解 10% 所需的时间，称为药物的有效期（shelf life），用 $t_{0.9}$ 表示。

零级反应的特征是 $C - t$ 呈线性关系；$t_{1/2}$ 为 $\dfrac{c_0}{2k}$，表明起始浓度越大半衰期越长；$t_{0.9}$ 为 $\dfrac{c_0}{10k}$，表明起始浓度越大有效期越长。

在混悬液中药物的降解仅与药物的溶解度有关，而与混悬液中药物颗粒多少无关。当溶液中的药物降解后，固体相中的药物会继续溶解补充至溶液相中，保持溶液的药量不变，而温度一定时，药物的溶解度为常数。因此，这类药物的降解反应属于零级反应。有研究表明，一些固体制剂的降解反应也表现为零级反应。

（三）一级反应

反应速率与反应物浓度的一次方成正比的反应称为一级反应（first-order reaction）。大多数药物的降解属于一级反应，如酯类、酰胺类药物的水解。

一级反应的微分速率方程为：

$$-\frac{\mathrm{d}c}{\mathrm{d}t} = kc \tag{16-4}$$

积分式为：

$$\lg c = -\frac{kt}{2.303} + \lg c_0 \tag{16-5}$$

式中，c_0 为 $t=0$ 时反应物的浓度（mol/L），c 为 t 时间反应物的浓度（mol/L），k 为反应速率常数（s^{-1}、min^{-1}、h^{-1} 或 d^{-1}）

一级反应的特征是 $\lg c - t$ 呈线性关系，$t_{1/2} = \frac{0.693}{k}$，$t_{0.9} = \frac{0.693}{k}$。恒温时，一级反应的半衰期和有效期与反应物起始浓度无关。

若两种反应物质参加反应，当其中一种反应物的浓度远超过另一种反应物的浓度时，或者某种反应物浓度保持恒定不变时，可将该反应近似视为一级反应，故称伪一级反应（pseudo first-order reaction），又称假一级反应。例如，用缓冲溶液维持药物制剂中恒定的 pH 时，缓冲溶液中的离子浓度远比药物浓度高，此时降解反应为伪一级反应。例如，在酸碱催化作用下，所发生的酯类药物的水解属于伪一级反应。在药物制剂的降解反应中，多数情况属于一级或伪一级反应。

（四）二级反应

反应速率与两种反应物浓度的乘积成正比，也就是与反应物浓度的二次方成正比的化学反应，称为二级反应（second-order reaction）。

二级反应的微分速率方程为：

$$-\frac{\mathrm{d}c}{\mathrm{d}t} = kc^2 \tag{16-6}$$

积分式为：

$$\frac{1}{c} = kt + \frac{1}{c_0} \tag{16-7}$$

式中，c_0 为 $t=0$ 时反应物的起始浓度（mol/L），c 为 t 时间反应物的浓度（mol/L），k 为反应速率常数 $[(mol/L) \cdot s^{-1}]$。

二级反应的特征是 $1/c - t$ 呈线性关系；$t_{1/2}$ 为 $\frac{1}{c_0 k}$，表明半衰期随初始浓度的增加而减小；$t_{0.9}$ 为 $\frac{1}{9c_0 k}$，表明有效期随起始浓度的增加而减小。

二、药物的化学降解途径

药物由于化学结构不同，具有不同的化学官能团，因此，发生化学降解反应也不同。其中，水解（hydrolysis）和氧化（oxidation）是药物化学降解的两个主要途径。此外，某些药物也可能发生异构化、聚合、脱羧等反应。需要明确的是，一种药物降解可能同时发生两种或两种以上的化学反应。

（一）水解反应

水解反应是药物发生化学降解的主要途径之一。易发生水解的药物主要有酯类（包括内酯）、酰胺类（包括内酰胺）等。

1. 酯类药物的水解 含有酯键药物的水溶液，在 H^+ 或 OH^- 或广义酸碱的催化下，水解生成酸和醇。特别是在碱性溶液中，由于酯类药物分子中氧的电负性比碳大，酰基易于被极化，亲核性试剂 OH^- 易于进攻酰基上的碳原子，而使酰基上碳 – 氧键断裂，生成醇和酸，酸与 OH^- 反应，使反应进行完全。在酸碱催化下，酯类药物的水解通常可用一级或伪一级反应来处理。

例如，盐酸普鲁卡因，在偏酸性条件下较稳定，在碱性条件下水解后生成对氨基苯甲酸与二乙胺基乙醇，此水解产物无明显的麻醉作用，水解后的对氨基苯甲酸又可以被氧化，生成有色物质，同时在一定的条件下也可能发生脱羧反应，生成有毒的苯胺。

$$H_2N \text{—} \langle \; \rangle \text{—} COOCH_2CH_2N(C_2H_5)_2 \cdot HCl \longrightarrow H_2N \text{—} \langle \; \rangle \text{—} COOH + HOCH_2CH_2N(C_2H_5)_2$$

属于这类药物的还有盐酸丁卡因、盐酸可卡因、溴丙胺太林、硫酸阿托品、氢溴酸后马托品、普鲁苯辛等。

羧酸酯水解的难易程度与羰基邻位结构中的 R 和 R′ 基团有关，化学结构中的电子效应影响药物水解速度，当 R 或 R′ 中有吸电子基团存在时，酯键更易断裂，水解速度加快。此外，水解速度与酯的结构中空间位阻有关，若 R 或 R′ 体积较大，水解速度减慢。低相对分子质量的脂肪族酯类药物在水中的水解速度较快。而如镇痛药哌替啶，由于羰基邻位有较大的取代基，产生空间位阻的掩蔽作用而使药物不易水解。

内酯和酯一样，在碱性条件下易水解开环，属于这类药物有硝酸毛果芸香碱、华法林、调血脂药物洛伐他汀等。酯类水解通常使溶液的 pH 下降。有些酯类药物灭菌后 pH 下降，提示可能发生了水解反应。

2. 酰胺类药物的水解 酰胺类药物与酯类药物相似，一般情况下较酯类药物水解难，水解后生成相应的酸和胺。有内酰胺结构的药物，水解后易开环失效。这类药物有氯霉素、青霉素类、头孢菌素类、巴比妥类、利多卡因、对乙酰氨基酚等。

（1）青霉素类和头孢菌素类：这类药物分子中存在不稳定的 β– 内酰胺环，在 H^+ 或 OH^- 催化下，极易开环失效。如青霉素水溶液室温贮存 7 天，效价失去约 80%。氨苄西林水溶液最稳定的 pH 为 5.8，在酸性或碱性溶液中，易水解为 α– 氨苄青霉酰胺酸，pH 为 6.6 时半衰期为 39 天，所以，本品宜制成注射用无菌粉针，临用前用 0.9% NaCl 溶液溶解后输液。头孢菌素类药物也会出现类似的现象，如头孢唑林钠（cefazolin）在酸性或碱性溶液中易水解失效；在 pH 4~7 的水溶液中较稳定；在生理盐水和 5% 葡萄糖注射液中，室温放置 5 天仍然符合要求。

（2）巴比妥类：为六元环的酰胺类药物，在碱性溶液中容易水解。巴比妥类的钠盐水溶液灌封于安瓿中（未充 CO_2）灭菌或室温贮藏时间较长就会发生水解，pH 较高时水解速度明显增快。

（3）氯霉素：为固体制剂时化学性质比较稳定，干燥粉末密封保存 20 年，其抗菌效力几乎不变。但其水溶液易分解，主要是酰胺水解，生成氨基物与二氯乙酸。氯霉素溶液在 pH 6 时最稳定，在 pH 2 以下或 8 以上时均能加速其水解，而且在 pH > 8 时还有脱氯的水解作用。115℃ 30 min 热压灭菌，水解量达 15%，故氯霉素不宜采用热压灭菌。

3. 其他药物的水解 喜树碱是从琪桐科植物喜树等植物中提取的具有抗癌活性的生物碱，其结构上含有 5 个稠合环，包括 1 个 S 型手性碳的六元 α– 羟基内酯环。但此内酯环非常容易水解开环形成羧酸盐，导致药物失去活性。此外，维生素 B、地西泮、碘苷、阿糖胞苷等药物也可以通过水解而使稳定性降低。

（二）氧化反应

氧化反应也是药物发生降解最常见的反应。在有机化学中常把加氧或脱氢统称为氧化。药物的氧化分解通常是自动氧化（autoxidation）的过程，即在空气中氧的作用下自动进行缓慢过程。有些药物可以直接与其接触的空气中的氧起反应，但大多数情况是药物在催化剂、热或光等影响下与氧形成游离基，产生游离基的链反应。自氧化过程常为链式反应，包括链开始、链传递、链终止三个反应过程。微量金属离子是游离基自氧化反应的催化剂。药物发生氧化反应后可能产生颜色或沉淀。有些药物即使被氧化极少量，色泽亦会变深或产生不良气味，严重影响药品质量。如肾上腺素氧化后先生成肾上腺素红，后变成棕红色聚合物或黑色素。

1. 烯醇类药物　药物分子中若含有烯醇基，极易氧化，氧化过程较为复杂。如维生素 C（抗坏血酸），在有氧条件下，先氧化生成去氢维生素 C，然后水解为 2,3- 二酮古罗糖酸，此化合物进一步氧化为草酸与 L- 丁糖酸。在无氧条件下，发生脱水作用和水解作用，生成二氧化碳和呋喃甲醛（5-羟甲基糠醛），或原料生产中带入产品的杂质 5- 羟甲基糠醛则在空气中氧化聚合成黄色聚合物。因此，维生素 C 注射剂需要对其吸光度进行检测。由于 H^+ 的催化作用，维生素 C 在酸性介质中脱水比在碱性介质中快。

2. 酚类药物　这类药物分子结构中具有酚羟基，如肾上腺素、左旋多巴、吗啡、阿朴吗啡、水杨酸钠等，易氧化变色。如左旋多巴发生氧化反应后生成有色物质，最后产物为黑色素。

3. 其他类药物　芳胺类药物如磺胺嘧啶钠，吡唑酮类药物如氨基比林，噻嗪类药物如盐酸氯丙嗪、盐酸异丙嗪等都易氧化，其中有些药物的氧化过程极为复杂，常生成有色物质。另外，含有碳碳双键的药物如维生素 A 或维生素 D 也易发生氧化反应，氧化是典型的游离基链式反应。

易氧化的药物要特别注意光、氧、金属离子的影响，以保证产品质量。

（三）其他反应

1. 聚合反应　聚合（polymerization）是两个或多个分子结合在一起形成复杂分子的过程。氨苄西林的浓水溶液在贮存过程中发生聚合反应，一个分子的 β- 内酰胺环开裂，与另一个分子反应形成二聚物，继而形成高聚物，从而可能诱发过敏反应。凡是含有游离氨基侧链的 β- 内酰胺类抗生素如阿莫西林都会发生类似的聚合反应。

2. 异构化反应　异构化（isomerization）一般分为光学异构化（optical isomerization）和几何异构化（geometric isomerization）两种。通常药物发生异构化反应后，其生理活性降低，甚至没有活性。光学异构化可分为外消旋化作用和差向异构作用。如左旋肾上腺素具有生理活性，在 pH 4 左右产生外消旋化后，只有 50% 的活性。左旋莨菪碱也可能发生外消旋化反应而失效。差向异构作用是指有多个不对称碳原子上的基团发生异构化的现象，如四环素、麦角新碱等。

有些有机药物，反式异构体与顺式几何异构体的生理活性有差别，例如，维生素 A 的活性形式是全反式。维生素 A 除了氧化，还可异构化形成顺式异构化，且活性低于全反式活性。

3. 脱羧反应　对氨基水杨酸钠在光、热、水分存在的特殊条件下很容易脱羧，生成间氨基酚，后者进一步氧化变色。普鲁卡因的水解产物对氨基苯甲酸可缓慢脱羧生成苯胺，苯胺在光线的作用下氧化生成有色物质，这是盐酸普鲁卡因注射液颜色变黄的原因。

三、影响因素及稳定化方法

影响药物制剂稳定性的因素主要有处方因素和环境因素。

（一）影响制剂稳定性的处方因素及稳定措施

由于处方的组成对制剂的稳定性影响很大，因此，制备任何一种制剂首先要进行处方设计。影响药物制剂稳定性的处方因素包括 pH、广义的酸碱催化、溶剂、离子强度、表面活性剂及某些辅料等。

1. pH 的影响　许多酯类、酰胺类药物常受 H^+ 或 OH^- 催化水解，这种催化作用称为专属酸碱催化（specific acid–base catalysis）或特殊酸碱催化，也称狭义酸碱催化。此类药物的水解速度主要由 pH 决定。因此，确定药物的最适 pH 对药物稳定性尤为重要。

pH 对速度常数（k）的影响可用下式表示：

$$k = k_0 + k_H^+ c(H^+) + k_{OH^-} c(OH^-) \tag{16-8}$$

式中，k_0 为参与反应的水分子的催化速率常数，k_{H^+} 和 k_{OH^-} 分别为 H^+ 和 OH^- 离子的催化速率常数。在 pH 很低时，主要是酸催化，则下式可表示为

$$\lg k = \lg k_{H^+} - pH \tag{16-9}$$

以 $\lg k$ 对 pH 作图得一直线，斜率为 −1。设 k_w 为离子积，即 $k_w = [H^+][OH^-]$，故在 pH 较高时主要是碱催化，则可用式（16-10）表示：

$$\lg k = \lg k_{OH^-1} + \lg k_w + pH \tag{16-10}$$

以 $\lg k$ 对 pH 作图得一直线，斜率为 +1，在此范围内主要由 OH^- 催化。根据上述动力学方程可以得到反应速度常数 k 与 pH 的关系的图形，称为 pH–速度图（pH–rate profile）。在 pH–速度图中曲线最低点所对应的横坐标即为最稳定 pH，以 pH_m 表示，在该 pH 条件下液体制剂稳定性最高。

pH–速率图有各种形状，而典型的 V 型图不多见。硫酸阿托品、头孢曲松、丙酸氯倍他索、青霉素在一定 pH 范围内的 pH–速率图与 V 型图相似。丙酸氯倍他索水溶液因其 k_{OH^-} 比 k_{H^+} 大，pH_m 出现在酸性一侧，为 3.23。硫酸阿托品水溶液的 pH_m 为 3.7。头孢曲松溶液的 pH 为 7.2 时，其离子强度为 0.6，pH–速率曲线为类 V 型图，当 pH 为 3.6 和 8.0 时，离子强度增加，稳定性下降。青霉素因 k_{OH^-} 与 k_{H^+} 相似，其 pH_m 为 6.5。

某些药物如对乙酰水杨酸水解的 pH–速率图呈 S 形，丹酚酸 B 的 pH–速率曲线是带有"拐点"的 S 形曲线，pH 为 2 时最为稳定，在 pH 偏离 2 时，其降解速率均随 pH 变化而增大。盐酸普鲁卡因的 pH–速率图有一部分也呈 S 形。

对于水解速率主要受 pH 影响的药物，确定该类溶液型制剂 pH_m 是处方设计中首先要解决的问题。pH_m 可以通过下式计算：

$$pH_m = \frac{1}{2} pK_w - \frac{1}{2} \lg \frac{k_{OH^-}}{k_{H^+}} \tag{16-11}$$

一般情况下，pH_m 可通过实验求得，方法如下：保持处方中的其他成分不变，配制一系列不同 pH 的溶液，在较高温度（恒温，如 60℃）下进行加速试验，求出各种 pH 条件下溶液的速率常数 k，然后以 $\lg k$ 对 pH 作图，就可求出最稳定的 pH。在较高恒温下所得到的 pH_m 一般可适用于室温，不致产生很大误差。药物的 pH_m 随温度变化而变化，如人参皂苷在 40℃、50℃、60℃和 70℃的 pH 分别为 5.98、5.78、5.75 和 5.60，利用加速试验数据测算出 25℃时 pH_m 为 6.03。

为了降低药物的降解速度，通常采用 pH 调节剂如盐酸与氢氧化钠将溶液的 pH 调至 pH_m 范围内。此外，为了保持药液的 pH 不变，也可用磷酸、枸橼酸、醋酸及其盐类组成的缓冲液来进一步调节，但采用缓冲液时应注意广义酸碱催化的影响。

在药物制剂设计中，需要注意的是，药物制剂的 pH 的调节不仅要考虑药物制剂的稳定性，同时还要考虑药物的溶解度和药效及人体的适应性。如大部分生物碱在偏酸性溶液中比较稳定，故注射剂常调节在偏酸范围内。制成滴眼剂时，为了减少制剂对眼睛的刺激性，就应调节在偏中性范围内。一些药物的 pH_m 见表 16-1。

2. 广义的酸碱催化的影响　按照 Bronsted-Lowry 酸碱理论，给出质子的物质称为广义的酸，接受质子的物质成为广义的碱。在大多数药物制剂处方中，为了维持溶液稳定的 pH 通常加入缓冲剂。常见的缓冲剂如醋酸盐、磷酸盐、枸橼酸盐、硼酸盐等。加入这些缓冲剂均为广义的酸碱。有些药物可能被这些缓冲剂催化水解，这种催化作用称为广义的酸碱催化（general acid–base catalysis）或一般

表 16-1　一些药物的 pH$_m$

药物名称	pH$_m$	药物名称	pH$_m$
盐酸丁卡因	3.8	苯氧乙基青霉素	6
盐酸可卡因	3.5 ~ 4.0	毛果芸香碱	5.12
溴甲胺太林	3.38	氯氮草	2.0 ~ 3.5
溴丙胺太林	3.3	克林霉素	4.0
三磷酸腺苷	9.0	地西泮	5.0
对羟基苯甲酸甲酯	4.0	氢氯噻嗪	2.5
对羟基苯甲酸乙酯	4.0 ~ 5.0	维生素 B$_1$	2.0
对羟基苯甲酸丙酯	4.0 ~ 5.0	吗啡	4.0
阿司匹林	2.5	维生素 C	6.0 ~ 6.5
头孢噻吩钠	3.0 ~ 8.0	对乙酰氨基酚	5.0 ~ 7.0
甲氧西林	6.5 ~ 7.0	奥美拉唑	8.0 ~ 10.0
硝苯地平	6.0	氨苄西林钠	5.8
乳糖酸红霉素	4.0 ~ 8.0	乙酰唑胺	5.8 ~ 6.2

酸碱催化。如 HPO_4^{2-} 对青霉素 G 钾盐、苯氧乙基青霉素的催化作用就属于广义的酸碱催化。

　　为了观察缓冲剂对药物的催化作用，可采用保持盐与酸的比例不变（pH 恒定），增加缓冲剂的浓度，配制一系列浓度的缓冲溶液，然后观察药物的分解情况。如果分解速度随缓冲剂浓度的增加而增加，则该缓冲剂对药物有广义的酸碱催化作用。为了减少这种催化作用的影响，在实际制剂处方中，缓冲剂应用尽可能低的浓度或选用没有催化作用的缓冲剂系统。例如，维生素 B$_1$ 使用 pH 3.9 的醋酸盐缓冲液时，降解反应不受影响，此时缓冲液主要是醋酸，但在较高 pH 时，降解速率的增大正比于醋酸盐的浓率。此时，醋酸根离子是广义的碱催化剂。

　　3. 离子强度的影响　在液体制剂处方中通常加入电解质调节等渗，加入盐（如一些抗氧剂）防止氧化，或加入缓冲剂调节 pH，这都需要在制剂处方中加入电解质。因而，存在离子强度（ionic strength）对药物降解速度的影响，这种影响可用 Bronsted– Bjerrum 方程描述见式（16–12）。

$$\lg k = \lg k_0 + 1.02 Z_A Z_B \sqrt{\mu} \qquad (16-12)$$

　　式中，k 为速度常数，k_0 为溶液无限稀释（$\mu = 0$）时的速度常数，μ 为离子强度，Z_A、Z_B 分别为溶液中离子和药物所带的电荷。以 $\lg k$ 对 $\sqrt{\mu}$ 作图可得一直线，斜率为 $1.02\,Z_A Z_B$，外推到 $\mu = 0$，可得 k_0。

　　4. 溶剂的影响（介电常数的影响）　对于易水解的药物，有时采用非水溶剂如乙醇、丙二醇、甘油等来提高药物的稳定性，如采用丙二醇为溶剂的苯巴比妥注射液等。10% 苯巴比妥钠水溶液用安瓿灌装，在室温下贮存有效期为 47 天；用 80% 丙二醇为溶剂制成的水溶液有效期可达 3 年。式（16–13）可说明非水溶剂对易水解药物的稳定化作用：

$$\lg k = \lg k_\infty - \frac{k Z_A Z_B}{\varepsilon} \qquad (16-13)$$

　　式中，k 为速率常数，ε 为介电常数，k_∞ 为 ε 趋于 ∞ 时的速率常数，Z_A、Z_B 分别为溶液中的离子和药物所带的电荷。对于一个给定的系统，在一定的温度下 k 是常数。

　　若药物离子与进攻离子的电荷相同（$Z_A Z_B$ 为正），如 OH$^-$ 催化水解苯巴比妥阴离子，则 $\lg k$ 对 $1/\varepsilon$ 作图所得的直线的斜率为负，在处方中采用介电常数低的溶剂可降低药物的水解速度，故苯巴比妥钠注射液用介电常数低的溶剂，如 60% 丙二醇可使注射液的稳定性提高，25℃时的 $t_{0.9}$ 可达 1 年左右；相反，若药物离子与进攻离子的电荷相反（$Z_A Z_B$ 为负），如专属碱对带正电荷的药物催化，则采用介电常数低的溶剂，就不能达到稳定制剂的目的。因此，溶剂对药物稳定性影响较复杂，与药物离子和进攻离子的电荷相关。

5. 表面活性剂的影响　某些容易水解的药物加入表面活性剂可使其稳定性提高，这是因为表面活性剂的浓度在超过临界胶束浓度（CMC）时，会从单个离子或分子缔合成为胶态的聚集物，即形成胶束。形成的胶束可包裹药物，由于胶束的"屏障"作用，阻碍 H^+ 或 OH^- 进入胶束，从而使药物的稳定性提高。如苯佐卡因分子结构中含有酯键，易受 OH^- 催化水解，在 5% 的十二烷基硫酸钠溶液中，苯佐卡因被增溶在胶束内，30℃时的半衰期长达 1 150 min，而不加十二烷基硫酸钠时则为 64 min。但有些表面活性剂有时会导致某些药物降解加快，如聚山梨酯 80 可使维生素 D 的稳定性下降。故应在实验的基础上正确选择表面活性剂。

6. 处方中的基质或赋性剂的影响　对于某些软膏剂、乳膏剂、霜剂等半固体药物制剂及固体制剂，药物的稳定性与制剂处方的基质有关。如聚乙二醇会促进氢化可的松软膏中药物的分解，有效期只有 6 个月。聚乙二醇用作栓剂基质时也可使乙酰水杨酸降解，产生水杨酸和乙酰聚乙二醇。维生素 U 片采用糖粉和淀粉为赋形剂，则产品变色。硬脂酸镁、硬脂酸钙可与乙酰水杨酸反应形成相应的阿司匹林镁、阿司匹林钙，因此乙酰水杨酸片剂制备过程中不应使用硬脂酸镁、硬脂酸钙这类润滑剂，而需用对其稳定性影响较小的滑石粉或硬脂酸。

（二）影响制剂稳定性的外界因素及稳定化措施

外界环境因素包括温度、光线、空气（氧）、金属离子、湿度和水分、包装材料等对药物制剂稳定性也非常重要，这些因素对于制剂的处方设计、产品的生产工艺条件和包装设计十分重要。其中，温度对药物各种降解途径（如水解、氧化等）均有较大影响，而光线、空气（氧）、金属离子对易氧化的药物影响较大，湿度和水分主要影响固体药物的稳定性，包装材料是各种制剂都必须考虑的问题。

1. 温度的影响　通常温度升高能显著增加药物的降解速率。根据 Van't Hoff 规则，温度每升高 10℃，反应速率增加 2 ~ 3 倍。Arrhenius 指数定律定量描述了温度与反应速率之间的关系，是预测药物稳定性的主要理论依据，如式（16-14）和式（16-15）所示。

$$k = Ae^{-E/RT} \tag{16-14}$$

$$\lg k = \frac{-E}{2.303\,RT} + \lg A \tag{16-15}$$

式中，k 为速率常数，A 为频率因子，E 为活化能，R 为摩尔气体常数，T 为热力学温度。

药物制剂在生产制备过程中，常需要进行加热溶解、灭菌、干燥等加热操作，所以在制剂过程中应该考虑温度对药物制剂稳定性的影响，设计合理的制备工艺是制剂稳定性研究的重要内容。因此，某些产品在保证完全灭菌的前提下，可适当降低灭菌温度，缩短灭菌时间，从而减少温度对药物的降解作用。对于热敏感的药物，如某些抗生素、生物制品等要尽量降低温度对药物的稳定性的影响；需根据药物性质设计合适的剂型，如可以设计成固体制剂；生产制备过程中采取特殊的工艺，如冷冻干燥、无菌操作等，同时产品要低温贮存，以减少药物的降解，保证产品质量。

2. 光线的影响　光能是光子振动的能量，是巨大的能源，可以提供物质发生反应所需的活化作用。在药物制剂生产与产品的贮存过程中，必须考虑光线的影响。有些药物分子受辐射（光线）作用使分子活化而产生分解，此种反应称为光化降解（photo degradation），其反应速率与系统的温度无关。而容易发生光化降解的药物称为光敏药物。如强效的利尿药呋塞米，市售剂型主要片剂和注射液。该药物在普通的日光和荧光照射下相对稳定，但在阳光直射下半衰期仅为 4 h。使用 365 nm 波长的紫外线照射呋塞米的碱性溶液和甲醇溶液，分别引起光氧化反应和还原反应，产生多种降解产物。研究还发现多柔比星、呋塞米、甲萘醌、硝苯地平、乙酰磺胺和茶碱呈现一级光降解动力学。光敏感性可能与药物结构有一定的关系，如酚类药物和结构中具有双键的药物一般对光敏感。光敏感的药物还有氯丙嗪、异丙嗪、维生素 B_2、氢化可的松、泼尼松、叶酸、维生素 A、辅酶 Q10、硝苯地平等。

光敏感的药物制剂在制备过程中要避光操作，还可以通过改进处方工艺，选择合适的包装材料减少光照对药物的影响。如对抗组胺药物进行加速试验，如果采用透明玻璃容器，8 周后药物含量下降 36%，而用棕色瓶包装几乎没有变化。因此，光敏感的药物制剂宜采用棕色玻璃瓶包装或容器内衬垫黑纸，避光贮存。也可以采用适当处方工艺，如制成微囊或在处方中加入抗氧剂、包衣材料中加入遮光剂等减少光照的影响。

3. 空气（氧）的影响 氧化是药物降解的主要途径之一，而空气中的氧是引起药物制剂氧化的主要因素。大气中的氧进入制剂的主要途径有以下两种：①氧在水中有一定的溶解度，在平衡时，0℃为 10.19 mL/L，25℃为 5.75 mL/L，50℃为 3.85 mL/L，100℃的水中几乎没有氧；因此可以采用加热煮沸的方式减少水中氧的溶解度。②药物制剂包装容器空间中的氧。对于易氧化的药物制剂，除去氧气是防止氧化的根本措施。生产上一般在溶液中和容器空间通入惰性气体如二氧化碳或氮气置换其中的空气。水是液体制剂常用的溶剂，在水中通二氧化碳至饱和时，氧溶解量为 0.05 mL/L，通氮气至饱和时氧溶解量约为 0.36 mL/L。对于易氧化的药物，若通入惰性气体不够充分，将会对成品质量产生很大的影响。同一批号注射液由于通入气体的量不同，可能导致其色泽深浅不同。对于易氧化的固体药物来讲，可采取真空包装等。

丙二醇、甘油、乙醇等有机溶剂中的溶解氧量较小，采用这些溶剂可延缓药物的氧化。对于易氧化的药物，制成油溶液或乳剂通常氧化速度会增快，故对于这类制剂应特别注意抗氧措施。

此外，在制剂中加入抗氧剂（antioxidant）也是减少药物氧化的有效措施之一。抗氧化剂是一类能够抑制或延缓氧化反应的化学物质。抗氧剂大体分为两大类，一类抗氧剂为强还原剂，遇氧后首先被氧化，从而对易氧化药物起保护作用，在此过程中抗氧剂逐渐被消耗（如亚硫酸盐类）；另一类抗氧剂是链反应的阻化剂，能与游离基结合，中断链反应的进行，在此过程中其本身不被消耗。抗氧剂按溶解性可分为水溶性抗氧剂与油溶性抗氧剂。

水溶性抗氧剂如焦亚硫酸钠（或亚硫酸氢钠）常用于弱酸性药液，亚硫酸钠常用于偏碱性药液，硫代硫酸钠在偏酸性药液中析出硫的细粒。其中，油溶性抗氧剂具有阻化剂的作用。油溶性抗氧剂如叔丁基 -4- 羟基茴香醚（BHA）、二丁基羟基甲苯（BHT）等，用于油溶性维生素类（如维生素 A、维生素 D）制剂，有较明显的效果。另外，维生素 E、卵磷脂作为油脂中天然抗氧剂，若精制时若将其除去，就不易保存。此外，某些物质能显著增强抗氧剂的效果，称为协同剂（synergist）或增效剂，如一些酸性物质枸橼酸、酒石酸、磷酸、维生素 C 等。一般的酚类抗氧剂可使用其用量 25% ~ 50% 的枸橼酸等有机酸作为增效剂。使用抗氧剂时，必须注意药物是否与其发生相互作用。有报道，亚硫酸氢盐可以与邻、对 - 羟基苯甲醇衍生物发生反应，如肾上腺素与亚硫酸氢钠在水溶液中可形成无光学与生理活性的磺酸盐化合物。另外，还应注意药物制剂中的辅料，如甘露醇、酚类、醛类等物质可能抑制某些抗氧剂的活性。

4. 金属离子的影响 制剂中的微量金属离子主要来自原辅料、溶剂、容器，以及操作过程中使用的金属器具等。微量金属离子对药物的自氧化反应有明显的催化作用，加快药物的降解，如 0.000 2 mol/L 的铜能使维生素 C 的氧化速度增大 1 万倍。铜、铁、钴、镍、锌、铅等金属离子都有促进氧化的作用，主要是通过缩短氧化作用的诱导期，增加游离基生成的速度。

为避免金属离子的影响，应从源头减少金属离子的掺入，如选用纯度较高的原辅料，操作过程中不要使用金属器具等，同时还可以在溶剂中加入金属离子螯合剂，如依地酸盐或枸橼酸、酒石酸、磷酸、二羟乙基甘氨酸等，有时螯合剂与亚硫酸盐类抗氧剂联合应用效果更佳。需要注意的是，依地酸二钠对玻璃容器存在腐蚀作用，常用量一般为 0.005% ~ 0.05%。

5. 湿度和水分的影响　水是化学反应的媒介，对于固体药物制剂，湿度与物料中的水分对其稳定性具有较大的影响。对于一些化学稳定性较差的固体制剂药物，吸附水分后，在表面形成一层水膜，药物产生降解反应，如阿司匹林、青霉素钠盐、氨苄西林钠、对氨基水杨酸钠、硫酸亚铁等。一般固体制剂药物受水分影响的降解反应速度与相对湿度（RH）成正比，如氨苄西林极易吸湿，临界相对湿度为 47%，如果在相对湿度 75% 的条件下放置 24 h，可吸收水分约 20%，同时使粉末溶解。因此，对相对湿度较低的药物来说，须特别注意水分含量，一般水分含量在 1% 左右比较稳定，水分含量越高药物降解越快。为了提高固体制剂的稳定性，降低水分对其影响，在生产制备和贮存中，除降低湿度外，包装也很重要。如 50℃ 时水不稳定的药物制成的片剂，贮存在水渗透性发泡包装材料中比装在密封的玻璃瓶中稳定得多。但在室温和相对湿度为 70% 时，这种情况恰好相反。原因是在 50℃ 时，大量水分透过膜挥发出来，而使片剂的稳定性增加；在室温下，水分却反向扩散使片剂的稳定性降低。另外，对于易水解药物的液体制剂，可选择有机溶剂部分或全部代替水为介质，以减少药物的水解。

6. 包装材料的影响　包装材料影响各种药物制剂的稳定性。药物贮藏于室温环境中，会受光、热、水分及空气（氧）等外界条件的影响，可通过包装设计排除这些因素的干扰，但同时也要考虑包装材料与药物制剂的相互作用。与口服制剂相比，吸入气雾剂或喷雾剂、注射液或注射用混悬液、眼用溶液或混悬液、鼻吸入气雾剂或喷雾剂等制剂由于给药后将直接接触人体组织或进入血液系统，被认为是风险程度较高的品种。另外，除了活性成分主药，在大多液体制剂的处方中还含有一些功能性辅料（如助溶剂、防腐剂、抗氧剂等）。这些功能性辅料的存在可促进包装材料中成分的溶出，因此与包装材料发生相互作用的可能性较大。按照药品给药途径的风险程度及其与包装材料发生相互作用的可能性分级，与包装材料发生相互作用可能性较高的制剂，被列为高风险制剂。对上述制剂必须进行药品与包装材料的相容性研究，以确保包装材料与药物制剂具有良好的相容性。

（三）药物制剂稳定化的其他方法

前面主要结合影响因素对药物制剂稳定性做了展开讨论。此外，还有一些其他方法，故在此做进一步的讨论。

1. 改进药物制剂或生产工艺　许多情况下，通过改善药物制剂或制备工艺，也能达到提高药物制剂稳定性的目的。常用方法有以下两种：

（1）制成固体制剂：凡是在水溶液中不稳定的药物，通常可制成固体制剂来提高其稳定性。如供口服的制剂可制成口服片剂、胶囊剂、颗粒剂等；供注射的则可制成注射用粉针剂，如青霉素等抗生素类药物大多都是固体剂型。包衣工艺是解决片剂稳定性的常规方法之一，如氯丙嗪、异丙嗪、对氨基水杨酸钠等均做成包衣片。另外，在制备过程中也应注意水分的影响，一些对湿热不稳定的药物，可采用直接压片或干法制粒压片等工艺，尽量避免与水分的接触，同时也避免干燥过程温度对药物稳定性的影响，对水不稳定的药物如必须采用湿法制粒时，也应考虑用非水润湿剂或黏合剂，如乙醇、聚维酮乙醇溶液等。

（2）制成微囊、微球或包合物：某些药物制成微囊、微球可增加药物的稳定性。如维生素 A、β- 胡萝卜素、大蒜素等制成微囊；也有将维生素 C、硫酸亚铁制成微囊，减少其与空气接触进而防止氧化降解；采用环糊精制成包合物。

2. 制成稳定的衍生物　药物的化学结构不同，导致化学降解途径不同。对不稳定的药物可通过结构改造的方式提高其稳定性，如制成难溶性盐、酯类、酰胺类或高熔点的衍生物等。一般来讲，药物的水溶性越小，稳定性越好。一般药物混悬液降解只取决于其在溶液中的浓度，而不是药物的总浓度。因此，将容易水解的药物制成难溶性盐或难溶性酯类衍生物，可提高其稳定性。例如，青霉素钾盐，可制成溶解度小的普鲁卡因青霉素（水中的溶解度为 1∶250），稳定性显著提高；青霉素还可以

与 $N,N-$ 双苄乙二胺生成苄星青霉素（长效西林），溶解度进一步降低（1：6 000），故稳定性更好，可以口服。

3. 改善包装　包装材料对各种药物制剂的稳定性均有影响。对于易吸潮的药物，可采用防潮包装；对于易光解的药物，可改善包装材料的颜色、组成；对于易氧化的药物，应采用小剂量包装或以单剂量熔封于充有 CO_2 或 N_2 等惰性气体的容器中。包装材料对固体药物的稳定性非常重要，选用包装材料时最好通过装样试验，即选择一个实验模型，将药用包装材料和药物相互接触或彼此接近地持续一定时间周期下进行高温、高湿、强光照下影响因素试验、加速试验及长期试验，检验其结果，选择最合适的包装材料。

第三节　药物及制剂的物理稳定性

一、药物的物理稳定性及稳定化方法

制剂中药物存在的物理状态如无定型、多晶型、水合物和溶剂化物等，均会影响制剂的稳定性、溶解度及生物利用度。表 16-2 中列出了药物制剂常见的一些物理稳定性变化。

表 16-2　药物制剂常见的一些物理稳定性变化

物理稳定性变化	剂型
外观	所有剂型
气味	固体剂型
pH	溶液剂、混悬剂、乳剂、半固体制剂
黏度	溶液剂、混悬剂、乳剂、半固体制剂
水分含量	片剂、胶囊剂、散剂
崩解	片剂、胶囊剂、栓剂
溶出	片剂、胶囊剂、散剂
硬度	片剂、栓剂
铺展性	黏膜用药（软膏剂等）
脆碎度	片剂
粒径及分布	混悬剂、乳剂、气雾剂、脂质体等纳米粒

（一）药物的多晶型

药物在结晶时受各种因素的影响，由于结晶条件不同，常造成分子间的键合方式改变，分子的相对排列发生变化，结晶内部形成了不同的晶体类型。一种物质能以两种或两种以上不同的晶体结构存在的现象称为多晶型（polymorphism）。当物质被溶解或熔融后晶格结构被破坏，多晶型现象消失。

药物的多晶型具有不同的理化性质，如熔点、化学反应性、溶解度、光学和机械性质、蒸汽压和密度等均不同。晶格改变还会引起晶体分子的振动、转动能改变；热分析图谱、X 射线衍射图谱的改变；热力学性质等的改变。因此，药物晶型对药物的质量控制至关重要。为了确保药品质量，非常有必要对药物不同的晶型进行研究。如雅培公司开发的 HIV 蛋白酯酶抑制剂利托那韦在上市 2 年后才发现在制剂过程中形成一种新的晶型（晶型 II），晶型 II 的溶解度比最初制备的晶型 I 差，但具有更好的热力学稳定性，因而影响制剂的溶出速率和生物利用度，已上市的制剂作撤市处理。某些药物制剂制备过程中，粉碎、加热、熔融、冷却、湿法制粒等工艺中都可能发生晶型改变，如尼莫地平α型混悬于水中，在 50℃振摇 3 天后，可部分转变为 β 型。巴比妥、新生霉素、可的松类等药物的混悬剂在贮存中晶型发生转变，甚至造成结块。对于甲苯咪唑、咖啡因、苯巴比妥、氯霉素棕榈酸酯等药物，研磨会加速转型，常加入其他物质促进晶型转变并控制为亚稳定型或保持某一有效晶型和无定型。

（二）药物的无定型

多晶型药物经过研磨、高温、高压、骤冷等特殊处理，可引起晶型错位、边界变形并发生完全无序、晶型破坏的现象，称为无定型（amorphous），其微观结构是分子或原子的无序结合。同一药物既能形成不同的晶型，也能成为无定型，两者的物理性质差别很大，在一定的条件下可以发生互变。例如，将苯妥英在振动球磨机中混合研磨，可转变为无定型。为保持其无定型状态则在研磨时加入微晶纤维素，防止由无定型转变为晶型。一些噻嗪类药物在喷雾干燥时若加入适量乙醇，可得到无定型粉末，晶型转变率降低。

（三）其他

有研究表明，片剂的硬度和厚度的变化与制备过程中药物的水化-脱水有关。

二、药物制剂的物理稳定性及稳定化方法

不同的制剂的药物制剂物理稳定性表现不同。如溶液剂或糖浆剂在贮存过程中产生沉淀；混悬剂发生结块；乳剂发生分层、破裂；片剂的硬度、脆碎度、水分含量发生变化，栓剂硬化等。相关稳定化方法见各剂型章节。

第四节　原料药物与制剂稳定性试验方法

一、稳定性研究设计的考虑要素

应根据不同的研究目的，结合原料药的理化性质、剂型特点和具体的处方及工艺条件进行药物制剂稳定性研究。

（一）样品的批次和规模

稳定性研究应采用一定规模生产的供试品，以能够代表规模生产条件下的产品质量。药物制剂的处方、制备工艺也应与生产规模一致。影响因素试验（如高温试验、高湿度试验、强光照试验）通常采用 1 批供试品进行，加速试验和长期试验则采用 3 批供试品进行。

稳定性研究中，对于样品规模的要求，口服固体制剂如片剂、胶囊应为 10 000 个制剂单位。大体积包装的制剂（如静脉输液等）每批中试规模的数量至少应为各项试验所需总量的 10 倍。特殊品种、特殊剂型所需数量视具体情况而定。

（二）包装及放置条件

稳定性试验要求在一定的温度、湿度、光照条件下进行，这些放置条件的设置应充分考虑到药品在贮存、运输及使用过程中可能遇到的环境因素。药物制剂应在影响因素试验结果的基础上选择合适的包装，在加速试验和长期试验中的包装应与拟上市包装一致。

（三）考察时间点

稳定性研究的目的是考察药物质量随时间变化的规律，因此研究中一般需要设置多个时间点考察样品的质量变化。考察时间点应基于对药物理化性质的认识、稳定性趋势评价的要求而设置。如长期试验中，考察时间应涵盖所预期的有效期，中间取样点的设置要考虑药品的稳定性特点和剂型特点。

对某些环境因素敏感的药品，应适当增加考察时间点。

（四）考察项目

稳定性研究的考察项目应选择在药品保存期间易于变化，并可能会影响药品的质量、安全性和有效性的项目，以便客观、全面地反映药品的稳定性。根据药品特点和质量控制的要求，尽量选取能灵敏反映药品稳定性的指标。

药物制剂化学稳定性研究的主要目的是根据原料药的化学性质，考察辅料及其质量对原料药水解、氧化等化学降解反应的影响，寻找减少或避免这些降解反应的方法。药物制剂物理稳定性研究主要考察制剂的物理性能发生变化的现象及其机制。如混悬剂中药物颗粒结块、结晶生长，乳剂的分层、破裂，胶体制剂的老化，片剂崩解度、溶出速度的改变，以及栓剂的硬化等。药物制剂生物学稳定性研究主要考察药物制剂被微生物污染后使产品变质、腐败，甚至分解而引起的稳定性变化。另外，还应结合药物制剂不同特点针对性地设计考察项目，如注射剂至少应在考察起始和末期进行无菌检查。不应忽视产品特点，若仅以常规或专属性较差的考察项目代替样品个性的考察，会导致无法全面、真实地反映样品的稳定性。

（五）分析方法和质量标准

研究药物的稳定性要采用专属性强、准确、精密、灵敏的药物分析方法与降解产物检查方法，并对方法进行验证，以保证药物稳定性结果的可靠性。在稳定性试验中，应重视降解产物的检查。同时，供试品的质量标准应与各项基础研究及临床验证所使用的供试品质量标准一致。

（六）显著变化

在稳定性研究中，如样品发生了显著变化，则试验应中止。一般来说，"显著变化"的项目主要有性状、含量和有关物质等。对于原料药还应注意结晶水的变化，而对于药物制剂还应注意 pH、制剂溶出度或释放度等是否超出标准的规定。在实际研究中，对于原料药物可考虑采用经典恒温法、线性变温法、活化能估算法等预测药物制剂的稳定性，尤其经典恒温法，对于水溶液的药物制剂，预测结果具有一定的参考价值。但对于大多数药物制剂而言，为改善制剂性能大多添加了各种辅料，极少是单纯的均相/均质产品。在制剂产品中按质量比计算，主药所占的比例一般较小，辅料，特别是缓释控释制剂中功能性高分子辅料占据很大的质量比。简单地将原料药的热力学降解规律照搬到药物制剂的降解过程在科学上是不够严谨的，对于生化药品、基因药物，由于起效机制和降解途径的差异，这些经典的降解理论可能并不适用，所以一般不推荐使用外推法。目前，一般以实际进行的长期留样试验的时间来确定药品的有效期。考虑到新药上市前需经历的临床前研究和临床试验的时间跨度较长，一般来说在产品正式获准上市前有充足的时间来完成不少于 18 个月或 24 个月的长期试验。而在仿制药品的申请及一些可以豁免临床试验的申请中，由于时间过短可以考虑采用适当的外推。需注意的是，这种外推应是建立在已经充分掌握上市成熟品种的稳定性信息的基础之上的。如果被仿制产品的信息不充足，则还是建议以实际进行的长期试验为准。

二、稳定性研究的试验方法

根据研究目的和条件的不同，叫将稳定性研究内容分为影响因素试验、加速试验、长期试验、其他稳定性试验，如热循环（冻融）试验、需重新配制使用的药品稳定性试验、多剂量包装产品拆封后的稳定性试验等。

（一）影响因素试验

影响因素试验又称强化试验（stress testing），是指在比加速试验更激烈的条件下进行。药物制剂进行此项试验的目的是考察制剂处方的合理性与生产工艺及包装条件，为制剂工艺筛选、包装材料的选择、贮存条件的确定等提供依据；同时，为加速试验和长期试验应采用的温度和湿度等条件及分析方法的选择提供依据。

影响因素试验一般包括高温、高湿、强光照试验。一般将原料药供试品置适宜的容器中（如称量瓶或培养皿），摊成厚度≤5 mm 的薄层，疏松原料药摊成厚度≤10 mm 的薄层进行试验。对于制剂产品，一般采用除去内包装的最小制剂单位（注射用无菌粉末如为西林瓶，不能打开瓶盖，以保持严封的完整性），分散为单层置适宜的条件下进行。如试验结果不明确，应加试两个批号的样品。

对于某些制剂，如软膏、注射液，应提供低温条件下的试验数据，如注射剂的冻融试验，以确保在低温条件下的稳定性。对于需要溶解或稀释后使用的药品，如注射用粉针剂、溶液片剂等，还应考察临床使用条件下的稳定性。

1. 高温试验　供试品开口置适宜的恒温设备中，设置温度一般高于加速试验温度10℃以上，考察时间点应基于原料药本身的稳定性及影响因素试验条件下稳定性的变化趋势设置。通常可设定为0天、5天、10天、30天等取样，按稳定性重点考察项目进行检测。若供试品质量有明显变化，则适当降低温度开展试验。

2. 高湿度试验　供试品开口置恒湿密闭的容器中，于25℃、相对湿度（90±5）%的条件下放置10天，分别在第5天和第10天取样检测。检测项目应包括吸湿增重项。若吸湿增重5%以上，则应在25℃、相对湿度（75±5）%下同法进行试验；若吸湿增重5%以下，且其他考察项目符合要求，则不再进行高湿度试验。

3. 强光照射试验　供试品开口放在装有日光灯的光照箱或其他适宜的光照装置内，于光强度为（4 500±500）Lx 的条件下放置10天，分别于第5天和第10天取样，按稳定性重点考察项目进行检测，特别要注意供试品的外观变化。有条件时还应采用紫外线照射（200 W·h/m）。

以上为影响因素稳定性试验研究的一般要求。根据药品的性质必要时可以设计试验，探讨 pH、氧、冷冻等其他因素对药品稳定性的影响。

（二）加速试验

加速试验（accelerated testing）是通过加速药物制剂的化学或物理变化，探讨药物制剂的稳定性的试验方法，为处方设计、工艺改进、质量研究、包装改进、运输、贮存条件提供必要的资料。一般取拟上市包装的3批样品进行。一般选择（40±2）℃、相对湿度（75±5）%的条件下进行6个月的试验。分别在试验期间的第0个、1个、2个、3个和6个月末取样检测考察指标。如在6个月内供试品经检测不符合质量标准要求或发生显著变化，则应在（30±2）℃、相对湿度（65±5）%同法进行6个月试验。溶液剂、混悬剂、乳剂、注射液等含有水性介质的制剂，稳定性研究中可不做相对湿度的要求。

对包装在半透性容器中的药物制剂，例如低密度聚乙烯制备的输液袋、塑料安瓿、眼用制剂容器等，加速试验应在（40±2）℃、相对湿度（25±5）%的条件下进行。

乳剂、混悬剂、软膏剂、乳膏剂、糊剂、凝胶剂、眼膏剂、栓剂、气雾剂、泡腾片及泡腾颗粒等制剂宜直接在温度（30±2）℃、相对湿度（65±5）%的条件下进行试验。

对在冰箱中4~8℃冷藏保存的温度敏感药物的加速试验可在（25±2）℃、相对湿度（60±10）%的条件下同法进行。需要冷冻保存的药品可不进行加速试验。

（三）长期试验

长期试验是在上市药品规定的贮存条件下进行，目的是考察药品在运输、保存、使用过程中的稳定性，能更直接地反映药品的稳定性，是确定有效期和贮存条件的最终依据。

一般取3批样品在温度（25±2）℃、相对湿度（60±5）%的条件下放置12个月，考虑到南方与北方气候差异，也可在温度（30±2）℃、相对湿度（65±5）%的条件下放置12个月，分别于0，3，6，9，12个月取样按稳定性重点考察项目进行检测。此后，仍需继续考察的，于18，24，36个月取样进行检测。对温度敏感的药物，长期试验可在（5±3）℃的条件下进行，取样时间同上。对于包装在半透性容器中的药物制剂，则应在温度（25±2）℃、相对湿度（40±5）%，或在温度（30±2）℃、相对湿度（35±5）%的条件下进行试验，具体由研究者确定。一般6个月的数据可用于新药申报临床研究，12个月的数据用于申报生产。

（四）热循环（冻融）试验

对于一些特殊的药品，如温度变化可能引起物相分离、黏度减小、沉淀或聚集的药品，如凝胶剂、霜剂、软膏剂、乳膏剂、栓剂、难溶性药物的注射剂等，还需要考察运输或使用过程中温度的变化可能对产品质量造成的影响。如某治疗冻伤用软膏剂需要在寒冷条件下使用，考察是否分层、在低温下是否稳定，有必要在低温条件下考察其影响因素试验。

（五）需重新配制使用的药品稳定性要求（配伍试验）

对于需要溶解或者稀释后使用的药物制剂产品，如小体积注射液、粉针剂等，由于稀释后主药可能会降解，也可能会析出。为保证临床安全用药，应考察在稀释后主药的分解情况、临床使用时的稳定性。即对在实际使用条件下的周期内，采用溶解或者稀释后的制剂产品进行质量评价，以确定配制使用的有效期。

（六）多剂量包装产品拆封后的稳定性考察

对于多剂量产品（如滴眼剂、滴鼻剂等），拆封后产品暴露于外界环境由于受外界环境因素的影响可能变得不稳定，或者受微生物污染或产生降解产物等。为保证产品的安全、有效，应进行产品拆封后的稳定性研究。一般模拟临床使用方法和环境，考察多次拆封后的稳定性。考察项目应与质量标准一致，包括样品的物理、化学、微生物指标。根据试验结果，确定开封后产品的使用期，并写入说明书中。一般无菌制剂开封后须立即使用，用不完的产品需在2~8℃下保存，不能超过24 h；而含有防腐剂的多剂量包装产品（滴眼液、滴鼻液等），打开后使用期一般不能超过28天。

（七）稳定性重点考察项目

原料药及不同药物制剂稳定性重点考察项目见表16-3。

表16-3　原料药及药物制剂的稳定性重点考察项目

剂型	稳定性重点考察项目
原料药	性状、熔点、含量、有关物质、吸湿性及根据品种性质选定的考察项目
片剂	性状、含量、有关物质、崩解时限或溶出度或释放度
胶囊剂	性状、含量、有关物质、崩解时限或溶出度或释放度、水分，软胶囊需要检查内容物有无沉淀
注射剂	性状、含量、pH、可见异物、不溶性微粒、有关物质，应考察无菌
栓剂	性状、含量、融变时限、有关物质
软膏剂	性状、含量、均匀性、粒度、有关物质
乳膏剂	性状、含量、均匀性、粒度、有关物质、分层现象
糊剂	性状、含量、均匀性、粒度、有关物质
凝胶剂	性状、含量、均匀性、粒度、有关物质，乳胶剂应检查分层现象
眼用制剂	如为溶液，应考察性状、可见异物、含量、pH、有关物质；如为混悬液，应考察粒度、再分散性；洗眼剂还应考察无菌；眼丸剂应考察粒度与无菌
丸剂	性状、含量、有关物质、溶散时限
糖浆剂	性状、含量、澄清度、相对密度、有关物质、pH
口服溶液剂	性状、含量、澄清度、有关物质
口服乳剂	性状、含量、分层现象、有关物质

续表

剂型	稳定性重点考察项目
口服混悬剂	性状、含量、沉降体积比、有关物质、再分散性
散剂	性状、含量、粒度、有关物质、外观均匀度
气雾剂（非定量）	不同放置方位（正、倒、水平）有关物质、揿射速率、揿出总量、泄漏率
气雾剂（定量）	不同放置方位（正、倒、水平）有关物质、递送剂量均一性、泄漏率
喷雾剂	不同放置方位（正、水平）有关物质、每喷主药含量、递送剂量均一性（混悬型和乳液型定量鼻用喷雾剂）
吸入气雾剂	不同放置方位（正、倒、水平）有关物质、微细粒子剂量、递送剂量均一性、泄漏率
吸入喷雾剂	不同放置方位（正、水平）有关物质、微细粒子剂量、递送剂量均一性、pH、应考察无菌
吸入粉雾剂	有关物质、微细粒子剂量、递送剂量均一性、水分
吸入液体制剂	有关物质、微细粒子剂量、递送速率及递送总量、pH、含量、应考察无菌
颗粒剂	性状、含量、粒度、有关物质、溶化性或溶出度或释放度
贴剂（透皮贴剂）	性状、含量、有关物质、释放度、黏附力
冲洗剂、洗剂、灌肠剂	性状、含量、有关物质、分层现象（乳状剂）、分散性（混悬剂），冲洗剂应考察无菌
涂剂、搽剂、涂膜剂	性状、含量、有关物质、分层现象（乳状剂）、分散性（混悬剂），涂膜剂还应考察成膜性
耳用制剂	性状、含量、有关物质，耳用散剂、喷雾剂与半固体制剂分别按相关剂型要求检查
鼻用制剂	性状、pH、含量、有关物质，鼻用散剂、喷雾剂与半固体制剂分别按相关制剂要求检查

🔍 思考题

1. 药物制剂的稳定性包括哪些方面？
2. 简述影响药物制剂稳定性的影响因素及提高稳定性的方法。
3. 简述药物的化学降解途径及药物结构特点。
4. 药物稳定性试验内容有哪些？
5. 零级、一级、二级反应速率方程及特征。
6. 药物溶液的最适 pH 是如何确定的？简述其确定方法。

（郭波红）

📱 数字资源详见　新形态教材网

⚡ 思维导图　　📺 拓展阅读　　🖥 本章小结　　📄 测试题　　📽 教学课件

第十七章

制剂包装

第一节 概 述

一、制剂包装分类

药物制剂包装主要分为单剂量包装、内包装和外包装。

(一) 单剂量包装

单剂量包装是指对药物制剂按照用途和给药方法,对药物成品进行分剂量进行包装的过程。如将颗粒剂装入小包装袋,注射剂的玻璃安瓿包装,将片剂、胶囊剂装入泡罩式铝塑材料中的分装过程等,此类包装也称为分剂量包装。

(二) 内包装

内包装是指直接与药品接触的包装 (如安瓿、注射剂瓶、铝箔等),是将数个或数十个药品装于一个容器或材料内的过程。如将数粒成品片剂或胶囊包装入泡罩式的铝塑包装材料中,然后装入纸盒、塑料袋、金属容器等,以防止潮气、光、微生物、外力撞击等因素对药品造成破坏和影响。内包装应能保证药品在生产、运输、贮藏及使用过程中的质量并便于医疗使用。

(三) 外包装

外包装是指内包装以外的包装,按由里向外分为中包装和大包装,是将已完成内包装的药品装入箱中或袋、桶和罐等容器中的过程。进行外包装的目的是将小包装的药品进一步集中于较大的容器内,以便药品的贮存和运输。

二、制剂包装的作用与意义

（一）包装对药物制剂的质量起保证作用

国家药品监督管理局和 FDA 在评价一个药物时，要求该药物使用的包装整个使用期内能够保证其药效的稳定性。新药研究过程中就应当将制剂置于上市包装内进行稳定性考察。合适的包装对于药品的质量起到关键性的保证作用。

1. 防止在有效期内药品变质　通常情况下，药物制剂有如下情况存在：暴露在空气中易氧化、染菌，某些药物见光会分解、变色，遇水和潮气会造成剂型破坏和变质，遇热易挥发、软化，激烈的震动致使制剂变形、碎裂等。药品的物理或化学性质的改变，会导致药品失效，有时不仅不治病，甚至会导致疾病。因此，药品在选择包装时，不管设计如何，都应当将包装材料的保护功能作为首要的因素来考虑。

包装层应当使内含药物制剂中的药物成分与外界隔离。一方面，防止药物活性成分挥发、逸出及泄漏。挥发性药物成分能溶解于包装材料的内侧，借渗透压的作用向另一侧扩散，如含芳香性成分及内含挥发性活性成分的固体药物制剂，其活性成分易挥发并穿透某些材料（如聚乙烯单层塑料），且对一般有机物的包装材料有强的溶蚀作用，液体制剂易泄漏。此类药物应当选择复合膜容器、玻璃容器、金属容器或陶瓷容器。另一方面，防止外界的空气、光线、水分、异物、微生物进入而与药品接触。空气中含有氧气、水分、大量的微生物和异物颗粒，一旦进入包装容器后会导致药品氧化、水解、降解、污染和发酵，含有机活性成分的固体药物制剂长时间裸露在空气中会逐渐氧化、降解，而液体制剂如糖浆剂、合剂会有部分液体成分挥发并可能发酵。有些药物见光分解，除了在制剂处方中加入遮光剂（如片剂包衣时加二氧化钛），还应当在包装材料中采取以下措施：用棕色瓶包装，用铝塑复合膜材料包装，在包装材料中加遮光剂。此外，包装材料还应有隔热防寒作用，某些对温度较为敏感的药物制剂如栓剂、软膏剂、颗粒剂和含有脂质体的药物制剂。一般材料达不到此类制剂的要求，需在药物制剂处方筛选时考察包装材料对制剂稳定性的影响。

2. 防止药品运输、贮存过程中受到破坏　药品在选择包装材料时，应当考虑到如下影响因素：药物制剂在运输、贮存过程中，要受各种外力的振动、挤压和冲击，从而造成药品的破坏。片剂和胶囊剂等固体制剂包装时，常于内包装容器内多余空间部位填装消毒的棉花等，单剂量包装的外面多使用瓦楞纸或硬质塑料，将每个容器分隔且固定起来。目前，采用的新材料有发泡聚乙烯、泡沫聚丙烯等缓冲材料效果较好。药物制剂的外包装应当有一定的机械强度，起到防震、耐压和封闭作用。

国际运输包装应当检测以下项目：标示包装的部位及牢固性，包装适用的温度与湿度范围，堆码实验数据，跌落、垂直碰撞实验数据；水平实验、斜面实验和摆动实验数据等。通过系列检测，以确证药品在搬运、运输过程中完好无损。

（二）包装对药物制剂起到标识作用

1. 标签与药品说明书　标签是药物制剂包装的重要组成部分，每个单剂量包装上都应具备标签，内包装中应当有单独的药品说明书。药品商品名称须经国家药品监督管理局批准后方可在药品包装、标签及药品说明书上标注。目的是科学准确地介绍具体药物品种的基本内容，以便使用时识别。《药品包装用材料、容器管理办法》规定标签内容包括：注册商标、药品名称、批准文号、主要成分及含量、装量、主治、用法用量、禁忌、厂家名称、生产批号、有效期等。药品说明书上除标签内容，还应当更详细介绍药品成分、作用、功能、使用范围、使用方法及有特殊要求时的使用图示、注意事项、贮存方法等。

（1）内包装标签与外包装标签内容不得超出国家药品监督管理局批准的药品说明书所限定的内

容；文字表达应与药品说明书保持一致。

（2）内包装标签可根据其尺寸的大小，尽可能包含药品名称、适应证或者功能主治、用法用量、规格、贮藏、生产日期、生产批号、有效期、生产企业等标示内容，但必须标注药品名称、规格及生产批号。

（3）中包装标签应注明药品名称、主要成分、性状、适应证或者功能主治、用法用量、不良反应、禁忌证、规格、贮藏、生产日期、生产批号、有效期、批准文号、生产企业等内容。

（4）大包装标签应注明药品名称、规格、贮藏、生产日期、生产批号、有效期、批准文号、生产企业，以及使用药品说明书规定以外的必要内容，包括包装数量、运输注意事项或其他标记等。

（5）标签上有效期具体表述形式应为：有效期至 ×××× 年 ×× 月。

（6）由于尺寸原因，中包装标签不能全部注明不良反应、禁忌证、注意事项的，均应注明"详见说明书"字样。

2. 包装标志 包装标志是为了药物制剂的分类、运输、贮存和临床使用时便于识别和防止用错。包装标志通常应当含品名、装量等，包装材料上还应当加特殊标志。一方面，要加安全标志，即对毒、剧、易燃、易爆等药品应加特殊且鲜明的标志，以防止不当处理和使用；另一方面，要加防伪标志，即在包装容器的封口处贴有特殊而鲜明的标志，配合商标以防掺伪和造假。

（三）包装后便于使用和携带

药物制剂在研究过程中，应当考察包装材料（如单剂量包装和内包装）对药物制剂稳定性影响的同时，还应当精心设计包装结构，以方便使用和携带。目前，包装的多样化和方便性取得了较快的发展。

1. 单剂量包装 从方便患者使用及药房发售出发，采用单剂量包装，同时可以减少药品的浪费。单剂量包装时，可采用一次性包装，适用于临时性、必要时或一次性给药的药品，如止痛药、抗晕动药、抗过敏药、催眠药等；也可采用一个疗程一个包装，适用于各种疾病不同的药物疗程需要而采用的包装，如抗生素药物、抗癌药、驱虫药等。

2. 配套包装 包括使用方便的配套包装和达到治疗目的的配套包装。使用方便的配套包装如输液药物配带输液管和针头，为达治疗目的可将数种药物集中于一个包装盒内便于旅行和家用。

3. 小儿安全包装 是为配合儿童用药方便和安全而设计的包装，经过特殊处理的包装容器或材料，既方便给药，又使儿童打不开，以防止小儿误食。

4. 防毒包装的标志 在毒、剧药品的标签上用黑色标示"毒"；用红色标示"限制"；在危险品的标签上用红色标示"爆炸品""易燃品"；在外用药品标签上标示"外用"；兽用药品上也要有特殊标志，以防误用。

5. 外包装的运输保存标志 为防止药品在贮存和运输过程中质量受影响，每件外包装（运输包装）上应有特殊标志。

（1）识别标志：一般用三角形等图案配以代用简字作为发货人向收货人表示该批货的特定记号，同时，还要标出药品名称、规格、数量、批号、出厂日期、有效期、体积、重量、生产单位等，以防弄错。

（2）运输与放置标志：对装卸、搬运操作的要求或存放保管条件应在包装上明确提出如"向上""防湿""小心轻放""防晒""冷"等。

第二节　制剂包装的材料

一、纸质类药包材

（一）纸的种类
1. 药品包装用纸
（1）普通食品包装纸：是一种不经涂蜡，直接用于入口食品包装用的食品包装用纸，在食品零售市场广泛使用。绝对禁止采用回收的废纸作为原料，并且纸内不允许加荧光增白剂等添加剂。

（2）蜡纸：主要采用亚硫酸盐纸浆生产的纸为基材，再涂布食品级石蜡或硬脂酸等而成。蜡纸具有防潮、防止气味渗透等特性，可作防潮纸。

（3）玻璃纸（PT）：属于再生纤维膜，是一种高度透明的高级包装用纸。常用于医药、食品、化妆品等包装纸盒及包装的开窗部分，使内容物清晰可见。

（4）其他：标签、说明书、装潢用纸、铜版纸、胶版纸、书写纸、不干胶纸与铝箔、塑料等制成复合包装材料、箔防潮纸、多层复合防潮。

2. 药品包装用纸板
纸板通常不直接接触药品，主要是制作纸盒、纸箱用于药品销售包装盒运输包装。

（1）白板纸：定量 $200 \sim 400 \ g/m^2$，分为双面白纸板和单面白白纸板。具有良好的印刷性能；具有一定的抗张强度、耐折度和挺度等保护性能；有良好的加工性能；可以制成各种包装纸盒。白板纸是销售包装的重要包装材料，主要用途是经单面彩色印刷后制成纸盒，起保护、装潢美化和宣传的作用。

（2）箱纸板：是用于制造运输包装纸箱的主要包装材料，如用于制备瓦楞纸板、固体纤维板和纸盒板产品的表面材料，包括普通箱纸板、牛皮挂面箱纸板和牛皮箱纸板。牛皮箱纸板是运输包装用高级纸板，多用于外贸商品及珍贵药品的包装纸箱。

（3）瓦楞纸板：是由箱纸板和瓦楞纸（芯）黏合而成，瓦楞纸是由瓦楞原纸轧制而成，纸板中层呈空心结构，质轻，瓦楞的波形宛如一排小小的拱形门彼此相连、互相支撑，与纸板连接形成三角结构体。

（二）纸容器的特性
有一定的强度和弹性，能有效地保护产品；宜于各种方式生产，可用手工，也适于机械化大规模生产，且生产效率高，结构变化多，可以设计出各种不同的形式；纸及纸板的折叠性强，容易加工；材料易于吸收油墨和涂料，印刷性能优良；占用空间较小，便于运输和储存；成本低廉；可以回收利用。

二、玻璃药包材

（一）玻璃的组成
玻璃是一种非晶态的固体材料，没有长程有序的结构，因此没有固定的熔点。玻璃主要由硅的氧化物（如二氧化硅）、碱金属氧化物（如氧化钠、氧化钾）、碱土金属氧化物（如氧化钙、氧化镁）和其他氧化物（如氧化铝、氧化铁）等物质组成。这些原料在高温下熔化混合后，迅速冷却形成非晶态结构。

（二）玻璃的种类
玻璃根据其化学成分和用途的不同，可以分为多种不同的类型。以下是五类常见的玻璃种类。

1. 硼硅玻璃　由硼砂和二氧化硅组成，具有高的热稳定性和化学稳定性，常用于制作实验室器皿和太空舱窗户等。

2. 钠钙玻璃　由氧化钠和氧化钙组成，是最常见的玻璃种类，用于制作瓶子、窗户和餐具等。

3. 高硼硅玻璃　含有较高的硼含量，具有低的热膨胀系数和高的抗热震性能，常用于制作高温炉具等。

4. 石英玻璃　由纯二氧化硅组成，具有优异的光学性能和高的耐热性，用于制作光学仪器、光学纤维等。

5. 硫化玻璃　由硫化物组成，具有较高的透过率和高的抗冲击性能，用于制作安全眼镜等。

（三）玻璃容器的特点

玻璃作为一种制剂包装材料，有着多种优点。以下是六类常见玻璃容器的特性：

（1）透明度高：玻璃容器具有高透明度，方便清晰地看到容器内的药品。

（2）化学稳定性好：玻璃容器不会与药品发生反应，不会释放有害物质，保证药品的质量和稳定性。

（3）抗氧化性强：玻璃容器不会被氧化，不会影响药品的有效性和安全性。

（4）耐热性好：玻璃容器能够承受高温，可以在高温灭菌的条件下使用。

（5）玻璃表面光滑：玻璃表面光滑，不会损伤药品和污染药品。

（6）可重复使用：玻璃容器可以通过清洗和消毒等方式进行重复使用，降低了包装成本和对环境的影响。

三、金属药包材

金属包装材料是指经特殊化处理后，将金属延压成薄片用于商品包装的一种材料，与玻璃、塑料、纸并称为"四大包装材料"，是药品常用包装材料之一。

（一）金属的特点

1. 优点　金属包材以其自身的优良性能，在我国被广泛应用。

（1）机械性能优良：具有良好的强度和刚度。金属包材机械强度优于其他包装材料，其容器可薄壁化、大型化，不易破损，适合危险品包装，便于运输和装卸。

（2）加工成型性好：金属材料具有优良的延伸性，易加工成型。

（3）外表美观：金属具有特殊的光泽，适用性好，外表华丽美观，配上适宜的图案，可提高人们的关注度。

（4）综合保护性能好：具有较好的阻气、防潮、遮光性能，且耐高温，适应环境温度和湿度的变化，耐虫害，货架期较长。

（5）节能环保，污染小：相较于玻璃等其他包材，金属材料污染较小且能够循环再利用。

2. 缺点

（1）金属材料化学稳定性差，不耐腐蚀。

（2）金属材料中可能含有铅、锌等重金属离子，相容性较差，可能影响产品质量，并危害人体健康，使用过程中应严格控制。

（3）材料价格高。

（二）常用金属材料

金属包装材料主要包括低碳薄钢板、镀锡薄钢板、非镀锡薄钢板、铝箔和铝合金薄板。其中，由于药品的特殊性及要求严格性，低碳薄钢板、非镀锡薄钢板在食品、饮料及工业领域应用较为广泛，在医药领域少有应用。目前，常用的药用金属包装材料主要有两种。

1. 镀锡薄钢板（马口铁） 镀锡薄钢板也被称为马口铁，是在钢板上镀上锡层后进行软熔处理和钝化后，在钢基板与锡层间产生锡合金层而制成的材料。锡的稳定性好，有良好的冷锻性，可牢固包覆在很多金属的表面，可用于食品和药品包装（眼膏剂），但锡资源匮乏，价格高，多采用镀锡方式应用。如在低碳薄钢板表面进行镀锡处理，形成钝化膜，可增强金属材料的抗腐蚀性。镀锡薄钢板常用于喷雾剂或气雾剂包装。由于喷雾剂或气雾剂具有抛射性，内部压力较高，需要高强度的耐压容器，故常用金属材料作为包装容器。

2. 铝制品（包括铝箔和铝管） 广泛地应用于片剂、胶囊剂、颗粒剂、乳膏剂、软膏剂、凝胶剂等固体或半固体制剂的包装。铝制品也可与塑料材料组合制成铝塑组合盖与玻璃容器组合使用。

（1）铝的特点：

1）优点：①轻质，密度仅为钢铁的 1/3；②有良好的延展性，可锻性，加工性能优良；③耐腐蚀性强，不易生锈，表面镀锡或涂漆可增强其防腐蚀能力；④阻隔性能好，不透光，不透气，防潮性好；⑤银白色，色泽美观，装潢适应性好；⑥导热性好，易于杀菌消毒；⑦易于回收，绿色环保。

2）缺点：材质软；强度低；碰撞变形；焊接性差。

（2）铝箔：铝箔是一种优良的重要包装材料，由电解铝延压而成，极富延展性，薄厚均匀，常用于片剂、胶囊剂、颗粒剂的包装中，包装用铝厚度均在 0.2 mm 以下。铝箔可单独使用，但更多的是与纸、玻璃、塑料等复合使用。经处理的铝箔有很好的延展性；表面镀锡可增加防腐性；铝表面易形成氧化铝膜，可防止继续氧化。

目前，用于医药包装的铝箔主要有三类，分别是 8079 铝箔、8021 铝箔、8011 铝箔，主要差异在于主要有少许金属元素含量和厚度。8011 铝箔亦称为 PTP 铝箔，厚度在 0.016 ~ 0.04 mm，硅含量较高，含有锰和铁，具有较高的强度和抗腐蚀性，在医药包装中常用于药囊或药板背面的包装，也用于瓶装液体（例如抗生素、输液等药品瓶盖）的包装；8021 铝箔又称铝泡罩箔，厚度在 0.04 ~ 0.065 mm，常用于遮光药物或防潮药物的包装；8079 铝箔价格高，相较于 8011 铝箔和 8021 铝箔，应用相对较少。

虽然铝箔在医药包装中广泛使用，但使用过程中易形成针孔而降低其阻隔性能，所以铝箔常与高分子塑料聚合物、纸或其他金属薄板等制成复合材料使用；把铝箔的屏蔽性与纸的强度、塑料的热密封性融为一体，进一步提供了作为包装材料对水、汽、空气、光线、细菌的屏蔽性能，极大地拓宽了铝箔的应用范围。

铝箔在医药包装中主要应用于片剂或胶囊剂的泡罩包装中，既有较好的阻隔性，又便于戳破给药。泡罩包装是将药物装入塑料制成的泡眼中，再将塑料硬片经过印刷并涂有保护剂和粘合剂的铝箔热封而成。一般泡罩包装的保护层成分主要是醋酸树脂，可以使铝箔表面光滑、平整；粘合剂主要是聚氨酯或乙烯基等热熔性粘合剂；铝箔主要使用的为 8011 铝箔。

（3）铝管：软质铝管是经过软化处理，用于乳膏剂、软膏剂、凝胶剂等半固体制剂和油性制剂的包装容器，不会产生回吸、回弹现象。目前，使用的多为第 3 代铝管，经内部涂膜，薄顶封膜和尾涂层，密封性、安全性均有较大的提高。

金属软管是一种优良的包装容器，开启方便，可分批取用内容物，易于控制给药剂量，具有良好的重复密封性，并对药物有充分的保护作用，未被挤出的内容物被污染的概率显著低于其他包装方式。例如，具有黏稠度的凝胶、乳膏、软膏、糊剂等，可以很方便装入软管。相较于塑料，经处理的金属材料密封性更好，挤压后金属软管很难恢复到原来的形状而影响美观，同时金属软管一般还需加入树脂涂层到内壁上以增加化学稳定性，这些也是我们需要关注的。

（三）金属包材的应用及注意事项

虽然金属材料有较多优势，但是金属材料易被强酸强碱腐蚀，而且单独的金属材料不能热封，且表层不易打印等，不能很好地满足人们的需求。在应用时通常与塑料等材料组成复合材料，以增加其使用性能。随着人们对药用包装的要求越来越高，单纯的金属材料已不能满足人们的需求。虽然目前市场上金属软管、铝箔、铝管等金属包材仍然单独存在，但是为适应现代化包装的需求，多种复合技术应用越来越广泛，且日趋成熟。未来的包装不再局限于某一种材料，而是趋于纸、玻璃、金属、塑料等材料的复合。

四、塑料药包材

（一）塑料的基本组成

塑料是一种由高分子聚合物组成的材料，主要由聚合物和添加剂组成。聚合物是塑料的主要成分，常见的聚合物包括聚乙烯（PE）、聚丙烯（PP）、聚氯乙烯（PVC）等。添加剂用于改善塑料的性能，如增强强度、增加稳定性和改善加工性能。

（二）常用塑料的种类

在药物包装中，常用的塑料种类包括以下四种。①聚乙烯（PE）：具有良好的耐化学性、耐撕裂性和低渗透性，常用于液体制剂的包装；②聚丙烯（PP）：具有较高的耐热性和刚性，适用于固体制剂的包装，如药片和胶囊；③聚氯乙烯（PVC）：具有良好的透明性和柔软性，常用于灌装药物的软袋包装；④聚乙烯醇（PVA）：具有良好的溶解性和可降解性，适用于单剂量固体制剂的包装，如溶液袋和片剂包装。

（三）塑料的一般特性

包括以下五点。①轻便：塑料是轻质材料，有助于减轻制剂包装的重量，方便携带和运输。②透明性：某些塑料具有良好的透明性，使得患者可以清楚地观察药物的外观和余量。③隔离性能：塑料具有良好的隔离性能，可以有效地阻止空气、水分和光线对药物的影响。④耐化学性：许多塑料具有良好的耐化学性，可以保护药物免受化学物质的污染。⑤耐热性：某些塑料具有良好的耐热性，可以承受高温灭菌过程。

（四）塑料的常见问题

在使用塑料药包材时，可能会遇到以下五类常见问题：

（1）渗透性：某些塑料可能具有渗透性，导致药物成分的损失或外部物质的进入。

（2）光敏性：部分塑料对光线敏感，容易导致药物的光降解，从而影响药物的稳定性和有效性。因此，在药物包装中需要选择具有良好光隔离性的塑料材料或采取其他措施来保护药物免受光照影响。

（3）化学相容性：某些塑料与特定药物成分相互作用，可能导致药物的降解、溶出或变质。因此，在选择塑料包材时，需要进行化学相容性研究，并确保所选塑料与药物相容性良好。

（4）可降解性：一些塑料具有可降解性，在某些情况下可以是优点，如减少环境污染。然而，对于需要长期稳定性和保护的药物，因而可降解性塑料可能不适用，可能无法提供足够的保护和稳定性。

（5）包装完整性：塑料包装在运输和使用过程中可能受到破损、划伤或开启的风险，导致药物暴露于不适宜的环境条件下。因此，确保塑料包装的完整性非常重要，可以采用适当的密封和保护措施。

五、橡胶药包材

（一）橡胶的成分

橡胶是一种弹性聚合物，主要成分是由聚合物化合物（聚合物）和添加剂组成。橡胶的主要成分是天然橡胶（天然橡胶乳中的聚合物）或合成橡胶（由石油产品或化学合成方法得到的聚合物）。橡胶的成分还包括填料、增塑剂、稳定剂和交联剂等。

（二）弹性体的种类

在医药包装中使用的橡胶通常是弹性体的一种。主要的弹性体种类包括以下五种。

1. **天然橡胶**　由橡胶树的乳液提取得到，具有优异的弹性和柔软性。

2. **丁苯橡胶（BR）**　为合成橡胶，具有良好的抗撕裂性和耐磨性，适用于高强度应用。

3. **乙丙橡胶（EPDM）**　为合成橡胶，具有耐候性和化学稳定性，适用于户外环境和特殊药物包装。

4. **丁腈橡胶（NBR）**　为合成橡胶，具有良好的耐油性和耐溶剂性，常用于液体药物包装。

5. **氯丁橡胶（CR）**　为合成橡胶，具有耐腐蚀性和阻燃性，常用于特殊环境和要求防火性能的药物包装。

（三）橡胶材料的特性

1. **弹性和柔软性**　具有优异的弹性和柔软性，可以有效密封和保护药物。

2. **耐化学性**　具有良好的耐化学性，可以防止药物成分与外界环境发生不必要的反应。

3. **密封性能**　具有较好的密封性能，可以阻止空气、水分和微生物的进入，保护药物的稳定性。

4. **抗撕裂性**　具有较高的抗撕裂性，可以防止包装的破损和泄漏。

5. **低渗透性**　具有较低的渗透性，可以防止药物成分的损失或外部物质的渗入。

6. **生物相容性**　通常具有良好的生物相容性，可以安全地与人体组织接触，适用于医药领域的包装应用。

7. **耐热性**　某些橡胶材料具有良好的耐热性，可以承受高温灭菌过程。

8. **耐腐蚀性**　特定类型的橡胶材料具有较好的耐腐蚀性，可以抵御化学物质的侵蚀，保护药物的稳定性和纯度。

（四）橡胶在医药包装中的主要用途

橡胶在医药包装中具有广泛的应用，主要包括以下五类。

1. **药瓶塞**　橡胶被广泛用于制造药瓶塞，提供良好的密封性能，确保药物的稳定性和无菌性。

2. **注射器和针头**　橡胶被用于制造注射器和针头的密封部件，确保药物的准确注射和无菌性。

3. **输液管路**　橡胶被用于制造输液管路的密封件和连接件，保证输液过程的安全性和稳定性。

4. **药物封口**　橡胶被用于药物封口，如胶囊的填充封口和液体药物瓶的密封圈，确保药物的密封性和防漏性。

5. **软管和胶囊壳**　橡胶被用于制造药物软管和胶囊壳，提供柔软性和密封性，方便患者服用。

六、复合药包材

（一）复合材料的基本组成

复合药包材是由两种或多种不同材料层通过粘合、层压或共挤等工艺结合而成。基本组成包括基材层和粘合层。

1. **基材层**　复合材料的基材层通常由塑料薄膜、纸张、铝箔等材料组成，提供材料的结构强度和屏障性能。

2. **粘合层**　粘合层用于将不同材料层固定在一起，常见的粘合层材料有胶水、热熔胶、热封剂等。

（二）复合材料的加工工艺

复合药包材的制备过程包括以下加工三种工艺。

1. **层压**　将不同材料层按一定顺序叠放，经过加热和压力处理，使各层材料黏合在一起。

2. **共挤**　通过共挤机将不同材料的熔融物一次性挤出，使其在出口处形成复合层。

3. **涂布**　将粘合剂或涂料均匀地涂布在基材上，再将另一层材料黏附在上面。

（三）复合材料的包装特性

1. **屏障性能**　复合材料通常由不同材料的层叠组成，能够提供较好的气体、水分和光线的屏障性能，有效地防止药物受外界环境的影响。

2. **强度和耐磨性**　复合材料的基材层通常具有良好的强度和耐磨性，能够保护药物免受挤压、划伤和破损等物理性损害。

3. **封口性能**　复合材料通常具有良好的热封性能，能够有效密封包装容器，防止药物泄漏和污染。

4. **柔韧性**　复合材料通常具有柔韧性和可折叠性，适用于不同形状和大小的包装容器，提高包装的灵活性和便利性。

5. **可印刷性**　复合材料表面通常具有良好的印刷性，可以应用丰富的图案、文字和标识，提高产品的识别度和品牌形象。

第三节　药物制剂的包装

一、药物制剂的包装机械

药品包装机的出现，为药品包装实现机械化、自动化提供了有力的保证，通过药品包装机，满足不同形态药品的自动包装，为药品的发展起到了推动作用。药品包装机适用于胶囊、片剂、栓剂、胶丸等固状药品的包装，常见于医药、保健品和日化等行业。

二、药物制剂包装机械的组成、分类、展望

药品包装机主要由机身、电机、输送系统、定量装置、充填装置、控制系统等构成。按机械种类分为液体包装机、粉剂包装机、颗粒包装机、贴体包装机、酱类包装机、电子组合秤包装机、枕式包装机；按包装作用分为内包装、外包装机；按包装行业分为食品、日用化工、纺织品等包装机；按包装工位分为单工位、多工位包装机；按自动化程度分为半自动、全自动包装机等。

综合来看，我国医药包装市场具有较大的发展潜力。市场规模已超过 1 000 亿元，未来还有继续发展的空间。

三、注射液与输液的包装

1. **安瓿与输液水针剂包装**　注射剂分为大容量注射液和小容量注射液，小容量注射液的容量小于 20 mL，制药工业上称为水针。2025 年版《中国药典》规定了水针常用包装容器有玻璃安瓿和塑料安瓿。

目前，我国水针主要包装为玻璃材质，由于折断玻璃曲颈时产生大量玻璃微粒，导致药液被不溶性微粒污染，同时由于手折玻璃安瓿易造成使用者意外伤害，且玻璃安瓿标识不清晰，不便于高危药品管理。

塑料安瓿由于材质的延展性高，不会产生碎屑，故能克服玻璃安瓿缺点。此外，塑料安瓿采用扭力开瓶，操作方便，同时材质为聚乙烯，断口不锐利，不会意外划伤；标识采用彩色印刷标签，清晰易辨；材料结实，便于运输和携带。

2. 大输液的包装　大输液是大容量注射剂的俗称，通常是指容量大于 50 mL 并直接由静脉滴注输入人体的液体灭菌制剂，临床上应用极为广泛。输液包材质量和包装形式直接影响患者用药安全及临床使用的便捷性。大输液的包装从最早的全开放式到后来的半开放式，再到现在的全封闭式，经历 170 多年的历史。目前，国内大输液市场主要为玻璃瓶、塑料瓶、PVC 软袋、非聚氯乙烯（PVC）软袋塑料包装和直立式聚丙烯（PP）袋包装五种形式。

四、片剂与胶囊剂的包装

1. 片剂与胶囊剂的板式包装　片剂和胶囊剂现已趋向塑料 / 铝箔或铝箔 / 铝箔板包装。

2. 片剂与胶囊剂的泡罩式包装

（1）泡罩包装的概念：通过真空吸泡（吹泡）或模压成型的泡罩内填充药物后使用覆盖材料，并通过压力，在一定温度和时间条件下，与成泡基材热合密封，这种包装形式就是泡罩包装。泡罩包装一般用于片剂、胶囊剂和的新颖的复合包装形式，俗称"水泡眼"或称铝塑包。泡罩包装材质包含聚氯乙烯硬片（PVC）及复合片、聚酰胺 / 铝 / 聚乙烯冷成型固体药用复合硬片（PA/AL/PE）、铝箔等。

（2）药品泡罩包装的优点：①内装物清晰可见；②铝箔印刷设计新颖、独特；③容易辨认的图案商标说明文字阻隔性好，质量轻；④只需要很少的材料，具有成本效益，与其他类型的包装相比，浪费更少；⑤虽有一定的强度，但稍加压力即压破；⑥取药便利，携带方便；⑦无毒，性能稳定；⑧保存期长；⑨遮光性良好；⑩防潮。

3. 片剂与胶囊剂瓶包装　药瓶是我们生活中常见的一种药用包装，形状、规格、材质各异，适用于各种片剂、胶囊等药物的包装。瓶装材质包括聚丙烯（PP）、聚酯（PET）、高密度聚乙烯（HDPE）、药用口服固体陶瓷瓶，具有很好的密封性和阻透性，不易破损，能防止光、热、水蒸气、氧气等对药品的影响，是一种优良的药用包装容器。

片剂、胶囊类的药物受潮后容易发生粘连或者潮解，影响药效，故对包装的防潮性能具有严格的要求。起初，片剂药瓶防潮主要是通过在包装内部放置袋装的干燥剂来实现的。随着防潮功能的升级，防潮瓶利用了瓶盖顶部的空间，设计了一个小仓，将干燥剂与瓶盖相结合，这样不仅避免了药物与干燥剂的直接接触，在一定程度上也可以避免儿童误食干燥剂。

五、软膏剂的包装

1. 软膏剂充填　软膏剂的包装容器有塑料盒、塑料管和锡管或铝管。塑料管性质稳定，不和药物与基质发生相互作用，但因有透湿性，长期贮存软膏可能失水变硬。包装用的金属管一般内涂环氧树脂隔离层，避免软膏成分与金属发生作用。

软膏剂宜在阴凉干燥处贮存，高温可能引起基质的分层或药物降解。质量不稳定的软膏在贮存过程中会发生酸败、失水、变色、油水分离等变化，影响质量与疗效。

2. 软膏剂包装机　软膏灌装封尾机适用于膏状、黏稠液体、含有颗粒的浓酱类的袋装及瓶装物料灌装。另可装备旋盖、封口、贴标、打码喷码、封箱机等灌装机相关设备，组合成自动化的灌装生产线，产品结构讲究，质量良好。

六、栓剂包装机及其自动线

（一）栓剂成型、充填和封合包装机

成型 – 充填 – 封合包装机是一种多功能的包装机，属于全自动生产线设备。物料进入包装机的

顶部后，计量部分将定好数量的产品依次送入物料通道。在通过物料通道的外壁时，卷筒包装材料被成形器卷绕成筒状，纵封器将其纵向缝焊封牢固；横封器完成包装袋的顶封和下一个袋子的底封，成为两道焊缝。由于下料通道被包装袋裹住，底封封焊后就可直接向袋内下料，随之移动一个工位完成顶封封口，并用切刀切断，完成包装工序。

（二）铝箔热封合剂包装机

铝箔封口机是利用电磁感应原理达到密闭铝箔与瓶口的黏合，是理想的铝箔类封口设备。铝箔封口机设备结构简单，是国内较理想的辅助生产线设备。

设备主要利用电磁感应的原理，将瓶口上的铝箔片瞬间产生高热，然后熔合在瓶口上，使达到封口的功能。优点：①封口速度快，适合大批量产品生产；②全不锈钢模具成型外壳，美观大方；③使用方便，封口质量好。

（三）栓剂输送机构

栓剂生产可分为栓剂配料、栓剂成型及包装三大工序。

1. 配料　作为栓剂生产的前工序，包括主药的粉碎、基质的熔融及二者的混合。

2. 成型　分为如下三个步骤。

（1）将成卷包材（PVC、PVC/PE）经夹持机构进入成型区，经预热模具 → 加热模具 → 成型模具 → 吹气模具 → 吹泡成型。

（2）灌装：埋入式灌装一次性对成型栓剂进行灌装，灌装精度为 ±2%，灌装料桶装有电加热保温系统，顶端配有搅拌电机以使药物处于均匀状态，料桶中的药物经高精度灌装泵进入灌装头，一次灌装后剩余药物通过另一端循环至原料桶再做下次灌装。

（3）冷却定型：整排灌装完毕的栓剂进入冷却箱，冷却箱外部配有冷水机组，冷却风通过冷却箱中的冷凝器对冷却箱里的栓剂进行冷却。

3. 包装（封尾剪切）　被冷却后的固态栓剂进入封口区：预热模具（预热）→ 封口模具（封口）→ 打码模具（打批号）→ 滚刀（修剪上边）→ 计数剪切。

第四节　药物制剂的辅助包装

一、贴标签机分类

按照自动化程度分，可分为手动贴标机、半自动和全自动三类。按实现不同的贴标功能分，可分为平面贴标机、双面贴标机、侧面贴标机和圆周贴标机四类。

二、黏合贴标机

黏合贴标机是指采用黏合剂将标签展示在包装件或产品上的机械。按包装件或产品运动方式可分为直线式和回转式黏合贴标机。

黏合贴标机的基本贴标操作过程包括以下五个步骤：

（1）对需要贴标签的包装件或产品进行定位，可以使用具有与容器相匹配的凹口的转盘或螺杆装置使容器按时定位。

（2）由取标机构将标签盒中取出。

（3）将黏合剂涂敷在标签背面，在此之前可以在标签正面打印生产日期、批号等。

（4）将标签粘贴到容器的贴标部位。

（5）加压抚平标签，使标签贴的平整、光滑、牢固。

三、选别机

自动重量选别机是一种中低速度、高精度的包装生产线的产品检重和分选设备，可与各种包装生产线以及输送系统集成，主要用于在线检测产品重量是否合格，对重量不合格的产品予以分离。

四、装盒机

装盒机是包装机械的一种，有自动装盒机、药用装盒机等。自动装盒机是将药瓶、药板、药膏等和药品说明书自动装入折叠纸盒中，并完成盖盒动作，部分功能较全的自动装盒机还带有贴封口标签或进行热收缩包裹等附加功能。

五、装箱机

装箱机是一种将无包装的产品或者小包装的产品半自动或者自动装入运输包装的一种设备。工作原理是将产品按一定排列方式和定量装入箱中（瓦楞纸箱、塑料箱、托盘），并把箱的开口部分闭合或封牢。按照装箱机的要求，应具有纸箱成形（或打开纸箱）、计量、装箱的功能，有些还配有封口或者捆扎功能。

🔍 思考题

1. 药物制剂包装的作用和意义是什么？
2. 简述不同国家药典中制剂包装规定的异同点。
3. 玻璃药包材的种类的特性是什么？
4. 塑料药包材的使用过程中，一般可能会遇到哪些问题？
5. 橡胶在制剂包装中的主要用途有哪些？

（吴　疆）

🌐 数字资源详见　新形态教材网

🔆 思维导图　　🎯 拓展阅读　　🖥 本章小结　　📑 测试题　　📽 教学课件

第十八章
药物制剂设计

第一节　概　　述

随着科学技术的发展，在药物发现和开发（drug discovery and development）过程中，21 世纪美国食品药物管理局（FDA）提出的"质量源于设计"（quality by design，QbD）理念。QbD 是一套系统的、基于充分的科学知识和质量风险管理的研发方法，从预先确定的目标出发，强调对产品和工艺的理解及工艺控制。FDA 认为 QbD 是动态药品生产管理规范（cGMP）的基本组成部分，是科学的、基于风险的、全面主动的药物开发方法，从产品概念到工业化均精心设计，是对产品属性、生产工艺和产品性能之间关系的透彻理解。国际人用药品注册技术协调会（International council for harmonisation of technical requirements for pharmaceuticals for human use，ICH）将其纳入了质量体系 Q8（产品开发）、Q9（质量风险管理）和 Q10（药物质量系统）中，贯穿于整个药品生命周期管理。与之前的"质量源于检测"（quality by testing，QbT）"质量源于生产"（quality by production，QbP）相比，QbD 要求制剂产品开发从药物制剂设计源头就要考虑到最终产品的质量。

药物制剂设计是制剂产品开发过程中执行 QbD 理念的第一步，也是药品生命周期管理中尤为重要的一步。在这一阶段，目标患者人群的需求是一个重要出发点，患者的需求差异很大，主要取决于疾病、年龄、性别等因素。儿童不是成人的缩小版，儿童患者用药的药学开发应在遵循常规药物开发的方法基础上重点考虑儿童人群的生理和病理特征，合理选择给药途径和剂型，确保制剂产品的计量准确性、给药便利性和患者可接受性等；老年患者也是一个特殊的群体，即使年龄相同，其身体、生理和/或认知障碍方面也可能存在很大的差异。儿童患者用药可以基于年龄段需求选择合适剂型进行开发，而老年患者给药剂型的选择则与之并不相同；老年患者用药剂型的选择通常应基于具体需求，并且要考虑药物易识别和记忆、便于处理、口服剂型的可吞咽性等因素。在制剂设计阶段需要将这些患者人群的需求转化为目标产品质量概况（quality target product profile，QTPP）的所有方面，并且还需要充分考虑如何准备，才能开发出达到 QTPP 且质量稳健的产品。根据 QbD 理念，通常以 QTPP 为起点，明确制剂潜在的关键质量属性（critical quality attribute，CQA），通过全面评估后选择合适的生产工艺，基于风险评估、试验设计（DoE）和数据分析，对影响 CQA 的处方变量和工艺变量进行筛选和优化，确定产品的关键物料属性（critical material attribute，CMA）、关键工艺参数（critical process paramter，CPP）和设计空间，建立产品控制策略，用于制剂产品的生命周期管理，包括后续的质量提升过程中进行有效管理，从而保证该处方工艺能够持续稳定地生产出符合预期质量水平的产品。基于 QbD 理念下的制剂设计新方法，制剂产品质量在 QbD 模式下才能得到真正控制。

与 QbD 理念相比，传统的制剂处方设计和工艺优化通常是经验性的，常用单变量的实验数据来优化处方和工艺参数，并根据实验数据来确定质量标准。然而，在实际生产中，原辅料来源、设备因素是多变的。因此，一成不变的工艺参数常使成品的检测指标偏离设定的质量指标，造成出产废品，甚至大规模的召回事件。人们认识到，在制剂研究中不能简单地追求一个最优处方，而是应该对处方和工艺中影响成品质量的关键参数及其作用机制具有系统、明确的认识，并对其变化范围对质量的影响进行风险评估，从而在可靠的科学理论的基础上建立制剂处方和工艺设计空间。在实际生产中，可以根据具体情况，在设计空间的范围内改变原辅料和工艺参数，才能保证药品质量。

一、药物制剂设计的目的

具有药理活性的药物分子要想在生物体内发挥预期的药理作用，不仅要求药物分子具有良好的安全性、药代动力学等性能，其药理作用的充分发挥还与药物分子进入生物体内的形式、途径等息息相关。因此，药物制剂设计在药物药理作用的发挥、不良反应的降低、患者顺应性的提高等方面扮演了十分重要的角色。

药物制剂设计的目的是根据疾病性质、临床用药需要及药物的理化性质和生物学特征，确定合适的给药途径和药物剂型，保证药物的安全、有效、稳定、使用方便。在调查和研究药物的理化性质和生物学特性的基础上，选择合适的辅料和制备工艺，筛选制剂的最佳处方和工艺条件，确定包装，最终形成适合于工业化生产和临床应用的制剂产品。如果剂型选择不当，处方、工艺设计不合理，对产品质量会产生一定的影响，甚至影响到药品的疗效及安全性。

为保证将药物合理地递送到体内，并在临床上呈现适宜的药理活性和治疗作用，制剂设计时应达到以下目标：

1. 保证药物迅速到达作用部位　设计剂型时，应尽可能地使药物迅速到达作用部位，然后保持其有效浓度，最终产生较高的生物利用度。如水溶性药物，静脉注射可以达到 100% 的生物利用度，反应速率也容易控制；一次注射可立即发挥药效作用，也可采用滴注的形式以稳定的速率发挥作用；局部作用的软膏、吸入剂、洗剂等比较容易到达皮肤、黏膜等部位。

2. 避免或减少药物在体内转运过程中的破坏　在制剂设计时，需了解活性药物在体内是否存在肝首过效应，使其活性损失或失效；是否能被生物膜和体液环境的 pH 或酶所破坏等，以便通过合理的剂型设计加以克服。因为胃肠道消化酶和 pH 的破坏，蛋白质多肽类药物的口服给药一直面临巨大的挑战。

3. 降低或消除药物的刺激性与毒副作用　某些药物具有胃肠道刺激性或对肝肾有毒性，改变剂型可以减少刺激性或毒副作用。如很多非甾体抗炎药物对胃的刺激性较大，制成经皮给药制剂或肠溶制剂给药后可以降低刺激性；吡柔比星普通注射液的心脏和骨髓毒性较大，但是制成脂质体或纳米粒给药后能显著降低心脏毒性。

4. 保证药物的稳定性　凡在水溶液中不稳定的药物，一般可考虑将其制成固体制剂或冻干剂。口服用可制成片剂、胶囊剂、颗粒剂等，注射用则可制成注射用冻干粉末，均可提高稳定性。

5. 提高药物质量的可控性　QbD 理念的提出促使药品质量控制点前移至药品的设计与研发阶段，并贯穿于药品的整个生命周期管理。这一理念摒弃了过去的 QbT 模式和 QbP，提高了药物质量的可控性。

二、制剂设计的基本原则

任何药物都不能直接应用于患者，需经过处方设计制成适应临床诊断、治疗或预防疾病需要的制剂剂型。在药物处方中加入一些辅料，形成简单的溶液形式或者复杂的药物递送系统。这些辅料具有可变的、特定的药剂学功能，如片剂中用到的填充剂、崩解剂、黏合剂、润滑剂、助流剂，液体制剂中用到的增溶剂、助悬剂、增稠剂、防腐剂、乳化剂等，提高了药物的成药性，有利于将原料药转变成制剂产品。

剂型设计的最终目的是制剂处方能够进行大规模工业化生产，并且产品安全、有效、稳定、质量可靠，能够始终如一地生产出满足其 CQA 的产品。为确保药品的质量，需满足以下要求：加入适当的防腐剂避免微生物污染，保证药品的物理化学性质稳定；选择合适的工艺和控制策略，使混合均匀度和中控剂量单位均匀度满足生产需求，确保每个单位剂量的物料中含有均等的活性物质；选择适当的包装和标识，保证药品工作人员和患者的可接受性。最理想的情况是，剂型的设计应该根据患者的变化而变化，实现个性化和精准给药。目前，三维打印技术（three dimension printing，3DP）在个性化和精准给药方面展现出广阔的应用前景和商业潜力。伴随着大数据分析和人工智能（artificial intelligence，AI）技术在药物开发和生产环节的探索和应用，也为个性化和精准给药带来了新的发展契机。

药物制剂设计的基本原则主要包括以下五个方面。

1. 安全性　药物制剂的设计首先要考虑用药的安全性（safety）。药物制剂的安全性问题主要来源于药物，也可能来源于辅料，并与药物制剂的设计有关。如紫杉醇具有一定的毒副作用，在水溶液中的溶解度也小，在制备紫杉醇注射液时，需加入聚氧乙烯蓖麻油作为增溶剂，但该增溶剂具有很强的刺激性。如果将紫杉醇通过制剂手段设计为白蛋白纳米粒，则可避免使用强刺激性的增溶剂，达到强效和减毒的目的。理想的制剂设计应在保证疗效的基础上使用最低的剂量，并保证药物在作用后能迅速从体内被清除而无残留，从而最大限度地避免刺激性和毒副作用。对机体具有较强刺激性的药物，可通过适宜的剂型和合理的处方来降低药物的刺激性。由于儿童人群的特殊性，辅料可能会对正在发育的器官产生不同程度的影响，且成人与儿童之间、不同年龄的儿童之间可能具有不同的暴露量，导致毒性反应可能不同。因此，即使是已常规用于成人药品或在已获批儿童药品中使用的辅料，仍然需要评估现有资料是否支持在拟订儿童人群中使用。

2. 有效性　药物制剂的有效性（effectiveness）是药品开发的前提，虽然活性药物成分是药品中发挥疗效的最主要的因素，但给药途径、剂型、剂量及患者的生理病理状况，也在一定程度上影响疗效。治疗心绞痛的药物硝酸甘油通过舌下、经皮等形式给药时，起效快慢与作用强度差别很大。对心绞痛进行急救，宜选用舌下给药，药物可快速被吸收，2~5 min 起效；对于预防性的长期给药则使用缓释透皮贴剂较为合适，作用可达到 24 h 以上。同一给药途径，如果选用不同的剂型，也可能产生不同的治疗效果。因此，应从药物特点和治疗目的出发，设计最优的起效时间和药效持续周期，例如，以时辰药物治疗学的理念指导开发的妥洛特罗经皮吸收贴剂。

3. 可控性　药品质量是决定其有效性与安全性的重要保证，因此制剂设计必须保证质量可控性（controllability）。可控性主要体现在制剂质量的可预知性与重现性。重现性指的是质量的稳定性，即不同批次生产的制剂均应达到质量标准的要求，不应有大的差异，应处于允许的变化范围内。质量可控要求在制剂设计时应选择较为成熟的剂型、给药途径与制备工艺，以确保制剂质量符合规定标准。

基于 QbD 理念，希望在剂型和处方设计之初就考虑确保质量的可控性。

4. 稳定性　药物制剂的稳定性（stability）是制剂安全性和有效性的基础。药物制剂的稳定性包括物理、化学和微生物学的稳定性。在处方设计的开始就要将稳定性纳入考察范围。不仅要考察处方的配伍稳定性和工艺过程中的药物稳定性，而且应考虑制剂在贮藏和使用期间的稳定性。因此，在药物制剂研发过程中，要对药物制剂进行影响因素试验、加速试验与长期试验考察；在药物制剂上市前还要进行中间产品的存放时限研究。药物制剂的化学不稳定性会导致有效剂量降低，产生新的、可能具有毒副作用的有关物质；制剂的物理不稳定性可导致液体制剂产生沉淀、分层等，以及固体制剂发生形变、破裂、硬度增加或降低、晶型改变等；制剂的微生物学不稳定性导致制剂污损、霉变、染菌等严重的安全隐患。这些问题可采用调整处方，优化制备工艺，或改变包装或贮存条件等方法来解决。

5. 依从性　依从性（compliance）是指患者或医护人员对所用药物的接受程度，其对制剂的治疗效果也常有较大的影响。难以被患者接受的给药方式或剂型不利于治疗，如长期应用的处方中含有刺激性成分，注射时有强烈疼痛感的注射剂；老年人、儿童及有吞咽困难的患者服用体积巨大的口服固体制剂等。影响患者依从性的因素除给药方式和给药次数，还有制剂的外观、大小、形状、色泽、口感等多方面的因素。如通过适当的矫味方法改善儿童制剂口味，以提高儿童服药的依从性和舒适性。因此，在剂型设计时应"以患者为中心"，考虑到患者的依从性，采用最便捷的给药途径，减少给药次数，并在处方设计中尽量避免用药时可能给患者带来的不适或痛苦，尽量提高用药的舒适性和依从性。

第二节　制剂设计的基础

一、给药途径和剂型选择

临床用药实践表明，药物的生物活性在很大程度上受药物的理化性质和剂型的影响，相同的给药途径而剂型不同，有时会有不同的血药浓度水平，从而呈现疗效差异。表面相似的处方，生物利用度可能有较大的差别。为了使药物具有最佳的生物利用度，需要选择最适合药物的剂型，进而需要综合考虑药物的理化性质（如晶型、晶癖、溶解度、粒径大小等）、辅料性质、包装容器系统和生产工艺等，从而确定最适宜的给药途径和剂型。

药物的有效剂量也随剂型和给药途径而变化，静脉注射的药物直接全部进入血液。而口服药物吸收时，存在各种物理、化学和生物屏障使其很少能完全地进入血液循环系统。在多数情况下，为达到同样的血药浓度和临床疗效，非口服药物（注射药物）所需的剂量通常小于口服剂量。直肠、胃肠道、舌下、经皮等给药方式的药物吸收速率和吸收程度也各不相同。因此，针对某一特定的药物，不同的剂型和给药途径都需重新考虑，且必须在临床研究中分别进行评估以确定其有效剂量。

药物必须设计成适宜的剂型才能发挥好的疗效。相同的给药途径下，一种药物可以设计成几种不同的剂型，以方便有效地治疗某种疾病；也可以根据不同的给药途径设计不同的剂型，从而使治疗效果最优化。目前，常见的给药途径主要有口服给药、注射给药、经皮给药或植入给药、黏膜给药等，表 18-1 列出了不同的给药途径及其适用剂型，表 18-2 比较了不同给药途径的等渗性、pH 要求和生物利用度。

二、剂型与药物体内过程

选择剂型时一定要综合考虑药物自身的性质和临床需要，因为用药人群和临床病理状态可能会对

表 18-1　不同给药途径及其适用剂型

给药途径	适用剂型
口服	溶液剂、混悬剂、乳剂、散剂、颗粒剂、胶囊剂、片剂、膜剂
注射	溶液剂、混悬剂、乳剂、植入剂
局部外用 / 透皮	溶液剂、涂膜剂、搽剂、洗剂、软膏剂、乳膏剂、糊剂、凝胶剂、贴剂
吸入	气雾剂、粉雾剂、雾化溶液、喷雾剂
眼部	溶液剂、乳膏剂、眼膏剂
黏膜	溶液剂、喷剂、混悬剂、乳膏剂、软膏剂、栓剂、膜剂

表 18-2　不同给药途径的比较

给药途径	剂型	等渗性	理想 pH	生物利用度
po（口服）	固体制剂 混悬剂 溶液	无要求	无要求	吸收不完全，胃肠道、肝首过效应
ip（腹腔注射）	混悬剂 溶液	优选等渗	5 ~ 8	无胃肠道首过效应，但有肝首过效应
iv（静脉注射）	溶液 乳剂	等渗	5 ~ 8	吸收完全
sc（皮下注射）	溶液 乳剂 混悬剂	优选等渗	3 ~ 8	吸收不完全，无胃肠道、肝首过效应
im（肌内注射）	溶液 乳剂 混悬剂	等渗	3 ~ 8	吸收不完全，无胃肠道、肝首过效应

剂型有特别的要求。如布洛芬用于解热镇痛时，针对婴幼儿患者开发了混悬滴剂，针对儿童患者开发了混悬液、干混悬剂和颗粒等，针对成人开发了普通片、缓释片等。用于患者昏迷或不能口服药物的紧急情况时，可以将药物设计成注射剂。其他影响剂型设计情况如晕动病、恶心和呕吐等。剂型设计时需清楚哪些因素影响给药途径的选择，该给药途径下药物的吸收如何。一些药物可被设计成多种剂型，而每种剂型都由于其药剂学性质对应不同的给药途径。如糖皮质激素类药物氢化可的松，主要用于抗感染和抗过敏治疗，现有剂型如片剂、肠溶包衣片、注射剂、滴眼剂、灌肠剂，虽然应用的药物形式和添加的辅料不同，但都具有较好的抗炎效果；氢化可的松游离碱的水溶性不好，所以采用氢化可的松醋酸盐制备片剂；镇痛药对乙酰氨基酚，则设计了多种剂型用于满足不同患者人群和临床需求，包括片剂、分散片、儿科用片剂、儿科用口服溶液剂、无糖口服溶液剂、口服混悬剂及栓剂。

生物制剂的活性成分是体积相对较大或者具有较大相对分子质量的分子，这些药物的处方设计和药品制备的难度较大。尽管如此，剂型设计的原则仍然适用。目前，此类药物的给药途径一般为注射给药或通过呼吸道吸入给药，也有通过口服途径给药。通过这几种途径递送此类药物，需特别注意辅料的选择问题，例如，司美格鲁肽片中通过选择特定的表面活性剂 N-(8-[2- 羟基苯甲酰基]- 氨基)

辛酸钠（SNAC）提高了在胃内的稳定性、溶解性和渗透性，提高了口服生物利用度，实现了大分子多肽类药物的口服递送给药。

　　生物药剂学的产生和发展提出了剂型因素、生物因素对药物效应具有影响的重要结论，并揭示了上述因素的作用规律。生物药剂学对清晰理解剂型设计是非常重要的，特别是对药物吸收、分布、代谢和排泄的理解。一般来说，药物在被吸收前主要是以分子形式存在的，然后通过胃肠道、皮肤、肺等的上皮细胞吸收进入循环系统（静脉注射药物直接进入体循环），并随后被输送到作用靶点部位而发挥作用。因此，一种药物的不同剂型、不同给药途径，都可能影响药物在体内的吸收、分布、代谢及排泄，从而产生不同的吸收速度、起效时间、达峰时间和作用持续时间，甚至产生不同的药效。例如，硫酸镁内服导泻；肌内注射或静脉注射则有镇痉、镇静及降低颅内压等作用。图18-1说明了各种剂型中药物是如何在人体内转运的。

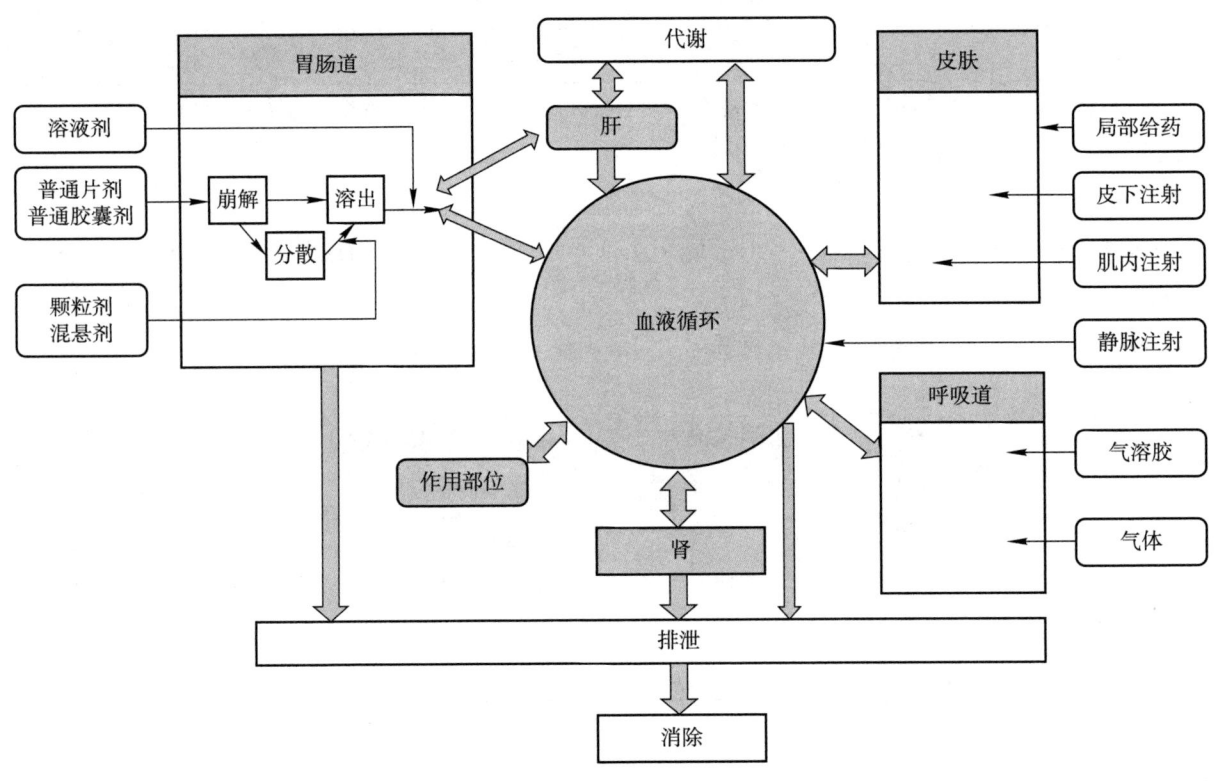

图18-1　不同药物剂型体内过程

　　口服给药后药物作用缓慢，因为在胃肠道中转运，吸收和进入血液循环都需要一定时间。采用口服给药，制剂的物理形式将会影响其吸收速率和起效时间，因此溶液剂较混悬剂起效快、胶囊剂与片剂相比起效较慢。静脉注射是最直接的给药形式，药物直接进入血液循环，起效时间一般明显快于其他给药途径。表18-3列出了不同剂型和给药形式的起效时间。

　　药物性质和给药途径会影响药物的吸收行为。在临床治疗和预防疾病时，有的要求全身用药，而有的需局部用药以避免全身吸收；有的要求快速吸收，而有的需缓慢吸收。因此，针对疾病的种类和特点，需要多种给药途径和相应剂型的制剂。适宜的剂型对发挥药效、减少药物毒副作用、方便用药具有重要的意义。不同的药物制剂通过不同的给药途径进入体内后，药物的吸收和作用机制及药效等可能存在较大的差异。因此，应根据药物开发的目标确定具体的给药途径并设计适宜的剂型。

表 18-3　不同剂型和给药形式的起效时间

剂型和给药形式	起效时间
静脉注射	数秒
肌注、皮下注射、肺部吸入制剂、鼻腔给药、舌下片等	数分钟
多数口服制剂，如口服溶液、混悬剂、散剂、颗粒剂、胶囊剂、片剂等，起效时间与具体剂型和制剂技术密切相关	数分钟到数小时
部分缓释控释制剂、肠溶制剂	数小时
长效注射剂、植入剂	数天到数周
植入剂	数月

（一）胃肠道给药

胃肠道给药包括口服、舌下给药和直肠给药。

1. 口服给药　口服给药（oral administration）是所有给药途径中最常用的一种。口服给药的剂型一般是经胃肠道黏膜和上皮细胞吸收，发挥全身或局部作用。与其他给药途径相比，口服给药是所有给药途径中最自然的给药方式之一。口服给药也存在一些缺点，如吸收的规律性较差，易被胃肠道中的分泌物或酶破坏。

药物与胃肠道中的一些物质反应可能会改变药物的溶解度，如食物或者辅料中存在的钙会干扰四环素的吸收。胃排空时间会影响药物在肠道中的吸收，如胃排空慢会延长药物在胃液中的滞留时间，可能会促进药物的降解，减少或延迟药物在肠道中的吸收。此外，体内环境的 pH 变化（从胃部到肠部的 pH 变化为 1 ~ 8）会影响药物的离子化程度和溶解度，进而影响药物的吸收程度和部位，药物制剂设计时还需要考虑药物的解离常数 pK_a，如在胃部的酸性环境中弱酸性药物大多以非离子化的形式存在，因此弱酸性药物更容易在胃部被吸收；小肠的 pH 约为 6.5 且具有丰富的黏膜皱襞、绒毛和微绒毛，具有较大药物吸收面积，因此小肠是大多数口服弱碱性药物的主要吸收部位。

最常用的口服剂型主要有片剂、胶囊剂、混悬剂、丸剂、溶液剂和乳剂。片剂一般由药物和辅料经干混直压工艺或制粒压片工艺获得。普通片剂中的崩解剂可以使药片在胃肠道中崩解为含药颗粒或粉末，增加药物的比表面积，促进药物的溶出和吸收。一些片剂需进行包衣，包衣可以使药物与周围环境隔绝保证药物的稳定性，或者可以掩盖药物自身的不良味道，如肠溶衣可以避免质子泵抑制剂雷贝拉唑被胃中的酸性物质破坏。最近，控释片剂的使用越来越广泛，如速溶片、缓释片和控释片。缓释、控释片剂的优点在于能在较长时间内维持稳定的血药浓度，减少因体内血药浓度波动大导致的一些不良反应，尤其适用于需要长期给药治疗的疾病，如高血压、糖尿病等。

胶囊剂是将药物和一些填充剂包封于由明胶等制成的硬质或软质胶囊壳中形成的固体制剂。胶囊剂经口服给药后，胶囊壳能够破裂并溶解，一般胶囊剂的药物释放比片剂快。最近，有些研究将半固态的微乳包封在硬质胶囊壳中，实现了一些难溶性药物的快速分散。

混悬剂是将细小的药物颗粒混悬于适宜的溶剂中，是常用的大剂量给药方式之一。对于吞咽困难的患者，混悬剂是一种非常有效的剂型，尤其适用于儿童和老年患者。药物通常先溶解而后被吸收，而混悬剂的药物颗粒很小，表面积相对较大，在胃肠道中能够迅速溶解并吸收，所以一般混悬剂的起效时间很短。但并不是所有的口服混悬剂都发挥全身作用，有些混悬剂在胃肠道发挥局部作用。另外，溶液剂包括糖浆剂由于没有药物溶解的过程，通常比固体制剂和混悬剂吸收快。

口服剂型设计的一般要求为：①胃肠道内吸收好，良好的崩解、分散、溶出性能和吸收是发挥疗效的重要保证；②避免对胃肠道的刺激作用；③克服或避免药物的首过效应；④具有良好的外部特征，如芳香气味、可口的味觉、适宜的大小及给药方法；⑤适用于特殊用药人群，如老年人和儿童等吞咽困难的患者应采用液体剂型或易于吞咽的小体积剂型。

2. 舌下给药　尽管口腔黏膜可用于吸收的表面积不大，但对某些药物来说，舌下给药（sublingual administration）经口腔黏膜吸收有特殊意义。例如，硝酸甘油在舌下吸收十分迅速，可迅速产生治疗效果。

3. 直肠给药　直肠是大肠的最后部分，长 15～20 cm，直径约 5 cm，含有 1～5 mL 黏性液体，pH 6.4～7.4，缓冲容量很小。在生理条件下温度为 36.2～37.6℃。由于肠道的压力，直肠是一根扁平的管子。在将液体施用到直肠中之后，液体将由于该压力而扩散。较大体积（灌肠）也会扩散到结肠中。当液体体积超过 100 mL 时，会出现排便反射，从而限制灌肠的体积。直肠给药（rectal administration）旨在产生局部或全身效应，一般有溶液剂、栓剂、乳剂，其中栓剂和（微型）灌肠剂（3～10 mL）主要用于获得全身效果，体积较大（最多 100 mL）的灌肠剂用于局部效果（直肠和下结肠）。栓剂是以固体的形式进入直肠、阴道或者尿道，然后迅速融化，释放药物。栓剂基质和药物载体的选择会显著影响药物释放的速度和程度。口服会在胃肠道被破坏的药物，可以考虑设计成直肠给药；或者患者失去意识口服吞咽困难时，也可以考虑直肠给药。经直肠给药的药物不经过肝，而是直接进入全身循环，肝首过效应严重的药物可以尝试设计成直肠给药克服此难题。但是直肠给药并不方便，而且直肠吸收通常不规则、不完全，很难预测。

（二）注射给药

注射给药是使用注射器在身体的不同位置以不同的深度将药物注入体内，是最主要的非口服给药途径之一。注射给药途径有皮下、肌内、血管内、脊髓腔、关节腔、腹腔、眼内、颅内注射等，常用的给药方式包括皮下注射（sc）、肌内注射（im）、静脉注射（iv）。

注射给药适用于药物需要快速吸收的紧急情况，或者患者失去意识不能口服给药的情况，或者是口服给药吸收较差、经胃肠道失活的药物，如胰岛素、紫杉醇、青霉素等首选注射给药。与口服给药相比，注射给药的吸收较快，而且血药浓度易预测。

注射剂是将药物溶于水中或人体可接受的溶剂中制成无菌的溶液、混悬液或乳状液。在溶液中不稳定的药物，可考虑制成冻干制剂或无菌粉末等。溶液形式的药物容易被吸收，所以溶液形式的注射剂比混悬液形式的注射剂起效更快。另外，因为人体的环境是水性的，如果将药物混悬于油性介质中可以形成贮库作用，减缓药物的释放，从而实现药物的缓释控释作用。这种制剂一般应用于骨骼肌的肌内注射（如青霉素注射剂）。皮下植入剂也可以实现贮库作用，即将药物制备成合适形状植入皮肤下层的疏松组织中。皮下注射剂是一种水溶性的溶液剂或者混悬剂，药物经注射后存在于血管附近的位置，然后经扩散进入血管。皮下注射或肌内注射的药物刺激性太大时，可考虑静脉注射。静脉注射是将无菌溶液剂以一定的速度直接注射进入静脉，注射容量一般小于 50 mL。当药物的半衰期较短或需要大容量时（100～1 000 mL），可采用静脉滴注给药，一般用于液体交换或者营养补给。

注射给药的顺应性较差，多数情况下不仅有疼痛感或不适感，而且需要医护人员帮助；注射给药后，药物瞬间到达体内，血药峰浓度有可能超过治疗窗，发生毒副作用；由于注射给药后药物直接进入组织或血液，导致用药的不安全因素增加。无针注射是通过高压作用使溶液或者粉末形式的药物透过皮肤直接进入人体，该技术近年逐渐引起人们的关注。此外，微针可以通过控制微针长度避免触及毛细血管和神经末梢，降低或消除疼痛感，提高患者用药依从性，实现浅表给药。

（三）局部给药

局部给药（topical administration）是指将药物应用于皮肤，主要发挥局部作用也可发挥全身作用。尽管市场上有很多发挥全身作用的经皮吸收贴剂，如用于预防和治疗心绞痛的硝酸甘油贴剂，但是总的来说药物经皮吸收是很困难的。局部作用的药物有抗菌药物和抗炎药等。用于局部给药的剂型包括软膏剂、乳膏剂、涂膜剂、糊剂、凝胶剂等，制剂基质会影响药物的释放行为。软膏剂的基质是油性的，而乳膏剂是半固体的乳剂，涂膜剂使用后会快速在局部形成一层薄膜。糊剂含有较多的固体物质，所以外观上更坚硬。凝胶剂一般具有较好的亲肤性，使用体感较佳。局部用的液体制剂主要有溶液剂、洗剂和混悬剂。

药物也常用于身体的其他部位，如眼、耳、鼻，一般包括软膏剂、乳膏剂、混悬剂和溶液剂。经鼻给药制剂一般包括溶液剂或者混悬剂，可滴加使用或者应用喷雾装置制成喷雾剂。用于耳部的制剂一般黏度较大，以利于药物的滞留。

（四）肺部给药

肺部给药（pulmonary drug delivery）又称吸入给药（inhalation drug delivery），即通过特定的给药装置，药物（气雾剂、喷雾剂、吸入雾状液滴等）以气溶胶形式通过口腔吸入，经过咽喉进入呼吸道，到达呼吸道深处或肺部，起到局部作用或全身治疗作用的一种给药方式。肺部肺泡数量众多（有 3 亿 ~ 4 亿个上皮细胞）、吸收面积大（成年男子的肺泡表面积可达 100 m^2）、肺泡上皮细胞膜薄、渗透性高；吸收部位的毛细血管丰富，酶活性相对较低。因此，肺部给药吸收速度快，几乎可以和静脉注射相媲美，吸收后药物直接进入血液循环，避免肝首过效应。肺部的主要吸收部位是肺泡，当药物颗粒进入呼吸道后主要存在三种运动方式：惯性碰撞、沉降和扩散。因此，药物颗粒的粒径大小会显著影响药物到达肺泡的程度。通常粒径小于 0.5 μm 的粒子给药后，不容易停留在呼吸道，容易随气流被呼出体外；粒径在 0.5 ~ 3 μm 的粒子容易沉积在细支气管和肺泡；粒径 3 ~ 5 μm 的粒子主要沉积在上呼吸道并很快通过咳嗽、吞咽和纤毛运动被排出。只有到达呼吸系统末端的粒子才容易被吸入进入血液循环发挥全身治疗作用，故吸入粒子的粒径一般控制在 0.5 ~ 5 μm 为宜。此外，微粒的形态和密度对在呼吸道的沉降部位也有较大的影响。

肺部给药对于哮喘的治疗意义重大，如粉末喷雾剂（如色甘酸钠）或者将药物溶于惰性液化的助推剂中形成的喷雾剂（如硫酸沙丁胺醇喷雾剂）。此种给药方式非常适合生物技术药物如多肽和蛋白质，可发挥全身作用或者靶向作用。肺部吸入给药引起了国内研发人员的重视，很多药企投入了大量人力、物力、财力开发吸入制剂，主要上市的剂型有吸入液体制剂、吸入气雾剂（metered dose inhaler，MDI）、吸入粉雾剂（dry powder inhaler，DPI）、吸入喷雾剂。

目前，大多数吸入制剂存在肺部消除快速、半衰期短，临床上需多次给药，患者依从性差等问题，因而开发能够提高药物疗效、提高药物使用顺应性的肺部缓释吸入制剂成为新的开发热点，如纳米脂质体、纳米胶束、固体脂质纳米粒、微球、纳米晶、纳米乳等。

三、影响制剂设计的其他因素

制剂设计的其他因素还包括成本、知识产权及节能环保等。由于创新药物的竞争优势很大程度上依赖于法律对知识产权的保护，在制剂设计中常需要考虑知识产权因素，多数情况下通过制剂设计来建立或加强产品知识产权保护优势。例如，已知化合物的新的盐型或晶型，如果在药学或生物药剂学上与已知的盐型或晶型有较大不同，并有助于提高药物的安全性、有效性或可控性，则可申请专利。此外，通过发明新辅料和新工艺等也能获得较为宽泛的知识产权保护。因此，基于制剂专利技术开发药物的新制剂产品也是国内外研究的重点和热点。

第三节　药物制剂处方前研究

一、概述

在药物制剂的研究阶段，对原料药的物理性质、化学性质、生物学特性等一系列基本性质进行研究，这些研究统称为处方前研究（pre-formulation study）。处方前研究的主要目的是为后期研制稳定且具有适宜生物学特性的剂型提供依据。处方前研究是获取制剂处方和工艺选择所需资料的重要研究内容之一。

二、处方前研究的内容与任务

制剂处方前研究工作包括从文献资料中或通过实验研究得到所需的科学情报资料，如药物的物理性状、熔点、沸点、溶解度、溶出速率、多晶型、pK_a、油水分配系数和物理化学稳定性，以及药物在体内吸收、分布、代谢和排泄规律等。然后，根据药物的性质、剂量和工艺要求，有选择性地进行一些必要的实验，得到足够的数据资料。这些数据资料可作为研究人员在处方设计和产品开发中选择最优剂型、工艺和质量控制的依据，使药物不仅保持物理化学和微生物学的稳定性，而且在药物制剂用于人体时，能够获得较高的生物利用度和最佳疗效。处方设计前工作内容主要取决于药物的种类、性质和目标剂型。处方前研究工作的出发点是获取原料药物及其有关性质等信息，同时进行认真、必要的文献调研，然后根据药物的特点有重点地开展工作。

处方前研究工作可以穿插在新药研究的不同阶段，人们越来越倾向于在先导化合物优化或确定候选药物的同时开展一部分处方前研究工作。在这个阶段，由于化合物的制备和纯化工艺还未确定，且能够得到的化合物的数量通常有限，所以需要采用一些更为灵敏的检测和分析方法来获取化合物的各种特性参数，或者通过计算化学方法进行估算。

（一）资料收集和文献查阅

对已上市原研药进行仿制，可通过原研药说明书、药典标准、原研处方和工艺文献信息、临床给药特点、给药途径、剂型、规格、包装材料和容器特征等信息，必要时对参比制剂进行"剖析"以获取相关信息。开发改良型新药，有些参数可以通过查阅文献或专业数据库获得。资料收集与文献检索是处方前研究首先面临的重要内容。随着现代医药科学的飞速发展医药文献的数量与种类也日益增多，要迅速、准确、完整地检索到所需的文献资料，必须熟悉检索工具、掌握检索方法。检索工具是指用于报道、存储和查找文献线索的工具，如按检索手段不同可分为手工检索和机器检索工具。20 世纪 90 年代新发展的网络信息检索更是方便、简捷、经济，而且网络信息更新更快。因此，现在互联网已成为获取信息的最主要的途径之一。

（二）药物理化性质和生物学药剂学性质

药物的物理化学性质如溶解度和油/水分配系数等是影响药物体内作用的重要因素，因此，应在处方前研究中系统地表征这些理化性质。新药的理化性质研究主要包括解离常数（pK_a）、溶解度、多晶型、油/水分配系数、表面特征及吸湿性等的测定。

1. 溶解性和渗透性　药物的许多物理化学因素（如电离程度、溶解度、亲脂性、扩散系数和稳定性）、生理参数（如胃肠道 pH、胃排空、胃肠道蠕动、渗透性机制、通过小肠的时间），以及与药物相关的制剂因素都会使药物的吸收过程变得十分复杂。Amidon 指出，药物通过胃肠道黏膜的渗透性、药物在胃肠道环境中的溶解度及药物剂量是决定药物通过黏膜的质量传递（即吸收）的基本因素，这被称为生物药剂学分类系统（biopharmaceutics classification system，BCS）。BCS 自 1995 年提出以来，已经成为药物开发的重要工具。BCS 提到的生物等效性（bioequivalence，BE）已成为全球性的监管工具，得到广泛应用。BCS 利用药物在胃肠道环境中的溶解度 / 溶出度，以及药物通过胃肠道黏膜的渗透性来了解和预测在特定情况下限制口服药物吸收的因素。如表 18-4，根据 BCS 的溶解性和渗透性两个维度，药物可以被分为四类。

表 18-4　生物药剂学分类系统

分类	低溶解性 （最高剂量完全溶解 ＞250 mL）	高溶解性 （最高剂量完全溶解 ≤250 mL）
高渗透性 （≥85%）	Ⅱ类 • 低溶解性、高渗透性的亲脂性分子药物 • 体内吸收量取决于溶解度 • 如双氯芬酸、卡马西平	Ⅰ类 • 高溶解性、高渗透性的两亲性分子药物 • 体内吸收速率取决于溶出度 • 如普萘洛尔、马来酸依那普利
低渗透性 （＜85%）	Ⅳ类 • 低溶解性、低渗透性的疏水性分子药物 • 体内吸收比较困难 • 如呋塞米、特非那定	Ⅲ类 • 高溶解性、低渗透性的水溶性分子药物 • 体内吸收速率取决于药物渗透率 • 如达格列净、雷尼替丁

溶解度是指可以溶解在指定体积溶剂中物质的最大质量。以定量术语而言，溶解度被定义为一定温度下饱和溶液中溶质的浓度。当溶剂与溶质处于平衡状态时，认为溶液是饱和的。溶解度是影响药物吸收和全身循环水平的重要因素之一。BCS 分类原则可作为制定体外溶出度质量标准的依据，也可用于预测能否建立良好的体内 - 体外相关性。在（37±1）℃下，测定最高剂量单位的药物在 250 mL pH 在 1.0~8.0 的溶出介质中的浓度，当药物的最高剂量除以介质中的药物浓度小于或等于 250 mL 时，可认为是高溶解性药物。一般情况下，在胃肠道内稳定且吸收程度高于 85% 或有证据表明渗透性良好的药物，可认为是高渗透性药物。

一般而言，药物溶解是吸收的前提。因此，不论通过何种途径给药，药物都需要具有一定的溶解度，才能被吸收进入循环系统并发挥治疗作用。对于溶解度大的药物，可以制成各种固体或液体剂型，适合于各种给药途径；对于溶解度小的难溶性药物，其溶出是吸收的限速步骤，是影响生物利用度的最主要的因素。在一定温度下，将过量药物与特定溶剂混合，并且充分搅拌达到饱和后，测定溶剂中药物的浓度，即可得到该温度下药物的饱和溶解度或平衡溶解度（equilibrium solubility）。

在禁食状态下，胃内滞留（排空）T 50% 时间为 15~20 min。对于高溶解性 - 高渗透性（Ⅰ类）及某些情况下的高溶解性 - 低渗透性（Ⅲ类）药物制剂，以 0.1 mol/L HCl 为介质，在适当的溶出度试验条件下，15 min 的溶出度大于 85% 时，可认为药物制剂的生物利用度不受溶出行为的限制，即制剂的行为与溶液相似。在这种情况下，胃排空速度是药物吸收的限速步骤。如果药物制剂溶出比胃排空时间慢，建议在多种介质中测定溶出曲线。

对于低溶解性 - 高渗透性药物（Ⅱ类），溶出是药物吸收的限速步骤，有可能建立较好的体内外相关性。对于此类制剂，建议在多种介质中测定溶出曲线。

对于高溶解性 - 低渗透性药物（Ⅲ类），渗透是药物吸收的限速步骤，可能不具有好的体内外相关性，吸收程度取决于溶出速率与肠转运速率之比。

对于低溶解性 - 低渗透性药物（Ⅳ类），制备口服制剂比较困难。

有研究表明，体内代谢程度与渗透性具有良好相关性，于 2005 年提出使用代谢程度代替渗透性指标进行药物分类，即基于药物体内处置的生物药剂学分类系统（biopharmaceutics drug disposition classification system，BDDCS），该系统也将药物分为四类。

第Ⅰ类：高溶解度、高代谢程度药物；第Ⅱ类：低溶解度、高代谢程度药物；第Ⅲ类：高溶解度、低代谢程度药物；第Ⅳ类：低溶解度、低代谢程度药物。

BCS 与 BDDCS 的主要差异在于渗透性的定义。BCS 以吸收程度定义渗透性，认为具有高吸收程度的药物也具有高渗透性，但并没有区分药物在体内的不同吸收途径，如细胞旁路通道、被动跨膜转运等，因此存在低渗透性药物误判为高渗透性的情况。BDDCS 使用药物代谢程度作为分类依据，认为药物只有吸收进入人体内才能发生一相和二相代谢，可以用代谢程度作为判断药物吸收程度的补充，纠正了 BCS 中一些分类存有争议的药物，两个系统可相互补充。如对乙酰氨基酚（生物利用度≥88%）、茶碱（生物利用度 96%），根据渗透特性被判定为 BCS 第Ⅲ类或第Ⅳ类药物，而根据代谢程度，为 BDDCS 第一类高溶解度、高代谢程度药物。

2. pK_a　大多数药物都含有可电离的基团，且大多数药物都是碱性的，也有一部分是酸性的，但只有 5% 的药物无法电离。pK_a 反映的是化合物在水溶液中的电离度，是关于分子中基团的酸性或碱性的函数。当结构骨架上的吸电子基或供电子基被修饰时，酸性或碱性化合物的 pK_a 值也会随之变化。

药物中典型的有机酸性基团的 pK_a 值较低（如羧酸约为 4），且酸性强度随 pK_a 值的增加而降低。而药物中典型的有机碱性基团具有较高的 pK_a 值（如脂肪胺约为 9.5），且碱性强度随 pK_a 的减小而降低。

pK_a 会影响溶解度和渗透性，因此当溶解度和渗透性同样重要时，pK_a 的影响会显得更加重要。当 pK_a 有助于固体药物的增溶时，则 pK_a 有利于高剂量固体药物的吸收。此外，pK_a 的变化还会影响药物的药效（影响药物分子与靶点结合位点的相互作用）、药代动力学（影响药物分子的亲水性、亲脂性）和某些毒性性质（导致某些化合物产生脱靶效应）。

pK_a 值可以通过滴定法测定。如测定弱酸性药物的 pK_a，可用碱滴定，将结果以被中和的酸分数（X）对 pH 作图；同时还需滴定水，得到两条曲线。将两条曲线上每一点的差值作图，得到校正曲线。pK_a 即为 50% 的酸被中和时所对应的 pH。

3. 油水分配系数　药物分子必须有效地跨过体内的各种生物膜屏障系统，才能到达病变部位发挥治疗作用。生物膜相当于类脂屏障，药物分子穿透生物膜的能力与亲脂性密切相关。由于油水分配系数（partition coefficient，P）是分子亲脂特性的度量，所以在处方前研究中常用油水分配系数来衡量药物分子亲脂性的大小。

油水分配系数代表药物分配在油相和水相中的比例，用下式表示：

$$P = \frac{c_O}{c_W} \tag{18-1}$$

式中，c_O 为药物在油相中的质量浓度，c_W 为药物在水相中的质量浓度。

实际应用中常采用油水分配系数的常用对数值，即 log P 作为参数。log P 值越高，药物的亲脂性越强；反之，则药物的亲水性越强。由于正辛醇和水不互溶，且其极性与生物膜相似，所以正辛醇最常用于测定药物的油水分配系数。

摇瓶法是测定药物的油水分配系数的常用方法之一。将药物加入水和正辛醇的两相溶液中（实验前正辛醇相需要用水溶液饱和 24 h 以上），充分摇匀，达到分配平衡后，分别测定有机相（c_O）和水相（c_W）中的药物浓度。当某一相中的药物浓度过低时，也可通过测定另一相中药物浓度的降低值来进行计算。

需要注意的是，测定药物的油水分配系数时，浓度均是非解离型药物的浓度。因此，如果该药物在两相中均以非解离型存在，则分配系数即为该药物在两相中的固有溶解度之比。但是，如果该药物在水溶液中发生解离，则应根据 pK_a 计算该 pH 条件下的非解离型药物浓度，再据此计算油水分配系数。直接根据药物在水相中的浓度（非解离型和解离型药物浓度之和）计算得到的油水分配系数称为表观分配系数（apparent partition coefficient）或者分布系数（distribution coefficient），显然，在不同的pH条件下，解离型药物的表观分配系数是不同的。

影响弱酸和弱碱性药物吸收的最主要的因素是吸收部位的pH和分子型药物的脂溶性。Henderson-Hasselbalch公式可以简单描述分子型药物和离子型药物在不同pH条件下的吸收情况。上述因素也并不能完全解释药物的吸收过程，因为有些药物油水分配系数很小或者药物在整个胃肠道pH下都是离子型的，但是药物吸收很好，生物利用度也很高。因此，其他因素也会影响药物的吸收。

4. 药物的溶出速率 溶出速率（dissolution rate）是指在一定溶出条件下，单位时间药物溶解的量。普通口服固体制剂给药后，药物在胃肠道内经历崩解、分散、溶出的过程才能通过上皮细胞膜吸收。在药物制剂处方前研究中，测定药物的固有溶出速率（intrinsic dissolution rate）有助于评价该药物在体内可能出现的生物利用度问题。溶出是指固体药物在溶剂中，药物分子离开固体表面进入溶剂的动态过程。溶出速率则是描述溶出快慢程度的参数。固体药物的溶出速率主要取决于在水或其他水性溶剂中的溶解度，但同时也受包括粒度、晶型、pH及缓冲盐浓度等许多因素的影响。此外，溶液的黏度和粉末的润湿性对药物的溶出速率也有影响。

根据Nernst-Bruner所提出的扩散层模型，当溶出介质中的药物浓度远低于其饱和溶解度，即满足漏槽条件（sink condition）时，溶出速率仅仅由固体颗粒的表面积所决定。因此，当固定固体的表面积不变时，所测得的单位面积的溶出速率即为固有溶出速率。固有溶出速率反映药物从固体表面进入溶出介质的速率，可以有效地反映药物不同晶型或盐型的溶解快慢差异。同样可提示在后续处方研究时，出现溶出速率过低导致生物利用度低。

药物的固有溶出速率是指单位时间、单位面积溶出药物的量。测定方法将一定量的原料药物压成某一直径的圆片，在溶出介质中以一定的转速测定溶出速率；目的是固定表面积，但又不阻碍药物自身的溶解过程。由于有些化合物在较大压力的作用下可能发生晶型转变，所以在压片完毕后还需用X射线衍射等方法确认待测药物的晶型。

5. 原料药的固态性质 固态性质（solid-state property）影响着药物的研发。固体剂型，如片剂（tablet）和胶囊（capsule），是临床上最受欢迎的药物剂型。其他剂型，如溶液（solution）、悬浊液（suspension）、乳膏（cream）、凝胶（gel）和气溶胶（aerosol）也都与固态原料药密切相关，这些制剂可能：①由固体剂型重组或溶解而得；②由固态API或辅料配伍而成；③受某些与物理形态密切相关组分的溶解度和稳定性的影响。因此，固态性质对于药物研发的所有阶段都有深远的影响。

固态性质的本质是分子水平上的物理形态。分子的不同构象和空间排列不仅决定了物理形态，而且决定了能量状态。固体的自由能会进一步影响其溶解性和稳定性，对于药物开发至关重要。药物的溶解度直接影响生物利用度。对于生物利用度受限于不良溶解度的化合物，研究人员会积极寻找高能物理形态，如无定形（amorphous）、亚稳多晶型（metastable polymorph）、盐型（salt）和共晶型（cocrystal）以提高药物的溶解度进而达到所需要的生物利用度。

（1）盐型：有机化合物分子可通过成盐的方法增大其溶解度，化合物成盐也会影响其他理化性质，如吸湿性、化学稳定性、晶型及机械性能，均会对其生产和体内代谢过程产生重大的影响。因此，选择合适的盐是一项非常关键的工作。

通常来说，有机盐比未成盐的药物水溶性好，从而提高溶出速率，进而可能会提高生物利用度。合成过程中，在有机溶剂中成盐可提高纯度和产率。在成盐时经常遇到的问题包括低结晶度、不同程度的溶剂化作用、水合作用和吸湿作用，以及由于结晶微环境的不适宜的pH造成的不稳定性。常用的成盐阴离子盐有盐酸盐、溴化物、氯化物、碘化物、枸橼酸盐、马来酸盐、双羟萘酸盐、磷酸盐、硫酸盐和酒石酸盐等；常用的成盐阳离子盐有葡甲胺盐、钙盐、钾盐、钠盐和锌盐。

（2）多晶型：化学结构相同的药物，由于结晶条件不同，可得到数种晶格排列不同的晶型，这种现象称为多晶型（polymorphism）。多晶型中有稳定型、亚稳定型和无定型。稳定型的结晶熵值最小、熔点高、溶解度小、溶出速度慢；无定形溶解时不必克服晶格能，溶出最快，但在贮存过程中，甚至在体内转化成稳定型；亚稳定型介于上述两者之间，熔点较低，具有较高的溶解度和溶出速度。亚稳定型可以逐渐转变为稳定型，转变速度比较缓慢，在常温下较稳定，有利于制剂的制备。药物固体可以多种形式存在。晶态固体中的原子、离子或分子是有序排列的，而无定形固体则不包含这种长程有序的排列。液晶（liquid crystal）则是一种不太常见的介于晶态和非晶态之间的偏序。晶态形式可以包含单个实体（如 API）或多个实体（如 API 及其他加合物）。只含有 API 分子的晶体通常被称为无水合物或脱溶剂化物。在晶体中，API 加合物可以是溶剂、中性客体或平衡离子，与之对应的晶体形式可以被定义为溶剂化物（solvate）、共晶体（cocrystal）或盐。水合物（hydrate）是溶剂化物中的一种特例，其中的溶剂分子是水。值得注意的是，API 分子在晶格（crystal lattice）中可以有一个以上的加合物，晶体可以盐溶剂化物（salt solvate）、共晶型盐（cocrystal salt），甚至共晶型盐溶剂化物（cocrystal salt solvate）的形式存在。有机分子以多晶态存在的能力被称为多晶型。多晶型既包括无定形固体，也包括晶态固体，如溶剂化物和水合物。

晶型能影响药物的吸收速度，进而影响药理活性上，所以在药物制剂原料的选择上应注意。如果掌握晶格转型条件，就能制成吸收性良好的药物制剂。例如，抗 HIV 药物利托那韦在开发过程中被认为只有一种晶型，因此制成普通胶囊投入市场。两年后，在市场销售的产品中发现了一种非常难溶的新晶型，几乎没有任何疗效。为此，厂家紧急召回并停产，最后研制出需要冷藏的混悬剂和软胶囊，以避免在贮藏中重结晶和晶型转变的问题，该药才得以重新进入市场。稳定性是药物开发过程中的另一个关键问题，药物降解不仅会降低生物活性，还会产生具有潜在毒性的杂质。一般而言，相较于低能量的热力学稳定形态，高能形态属于物理亚稳态，在化学性质上也可能更加活跃且不稳定。例如，亚稳多晶型的利尿药呋塞米的光降解速率非常快。因此，药物的物理形态在保质期内必须是稳定的。而在生产和储存过程中，应严格避免可能降低化学稳定性的任何形态变化。因此，处方前工作需研究药物是否存在多晶型、亚稳型的稳定性、是否存在无定形及每一种晶型的溶解度等问题。

有时候药物晶体由于生长条件和环境不同会表现出不同的晶癖（crystal habit），如块状、片状、针状、球状、立方体等。晶癖与晶型是不同的概念，前者反映了晶体外部宏观形状差异，后者指的是晶体内部基本构成单元的晶格结构对称性。针对晶癖的研究有助于保持原料药的性质，确保制剂批次间的性能稳定。如晶癖会对药物的可压性、流动性产生影响，与片剂的可加工性有着密切的关系。

除了溶解度、稳定性和晶癖，晶体内部结构的变化也可能影响材料的机械性能，如压缩性弹性、硬度和流动性。在无机化学领域为人熟知的例子，包括石墨和金刚石（碳的同素异形体）之间的硬度差异，以及玻璃和石英（非晶态和结晶态二氧化硅）之间的硬度差异。对于药物而言，物理形态的变化可能会影响片剂的易用性，并给制剂开发带来挑战。例如，无水茶碱的可压缩性，可以通过形成一水合物或与没食子酸形成共晶体的方式来改变分子在晶格中的排列和分子之间的键合，都会影响其晶格性质。此外，药物辅料的性能也受其物理形态的影响。据报道，润滑剂硬脂酸镁的水合作用会改善其润滑性；乳糖的不同晶型会影响其雾化性能。因此，药物开发过程中需要谨慎选择辅料和制剂工艺。

常用的晶型表征方法包括：单晶 X 射线衍射法（SXRD）、粉末 X 射线衍射法（PXRD）、红外光谱法（IR）、拉曼光谱法（Raman）、差示扫描量热法（DSC）、热重法（TG）、毛细管熔点法（MP）、光学显微法（LM）、偏光显微法（PM）、固体磁共振波谱法（ssNMR）等。其中，单晶 X 射线衍射法和粉末 X 射线衍射法是目前常用的方法。热分析方法（如差示扫描量热法、热台显微镜法等）和光谱法等（如红外光谱法、拉曼光谱、固体磁共振波谱法等）均可进一步支持不同晶型的确证。

（3）引湿性（hygroscopicity）：是指在一定的温度及湿度条件下该物质吸收水分能力或程度的特性。一般而言，物料的吸湿程度取决于周围空气中的相对湿度（relative humidity，RH）。空气的 RH

越大，露置于空气中的物料越易吸湿。药物的水溶性不同。吸湿规律也不同。水溶性药物在大于其临界相对湿度（critical relative humidity，CRH）的环境中吸湿量突然增加，而水不溶性药物随空气中相对湿度的增加缓慢吸湿。

在室温下，大多数吸湿性药物在 RH 30%～45% 时与周围环境中的水分达平衡状态，在此条件下贮存最稳定。此外，合适的包装在一定程度上也能防止周围环境中水分的影响。处方前对物料吸湿性的研究，可以为辅料的选择和优良、稳定的处方设计提供依据。

药物的吸湿性可用测定药物的平衡吸湿曲线进行评价。具体试验方法如下：

1）取干燥的具塞玻璃称量瓶（外径为 50 mm，高为 15 mm），于试验前一天置于适宜的（25±1）℃恒温干燥器（下部放置氯化铵或硫酸铵饱和溶液）或人工气候箱［设定温度为（25±1）℃，相对湿度为（80%±2%）］内，精密称定质量（m_1）。

2）取供试品适量，平铺于上述称量瓶中，供试品厚度一般约为 1 mm，精密称定重量（m_2）。

3）将称量瓶敞口，并与瓶盖同置于上述恒温恒湿条件下 24 h。

4）盖好称量瓶盖，精密称定质量（m_3）。按公式计算，增重百分率（%）$= \dfrac{m_3 - m_2}{m_2 - m_1} \times 100\%$。

5）引湿性特征描述与引湿性增重的界定：①潮解，吸收足量水分形成液体；②极具引湿性，引湿增重不小于 15%；③有引湿性，引湿增重小于 15% 但不小于 2%；④略有引湿性，引湿增重小于 2% 但不小于 0.2%；⑤无或几乎无引湿性，引湿增重小于 0.2%。

（4）粉体学性质：除了物理形态，颗粒的其他固态性质也会对药物开发产生深远的影响，这些特性包括粒子形状、大小、粒度分布、比表面积、密度、吸附性、流动性、润湿性等，这些性质对固体制剂工艺及剂型的稳定性、成型性、释药性、质量控制、体内吸收和生物利用度等均有显著影响，可能改变药物和辅料的溶解度、化学稳定性和机械特性，从而影响药物制剂的设计。因此，多数固体制剂研究中，根据不同需要选择合适的制粒工艺来改善物料的粉体学性质，从而满足产品质量和粉体操作的需求。另外，用于固体制剂的辅料如填充剂、崩解剂、润滑剂等的粉体性质也可改变主药的粉体性质，如果选择不当，也可能影响制剂质量。

三、辅料选择、原辅料相容性与稳定性研究

（一）辅料选择的一般原则

辅料是制剂中除主药外其他物料的总称，是药物制剂的重要组成部分。辅料可根据剂型的特点及药品给药途径的需要进行选择，理想的辅料不应与主药发生不良相互作用，不影响制剂的含量测定及有关物质检查。生产药品所需的辅料必须符合药用要求。

（二）相容性研究

药物与辅料相容性研究为处方中辅料的选择提供了有益的信息和参考。药品申请人可以通过前期调研，了解辅料与辅料间、辅料与药物间相互作用情况，以避免处方设计时选择不宜的辅料。对于缺乏相关研究数据的，可考虑进行原辅料相容性研究。例如，口服固体制剂，可选若干种辅料，若辅料用量较大的（如稀释剂等），可按质量比主药 – 辅料（1∶5）的比例混合，若用量较小的（如润滑剂等），可按质量比主药 – 辅料（20∶1）的比例混合，取一定量，参照药物稳定性指导原则中影响因素的实验方法或其他适宜的实验方法，重点考察性状、含量、有关物质等，必要时可用原料药和辅料分别做平行对照试验，以判别是原料药的变化还是辅料的影响。如处方中使用了与药物有相互作用的辅料，需要用试验数据证明处方的合理性。

（三）辅料的理化性质及用量

辅料理化性质（包括相对分子质量及其分布、取代度、黏度、性状、粒度及其分布、流动性、水

分、pH 等）的变化影响制剂的质量。例如，稀释剂的粒度、密度变化可能对固体制剂的含量均匀性产生影响，缓释、控释制剂中使用的高分子材料的相对分子质量或黏度变化，可能对药物释放行为有较显著的影响。辅料理化性质的变化可能是辅料生产过程造成的，也可能与辅料供货来源改变有关。因此，需要根据制剂的特点及药品给药途径，分析处方中辅料可能影响制剂质量的理化性质。如果研究证实这些参数对保证制剂质量非常重要，为保证辅料质量的稳定，应制订或完善相应的质控指标，注意选择适宜的供货来源，明确辅料的规格、型号。了解辅料在上市药品中的给药途径及其合理用量范围是处方前研究工作的一项重要内容，可以为处方设计提供科学的依据。药品申请人可以通过检索 FDA 等国内外权威数据库，了解所考察的辅料在上市药品中的合理使用情况。对某些具有生理活性的辅料、超出常规用量且无文献支持的辅料、改变给药途径的辅料，需进行必要的安全性试验。

（四）稳定性试验

药物受外界因素如空气、光、热、金属离子等的作用，常发生物理和化学变化，使药物的疗效降低，甚至产生未知的毒性物质。因此，对药物的理化稳定性和影响药物稳定性的因素进行考察是处方前研究的一个重要内容。药物本身稳定性的研究，可对处方组成、制备工艺、辅料和稳定性附加剂的选用和合适的包装设计起重要的指导作用。

处方前研究中，对于药物在溶液中的稳定性，可以在一系列不同的 pH 条件下，检测药物在不同温度和光照条件下的降解情况；对于固态药物的稳定性，可以将药物置于加速试验条件下，考察其降解情况。稳定性研究通常采用薄层色谱和高效液相色谱等方法，检测化合物的含量变化和降解产物；热分析法检测多晶型、溶剂化物及药物与辅料的相互作用；漫反射分光光度法也可用于检测药物与辅料的相互作用。

多数药物含有易被水解的酯、酰胺、内酯、内酰胺等基团，因此水解是最常见的一种影响药物稳定性的降解反应。药物的水解是一个伪一级动力学过程，与溶液中的氢离子浓度有关。例如，遇水稳定性较差的药物可以选择比较稳定的剂型，如固体剂型或加隔离层，薄膜衣片可减少与外界的接触，减少药物分解。另外，影响药物稳定性的反应还有氧化反应、聚合反应、脱羧、脱氨等。在处方前研究中应根据药物的结构和性质以及准备采用的给药途径进行分析，并在后续的稳定性研究中进行重点研究。

稳定性试验研究按照 2025 年版《中国药典》收载的《原料药物与制剂稳定性试验指导原则》执行。

四、处方前 ADMET 研究

处方前 ADMET 研究就是对药物及其剂型在体内的吸收（absorption）、分布（distribution）、代谢（metabolism）、排泄（excretion）和毒理（toxicity）进行必要的研究，从而为评价药品质量，设计合理的剂型、处方及生产工艺，并为临床合理用药提供科学依据，使药物发挥最佳治疗作用。因此，在制剂的设计之初，根据剂型设计需要应选择性地对药物的 ADMET 加以考察，并根据考察结果合理设计给药途径、给药频次、剂量等参数。吸收是指药物从给药部位进入血液循环的过程。对于全身作用的药物，药物的吸收是其产生体内药效作用的前提。在处方前研究中通常需要对药物的吸收机制和效率进行分析，以提高后期开发的成功率。由于肠壁可以看成一个亲脂性的生物膜，因此口服药物要具有一定的亲脂性。但同时药物又必须在水溶液中有一定的溶解度才能溶出，之后通过生物膜被吸收进入血液循环。

处方前研究涉及药物自身的体内动力学性质和参数的测定，以便在后期研究中针对药物的体内分布、代谢、排泄特性，结合其物理化学性质，设计合适的给药途径和剂型。药物的药动学研究可参考相关文献。随着计算机技术的发展及早期大量实验数据的积累，化合物的药代动力学研究已从实验检测发展至计算机模拟预测。目前，已有应用人工智能研究新药的软件平台，为预测药物的 ADMET 提供了选择，这些平台有 ADMET lab、Swiss ADME、admet SAR、FAF–Drugs 4、pk CSM、vNN–ADMET 和 Pred–Skin 等。

第四节　药物制剂处方和工艺研究

一、概述

处方设计是在前期对药物和辅料的所有理化和生物学性质等有关研究的基础上，根据剂型的特点及临床应用的需要，设计几种基本合理的雏形处方，以便开展后续研究工作。优化药物制剂的处方和工艺时，首先需要明确药品质量的关键指标。在此基础上，采用优化技术对处方和工艺因素深入研究确定其最佳范围。一般先通过适当的预试验方法选择一定的辅料和制备工艺，然后采用优化技术对处方和工艺进行优化设计。优化处方和工艺研究不仅可以确定特定产品的处方和工艺流程，还能获得完整的影响药品质量的数据，从而科学地制订能够确保产品质量的设计空间。

二、制剂处方设计

一般在给药途径及剂型确定后，针对药物的基本性质及制剂的基本要求，选择适宜的辅料和制备工艺，制成质量可靠、使用方便、成本低廉的药物制剂。

药物的理化性质、疗效、毒副作用、临床需求等是发挥药物疗效的重要因素，而剂型对发挥疗效和减少毒副作用起着重要的作用。研究任何一种剂型，首先要说明选择的剂型有何优点或特点，以及该剂型的国内外研究状况，并提供国内外相关文献资料。

剂型设计是一个复杂的研究过程，受多个方面因素的影响，可依据临床需要、药物的理化性质、药动学数据和现行的生产工艺条件等因素，通过文献研究和预试验予以确定。设计时应充分发挥各剂型的特点，以尽可能地选用新剂型。

（一）依据临床需要设计

剂型不同，载药量、药物释放数量和方式也不一样。因此，剂型设计首先要考虑临床需要、药物本身的治疗作用及适应证。抢救危重患者、急症患者或昏迷患者应选择速效剂型和非口服剂型，如注射剂、气雾剂和舌下片等。药物作用需要持久的，可用缓释控释制剂或经皮递送系统。局部用药应根据用药部位的特点选用不同的剂型，如皮肤疾病可用软膏剂、涂膜剂、糊剂和巴布剂等，腔道疾病如痔可用栓剂。

（二）依据药物的性质设计

设计前，应掌握药物的药理作用机制和主药的分子结构、药物色泽、气味、颗粒大小、形状、晶型、熔点、水分、含量、纯度、溶解度、溶解速度等药物理化性质，以及生物半衰期、药物在体内的代谢过程等特殊性质，特别要了解热、湿、光对药物稳定性的影响。

剂型设计要考虑药物的性质，克服药物某些缺点，充分发挥药物的疗效。药物的有些性质对剂型的选择起决定性作用，如有苦味、臭气的药物，易挥发、潮解的药物需制成包衣片等合适的剂型。药物的溶解性能与油水分配系数亦影响剂型的选择，难溶药物不能制成以水为介质的溶液型制剂。胃肠道中不能充分溶解的药物，制成普通口服制剂就有可能出现生物利用度很低的问题。晶型问题可能会直接影响制剂疗效，有些会影响喂粉、压片等生产过程，使制剂难以工业化生产。对于生物半衰期比较短的药物，应考虑将该药物制成长效缓释制剂，以免需多次频繁给药及血药浓度波动很大的不良效果。如果药物在体内有明显的肝首过效应，剂型设计时宜避开。如硝酸甘油若用普通口服片剂给药，则药物从肠道吸收进入肝门静脉，会发生严重的代谢反应；硝酸甘油可采用舌下片，可经口腔、舌下黏膜迅速吸收直接进入血液循环。

药品的稳定性是剂型设计要考虑的另一个重要因素。通过剂型设计，应尽量减少药物的分解破坏。如遇水不稳定的药物可考虑制成固体剂型，在胃肠道中不稳定的药物可选择注射剂或黏膜递送系统与经皮递送系统。

（三）依据生产工艺条件设计

剂型不同，所采取的工艺路线、所用设备及生产环境的要求不同，如注射剂的生产对配液区与灌封区的洁净度有较高的要求，冻干粉针剂的生产需要有冻干设备等。

三、制剂处方优化

制剂处方筛选和优化主要包括制剂基本性能评价、稳定性评价、临床前和临床评价。经制剂基本性能及稳定性评价初步确定的处方，为后续相关体内外研究提供了基础。但是，制剂处方的合理性最终需要根据临床前和临床研究（如生物等效性研究、药代动力学研究等）的结果进行判定。对研究过程中发现影响制剂质量、稳定性、药效的重要因素，如原料药或辅料的某些指标，应进行控制，以保证药品质量和药效。如仿制已上市的原研药品，自研制剂与参比制剂应具有相同的活性成分、剂型、规格、适应证、给药途径和用法用量，则可以通过对参比制剂反向工程研究，收集可靠资料作为自研制剂处方和工艺的参考。

（一）制剂基本性能评价

基于 QbD 理念，应以 QTPP 为起点，明确制剂潜在的关键质量属性，基于处方变量和工艺变量的初始风险评估，可采用全因子或部分因子 DoE 研究，考察不同处方变量（如原料药粒径、辅料用量等）和工艺变量（如压片主压力等）对制剂产品 CQAs（以普通口服固体片剂为例，如含量、有关物质、溶出度、含量均匀度等）的影响。例如，对液体制剂的 pH 考察，可以设计不同 pH 的系列处方，考察一定的条件下制剂产品 CQAs 的变化，以评价 pH 对处方质量及稳定性的影响，初步确定处方的合理 pH 范围。也可选用其他方法，如单纯形优化法、拉氏优化法、效面优化法、均匀设计法等进行处方工艺筛选和优化。

对某些制剂还需要进行其他相关性能的研究，证明其合理性。例如，对带有刻痕的可分割片剂，需要首先明确分割后剂量在临床治疗中的合理性，在此基础上，对分割后片剂的重量差异、含量均匀度、分割重量损失、脆碎度进行检查，对分割后片剂的药物溶出行为与完整片剂进行比较，应符合该片剂放行质量标准规定。

（二）稳定性评价

可考虑选择两个以上且制剂基本项目考察合格的处方的样品进行影响因素（如高温、高湿、光照）考察。根据 pH、溶出度或释放度、有关物质及含量等制剂产品 CQA 的考察结果，筛选出最优的处方。上述影响因素的实验结果尚不能全面反映所选处方制剂的稳定性。该处方制剂还需通过加速试验及长期稳定性研究对处方进行评价。对于某些制剂，还需根据具体情况进行相关研究。例如，制剂给药时拟使用专用溶剂的，或使用前需要用其他溶剂溶解、稀释的（如静脉注射用粉针和小针），还需要考虑对制剂与输液等稀释溶剂的配伍变化进行研究，主要考察制剂的物理及化学稳定性（如药物吸附、沉淀、变色、含量下降、杂质增加等）。考察项目的设置取决于剂型的特性及临床用药的要求，具体方法可参考稳定性实验有关指导原则进行。溶液剂药物浓度很高或接近饱和，在温度改变时药物可能析出结晶，需要进行低温或冻融实验。上述研究结果可为药品的临床使用提供依据。化学药品注射剂生产过程使用的塑料组件系统，可能与液体接触并发生相互作用，导致相关浸出物的产生和积累。浸出物在液体中持续存在并最终传递至终产品中，可能影响产品 CQA。化学注射剂研究时，应根据风险评估开展相应的相容性研究，确认化学药品注射剂生产中使用的塑料组件系统的适用性。

（三）临床前研究及临床评价

药品申请人最终需要根据临床前和临床研究结果，对处方做出最终评价，这也是制剂处方筛选和优化的重要环节。例如，对于难溶性药物口服固体制剂，药物粒度改变对生物利用度可能有较大的影响，处方中药物粒度范围的最终确定，主要依据有关临床前和临床研究的结果。而对于缓释、控释制剂，经皮给药制剂等，药代动力学研究结果是处方研究的重要依据。

（四）处方的调整与确定

一般通过制剂基本性能评价、稳定性评价和临床前评价，基本可以确定制剂的处方。在完成有关临床研究和主要稳定性试验后，必要时可根据研究结果对制剂处方进行调整。药品申请人需要详细说明处方调整的情况，并通过实验证明这种变更的合理性，基本研究思路和方法可参考上述处方研究内容进行，如体外比较性研究（如溶出曲线比较）和稳定性考察等，必要时还需考虑进行有关临床研究，如生物等效性试验。

四、制剂工艺研究

制剂工艺研究是制剂研究的一项重要内容，对保证药品质量稳定有重要的作用，是药品工业化生产的重要基础。制剂工艺研究可以单独进行，也可结合处方研究进行。早期制备工艺研究通常包括工艺设计、工艺研究和工艺放大三部分。美国FDA于2021年发布了工艺验证指南：一般原则与规范，将从工艺设计阶段到商业生产的数据收集和评估均涵盖在工艺验证中。FDA认为工艺验证是一个循序渐进的过程，旨在确保工艺能够始终如一地生产出优质产品。工艺验证主要包括三个阶段。

（1）工艺设计（process design，PD）：基于开发和工艺放大过程中获得知识，定义商业化生产工艺。

（2）工艺确认（process qualification，PQ）：在这一阶段，对工艺设计进行评估，确认该工艺能够进行可重现的商业生产。

（3）持续工艺确认（continued process verification，CPV）：在日常生产中持续确认工艺处于受控状态。

五、制剂工艺放大

制剂产品的研发过程即一个工艺放大是工艺研究的重要内容，是实验室制备技术向工业化生产转移的必要阶段，是从中试批向商业化生产规模过渡的重要研究内容，同时也是制剂工艺进一步完善和优化过程。由于实验室制剂设备、操作条件等与工业化生产的差别，实验室建立的制剂工艺在工业化生产中常常会遇到问题。如胶囊剂工业化生产采用的高速填装设备与实验室设备不一致，实验室确定的处方颗粒的流动性可能并不完全适合生产的需要，可能导致重量差异变大。对于缓释、控释等新剂型，工艺放大研究更为重要。

研究重点主要有两方面，一是考察生产过程的主要环节，进一步优化工艺条件；二是确定适合工业化生产的设备和生产方法，保证工艺放大后产品的质量和重现性。研究中需要注意对数据的详实记录和积累，发现前期研究建立的制备工艺与生产工艺之间的差别，包括生产设备方面（设计原理及操作原理）存在的差别。如这些差别可能影响制剂的性能，则需要考虑进行进一步研究或改进。

六、上市后变更

药品上市后变更管理属于药品全生命周期管理的一部分。变更及变更研究工作应以既往药品注册阶段及实际生产过程中的研究和数据积累为基础。注册阶段的研究工作越系统、深入，生产过程中积累的数据越充分，对上市后的变更研究越有帮助。国家药品监督管理局药品审评中心（Center for Drug Evaluation，NMPA）自2021年先后发布了《已上市化学药品和生物制品临床变更技术指导原则》《已上市化学药品药学变更研究技术指导原则（试行）》《已上市中药药学变更研究技术指导原则（试行）》《已上市生物制品药学变更研究技术指导原则（试行）》等可参考的技术标准。以已上市化学制剂的变更研究为例，根据变更对药品安全性、有效性和质量可控性产生影响的风险，所涉及的变更分为三类：重大变更、中等变更、微小变更。对药品的安全性、有效性或质量可控性产生影响的可能性为重大的变更属于重大变更；对药品安全性、有效性或质量可控性产生影响的可能性为中等的变更属于中等变更；对药品的安全性、有效性或质量可控性产生影响的可能性为微小的变更属于微小变更。药品上市许可持有人完成研究工作后，按照《药品管理法》《药品注册管理办法》《药品生产监督管理办法》《药品上市后变更管理办法（试行）》的规定，通过补充申请、备案或者年度报告实施各项变更。

第五节　新药制剂的研究与开发

一、新药注册申请

新药注册申请可以粗略分为临床试验申请和上市申请。新化学实体分子在按照新药研发要求完成药学研究、药效学、药动学、安全药理、毒理学等相关研究后，可以向国家药品监督管理局新药审评中心递交临床试验申请（IND）。按照相关要求完成Ⅰ期、Ⅱ期、Ⅲ期后，即可着手准备新药上市（NDA）申请。新药研究的各阶段及注册步骤如图18-2所示。

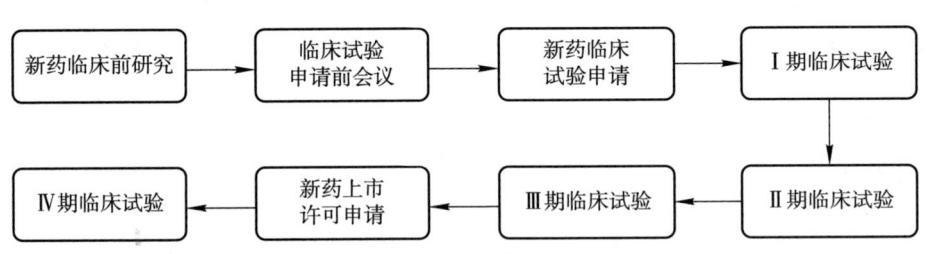

图18-2　新药研究各阶段及注册步骤

（一）新药临床前研究

首次在人体开始试验之前，必须完成候选新药充分且必要的安全性、有效性评估，以证明人体试验是安全的。如果候选新药是全新的新化学实体分子，新药申请者不能从现有的研究数据、本国及他国的使用等数据证明其安全性，那么临床前研究是必须的。

在临床前研究阶段，申请者至少需要完成该药的药学研究（原料药和制剂）、药理学研究、两个动物种属的急性和长期毒性试验、药效学研究，用于评估新药的药理学现象、作用机制、毒性特征和毒性靶器官，以及药物吸收、分布、代谢、排泄等特征。需要指出的是，临床前研究结束并不意味着研究工作的结束，很多动物试验尚在进行中，许多时间更长的研究将在整个新药研究过程中进行。

（二）新药临床试验申请（IND 申请）

当申请者认为药品已具有足够的数据证明该药品安全时，需要向国家药监局新药审评中心提交新药临床研究申请（IND）。在临床研究申请中，新药申请者必须提交至少两个领域的材料。首先，申请者必须向国家药监局新药审评中心公布所有临床前研究的结果，提供该新药组成的信息，以及该新药的生产与质控程序；其次，申请者还必须提供临床研究的计划书，并在计划书中详细叙述新药申请者希望进行的临床研究，以证明该药用于人体的安全性、有效性。同时，与临床研究相关的其他材料必须包括研究者资格等。按照现行规定，国家药品监督管理局有 60 个工作日的时间来决定是否允许该药进行人体试验，同时国家药品监督管理局还将评价临床研究计划书。临床研究计划要保证临床受试者不应受到不必要的危险，以及有希望证明该新药用于人体是安全、有效的。

（三）新药临床试验

如果国家药品监督管理局批准 IND 申请，临床试验（由人类受试者参与的研究）可以开始。临床试验阶段一般分为Ⅰ期、Ⅱ期、Ⅲ期和Ⅳ期。根据不同的研究目的，分别为临床药理学研究、探索性临床试验、确证性临床试验和上市后研究。

1. Ⅰ期临床　Ⅰ期临床试验是在动物药理毒理试验基本成功的基础上，首次应用在人体上，以初步评价新药的人体耐受性和药代动力学试验。严格控制药物在少量的健康志愿者身上进行，有 20~80 例。这阶段的试验主要是获得药物的基本的安全性数据及药理信息。

2. Ⅱ期临床　Ⅱ期临床试验为治疗作用初步评价阶段，主要用于初步评价新药在目标适应证患者上的治疗作用和安全性。试验药物在小部分受试者身上进行，为 100~200 例。这些受试者是患有该药物预设所治的疾病。这个阶段进一步提供了该药的安全性数据，用于建议用途的第一个适应证使用该试验药的有效性。如果新药申请者能够从该药的使用（或之前的临床研究）得出结果该药用于临床是安全的话，Ⅰ期临床甚至某些情况下的Ⅱ期临床可以省去。

3. Ⅲ期临床　Ⅲ期临床试验属于临床试验的治疗作用确证阶段，其目的是进一步验证药物对目标适应证患者的治疗作用和安全性，评价利益与风险关系，最终为药物注册申请的审查提供充分的依据。参与受试者有数百人至数千人，重点考察药物的安全性和有效性。试验药物在较多的受试者之间进行，这些受试者患有该药物预设所治、诊断、预防等的疾病。在开始本阶段研究之前，新药申请者必须向国家药品监督管理局提交从Ⅰ期、Ⅱ期临床试验中的数据以表明该药是有理由安全、有效的，以及具有有利的效益/风险比。

（四）新药上市许可申请

临床试验结束之后，药物申请者可提交一份新药申请（new drug application，NDA），申请批准这款药物上市销售。根据药品的治疗特性，在审查程序上分为普通审查和优先审查两类。药物被批准之后，药品的标签可能进行变更，内容包括药物副作用的新信息。药物申请者需要提交安全性变更，医师或患者也可以向国家药品监督管理局报告有关药品严重不良事件。引起更严重、超出预期副作用的药物在必要的情况下需撤市。

（五）Ⅳ期临床试验

Ⅳ期临床试验，即新药上市后进行的研究，其目的是考察在广泛使用条件下的药物治疗和不良反应，评价在普通或者特殊人群中使用的利益与风险关系、改进给药剂量、发现新适应证等。

二、新药制剂的剂型选择及原则

新药制剂的剂型选择主要是基于新化学实体分子的理化性质、临床需求和应用场景。科学家已经开发出了许多根据简单理化性质选择合适制剂的方案，如 pK_a、$\log D/P$、相对分子质量和溶解度等。但是，在新药研发阶段，尤其是早期临床前开发阶段，由于原料药的可用性有限且质量参差不齐，加之需要在紧迫的时限内开发出简单而稳健的剂型，以支持生物学 / 药效学（PD）和药代动力学（PK）研究，使得看似简单的制剂开发工作通常变得非常复杂。因此，在可能的情况下，研发人员会优选简单的制剂，如溶液或混悬制剂。在对更精细且耗费资源的制剂处方进行评估之前，可考虑采用简单的固态形式（如盐）。在实际的研发管线中，很多化合物水溶性较差，因此通常需要采用一些特殊的制剂技术，如纳米晶、固体分散体或过饱和乳化系统，从而为药效学、毒理学等研究提供足够的体内暴露量。此外，不同临床前研究内容的目的不同，与之相应的制剂的要求也不同。

在临床前阶段，药物理化性质信息缺乏，实验材料局限及制剂开发时间短促等限制因素迫使制剂研发人员采取经验主导的制剂开发方法。在这种情况下，制剂设计通常依赖于使用简单的 pH 调节剂或包含增溶剂（如聚乙二醇 200、聚山梨酯 80 或十二烷基磺酸钠）的现有载体进行反复试验。显然，这种经验方法不一定是最有效的制剂开发方法。因此，研究人员投入了巨大的资源研究用于临床前制剂开发的更有效的方法，以减少实验量并最大限度地缩短制剂开发的周期。

一旦选择了合适的制剂，建议对成品制剂进行表征试验，确保制剂在研究期间的稳定性。对应的工作量应与该化合物的开发阶段相匹配。例如，在早期开发阶段，这种表征可能仅限于目视检查溶液制剂，以确保没有发生沉淀，或者使用光学显微镜评估悬浮液中药物的粒径和结晶度。在后续开发阶段，当可以使用更多辅料时，可以进行更彻底的表征试验。

随着具有溶解性或渗透性限制因素的候选新药数量的增加，已无法再依赖简单的溶液和混悬制剂来达到所需的体内暴露量。基于此，科学家们已经开发了更为复杂的制剂技术。但是，选择合适的制剂取决于一系列因素（图 18-3），制剂研发人员需要充分考量下列因素以确定最终制剂。

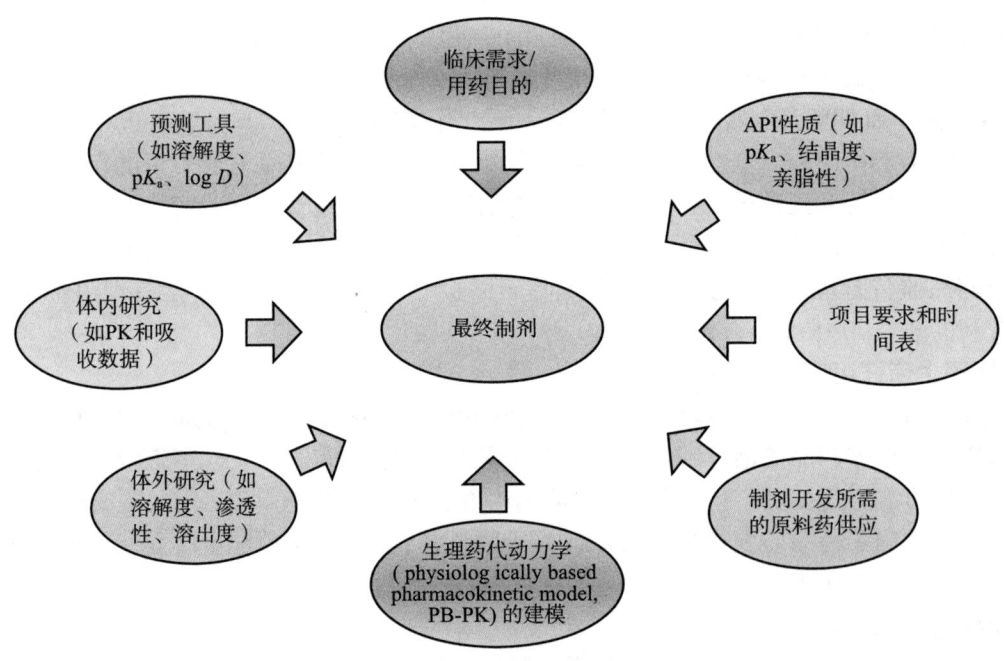

图 18-3 新药制剂设计需考虑的因素

三、新药制剂的主要研究内容

药物剂型种类很多，制剂工艺各有特点，研究中会面临许多具体情况和特殊问题。但制剂研究的总体目标是一致的，即通过一系列研究工作，保证剂型选择的依据充分，处方合理，工艺稳定，生产过程能得到有效控制，适合工业化生产。制剂研究的基本内容一般包括以下五个方面：

（一）剂型选择

剂型选择应首先对有关剂型的特点和国内外有关的研究、生产状况进行充分的了解，为剂型的选择提供参考。

剂型的选择和设计着重考虑以下三个方面。

1. 药物的理化性质和生物学特性　药物的理化性质和生物学特性是剂型选择的重要依据。例如，对于在胃液中不稳定的药物，一般不宜开发为胃溶制剂。对一些稳定性差、宜在固态下贮藏的药物（如某些头孢类抗生素），在溶液状态下易降解或产生聚合物，临床使用会引发安全性方面的问题，不适宜开发注射液、输液等溶液剂型。

对存在明显肝首过效应的药物，可考虑制成非口服给药途径的制剂。

2. 临床治疗的需要　剂型的选择要考虑临床治疗的需要。例如，用于出血、休克、中毒等急救治疗的药物，通常应选择注射剂型；心律失常抢救用药宜选择，静脉推注的注射剂；控制哮喘急性发作，宜选择吸入剂。

3. 临床用药的依从性　临床用药的依从性也是剂型选择的重要因素。开发缓释、控释制剂可以减少给药次数，减小波动系数，平稳血药浓度，降低毒副作用，提高患者的依从性。对于老年人、儿童及吞咽困难的患者，选择口服溶液、泡腾片、分散片等剂型有一定的优点。

另外，剂型选择还要考虑制剂工业化生产的可行性及生产成本。一些抗菌药物在剂型选择时应考虑到尽量减少耐药菌的产生，延长药物临床生命周期。

（二）处方研究

根据药物理化性质、稳定性试验结果和药物吸收等情况，结合所选剂型的特点，确定适当的指标，选择适宜的辅料，进行处方筛选和优化，初步确定处方。

（三）制剂工艺研究

根据剂型的特点，结合药物理化性质和稳定性等情况，考虑生产条件和设备，进行工艺研究，基于 QTPP，通过 DoE 评估工艺变量对 CQA 和工艺可操作性的影响，初步确定工艺设计，并建立相应的过程控制策略。为保证确定的工艺设计能够始终如一地生产出满足其 CQA 的产品，必须在 GMP 条件下进行工艺确认和持续工艺确认，必要时可通过风险评估，根据变更指导原则对处方、工艺、设备等进行适当的变更调整。

（四）药品包装材料和容器的选择

包装材料和容器是药品的组成部分，与药品直接接触。主要侧重于药品内包装材料（容器）的考察。可通过文献调研、制剂的给药途径、包装材料和包装的性能、包装与制剂的相容性等，初步选择内包装材料和容器，并通过加速试验和长期试验继续进行考察。

（五）质量研究和稳定性研究

质量研究和稳定性研究已分别制订相应的指导原则，涉及此部分工作可参照有关指导原则进行。制剂研究的各项工作既有其侧重点和需要解决的关键问题，彼此之间又有着密切联系。剂型选择基于对药物的理化性质、生物学特性及临床应用需求等综合分析，也是处方及工艺研究中的重要问题。质量研究和稳定性考察是处方筛选和工艺优化的重要的科学基础，同时，处方及工艺研究中获取的信息为药品质量控制（中控指标和质量标准）中项目的设定和建立提供了参考依据。因此，研究中需要注意加强各项工作间的沟通和协调，研究结果需注意进行全面、综合分析。

综上所述，制剂研究是一个循序渐进、不断完善的过程，制剂研发中需注意制剂研究与相关研究工作的紧密结合。在研发初期，根据药物理化性质、稳定性试验结果和体内药物吸收情况等数据，初步确定制剂处方及制备工艺。随着研究的进展，在完成有关临床研究（如药代动力学试验、生物利用度比较研究）及后期工艺放大研究后，处方、工艺可能需要进行必要的调整。如这些调整可能影响药品的体内外行为，除重新进行有关体外研究工作（如溶出度检查），必要时还需要进行有关临床研究，具体要求可参考相关技术指导原则。

🔍 思考题

1. 请简述药物制剂设计的基本原则。
2. 处方前研究主要包括哪些内容?
3. 制剂设计时应考虑哪些因素?

（马　　国）

🌐 数字资源详见　新形态教材网

🗲思维导图　　🏛拓展阅读　　🖥本章小结　　📑测试题　　🎞教学课件

［1］国家药典委员会.中华人民共和国药典［M］.北京：中国医药科技出版社，2025.

［2］吴正红，高建青.药剂学［M］.北京：高等教育出版社，2025.

［3］方亮.药剂学［M］.9版.北京：人民卫生出版社，2023.

［4］吕万良，王坚成.现代药剂学［M］.北京：北京大学医学出版社，2022.

［5］何勤，张志荣.药剂学［M］.3版.北京：高等教育出版社，2021.

［6］孟胜男，胡容峰.药剂学［M］.2版.北京：中国医药科技出版社，2021.

［7］吴正红，周建平.工业药剂学［M］.北京：化学工业出版社，2021.

［8］孙洁胤.药物制剂新技术与新剂型［M］.杭州：浙江大学出版社，2021.

［9］杨明.中药药剂学［M］.5版.北京：中国中医药出版社，2021.

［10］吴正红，祁小乐.药剂学［M］.北京：中国医药科技出版社，2020.

［11］潘卫三，杨星钢.工业药剂学［M］.4版.北京：中国医药科技出版社，2019.

［12］朱圣庚，徐长法.生物化学［M］.4版.北京：高等教育出版社，2017.

［13］王沛.药物制剂设备［M］.北京：中国医药科技出版社，2016.

［14］刘建平.生物药剂学与药物动力学［M］.5版.北京：人民卫生出版社，2016.

［15］平其能，屠锡德，张钧寿，等.药剂学［M］.4版.北京：人民卫生出版社，2013.

读者意见反馈

为收集对教材的意见建议,进一步完善教材编写并做好服务工作,读者可将对本教材的意见建议通过如下渠道反馈至我社。

咨询电话　400-810-0598

反馈邮箱　gjdzfwb@pub.hep.cn

通信地址　北京市朝阳区惠新东街4号富盛大厦1座　高等教育出版社总编辑办公室

邮政编码　100029

防伪查询说明

用户购书后刮开封底防伪涂层,使用手机微信等软件扫描二维码,会跳转至防伪查询网页,获得所购图书详细信息。

防伪客服电话　(010)58582300

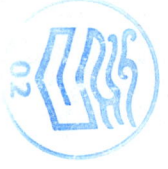